Lehrbuch der Sportpsychiatrie und -psychotherapie

Malte Christian Claussen, Erich Seifritz (Hrsg.)

Programmbereich Psychiatrie

Malte Christian Claussen
Erich Seifritz
(Hrsg.)

Lehrbuch der Sportpsychiatrie und -psychotherapie

Psychische Gesundheit und Erkrankungen im Leistungssport

Unter Mitarbeit von

W. Aichhorn
V. Ajdacic-Gross
M. Allroggen
K.-J. Bär
H. Baumann-Vogel
A. Bendau
X. Berg
R. Bitar
J. Bolsinger
O.G. Bosch
A.B. Brühl
A. Buadze
M.Ch. Claussen
M. Colla
F. Colledge
J. Conradi
P. Dallmann
A. Delsignore
St. Detert
M. Deutschmann
S. Ewers
J. Exner
W. Frey
T. Freyer
St. Fröhlich
M. Gerber
C. Gonzalez Hofmann
W. Gramm
U. Habel
R. Halioua
A. Hasan
M. Hatzinger
F. Helmig
U. Hemmeter
K. Henkel
M. Herdener
C. Herzog
P. Hoff
F. Hotzy
K. Hüfner
Ch. Huppertz
Ch. Imboden
M. Jäger
P. Jungen
Y. Karrer
B. Kleim
R. Krähenmann
D. Kranick
G. Kronenberg
M. Langer
Mu Lin
M. Brodmann Maeder
S. Matter Brügger
Ch. Mikutta
G. Milos
L. Möseneder
Th. Müller
S. Munsch
J. Niebauer
W. Pennwieser
E.-M. Pichler
J. Plag
W. Preinsperger
B.B. Quednow
A. Röh
J. Rohde
M. Rufer
R. Santelli
J. Scherr
P. Schmidt
R.E. Schmidt
Ch. Schmied
F. Schneider
A. Schorb
N. Stenz
A. Ströhle
F. van der Kallen
J.S. Vetter
S. Vetter
R. von Känel
Th. von Wyl
M. Vonmoss
M. Walter
S. Weidt
J. Wielopolski
L.M. Wild
B. Wilsdorf
P.-M. Wippert
A. Wyssen

Empfohlen/Unterstützt durch die Schweizerische Gesellschaft für Sportpsychiatrie und -psychotherapie SGSPP

SGSPP
SCHWEIZERISCHE GESELLSCHAFT
FÜR SPORTPSYCHIATRIE
UND -PSYCHOTHERAPIE

hogrefe

Dr. med. Malte Christian Claussen
Psychiatrische Universitätsklinik Zürich
Klinik für Psychiatrie, Psychotherapie und Psychosomatik
Lenggstrasse 31
8032 Zürich
E-Mail: malte.claussen@pukzh.ch
Beitragsnachweis: Inhaltliche Konzeption und Bearbeitung des Gesamtmanuskriptes sowie Koordination und Leitung aller mitwirkenden Autor:innen als federführender Herausgeber.

Prof. Dr. med. Erich Seifritz
Psychiatrische Universitätsklinik Zürich
Klinik für Psychiatrie, Psychotherapie und Psychosomatik
Lenggstrasse 31
8032 Zürich
E-Mail: erich.seifritz@bli.uzh.ch

Bibliografische Information der Deutschen Nationalbibliothek
Die Deutsche Nationalbibliothek verzeichnet diese Publikation in der Deutschen Nationalbibliografie; detaillierte bibliografische Daten sind im Internet über http://www.dnb.de abrufbar.

Anregungen und Zuschriften bitte an:
Hogrefe AG
Lektorat Medizin/Psychiatrie
Länggass-Strasse 76
3012 Bern
Schweiz
Tel. +41 31 300 45 00
info@hogrefe.ch
www.hogrefe.ch

Lektorat: Susanne Ristea, Wiebke Erchinger
Bearbeitung: Susanne Hahn, Meckenheim
Herstellung: René Tschirren
Umschlagabbildung: Getty Images/Greg Pease
Umschlaggestaltung: Claude Borer, Riehen
Satz: Claudia Wild, Konstanz
Druck und buchbinderische Verarbeitung: Multiprint Ltd., Kostinbrod
Printed in Bulgaria

1. Auflage 2022

(E-Book-ISBN_PDF 978-3-456-96001-2)
(E-Book-ISBN_EPUB 978-3-456-76001-8)
ISBN 978-3-456-86001-5
https://doi.org/10.1024/86001-000

Inhaltsverzeichnis

1. Geleitwort

Ich erinnere mich noch gut daran, dass ich in meinen jungen Teenagerjahren jedes Wochenende im Fernsehen meine damaligen Sportidole begeistert verfolgt habe. Die Bilder von erfolgreichen Athletinnen und Athleten bei Olympischen Spielen oder ähnlichen Großereignissen galten für mich in gewisser Hinsicht als Inbegriff eines absoluten, dauerhaften Glücksgefühls. Die Entbehrungen hinter diesem Scheinwerferlicht sowie die nicht beleuchteten Enttäuschungen der Geschlagenen waren für mich in keiner Weise vorstellbar.

Für mich bestand damals kein Zweifel, dass ich meine junge Sportkarriere in diese Richtung lenken möchte. Ich war bereit, die von Jahr zu Jahr zunehmenden Umfänge und Intensitäten auf mich zu nehmen.

Mit fortschreitendem Sportlerdasein wurde mir immer deutlicher, welche Opfer der Spitzensport erfordert. Der Verzicht auf Familienfeste und Feiern im Freundeskreis wurde zur Gewohnheit, um an Trainingslagern und Wettkämpfen teilnehmen zu können. Regelhaft wurden zwei bis drei Trainingseinheiten täglich abgespult. Als Leichtgewichtsruderer war zudem der Kampf um das Erreichen des erforderlichen Wettkampfgewichts eine sehr strapaziöse, zusätzliche körperliche und psychische Belastung.

Vor diesem Hintergrund ist sicher nachvollziehbar, dass nach monate- oder jahrelanger Vorbereitung ein enormer Druck auf den Schultern einer Sportlerin oder eines Sportlers lastet, wenn es zum Ausscheidungswettkampf für die Nationalmannschaft beziehungsweise zum entsprechenden Saisonhöhepunkt kommt. Subjektiv steht in diesem Moment alles auf dem Spiel und oft liegen nur Bruchteile von Sekunden zwischen Glück und Enttäuschung.

Ich persönlich habe meine Sportkarriere mit Finalplatzierungen an Welt- und Europameisterschaften sehr genossen, auch wenn es vielleicht zum ganz *großen Erfolg* nicht gereicht hat. Viele Erlebnisse und Freundschaften begleiten mich aber bis heute.

Dennoch wurde mir erst mit ein wenig Abstand und nach dem Ende der aktiven Laufbahn klar, auf welch schmalem Grat zwischen Belastung und Überlastung eine Leistungssportkarriere verläuft. Da in dieser Lebensphase häufig beruflich und privat ebenfalls wichtige Weichenstellungen erfolgen, besteht fast schon zwangsläufig eine Gefahr der Überforderung. Hinzu kommt ein oft leistungsorientiertes Umfeld, welches ein etwaiges Leiden noch verstärken kann.

Leistungssport scheint nicht per se krank zu machen, aber gerade im Spitzenbereich treten neben maximalen körperlichen Belastungen besondere auch psychische Belastungen wie Stress und Konflikte auf. Aus meiner Sicht ist es daher absolut angezeigt, niederschwellig Zugang zu einer professionellen psychischen Betreuung zu gewährleisten. Denn nur wenn Athletinnen und Athleten sowohl körperlich als auch psychisch gesund sind, können sie die optimale Leistung erbringen. Vor allem aber wächst mit einer gestärkten psychischen Gesundheit die Chance auf eine langfristige Zufriedenheit auch über das Karriereende hinaus.

Nach dem Suizid unseres besten Freundes, Nationalmannschaftskollegen und Familienmitgliedes Yannic Corinth im Juni 2016 wurde im Frühjahr 2017 *Wirfueryannic e. V.* gegründet.

Wirfueryannic e. V. ist ein Verein, der Aufklärung, Prävention und Hilfe rund um die Volkskrankheit Depression unterstützt. Wir begleiten Sportteams und deren Gemeinschaft, die mit ihren sportlichen Aktivitäten auf psychische Erkrankungen aufmerksam machen und damit einen Beitrag zur Enttabuisierung von Depressionen leisten. Unter dem Motto #letsbeatdepression wollen wir ein gesellschaftliches Umdenken im Umgang mit psychischen Erkrankungen fördern.

Das vorliegende Lehrbuch der Sportpsychiatrie und -psychotherapie deckt sich daher in besonderem Maße mit unserer Zielstellung. Wir sind überzeugt, dass hierdurch ein wichtiger Beitrag zur Professionalisierung der sportpsychiatrisch-psychotherapeutischen Betreuung geleistet wird.

Wir bedanken uns bei den Autorinnen und Autoren für die Initiative sowie die Zusammenstellung dieses Standardwerks und wünschen den Leserinnen und Lesern eine spannende Lektüre.

Friedrichstadt, im Mai 2022

Philipp Birkner
Im Namen von Wirfueryannic e. V.

2. Geleitwort

In letzter Zeit häuft sich, was es so in früheren Jahren selten gegeben hat: Leistungssportlerinnen und -sportler erzählen öffentlich von Depressionen, Burnouts und schweren psychischen Erkrankungen. Ausnahmsweise sind es einmal nicht Muskelverletzungen, die Karrieren unterbrechen oder gar beenden, sondern psychische Erkrankungen. Die Reaktionen sind zumeist Überraschung, Bestürzung, aber oft auch Konsternation: Eine Spitzensportlerin oder ein Sportler wird gebremst vom Gegner oder einer Verletzung - aber durch psychische Nöte? An diesen Gedanken musste man sich erst gewöhnen.

Die Reaktionen in der Öffentlichkeit auf solche Coming-outs legen eine Sicht offen, die tief im Verständnis von Sport verwurzelt ist. Zunächst ist der Sport grundsätzlich ja eine gute Sache. Es ist hinlänglich gezeigt worden, dass Sport den Einzelnen körperlich und psychisch stärken kann; es ist außerdem belegt, dass dem Sport eine wichtige integrative und damit auch sozial bedeutende Rolle zukommt. Der vielfältige positive Impact auf das Leben des Einzelnen und die Gesellschaft als Ganzes war ein Haupttreiber dafür, dass die Schweiz die Sportförderung Anfang der 1970er Jahre in Verfassung und Gesetz verankert hat. Seit diesem denkwürdigen Schritt wurde die Sportförderung des Bundes immer wieder aufs Neue von Bundesrat und Parlament weiterentwickelt. Mit dem neuen Sportfördergesetz hat die Politik im Jahr 2012 explizit auch die Förderung des Leistungs- und Spitzensports als Bundesaufgabe im Gesetz festgelegt: Nicht nur dem Breitensport, auch dem Leistungssport wird - zum Beispiel in Bezug auf die Vorbildrolle von Athletinnen und Athleten auf die Jugend - eine gewisse Bedeutung beigemessen. Nimmt man den Unterhaltungswert sportlicher Wettkämpfe dazu, darf man mit Fug und Recht sagen, dass der Sport in der öffentlichen Wahrnehmung mehrheitlich positiv konnotiert ist und entsprechende Assoziationen auslöst.

Negative Begleiterscheinungen des Sports stören dieses Bild - vor allem wenn sie undurchsichtig und kompliziert sind. Man nehme nur die weltweit grassierende Wettkampfmanipulation, mit deren Bekämpfung sich der Sport so schwertut. Obwohl dieses Delikt dem Wettkampf seine Unvorhersehbarkeit raubt und den Sport damit in seinem Kern gefährdet, benötigt er staatliche Hilfe, um es wirksam bekämpfen zu können. Eine ganz andere, ebenfalls negative Folge sind Sportverletzungen. Hat einer was am Fuß, hinkt er. Bricht er sich den Arm, ist das offensichtlich. Man versteht, was man sieht. Aber was ist, wenn es komplizierter wird? Wenn die Verletzung im Verborgenen liegt? Wenn zum Beispiel eine Leistungssportlerin oder -sportler psychisch erkrankt? Sport will einfach sein. Sport ist Zählen und Messen und Vergleichen. Und doch geschehen Dinge im Sport, die sich auf diese Weise nicht erfassen lassen.

Unvergessen ist der Suizid des deutschen Fußballtorhüters Robert Enke im Jahr 2009, der weltweit Fassungslosigkeit und Bestürzung auslöste. Zum ersten Mal geriet das Thema Leistungssport und Depressionen in den Fokus auch der sportinteressierten Öffentlichkeit. Plötzlich wurde vielen gewahr, dass auch Leistungssportlerinnen und -sportler psychisch erkranken können. Obwohl man das hätte ahnen können: Dort, wo Leistungsdruck, Erwartungshaltung, Konkurrenz alltäglich sind, finden sich auch Opfer dieser Konstellation. Etwa 15 % der Bevölkerung in der Schweiz leiden laut dem Bundesamt für Statistik (bfs) in irgendeiner Form unter depressiven Erkrankungen – warum sollte es – ausgerechnet – im Leistungssport so etwas nicht geben?

Eher stellt sich die Frage, warum sich die Sportwelt des Themas nicht früher angenommen hat. Zwei Ansätze hierzu: Einerseits wurden die möglichen negativen Wirkungen des Sports auf die Psyche vergleichsweise spät entdeckt und erforscht. Andererseits war er schwierig für Betroffene, darüber zu reden: Es war das Eingeständnis, in gewissen Momenten gerade über jene Eigenschaften nicht mehr zu verfügen, die Leistungssportlerinnen und -sportler idealtypisch auf sich vereinigen: Durchsetzungsvermögen, Härte, Ausdauer. Es drohte Unverständnis, Stigmatisierung gar. Dass der Sport und sein Umfeld eher konservativ geprägt sind und auf Veränderungen oft zögerlich reagieren, war der Enttabuisierung von psychischen Erkrankungen ebenfalls kaum förderlich.

Umso wichtiger ist es, dass immer mehr Sportlerinnen und Sportler aus verschiedenen Sportarten das Problem beim Namen nennen – oft mit medialer Begleitung, wie etwa die mehrfache Olympiasiegerin Simone Biles während der Olympischen Spiele in Tokio, um andere zu ermutigen, es ihnen gleich zu tun.

Und damit schlagen wir die Brücke zum vorliegenden, neuen Fachbuch, dem ersten deutschsprachigen „Lehrbuch der Sportpsychiatrie und -psychotherapie: Psychische Gesundheit und Erkrankungen im Leistungssport – Grundlagen und Praxis der Psychiatrie und Psychotherapie“. Es geht die Thematik auf der ganzen Breite an und präsentiert einen wertvollen und umfassenden Fundus an Grundlagen; es versammelt renommierte Autorinnen und Autoren, stellt immer dann, wenn möglich, einen direkten Bezug zum Leistungssport her und greift auch kinder- und jugendpsychiatrische und -psychotherapeutische Aspekte im Spitzensport auf. Das reichhaltige Buch wirft ein Schlaglicht auf eine Disziplin, die weniger bekannt ist als etwa jene der Sportmedizin („Knie der Nation“). Dabei ist die Sportpsychiatrie und -psychotherapie eigentlich die notwendige wie selbstverständliche Ergänzung des medizinischen Angebots im Leistungssport für Sportlerinnen und Sportler.

Körper und Psyche können nicht getrennt betrachtet werden. Das gilt im Leitungssport erst recht. Sportlerinnen und Sportler sind zwar oft robuster und resistenter als andere Menschen, aber die Belastung ist auch viel größer. Meistens zeigen sich tiefer liegende Probleme erst, wenn die Belastung spürbar wird – das ist bei weniger sportlichen Menschen genauso wie bei Leistungssportlerinnen und -sportlern, es ist bei der Psyche nicht anders als beim Knie.

Wenn die Topabfahrerin sich beim Sturz die Schulter ausrenkt, ist klar, was sie braucht. Wenn der Weltklasseathlet psychisch zusammenbricht, kann die Sportpsychiatrie und -psychotherapie Türen öffnen und Wege aufzeigen. Sie kann beitragen, dass Sportlerinnen und Sportler in psychischer Not einen Ausweg finden. Es zählt die Gesundheit! Das vorliegende Lehrbuch ist deshalb aus Sicht der Sportförderung des Bundes nur zu begrüßen.

Matthias Remund, Direktor Bundesamt für Sport (BASPO)

Magglingen, im Mai 2022

Vorwort

Dieser Band im „Lehrbuch der Sportpsychiatrie und -psychotherapie: Psychische Gesundheit und Erkrankungen im Leistungssport – Grundlagen und Praxis der Psychiatrie und Psychotherapie“ nimmt das Tätigkeitsfeld der Sportpsychiatrie und -psychotherapie im Leistungssport auf. In Kapitel 51 „Sport und Bewegung in Therapie und Prävention psychischer Erkrankungen“ wird ein Ausblick auf das Tätigkeitsfeld der Sportpsychiatrie und -psychotherapie in der Allgemeinbevölkerung gegeben; das Gegenstand des zweiten Bandes im Lehrbuch der Sportpsychiatrie und psychotherapie sein wird.

Psychische Beschwerden und Erkrankungen beeinträchtigen die Gesundheit von Leistungssportlerinnen und -sportlern. Sie können sich sportspezifisch manifestieren und die Leistung mindern. Mittlerweile ist gut bekannt, dass psychische Erkrankungen im Leistungssport in ähnlicher Häufigkeit wie in der Allgemeinbevölkerung auftreten. Sportart- und geschlechtsspezifisch sind bestimmte psychische Beschwerden und Erkrankungen im Leistungssport sogar häufiger zu beobachten. Die neuropsychiatrischen Folgen von Kopfverletzungen oder ein gestörtes Essverhalten und Essstörungen sind nur zwei Beispiele.

Psychische und körperliche Gesundheit können im Leistungssport – ebenso wenig wie in der Allgemeinbevölkerung – getrennt voneinander betrachtet werden. Psychische Beschwerden und Erkrankungen können das Verletzungsrisiko erhöhen und die Zeit der Rehabilitation verlängern. Verletzungen sowie ausbleibende sportliche Erfolge stellen wiederum selbst Risiken für die psychische Gesundheit dar oder können bereits bestehende psychische Erkrankungen sichtbar werden lassen.

Bis vor wenigen Jahren wurde angenommen, dass es im Leistungssport keine ernsthaften psychischen Erkrankungen geben könne und das mentale Stärke zugleich auch psychische Gesundheit bedeute. Erfolgreiche Leistungssportlerinnen und -sportlern lehrten uns mit ihren mutigen Interviews in den letzten Jahren zudem, dass ihre mentale Stärke und Wettkampfpersönlichkeit kein Garant für eine anhaltende psychische Gesundheit sein müssen und es wichtig ist, mentale Stärke von psychischer Gesundheit zu unterscheiden.

The IOC has committed to improve the mental health of elite athletes, recognising that doing so will reduce suffering and improve quality of life in elite athletes and serve as a model for society at large. The IOC hopes that all involved in sport will increasingly recognise that mental health symptoms and disorders should be viewed in a similar light as other medical illnesses and musculoskeletal injuries; all can be severe and disabling, and nearly all can be managed properly by well informed medical providers, coaches and other stakeholders. Mental health is an integral dimension of elite athlete wellbeing and performance and cannot be separated from physical health. Mental health assessment and management in elite athletes should be as commonplace and accessible as their other medical care; ideally elite athletes should have access to the best interdisciplinary care.
Aus *Mental health in elite athletes: International Olympic Committee consensus statement, 2019)*

Die Schlussfolgerungen des IOC Consensus Statements stellen in bemerkenswerter Klarheit die Bedeutung der psychischen Gesundheit im Leistungssport heraus: Psychische Symptome und Erkrankungen sollten wie andere medizinische Beschwerden und Erkrankungen betrachtet werden. Die Fürsorge der psychischen Gesundheit im Leistungssport sollte alltäglich sein und Leistungssportlerinnen und -sportler sollten idealerweise Zugang zur bestmöglichen interdisziplinären und in Ergänzung zum IOC Consensus Statement auch interprofessionellen Versorgung haben.

Zu einer bestmöglichen Versorgung im Leistungssport bedarf es qualifizierter medizinischer Fachpersonen für die psychische Gesundheit, das heisst Sportpsychiaterinnen und -psychotherapeutinnen und Sportpsychiater und -psychotherapeuten, die aber nicht Ausdruck einer Psychiatrisierung des Leistungssports sein dürfen. Im Gegenteil, sie sind Ausdruck eines Bewusstseins, dass im Leistungssport Belastungen und Risiken für die psychische Gesundheit bestehen und dass von medizinisch und psychiatrisch-psychotherapeutischer Seite die Initiative ergriffen wird:

Zur Förderung der psychischen Gesundheit (Prävention) und für einen sicheren Umgang bei auftretenden psychischen Beschwerden und Erkrankungen, in Diagnostik, Therapie und Nachsorge, evidenz- und leitlinien-basiert, eingebettet in eine dann gesamtmedizinische sowie bestmögliche interdisziplinäre und interprofessionellen Versorgung.

Die Anwesenheit von Sportärztinnen und -ärzten im Leistungssport führt nicht zu der Annahme, dass diese aufgrund verletzter und körperlich Kranker anwesend sind, sondern vielmehr, dass sie die körperliche Gesundheit und damit die Voraussetzungen für den sportlichen Erfolg sicherstellen. Gleiches sollte für Sportpsychiaterinnen und -psychiater und die psychische Gesundheit im Leistungssport gelten. Im Kapitel 44 „Psychische Gesundheit im Leistungssport – Perspektive und Praxis der Verbände und Vereine, wird hierauf am Beispiel des Deutschen Handballbundes (DHB) und der Spielgemeinschaft Flensburg-Handewitt“ weiter eingegangen und gezeigt, wie dies gelingen kann. In der überwiegenden Zahl der Verbände und Vereine hat aber bisher die Sportpsychiatrie und -psychotherapie noch keinen Einzug in die Versorgungskonzepte gehalten und eine bestmögliche interdisziplinäre und interprofessionelle Fürsorge und Versorgung sind damit nicht gegeben.

Basisanforderungen an eine qualifizierte medizinische Fachdisziplin für die psychische Gesundheit im Leistungssport und die Sportpsychiatrie und -psychotherapie ergeben sich auch aus den Gegebenheiten und Notwendigkeiten im Leistungssport. Nach dem Studium der Medizin beinhalten diese Anforderungen eine mehrjährige Weiterbildung in einem der beiden psychiatrisch-psychotherapeutischen Fachgebiete, idealerweise mit zusätzlicher und vertiefender psychosomatischer und neurologischer Weiterbildung. Auf diesen basalen Anforderungen müssen dann die notwendigen, weiteren spezifischen Kenntnisse und Fertigkeiten in der Sportpsychiatrie und -psychotherapie erworben werden. Ein Curriculum Sportpsychiatrie und -psychotherapie wurde durch die Schweizerische Gesellschaft für Sportpsychiatrie und psychotherapie (SGSPP) ausgearbeitet und soll eine entsprechende Weiterbildung ermöglichen. Im Kapitel 2 wird weiter auf das Curriculum eingegangen – als eines der ersten und das erste umfassende Curriculum Sportpsychiatrie und -psychotherapie überhaupt.

Eine ausführliche Hinführung zum Inhalt des Ihnen vorliegenden Lehrbuchs der Sportpsychiatrie und -psychotherapie erfolgt im dauaffolgenden Kapitel 3 „Sportpsychiatrie und -psychotherapie im Leistungssport“. Eine detailliertere Aufnahme der weiteren allgemeinen Aspekte der Sportpsychiatrie und -psychotherapie im Leistungssport, die auch als Erweiterung der Einführung anzusehen sind, finden sich in Kapitel 6 „Diagnostik und Klassifikation psychischer Erkrankungen im Leistungssport“, Kapitel 8 „Therapie psychischer Erkrankungen im

Leistungssport“ und Kapitel 42 „Prävention und Förderung der psychischen Gesundheit im Leistungssport“.

Zuletzt ist es uns wichtig noch auf folgenden Punkt einzugehen. Wenngleich die Sportpsychiatrie und -psychotherapie ein kleines Teilgebiet der Kinder- und Jugend- und Erwachsenenpsychiatrie und -psychotherapie ist, kann sie für diese eine wertvolle Funktion einnehmen. Täglich machen wir die Erfahrung, dass mit wachsender Aufmerksamkeit für die Sportpsychiatrie und -psychotherapie das Interesse und die Attraktivität an psychiatrisch-psychotherapeutischen Themen und deren Fachgebieten steigt. Vor dem Hintergrund des Nachwuchsmangels in den beiden psychiatrisch-psychotherapeutischen Fachgebieten vielerorts ist Letzteres ein willkommener Nebeneffekt und ein Grund mehr, sich als Klinik und Institution in den Tätigkeitsfeldern der Sportpsychiatrie und -psychotherapie zu engagieren. Die empirische Grundlage, die für Sport und Bewegung unter präventiven und therapeutischen Gesichtspunkten mittlerweile existiert, ist bereits Grund genug, dass Kliniken und Institute, die sich nicht speziell im Leistungssport engagieren, aber auch mit sportpsychiatrischen- und psychotherapeutischen Themen auseinandersetzen und diese in ihre Behandlungskonzepte integrieren. Wir werden hierauf im Band 2 weitereingehen.

Das Interesse an medizinischen und sportpsychiatrisch-psychotherapeutischen Themen im Kontext des Leistungssports ermöglicht es uns zudem und immer öfter in der Öffentlichkeit Themen der Psychiatrie und Psychotherapie nicht in dem gewohneten Kontext anzusprechen und psychische Erkrnakungen immer auch in ihrem Selbstverständnis als medizinische Beschwerden und Erkrankungen an sich, als auch die Psychiatrie und Psychotherapie als Teilgebiet der Medizin herauszustellen.

Der Prävention und Erhaltung der psychischen Gesundheit kommt im Leistungssport eine große Bedeutung zu, genauso aber natürlich auch in der Allgemeinbevölkerung. Häufig wird dies bei der Betrachtung psychischer Erkrankungen und der Psychiatrie und Psychotherapie vergessen. Prävention ist wie Diagnostik und Therapie ärztliche Aufgabe und Tätigkeit, die alle Aspekte ärztlichen Handelns durchziehen sollte.

Wir sind zuversichtlich, dass wir mit dem vorliegenden Band im „Lehrbuch der Sportpsychiatrie und -psychotherapie – Psychische Gesundheit und Erkrankungen im Leistungssport: Grundlagen und Praxis der Psychiatrie und Psychotherapie“ das Tätigkeitsfeld der Sportpsychiatrie und -psychotherapie im Leistungssport erstmals vollumfänglich in einem Lehrbuch aufnehmen konnten und diese erste Auflage eine gute Basis und Beitrag für eine Weiterentwicklung dieses Lehrbuchs und der Sportpsychiatrie und -psychotherapie im Leistungssport darstellen wird.

Ein großer Dank gilt allen Autorinnen und Autoren, die sich die Zeit genommen und die Mühe aufgebracht haben, am Gelingen dieses Lehrbuchs mitzuwirken. Nicht zuletzt gebührt dem Hogrefe Verlag ein ebenso grosser Dank, der uns diese tolle Möglichkeit gegeben hat, ein solches Lehrbuch der Sportpsychiatrie und -psychotherapie zu realisieren. Namentlich hervorheben möchten wir in dem Zusammenhang insbesondere Frau Susanne Ristea, Programmleiterin Psychiatrie, Gesundheitswesen und Medizin, und Wiebke Erchinger im Hogrefe Verlag sowie Frau Susanne Hahn, für ihre hervorragende lektorische Arbeit. Ihnen allen vielen herzlichen Dank!

Zürich, im Mai 2022

Malte Christian Claussen
Erich Seifritz

I
Einführung in die Sportpsychiatrie und -psychotherapie

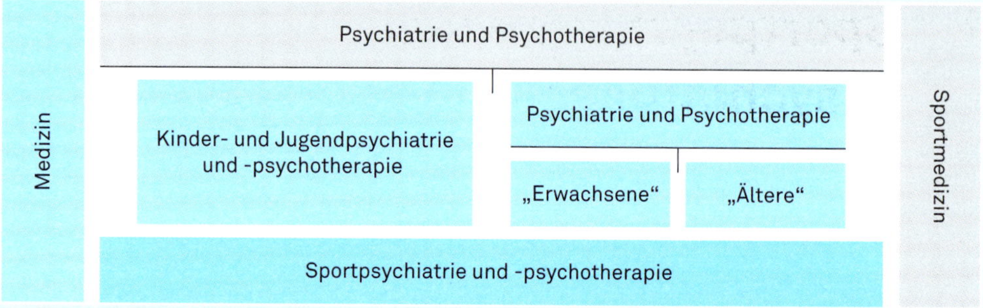

Abbildung 1-1: Sportpsychiatrie und -psychotherapie: Medizinische Fachrichtung und Disziplin der Psychiatrie und Psychotherapie.

Die Sportpsychiatrie und -psychotherapie ist eine medizinische Fachrichtung und Disziplin der Psychiatrie und Psychotherapie[1], die sich zudem und auch im Querschnittsfachs Sportmedizin[2] bewegt (Abbildung 1-1). Psychische Gesundheit und Erkrankungen im Leistungssport sowie Sport und Bewegung in Prävention und Therapie psychischer Erkrankungen sind etablierte Tätigkeitsfelder von Sportpsychiatern und -psychotherapeuten[3] (Abbildung 1-2).

Die Umschreibung der Tätigkeitsfelder in den verschiedenen Sektionen, Arbeitsgruppen und Referaten der psychiatrisch-psychotherapeutischen Fachgesellschaften sowie eigenständigen Gesellschaften für Sportpsychiatrie und -psychotherapie wird aber bisher nicht einheitlich gehandhabt (s. Teil XI). In Abbildung 1-2 ist die im deutschsprachigen Raum verwendete Beschreibung der Tätigkeitsfelder der Sportpsychiatrie und -psychotherapie aufgeführt. Diese Beschreibung wurde im vorliegenden Lehrbuch der Sportpsychiatrie und -psychotherapie übernommen.

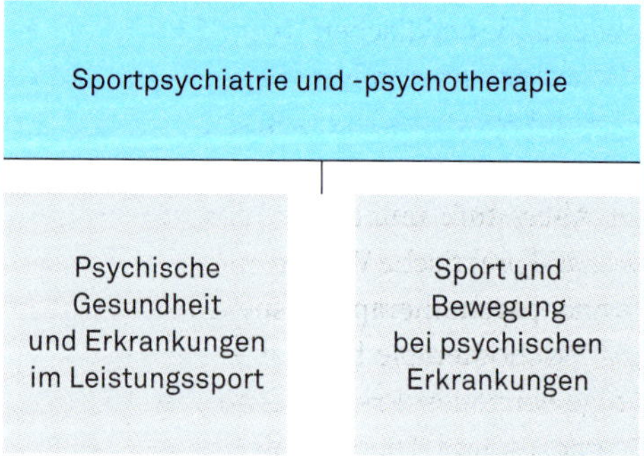

Abbildung 1-2: Sportpsychiatrie und -psychotherapie: Tätigkeitsfelder.

---

1 Die Bezeichnung „Psychiatrie und Psychotherapie“ bezieht sich im Lehrbuch der Sportpsychiatrie und -psychotherapie auf die Fächer Kinder- und Jugendpsychiatrie und -psychotherapie und Psychiatrie und Psychotherapie. Mit Psychiaterinnen und Psychotherapeutinnen und Psychiatern und Psychotherapeuten sind Fachärztinnen und Fachärzte für Kinder- und Jugendpsychiatrie und -psychotherapie und Psychiatrie und Psychotherapie gemeint.

2 Die Bezeichnung „Sportärzte“ bezieht sich auf Ärztinnen und Ärzte, die nach Abschluss einer Facharztweiterbildung in einem Gebiet der unmittelbaren Patientenversorgung (ausgenommen: Kinder- und Jugendpsychiatrie und -psychotherapie sowie Psychiatrie und Psychotherapie) eine sportmedizinische Weiterbildung absolviert haben. Die Verwendung dieser Definition nimmt den Umstand auf, dass bisher nur sehr vereinzelt Fachärztinnen und -ärzte der beiden psychiatrisch-psychotherapeutischen Fächer sich als Sportärztinnen und -ärzte weitergebildet haben und soll eine Unterscheidung von Sportärztinnen und -ärzten sowie Sportpsychiaterinnen und -psychotherapeutinnen und Sportpsychiatern und -psychotherapeuten in diesem Lehrbuch ermöglichen.

3 Sämtliche Personenbezeichnungen gelten gleichermaßen für alle Geschlechter.

1 Sportpsychiatrie und -psychotherapie

Malte Christian Claussen

Die Entwicklung der Sportpsychiatrie und -psychotherapie in den letzten Jahren hat dazu geführt, dass sie sich zunehmend als Fachgebiet und Disziplin der beiden psychiatrisch-psychotherapeutischen Fachgebiete, Kinder- und Jugendpsychiatrie und -psychotherapie und Psychiatrie und Psychotherapie, entwickeln und etablieren konnte. Die Sportpsychiatrie und -psychotherapie bewegt sich aber auch mit ihren Tätigkeitsfeldern im Themenfeld des Querschnittsfach Sportmedizin. Es ist daher wichtig, dass sich die Sportpsychiatrie und -psychotherapie in ihrem Verständnis als Disziplin der Psychiatrie und Psychotherapie in Zukunft mehr auch in die Sportmedizin einbringt, worauf im Folgenden weiter eingegangen werden soll.

Innerhalb der Medizin bündelt die Sportmedizin als ein Querschnittsfach das sportmedizinische Wissen zahlreicher medizinischer Fachrichtungen und Disziplinen. Die Sportpsychiatrie und -psychotherapie kann innerhalb der Sportmedizin als der Teil der theoretischen und praktischen Medizin angesehen werden, der den Einfluss von Bewegung, Training und Sport sowie des Bewegungsmangels auf den gesunden und kranken Menschen jeder Altersstufe untersucht, der das theoretische und praktische Wissen der Sportpsychiatrie und -psychotherapie, respektive Psychiatrie und Psychotherapie beinhaltet. Mit dem Ziel, die gewonnenen Erkenntnisse sowohl in der Diagnostik und Therapie als auch in der Prävention und Rehabilitation psychischer Erkrankungen sowie zum Wohle des Sports einzusetzen. Die Einordnung der Sportmedizin in Fort- und Weiterbildung durch die Deutsche Gesellschaft für Sportmedizin und Prävention – Deutscher Sportärztebund ist in Box 1-1 wiedergegeben und wird im Folgenden weiter aufgenommen [1].

Box 1-1:
Deutsche Gesellschaft für Sportmedizin und Prävention – Deutscher Sportärztebund: Einordnung der Sportmedizin in Fort- und Weiterbildung [1].

Sportmedizin ist der Teil der theoretischen und praktischen Medizin, der den Einfluss von Bewegung, Training und Sport sowie des Bewegungsmangels auf den gesunden und kranken Menschen jeder Altersstufe mit dem Ziel untersucht, die gewonnenen Erkenntnisse sowohl in der Diagnostik und Therapie, als auch in der Prävention und Rehabilitation sowie zum Wohle des Sportes einzusetzen.
Sportler aller Leistungsklassen, vom Freizeitsportler bis zum Hochleistungssportler stehen traditionell im Fokus der Sportmedizin, doch erlangt in unserer von Bewegungsmangel geprägten Gesellschaft, die gesundheitlich relevante „Erhaltungsdosis an Bewegung" unter präventiven Gesichtspunkten zunehmende Bedeutung.
Die Sportmedizin beschäftigt sich ebenso mit den therapeutischen und rehabilitativen Möglichkeiten von Sport sowie der Vorbeugung, Erkennung und Behandlung und Rehabilitation von Sportverletzungen und Sportschäden. Dabei bündelt die Sportmedizin das sportmedizinische Wissen zahlreicher medizinischer Fachrichtungen und Disziplinen im Sinne eines Querschnittsfachs.

Sportler aller Leistungsklassen stehen ebenso im Fokus der Sportpsychiatrie und -psychotherapie, und auch bei psychischen Erkrankungen erlangt die gesundheitlich relevante „Erhaltungsdosis an Bewegung“ zunehmend Bedeutung (s. Teil XII, Kap. 51). Die Sportpsychiatrie und -psychotherapie beschäftigt sich ebenso mit den therapeutischen und rehabilitativen Möglichkeiten von Sport sowie der Vorbeugung, Erkennung und Behandlung und Rehabilitation von Sportverletzungen und Sportschäden. Die körperlichen, psychischen und sozialen Belastungen und Risiken im Leistungssport und ihre daraus resultierenden „Sportverletzungen“ der Psyche sind wie körperliche Belastungen und Risiken integraler Bestandteil des Sports und werden in diesem Band im „Lehrbuch der Sportpsychiatrie und -psychotherapie: Psychische Gesundheit und Erkrankungen im Leistungssport – Grundlagen und Praxis der Psychiatrie und Psychotherapie“ aufgenommen.

Sportpsychiatrische und -psychotherapeutische Inhalte werden in den Weiterbildungsprogrammen in der Psychiatrie und Psychotherapie und der Sportmedizin bisher nur vereinzelt aufgenommen. In diesem Kapitel soll daher auch auf die Notwendigkeit und Bedeutung einer systematischen, sportpsychiatrischen und -psychotherapeutischen Weiterbildung eingegangen. Im Kapitel 2 wird zudem dann das Curriculum Sportpsychiatrie und -psychotherapie der Schweizerischen Gesellschaft für Sportpsychiatrie und -psychotherapie (SGSPP) vorgestellt.

1.1 Entwicklung der Sportpsychiatrie und -psychotherapie

Im Gegensatz zur Psychiatrie und Psychotherapie und Sportmedizin ist die Sportpsychiatrie und -psychotherapie eine noch sehr junge medizinische Fachrichtung und Disziplin. Regelmäßige Veröffentlichungen von Psychiatern und Psychotherapeuten zu den Tätigkeitsfeldern der Sportpsychiatrie und -psychotherapie erfolgten erst zunehmend in den letzten Jahren.

Eine Auseinandersetzung mit und Veröffentlichungen in den Themenfeldern psychischer Gesundheit und Erkrankungen im Leistungssport sowie Sport und Bewegung bei psychischen Erkrankungen erfolgte aber bereits vor der Entwicklung der Sportpsychiatrie und -psychotherapie durch verschiedene Fachdisziplinen, Sportärzte, Neurologen und auch Psychiater und Psychotherapeuten sowie andere medizinische und nicht-medizinische Fachleute, wie insbesondere Psychologen, Sportpsychologen und psychologische Psychotherapeuten sowie Sportwissenschaftler sind hier zu nennen. Eine systematische Einordnung dieser Themen in die Psychiatrie und Psychotherapie, respektive die Sportpsychiatrie und -psychotherapie sowie auch der Sportmedizin erfolgte aber erst in den letzten Jahren. Heute kann die Sportpsychiatrie und -psychotherapie insbesondere in Hinblick auf Wirksamkeit von Sport und Bewegung in der Prävention und Therapie psychischer Erkrankungen eine bereits beachtliche wissenschaftliche Basis und Evidenz aufweisen (s. Teil XII, Kap. 51), die – wie auch im zweiten Tätigkeitsfeld, psychische Gesundheit und Erkrankungen im Leistungssport – in den nächsten Jahren weiter zunehmen wird.

Ihren Ursprung in der medizinischen Literatur findet die Sportpsychiatrie und -psychotherapie Ende der achtziger und Anfang der neunziger Jahre [2, 3], und erstmals Eingang in die Literatur aber schon 1967 durch Beisser [4].

Tatsächlich muss man aber noch deutlich weiter zurückgehen, denn die ersten Auseinandersetzungen mit und die Beobachtung von eigentlich sportpsychiatrischen und -psychotherapeutischen Themen in der Medizin liegen noch deutlich vor dem skizzierten Ursprung der Sportpsychiatrie und -psychotherapie. Der von Martland 1928 beschriebene Punch Drunk und die in der Folge weiter 1932 von Jokl und Guttmann beschriebenen neuropsychiatrischen Symptome eines Boxers beinhalten psychiatrisch-neurologische Beispiele aus der sportärztlichen Praxis und im Grunde eigentliche Themen der Sportpsychiatrie und -psychotherapie [5, 6]; (s. Kap. 13). Ebenso wie bereits der Eröffnungsvortrag des 1. Deutschen Sportärztekongresses in Oberhof im Jahr 1912 über „Sportübertreibungen“ von Geheimrat Prof. Dr. med. Friedrich Kraus (1858–1936), Leiter der II. Medizinischen Klinik der Berliner Charité von 1905 bis 1927 [7], der an suchthaftes Sport- und Bewegungsverhalten denken lässt (s. Kap. 30).

In den USA und international – außerhalb des deutschen Sprachraums – entwickelte sich die Sportpsychiatrie und -psychotherapie in den letzten 30 Jahren insbesondere im Leistungssport und psychische Gesundheit und Erkrankungen als Tätigkeitsfeld von Sportpsychiatern und -psychotherapeuten (zur Übersicht [3, 8]).

Im deutschen Sprachraum wurden neben dem Leistungssport auch Sport und Bewegung in Prävention und Therapie psychischer Erkrankungen von Beginn an als Tätigkeitsfeld der Sportpsychiatrie und -psychotherapie aufgenommen. Hier sind insbesondere das Referat Sportpsychiatrie und -psychotherapie der Deutschen Gesellschaft für Psychiatrie und Psychotherapie, Psychosomatik und Nervenheilkunde (DGPPN) sowie Markser und Bär zu nennen, die die Entwicklung der Sportpsychiatrie und -psychotherapie im deutschen Sprachraum in den ersten Jahren prägten [9, 10]; (s. Kap. 48).

1.2 Fachgesellschaften und Netzwerke

Als erste sportpsychische Fachgesellschaft wurde 1994 die International Society for Sports Psychiatry (ISSP) gegründet [11]; s. Box 1-2.

Eine Sektion „Exercise & Sports Psychiatry“ gibt es überdies in der World Psychiatric Association (WPA). Hinzu kommen nationale Sektionen, Arbeitsgruppen und Referate innerhalb der psychiatrisch-psychotherapeutischen Fachgesellschaften, die sich im Laufe der Zeit gebildet haben, z. B. in Großbritannien, Deutschland und Österreich. In Deutschland gründete sich 2010 das Referat „Sportpsychiatrie und -psychotherapie“ der DGPPN (s. Kap. 48). Die genannten Sektionen und Arbeitsgruppen adressieren dabei beide Tätigkeitsfelder der Sportpsychiatrie und -psychotherapie, ebenso wie die jüngst im deutschsprachigen Raum, in der Schweiz, Deutschland und Österreich gegründeten nationalen Gesellschaften. In der Schweiz wurde die SGSPP wurde am 29.03.2019 als zweite sportpsychiatrische und -psychotherapeutische Gesellschaft und erste europäische sowie nationale Gesellschaft gegründet (s. Box 1-3, Kap. 49).

Box 1-2:
International Society for Sports Psychiatry (ISSP): Zweck der ISSP [11]

The purpose of the Corporation is to advance the science and practice of sports psychiatry and to carry the science and practice of sports psychiatry to the athletic community, so that all people may enjoy the benefits of healthy participation in sports. In furtherance of this purpose, the Corporation will conduct activities that include but are not limited to advocating for mental health and wellness in sports, holding an annual meeting at which scientific presentations will be made; encouraging publication by members of scholarly manuscripts related to sports psychiatry; and other activities appropriate to the Corporation's purposes.

Box 1-3:
Schweizerische Gesellschaft für Sportpsychiatrie und -psychotherapie (SGSPP): Zweck der SGSPP [12].

Die Schweizerische Gesellschaft für Sportpsychiatrie und -psychotherapie bezweckt die Förderung der Sportpsychiatrie und -psychotherapie über die Lebensspanne in der Schweiz, im Leistungssport und in der Allgemeinbevölkerung.

In Teil XI wird weiter auf die Fachgesellschaften und Netzwerke eingegangen und die in Deutschland, der Schweiz und Österreich bestehenden Fachgesellschaften, Referate, Arbeitsgemeinschaften und Netzwerke Sportpsychiatrie und -psychotherapie stellen sich vor. Im Anhang werden zudem die Fachgesellschaften und Netzwerke mit ihren Leitern und Webseiten aufgeführt.

Sektionen, Arbeitsgruppen und Referate innerhalb der Gesellschaften der Sportmedizin gibt es bis dato noch nicht, werden sich möglicherweise aber, sollten sich sportpsychiatrische und -psychotherapeutische Inhalte in der Sportmedizin etablieren können, ebenfalls gründen, wie vermutlich weitere Sektionen, Arbeitsgruppen und Referate in den Gesellschaften der Psychiatrie und Psychotherapie sowie eigenständige sportpsychiatrisch-psychotherapeutische Fachgesellschaften.

1.3 Aus- und Weiterbildung

Die Implementierung sportpsychiatrischer und -psychotherapeutischer Inhalte, gezielt bereits in die medizinische Ausbildung (Studium der Medizin), und dann v.a. in die Weiterbildung in den beiden psychiatrischen psychotherapeutischen Fachgebieten und der Sportmedizin sowie regelmäßige Fortbildungen in der Sportpsychiatrie und -psychotherapie sind für die weitere Etablierung der Sportpsychiatrie und -psychotherapie und einen fundierten Wissenstransfer wichtig. Der sportpsychiatrischen und -psychotherapeutischen Wissensvermittlung ist aber nicht nur innerhalb der Medizin, sondern auch in den nicht medizinischen Nachbardisziplinen von Bedeutung. Umgekehrt sind z.B. sportwissenschaftliche und sportpsychologische Themen in die sportpsychiatrische und -psychotherapeutische Weiter- und Fortbildungen zu integrieren.

Zentral für jede Fachdisziplin ist eine systematische Wissensvermittlung. Die SGSPP hat daher bereits früh nach ihrer Gründung und als erste Fachgesellschaft ein Curriculum Sportpsychiatrie und -psychotherapie, in Teilen zusammen mit der Deutschen Gesellschaft für Sportpsychiatrie und -psychotherapie (DGSPP) entwickelt, dass die Tätigkeitsfelder der Sportpsychiatrie und -psychotherapie vollumfänglich abdecken soll (s. Kap. 2). Durch die ISSP wird das „ISSP Certificate of Additional Training in Sports Psychiatry“ [13] und durch die Medical and Scientific Commission des Internationalen Olympic Committee (IOC; Internationales Olympisches Komitee, IOK) wird das „IOC Program in Mental Health in Elite Sport“ zudem angeboten [14]. Beide Programme fokussieren jedoch auf den Leistungssport und nicht die weiteren Tätigkeitsfelder der Sportpsychiatrie und -psychotherapie.

Die systematische Wissensvermittlung, die mit dem Curriculum Sportpsychiatrie und -psychotherapie erfüllt werden soll, lässt einmal die Etablierung eines Schwerpunktes in der Schweiz, einer Zusatzbezeichnung in Deutschland oder eines Diploms „Sportpsychiatrie und -psychotherapie“ in Österreich möglich erscheinen.

Ein anderes Modell wäre, die sportpsychiatrische und -psychotherapeutische Weiterbildung innerhalb der sportmedizinischen zu implementieren. Auf eine Basisweiterbildung Sportmedizin, mit sportpsychiatrischen und -psychotherapeutischen Inhalten, könnte z.B. eine spezifische sportmedizinische Weiterbildung entsprechend der fachärztlichen Kompetenz z.B. in internistischer Sportmedizin, orthopädischer Sportmedizin oder eben psychiatrisch-psychotherapeutischer Sportmedizin folgen. Es obliegt jedoch sicher nicht der Sportpsychiatrie und -psychotherapie, ein solches Modell zu fordern und soll an dieser Stelle betont werden.

In Kapitel 2 wird weiter und ausführlich das Curriculum Sportpsychiatrie und -psychotherapie vorgestellt und diskutiert.

1.4 Ausblick

Die Entwicklung der Sportpsychiatrie und -psychotherapie in den letzten Jahren kann auch in der exponentiellen Zunahme ihrer Literatur abgelesen werden. Neben Originalarbeiten, Übersichtsarbeiten und Metaanalysen sowie Büchern und Buchbeiträgen konnten bereits Consensus Statements – unter Beteiligung von Psychiatern und Psychotherapeuten – zu wichtigen Themen der Sportpsychiatrie und -psychotherapie veröffentlicht werden, z. B. im Leistungssport das Mental health in elite athletes: International Olympic Committee consensus statement [15].

Der Initiative von Psychiatern und Psychotherapeuten sowie Neurologen, Sportärzten und weiteren medizinischen und nichtmedizinischen Fachleuten und Experten, wie Psychologen, Sportpsychologen und psychologischen Psychotherapeuten sowie Sportwissenschaftlern ist es zu verdanken, dass heute bereits eine empirische Grundlage für viele sportpsychiatrische und -psychotherapeutische Themen im Leistungssport besteht; auf den Inhalt dieses Lehrbuches sei hier weiter verwiesen. In den nächsten Jahren bedarf es aber weiterer und großer Anstrengungen und einer Initiative, die empirischen Grundlagen der Sportpsychiatrie und -psychotherapie im Leistungssport weiter zu verbessern und zu entwickeln.

Die empirische Basis, die heute schon Sport und bei psychischen Erkrankungen aufweist, ist noch beachtlicher und hat dazu geführt, dass diese als Behandlungsbausteine in den Behandlungskonzepten psychischer Erkrankungen teilweise Einzug gehalten haben, z. B. in die S3-Leitlinie/Nationale Versorgungsleitlinie zur unipolaren Depression [16]. In Kapitel 51 wird hierauf, im Ausblick auf den zweiten Band „Lehrbuch der Sportpsychiatrie und -psychotherapie: Sport und Bewegung bei psychischen Erkrankungen“, näher eingegangen.

Literatur

1. Deutsche Gesellschaft für Sportmedizin und Prävention DGSP – Deutscher Sportärztebund [Internet]. Frankfurt am Main: Deutsche Gesellschaft für Sportmedizin und Prävention e. V.; 2020. Einordnung der Sportmedizin in Fort- und Weiterbildung. Verfügbar über: https://www.dgsp.de/seite/375164/zusatzbezeichnung-sportmedizin.html
2. Begel D. An overview of sport psychiatry. The American journal of psychiatry. 1992;149(5):606–14.
3. Begel D. Sport psychiatry twenty-four years later. Int Rev Psychiatry. 2016;28:547–550.
4. Beisser A. The madness in sports. New York: Appleton-Century-Crofts; 1967.
5. Martland HS. Punch Drunk. JAMA. 1928;91(15):1103–7.
6. Jokl E, Guttmann E. Psychiatrisch-neurologische Kasuistik aus der sportärztlichen Praxis. Zeitschrift für die gesamte Neurologie und Psychiatrie. 1932;141(1):343–50.
7. Greiner E, Arndt K-H. Der erste deutsche Sportärztekongress 1912 – Programm für ein Jahrhundert. Dtsch Z Sportmed. 2004;55(12):310-4.
8. Glick I, Stull T, Currie A. Development of Sports Psychiatry in the United States and Internationally. Sports Psychiatry. 2022;1:3–5.
9. Markser VZ, Bär K-J. Sport- und Bewegungstherapie bei seelischen Erkrankungen. Forschungsstand und Praxisempfehlungen. 1. Aufl. Stuttgart: Schattauer Verlag. 2015.
10. Markser VZ, Bär K-J. Seelische Gesundheit im Leistungssport. Grundlagen und Praxis der Sportpsychiatrie. Stuttgart: Schattauer Verlag; 2019.
11. sportspsychiatry.org [Internet]. State of Chicago: International Society for Sports Psychiatry ISSP; 2020. Verfügbar über: https://sportspsychiatry.org/
12. sgspp.ch [Internet]. Romanshorn: Schweizerische Gesellschaft für Sportpsychiatrie und -psychotherapie SGSPP; 2020. Verfügbar über: https://sgspp.ch/cmf/
13. ISSP Educational Programs [Internet]. State of Chicago: International Society for Sports Psychiatry ISSP; 2020. Verfügbar über: https://sportspsychiatry.org/

14. IOC Programs in mental Health in Elite Sport [Internet]. Aberdeen: Sportsoracle Limited; 2020. Verfügbar über: https://www.sportsoracle.com/Mental+Health/Contact/
15. Reardon CL, Hainline B, Aron CM, Baron D, Baum AL, Bindra A, et al. Mental health in elite athletes: International Olympic Committee consensus statement (2019). British journal of sports medicine. 2019;53(11):667-99.
16. DGPPN, BÄK, KBV, AWMF. S3-Leitlinie/Nationale VersorgungsLeitlinie. Unipolare Depression. Berlin: DGPPN; 2015 [abgerufen am 03.05.22]. Verfügbar unter: https://www.dgppn.de/_Resources/Persistent/d689bf8322a5bf507bcc546eb9d61ca566527f2f/S3-NVL_depression-2aufl-vers5-lang.pdf.

2 Curriculum Sportpsychiatrie und -psychotherapie

Malte Christian Claussen

Basisanforderungen an die Sportpsychiatrie und -psychotherapie als spezialisierte medizinische Fachdisziplin ergeben sich aus den jeweiligen Gegebenheiten und Notwendigkeiten im Leistungssport und in der Allgemeinbevölkerung. Nach dem Studium der Medizin beinhalten die Anforderungen eine mehrjährige Weiterbildung in einem der beiden psychiatrischen Fachgebiete (Kinder- und Jugendpsychiatrie und -psychotherapie oder Psychiatrie und Psychotherapie) und optional ihrer Schwerpunkte, idealerweise mit zusätzlicher, vertiefender psychosomatischer und neurologischer Weiter- und Fortbildung (Tabelle 2-1).

Auf diesen grundlegenden Anforderungen baut das Curriculum Sportpsychiatrie und -psychotherapie der Schweizerischen Gesellschaft für Sportpsychiatrie und -psychotherapie (SGSPP) auf und soll die notwendigen, weiteren spezifischen Kenntnisse und Fertigkeiten und eine spezifische Expertise in der Sportpsychiatrie und -psychotherapie für Psychiater und Psychotherapeuten, aber auch weitere Fachleute, wie Sportärzte und psychologische Psychotherapeuten, vermitteln (Tabelle 2-2).

Das 3-stufige Curriculum der SGSPP zielt auf eine breitflächige Vermittlung von interdisziplinären Grundkenntnissen (Stufe 1), die klinische Anwendung von Sport und Bewegung in Prävention und Therapie psychischer Erkrankungen (Stufe 2) sowie von sportpsychiatrischem Wissen und Fertigkeiten im Leistungssport (Stufe 3).

Bemerkung: Im Folgenden werden Teile der Publikation von Gonzalez Hofmann und des Referenten in der Schweizer Zeitschrift für Psychiatrie & Neurologie (auf die weiterführende Literatur wird verwiesen; eine Abdruckgenehmigung liegt vor) wiedergegeben.

Tabelle 2-1: Sportpsychiater und -psychotherapeuten: „Basis“ Anforderungen und „Spezielle Weiterbildung“.

„Basis“-Anforderungen	
Ausbildung in	• Medizin
Weiterbildung in	• Psychiatrie und Psychotherapie (und Psychosomatik und Neurologie)
Facharztanerkennung	• Facharzt für Kinder- und Jugendpsychiatrie und -psychotherapie • Facharzt für Psychiatrie und Psychotherapie
Spezielle» Weiterbildung in	• Sportpsychiatrie und -psychotherapie

Tabelle 2-2: SGSPP-Curriculum Sportpsychiatrie und -psychotherapie: Stufen 1–3

Stufe	Zulassungsvoraussetzung	Abschluss[4]
1	• Facharzttitel für Kinder- und Jugendpsychiatrie und -psychotherapie • Facharzttitel für Psychiatrie und Psychotherapie • Facharztkandidat (3. Jahr)[1] • Sportärzte[2] • Psychologische Psychotherapeuten[3]	„Sportspsychiatrische und -psychotherapeutische Basisversorgung SGSPP“
2	→ Stufe 1 „Sportpsychiatrische-psychotherapeutische Basisversorgung SGSPP“ • Facharzttitel für Kinder- und Jugendpsychiatrie und -psychotherapie • Facharzttitel für Psychiatrie und Psychotherapie • Psychologische Psychotherapeuten[3]	„Klinisch-praktische Sportpsychiatrie und -psychotherapie SGSPP“
3	→ Stufe 2 „Klinisch-praktische Sportpsychiatrie und -psychotherapie SGSPP“ • Facharzttitel für Kinder- und Jugendpsychiatrie und -psychotherapie • Facharzttitel für Psychiatrie und Psychotherapie	„Tätigkeitsgebiet Sportpsychiatrie und -psychotherapie SGSPP“

[1] Kinder- und Jugendpsychiatrie und -psychotherapie und/oder Psychiatrie und Psychotherapie. Voraussetzung für den Erwerb „Sportpsychiatrische und -psychotherapeutische Basisversorgung SGSPP“ ist die Facharztanerkennung
[2] mit Facharztanerkennung in einem Fach der unmittelbaren Patientenversorgung
[3] mit abgeschlossener klinischer Weiterbildung
[4] Die Abschlüsse für psychologische Psychotherapeuten sind abweichend

2.1 Curriculum der Schweizerischen Gesellschaft für Sportpsychiatrie und -psychotherapie

Die Bedürfnisse und Erwartungen an eine sportpsychiatrisch-psychotherapeutische Qualifikation sind sehr heterogen. So gibt es einerseits das berechtige Bestreben, sportpsychiatrisches Grundwissen sowohl in der Psychiatrie und der Psychotherapie als auch in der Sportmedizin zu etablieren (s. Kap. 1). Andererseits gibt es bei wachsender Datenlage in den verschiedenen Tätigkeitsfeldern von Sportpsychiatern und -psychotherapeuten die Notwendigkeit, hierzu theoretisches und praktisches Expertenwissen zu vermitteln.

Diese zum Teil divergenten Bedürfnisse in einem einzigen Curriculum zusammenzuführen hat sich als große Herausforderung, aber auch als Chance erwiesen. Als Lösungsansatz wurde ein dreistufiges Curriculum entwickelt, dass sich an die Konzeption des Curriculums der Deutschen Gesellschaft für Kardiologie, Herz- und Kreislaufforschung e.V. und der Deutschen Gesellschaft für Sportmedizin und Prävention e.V. anlehnt [1]. Während sich dort die drei Stufen vorwiegend in dem zeitlichen Umfang der Qualifikation in Sportkardiologie unterscheiden, ändert sich beim Curriculum Sportpsychiatrie und -psychotherapie bei jeder

Stufe die inhaltliche Ausrichtung. Die drei Stufen des Curriculums vereinen die unterschiedlichen und eingangs erwähnten Ansätze. Auf diesem Weg finden die verschiedenen Bedürfnisse (breitflächige Grundlagenvermittlung, klinische Anwendung in der Psychiatrie und der Psychotherapie sowie Expertise im Leistungssport) gleichermaßen Berücksichtigung und ergänzen einander. Sie führen auch zu einer Profilschärfung der Sportpsychiatrie und -psychotherapie. Das dreistufige Curriculum Sportpsychiatrie und -psychotherapie der SGSPP ist das erste seiner Art im Bereich der Sportpsychiatrie und -psychotherapie.

Das Curriculum versucht, den Empfehlungen des Schweizerischen Instituts für ärztliche Weiter- und Fortbildung (SIWF) zur Continuing Medical Education (CME) beziehungsweise zu Continuing Professional Development (CPD) und zugleich der Notwendigkeit einer spezialisierten Qualifikation im Bereich Sportpsychiatrie und -psychotherapie gerecht zu werden [2]. Letztlich soll durch das Curriculum auch nach außen sichtbar werden, wer über eine entsprechende sportpsychiatrische beziehungsweise -psychotherapeutische Expertise verfügt.

Da eines der Ziele des Curriculums darin besteht, breitflächig Grundlagenwissen zu vermitteln, ist die Stufe 1 nicht nur für Fachärzte für Psychiatrie und Psychotherapie beziehungsweise Kinder- und Jugendpsychiatrie und -psychotherapie offen, sondern auch für Sportärzte sowie psychologischen Psychotherapeuten (Tab. 2-2). Die Stufe 2 ist für besagte Fachärzte und psychologischen Psychotherapeuten zugänglich und die Stufe 3 für Fachärzte der beiden psychiatrischen Fachgebiete. Die curricularen Abschlüsse für Sportärzte sowie psychologischen Psychotherapeuten haben einen abweichenden Wortlaut. Diese Staffelung soll den jeweiligen Zielsetzungen der drei Stufen gerecht werden.

Allen drei Stufen gemeinsam ist die Vermittlung von Grundlagenwissen, themenzentriertem Fachwissen, ein Praxisnachweis sowie ein Nachweis von Inter- oder Supervision. Praktische Vorerfahrungen im Bereich Leistungssport werden ebenso berücksichtigt wie Trainerdiplome, sind aber nicht obligatorisch. Ähnlich verhält es sich mit Vorerfahrung bezüglich Sport und Bewegung in der Behandlung psychischer Erkrankungen. Der Zeitaufwand pro Stufe inklusive der Praxisnachweise beträgt je 80 Stunden. Da die Stufen aufeinander aufbauen, sind in der Stufe 2 insgesamt 160 Stunden und in der Stufe 3 insgesamt 240 Stunden zu absolvieren. Bislang ist erst die Stufe 1 des Curriculums in Kraft getreten, die Stufen 2 und 3 folgen schrittweise.

2.2 Stufe 1: Sportpsychiatrische und -psychotherapeutische Basisversorgung

In der Stufe 1 liegt der Fokus auf einer breitflächigen Vermittlung von interdisziplinären Grundkenntnissen des Bereichs Sportpsychiatrie und -psychotherapie, einschließlich neurobiologischer, sportmedizinischer, sportwissenschaftlicher, sportpsychologischer und neuropsychologischer Aspekte. Das beinhaltet auch eine Einführung in psychische Belastungen und Erkrankungen im Leistungssport wie auch eine Einführung in Sport- und Bewegung als Behandlungsoption bei psychischen Erkrankungen. Es wird orientierend auf die Besonderheiten verschiedener psychischer Erkrankungen in Bezug auf therapeutische wie auch präventive Aspekte eingegangen. Bei den Grundlagen werden außerdem ethische und rechtliche Aspekte besprochen. Ein weiteres Augenmerk liegt auf den Grundlagen der Entwicklungspsychologie sowie den besonderen Aspekten der psychischen Gesundheit im Kinder- und Jugendsport. Der Nachweis praktischer Erfahrungen und der Anteil von Inter- oder Supervision ist hier noch bewusst gering gehalten, um keine unnötigen Barrieren für die Erlangung einer Grundqualifikation zu errichten. Der Umfang beträgt 80 Stunden, wovon je 8 Stunden auf Inter-/Supervision und den Nachweis praktischer Erfahrung, beispielsweise Bewegungstherapiegruppe oder Sporttherapie in der Rehabilitation, aber auch auf direkte Erfahrungen im Leistungssport entfallen.

Die Stufe 1 ist nicht dazu gedacht, diagnostische oder therapeutische Kompetenzen zu vermitteln, sondern essenzielles Basiswissen zu sportpsychiatrischen und -psychotherapeutischen Themen und Zusammenhängen.

2.3 Stufe 2: Klinisch-praktische Sportpsychiatrie und -psychotherapie

Sport- und bewegungsbezogenen Fragestellungen kommt in der Psychiatrie und Psychotherapie, in Prävention, Therapie und Nachsorge eine große Bedeutung zu (s. Teil XII, Kap. 51). Sport- und Bewegung können eine wertvolle Ergänzung zu anderen, beispielsweise pharmakologischen Behandlungsansätzen darstellen und sich auch bei manchen Beschwerdebildern als Alternative anbieten. Die Stufe 2 baut auf den Inhalten der Stufe 1 auf und setzt diese auch als Eingangskriterium voraus (Tab. 2-2). Der Arbeitsumfang beträgt weitere 80 Stunden, sodass zusammen mit der Stufe 1 insgesamt 160 Stunden absolviert werden.

Der Schwerpunkt liegt hier in der Vertiefung des Wissens zur Sport- und Bewegung als Therapeutikum über die Lebensspanne, aber auch in der Vermittlung von therapeutischen Fertigkeiten zum zielgerichteten Einsatz von Sport und Bewegung in der Prävention, der Behandlung und der Nachsorge psychischer Erkrankungen in der klinischen Praxis. Dies unter Berücksichtigung der jeweiligen Besonderheiten der psychischen Erkrankungsbilder. Aus diesem Grund geht die Stufe 2 auch mit einem größeren Praxisanteil einher. Zudem steigt der Anteil der nachzuweisenden Super- oder Intervisionsstunden.

2.4 Stufe 3: Tätigkeitsgebiet Sportpsychiatrie und -psychotherapie

Der Leistungssport geht mit besonderen Anforderungen an Sportler, Trainer und Betreuer sowie mit besonderen Belastungen und Risiken einher und psychisches Wohlbefinden und (sportliche) Leistungsfähigkeit bedingen einander (s. Kap. 3). Das hat ebenso Auswirkungen auf Maßnahmen zur Prävention psychischer Belastungen und Erkrankungen wie in deren Diagnostik, Therapie und Nachsorge (s. Kap. 6, Kap. 8, Kap. 42). Die Anforderungen im Leistungssport erfordern eine sichere Beurteilung und einen sicheren Umgang mit den Belastungen und Risiken für die psychische Gesundheit (s. Kap. 3). Damit geht die Notwendigkeit der interdisziplinären und interprofessionellen Zusammenarbeit sowohl mit Sportärzten als auch mit Sportpsychologen, Mentaltrainern und anderen Betreuern einher.

Zu den besonderen Aspekten des Leistungssports gehören, neben den besonderen Umständen von Vorbereitungsphase, Wettkampf und Erholungsphase, die Kenntnis über die Risiken für die Entwicklung spezifischer Belastungen und Erkrankungen (s. Kap. 3). Gestörtes Essverhalten und Essstörungen in gewichtsabhängigen Sportarten, zum Beispiel im Kunstturnen, Langstreckenlauf oder Skispringen, sind hier zu nennen (s. Kap. 28). Die Kenntnis über Diagnose und Differenzialdiagnose des Übertrainingssyndroms oder über die Folgen von Kopfverletzungen gehören ebenso dazu und sind Teil des spezifischen leistungssportbezogenen Wissens (s. Kap. 13, Kap. 20). Das schließt Leistungssport über die Lebensspanne von der Frühförderung bis zu der Zeit nach dem Karriereende mit ein (s. Kap. 3, Kap. 38). Des Weiteren auch Themen wie Gewalt und Missbrauch, Doping beziehungsweise regelkonforme Medikation, erkrankungsspezifische Diagnostik und Therapie sowie Transitionsprobleme bei Karriereende. Auch Genderaspekte sowie die Besonderheiten des Parasports werden thematisiert.

Praktische Erfahrungen im Leistungssportbereich, beispielsweise durch Hospitationen, sollen für einen direkten Praxisbezug sorgen. Das schließt wie bereits aufgeführt die interdisziplinäre und interprofessionelle Zusammenarbeit mit Sportärzten und Sportpsychologen ausdrücklich mit ein. Der Schwerpunkt der Stufe 3 liegt entsprechend in der Vertiefung von sportpsychiatrischem und -psychotherapeutischem Wissen und von Fertigkeiten in Diagnostik, Prävention, Therapie und Rehabilitation im Leistungssport sowie in der interdisziplinären und interprofessionalen Zusammenarbeit. Der Zeitumfang beträgt weitere 80 Stunden zur Stufe 2, die wieder als Grundvoraussetzung für die Teilnahme an Stufe 3 gilt (Tab. 2-2). Somit werden insgesamt 240 Stunden absolviert. Äquivalent zur Stufe 2 steigt auch der Anteil an nachzuweisenden Super- oder Intervisionsstunden.

Die curriculare Fortbildung der drei Stufen erfolgt durch akkreditierte Fortbilder beziehungsweise Fortbildungsveranstaltungen. Eine länderübergreifende Kooperation mit gegenseitiger Anerkennung von Fortbildungsveranstaltungen und Qualifikationsnachweisen soll die Verbreitung und Weiterentwicklung sportpsychiatrisch-psychotherapeutischer Expertise fördern.

2.5 Ausblick

Mit dem dreistufigen Curriculum sollen die Absolventen in Theorie und Praxis befähigt werden, der jeweiligen Stufe entsprechend sportpsychiatrisch-psychotherapeutisches Wissen und Fertigkeiten anwenden zu können, und als kompetente Ansprechpartner für Zuweiser und Hilfesuchende erkennbar sein.

Ein künftiges Augenmerk curricularer Qualifikationen wird auch auf der Vermittlung von grundlegendem Wissen im Bereich der Sportpsychiatrie und -psychotherapie für andere Fachpersonen oder Betreuer liegen.

Weiterführende Literatur

Claussen MC, Imboden C, Seifritz E, Hemmeter U, Gonzalez Hofmann C. SGSPP-Curriculum Stufe 1. Swiss Arch Neurol Psychiatr Psychother. 2020;171(3):99.

Gonzalez Hofmann C, Claussen MC. Das dreistufige Curriculum Sportpsychiatrie und -psychotherapie. Schw Z Psychiatr Neurol. 2021;18(3):14–17.

Literatur

1. Burgstahler C, Pressler A, Berrisch-Rahmel S, Mellwig K-P, Bongarth C, Halle M, et al. Curriculum Sportkardiologie. Kardiologe. 2019;13 (1):26–37.
2. Schweizerisches Institut für ärztliche Weiter- und Fortbildung [Internet]. In welche Richtung entwickelt sich die Fortbildung? Ein Positionspapier des Schweizerischen Instituts für ärztliche Weiter- und Fortbildung (SIWF). Verfügbar über: https://www.siwf.ch/files/pdf23/pos_papier_fortbildung_d.pdf

3 Sportpsychiatrie und -psychotherapie im Leistungssport

Malte Christian Claussen

Der Gesundheitssport dient der Förderung der körperlichen und psychischen Gesundheit und des Wohlbefindens.[4] Im Leistungssport dagegen sind Gesundheit und Wohlbefinden nicht das Ziel der sportlichen Betätigung. Vielmehr kann der Leistungssport als ständiger Versuch verstanden werden, die körperlichen und psychischen Grenzen zu überwinden [1]. Das bedeutet nicht, dass Leistungssport per se als gesundheitsschädlich betrachtet werden sollte und darf. Ausnahme hiervon sind aber bestimmte kampfbetonte Einzel- und Mannschaftssportarten oder Sportarten, die mit einem hohen Risiko für die Gesundheit der Sportler einhergehen.

Leistungssport und das stetige Training der körperlichen und mentalen Fähigkeiten – an der Leistungsgrenze – erfolgen immer im Wettbewerb mit anderen und auch sich selbst [1]. Die Fokussierung auf die körperliche und mentale Leistungsfähigkeit kann dabei zur Folge haben, dass Belastungen, körperliche und psychische, Schwächen und die Risiken für die Gesundheit verdrängt, verheimlicht oder erst spät als solche wahrgenommen und akzeptiert werden. Sport und Bewegung können die Stimmung positiv beeinflussen und damit Einfluss auf die Wahrnehmung und Beurteilung der Belastungen und Risiken für die Gesundheit nehmen (s. Teil XII, Kap. 51). Eine differenzierte Auseinandersetzung mit den Belastungen und Risiken für die Gesundheit im Leistungssport erfolgt häufig erst nach der Beendigung der sportlichen Karriere (s. Kap. 38).

Leistungssportler trainieren täglich für den sportlichen Erfolg und ordnen diesem oft von früher Kindheit und Jugend an alles unter. Dabei nehmen sie große Einschränkungen und Entbehrungen in Kauf. Umso verständlicher ist es, dass sie sich nur in Ausnahmefällen von Belastungen und Erkrankungen aufhalten und die Risiken für ihre Gesundheit mitunter außer Acht lassen. Ein nicht unerheblicher Anteil der Sportler würde dabei bewusst Risiken und Schäden für die Gesundheit und für den sportlichen Erfolg in Kauf nehmen [2]. In einer Befragung von Leistungssportlern berichteten z. B. 98 % der Sportler nicht nur, dass sie Dopingsubstanzen einnehmen würden, wenn sie damit sicher unerkannt bleiben würden und sie die Einnahme zum Sieg führen würden. 61 % der Sportler würden auch Dopingsubstanzen nutzen, wenn sie wüssten, dass sie fünf Jahre später daran sterben würden [3]. Doping und die Einnahme leistungssteigernder Mittel ist ein wichtiges Thema im Leistungssport, deren Risiken für Gesundheit anerkannt sind (s. Kap. 11, Kap. 16). Aber genauso können auch psychische Beschwerden und Erkrankungen mit großen Risiken für die Gesundheit der

---

4 Die Definition des *elite athlet* im *Mental health in elite athletes: International Olympic Committee consensus statement* als Sportler, der professionell und auf olympischen oder Collegeniveau seinen Sport ausübt, wurde im Lehrbuch der Sportpsychiatrie und -psychotherapie übernommen, um eine Vergleichbarkeit mit diesem wichtigen, jüngst publizierten Consensus Statement zu ermöglichen [4]. Um ebenso eine Einigkeit mit vorgängigen deutschsprachigen Publikationen zum Thema zu erzielen, wird von Leistungssport und Leistungssportler gesprochen

Sportler verbunden sein: Kopfverletzungen, Substanzgebrauch, depressive Störungen oder gestörtes Essverhalten und Essstörungen sind hierfür nur einige Beispiele (s. Teil V). Gleiches gilt für den weitverbreiteten Gebrauch von Schmerzmitteln im Sport und deren Gefahren für die Gesundheit. Der Gebrauch von Schmerzmitteln ist neben den direkten unerwünschten Wirkungen mit weiteren Gefahren verbunden, beispielsweise, dass die Warnsignale des eigenen Körpers auf (zu) hohe Belastungen eingeschränkt oder ausgeschaltet werden. Die Belastungen und Risiken für die Gesundheit werden aber häufig nicht nur durch die Sportler selbst, sondern auch durch das Umfeld ausgeblendet und häufig sogar als Gefahr für den sportlichen Erfolg verstanden. Dem Erfolgsdruck sind Sportler und ihr Umfeld ständig ausgesetzt und meinen, diesem möglicherweise auf Kosten der Gesundheit nachgeben zu „müssen".

Die immer größer werdenden Ziele und Erwartungen, aber auch der stetig wachsende Anspruch an sich selbst, der Erfolgsdruck, die Selbstzweifel und Sorgen, zu scheitern, oder Ängste vor Verletzungen und frühzeitigem Karriereende werden häufig durch die Erwartungen der Sportöffentlichkeit, beispielweise der Zuschauer und Medien, noch verstärkt und stellen nicht nur für sensible oder vulnerable Sportler, Risiken und Belastungen für die psychische Gesundheit dar. Die häufig wechselnden und unberechenbaren Erwartungen und Zuwendungen der Öffentlichkeit in kurzer zeitlicher Abfolge – Idealisierung und Verachtung, Gefühle von Grandiosität bis Minderwertigkeit – sind verständlicherweise nur schwer zu integrieren und können mit einer massiven Überforderung einhergehen [1]. Die soziale Rolle des Sportlers „erlaubt" es der Öffentlichkeit dabei, z. B. in Gestalt der Zuschauer und „Fans", aber immer mehr auch in Form der sozialen Medien, verschiedendste Erwartungen zu stellen, die vom Sportler erfüllt werden sollen. Verbale Beschimpfungen sind bei Enttäuschung der Zuschauererwartung keine Seltenheit und sogar Berichte über körperliche Angriffe enttäuschter „Fans" kommen vor.

Die Persönlichkeit der Sportler ist häufig durch diese sportspezifischen, psychischen und sozialen Anforderungen und Gegebenheiten mitgeprägt. Je erfolgreicher ein Sportler ist, umso größer können die Erwartungen des Umfeldes und der Öffentlichkeit und damit eingehend auch die psychischen und sozialen Risiken und Belastungen sein. Nicht vergessen werden darf, dass auch und insbesondere Erfolg ein Problem und eine dramatische Überforderung darstellen kann [1]. Ein Beispiel hierfür ist ein junger Sportler, der seinen ersten Profivertrag unterschreibt und sich in einem Umfeld fern von seiner gewohnten Umgebung mit den neuen sozialen, aber auch wirtschaftlichen Gegebenheiten allein zurechtfinden muss. Auch ein früher, unerwartet großer Erfolg kann problematisch werden, wenn man die nachfolgenden, hohen Leistungserwartungen nicht erfüllen kann. Ein erfolgreicher Leistungssportler kann auch in weitere, große Schwierigkeiten kommen, wenn er z. B. von wichtigen Erfahrungen in anderen Bereichen des Lebens (Sozialisation) ausgeschlossen wird. In der Öffentlichkeit werden die körperlichen und mentalen Leistungen bejubelt, als eigenständige Persönlichkeiten werden Sportler häufig aber nicht gesehen [1]. Die Popularität von Sportlern kann dabei ausgenutzt werden, wenn Sportler – im Glauben, von den Fans geliebt zu werden– unkritisch mit Öffentlichkeit, Medien und Beratern umgehen. Häufig sind sie überdies abhängig von ihrem Umfeld, welches das tägliche Leben organisiert. Bei den erfolgreichsten und populärsten Sportlern kann dieses dem eines Popstars ähneln.

Bis vor wenigen Jahren wurde angenommen, dass es im Leistungssport keine ernsthaften psychischen Erkrankungen geben kann und dass mentale Stärke gleichzeitig auch psychische Gesundheit bedeutet. Mittlerweile wissen wir, dass psychische Belastungen und Erkrankungen im Leistungssport häufige Gesundheitsprobleme sind, die sich sportspezifisch manifestieren können und die Leistung mindern (zur Übersicht: [4]. Erfolgreiche Leistungssportler lehrten uns zudem mit ihren mutigen Interviews, dass ihre mentale Stärke und Wettkampfpersönlichkeit kein Garant für eine anhaltende psychische Gesundheit sein müssen. Mentale Stärke und psychische Gesundheit sind nicht das gleiche, und es ist wichtig, beides voneinander zu unterscheiden [5]: Sportler mit psychischen Belastungen und Erkrankungen können bei mentaler Stärke Spitzenleistungen erbringen, und Wettkampfpersönlichkeit und Gesamtpersönlichkeit müssen unterschieden werden.

Die Annahmen, dass es im Leistungssport keine ernsthaften psychischen Erkrankungen geben kann, ist vermutlich mit dafür verantwortlich, dass heute weiterhin im Leistungssport in vielen Bereichen das notwendige Wissen über und um die Bedeutung der Risiken für die psychische Gesundheit fehlt und die Sportpsychiatrie und -psychotherapie bisher mehrheitlich nicht in den Versorgungskonzepten der Verbände und Vereine für den Leistungssport berücksichtigt wurde. Aber auch die zu beobachtende Stigmatisierung psychischer Belastungen und Erkrankungen im Leistungssport muss angesprochen werden. Leistungssport ohne Sportärzte ist heute nicht mehr denkbar, gleiches sollte auch für qualifizierte medizinische Fachleute für die psychische Gesundheit bzw. Sportpsychiater und -psychotherapeuten gelten.

Der Erhaltung der psychischen Gesundheit sollte im Leistungssport die gleiche Bedeutung wie der körperlichen Gesundheit beigemessen werden, nicht erst beim Auftreten von psychischen Beschwerden und Erkrankungen. Zweifellos erfolgen im Leistungssport bereits große Bemühungen um und Anstrengungen für die psychische Gesundheit. Ohne die regelhafte Integration einer qualifizierten medizinischen Fachdisziplin, das heißt Sportpsychiatern und -psychotherapeuten in Versorgungskonzepten, können diese aber nicht äquivalent zu den Bemühungen und Anstrengungen für die körperliche Gesundheit sein. Die Psychiatrie und Psychotherapie selbst hat es aber auch lange Zeit versäumt, entsprechende Konzepte und eine Initiative im Leistungssport zu entwickeln. Dies hat womöglich dazu beigetragen, dass Leistungssportler als immer leistungsfähig und gesund idealisiert wurden.

Mehrheitlich erfolgt heute in wirtschaftsstarken Ländern mit hohem Lebensstandard und entsprechend gut ausgestatteten Gesundheitseinrichtungen eine differenzierte klinische und wissenschaftliche Auseinandersetzung mit psychischer Gesundheit und psychischen Erkrankungen. Dieses Wissen bildet die Grundlage für die psychiatrisch-psychotherapeutischen Aspekte im Leistungssport. Auch mit psychischer Gesundheit und Erkrankungen im Leistungssport setzte man sich bisher, wenn dann hauptsächlich in wirtschaftsstarken Ländern auseinander. Viele Leistungssportler stammen aber aus wirtschaftsschwachen Ländern mit niedrigem und mittlerem Lebensstandard. Das Wissen über psychische Gesundheit und Erkrankungen sowie die erforderlichen Ressourcen sind in diesen Ländern und im Leistungssport begrenzt. Eine qualifizierte Auseinandersetzung mit psychischer Gesundheit im Leistungssport, auch in wirtschaftsschwachen Ländern mit niedrigem und mittlerem Lebensstandard sowie in kulturell geeigneter Art und Weise ist aber sowohl im Sinne der Chancengleichheit als auch im Sinne der Gesundheitssorge genauso wichtig. Es ist wünschenswert, wenn diese wichtigen Aspekte in der Zukunft mehr Aufmerksamkeit und in zukünftigen Auflagen des Lehrbuchs der Sportpsychiatrie und -psychotherapie mehr Berücksichtigung finden könnten.

Viele Sportler können mit den Belastungen und Risiken für die psychische Gesundheit im Leistungssport umgehen. Sie bleiben gesund und können mit den vielen Erfahrungen und Erlebnissen ihre persönliche Entwicklung bereichern. Nicht wenige aber scheitern an den Belastungen bereits während ihrer Karriere und zahlen einen hohen Preis. So finden junge und hochtalentierte Sportler, deren Fokus allein auf dem Sport liegt, hier zwar Halt und eine Struktur. Gleichzeitig können sie beispielsweise bei einem unerwarteten Karriereende aber auch große Schwierigkeiten bekommen, mit den Risiken und Belastungen umzugehen. Der Leistungssport spielt in unserer Gesellschaft und für die Sportler selbst eine wichtige Rolle. Wenngleich die Belastungen und Risiken sowie die Wiederherstellung und Erhaltung der psychischen Gesundheit im Leistungssport in diesem Lehrbuch im Zentrum stehen, so soll diese Tatsache in keinster Weise infrage gestellt werden.

Psychische Belastungen und Erkrankungen werden im Leistungssport meist immer noch als Einzelschicksale angesehen und es wird angenommen, wenn überhaupt, dass eine schnelle und kurzzeitige professionelle Hilfe genügt [1]. Zu notwendigen Änderungen auf der Ebene der gesamtmedizinischen Versorgung kommt es aber zumeist (noch) nicht.

Nach den Sportlern sind es v.a. die Verbände und Vereine, die vom Einbezug im Leistungssport erfahrener und ausgebildeter Psychiater und Psychotherapeuten und einer qualifizierten medizinischen Fachdisziplin für die psychische Gesundheit (Sportpsychiatrie und -psychotherapie) profitieren können. Eine lange und erfolgreiche sportliche Laufbahn ist eben nur bei stabiler körperlicher wie psychischer Gesundheit möglich. Langfristig würde die Anpassung des Versorgungsmodells vermutlich sogar zu einer Optimierung der Leistung und sogar Leistungssteigerung beitragen, immer unter der Voraussetzung psychischer Gesundheit. Vor allem aber würde es den Sportlern und ihrer Gesundheit zugutekommen. Am Ende sind es sie, die entsprechend aufgeklärt, Verantwortung für ihre körperliche und psychische Gesundheit übernehmen müssen.

IOC

In Box 3-1 sind die Schlussfolgerungen aus dem „Mental health in elite athletes: International Olympic Committee consensus statement (2019)" wiedergegeben [4]. In bemerkenswerter Klarheit wird in diesen herausgestellt, dass psychische Gesundheit eine integrale Dimension von Wohlbefinden und Leistungsfähigkeit im Sport ist, die nicht unabhängig von körperlicher Gesundheit betrachtet werden kann und dass Untersuchung und Management der psychischen Gesundheit im Leistungssport genauso alltäglich und zugänglich sein sollten wie die übrige medizinische Fürsorge; idealerweise sollten Leistungssportler Zugang zur bestmöglichen interdisziplinären Versorgung haben. Diese sollten aber noch um den Aspekt der Interprofessionalität ergänzt werden.

Box 1-3:

Mental health in elite athletes: International Olympic Committee consensus statement (2019): Conclusion [4].

The IOC has committed to improve the mental health of elite athletes, recognising that doing so will reduce suffering and improve quality of life in elite athletes and serve as a model for society at large. The IOC hopes that all involved in sport will increasingly recognise that mental health symptoms and disorders should be viewed in a similar light as other medical illnesses and musculoskeletal injuries; all can be severe and disabling, and nearly all can be managed properly by well informed medical providers, coaches and other stakeholders. Mental health is an integral dimension of elite athlete wellbeing and performance and cannot be separated from physical health. Mental health assessment and management in elite athletes should be as commonplace and accessible as their other medical care; ideally elite athletes should have access to the best interdisciplinary care.

Das IOC Consensus Statement wurde im Juni 2019 in zwei Ausgaben im British Journal of Sports Medicine (BJSM) zusammen mit mehreren systematischen und narrativen Übersichten zu verschiedenen Themen der psychischen Gesundheit und Erkrankungen im Leistungssport publiziert (Jahrgang 53, Ausgabe 11 & 12, Juni 2019; [6, 7]). Diese Initiative und Veröffentlichungen zu verschiedenen Themen der Sportpsychiatrie und -psychotherapie unterstreichen die Bedeutung der psychischen Gesundheit im Leistungssport für Organisationen, Verbände und Vereine. Sie zeigen aber auch, dass sportpsychiatrischen und -psychotherapeutischen Inhalten innerhalb der Sportmedizin eine hohe Bedeutung beigemessen wird (s. Kap. 1, Kap. 43).

In den Veröffentlichungen des IOC Consensus Work Group wurde zudem auf die Bedeutung der psychischen Gesundheit paralympischer Sportler eingegangen [4, 8]. In Kapitel 37 wird in diesem Lehrbuch auch auf die besonderen Aspekte paralympischer Sportler eingegangen. Unabhängig davon beziehen sich die Inhalte in diesem Lehrbuch selbstredend genauso auf paralympische Sportler wie auf Sportler ohne Behinderung. Paralympische Sportler weisen neben den allgemeinen und sportspezifischen Belastungen und Risiken für die psychische Gesundheit, die sie mit Sportlern ohne Behinderung teilen, behinderungsspezifische Belastungen und Risiken für die psychische Gesundheit auf. Es ist wichtig, auf diese gesondert einzugehen.

In Teil VI (s. Kap. 34 bis Kap. 38) wird auf weitere, spezifische Themen im Leistungssport eingegangen. Homosexuelle und bisexuelle Leistungssportler, trans-, nicht binäre und intersexuelle Sportler, aber auch Frauen sind, abhängig vom soziokulturellen Kontext, in unterschiedlichem Maß im Sport akzeptiert (zur Übersicht: [4]). Ihre damit verbundenen, häufigen negativen Erfahrungen, können mit der Leistung und dem sportlichen Erfolg interferieren und stellen Belastungen und Risiken für die psychische Gesundheit dar. In Kapitel 34 und in Kapitel 35 wird hierauf weiter eingegangen.

Genauso kann auch die Herkunft Einfluss auf Erfolg und Leistung im Sport haben und muss berücksichtigt werden. Beispielsweise sind die Hautfarbe und der Zugang zu Wohlstand mit der Teilhabe an den olympischen Spielen verbunden [9]. Ausbeutung, Benachteiligung und Aggressionen sowie Hürden, die mit der Herkunft verbunden sein können, müssen ebenso beachtet werden wie Diskriminierungen, die auf jeglichem Aspekt beruht (nach [4]). Quellen hierfür sind häufig das unmittelbare Umfeld und die Öffentlichkeit.

3.1 Körperliche Gesundheit, psychische Gesundheit und Leistung

Diagnostische Kriterien psychischer Erkrankungen werden durch das Diagnostic and Statistical Manual of Mental Disorders (DSM-5; [10]) und die Internationale statistische Klassifikation der Krankheiten und verwandter Gesundheitsprobleme [ICD-10/11, International Statistical Classification of Diseases and Related Health Problems; [11] vorgegeben (s. Kap. 7). Psychische Erkrankungen gehen mit klinisch bedeutendem Leid und Einschränkungen einher. Psychische Beschwerden, die nicht die spezifischen diagnostischen Kriterien nach DSM-5 und ICD-10/11 erfüllen, sind überdies häufig und gehen nicht zwangsläufig mit bedeutendem Leid und Beeinträchtigungen einher, bedürfen aber genauso der Aufmerksamkeit und müssen wie Erkrankungen entsprechend beachtet werden.

Psychische Erkrankungen sind im Leistungssport häufig und können sich sportspezifisch manifestieren (zur Übersicht: [4]). Die Häufigkeiten von psychischen Symptomen und Erkrankungen im Leistungssport sind vergleichbar mit denen in der Allgemeinbevölkerung (s. Kap. 4). Ebenso wenig wie in der Allgemeinbevölkerung können im Sport psychische und körperliche Gesundheit getrennt voneinander betrachtet werden: Psychische Belastungen und Erkrankungen können das Verletzungsrisiko erhöhen, die Zeit für die anschließende Rehabilitation verlängern und die Leistung mindern. Verletzungen und fehlende sportliche Leistung und Erfolge stellen wiederum Belastungen und Risiken für die psychische Gesundheit dar (nach [4]). Neben der sportspezifischen Manifestation ist im Leistungssport ein häufigeres Auftreten bestimmter, sport- sowie sportarten- und geschlechtsspezifischer psychischer Beschwerden und Erkrankungen zu verzeichnen. Kopfverletzungen oder gestörtes Essverhalten und Essstörungen sind hierfür Beispiele (s. Kap. 13, Kap. 28). Die Gründe liegen in den spezifischen Anforderungen und Belastungen und Risiken für die psychische Gesundheit im Leistungssport und in den verschiedenen Sportarten. Die hohen körperlichen Anforderungen im Leistungssport, im Zusammenspiel mit den spezifischen, psychischen und sozialen Anforderungen sind für die sportspezifischen Ausprägungen psychischer Erkrankungen vermutlich mitverantwortlich und müssen beachtet werden (s. Kap. 6).

Schlafstörungen kommen bei Sportlern aufgrund der Umstände im Sport häufig vor und können mit weiteren psychischen Beschwerden und Erkrankungen einhergehen (s. Kap. 31). Übertraining und depressive Symptome und Erkrankungen müssen in die jeweiligen differenzialdiagnostischen Überlegungen mit aufgenommen werden und können sich in der Symptomatik überschneiden (s. Kap. 20, Kap. 21). Umgekehrt sind Angsterkrankungen und Wettkampfangst voneinander zu unterscheiden (s. Kap. 23). Die teils erheblichen neuropsychiatrischen Symptome und psychischen und Verhaltensstörungen nach einer Kopfverletzung bedürfen der gleichen Fürsorge wie die primär neurologischen Manifestationen (s. Kap. 13). Dies sind nur wenige Beispiele für spezifische psychische Beschwerden und Erkrankungen im Sport, die einer qualifizierten medizinischen und psychiatrisch-psychotherapeutischen Expertise bedürfen (s. Teil V).

Psychische Symptome und subklinische psychische Erkrankungen können mutmaßlich bereits mit Veränderungen der körperlichen Anpassungsleistung, verminderter sportlicher Leistung und Verletzungen einhergehen. Dies gilt es, in entsprechenden Studien in den nächsten Jahren herauszuarbeiten. Sportpsychiatrische und -psychotherapeutische Instrumente könnten dann z. B. in Zukunft in der Trainingssteuerung ihre Anwendung finden und dazu beitragen, das Verletzungsrisiko zu reduzieren und einen Beitrag zur Erhaltung der körperlichen und psychischen Gesundheit zu leisten.

Für muskuloskelletale Verletzungen und wiederholte Operationen wurde bereits beschrieben, dass sie mit psychischen Beschwerden und Erkrankungen im Leistungssport einhergehen. Verminderte sportliche Leistung und Perfektionismus sind zwei weitere spezifische Faktoren, für die in Studien ebenso gezeigt werden konnte, dass sie mit psychischen Beschwerden einhergehen (zur Übersicht: [4]). Sehr wahrscheinlich wird in Zukunft für weitere (sportspezifische) Faktoren über diese vier Faktoren hinaus gezeigt werden können, dass sie mit einem erhöhten Risiko für das Auftreten psychischer Erkrankungen im Leistungssport verbunden sein können. Das Wissen um diese Faktoren im Leistungssport ist für den Umgang mit den Risiken und die Erhaltung der psychischen Gesundheit im Leistungssport essenziell und ermöglicht erst spezifische Interventionen (s. Kap. 42).

Untersuchungen zu Häufigkeit psychischer Beschwerden und Erkrankungen im Leistungssport sind bereits in einer beträchtlichen Zahl an Studien erfolgt (s. Kap. 4). Die Aussagekraft der überwiegenden Zahl dieser Untersuchungen ist aber begrenzt, sodass es weiterer Anstrengungen und Studien mit hoher Qualität bedarf, um sichere Angaben zum genauen Auftreten psychischer Beschwerden und Erkrankungen treffen zu können: alters-, geschlechts-, sport- und sportartspezifisch. Gründe für die begrenzte Aussagekraft der bisherigen Studien sind u. a., dass die meisten Studien keine Vergleichspopulation untersuchten, unterschiedliche Untersuchungsmethoden Verwendung fanden und dass diese Studien von den Sportlern selbst berichtete psychische Symptome bis hin zu ärztlich diagnostizierten Erkrankungen untersuchten. Nicht zuletzt wurden mitunter auch interkulturelle Unterschiede nicht berücksichtigt [4]. Dass psychische Belastungen und Erkrankungen häufige Gesundheitsprobleme im Leistungssport sind, wird durch die begrenzte Aussagekraft der vorliegenden Studien nicht infrage gestellt, vielmehr unterstreichen sie die Bedeutung der psychischen Gesundheit im Leistungssport.

Die berichteten Häufigkeiten in den Studien variieren in Hinblick auf Geschlecht, Alter und Sportart sowie die psychischen Erkrankungen selbst (s. Teil V). Die nicht immer trennscharf differenzierbaren sport- und sportartspezifischen Faktoren erschweren zudem einen sportartenübergreifenden Vergleich psychischer Belastungen und Erkrankungen, aber auch der gewählte Untersuchungszeitpunkt, z.B. während oder nach der Saison sowie während und nach der sportlichen Laufbahn. Zukünftige Studien zur psychischen Gesundheit im Leistungssport sollten mehr klinische Interviews beinhalten, optimalerweise über den Verlauf der sportlichen Karriere, mit dem Beginn im Kindes- und Jugendalter bis über das Karriereende hinaus und jeweils zu unterschiedlichen Zeitpunkten vor, während und nach der Saison und der trainings- und wettkampffreien Zeit erfolgen.

Berücksichtigt werden muss zudem, dass sowohl sport- und sportartspezifische als auch allgemeine Faktoren, Belastungen und Risiken Einfluss auf die psychische Gesundheit nehmen (s. Kap. 5). Schließlich kann ein Sportler psychisch belastetet sein und unter einer psychischen Erkrankung leiden, ohne dass hierfür ein (erkennbarer) Zusammenhang mit dem Leistungssport selbst und der psychischen Gesundheit besteht. Bewegung und Sport kommen unter anderen Umständen, unter präventiven und therapeutischen Gesichtspunkten, bei körperlichen und psychischen Erkrankungen eine große Bedeutung zu (s. Teil XII, Kap. 51). Mehr Sport und Bewegung gehen aber nicht zwangsweise mit einem „Mehr“ an Gesundheit einher.

Ein nicht unerheblicher Teil von Verletzungspausen und frühzeitigen Karriereenden im Leistungssport sind wahrscheinlich durch psychische Belastungen und Erkrankungen bedingt und werden fälschlicherweise als körperliche Beschwerden/Ursachen fehlgedeutet [1]; dies gilt es aber erst noch empirisch zu belegen. Formschwankungen sind in diesem Zusammenhang genauso zu nennen wie die psychischen Erkrankungen, die erst nach der Karriere sichtbar werden. Verletzungen und das Karriereende sind wiederum selbst Risiken und Belastungen für die psychische Gesundheit und somit von großer Bedeutung (s. Kap. 38).

Das Zusammenwirken von allgemeinen und sportspezifischen Faktoren bedingt vermutlich das erhöhte Risiko psychischer Belastungen und Erkrankungen mit dem Ende der Karriere [4]. Die Transition aus dem Sport ist insbesondere dann mit Belastungen und Risiken für die psychische Gesundheit verbunden, wenn sie z.B. aufgrund von Verletzungen nicht selbst bestimmt werden kann. Ein hohes Maß der Identifikation als Sportler, fehlende Vorstellungen über die Zeit nach der sportlichen Laufbahn, ein geringes Bildungsniveau, negative Lebensereignisse, Arbeitslosigkeit und chronische Schmerzen sind weitere Faktoren, die als Risiken für die psychische Gesundheit mit dem Karriereende diskutiert werden (zur Übersicht: [4]).

Mit dem Ende der Karriere wird vielen Sportlern häufig erst die Wichtigkeit anderer Lebensbereiche und Perspektiven jenseits des Sports bewusst – und möglicherweise auch die fehlenden Erfahrungen und die Defizite in diesen nicht sportassoziierten Lebensbereichen. Dazu kann schnell auch die Erkenntnis kommen, dass die sportlichen Erfolge kaum in einem anderen Lebensbereich wiederholt werden können und der Lebenshöhepunkt unter diesem Aspekt bereits im ersten Lebensdrittel erlebt wurde [1].

Um im Leistungssport erfolgreich sein zu können, müssen Sportler früh das intensive und systematische Training ihrer körperlichen Fähigkeit aufnehmen (s. Kap. 36). Häufig müssen junge Sportler dafür bereits in einem frühen und vulnerablen Alter ihre Familie verlassen. Den körperlichen, psychischen und sozialen Belastungen sind sie dann früh und häufig allein ausgesetzt. In einer ganzen Reihe von Sportarten liegt der Höhepunkt der sportlichen Leistungsfähigkeit im Jugend- und frühen Erwachsenenalter, und nicht alle Sportler sind darauf verständlicherweise vorbereitet und können mit diesen besonderen Belastungen umgehen.

Das intensive und systematische Training und die wichtige schulische (und später) berufliche Ausbildung bedingen häufig, dass den Sportlern nicht ausreichend Zeit für die notwendigen Erfahrungen in anderen Bereichen zur Verfügung steht und sie die psychische Entwicklung der körperlichen anpassen können [1]. Dies geschieht häufig in einem Alter, in dem bereits ohne Sport die psychische Entwicklung Schwierigkeiten hat, der körperlichen zu folgen (s. Kap. 36). Die häufig einseitige Ausbildung der für den Wettkampf notwendigen mentalen Fähigkeiten und Persönlichkeitsmerkmale wird durch das mentale Training ebenso gut herausgebildet wie die körperlichen Fähigkeiten durch das körperliche Training. Die Folge kann eine Form der Frühreife und „schiefen Entwicklung" sein, die aus diesem Training der mentalen und körperlichen Fähigkeiten entsteht und durch die Erfahrungen, die Sportler im System Leistungssport entwickeln bzw. machen [13]. Vernachlässigt wird bei diesem Training häufig (und zwangsläufig) die Entwicklung der psychischen und sozialen Fähigkeiten [1]. Erst beim Auftreten von Schwierigkeiten kommt diese Problematik oftmals zum Tragen und bedingt mit, in Krisen nicht die notwendigen Antworten parat haben zu können. Auch wird mutmaßlich die Vulnerabilität erhöht, insbesondere bei unerwartet auftretenden Beschwerden, Verletzungen und gar dem Karriereende sowie natürlich bei den alltäglichen Krisen und Belastungen. Diese fehlenden und notwendigen Erfahrungen und Fähigkeiten in anderen, wichtigen Lebensbereichen und eine Perspektive jenseits des Leistungssports lassen die öffentlich gewordenen Schwierigkeiten mancher (ehemals) erfolgreicher und prominenter Sportler in alltäglichen Lebensbereichen nachvollziehbarer und die Probleme der Transition aus dem Leistungssport in einem anderen Licht erscheinen.

Die in vielen Sportarten beobachtbare zunehmende Professionalisierung und Kommerzialisierung und die damit häufig auch einhergehende steigende mediale und öffentliche Aufmerksamkeitszuwendung, die häufig schon bei jungen Sportlern und im Nachwuchs eintritt, wirken den Belastungen im Sport nicht entgegen, sondern sind Teil davon und verstärken sie noch. Dies und der daraus mitabzuleitende, zunehmende Erfolgsdruck sind verbunden mit der Gefahr der massiven Ausnutzung der körperlichen und psychischen Ressourcen und können die Zeit zur notwendigen Erholung minimieren und damit weiter zu steigenden Belastungen und Risiken für die körperliche wie die psychische Gesundheit beitragen. Dies gilt es bei Kindern, Jugendlichen und Heranwachsenden zu berücksichtigen, aber natürlich genauso bei erwachsenen Sportlern. Das Übertraining, das nicht ohne die psychischen Aspekte und nicht ohne einen psychiatrischen Kontext betrachtet werden sollte, ist hier als ein Beispiel zu nennen (s. Kap. 20).

Werden die Techniken des mentalen Trainings allein und nicht qualifiziert eingesetzt, d.h. wenn versäumt wird, psychischen Beschwerden eine qualifizierte Behandlung zukommen zu lassen, können die körperlichen und psychischen Belastungen sowie Risiken für die Gesundheit noch zunehmen, es kann sich die Situation für den Sportler verschlechtern und die „Schieflage" der psychischen Entwicklung weiter verstärken. Dieses trifft umso mehr zu, wenn die psychischen Belastungen und Erkrankungen nicht erkannt und fälschlicherweise mit den Techniken des mentalen Trainings „behandelt" werden. Unbestritten ist, dass der Einsatz der mentalen Techniken im Sport eine notwendige und effektive Unterstützung des Sportlers darstellt, um sportlich erfolgreich sein zu können. Ohne ein qualifiziertes „Training" zur Förderung der psychischen

Gesundheit besteht aber die Gefahr, dass die Sportler einseitig nur ihre „Widerstandsfähigkeit“ und „Wettkampfpersönlichkeit“ trainieren und andere, notwendige Aspekte ihrer (Gesamt-) Persönlichkeit und psychischen Stabilität vernachlässigen und nicht trainieren. Umso mehr braucht es daher einer Zusammenarbeit der verschiedenen Experten im Leistungssport für mental starke und psychisch gesunde Sportler (s. Kap. 1).

3.2 Leistungssport: Psychische Gesundheit, Verletzungen und Leistung

Körperliche Gesundheit, psychische Gesundheit und Leistungsfähigkeit stehen in Wechselwirkung zueinander und können nicht getrennt voneinander betrachtet werden.

Verletzungen können beispielsweise mit Sorgen und Ängsten um verpasste Chancen möglicher sportlicher Erfolge bis hin zur Gefährdung der Fortsetzung der sportlichen Laufbahn einhergehen. Die Unterbrechung der körperlichen Aktivität, der Wegfall der gewohnten Tagesstruktur und ausbleibende Bestätigungen und sportliche Erfolgen müssen dabei ebenso beachtet werden wie finanzielle und existenzielle Sorgen, aufgrund möglicher wirtschaftlicher Einbußen durch Verletzungen, und sind Belastungen und Risiken für die psychische Gesundheit.

Verletzungen können aber auch bereits vor der Verletzung bestehende psychische Beschwerden und Erkrankungen erst offensichtlich werden lassen. Körperliche Faktoren, die mit Belastungen und Risiken für die körperliche Gesundheit einhergehen, sind gut beschrieben (auf die Lehrbücher der Sportmedizin sei verwiesen). Psychische Belastungen und Erkrankungen können ebenso mit einem erhöhten Risiko für die körperliche Gesundheit und Verletzungen einhergehen und die Rehabilitation beeinträchtigen (zur Übersicht [4]). In Box 3-2 sind Beispiele der im Leistungssport diskutierten und möglichen psychischen und soziokulturellen Risikofaktoren für Verletzungen wiedergegeben. Belastungen und Stress können z. B. in Unaufmerksamkeit und eine verminderte Koordination resultieren und so das Risiko für Verletzungen erhöhen und die Leistung mindern.

Box 3-2:
Beispiele für psychische und soziokulturelle Risikofaktoren für Verletzungen im Leistungssport (nach [4]):

Psychische Risikofaktoren:
Gefühle wie Angst und Wut; Hypervigilanz; negatives Körperbild; geringer Selbstwert; Perfektionismus; mangelhaftes Coping; Belastungen und Stress durch Lebensereignisse, z.B. Tod eines Familienangehörigen oder Schulwechsel; risikoreiches Verhalten; negativer Gemütszustand und emotionale Reaktionen.

Soziokulturelle Risikofaktoren:
Begrenzte soziale Ressourcen; sexuelle oder körperliche Gewalterfahrungen; sozialer Druck; Belastungen und Stress durch Strukturen im Sport; negative Selbstbewertung von sportlicher und akademischer Leistung; fehlende Kompetenz und mangelhafte Kommunikation des Trainers; mangelhafte Trainer-Sportler-Beziehung; Sport- und Teamkultur, z.B. Mentalität, um jeden Preis gewinnen zu müssen, und Streben nach kontinuierlicher Verbesserung.

Die kognitiven und emotionalen Faktoren bestimmen das Outcome nach einer Verletzung wesentlich und müssen im Zusammenhang mit Krankheiten Berücksichtigung finden (nach [4]): Positive kognitive und emotionale Reaktionen auf Verletzungen, Optimismus und Selbstwirksamkeit sowie weniger Stress und depressive Symptome scheinen mit einem besseren Outcome nach einer Verletzung einherzugehen. Problematisch sind vermutlich die Reaktionen auf eine Verletzung, die bleiben, zunehmen oder zu exzessiv wirken.

Box 3-3:
Beispiele für kognitive und emotionale Reaktionen und Verhalten auf Verletzungen (nach [4]):

Kognitive Reaktionen:
Sorgen über erneute Verletzungen; Zweifel an den eigenen Fähigkeiten; geringes Selbstvertrauen; Verlust von Identität; Sorgen über die Kompetenz des medizinischen Behandlungsteams

Emotionale Reaktionen:
Traurigkeit; Depressivität; Suizidgedanken; Angst; Isolation; Fehlen von Motivation; Ärger; Irritationen; Frustration; Veränderungen von Appetit und Schlaf; verminderte Kraft; fehlendes Engagement; Burnout.

3.3 Gewalt und Missbrauch im Leistungssport

Vorsätzliche Gewalt beschreibt Leiderfahrungen aufgrund eines Missbrauchs sowie tatsächlicher und wahrgenommener Gewalt unterschiedlicher Stärke und im kulturellen Kontext (nach Vereinten Nationen (United Nations, UN) und IOC [14]). Die Folgen von Gewalt und Missbrauch können verheerend sein und gehen im Sport mit einer Minderung der Leistung und weniger sportlichen Erfolgen einher (zur Übersicht [4]). Nach dem IOC Consensus Statement „Harassment and abuse (non-accidental violence) in sport" bedarf es entsprechender Richtlinien und Verfahren, um Sportler vor Gewalt und Missbrauch zu schützten [14].

Gewalt und Missbrauch innerhalb und außerhalb des Sports und deren Auswirkungen sollten im Zusammenhang mit psychischen Belastungen und Erkrankungen im Leistungssport in Erwägung gezogen werden und Teil der Anamnese sein [15]. Damit verbunden ist notwendigerweise auch eine entsprechende klinische Kompetenz, Gewalt und Missbrauch zu erkennen und mit dieser und ihren Folgen qualifiziert umzugehen. Dies beinhaltet auch, Fälle entsprechend der geltenden Gesetzgebung zu melden, sowie die Behandlung und Unterstützung der Opfer und des Umfeldes.

Der Umgang und die Behandlung von psychischen Erkrankungen im Zusammenhang mit Gewalt und Missbrauch setzt eine entsprechende medizinische und psychiatrisch-psychotherapeutische Aus- und Weiterbildung und eine dadurch wie auch durch klinische Erfahrung erworbene Kompetenz voraus. Ist diese nicht durch sportpsychiatrische und -psychotherapeutische Sprechstunden und Praxisangebote gewährleistet, sollten Psychiater und Psychotherapeuten sowie psychologischen Psychotherapeuten, die über die entsprechende Expertise verfügen, involviert werden, auch wenn sie keine spezifische Expertise im Leistungssport aufweisen. Wie bei anderen psychischen Erkrankungen, z.B. bei gestörtem Essverhalten und Essstörungen oder ADHS, sollte die störungsspezifische Expertise Vorrang vor den spezifischen Kenntnissen im Sport haben (s. Kap. 28, Kap. 32).

Psychischer, körperlicher und sexueller Missbrauch sowie Vernachlässigung werden als Typen von Gewalt und Missbrauch unterschieden und können allein oder kombiniert, einmalig oder wiederholt, sich durch verschiedene Mechanismen manifestieren (zur Übersicht: [4, 14]): Psychischer Missbrauch wird dabei als Basis jedweder Form von Gewalt und Missbrauch angesehen und gilt als die häufigste Art des Missbrauchs im Sport.

Gewalt und Missbrauch finden sich in allen Sportarten und auf jedem Leistungsniveau, mit einem größeren Risiko für psychischen, körperlichen und sexuellen Missbrauch im Leistungssport (nach [4]). Risikogruppen sind Sportler im Kindesalter, homosexuelle und bisexuelle Sportler, Trans-Sportler und Sportler mit einer Behinderung. Männliche Täter von sexueller Gewalt sind häufiger als weibliche Täter und weibliche Sportler häufiger Opfer von sexuellem Missbrauch als männliche. Täter können Ärzte, Trainer oder andere Personen im Sportumfeld sein, aber auch Kollegen und Teammitglieder.

Daten zeigen, dass von psychischem Missbrauch 75 % der jungen Sportler betroffen sind und die Häufigkeit von sexuellem Missbrauch mit bis zu 49 % angegeben wird [16, 17]. Ausreichende und robuste empirische Daten zur Häufigkeit der vier Typen vorsätzlicher Gewalt im Leistungssport sowie der Risikogruppen und der Täter fehlen aber bisher noch.

3.4 Gesamtmedizinische Versorgung im Leistungssport

Psychische Belastungen und Erkrankungen im Leistungssport finden Beachtung, wenn sie die Leistung beeinträchtigen und umso mehr, wenn sie in der Öffentlichkeit bekannt werden. Lange Zeit wurde fälschlicherweise angenommen, dass psychische Beschwerden und Erkrankungen weniger häufig im Leistungssport auftreten. Dies mag mit einer idealtypischen Vorstellung der Leistungssportler als unverwundbare, makellose Helden zusammenhängen, obwohl sie genauso Risiken und Belastungen für die körperliche und psychische Gesundheit ausgesetzt sind.

Psychische Gesundheit findet im Gegensatz zur körperlichen Gesundheit noch weniger bzw. zu wenig Beachtung, obwohl sie von ebenso zentraler Bedeutung im Leistungssport ist. Prävention ist wie Diagnostik und Therapie genuine ärztliche Aufgabe, die alle Bereiche ärztlichen Handelns durchziehen sollte – dies schließt das psychiatrisch-psychotherapeutische Handeln selbstredend mit ein. Im Zuge der zunehmenden Professionalisierung und Kommerzialisierung im Leistungssport können das mehrheitliche Fehlen von spezialisierten Psychiatern und Psychotherapeuten (Sportpsychiatern und -psychotherapeuten) in den Versorgungskonzepten im Leistungssport und eine damit nicht gegebene gesamtmedizinische Versorgung weder als angemessen noch als zeitgemäß betrachtet werden. Dabei ist allerdings auch zu beachten, dass die Sportpsychiatrie und -psychotherapie eine noch junge medizinische Fachrichtung und Disziplin darstellt und dementsprechend die Zahl qualifizierter Psychiater und Psychotherapeuten noch gering ist (s. Kap. 1). Insbesondere die Verbände und Vereine würden aber von einer qualifizierten medizinischen Fachdisziplin für die psychische Gesundheit profitieren. So wird die Erhaltung der psychischen Gesundheit durch qualifizierte Spezialisten langfristig vermutlich zum sportlichen Erfolg beitragen und die Kosten durch Spielausfälle und frühzeitige Karriereenden senken können. Vor dem Hintergrund der mitunter exorbitanten finanziellen Aufwendungen für den sportlichen Erfolg und der Professionalisierung, die nahezu jeden Bereich des Leistungssports durchzieht, ist es bemerkenswert, dass beim Thema psychische Gesundheit die zur Verfügung stehenden Möglichkeiten im Umgang mit diesen erheblichen Belastungen und Risiken nicht ausgeschöpft werden.

Zumeist gehören Sportärzte, Sportwissenschaftler, Physiotherapeuten und Sportpsychologen, mitunter auch Seelsorger, aber keine Fachärzte für Psychiatrie und Psychotherapie den Teams an, die die nationalen Mannschaften bei den Olympischen Spielen begleiteten. Das ist nur ein Beispiel für das Fehlen von qualifizierten medizinischen Fachpersonen für die psychische Gesundheit im Leistungssport. Dass manchmal Seelsorger Mannschaften begleiten, aber auch zunehmend Sportpsychologen und Mentaltrainer im Leistungssport hinzugezogen werden, lässt den Schluss zu, dass allein die Versorgung der körperlichen Gesundheit und der Umgang mit körperlichen Risiken und Belastungen nicht mehr ausreicht, um Spitzenleistungen im internationalen Maßstab zu erbringen [1]. Dabei ist aber eine kritische Auseinandersetzung mit den Inhalten der Aus- und Weiterbildung der genannten Fachdisziplinen bezüglich ihrer Qualifikation für die psychische Gesundheit in der Prävention geboten sowie in ihrem sicheren Umgang mit psychischen Erkrankungen in Diagnostik, Therapie und Nachsorge. Ergänzend sei hier aber erwähnt, dass zum Beispiel die US-amerikanische sowie kanadische Olympiamannschaft bei den Sommerspielen in Tokio 2020 von Sportpsychiatern begleitet wurde.

Die Bedeutung der Techniken und Konzepte der Sportpsychologie und des mentalen Trainings steigen bei immer mehr Leistung(-sdruck) und Wettbewerb. Gleichermaßen wachsen aber vermutlich auch die Belastungen und Risiken für die psychische Gesundheit. Folgenschwerer ist die Gleichsetzung mentaler Stärke und psychischer Gesundheit. Mentale Stärke im Sport beschreibt die Fähigkeit, die bestmögliche Leistung unter den gegebenen Bedingungen abzurufen (auf die Lehrbücher der Sportpsychologie und des mentalen Trainings wird verwiesen). Gesundheit dagegen wird als ein Zustand des vollständigen körperlichen, geistigen und sozialen Wohlergehens und nicht nur als das Fehlen von Krankheit oder Gebrechen definiert [18]; (s. Box 3-4).

Box 3-4:
Gesundheit: Definition Weltgesundheitsorganisation (World Health Organization, WHO; [18]).

Gesundheit ist ein Zustand des vollständigen körperlichen, geistigen und sozialen Wohlergehens und nicht nur das Fehlen von Krankheit oder Gebrechen.

Oftmals wird im Leistungssport und der Öffentlichkeit angenommen, dass der Sportarzt für alle Risiken der Gesundheit sowie Belastungen und Erkrankungen ausgebildet und zuständig ist, darunter auch für die psychische Gesundheit sowie psychische Beschwerden und Erkrankungen. Begünstigt wurde diese Annahme durch die bereits angesprochene, über eine lange Zeit fehlende Initiative der Psychiatrie und Psychotherapie im Leistungssport und im Querschnittsfach der Sportmedizin. Sind (nicht klinisch ausgebildete) Sportpsychologen und Mentaltrainer zugegen – diese sind primär für eine Optimierung der körperlichen Leistung durch Training und Fokussierung mentaler Funktionen beim gesunden Sportler ausgebildet und zuständig – werden sie häufig aber auch als zuständig für die psychische Gesundheit von Sportlern angesehen (von den Sportlern und deren sozialem Umfeld, aber auch den in den Leistungssport involvierten Berufsgruppen). Aufgrund ihrer Aus- und Weiterbildung besitzen Sportpsychologen in der Theorie auch gute Kenntnisse über psychische Erkrankungen, sie haben aber keine ausgewiesene Expertise in der Diagnostik und Behandlung psychischer Erkrankungen. Eine Herleitung der Zuständigkeit, die aufgrund der Aus- und Weiterbildung vorgenommen werden sollte, erfolgt daher zumeist jedoch nicht. Analog zum Sportpsychiater und -psychotherapeuten könnten sich auch psychologische Psychotherapeuten zu einem Sportpsychotherapeuten weiterbilden; dies wird gegenwärtig in der Schweiz und der SGSPP diskutiert. In diesem Fall wäre die Herleitung aufgrund der erfolgten abgeschlossenen Weiterbildung in Psychotherapie und der zusätzlichen Weiterbildung in spezifischen sportpsychotherapeutischen Themen gegeben.

Diese Betrachtung des momentanen Versorgungsmodells soll jedoch keineswegs als Vorwurf den genannten Fachdisziplinen gegenüber verstanden werden, wurde doch durch sie versucht, bedingt durch das Fehlen einer qualifizierten medizinischen Fachdisziplin für die psychische Gesundheit im Leistungssport, eine bestehende Versorgungslücke bestmöglich zu schließen.

Wie der Facharzt für Allgemeinmedizin besitzt auch der Sportarzt ein grundlegendes Wissen über psychische Erkrankungen und deren Behandlungsmöglichkeiten. Der Sportarzt ist – wie der Allgemeinmediziner – jedoch breit ausgebildet und kommt, wenn es um spezielles Wissen und eine spezifische Erfahrung geht z. T. an seine Grenzen und muss dann Spezialisten beiziehen. Wie die Erfahrung der letzten Jahre zeigt, finden sich im Sport (im Breitensport und Leistungssport) Sportler mit schweren psychischen Erkrankungen, die für den Sportler existenziell gefährdend oder auch lebensbedrohlich sein können. Um eine solche Entwicklung bereits in einem frühen Stadium zu erkennen, sie umfassend zu behandeln oder auch um sie zu verhindern (präventiver Aspekt), benötigt es ein Spezialwissen und eine mehrjährige klinische Erfahrung, die der Facharzt für Psychiatrie und Psychotherapie (wie auch der Kinder und Jungendpsychiatrie und -psychotherapie) im Rahmen seiner Weiterbildungszeit erwirbt. Ohne die notwendige klinische Erfahrung und Ausbildung besteht daher die Gefahr, dass nicht nur subklinische psychische Beschwerden und Erkrankungen, sondern auch manifeste psychische Erkrankungen übersehen werden. Das frühe Erkennen psychischer Erkrankungen ist somit essenziell für eine bestmögliche Versorgung. Gerade im Zusammenhang mit dem Leistungssport ist diese Frühdiagnostik oftmals schwierig und verlangt somit eine spezielle Expertise, die nur durch Fachärzte für Psychiatrie und Psychotherapie mit zusätzlich spezieller Expertise in sportlichen Rahmenbedingungen und sportmedizinischen Themen gegeben ist (s. Kap. 2).

Psychiater und Psychotherapeuten werden bisher im Leistungssport meist erst spät und oft auch erst bei schweren psychischen Erkrankungen hinzugezogen. Sportpsychiatrische Fachstellen und Arbeitsgruppen für die psychische Gesundheit in Verbänden und Vereinen sind heute (noch) nicht etabliert, könnten aber als niederschwellige Ansprechpartner ein zentrales Element in der Förderung der psychischen Gesundheit im Leistungssport darstellen (s. Kap. 42).

Die Anstellung von Sportpsychiatern und -psychotherapeuten im Leistungssport stellt hohe Anforderungen an die Unabhängigkeit des Arztes selbst, aber auch der Verbände und Vereine. Die Fragen der Finanzierung sind zu klären, auch die damit zusammenhängende Positionierung innerhalb oder außerhalb eines Verbandes oder Vereins. Für die Bemühungen um die Gleichstellung körperlicher und psychischer Gesundheit würde es ein falsches Zeichen setzen, wenn die Frage der ärztlichen Unabhängigkeit, einschließlich der Schweigepflicht unter besonderer Beachtung höchstpersönlicher Informationen, nicht verbindlich und transparent auch für die psychische Gesundheit geklärt werden könnte. Wie bei körperlichen Verletzungen und Erkrankungen bedarf es bei der psychiatrischen und -psychotherapeutischen Arbeit der Unabhängigkeit gegenüber den Verantwortlichen in Verbänden und Vereinen. Sportärzte können erfolgreich im Leistungssport in und mit Verbänden und Vereinen arbeiten. Gleiches sollte auch für Sportpsychiater und -psychotherapeuten und die psychische Gesundheit möglich sein. Dass dies durchaus auch innerhalb der Sportpsychiatrie und -psychotherapie und auch in diesem Lehrbuch kontrovers diskutiert wird, zeigt sich in Kapitel 34.

Für eine Verbesserung des derzeitigen Versorgungsmodells ist nicht nur die Integration der Sportpsychiatrie und -psychotherapie als qualifizierte medizinische Fachdisziplin für die psychische Gesundheit im Leistungssport von zentraler Bedeutung, sondern auch die Zusammenarbeit der verschiedenen klinischen und nicht klinischen Disziplinen. In all den verschiedenen fachspezifischen Aspekten ist ein intensiver und offener Austausch notwendig. Einen besonderen Stellenwert nimmt hierbei die Zusammenarbeit in den jeweiligen Aus-, Weiter- und Fortbildungscurricula ein (s. Kap. 1). Entsprechende Qualitätsstandards können das Risiko reduzieren, dass Leistungssportler unzureichend oder inadäquat versorgt werden. Hohe Qualitätsstandards können zudem dazu beitragen, dass in den unterschiedlichen, leistungssportbezogenen Tätigkeitsfeldern der verschiedenen Berufsgruppen zur Erhaltung der Gesundheit und Leistungsfähigkeit der Leistungssportler ebenso beigetragen wird wie zur Entstigmatisierung psychischer Erkrankungen. Dieser angesprochenen Stigmatisierung gilt es gemeinsam und entschieden entgegenzutreten.

Ansonsten drohen (im Leistungssport) Bagatellisierung oder Negation psychischer Beschwerden und Erkrankungen an sich sowie der Belastung durch sie für die einzelnen Individuen.

Kompetenz und Verantwortlichkeit im Umgang mit psychischen Belastungen und Erkrankungen müssen sich im Leistungssport wie in der Allgemeinbevölkerung an den erworbenen Fertigkeiten orientieren – evidenzbasiert und leitlinienkonform. Hierzu bedarf es eine Verpflichtung aller Disziplinen.

3.5 Qualifizierte medizinische Fachdisziplin für die psychische Gesundheit (Sportpsychiatrie und -psychotherapie)

Die Integration von Sportpsychiatern und -psychotherapeuten im Leistungssport und in die Versorgungskonzepte der Verbände und Vereine darf nicht mit einer Psychiatrisierung des Leistungssports gleichgesetzt werden. Vielmehr ist sie Ausdruck eines Bewusstseins, dass im Leistungssport Belastungen und Risiken für die psychische Gesundheit bestehen, die Karrieren behindern oder beenden können und bei nicht sachgemäßer Behandlung bis zur Invalidisierung führen.

Daher ist es notwendig, dass Sportpsychiater und -psychotherapeuten im Leistungssport in einer gesamtmedizinischen, interdisziplinären sowie interprofessionellen Versorgung als anerkannte qualifizierte medizinische Fachdisziplin für die psychische Gesundheit ihre Aufgaben vollumfänglich einbezogen werden. Die Integration von Sportpsychiatern und -psychotherapeuten dient gleichermaßen der Behandlung von psychisch belasteten oder kranken Sportlern, wie auch des Erhalts und der Förderung der körperlichen Gesundheit als weitere Grundvoraussetzung für den sportlichen Erfolg (s. Kap. 42, Kap. 43).

Der Leistungssport erfordert eine zunehmende medizinische Spezialisierung, wie man sie beispielsweise bei Fachärzten für Kardiologie finden kann (Sportkardiologen; [19]). Eine entsprechende spezifische Expertise verbessert die Qualität der medizinischen Versorgung im Leistungssport: Die richtige Diagnose zu stellen, die geeignete Therapie durchzuführen sowie die geeigneten Strategien zur Erhaltung der psychischen Gesundheit auswählen zu können. Die Psychiatrie und Psychotherapie ist aufgrund ihrer medizinischen, psychiatrischen und psychotherapeutischen (auch psychosomatischen und neurologischen) Aus- und Weiterbildung die einzige Disziplin, die die Anforderungen an eine qualifizierte Fachdisziplin im Leistungssport für die psychische Gesundheit vollumfänglich erfüllen kann. Die Anforderungen an spezialisierte Fachärzte für Psychiatrie und Psychotherapie und Fachärzte für Kinder- und Jugendpsychiatrie und -psychotherapie bzw. Sportpsychiater und -psychotherapeuten werden z. B. durch das Curriculum Sportpsychiatrie und -psychotherapie der SGSPP aufgenommen (s. Kap. 2).

Wichtig ist, dass Sportpsychiater und -psychotherapeuten nicht nur bei manifesten psychischen Erkrankungen im Leistungssport eine Expertise entwickeln. Vielmehr bedarf es auch für die Belastungen und Risiken sowie zum Erhalt der psychischen Gesundheit einer entsprechenden, qualifizierten Expertise. Zu einer Gewichtung der körperlichen, psychischen und sozialen Belastungen und Aspekte darf es dabei nicht kommen. Vielmehr sind alle drei Aspekte gleichermaßen in ihrem Zusammenspiel unter- und miteinander zu gewichten. Nur so kann die Sportpsychiatrie und -psychotherapie ihre Aufgaben in Prävention, Diagnostik, Therapie und Nachsorge, d. h. in der Erhaltung und Förderung der psychischen Gesundheit im Leistungssport erfüllen.

3.6 Sprechstunden und stationäre Angebote Sportpsychiatrie und -psychotherapie

Einem fachgerechten Umgang mit psychischen Belastungen und Erkrankungen im Leistungssport steht ebenso häufig noch das Fehlen genügend spezialisierter Psychiater und Psychotherapeuten in Sprechstunden und Kliniken sowie bei ambulanten und stationären Angeboten der Sportpsychiatrie und -psychotherapie entgegen. In Deutschland konnte dieser Umstand teilweise bereits im ambulanten Rahmen durch die Schaffung der verschiedenen Zentren für seelische Gesundheit im Sport durch das Referat Sportpsychiatrie der DGPPN behoben werden (s. Kap. 48). Auch in der Schweiz entstehen zunehmend, gefördert durch die SGSPP, spezialisierte, sportpsychiatrische- und psychotherapeutische Angebote in Praxen und Kliniken (s. Kap. 49). Es bedarf aber einer weiteren, entsprechenden Initiative für ein flächendeckendes Versorgungsnetz. Gleiches gilt analog für die spezialisierte stationäre Versorgung. Für die überwiegende Zahl der Sportler ist ein ambulanter Rahmen ausreichend, umso mehr, wenn es gelingt, die Sportler früh für eine notwendige Behandlung zu motivieren und das Umfeld entsprechend zu sensibilisieren und darin auszubilden, die frühen Anzeichen einer beginnenden psychischen Belastung (rechtzeitig) zu erkennen.

Eine ambulante Behandlung ist jedoch nicht immer ausreichend und eine dann notwendige stationäre Behandlung ist derzeit noch häufig eine große Herausforderung für die Behandlungsteams in psychiatrisch-psychotherapeutischen Kliniken, da diese häufig nicht im Umgang mit diesem Personenkreis geschult sind. Es stellen sich sehr schnell Fragen, die über das klassische Behandlungskonzept hinausgehen und beispielsweise die Hotellerie betreffen, aber auch den Schutz der Sportler vor der Öffentlichkeit. Gleiches trifft für den Umgang mit dem Leistungssport, sei es im Training, im Wettkampf oder in der Regeneration zu. Die überwiegende Zahl der Kliniken verfügt zurzeit nicht über die notwendigen Trainingsmöglichkeiten, auch nicht über einen Sportarzt oder Kooperationen mit einer sportmedizinischen Einrichtung. Die gesamtmedizinische Versorgung ist meist die Ausnahme. Es ist wünschenswert, dass entsprechend spezialisierte stationäre Behandlungsangebote entwickelt werden, inkl. wirtschaftlich tragfähiger Versorgungsmodelle. Hier sind nicht nur die Leistungserbringer (Kliniken), sondern insbesondere die Kostenträger und die Politik gefordert. Kooperationsverträge zwischen den klinischen Leistungserbringern und Verbänden oder Vereinen können ein probates Mittel sein. Die Integration der sportpsychiatrisch-psychotherapeutischen Versorgung in primär sportmedizinische (Rehabilitations-) Kliniken könnte eine Alternative darstellen. Diese Kliniken erfüllen in der Regel bereits die Anforderungen an die Trainingsbedingungen und die notwendige sportmedizinische Mitbehandlung. Mit einem solchen Versorgungsmodell könnte es vielleicht auch gelingen, die Akzeptanz für eine notwendige, stationäre psychiatrische und -psychotherapeutische Behandlung zu erhöhen. Je nach psychischem Krankheitsbild und dessen Schwere sind einem solchen integrierten Versorgungsmodell jedoch Grenzen gesetzt.

Entsprechende Überlegungen sind auch in der Etablierung von Spezialsprechstunden wichtig, Fragen zur Finanzierung sind hier ebenso zentral. Die Behandlung von Leistungssportlern setzt eine hohe Flexibilität voraus, aber auch ein Spezialwissen in vielen Bereichen der Psychiatrie und Psychotherapie. Gestörtes Essverhalten und Essstörungen, ADHS und Traumafolgestörungen sind hier nur wenige Beispiele für Krankheitsbilder, die – wie bereits genannt – eine auf die fachärztliche Expertise aufbauende, spezifische Expertise schon ohne den Leistungssportkontext erfordern. Diese ist häufig nur in den großen Klinik- und Institutsambulanzen gegeben, mit wenigen Ausnahmen auch im niedergelassenen Bereich. Dennoch sind alternative Versorgungsmodelle zu überlegen, z. B. die Integration in die sportmedizinischen Institute. Die Nähe zu den sportmedizinischen Behandlern erleichtert die interdisziplinäre Zusammenarbeit und könnte auch dazu beitragen, die Hürde für eine entspreche Behandlung leichter zu überwinden (s. Kap. 42). Gegenwärtig fehlt es jedoch noch an sportpsychiatrischen und -psychotherapeutischen Experten.

Immens wichtig sind nicht zuletzt die Qualitätssicherung und Zertifizierung der ambulanten und stationären Angebote. Entsprechende Standards sind auszuarbeiten und zu etablieren, ähnlich wie in der Sportmedizin. Ebenso wie beim Curriculum Sportpsychiatrie und -psychotherapie sind hier wieder die Fachgesellschaften gefragt (s. Teil XI).

3.7 Ausblick

Diese Einführung in die Sportpsychiatrie und -psychotherapie im Leistungssport soll einen Ausblick auf den vorliegenden Band im Lehrbuch der Sportpsychiatrie und -psychotherapie geben und ausgewählte Themen im Kontext der psychischen Gesundheit im Leistungssport ansprechen. Dabei wird schon jetzt deutlich, dass ein hoher Bedarf und eine große Notwendigkeit an hochwertigen, wissenschaftlichen Untersuchungen und Studien im Grunde zu allen Aspekten der Sportpsychiatrie und -psychotherapie im Leistungssport besteht. Randomisierte, kontrollierte klinische Studien und die evidenzbasierte Medizin sowie die Ergänzung dieser um Methoden, die den individuellen Risiken, Belastungen und Bedürfnissen der Sportler gerecht werden, sind hierbei wichtig: in der Forschung und für die Klinik.

Sportpsychiatrische und -psychotherapeutische Themen im Leistungssport finden immer mehr Raum in den Fachzeitschriften der Psychiatrie und Psychotherapie und auch der Sportmedizin. Als Ausdruck der Wertschätzung seitens der Sportmedizin gegenüber der wissenschaftlichen Entwicklung der Sportpsychiatrie und -psychotherapie sind gegenwärtig und in jüngerer Vergangenheit veröffentlichte Special Issues zum Thema Sportpsychiatrie und -psychotherapie zu sehen; z. B. in den Fachzeitschriften der nationalen sportmedizinischen Gesellschaften in der Schweiz und in Deutschland [20, 21].

Darüber hinaus bedarf es spezifischer wissenschaftlicher Plattformen wie Journals zur Publikation sportpsychischer und -psychotherapeutischer Originalarbeiten, Übersichten, Metaanalysen, Consensus Statements und Kommentaren. Die Lancierung des ersten spezifischen Journals Sports Psychiatry – „Journal of Sports and Exercise Psychiatry" ist hierfür ein richtungsweisender Schritt.

Um den Wissenstransfer in dem sich als zunehmend dynamischer darstellenden Bereich sportpsychiatrischer und -psychotherapeutischer Forschung zu fördern, haben sich im deutschsprachigen Raum – neben Vorträgen und Symposien bei den großen Kongressen der Fachgesellschaften für Psychiatrie und Psychotherapie – mit dem Sportpsychiatrie-Workshop der DGPPN und der Jahrestagung der SGSPP erste spezifische Veranstaltungen etabliert. Um den internationalen Entwicklungen gerecht zu werden, hat 2022 erstmals ein internationaler Kongress für Sportpsychiatrie und -psychotherapie, „1. International Conference on Sports Psychiatry (ICSP)" stattgefunden und soll sich als regelmäßiges und internationales Kongressformat etablieren.

Weiter gilt es, spezifische Interventionen und Behandlungsmanuale zu entwickeln wie auch Leitlinien, Konsensuspapiere sowie Störungs- und erkrankungsspezifische Return-to-Play-Empfehlungen. Der Entwicklung von Präventionsstrategien und -programmen kommt eine ebenso große Bedeutung zu und schließt regelmäßige sportpsychiatrische und -psychotherapeutische Beratungen und Untersuchungen, z. B. jährlich auf freiwilliger Basis und bei Sportlern mit hohem Risiko für die Entwicklung psychischer Erkrankungen verpflichtend mit ein; dies erfordert die Ausarbeitung entsprechender diagnostischer Instrumente für Klinik und Praxis (s. Kap. 6).

Danksagungen

Der Autor dankt Carlos Gonzalez Hofmann und Ulrich Michael Hemmeter für die kritische Durchsicht und Rückmeldung zum Kapitel.

Zudem dankt der Autor Valentin Markser für den zeitweise sehr intensiven Diskurs über die Sportpsychiatrie und -psychotherapie im Leistungssport, psychische Gesundheit und Erkrankungen im Leistungssport und die Notwenigkeit einer medizinischen Fachdisziplin für die psychische Gesundheit im Leistungssport. Viele Gedanken aus diesen Gesprächen sind mit in die Konzeption dieses Kapitels eingeflossen; auf die weiterführende Literatur sei zudem verwiesen [1, 4].

Literatur

1. Markser VZ, Bär K-J. Seelische Gesundheit im Leistungssport. Grundlagen und Praxis der Sportpsychiatrie. Stuttgart: Schattauer Verlag; 2019.
2. Goldman RM, Bush PJ, Platz R. Death in the Locker Room: Steroids & Sports. South Bend: Icarus Press; 1984.
3. Bamberger M, Yaeger D. Over the edge. Sports Illustrated. 1997(14):62–70.
4. Reardon CL, Hainline B, Aron CM, Baron D, Baum AL, Bindra A, et al. Mental health in elite athletes: International Olympic Committee consensus statement (2019). British journal of sports medicine. 2019;53(11):667–99.
5. Gucciardi DF, Hanton S, Fleming S. Are mental toughness and mental health contradictory concepts in elite sport? A narrative review of theory and evidence. Journal of Science and Medicine in Sport. 2017;20(3):307–11. https://doi.org/10.1016/j.jsams.2016.08.006
6. British Journal of sports medicine. Mental health in elite athletes – Part 1: Consensus statement and systematic reviews. BJSM [Internet]. 2019;53(11)665–730. Verfügbar unter: https://bjsm.bmj.com/content/53/11
7. British Journal of Sports Medicine. Mental health in elite athletes – Part 2: Narrative reviews. BJSM [Internet]. 2019;53(12)731–86. Verfügbar unter: https://bjsm.bmj.com/content/53/12
8. Swartz L, Hunt X, Bantjes J, Hainline B, Reardon CL. Mental health symptoms and disorders in Paralympic athletes: a narrative review. British journal of sports medicine. 2019;53(12):737–40. https://doi.org/10.1136/bjsports-2019-100731
9. Lawrence DW. Sociodemographic profile of an Olympic team. Public health. 2017;148:149–58. https://doi.org/10.1016/j.puhe.2017.03.011
10. American Psychiatric Association. Diagnostic and statistical manual of mental disorders (DSM-5). Washington, DC: American Psychiatric Publishing; 2013. https://doi.org/10.1176/appi.books.9780890425596
11. World Health Organization [Internet]. Genf: International Classification of Diseases for mortality and morbidity statistics (ICD-11); c2020. Verfügbar unter: https://icd.who.int/en
12. Prinz B, Dvořák J, Junge A. Symptoms and risk factors of depression during and after the football career of elite female players. BMJ Open Sport Exercise Medicine. 2016;2(1):e000124.
13. Begel D. An overview of sport psychiatry. The American journal of psychiatry. 1992;149(5):606–14. https://doi.org/10.1176/ajp.149.5.606
14. Mountjoy M, Brackenridge C, Arrington M, Blauwet C, Carska-Sheppard A, Fasting K, et al. International Olympic Committee consensus statement: harassment and abuse (non-accidental violence) in sport. British journal of sports medicine. 2016;50(17):1019–29. https://doi.org/10.1136/bjsports-2016-096121
15. Marks S, Mountjoy M, Marcus M. Sexual harassment and abuse in sport: the role of the team doctor. British journal of sports medicine. 2012;46(13):905–8. https://doi.org/10.1136/bjsports-2011-090345
16. Stafford A, Alexander K, Fry D. ‚There was something that wasn't right because that was the only place I ever got treated like that': Children and young people's experiences of emotional harm in sport. Childhood. 2015;22:121–37. https://doi.org/10.1177/0907568213505625
17. Brackenridge C, Fasting K. Sexual harassment and abuse in sport: the research context. J Sex Aggress. 2002;8:3–15. https://doi.org/10.1080/13552600208413336

18. Weltgesundheitsorganisation (World Health Organization, WHO) [Internet]. Genf: Verfassung der Weltgesundheitsorganisation – Übersetzung; c2020. Verfügbar unter: https://www.admin.ch/opc/de/classified-compilation/19460131/201405080000/0.810.1.pdf
19. Burgstahler C, Pressler A, Berrisch-Rahmel S, Mellwig K-P, Bongarth C, Halle M, et al. Curriculum Sportkardiologie. Kardiologe. 2019;13(1):26–37. https://doi.org/10.1007/s12181-019-0299-0
20. Schweizerische Gesellschaft für Sportpsychiatrie und -psychotherapie. Special Issue Sports Psychiatry. Sport & Exercise Medicine Switzerland. 2020;68(3).
21. Deutsche Gesellschaft für Sportmedizin und Prävention. Special Issue Psychiatry & Sports Medicine. Dtsch Z Sportmed. 2021;72.

II
Epidemiologie und Ätiopathogenese psychischer Erkrankungen im Leistungssport

4 Epidemiologie psychischer Erkrankungen im Leistungssport

Tobias Freyer, Karl-Jürgen Bär

Erst in jüngster Zeit wurde begonnen, die psychische Gesundheit im Leistungssport wissenschaftlich zu untersuchen (s. Teil I). Die Selektionshypothese, nach der erfolgreiche sportliche Karrieren nur bei ausreichender mentaler Stärke möglich seien, hat jahrelang mit dazu geführt, dass psychische Gesundheit und mentale Stärke gleichgesetzt wurden. Folgerichtig gab es kaum wissenschaftliche Studien, die sich dieses Themas annahmen. Erfreulicherweise haben sich in der letzten Zeit verschiedene wissenschaftliche Untersuchungen der psychischen Gesundheit im Leistungssport gewidmet. So wurde 2010 eine sozialwissenschaftliche Analyse zur Gesundheit im Spitzensport veröffentlicht [1]. Diese untersuchte über 700 Leistungssportler aus verschiedenen Sportdisziplinen. Etwa 70 % der Athleten berichteten über Erschöpfungszustände, etwa 30 % erklärten, mindestens einmal im Monat an Schlafstörungen zu leiden, und mehr als 20 % gaben gelegentliche Depressionszustände an [1]. Im Jahr 2013 wurde eine Studie publiziert, in der über 1000 Hochleistungssportler befragt wurden. Etwa 9.6 % der Sportler gaben an, an Essstörungen zu leiden, 9.3 % glaubten, eine Depression entwickelt zu haben, und etwa 11.4 % der Sportler waren der Überzeugung, ein Burnout-Syndrom aus eigener Erfahrung zu kennen. Diese Zahlen sind natürlich mit einer großen Unsicherheit behaftet, da keine der Diagnosen von einer Fachkraft gestellt wurde, sondern lediglich Befragungen durchgeführt wurden. Dennoch sind die Angaben besorgniserregend. Weiteren Anlass zur Besorgnis liefern Daten, nach denen 10.8 % der Sportler angaben, regelmäßig Schmerzmittel zu nehmen, und ca. 40.5 % bereit waren, bewusst gesundheitliche Risiken in Kauf zu nehmen [2]. International liefern verschiedene Erhebungen vergleichbare Ergebnisse. Im Jahr 2015 wurden australische Leistungssportler mittels Selbstauskunftsbögen zu psychischen Beschwerden und Erkrankungen befragt [3]. Insgesamt gaben etwa 46.4 % der Sportler an, selbst Erfahrungen mit psychischen Beschwerden gemacht zu haben. Es klagten 27.2 % über depressive Störungen, 22.8 % über ein gestörtes Essverhalten und Essstörungen, 26.3 % berichteten über soziale Ängste, Panikanfälle oder generalisierte Angststörungen. Diese Angaben sind mit den vorher besprochenen Angaben etwa vergleichbar (s. Teil V).

Weitere Angaben zur Häufigkeit von psychischen Erkrankungen wurden in psychologischen und medizinischen Untersuchungen von französischen Leistungssportlern publiziert. Hier gaben 16.9 % der Befragten an, aktuell oder erst kürzlich an einer psychischen Erkrankung zu leiden bzw. gelitten zu haben. Die häufigste Erkrankung in dieser Untersuchung war die generalisierte Angststörung. An Platz 2 wurden von den Sportlern ein gestörtes Essverhalten und Essstörungen genannt. Hierbei gaben etwa 20.2 % der Frauen an, an psychischen Beschwerden zu leiden, während nur etwa 15.1 % der Männer dies berichteten. Weiterhin wurden in dieser Untersuchung sportartspezifische Unterschiede deutlich. Die generalisierte Angststörung wurde vornehmlich in ästhetischen Sportarten wie Gymnastik, Eiskunstlauf und Synchronschwimmen von den Sportlern genannt [4].

Es muss jedoch einschränkend darauf hingewiesen werden, dass bei diesen Erhebungen erhebliche methodische Begrenzungen in Kauf genommen wurden. Weiterhin ist zu beachten, dass bei Leistungssportlern besondere Umstände zur Ausprägung von psychischen Erkrankungen führen können (s. Kap. 5). Lange schon bekannte Risikofaktoren sind z.B. das Karriereende des Leistungssportlers oder plötzliche Verletzungen (s. Kap. 38). In einer Befragung von ehemaligen Fußballspielern zeigten etwa 40% der ehemaligen Profis Zeichen einer Depression oder einer Angststörung. 16% der Befragten gaben typische Symptome des Burnout-Syndroms an [5].

4.1 Kopfverletzungen

Gehirnerschütterungen wurden vom „US Center for Disease Control and Prevention" als verborgene Epidemie bezeichnet, da sie in den vielen unterschiedlichen Profi- und Amateurbereichen sicher sehr häufig sind (s. Kap. 13). Sportarten, bei denen Beschleunigung und Entschleunigung mit abrupten Rotationsbewegungen zusammenwirken, sind besonders gefährlich [6]. Vor allem Sportler körperbetonter oder Kampfsportarten wie Boxen, American Football, Rugby, Eishockey, Handball oder Fußball sind betroffen [7].

Auch leichtere Traumata wie z.B. im Fußball sind nicht folgenlos. Ein Fußballer kommt auf mindestens 1000 Kopfbälle in einer Saison und auf über mehrere zehntausend Kopfbälle in seiner Karriere. In den meisten Fällen führen Kopfbälle nicht zu Symptomen einer Gehirnerschütterung. Es wird aber derzeit intensiv diskutiert, wie sich die Summe aller Traumata im Laufe einer Sportlerkarriere auswirken kann. Der Zusammenhang zu neurodegenerativen Erkrankungen scheint evident.

4.2 Substanzgebrauch

Substanzgebrauch und Substanzgebrauchsstörungen scheinen häufige psychische Erkrankungen bei Leistungssportlern zu sein (s. Kap. 15). Die Dunkelziffern sind vermutlich hoch.

Eine Studie mit Fußballspielern aus fünf europäischen Ländern zeigte bei 6 bis 17% der Spieler einen nachteiligen Alkoholkonsum [8]. Auch das sogenannte „binge drinking, findet sich mit 25 bis 50% unter Sportlern häufiger als unter Nichtsportlern (16–43%) [9].

Viele Studien über substanzgebundene und substanzungebundene Abhängigkeitsrisiken und -erkrankungen wurden bei amerikanischen Sportlern und Collegestudenten durchgeführt. Inwieweit diese Ergebnisse auf den professionellen Leistungssport in anderen Ländern übertragbar sind, muss noch untersucht werden. Einige gehen davon aus, dass etwa 15% der Collegesportler an einer Spielsucht leiden, was im Vergleich zu den 1 bis 3% der Allgemeinbevölkerung beträchtlich wäre [10]; (s. Kap. 33). Die Zahlen nach Beendigung der leistungssportlichen Karriere sind besorgniserregend. Gouttebarge und Kollegen [8] berichten, dass nach dem Karriereende von Fußballspielern etwa 32% gesundheitsschädigenden Alkoholkonsum und 12% gesundheitsschädigendes Rauchverhalten zeigen.

4.3 Depressive Störungen

Depressionen zählen zu den häufigsten Erkrankungen überhaupt [11]; (s. Kap. 21). In einer Studie zur psychischen Gesundheit der Allgemeinbevölkerung wurde ein Lebenszeitrisiko für die Depression von 11.6% gefunden [12]. Die Anzahl der Menschen in Deutschland, die in einem Jahr an einer depressiven Erkrankung leiden, liegt bei etwa 6.2 Millionen [12].

Die Frage, ob sich die Häufigkeit der Depression bei Leistungssportlern von den Zahlen in der Allgemeinbevölkerung unterscheidet, ist bisher nicht abschließend geklärt. Gorczynski et al. [13] fanden bei 1500 Leistungssportlern keine Unterschiede zur Allgemeinbevölkerung. Wie allgemein beschrieben wird auch im Leistungssport vom Überwiegen der depressiven Erkrankungen beim weiblichen Geschlecht berichtet. Erklärt wird das meistens neben den physiologischen Geschlechtsunterschieden mit den zusätzlichen geschlechts- und rollenspezifischen Belastungen, denen v. a. junge Sportlerinnen ausgesetzt sind [14].

In Studien mit Selbstauskunftsbögen werden regelmäßig sowohl für Männer als auch für Frauen hohe Inzidenzen gefunden: So fanden Frank et al. [15] in einer Untersuchung an 162 deutschen Leistungssportlern bei 15 % der Athleten depressive Symptome. Wie oben dargestellt wurde ein vermehrtes Auftreten depressiver Episoden bei Sportlern nach dem Ende der Karriere und bei Sportlern mit Gehirnerschütterungen in der Vorgeschichte [16] gesehen (s. Kap. 13). In einigen Studien wird berichtet, dass die Sportler nach einer Gehirnerschütterung dreimal häufiger an einer Depression erkranken und vermehrt Suizidgedanken haben.

Es werden auch sportartspezifische Unterschiede in der Prävalenz depressiver Erkrankungen diskutiert. Demnach seien Individualsportler häufiger von depressiven Syndromen betroffen als Mannschaftssportler [14]. Die Datengrundlage ist allerdings noch nicht ausreichend. Ähnliches gilt auch für die Häufigkeit von bipolar-affektiven Störungen, die mit Phasen der Manie und Depression einhergeht (s. Kap. 18). Manische Stimmungen werden am häufigsten im Zusammenhang mit der Einnahme anaboler Steroide in Gewichts- und Kraftsportarten beobachtet [17]; (s. Kap. 16).

4.4 Sexualisierte Gewalt und Missbrauch

Johansson und Lundqvist [18] berichteten bei 13 bis 39 % der Sportler über großen Einfluss von Trainern auf das Privatleben, sexualisierte Kommentare und Körperkontakt und bei 5.5 % über ungewollten und unangenehmen Körperkontakt.

In einer Online-Befragung an 1799 Kaderathleten der Sporthochschule Köln gab etwa ein Drittel aller befragten Sportler an, schon einmal eine Form von sexualisierter Gewalt im Sport erlebt zu haben [19]. Dabei hatten 16 % von ihnen sexualisierte Gewalt ohne Körperkontakt erlebt und 18 % erlebten sexuelle Grenzverletzungen wie unangebrachte Aufforderungen und Berührungen. Ein Sportler von neun Befragten hatte schwere und länger andauernde sexualisierte Gewalt im Sport erlebt. Dabei war die Mehrheit der Sportler unter 18 Jahre alt. Über die evtl. daraus folgende erhöhte Prävalenz von Traumafolgestörungen im Sport liegen bislang keine ausreichenden Daten vor (s. Kap. 26).

4.5 Gestörtes Essverhalten und Essstörungen

Essstörungen sind im Leistungssport relativ gut untersucht (s. Kap. 28). Schon 2004 stellten Sundgot-Borgen und Torstveit [20] in einer Studie an norwegischen Leistungssportlern fest, dass 20.1 % der weiblichen Athleten im Vergleich zu 9 % der Vergleichsgruppe und 7.7 % der männlichen Athleten im Vergleich zu 0.5 % bei Männern, die keinen Sport treiben, an einer Essstörung litten. Es gibt allerdings zwischen den verschiedenen Sportarten erhebliche Unterschiede. So finden sich die größten Anteile in den ästhetischen Sportarten (42 %) und deutlich geringere Inzidenzen bei den Ausdauersportarten (24 %) und noch weniger in den Ballsportarten (16 %). Essstörungen sind bekanntermaßen häufiger bei Frauen anzutreffen. Im Leistungssport sind aber auch die Männer im Vergleich zu nichtsporttreibenden Personen einem höheren Risiko ausgesetzt. In einer Untersuchung im Jahr 2009 wurde die Prävalenz von Essstörungen bei männlichen Sportler entsprechend der Sportart zwischen

10 % und 42 % angegeben [21]. Neuere Untersuchungen zeigen eine Prävalenz der Essstörungen von 3 bis 17 % bei Sportlern an [22].

4.6 Aufmerksamkeitsdefizit-/Hyperaktivitätsstörung (ADHS)

In Deutschland leiden etwa 5 % der Kinder und Jugendlichen im Alter von 3 bis 17 Jahren an einer ADHS (s. Kap. 32). Bei männlichen Kindern und Jugendlichen wird die Störung häufiger diagnostiziert als bei weiblichen. Bei etwa 50 % der Betroffenen bleiben die wesentlichen Symptome auch noch im Erwachsenenalter bestehen [23]. Es gibt im Leistungssport kaum belastbare Zahlen. Die meisten gehen davon aus, dass die Störung im Sport häufiger anzutreffen ist. In der nordamerikanischen Footballliga (NFL) wurden bei 7% der Spieler ADHS-Symptome gefunden, das wäre deutlich höher als in der Allgemeinbevölkerung [24]. Es wird auch berichtet, dass Sportler mit ADHS-Symptomen in der Kindheit mehr zum exzessiven Training als Sportler ohne ADHS-Symptome neigen [25].

4.7 Zusammenfassung

Die vorliegenden epidemiologischen Daten zeigen, dass psychische Erkrankungen auch bei Sportlern des Leistungssports vorkommen (s. Teil V). Die Inzidenz variiert, je nach Sportart, Geschlecht und Stadium der Karriere. In den letzten Jahren wurden verschiedene Studien zu diesem Thema durchgeführt, die insgesamt noch methodisch verbessert ein deutlich differenziertes Bild in der Zukunft zeichnen werden. In jedem Fall wird deutlich, dass die eingangs erwähnte Selektionshypothese die Wirklichkeit nicht widerspiegelt und es sportpsychiatrischer und -psychotherapeutischer Kompetenz bedarf, um die sehr unterschiedlichen Erkrankungsbilder der einzelnen Sportler zu behandeln (s. Kap. 8).

Literatur

1. Thiel A, Mayer J, Digel H. Gesundheit im Spitzensport: Eine sozialwissenschaftliche Analyse. Schorndorf: Hofmann; 2010.
2. Breuer C, Hallman K. Dysfunktionen des Spitzensports: Doping, Match-Fixing und Gesundheitsgefährdungen aus Sicht von Bevölkerung und Athleten. Bonn: Bundesinstitut für Sportwissenschaften; 2013.
3. Gulliver A, Griffiths KM, Mackinnon A, et al. The mental health of Australian elite athletes. J Sci Med Sport. 2015;18:255–61. https://doi.org/10.1016/j.jsams.2014.04.006
4. Schaal K, et al. Psychological balance in high level athletes: gender-based differences and sport-specific patterns. PLoS One. 2011;6(5): e19007. https://doi.org/10.1371/journal.pone.0019007
5. Gouttebarge V, Backx FJ, Aoki H, Kerkhoffs GM. Symptoms of common mental disorders in professional football (soccer) across five European countries. J Sports Sci Med. 2015a;14:811–8.
6. Biasca N, Lovell MR, Collins MW, et al. The undetected brain lesion in sports. Minor traumatic brain injury and its sequelae. Unfallchirurg. 2006;109:101–11. https://doi.org/10.1007/s00113-005-1046-5
7. Ruhe A, Gansslen A, Klein W, Hamade N. Basic knowledge on concussion in the German Ice Hockey League (DEL). Sportverletz Sportschaden. 2013;27:201–6.
8. Gouttebarge V, Frings-Dresen MHW, Sluiter JK. Mental and psychosocial health among current and former professional footballers. Occup Med. 2015;65:190–6. https://doi.org/10.1093/occmed/kqu202
9. Green GA, Uryasz FD, Petr TA, Bray CD. NCAA study of substance use and abuse habits of college student-athletes. Clin J Sport Med. 2001; 11:51–6. https://doi.org/10.1097/00042752-200101000-00009
10. Kerber CS. Problem and pathological gambling among college athletes. Ann Clin Psychiatry. 2005;17:243–7. https://doi.org/10.1080/10401230500295388
11. Murray CJ, Lopez AD. The global burden of disease. A comprehensive assessment of mortality and disability from diseases, injuries, and risk factors in 1990 and projected to 2020. Cambridge: Harvard University Press; 1996.

12. Jacobi F, Höfler M, Strehle J, et al. Psychische Störungen in der Allgemeinbevölkerung – Studie zur Gesundheit Erwachsener in Deutschland und ihr Zusatzmodul Psychische Gesundheit (DEGS1-MH). Nervenarzt. 2014;85:77–87. https://doi.org/10.1007/s00115-013-3961-y
13. Gorczynski PF, Coyle M, Gibson K. Depressive symptoms in high-performance athletes and non-athletes: a comparative meta-analysis. Br J Sports Med. 2017;51(18):1348–54. https://doi.org/10.1136/bjsports-2016-096455
14. Baron D, Reardon CL, Baron SH, editors. Clinical sports psychiatry. An international perspective. Chichester, West-Sussex: Wiley-Blackwell; 2013. https://doi.org/10.1002/9781118404904
15. Frank R, Nixdorf I, Beckmann J. Depressionen im Hochleistungssport: Prävalenzen und psychologische Einflüsse. Dtsch Z Sportmed. 2013;64:320–6. https://doi.org/10.5960/dzsm.2013.088
16. Guskiewicz KM, Marshall SW, Bailes J, et al. Recurrent concussion and risk of depression in retired professional football player. Med Sci Sport Exerc. 2007;39:903–9. https://doi.org/10.1249/mss.0b013e3180383da5
17. Malone DA Jr, Dimeff RJ, Lombardo JA, Sample RH. Psychiatric effects and psychoactive substance use in anabolic-androgenic steroid users. Clin J Sports Med. 1995;5:25–31. https://doi.org/10.1097/00042752-199501000-00005
18. Johansson S, Lundqvist C. Sexual harassment and abuse in coach-athlete relationships in Sweden. Eur J Sport Soc. 2017;14:117–37. https://doi.org/10.1080/16138171.2017.1318106
19. Allroggen M, Ohlert J, Gramm C, Rau T. Erfahrungen sexualisierter Gewalt von Kaderathlet/-innen. In: Rulofs B, Hrsg. „Safe Sport" – Schutz von Kindern und Jugendlichen im organisierten Sport in Deutschland: Erste Ergebnisse des Forschungsprojektes zur Analyse von Häufigkeiten, Formen, Präventions- und Interventionsmaßnahmen bei sexualisierter Gewalt. Köln: Deutsche Sporthochschule; 2016. S. 9–12.
20. Sundgot-Borgen J, Torstveit MK. Prevalence of eating disorders in elite athletes is higher than in the general population. Clin J Sports Med. 2004;14:25–32. https://doi.org/10.1097/00042752-200401000-00005
21. Rosendahl J, Bormann B, Aschenbrenner K, et al. Dieting and disordered eating in German high school athletes and non-athletes. Scand J Med Sci Sports. 2009;19:731–9. https://doi.org/10.1111/j.1600-0838.2008.00821.x
22. Thiemann P, Legenbauer T, Vocks S, et al. Eating disorders and their putative risk factors among female German professional athletes. Eur Eat Disord Rev. 2015;23:269–76. https://doi.org/10.1002/erv.2360
23. Wankerl B, Hauser J, Makulska-Gertruda E, et al. Neurobiologische Grundlagen der Aufmerksamkeitsdefizit-/Hyperaktivitätsstörung. Fortschr Neurol Psychiat. 2014;82:9–29. https://doi.org/10.1055/s-0033-1355710
24. Solomon GS, Haase RF. Biopsychosocial characteristics and neurocognitive test performance in National Football League players: an initial assessment. Arch Clin Neuropsychol. 2008;25:563–77.
25. Berger NA, Müller A, Brähler E, et al. Association of symptoms of attention-deficit/hyperactivity disorder with symptoms of excessive exercising in an adult general population sample. BMC Psychiatry. 2014;14:250. https://doi.org/10.1186/s12888-014-0250-7

5 Ätiopathogenetische Konzepte und Krankheitsmodelle psychischer Erkrankungen

Karl-Jürgen Bär, Tobias Freyer

Die Prävalenz psychischer Erkrankungen hat in der westlichen Welt und weltweit deutlich zugenommen. So entwickelt beispielsweise jeder zweite bis dritte Deutsche einmal in seinem Leben eine psychische Erkrankung, die mit einer erheblichen Einschränkung der Lebensqualität verbunden ist [1]. Die Ursachen für die Zunahme psychischer Erkrankungen sind vielfältig. Ein integratives Krankheitsmodell stellt das Vulnerabilitäts-Stress-Coping-Modell dar [2]. Nach diesem sehr allgemeinen Modell wird vermutet, dass sich eine Erkrankung dann manifestiert, wenn zu einer bestimmten Disposition oder Vulnerabilität bei einem Menschen belastende Stressoren hinzutreten, die durch die individuellen Bewältigungskompetenzen nicht ausreichend aufgefangen werden können. Die auslösenden Faktoren gehen der akuten Manifestation der Erkrankung unmittelbar voraus. Sie sind häufig psychosozialer Natur wie etwa kritische Lebensereignisse (z.B. Verlust einer nahen Bezugsperson oder im Sport das Karriereende), traumatische Ereignisse oder auch anhaltende Belastungen (z.B. Konflikte in der Partnerschaft). Als Drittes werden aufrechterhaltende Faktoren im Modell beschrieben.

5.1 Ätiopathogenetische Konzepte und Krankheitsmodelle im Leistungssport

Für den Leistungssport stellt sich daher die Frage nach den Wechselwirkungen zwischen den tatsächlichen oder wahrgenommenen Anforderungen und den Bewältigungsmöglichkeiten eines Sportlers. Natürlich trägt dieses Modell wenig zur Aufklärung im Einzelfall bei, da die Ursachen immer vielgestaltig sind. Zudem kann nur davor gewarnt werden, einfache und monokausale Zusammenhänge als Krankheitsursache zu postulieren. Ob ein Trainer eine Depression entwickelt hat, weil er von seinem Verein entlassen wurde, oder ob er vor der Entlassung schon beginnende Symptome einer Depression spürte und deshalb weniger leistungsfähig war, ist im Nachgang oft schwer zu unterscheiden (s. Teil VIII, Kap. 41). Die Genese von psychischen Erkrankungen im Sport ist damit immer eine Interaktion der extremen körperlichen und psychischen Belastungen und den körperlichen und psychischen Voraussetzungen, die ein Sportler im Laufe des Lebens erworben hat (s. Kap. 3.) Zusätzlich sei angemerkt, dass psychische Krankheit und psychische Gesundheit nicht immer scharf voneinander abgrenzbar sind.

Primäre und sekundäre Erkrankungen: Natürlich kann man psychische Erkrankungen im Leistungssport wie üblich in der Medizin auch in primäre und sekundäre Erkrankungen einteilen. Hierbei versteht man unter „primär" die Neigung, eine psychische Erkrankung sui generis zu entwickeln. Sie entwickelt sich unabhängig von Art, Umfang oder den Bedingungen des Leistungssports. Das gilt für stark genetisch determinierte Erkrankungen. Eine sehr leichte Ausprägung einer Autismus-Spektrums-Störung wäre möglicherweise ein solches Beispiel. Um eine gute Versorgung zu gewährleisten, ist es therapeutisch dann ausgesprochen wichtig, die Erkrankung wie auch die Rahmenbedingungen des Leistungssports sehr gut zu kennen.

Im Falle einer sekundären Erkrankung legt man die im Vulnerabilitäts-Stress-Coping-Modell beschriebene Wechselwirkung der psychischen Prädisposition mit der jahrelangen Sportlerkarriere als ursächlich zugrunde. Bei genauerem Überlegen wird man nicht umhinkommen, dass die übergroße Mehrheit der Erkrankungen natürlich in einer Mensch-Umwelt-Wechselwirkung entsteht, also in der Interaktion einer psychischen Prädisposition oder besser Konstitution mit allen Eigenschaften und gesammelten Erfahrungen eines Menschen und den ganz unterschiedlichen Anforderungen des Leistungssports. Rein theoretisch kann man natürlich auch überlegen, ob es möglich ist, dass ein Mensch ohne die Neigung, eine psychische Erkrankung zu entwickeln, allein durch die Bedingungen des Leistungssports erkrankt. Hier sind die wiederholten Gehirnerschütterungen mit ihren Spätfolgen einer chronisch-traumatischen Enzephalopathie ein gutes Beispiel (s. Kap. 13).

In der Mehrheit der Fälle führen aber die multiplen Wechselwirkungen zwischen den Bedingungen des Leistungssports mit einer sich entfaltenden Persönlichkeit eines Menschen in bestimmten Situationen zur Entwicklung einer psychischen Erkrankung. Dabei stellt sich die Frage nach den Charakteristika des Leistungssports, die möglicherweise in besonderer Art und Weise die Entwicklung und den Verlauf einer psychischen Erkrankung beeinflussen können. Wir werden in den meisten Fällen nie erfahren, ob die psychische Erkrankung ohne den Einfluss des Leistungssports möglicherweise nicht entstanden wäre. Vielleicht kommt man der Beziehung etwas näher, wenn man das biopsychosoziale Entstehungsgeschehen von Krankheiten als Struktur wählt, um die verschiedenen Ebenen der Entstehung psychischer Erkrankungen zu veranschaulichen.

5.2 Biopsychosoziales Modell von Krankheit und Gesundheit

Das biopsychosoziale Modell [3] umfasst drei Dimensionen. Die Basis ist die biomedizinische Dimension. Die Krankheiten werden körperlich betrachtet, indem beobachtbare, pathologische Funktionsstörungen beschrieben werden. Die psychologische Dimension beschreibt Krankheit aus der subjektiven und individuellen Innensicht des Menschen mit seinen Gefühlen, Gedanken und seinem Verhalten. Die ökosoziale Dimension sieht den Menschen in einer mangelnden und krankmachenden Passung zwischen Person und Umwelt.

5.3 Biologische Faktoren

Neurobiologische Veränderungen durch Sport: Die neurobiologischen Veränderungen des Gehirns infolge jahrelangen Leistungssports sind sehr schwierig zu erforschen und zu beschreiben, da hierfür Längsschnittuntersuchungen nötig wären. Man müsste zwei Gruppen von Menschen – eine Gruppe der Leistungssportler und eine Gruppe von Menschen, die keinen Leistungssport treiben – über viele Jahre parallel untersuchen, um zu erfahren, welchen Einfluss eine hohe Intensität an Sport auf die Funktion und die Struktur des Gehirns haben. Wissenschaftlich ist das eine sehr interessante Frage. Methodisch wird sie aber schwierig umzusetzen sein. Viel einfacher ist es, kurzzeitige Untersuchungen von 3 bis 6 Monaten durchzuführen. Natürlich kann man auch auf Tierversuche ausweichen, wobei die körperliche Grundaktivität bei Tieren vom Menschen bekanntlich deutlich abweicht. So wird derzeit intensiv diskutiert, ob Kurzzeitinterventionen von sportlicher Betätigung das Gehirn zur Neubildung von Nervenzellen anregen können. Es wurde unter diesen Bedingungen eine Zunahme der Synapsen im Hippocampus, eine veränderte Durchblutung und eine veränderte Bildung von Nervenwachstumsfaktoren (z. B. Brain-derived neurotrophic factor, BDNF) beschrieben. Das Eiweiß Irisin ist z. B. ein solches Molekül, das im Muskel gebildet wird [4]. Beim Menschen stieg der Irisin-Spiegel nach 10 Wochen regelmäßiger körperlicher Aktivität auf das Doppelte an.

Natürlich hat regelmäßige körperliche Bewegung bis hin zum Training auf Leistungssportebene auch Veränderungen der Neurotransmitter im Gehirn zur Folge. Insbesondere wird das Serotonin, welches auch bei der Pathogenese der Depression eine Rolle spielt, hier diskutiert (s. Teil XII, Kap. 51).

Es ist aus Sicht der Autoren aber völlig unklar, ob ein jahrelanges hartes Training von Leistungssportlern mit ausgeprägten physiologischen Veränderungen strukturelle oder funktionelle Veränderungen im gesunden Gehirn bewirken kann, die einen Einfluss auf das Risiko haben, später eine psychische Erkrankung zu entwickeln. Da die Inzidenz der meisten psychischen Erkrankungen bei Sportlern aber nur wenig von der Allgemeinbevölkerung abweicht, könnte man spekulieren, dass mögliche protektive und weniger vorteilhafte Veränderungen des Gehirns sich die Waage halten (s. Kap. 4).

Kopfverletzungen: Ganz anders ist die Situation bei Gehirnerschütterungen und Kopfverletzungen zu bewerten (s. Kap. 13). Aus verschiedenen Untersuchungen weiß man, dass multiple Gehirnerschütterungen bei einem Leistungssportler das Risiko, eine depressive Störung zu entwickeln, um ein Vielfaches erhöhen können. Das hängt ganz erheblich von der Häufigkeit, der Schwere und der Mechanik der entsprechenden Verletzung ab [5]. Hier wäre ein eindeutiger biologischer Faktor gegeben, der für eine psychische Erkrankung prädisponiert, wahrscheinlich relativ unabhängig von der Hirnstruktur und -funktionsweise.

Auch die chronisch traumatische Enzephalopathie (CTE), ist ein Beispiel einer überwiegend durch den Sport hervorgerufenen Erkrankung. Eine schottische Studie kam zu dem Schluss, dass Profifußballer ein 3.5-fach erhöhtes Risiko haben, an einer Demenz zu sterben, und lösten damit eine aktuelle Debatte zu Kopfbällen im Jugendsport aus [6].

Durch repetitive leichte Traumata des Gehirns, z. B. Boxschläge oder wiederholter Kopfbälle im Fußball, kommt es zur Ablagerung von hyperphosphorylierten Tau-Proteinen im Hirngewebe. Das pathologische Bild ähnelt dem Morbus Alzheimer. Die Betroffenen leiden unter Konzentrations- und Erinnerungsschwächen und in einigen Fällen auch unter motorischen Störungen. Sehr typisch für die Erkrankung sind eine depressive Verstimmung, Verlust der Impulskontrolle und Suizidversuche. Aber es ist wichtig zu konstatieren, dass zwischen den Traumata während der sportlichen Karriere und der Entstehung der Erkrankung oft 30 Jahre liegen, sodass eine geradlinige pathogenetische Linie schwer zu ziehen ist.

Übertraining und Übertrainingssyndrom (ÜTS): Eine weitere biologische Ursache kann auch das Übertraining und ÜTS sein (s. Kap. 20). Es ist ein Zustand einer chronischen Überlastungsreaktion mit dem Gefühl der Erschöpfung, verzögerter Erholung und nachlassender Leistungsfähigkeit trotz anhaltendem oder gesteigertem Trainingsaufwand. Neben dem Leistungsabfall leiden die Sportler in unterschiedlicher Ausprägung an Schlafstörungen, Kopfschmerzen, Unruhe, Appetitmangel, Antriebsstörung, Interessenlosigkeit, Herzrhythmusstörungen, vermehrter Infekt- und Verletzungsanfälligkeit sowie in schweren Stadien an eindeutigen Symptomen einer depressiven Störung (s. Kap. 21). Ursächlich werden ganz unterschiedliche biologische Mechanismen diskutiert. Entscheidendes Kriterium ist eine Imbalanz zwischen durchgeführter körperlicher Belastung und der Regeneration. Das Ungleichgewicht führt jedoch nicht unmittelbar zur Manifestation, sondern erst die inverse Kumulation von Belastung und Regeneration über mehrere Wochen hinweg bedingt eine Vollausprägung des Übertrainings. Als wesentliche biologische Marker des Übertrainings werden u.a. eine chronische Aktivierung der Hypothalamus-Hypophysen-Nebennierenrinden-Achse eine veränderte autonome Funktionslage und Veränderungen der Neurotransmitter diskutiert.

Natürlich sind die Entstehungsbedingungen des Übertrainings nicht rein biologisch, da ein Mensch ja selbst entscheidet, so stark zu trainieren und sich zu überfordern. Die biologischen Veränderungen entstehen dann in der Folge. Es ist damit ein gutes Beispiel, dass die verschiedenen Ebenen des biopsychosozialen Modells nur künstlich getrennt werden können.

Substanzgebrauch: Die Entwicklung einer Substanzgebrauchsstörung führt auch vor Augen, dass biologische, soziale und auch psychologische Faktoren untrennbar sind (s. Kap. 15). Die erbliche Veranlagung oder sogenannte genetische Disposition für das Risiko, eine Abhängigkeitserkrankung zu entwickeln, ist seit vielen Jahren ein wichtiges Thema in der medizinischen Forschung. Einige Studien gehen davon aus, dass das Risiko, eine Abhängigkeit zu entwickeln, ungefähr zu 50 % vererbt wird [7]. Neurobiologisch spielt das Belohnungssystem des Gehirns eine entscheidende Rolle bei der Entstehung und Aufrechterhaltung der Abhängigkeitserkrankung. Werden die elementaren Bedürfnisse des Menschen wie Hunger, Durst oder Sexualität befriedigt, kommt es im Gehirn zur Ausschüttung sogenannter Glückshormone (Dopamin, Noradrenalin oder auch Endorphine) [8]. Diese Botenstoffe werden auch nach längerer körperlicher Belastung ausgeschieden und sind wahrscheinlich an der Entwicklung eines Runner's High mitbeteiligt. Aber auch schwer erkämpfte Siege, ständige mediale Präsenz und das eigene Bedeutungserleben werden sicher das Belohnungssystem des Gehirns aktivieren und können ein hohes Maß an Wohlbefinden hervorrufen. Aus der hohen Inzidenz von Substanzgebrauchsstörungen nach der sportlichen Karriere lässt sich folgern, dass die Ätiologie durch biologische, psychische und auch soziale Faktoren beeinflusst wird. Sie sind im Einzelfall schwer trennbar. Vielleicht war es dem einen Sportler wichtig zu siegen, um dieses „Glücksgefühl" zu spüren, da er in anderen Situationen solche Gefühle weniger intensiv wahrnehmen konnte. Das Entwickeln einer Alkoholabhängigkeit wäre dann die „Ersatzdroge". Ein anderer Sportler braucht Alkohol, um sich vom täglichen Stress zu erholen, und Alkoholkonsum wird dann zur Gewohnheit. Bei einem dritten Sportler ist es nach dem Karriereende die soziale Isolation, die ihn zum Alkohol treibt.

Verletzungen: Die plötzliche Unterbrechung der sportlichen Karriere durch eine Verletzung stellt ein ähnliches „Life Event" dar wie das Karriereende, nur kommt es abrupt, ist mit zusätzlichen körperlichen Einschränkungen verbunden und der Sportler wird aus seinem beruflichen Alltag gerissen (s. Kap. 3, Kap. 38). Somit ist es zwar biologisch verursacht, aber mit weitreichenden psychischen und sozialen Konsequenzen verknüpft. Gesteckte sportliche Ziele rücken in weite Ferne oder sind nicht mehr realisierbar. Trainer und Vereine reagieren höchst unterschiedlich und das mediale Interesse lässt schnell nach. Es ist daher wenig verwunderlich, dass diese Situation für eine psychische Reaktionsbildung prädisponiert, die wiederum mit den spezifischen Ressourcen und Erfahrungen des Sportlers zusammenhängt. Depressive Störungen sind in dieser Situation nicht selten und Anpassungsstörungen dürften eher die Regel sein als die Ausnahme (s. Kap. 19, Kap. 21).

5.4 Psychische Faktoren

Stress, psychische Gesundheit und sportliche Aktivität: Die gesundheitserhaltende Wirkung von Freizeitsport ist wohlbekannt (s. Teil XII, Kap. 51). Eine wichtige Frage nach den Wirkungen von Stress auf die psychische Gesundheit stellt sich natürlich bei dem subjektiven und objektiven Stress im Leistungssport. Der Zusammenhang zwischen chronischem Stress und psychischen Erkrankungen ist empirisch in der Allgemeinbevölkerung gut belegt [9, 10]. Allein die Zunahme an Spieleinsätzen in der Fußballbundesliga und Nationalmannschaft in den letzten 10 Jahren in Deutschland und die damit einhergehende immerwährende mediale Bewertung sind ein beredtes Beispiel für die gestiegene Leistungsintensität. Zahlreiche Studien beschäftigen sich mit der Wirkung von Stress auf die Gesundheit von Leistungssportlern [11]. Hierbei wird unterschieden zwischen dem wettkampfbezogenen Stress oder seiner Vorbereitung und organisatorischen Stressoren, z. B. mit Mannschaftskollegen oder Organisatoren. Nach Breuer und Hallmann [12] berichten fast 90 % von 1100 deutschen Sportler enormen Erfolgsdruck. Gleichzeitig gaben 57 % der Befragten auch Existenzängste an. Zu den wettkampfbezogenen und organisatorischen Stressoren kommen noch zusätzliche Stressoren. Dazu zählen Verletzungen, Übergänge zwischen Jugend- und Erwachsenenbereich oder auch das Karriereende [19]. Der Zusammenhang zwischen Stress und z. B. der Entstehung einer depressiven Störung im Leistungssport wurde von Gerber und Kollegen [13] untersucht (s. Kap. 21). Sie konnten bei jungen Sportlern in der Schweiz eine positive Korrelation zwischen Stresslevel und dem Entstehen von Depressionen nachweisen. Leistungssport ist demzufolge kein „Stresspuffer". Thiel et al. [14] stellten für Jugendliche fest, dass sich aus den systemimmanenten steigenden Anforderungen im Leistungssport, der wachsenden Bedeutung der Schule und den alterstypischen Entwicklungsaufgaben ein erhebliches Risikopotenzial für die Gesundheit von Nachwuchsleistungssportlern ergibt (s. Kap. 36).

Natürlich besteht keine einfache monokausale Verbindung zwischen dem Stresslevel und dem Entstehen von psychischen Erkrankungen. Hier bedarf es methodisch anspruchsvoller Untersuchungen über längere Zeiträume, um den Zusammenhang zwischen empfundenem Stress und der Entwicklung z. B. einer depressiven Störung klarer zu zeigen. Aber es ist unzweifelhaft, dass die hohe Stressbelastung für psychische Erkrankungen prädisponiert. Ob sich dann eine Erkrankung entwickelt, hängt wiederum mit verschiedensten Umwelt- und Persönlichkeitseigenschaften zusammen. Trotz des immer häufiger angebotenen Stress- und Resilienztrainings lässt sich die Widerstandsfähigkeit gegenüber Stress nicht unbegrenzt verbessern.

5.5 Frühe Erfahrungen, Verhaltens- und psychodynamische Modelle

Unsere frühen Erfahrungen in der Ursprungsfamilie prägen uns für unser weiteres Leben. Wie alle Menschen haben auch Sportler verschiedene frühkindliche Beziehungserfahrungen in der Ursprungsfamilie. So bringen sie auch ihre individuellen emotionalen und sozialen Kompetenzen mit in den Leistungssport. Aus der Bindungsforschung ist bekannt, dass diese frühen Erfahrungen uns prägen und uns in unterschiedlicher Art und Weise beim Bewältigen von Lebensaufgaben unterstützen. So werden die verschiedenen psychosozialen Herausforderungen je nach Bindungserfahrung unterschiedlich empfunden und auch beantwortet [15]. Damit besteht ein enger Zusammenhang zu Persönlichkeitseigenschaften, die für bestimmte Erkrankungen prädisponieren (s. Kap. 27). Dies bedeutet, dass die frühkindlichen Beziehungserfahrungen und die Persönlichkeit des Sportlers darüber entscheiden, ob und wie der Sportler die Belastungen später erlebt und letztlich mit diesen umgehen kann. Vermitteln ihm diese Erfahrungen nicht genügend Sicherheit und Selbstwert, dann erhöht dies das Risiko, unter bestimmten Umständen in seiner Karriere oder am Karriereende eine psychische Erkrankung zu entwickeln.

Es gibt sowohl Verhaltens- als auch psychodynamische Modelle, die sich mit Gesundheit und der Entstehung von psychischen Erkrankungen beschäftigen. Auch wenn es speziell bei Leistungssportlern wenige Untersuchungen dazu gibt, werden diese Modelle für die Behandlung psychischer Erkrankungen angewendet. Bei den Verhaltensmodellen wird speziell auf das Verhalten und die Kognitionen eingegangen und inwiefern diese durch Lernprozesse gesteuert werden und sich auf das psychische Wohlbefinden auswirken können [16]. Entsprechend des Vulnerabilitäts-Stress-Coping-Modells geht man bei diesen Modellen davon aus, dass die individuellen Verhaltensstrategien nicht optimal zur Bewältigung von Krisensituationen ausreichen. Das bedeutet, Situationen und Ereignisse werden dysfunktional bewertet und interpretiert. Diese Bewertungen und Interpretationen wirken sich dann auf das Empfinden und den Gemütszustand des Individuums aus und können zur Entstehung von psychischen Erkrankungen beitragen.

Die psychodynamischen Modelle hingegen beschreiben die verschiedenen Persönlichkeitsinstanzen und Bewusstseinszustände, die miteinander in Konflikt stehen können [16]. Hier sind die frühen Beziehungserfahrungen in der Familie im Kontext der verschiedenen Entwicklungsstufen des Kleinkindes ein wesentlicher Teil des Modells, das den psychischen Reifungsprozess beschreibt. Psychische Abwehrmechanismen, die jedem gesunden Menschen zur Verfügung stehen, werden genutzt, um den als Kleinkind erlebten Bedrohungen, Belastungen oder Verletzungen nicht zu viel Raum zu geben. Sie haben sozusagen die Aufgabe, die Psyche vor deren Überforderungen zu schützen, die Angst zu reduzieren, damit der Mensch im psychischen Gleichgewicht bleiben kann. Da im Leistungssport die Belastungen und damit auch die möglichen Bedrohungen und Verletzungen zum Alltag der Sportler gehören, sind die psychischen Abwehrmechanismen wichtige Instrumente, um gesund und erfolgreich zu bleiben. Kann diese Abwehr nicht im ausreichenden Maß die Konflikte unterdrücken, entstehen psychische Symptome wie Angst oder depressive Verstimmungen (s. Kap. 23).

5.6 Körperbild

Der Körper und seine Integrität sind für den Sportler das Wertvollste, was er während seiner Sportkarriere hat. Er trainiert täglich seine körperlichen Fähigkeiten und denkt über eine Optimierung seiner körperlichen Leistung nach. Um die Leistung zu verbessern, in spezifische Gewichtsklassen zu passen oder eine „bessere Figur zu machen", greifen manche Athleten zu Diätpillen, Stimulanzien oder Abführmitteln (s. Kap. 28). In diesem Kontext entwickeln sich nicht selten ein gestörtes Essverhalten und Essstörungen. Diese Gruppe an Erkrankungen treten häufiger als in der Allgemeinbevölkerung bei Sportlern auf, die in Gewichtsklassen zusammengefasst werden, bei denen das Gewicht einen sportlichen Vorteil (z. B. Skispringer) bedeutet oder bei denen die Ästhetik des Körpers eine große Rolle spielt (z. B. Gymnasten). Zusätzlich existieren Abstufungen zu den klinischen Bildern der Allgemeinbevölkerung, wie es etwa die Anorexia athletica nahelegt [17]. Denkt man über die Entwicklung einer Essstörung bei Leistungssportlern nach, so ist diese wohl in viel stärkerem Maße im Kontext der Leistungsoptimierung zu verstehen. Auch bei dieser Erkrankung ist eine Interaktion von genetischen, neurobiologischen, soziokulturellen und psychischen Faktoren zu beobachten. Dabei spielen individuelle Risikofaktoren eine entscheidende Rolle. Es ist bekannt, dass die meisten Essstörungen bei heranwachsenden Jugendlichen auftreten, da es während dieser Zeit zu schnellem Wachstum und Körperveränderungen kommt. In diesem Alter beginnt auch das intensive Training im Leistungssport. Die Verleugnung der psychischen Belastungen, die hohen Anforderungen an Selbstdisziplin und wenig vorbereitete Trainer und Betreuer tragen dazu bei, dass die Diagnose erst spät gestellt wird. Besonders perfektionistische und zwanghafte Charaktereigenschaften zusammen mit einer enormen Selbstdisziplin werden bei diesen Sportlern häufig beobachtet. Im Kontext der psychischen Entwicklung junger Athleten und der zusätzlichen sportbedingten Belastungen und Überforderungen können diese zur Entwicklung einer Essstörung beitragen. Wie oben dargestellt sind insbesondere Sportler des Nachwuchsbereichs hier gefährdet.

5.7 Soziale Faktoren

Leistungssportler sind ebenso enormen sozialen Belastungen und Erwartungen ausgesetzt. Je erfolgreicher und bekannter ein Sportler ist, um so höher sind die Erwartungen. Der Preis des Erfolges wird meist mit dem Verlust oder zumindest mit Einschränkungen des Privatlebens erkauft. Die soziale Rolle des Sportlers erlaubt den Zuschauern, eigene und oft kurzfristig wechselnde Erwartungen an die Sportler zu stellen und dies mit mehr oder weniger Nachdruck zu fordern. Die Sportler sind darauf meist ungenügend vorbereitet.

Werden die Erwartungen von den Athleten nicht erfüllt, dann können sie „über Nacht" zu ständigen Versagern erklärt werden. Das Publikum möchte ja die eigenen Ambitionen im Sportler erfüllt sehen und reagiert deshalb auf den ausbleibenden Erfolg besonders heftig. So entsteht eine schnell wechselnde und ambivalente Melange aus übertriebener Verehrung und kompletter Missachtung. Diese unterschiedlichen Erwartungen können zu schwer integrierbaren Gefühlen bei den Sportlern führen, die nicht selten von psychischen Symptomen begleitet werden.

Die soziale Ebene ist aber auch in bestimmten Sportarten durch die immensen Gehälter und den extremen materiellen Wohlstand in einem sehr frühen Lebensalter geprägt. Viele lebenspraktische Entscheidungen werden den Athleten abgenommen [8]. Dieses übermäßige Unterstützen und Verwöhnen hemmt die Entwicklung einer eigenen Autonomie und kann den Sportler abhängig machen. Damit konstituieren sich auch soziale Beziehungen anders. Auch die Lerngeschichte in der sozialen Umgebung wird anders beeinflusst. Es besteht die Gefahr, dass menschliche Beziehungen öfter durch die Verlockungen des Geldes und des Ruhmes entstehen als auf echter menschlicher Sympathie. Es besteht zumindest das Risiko, dass die normalen sozialen Bedürfnisse des Sportlers hier nicht erfüllt werden können und er dies erst in sportlichen oder persönlichen Krisen bemerkt, also in Phasen im Leben, wenn man Freunde und menschliche Beziehungen dringend braucht, um psychisch gesund zu bleiben.

5.8 Psychosoziale Entwicklung

Junge Kaderathleten wohnen häufig in Internaten von Sportschulen und Leistungszentren, um möglichst effizient und früh ihre sportlichen Fähigkeiten weiterentwickeln zu können. Je nach Sportart und Zentrum kann dies auch in eine Entwicklungsphase fallen, in der andere Kinder neben der Schule viel Zeit zum Spielen mit ihren Klassenkameraden haben und dabei viele soziale Fähigkeiten entwickeln (s. Kap. 36). Neben den kognitiven Fähigkeiten können diese Kinder ihre sozialen Fertigkeiten mit Freunden, Geschwistern und anderen Familienmitgliedern „trainieren". Leistungssportler verlieren sehr früh den Kontakt zum täglichen Leben ihrer Herkunftsfamilie. Im Internat sind sie auf sich selbst angewiesen, ohne dass die Eltern täglich für sie sorgen könnten. Ihre neuen Klassenkameraden und Freunde sind gleichzeitig aber auch Konkurrenten im sportlichen Kontext. Die Beziehung ist daher ambivalent. Es wird nicht nur um die bessere Leistung und Anerkennung konkurriert, sondern auch um die Nominierung für eine Auswahlmannschaft, um ein Stipendium oder um die Berufung in einen Kader. Die psychosoziale Entwicklung verläuft hier also anders als bei anderen Kindern und Jugendlichen [8]. Dies hat auf die Persönlichkeitsentwicklung und die soziale Interaktion im späteren Leben natürlich große Auswirkungen.

5.9 Karriereende

Ein weiterer kritischer Zeitpunkt im Leben eines Sportlers, der für psychische Erkrankungen prädisponiert, ist das Karriereende (s. Kap. 38). Der Sportler verliert seine für viele Jahre gewohnte Tages- und Lebensstruktur. Viele Leistungssportler haben sich ausschließlich auf den Sport konzentriert. Duale Karrieren, die sowohl die sportliche Entwicklung, als auch eine Berufsausbildung ermöglichen, sind noch nicht weit verbreitet. Nach der Karriere wird der Mangel an Aufmerksamkeit, die ein Sportler im Vergleich zu seiner aktiven Zeit jetzt erfährt, schmerzhaft bewusst. Nun stehen jüngere Sportler im Zentrum des öffentlichen Interesses [8]. Diese Situation ist für den Sportler eine Schwellensituation oder ein sogenanntes „Life Event“. Er muss lernen, sich an diese neue Situation zu adaptieren und sein Leben neu zu strukturieren. Dazu benötigt er aber eigene psychische Ressourcen, kognitive Fähigkeiten und im Idealfall ein verständnisvolles Umfeld, dass ihn in dieser schwierigen Situation zu tragen vermag. Beachtet man die Dauer von sportlichen Karrieren von manchmal 20 bis 30 Jahren und den sehr frühen Beginn in der Kindheit, dann ist es nur allzu verständlich, dass es vielen Sportlern sehr schwer fällt, sich an die neue Situation zu gewöhnen und sinnvolle neue Lebensziele zu entwerfen. Laut Aftab und Kollegen [18] sind Menschen, die einen Sinn im Leben gefunden haben, zufriedener und gesünder als Menschen ohne Lebenssinn. Dieser Zusammenhang gilt natürlich besonders in der Neuorientierungsphase nach einer sportlichen Karriere. Eine Vorbereitung auf diese Zeit mit dem Verständnis, dass die „Sportlerpersönlichkeit“ nur ein Teil einer „Gesamtpersönlichkeit“ mit verschiedensten Fähigkeiten und Eigenschaften ausmacht, ist essenziell.

5.10 Zusammenfassung

Die meisten psychischen Erkrankungen im Leistungssport entstehen durch eine Interaktion zwischen den hohen körperlichen und psychischen Anforderungen und den Möglichkeiten eines Sportlers, sich in den verschiedenen Situationen daran zu adaptieren. Leistungssport macht weder per se krank noch schützt er vor der Entstehung von psychischen Erkrankungen. Die meisten Erkrankungen haben biologische, psychische und soziale Entwicklungsbedingungen, die im Einzelfall oft schwer voneinander zu trennen sind.

Literatur

1. Jacobi F, Höfler M, Strehle J, Mack S, Gerschler A, Scholl L, et al. Twelve-months prevalence of mental disorders in the German Health Interview and Examination Survey for Adults – Mental Health Module (DEGS1-MH): a methodological addendum and correction. Int J Methods Psychiatr Res. 2015;24:305–13.
2. Nuechterlein KH, Dawson ME. A heuristic vulnerability/stress model of schizophrenic episodes. Schizophr Bull. 1984;10:300–12. https://doi.org/10.1093/schbul/10.2.300
3. Egger. Selbstwirksamkeitserwartung – ein bedeutsames kognitives Konstrukt für gesundheitliches Verhalten. Psychol Med. 2011;22(2):43–58.
4. Boström P, Wu J, Jedrychowski MP, et al. A PGC1-α-dependent myokine that drives brown-fat-like development of white fat and thermogenesis. Nature. 2012;481:463–8. https://doi.org/10.1038/nature10777
5. Yrondi A, Brauge D, LeMen J, Arbus C, Pariente J. Depression and sports-related concussion: a systematic review. Presse Méd. 2017;46:890–902. https://doi.org/10.1016/j.lpm.2017.08.013
6. Mackay DF, Russell ER, Stewart K, MacLean JA, Pell JP, Stewart W. Neurodegenerative disease mortality among former professional soccer players. New Engl J Med. 2019;381:1801–8. https://doi.org/10.1056/NEJMoa1908483

7. Dichter GS, Damiano CA, Allen JA. Reward circuitry dysfunction in psychiatric and neurodevelopmental disorders and genetic syndromes: animal models and clinical findings. J Neurodev Disord. 2012;4(1):19. https://doi.org/10.1186/1866-1955-4-19
8. Markser VZ, Bär K-J. Seelische Gesundheit im Leistungssport: Grundlagen und Praxis der Sportpsychiatrie. Stuttgart: Schattauer; 2019.
9. Hammen C, Kim EY, Eberhart NK, Brennan PA. Chronic and acute stress and the prediction of major depression in women. Depression Anxiety. 2009;26:718–23. https://doi.org/10.1002/da.20571
10. Monroe SM, Reid MW. Life stress and major depression. Curr Dir Psychol Sci. 2009;18:68–72. https://doi.org/10.1111/j.1467-8721.2009.01611.x
11. Graham-Jones J, Hardy L. Stress and performance in sport. New York: Wiley; 1990.
12. Breuer C, Hallman K. Dysfunktionen des Spitzensports: Doping, Match-Fixing und Gesundheitsgefährdungen aus Sicht von Bevölkerung und Athleten. Bonn: Bundesinstitut für Sportwissenschaften; 2013.
13. Gerber M, Holsboer-Trachsler E, Pühse U, et al. Elite sport is not an additional source of distress for adolescents with high stress levels. Percept Motor Skills. 2011;112:581–99. https://doi.org/10.2466/02.05.10.PMS.112.2.581-599
14. Thiel A, Mayer J, Digel H. Gesundheit im Spitzensport: Eine sozialwissenschaftliche Analyse. Schorndorf: Hofmann; 2010.
15. Grossmann K, Grossmann KE. Bindungen - das Gefüge psychischer Sicherheit. Stuttgart: Klett Cotta; 2012.
16. Hofmann SG. The efficacy of cognitive behavioral therapy: a review of meta-analyses. Cogn Ther Res. 2012;36(5):427–40. https://doi.org/10.1007/s10608-012-9476-1
17. Mancine RP, Gusfa DW, Moshrefi A, Kennedy SF. Prevalence of disordered eating in athletes categorized by emphasis on leanness and activity type - a systematic review. J Eat Disord. 2020;8:47. https://doi.org/10.1186/s40337-020-00323-2
18. Aftab A, Lee EE, Klaus F, Daly R, Wu TC, Tu X, Huege S, Jeste DV. Meaning in life and its relationship with physical, mental, and cognitive functioning. J Clin Psychiatry. 2019;81(1):19m13064. https://doi.org/10.4088/JCP.19m13064
19. Beckmann J, Ehrlenspiel F. Strategien der Stressregulation im Leistungssport. In: Fuchs R, Gerber M, Hrsg. Handbuch Stressregulation und Sport. Berlin: Springer; 2018. 417–433.

III
Diagnostik und Klassifikation psychischer Erkrankungen im Leistungssport

Die Diagnostik und Klassifikation psychischer Erkrankungen wird aufgrund ihrer herausragenden Bedeutung, auch in dem Verständnis, dass der Begriff der Diagnose unauflösbar mit den Grundlagen des Faches Psychiatrie und Psychotherapie verknüpft ist, in Kapitel 7 umfassend und ohne einen Leistungssportbezug dargelegt. Dieses Wissen bildet die Grundlagen, auf der die Diagnostik und Klassifikation psychischer Erkrankungen im Leistungssport, die in Kapitel 6 dargestelllt werden, erst aufgenommen und diskutiert werden können.

6 Einführung in die Sportpsychiatrie und -psychotherapie: Diagnostik und Klassifikation psychischer Erkrankungen im Leistungssport

Carlos Gonzalez Hofmann, Malte Christian Claussen

Evidenz- und konsensus-basierte Leitlinien für die Diagnostik und die Behandlung psychischer Erkrankungen stehen bisher nur sehr vereinzelt und nur für bestimmte psychische Erkrankungen und Aspekte psychischer Erkrankungen im Leistungssport zur Verfügung; z. B. für die Triade der sporttreibenden Frau (Female Athlete Triad, [1]) und die relative Energiedefizienz im Sport (Relative Energy Deficiency in Sport, RED-S, [2]; s. Kap. 28).

In der Diagnostik psychischer Beschwerden und Erkrankungen im Leistungssport sind Persönlichkeitseigenschaften der Sportler von psychosozialen Fehlanpassungen zu unterschieden und zu berücksichtigen [3]; (s. Kap. 27). Die körperlichen Anforderungen im Leistungssport im Zusammenspiel mit den spezifischen psychischen und sozialen Anforderungen und Belastungen sind vermutlich für die mitunter sportspezifischen Ausprägungen psychischer Beschwerden und Erkrankungen im Leistungssport verantwortlich, wie auch ihr teilweise häufigeres Auftreten sport- bzw. sportarten- und geschlechtsspezifisch ist [3]; (s. Kap. 3, Kap. 4). Beispiele für die sportspezifischen Ausprägungen sind die Gemeinsamkeiten und Überschneidungen in der psychischen Manifestation des Übertrainings und depressiver Störungen (s. Kap. 20, Kap. 21) sowie bestimmte Phänotypen gestörten Essverhaltens und Essstörungen im Sport [4].

Die zur Verfügung stehenden Klassifikationssysteme, die Internationale statistische Klassifikation der Krankheiten und verwandter Gesundheitsprobleme (International Statistical Classification of Diseases and Related Health Problems, ICD-10/11) und das Diagnostic and Statistical Manual of Mental Disorders (DSM-5) erlauben nur eine unzureichende Klassifikation psychischer Beschwerden und Erkrankungen im Leistungssport [5, 6]; (s. Kap. 7). Aufgabe der Sportpsychiatrie und -psychotherapie wird es in Zukunft sein, basierend auf der ICD-10/11 und dem DSM-5, Anpassungen und Ergänzungen für die Diagnostik und Klassifikation psychischer Erkrankungen im Leistungssport zu erarbeiten. Wenngleich gewisse Einschränkungen bestehen, bilden die ICD und das DSM genauso wie die fachärztliche, psychiatrisch-psychotherapeutische Expertise immer und zweifellos die Basis der sportpsychiatrischen und -psychotherapeutischen Diagnostik und Klassifikation. Gleiches gilt für die Therapie sowie grundsätzlich für alle anderen Aspekte psychiatrisch-psychotherapeutischen Handelns im Leistungssport (s. Kap. 8).

Leistungssportler sind nicht geschützt vor dem Auftreten nicht sportspezifischer psychischer Erkrankungen. Dies findet beispielsweise im Curriculum Sportpsychiatrie und -psychotherapie der SGSPP in dem Sinne Anerkennung, dass die sportpsychiatrisch-psychotherapeutische Expertise eine Ergänzung zur psychiatrisch-psychotherapeutischen Weiter- und Fortbildung ist (s. Kap. 2). Oftmals ist eine Differenzierung von sportspezifischen psychischen Belastungen und Erkrankungen von nicht sportspezifischen nicht möglich – und in manchen Fällen auch nicht sinnvoll.

Ziel sollte sein, früh zu diagnostizieren, d.h. bereits subklinische und beginnende psychische Beschwerden und Erkrankungen zu erkennen. Die Anwendung diagnostischer Instrumente wie des Baron Depression Screener for Athletes (BDSA; [7] oder des Sport Mental Health Assessment Tool 1 (SMHAT-1) und des Sport Mental Health Recognition Tool 1 (SMHRT-1; [8]) sind dazu wichtige und wertvolle Schritte zur standardisierten und ökonomischen Diagnostik psychischer Beschwerden und Erkrankungen im Leistungssport. Dabei ist es aber als problematisch anzusehen, wenn medizinisch oder klinisch-psychologisch nicht qualifizierte Berufsgruppen (z.B. Sportpsychologen, Athletiktrainer) Screeninginstrumente anwenden sollen, wie es beim SMHAT-1 der Fall ist. Dies sollte auch dann gelten, wenn die Durchführung eines Screenings medizinisch supervidiert wird. Inwieweit sich mit der Auswahl und Zusammenstellung der von Gouttebarge et al. vorgeschlagenen Screeninginstrumente sowie des Algorithmus valide Ergebisse erzielen lassen, wird sich noch zeigen müssen; Kommentar zu SMHAT-1 [9]. Ungeachtet dessen führt die Idee des SMHAT-1 in die richtige Richtung, strukturierte und validierte Konzepte in die Diagnostik psychischer Beschwerden und Erkrankungen im Leistungssport zu integrieren.

Aus mehreren Gründen ist es im Leistungssport – selbst für den erfahren Kliniker und Facharzt für Psychiatrie und Psychotherapie – schwierig, eine sichere Diagnose und Einordnung der psychischen Beschwerden und Erkrankungen vornehmen zu können und somit die Indikation für eine indizierte, (sport-) psychiatrische und -psychotherapeutische Behandlung rechtzeitig zu stellen. Gründe für die Schwierigkeiten in der Diagnostik sind beispielsweise subklinische Symptome und die Leidensfähigkeit der Sportler sowie ihre Fixierung auf die körperliche Leistungsfähigkeit. Letztere kann „prima vista“ zu weniger stark ausgeprägten oder auch atypischen Beschwerden und Symptomen führen und damit verbunden sein, dass Sportler seltener oder erst spät bereit sind, psychische Belastungen und Erkrankungen als solche wahrzunehmen, sie anzuerkennen und/oder über diese zu berichten (s. Kap. 3). Die Grenzen zwischen Gesundheit und Krankheit sind zudem fließend. Auch ist es vielen Sportlern möglich, trotz großer Belastungen körperliche wie psychische und soziale Höchstleistungen zu erbringen. Körperlichen Beschwerden, die im Sinne einer Symptombildung (psychosomatische Komponente der klinischen Manifestation) den psychischen Beschwerden und Erkrankungen vorausgehen können, kommen bei Sportlern, vermutlich mehr noch als in der Allgemeinbevölkerung, eine große Bedeutung zu.

All diese Gründe sollten in der Klinik und Versorgung von Leistungssportlern tätige Fachärzte kennen und in einer notwendigen weiteren sportpsychiatrischen und -psychotherapeutischen Initiative herausarbeiten.

6.1 Sportpsychiatrische und -psychotherapeutische Aspekte der Diagnostik

Die Basis jeglichen ärztlichen und psychiatrisch-psychotherapeutischen Handelns stellen die klinisch-praktischen Diagnoseverfahren dar, also die körperliche Untersuchung, Anamneseerhebung, systematisierte Beschwerdeevaluation und klinische Beobachtung. Anhand dieser klinisch-praktischen Diagnostik erfolgt die Weichenstellung für weitere Untersuchungen. Die körperliche Untersuchung sollte von jedem Arzt durchgeführt werden können, folglich auch von Sportpsychiatern und -psychotherapeuten. Aber auch etwaige körperliche Risikofaktoren für die Gesundheit sowie deren Bedeutung im biopsychosozialen Verständnis des Patienten müssen gekannt und erkannt werden. Die körperliche Untersuchung ist also unverzichtbarer Bestandteil der Diagnostik bei auftretenden psychischen Belastungen und Erkrankungen.

Die psychiatrische und -psychotherapeutische Anamnese muss um die sportpsychiatrische Anamneseerhebung ergänzt werden. Bei der sportpsychiatrischen Anamneseerhebung ist besonderes Augenmerk auf die Sportanamnese zu legen, nämlich im Sinne der Belastungen und Risiken für die psychische Gesundheit im Leistungssport, aber auch im Sinne der Motivationslage und Ressourcen. So ist es bei Leistungssportlern u. a. wichtig, nicht nur den Umfang von Training und Wettkämpfen und die sportliche Zielsetzung zu erheben, sondern auch auf die persönliche Motivation, auf das soziale Netz, auf Erholungs- und Copingstrategien und insbesondere auch auf den Umgang mit Leistungsdruck einzugehen.

In der medizinisch-psychiatrischen Versorgung der Allgemeinbevölkerung spielt die Wahrnehmung und Beachtung der psychischen Belastungsgrenzen eine wichtige Rolle. Das, was dort allgemein vorausgesetzt werden kann, steht im Leistungssport als diagnostische Hilfe häufig nicht in gleichem Maße zur Verfügung. Leistungssportler sind auf dem Weg zu immer größerer Leistungsfähigkeit dem Risiko ausgesetzt, Gesundheitsrisiken, Andeutungen von Schwäche und psychische Belastungsgrenzen zu verleugnen und immer weiter hinaus zu verschieben [8]. Unterstützt wird dies durch die Öffentlichkeit, die den Mythos der „heldenhaften Athleten" als Vorbild für die Leistungsgesellschaft gesellschaftsfähig macht (z. B.: „Sportler sind Helden. Punkt." Neue Zürcher Zeitung, 07.01.2014). Aber es erschwert im hohen Maße die diagnostische Einschätzung und sagt nicht viel über die individuelle Gesamtpersönlichkeit und psychische Gesundheit eines Sportlers aus. Weitere Beispiele aus der Sportberichterstattung sind der Boxkampf im Jahr 2006 von Arthur Abraham, den er trotz doppeltem Kieferbruch erfolgreich beendete, oder die Turnvorführung von Andreas Toba bei den Olympischen Spielen in Rio de Janeiro 2016, als er mit einem Kreuzbandriss seine Übung absolvierte.

Leistungssportler können lange Zeit in der Lage sein, trotz größer werdender psychischer Belastungen bis hin zu manifesten Erkrankungen ihre sportlichen Leistungen zu erzielen. Es ist zu beobachten, dass dies dann von der Öffentlichkeit, den betreuenden Berufsgruppen, aber auch von den Sportlern selbst oft als Zeichen der psychischen Gesundheit und Resilienz verstanden wird. Für die Sportpsychiatrie und -psychotherapie erfordert dies eine Verlagerung der Aufmerksamkeit auf die subklinischen Symptome, die Risikofaktoren und die Entwicklung einer möglichen psychischen Erkrankung ebenso wie die Aufklärung der Berufsgruppen über die Bedeutung sportpsychiatrischer und -psychotherapeutischer Aspekte im Leistungssport. Wenn psychische Symptome manifest sind und auch vom Umfeld als solche erkannt werden, erfolgt heute oft noch eine zu späte und damit erschwerte Behandlung (s. Kap. 3).

Betrachtet man Kinder und Jugendliche im Leistungssport, so besteht bei der sportpsychiatrischen Untersuchung und Beurteilung oft die Schwierigkeit, dass das chronologische Alter nicht mit dem biologischen Alter übereinstimmt (s. Kap. 36). So gilt es, Früh- und Spätentwickler richtig zu erkennen und die entsprechenden Schlüsse zu ziehen. Es besteht sonst die Gefahr, die Entwicklung biologischer Spätentwickler als einen pathologischen Prozess im Sinne von Überlastung oder psychischem Stress fehlzudeuten und Frühentwicklern mehr Talent zuzusprechen, als tatsächlich im Verlauf vorhanden ist. Dies kann im Verlauf zu Überlastung und Überforderung führen.

Paralympische Sportler weisen neben den allgemeinen und sportspezifischen Belastungen und Risiken für die psychische Gesundheit, die sie mit nicht paralympischen Sportlern teilen, behinderungsspezifische Belastungen und Risiken für die psychische Gesundheit auf [3],[10]. Es ist wichtig auf diese gesondert einzugehen (s. Kap. 37). Neben einem Trauma, das häufig einer paralympischen Karriere vorausgeht, sind es v.a. die besonderen körperlichen Aspekte, die es zu berücksichtigen gilt.

Interdisziplinarität und Interprofessionalität der Diagnostik: Leistungssport ist aus Perspektive der psychischen Gesundheit als interdisziplinäres und interprofessionelles Thema zu verstehen. Neben der sportpsychiatrischen und -psychotherapeutischen Diagnostik führen auch andere Fachpersonen qualifizierte Untersuchungen durch. Sport- und Trainingswissenschaftler nehmen (meist in Kooperation mit Sportmedizinern) körperliche Leistungsdiagnostiken vor wie das Messen von Geschwindigkeit, Ausdauerleistung oder anderern Parametern. In der Sportpsychologie liegt das Augenmerk v.a. im Erleben und Verhalten im Sport sowie in dessen Ursachen und Wirkungen. Insbesondere werden die Bereiche Analyse und Optimierung psychischer Bedingungen, Belastungs- und Erholungssteuerung, Leistungsdiagnostik und -förderung, Sportlerpersönlichkeit sowie Gruppendynamik thematisiert (auf die Lehrbücher der Sportpsychologie wird verwiesen). Bei sportmedizinischen Untersuchungen liegt der Fokus auf Bewegungsapparat und Herzkreislaufsystem inkl. der Atemwege. Sie dienen der Diagnostik von Verletzungen und Krankheiten zum Zweck der Prävention, Therapie und Rehabilitation, werden aber auch in Hinblick auf die allgemeine und sportartspezifische Leistungsfähigkeit sowie zu einer möglichen Leistungsförderung durchgeführt. (s. Lehrbücher der Sportmedizin). Ein klassisches Beispiel ist der Laktattest zur Beurteilung der Ausdauerleistung. Aber auch in der sportmedizinischen Arbeit wird der psychischen Gesundheit eine hohe Bedeutung zugemessen (s. Kap. 43).

Aus einem gemeinsamem Grundverständnis für den diagnostischen Blickwinkel kann sich die Basis einer interdisziplinären Zusammenarbeit ergeben, im Sinne einer konzentrierten sportpsychiatrisch-psychotherapeutischen und sportmedizinische Behandlung, zu der im Verlauf weitere Fachpersonen wie Sportpsychologen herangezogen werden – je nach Entwicklung des Genesungsprozesses und der sportlichen Situation, z.B. Wettkampfphase und Wettkampfpause.

Während es für klassische psychische Erkrankungen in der ICD-10/11 und im DSM-5 einheitliche Kriterienkataloge zur Diagnosestellung gibt, bilden diese bestimmte Beschwerden oder Risikozustände im Leistungssport nicht ab; z.B. das Übertraining [11]; (s. Kap. 20). Hinzu kommt, dass es teilweise fließende Übergänge der Beschwerdebilder gibt bzw. dass es ein generelles Problem der Trennschärfe zwischen physiologischen und normalen Phänomenen und subklinischen sowie klinischen Beschwerden gibt.

Da im klinischen Alltag der Psychiater und Psychotherapeut bzw. Sportpsychiater und -psychotherapeut den Leistungssportler als Patient nicht zuerst in der Behandlungskette sieht, bedarf es der Zuweisung durch den Sportarzt. Wobei es nicht allein die Sportärzte sind, die mit abklärungswürdigen oder behandlungsbedürftigen psychischen Auffälligkeiten zuerst konfrontiert sind, sondern auch andere Betreuer, z.B. die den Sportler betreuenden Physiotherapeuten oder Sportpsychologen [12, 13]. Damit ein Leistungssportler über den Sportarzt zum Sportpsychiater und -psychotherapeut gelangt, bedarf es der besonderen Aufmerksamkeit für psychische Auffälligkeiten oder Risikozustände (s. Kap. 42). Diese Aufmerksamkeit beruht meist auf Erfahrung, könnte aber durch eine entsprechende Schulung ergänzt und verbessert werden. Gleiches gilt für den Blick des Sportarztes auf die psychische Gesundheit des Leistungssportlers, der durch Schulungen geschärft werden kann. Die Schärfung des Sinnes für psychiatrisch-psychotherapeutischen Beschwerden und Risikozustände würde zu einer frühzeitigen sportpsychiatrischen Abklärung führen. Schulungen aber können die qualifizierte medizinische Diagnostik psychischer Belastungen und Erkrankungen nicht ersetzen. Daher ist eine Integration von Sportpsychiatern und -psychotherapeuten in die Versorgungskonzepte im Leistungssport notwendig, um entsprechend zu den körperlichen Belastungen und Erkrankungen auch eine frühzeitige qualifizierte Diagnostik gewährleisten zu können. [14]; (s. Kap. 1, Kap. 3).

Herausforderungen der Diagnostik: Da sich Leistungssportler in einem besonderen Umfeld bewegen und sie verschiedene Fachpersonen als Ansprechpartner haben, ist die Entwicklung und Etablierung von allgemeinen, diagnostischen Algorithmen notwendig. SMHAT-1 und SMHRT-1 sind hier wie bereits ausgeführt wegweisende Schritte, die es aber weiter auszubauen und zu ergänzen gilt [8, 9]. Dazu gehören ein allgemeines Screening zum Wohlbefinden und von Beschwerden ebenso wie gezielte Untersuchungen auf bestimmte Beschwerdebilder. Zu beachten ist, dass Screenings alleine nicht bei jedem Sportler von Nutzen sind [15]. In bestimmten Themenbereichen gibt es solche Algorithmen bereits, beispielsweise bei dem RED-S mit dem RED-S Clinical Assessment Tool (CAT; [2]) oder der Concussion mit dem Sport Concussion Assessment Tool 5 (SCAT5; [16]). In vielen anderen Bereichen existieren solche Algorithmen noch nicht, z. B. bei Substanzgebrauch oder depressiven Störungen (s. Teil V). Darüber hinaus gibt es noch nicht in ausreichendem Umfang spezifische Tests und Assessments, anhand derer klare Befunde erhoben und Diagnosen gestellt werden können. In der sportpsychologischen Diagnostik ist der Profile of Mood States (POMS; [17]) ein häufig genutzter Fragebogen zur Beurteilung der psychischen Verfassung. Die meisten anderen gängigen Erhebungsverfahren dienen vorwiegend der körperlichen Beanspruchung, Belastung und Erholung, z. B. der Erholungs-Belastungs-Fragebogen für Sportler (EBF-Sport; [18, 19]).

Es kann sich als sinnvoll erweisen, neben der psychiatrisch-psychotherapeutischen Diagnostik innerhalb von Vereins- oder Verbandsstrukturen eine entsprechende Diagnostik auch außerhalb der Strukturen durchzuführen. Grundsätzlich ist mit weniger Testverfälschungen zu rechnen, wenn Sportler weniger Sorgen haben, dass ein auffälliger Befund womöglich an den Trainer- und Betreuerstab weitergeleitet wird. Bei der Integration von Sportpsychiatern und -psychotherapeuten gilt es, die Balance zu finden zwischen der Etablierung im Verband und Verein neben Sportärzten und außerhalb derselben. Die Integration in eine Verbands- und Vereinsstruktur kann zur Entstigmatisierung von psychischen Beschwerden und Erkrankungen sowie der Psychiatrie und Psychotherapie beitragen (s. Kap. 3). Andererseits kann auch die Versorgung außerhalb der Struktur aufgrund der Distanz zum Verband und Verein eine Stigmatisierung durch Sportler und Betreuer verhindern helfen. Welcher Ansatz hier gewählt wird, ist im Einzelfall zu entscheiden. Die ethischen Aspekte der Diagnostik dürfen zudem nicht vergessen werden, die sich aus dem Screening etwaiger Risikoprofile, psychischer Erkrankungen ergeben könnten. Auch das besondere ethische und rechtliche Spannungsfeld von Privatsphäre, Transparenz gegenüber den Verantwortlichen und der ärztlichen Schweigepflicht muss beachtet werden (s. Kap. 34).

Zu den Herausforderungen in der Diagnostik von psychischen Beschwerden und Erkrankungen gehört auch, bei Sportlern mehr Aufklärungsarbeit zu leisten (s. Kap. 42). Die bei Leistungssportlern häufig anzutreffende erhöhte Leidensfähigkeit kann dazu führen, dass Risikozustände, subklinische Beschwerden oder auch klinisch ausgeprägte Erkrankungsbilder nicht oder nicht rechtzeitig erkannt werden. Dies kann mit dem Negieren von Beschwerden einhergehen, z. B. aus dem Selbstbild als Leistungssportler heraus oder aus Angst vor Nachteilen [20]. Zudem muss zwischen mentaler Stärke und psychischer Gesundheit differenziert werden (s. Kap. 3). Leistungssportler können dank mentaler Stärke Höchstleistungen erbringen, aber auch psychisch belastete und erkrankte Sportler sind bei vorhandener mentaler Stärke dazu in der Lage.

Mentale Schwäche wiederum reduziert die Erfolgschancen, wie psychische Beschwerden und Erkrankungen das Risiko für Verletzungen erhöhen und die Rehabilitation verlängern.

Psychiatrisches Basis-Assessment (PBA) und sportpsychiatrische Evaluation (SPE): Ziel sollte es sein, ein PBA in die sportmedizinische Untersuchung (SMU[5]) zu integrieren und bei auffälligen Ergebnissen (z.B. Über- oder Unterschreiten eines Cut-off-Wertes) eine SPE durch dafür qualifizierte Fachärzte für Psychiatrie und Psychotherapie anzuschließen. Ein PBA sollte neben psychiatrischen Vordiagnosen, einer aktuellen Medikation und allgemeinen psychischen Beschwerden auch in kurzer Form mögliche psychosoziale Risikofaktoren und die aktuelle soziale Integration erfragen wie auch den Konsum von Alkohol, Nikotin, illegalen Substanzen oder Dopingmitteln. Als zentrale Screening-Elemente könnten sich allgemeine Instrumente zur Erhebung von Lebensqualität wie der Well-Being Index der WHO (WHO-5) [21] und die Kurzskala zur Erfassung der Allgemeinen Lebenszufriedenheit (L-1) [22] eignen. In der SPE sollte dann im Rahmen eines klinischen Interviews eine umfassendere Erhebung psychischer Beschwerden erfolgen. Ein PBA könnte auch – unabhängig von der SMU – in Krisen- und Belastungssituationen zum Einsatz kommen. Grundsätzlich sollte dabei jeder Ansatz einer strukturierten psychiatrischen Diagnostik im Leistungssport validiert werden. Überdiagnostik ist ebenso zu vermeiden wie mögliche Stigmatisierung oder Psychiatrisierung durch falsch positive Resultate [23].

Beispiele sportpsychiatrischer und -psychotherapeutischer Aspekte der Diagnostik und Klassifikation psychischer Probleme und Erkrankungen im Leistungssport: Anhand mehrerer Beispiele soll im Folgenden auf das Problem der Trennschärfe zwischen Normalzustand, Auffälligkeit und pathologischer Ausprägung von Symptomen bzw. Beschwerden eingegangen werden. Ebenso sollen die zur Verfügung stehenden Untersuchungsinstrumente für die Diagnostik und Klassifikation erkrankungsspezifisch dargestellt werden. Bezüglich der konkreten weiteren differenzialdiagnostischen Überlegungen sei auf die jeweiligen Kapitel zu den psychischen Erkrankungen im Leistungssport verwiesen (s. Teil V).

Bei atypischer Art, Ausprägung oder Dauer von psychischen Beschwerden sollte grundsätzlich auch eine mögliche Traumatisierung bzw. Traumafolgestörung in Betracht gezogen und diagnostisch evaluiert werden [24, 25]; (s. Kap. 26). Traumafolgestörungen bei Leistungssportlern können sowohl im Zusammenhang mit schweren Verletzungen stehen, aber auch mit vorsätzlicher (auch sexualisierter) Gewalt zusammenhängen [26, 27]; (s. Kap. 3).

6.2 Kopfverletzungen

Kopfverletzungen gehören zu den häufigen Verletzungen bei Kontakt- und Kampfsportarten, z.B. im American Football, Eishockey und Boxen [28]. Es gibt zahlreiche diagnostische Instrumente, mit denen die gesundheitlichen Auswirkungen einer Kopfverletzung festgestellt werden können [29, 30, 31, 32, 33, 34, 35, 36]; (s. Kap. 13). Das SCAT5 wie auch das Child SCAT5 sind als diagnostische Instrumente etabliert, um frühzeitig gesundheitliche Beschwerden durch eine Kopfverletzung festzustellen. Sie sind fester Bestandteil zahlreicher sog. Concussion-Protokolle [16, 37]. Von einer adäquaten Diagnostik hängt u.a. ab, wann eine Rückkehr in den Trainings- und Wettkampfbetrieb möglich ist (Return-to-Play, RTP); [38].

Während die CTE, die medial viel Aufmerksamkeit erfährt, eine Diagnose post mortem darstellt, findet man in der sportpsychiatrischen und -psychotherapeutischen Praxis typischerweise Beschwerdebilder durch akute

---

5 in der Schweiz: SPU

Schädelprellungen oder eine Gehirnerschütterung (Commotio cerebri) mit neuropsychiatrischen Defiziten und Störungen. Die Terminologie der Kopfverletzungen ist komplex und mitunter verwirrend (s. Kap. 13). Zu den typischen akuten und subakuten Beschwerden bei einer Commotio cerebri gehören Kopfschmerzen, Konzentrationsstörungen und Schwindel, oft auch Schlafstörungen und Affektveränderungen, z. B. Gereiztheit und depressive Symptome. Schlafstörungen und Affektveränderungen sind für betroffene Sportler gleichermaßen belastend wie die primär neurologischen Beschwerden. Daher sollte frühzeitig eine neuropsychiatrische Abklärung angestrebt werden. Je nach Primärpersönlichkeit und Ausprägung von Resilienzfaktoren können sich neurologische und neuropsychiatrische Beschwerden im Sinne einer unbewussten Symptombildung verselbständigen [39]. Dies kann dazu führen, dass beispielsweise aus dem traumatisch-neurogenen Schwindel ein phobischer Schwankschwindel wird und aus Kopfschmerzen eine autonome somatoforme Schmerzstörung [40, 41, 42]; (s. Kap. 25).

Die beschriebenen Affektveränderungen können die neurologischen Beschwerden deutlich überdauern und zu dysphorischen, depressiven und ängstlich-gereizten Beschwerdebildern führen [43, 44, 45]. Darüber hinaus steigt offenbar das Risiko für die spätere Entwicklung psychischer Beschwerden [46]. Da die wichtigsten Regenerationsprozesse im Schlaf stattfinden, sollte frühzeitig ein Augenmerk auf die Schlafregulation gelegt werden (s. Kap. 31). Während sich Konzentrationsstörungen und Schlafstörungen durch Testverfahren, z. B. Zahlen-Verbindungs-Test (ZVT; [47]), Test d2-Revision (d2-R; [48]), Insomnia Severity Index (ISI; [49]) und Regensburg Insomnia Rating Scale (RIS; [50, 51]) quantifizieren lassen und auch Schwindelsymptome relativ leicht neurologisch oder psychiatrisch zugeordnet werden können, fällt eine Einordnung von Kopfschmerzen, Benommenheit und auch besagten Affektveränderungen deutlich schwieriger.

Künftig ist das Augenmerk auf die Entwicklung von Screening-Instrumenten zu legen, die effektiv Risikokonstellationen für nachfolgende psychische Erkrankungen, aber auch Suizidalität identifizieren können [52]; (s. Kap. 22). Da das Aufmerksamkeitsdefizit- und Hyperaktivitätssyndrom (ADHS) als ein möglicher Risikofaktor dafür gilt, ist ein Basisscreening auf ADHS zu überdenken, insbesondere, da das Risiko für Sportler mit ADHS erhöht ist, eine Kopfverletzung und Gehirnerschütterung zu erleiden [53]; (s. Kap. 32). Bei Persistenz der Beschwerden (z. B. schwere Schlafstörungen, Reizbarkeit) über mindestens 3 Monate sollte auch die Möglichkeit einer posttraumatischen Belastungsstörung in Betracht gezogen werden [54]; (s. Kap. 26).

6.3 Doping

Wenn man das Themenfeld Doping betrachtet, ist die Aufmerksamkeit meist auf den Umstand des Regelverstoßes, auf Leistungsförderung und -steigerung, Selbstvertrauen und körperliche Auswirkungen gerichtet (s. Kap. 11). Weniger Beachtung finden die psychischen Auswirkungen von Dopingsubstanzen, die man insbesondere bei anabol androgenen Steroiden (AAS, Anabolika) beobachten kann (s. Kap. 16). Diese äußern sich in einer höheren Aggressions- und Gewaltbereitschaft, einer erhöhten Risikobereitschaft sowie Impulsivität [55, 56]. Zudem können AAS psychiatrische Erkrankungsbilder wie Angststörungen, Manien oder sogar Psychosen begünstigen und auslösen sowie das Suizidrisiko erhöhen [57, 58, 59, 60]. Es ist problematisch, dass Leistungssportler, die unter Doping Erfolge erzielen und dabei nicht entdeckt werden, vielfach große Aufmerksamkeit genießen. Allein dadurch kann das dysfunktionale Verhalten verstärkt werden.

Während eine erhöhte Aggression, Risikobereitschaft oder Impulsivität bei körperbetonten Mannschaftsportarten (z. B. im American Football oder in Kampfsportarten prinzipiell) erwünscht ist und dies eine mögliche Ursache für den illegalen Einsatz von Anabolika sein kann, dürfen – abgesehen vom Aspekt des Fair Plays – die schwerwiegenden Risiken für die Gesundheit nicht außer Acht gelassen werden. Insbesondere bei entsprechend auffälligem Verhalten von Sportlern sollte der Missbrauch von AAS in Betracht gezogen werden (s. Kap. 17, Kap. 18). Die Bereitschaft von Sportlern, für sportlichen Erfolg auch gesundheitliche Beeinträchtigungen zu tolerieren [20], wurde bereits von Goldman in den 1980er Jahren beschrieben [61].

Bei kampfbetonten Sportarten ist zu beachten, dass eine erhöhte Risikobereitschaft oder Impulsivität nicht nur durch AAS bedingt sein kann, sondern auch z. B. Ausdruck eines ADHS oder Spätfolgen wiederholter Gehirnerschütterungen sein kann [62]; (s. Kap. 13, Kap. 32). Wenn Sportler depressive Beschwerden entwickeln, insbesondere mit Suizidgedanken, ist wiederum an mögliche Entzugserscheinungen nach Absetzen oder Reduktion von anabolen Steroiden zu denken [63, 64]; (s. Kap. 21, Kap. 22). Auch wenn Doping vorwiegend erwachsene Athleten betrifft, so ist auch bei Kindern und Jugendlichen an Doping zu denken, wenn es zu Manifestationen schwerer psychischer Erkrankungsbilder oder von Verhaltensauffälligkeiten kommt [65]. Während der Pubertät ist es bei Sportlern deutlich schwieriger, physiologische Veränderungen bei Stimmung, Risikobereitschaft und Aggressivität von Veränderungen durch anabole Steroide zu unterscheiden (s. Kap. 36).

Sowohl die gezielte Anamneseerhebung betreffend Dopings als auch eine weiterführende Labordiagnostik sollten daher zum diagnostischen Standard bei Leistungssportlern gehören. Betreffend die Häufigkeit hat der Substanzgebrauch im Leistungssport allgemein aber eine noch viel größere Bedeutung als die Leistungssteigerung durch (verbotene) Substanzen an sich (s. Kap. 15). Es ist wichtig, dies immer in der Diagnostik und bei bestehenden wie auch neu auftretenden psychischen Beschwerden und Erkrankungen zu berücksichtigen.

6.4 Anpassungsstörungen

Das Konzept der psychiatrischen Diagnose einer Anpassungsstörung in der ICD-10/11 und im DSM-5 basiert auf der Annahme, dass die Anpassung des Menschen bei psychischen Veränderungen und Belastungen möglich, aber beschränkt ist und dass das Überschreiten einer individuellen Belastungsgrenze durch Überbeanspruchung der Anpassungsfähigkeit zu einer Anpassungsstörung führt [5, 6]; (s. Kap. 19). Veränderungen und die daraus resultierenden Anpassungsanforderungen sind allerdings nicht als ein statischer, sondern als ein dynamischer Prozess zu verstehen. Dies führt dazu, dass es zu fließenden Übergängen von Anpassung, eingeschränkter Anpassung und Anpassungsstörung kommen kann. Eine besondere Schwierigkeit liegt in der Betrachtung der physiologischen Stressreaktion, die mit Veränderungen der Kognition, des Affekts, des Verhaltens und des Schlafs einhergehen können, insbesondere, da sich Schlafstörungen wiederum auf Kognition, Affekt und Verhalten auswirken [66].

Da eine bestimmte Belastung nicht bei jedem Menschen gleichermaßen zu Beschwerden führt, muss die individuelle Ausprägung von Resilienzfaktoren berücksichtigt werden, z. B. eine optimistische Zukunftssicht, Selbstwirksamkeitserwartung, Copingstrategien und Primärpersönlichkeit [67, 68, 69, 70]. Die Entwicklung von Burnoutbeschwerden kann auch als Anpassungsstörung verstanden werden, abhängig vom Schweregrad der damit einhergehenden Beschwerden (s. Kap. 41).

Nicht immer ist es leicht, die Beschwerden einer Anpassungsstörung von psychophysiologischen Stressreaktionen zu unterscheiden. Als Beispiel hierfür kann die Aussage des deutschen Fußballers Peer Mertesacker aus dem Jahr 2018 betrachten werden, den aufgrund des Leistungsdrucks vor Pflichtspielen oft Brechreiz und Übelkeit, teilweise auch Durchfall heimsuchten. Er war erleichtert, wenn er durch Verletzungen diesem Druck nicht ausgesetzt war (Mertesacker zum WM-Aus 2006 „Es ist vorbei. Endlich ist es vorbei“. Der Spiegel, 10.03.2018). Anpassungsstörungen können sich v. a. bei Krankheit und Verletzung sowie im Zusammenhang mit dem Karriereende entwickeln und gehen mit dem Risiko der Entwicklung von beispielsweise Substanzgebrauchsstörungen, depressiven Störungen und Angststörungen einher [71, 72]; (s. Kap. 15, Kap. 21, Kap. 23). Besonders hoch ist das Risiko hierfür bei einem unerwarteten Karriereende, z. B. durch Verletzungen [73]; (s. Kap. 38).

6.5 Übertraining und depressive Störungen

Übermäßige Belastung im Training und unzureichende Regenerationsmöglichkeiten können zu einer Überbeanspruchung führen und schließlich ein Übertraining bzw. ein ÜTS (Übertrainingssyndrom) zur Folge haben [74]; (s. Kap. 20). Bei einem Übertraining können sich zudem depressive Symptome und eine depressive Störung entwickeln [75]; (s. Kap. 21). Während sich wissenschaftliche Studien bislang fast ausschließlich mit den körperlichen Ursachen und Folgen von Übertraining beschäftigen, ist der psychischen Verfassung der Sportler während der gesamten Phase des Übertrainings zu wenig Aufmerksamkeit geschenkt worden – bis auf den Einsatz von standardisierten Fragebögen. Dabei ist schon am Anfang der sportlichen Karriere die Persönlichkeit des Sportlers mit seiner Sensibilität und Fähigkeit, die Belastungsgrenzen zu erkennen und zu respektieren, sowie die – möglicherweise vorhandene – Neigung, sich mehr oder weniger bewusst zu schädigen, wahrscheinlich entscheidend für die Anfälligkeit, ein Übertraining zu entwickeln. Diese klinische Erfahrungsbeobachtung muss aber noch durch methodisch belastbare sportpsychiatrische und -psychotherapeutische Untersuchungen belegt werden.

Die Schwierigkeiten in der Differenzialdiagnostik von einem Übertrainingssyndrom zur depressiven Störung sind darin begründet, dass die neurobiologischen Grundlagen sich mitunter stark überschneiden, z. B. die involvierte hormonelle Stressachse [76, 77]; (s. Kap. 20). Weitere diagnostische Probleme entstehen dadurch, dass die Symptomatik beim ÜTS trotz Trainingspause bestehen bleibt. Eine Trainingspause ist allerdings in der Praxis im Leistungssport meist nicht umsetzbar. Dies erschwert und verunmöglicht teilweise eine korrekte Diagnosenstellung. Eine verzögerte oder zu späte Diagnosenstellung hat aber eine entsprechend späte Behandlung zur Folge, zumal die Rückbildung der Beschwerden Monate dauern und sich sogar über Jahre hinziehen kann [78]. Zudem ist bei Hinweisen auf ein Übertraining frühzeitig zu prüfen, ob möglicherweise depressive Beschwerden vorliegen. Die Zukunft wird zeigen, inwieweit neue diagnostische Tools wie der Endocrine and Metabolic Responses on Overtraining Syndrome (EROS-) COMPLETE sich zur Differenzialdiagnostik von depressiven Störungen und Übertraining als geeignet erweisen und etablieren werden, um früher bzw. schneller therapeutisch eingreifen zu können [79].

6.6 Angst und Angststörungen

Betrachtet man Angst im Leistungssport, unterscheidet man zuerst zwischen der Neigung zu Ängstlichkeit im Zusammenhang mit einer Wettkampfbelastung (im Sinne einer Wettkampfängstlichkeit) und der Wettkampfangst an sich [80]. Die Grenzen zwischen einer Wettkampfangst als kurze Stressreaktion und einer Angststörung sind fließend [81]; (s. Kap. 23). Aus psychiatrisch-psychotherapeutischer Perspektive werden Ängste erst relevant, wenn sie das Ausmaß von Angststörungen erreichen. Angst kann einen leistungsfördernden Effekt haben, allerdings wirkt sich Angst meist leistungsmindernd aus [82, 83]. Die sportpsychiatrisch-psychotherapeutische Sichtweise sollte eine umfassende sein, da es sich bei Angst um einen Affekt handelt, der durch Lernerfahrungen verstärkt werden kann. Eine nicht ernst genommene Wettkampfangst kann sich zu einer Angststörung entwickeln, aber auch eine andere psychische Erkrankung zur Folge haben wie eine depressive Störung (s. Kap. 21).

Nach der Definition von Martens für die Wettkampfangst als „individuelle und bereichsspezifische Neigung, sportliche Wettkampfsituationen als bedrohlich einzuschätzen", prädestiniert sie für die Entwicklung einer Angststörung oder Stressfolgeerkrankungen [84]. Dies ist umso wichtiger, wenn man berücksichtigt, wie effektiv psychotherapeutisch und medikamentös Angststörungen behandelt werden können. Nervosität und auch sogenanntes Lampenfieber werden als normal angesehen, wenn man vor Publikum Höchstleistungen erbringen soll. Die damit einhergehende Angstsymptomatik kann allerdings eben deswegen unterschätzt werden. Umgekehrt gilt es eine normale Stressreaktion nicht zu pathologisieren. Die verfügbaren diagnostischen Verfahren für Wettkampfängstlichkeit, z. B. Wettkampf-Angst-Inventar State (WAI-S) und Wettkampf-Angst-Inventar Trait (WAI-T); [85]) und für Angststörungen, z. B. Generalised Anxiety Disorder Assessment (GAD-7; [86]) sind jeweils themenspezifisch ausgerichtet. Bislang fehlt jedoch ein Instrument, mit dem man sicher differenzieren kann, ab wann Ängstlichkeit oder Wettkampfangst vorliegt oder sich bereits eine klinisch relevante Angststörung entwickelt hat. Dabei ist auch zu beachten, dass es zu Vermischungen von Wettkampfangst und -ängstlichkeit mit einer beispielsweise vorliegenden sozialen Phobie oder generalisierten Angststörung kommen kann, wodurch die differenzialdiagnostische Betrachtung erschwert wird.

6.7 Schmerz und Schmerzsstörungen

Schmerzen sind physiologische Warnzeichen vor Überlastung oder für Verletzungen (s. Kap. 25). Da Schmerzen beim Training von Schnellkraft, Maximalkraft, Kraftausdauer und auch Beweglichkeit als physiologische Belastungs- und Beanspruchungsfolge betrachtet werden können, gehört auch der Verletzungsschmerz für viele Leistungssportler zum Alltag [87]. Das trifft auf erwachsene Leistungssportler wie auch auf Nachwuchsleistungssportler zu [88, 89].

Aus sportpsychiatrisch-psychotherapeutischer Sicht ist jedoch nicht allein die Betrachtung der physiologischen Aspekte bzw. des Schmerzes durch Verletzungen wichtig, sondern insbesondere der Übergangsbereich von passageren, funktionellen Beschwerden bis hin zu autonomen, somatoformen Schmerzstörungen. Zentrales Problem des Schmerzes ist, dass er apparativ nicht messbar ist. Aufgrund der Subjektivität des Schmerzempfindens ist die Beurteilung von Schmerzerhebungen, z. B. durch die Visuelle Analogskala (VAS) und den Pain-Disability-Index (PDI), erschwert [90, 91, 92]. Zudem neigen Leistungssportler dazu, Schmerzen und schmerzhafte Verletzungen zu ignorieren sowie auch unter Schmerz zu trainieren und an Wettkämpfen teilzunehmen [93, 94]. In diesem Kontext kommt es bei Sportlern häufig auch zu einem vorsorglichen Einsatz von Schmerzmitteln, von meist nichtsteroidalen Antirheumatika (NSAR), vor oder auch an Trainings- und Wettkampftagen [95, 96].

Weder Sportler selbst noch Behandler vermögen auf Anhieb sicher unterscheiden zu können, ob es sich bei Schmerzen um rein körperliche, primär psychische (psychogene) oder psychosomatische Schmerzen handelt, sodass Schmerzen, die untypisch für Verletzungen oder körperliche Erkrankungen sind, oft als unspezifische Beschwerden subsumiert werden [97]. Während in der Psychiatrie und Psychotherapie, bei psychosomatischen Schmerzen oder autonomen somatoformen Schmerzstörungen, Sport und Bewegung in den Therapiekonzepten von hoher Bedeutung sind, kann dieses Schema nicht unkritisch auf den Leistungssport übertragen werden. Nicht eindeutig körperliche Schmerzen sollten im Leistungssport frühzeitig sportpsychiatrisch und -psychotherapeutisch abgeklärt werden, um der Entwicklung dysfunktionaler Stressverarbeitungsmuster vorzubeugen.

6.8 Persönlichkeit und Persönlichkeitsstörungen

Ein Themenfeld, das in den letzten Jahren einen starken Wandel erfahren hat, ist der Blick auf die Persönlichkeit und Persönlichkeitsstörungen (s. Kap. 27). Das Konzept einer zweidimensionalen Persönlichkeitsmatrix, wie sie u. a. das Circumplex-Modell nach Fiedler abbildet, wurde durch Forschungsergebnisse relativiert, die auf die sogenannten Big Five verweisen, also auf eine fünfachsige dimensionale Persönlichkeitsstruktur [98, 99, 100]. Gegenstand neuerer Forschung sind die „dunklen" Persönlichkeitsanteile (D-Faktor, engl. dark factor; [101]). Ebenso wie die Forschung einen neuen Blick auf das Konzept der Persönlichkeit wirft, gilt es die Übergänge als fließend und auch sich wandelnd zu betrachten: von einer „normalen" (also nicht auffälligen Persönlichkeit) über eine Persönlichkeitsakzentuierung ohne Krankheitswert (im Sinne eines Persönlichkeitsstils) bis hin zu einer manifesten Persönlichkeitsstörung oder aber auch einer Persönlichkeitsänderung.

Die Verbindung zwischen auffälligem Verhalten sowie öffentlicher und medialer Aufmerksamkeit wiederum erhöht das Risiko, dass Leistungssportler sich ein sozial auffälliges Verhalten zulegen, um Aufmerksamkeit zu erhalten. Ähnliche Effekte können sich durch die Kompensation von instabilem Selbstbild und Selbstwert ergeben [102, 103]. Von den genannten Aspekten der Betrachtung und Untersuchung von Persönlichkeitsaspekten zu unterscheiden sind die Haupt- und Nebendomänen des ADHS gemäß den Wender-Utah-Kriterien [104]; (s. Kap. 32). So kann sowohl Überaktivität, insbesondere in Verbindung mit Impulsivität oder Temperament, als persönlichkeitsimmanente Pathologie fehlgedeutet werden. Die neuen Diagnosekriterien des ICD-11 für Persönlichkeitsstörungen bergen das Risiko, dass ein in der Jugend nicht erkanntes ADHS, in der Adoleszenz oder im Erwachsenenalter irrtümlicherweise durch die Merkmale „negative Affektivität" und „Enthemmung" als Persönlichkeitsstörung gewertet wird [6]. Ungeachtet dessen weisen Männer eine größere Neigung zu Enthemmungsverhalten auf als Frauen [105].

Da es sowohl für klassische Konzepte der Persönlichkeitsstörungen (z. B. SCID-5 Structured Clinical Interview for DSM-5) [106]) sowie für die Übergänge zwischen Persönlichkeitsstil und -störung (z. B. Persönlichkeitsstil- und Störungs-Inventar (PSSI; [107]) wie auch auch für die Big Five (Big-Five-Persönlichkeitstest, B5T; [108]) etablierte Testverfahren gibt, ist die differenzierte Beurteilung möglicher Auffälligkeiten diagnostisch möglich. Schwieriger gestaltet sich die Beurteilung allein aufgrund klinischer Beobachtung. Davon zu unterscheiden ist ein fehlangepasstes Sozialverhalten, welches durch „Gepflogenheiten" in einzelnen Sportarten vorkommen kann, beispielsweise kampfbetonten Mannschaftssportarten, etwa durch eine erhöhte Aggressionsbereitschaft während der Ausübung des Sports. Diese ist generell bei Leistungssportlern zu beobachten [109, 110]. Ist Aggression positiv besetzt, erhöht dies auch die Bereitschaft, aggressiv zu reagieren [111]. Fehlangepasstes Verhalten kann sich auch allein durch die Interaktion mit Mitspielern, Gegnern und dem Publikum bei sonst im Alltag unauffälligen Personen entwickeln und verstärken.

6.9 Gestörtes Essverhalten und Essstörungen

Ernährung spielt im Leistungssport eine wichtige Rolle um den Energiebedarf zu decken und, je nach Sportart, das Verhältnis von Körperfett und Muskelmasse durch Ernährungspläne zu steuern (s. Kap. 28). Die richtige Ernährung kann – ebenso wie das Einhalten bestimmter Gewichtsgrenzen – für die Erbringung körperlicher Leistungen vorteilhaft und sogar Voraussetzung sein [112]. Trotz bestehender Empfehlungen zu gesunder Sporternährung [113] weichen viele Leistungssportler im Ernährungsverhalten von den Empfehlungen ab [114].

Insbesondere Restriktionen bei der Energiezufuhr können bei gewichtsabhängigen und Ausdauersportarten das Risiko für die Entwicklung eines gestörten Essverhaltens bis hin zur Entwicklung manifester Essstörungen erhöhen [115, 116]. Essstörungen können bei zahlreichen Sportarten auftreten und Männer ebenso wie Frauen betreffen, auch wenn der Anteil von Frauen meist höher ist [117]. Sportler sind meist häufiger betroffen als Nichtsportler [118].

Gestörtes Essverhalten ist zu verstehen als Kontinuum zwischen gesundem Ernährungsverhalten und schweren Essstörungen wie der Anorexia nervosa und Bulimia nervosa. Im Übergangsbereich zwischen normalem und gestörtem Essverhalten liegt die Orthorexia nervosa. Hier steht nicht der Gewichtsverlust im Mittelpunkt, sondern die ausgeprägte Aufmerksamkeit für (vermeintlich) gesunde Ernährung und die Kontrolle über das Gewicht durch strikte diätetische Maßnahmen, oft verbunden mit Perfektionismus [119, 120]. Auch wenn die Orthorexia nervosa aufgrund unzureichender Datenlage in die Diagnosesysteme ICD-10/11 oder DSM-5 keinen Eingang gefunden hat und es noch keine einheitlichen Diagnosekriterien gibt, stellt es ein klinisch gut abbildbares Syndrom dar [121, 122]. Es wird neben der Orthorexia nervosa als Erkrankungsbild auch eine gesunde Orthodoxie (healthy orthorexia) diskutiert [123].

Es gibt Hinweise auf ein gehäuftes Auftreten gestörten Essverhaltens und Essstörungen im Leistungssport, v. a. bei Sportlern in Ausdauersportarten [124, 118]. Es hat ichsyntonen Charakter und führt selbst nicht zu Leidensdruck, welcher erst dann eintritt, wenn die strikten Ernährungskonzepte nicht umgesetzt werden können. Essstörungen, die üblicherweise zu Untergewicht mit einem reduzierten Body Mass Index (BMI) führen, werden durch einen BMI von kleiner 17.5 kg/m^2 bei Erwachsenen definiert, was für die Anorexia nervosa gilt. Bei Leistungssportlern greift diese Definition allerdings aufgrund der meist stark ausgebildeten Muskelmasse nicht [4]. Bei Leistungssportlerinnen wurde daher lange Zeit das Konzept der Female Athlete Triad propagiert, charakterisiert durch ein hypokalorisches Essverhalten mit oder ohne gestörtem Essverhalten, einer anstrengungsassoziierten Dys- und Amenorrhoe und zudem Osteopenie und -porose [125]. Ein etwaig gestörtes Essverhalten und/oder Essstörung bildet zusammen mit einer zu geringen Energieverfügbarkeit eines der drei Spektren der Triade. Äquivalent hierzu wurde nachfolgend eine männliche Triade mit hypokalorischem und/oder gestörtem Essverhalten bis zu einem hypogonadotropen Hypogonadismus und einer Osteopenie und -porose beschrieben [126]. In den letzten Jahren hat sich mehr und mehr das Konzept RED-S entwickelt, in dem die Problematik und Folgen eines gestörten Essverhaltens sowie einer Essstörung im Sport breiter gefasst werden [2, 127]; (s. Kap. 28). Bei Kindern wird in der Bemessung des Untergewichts der körperlichen Veränderungen im Wachstum Rechnung getragen, indem als der-/diejenige als untergewichtig gilt, dessen Gewicht in der 10er-Perzentile oder darunter liegt. Es bedarf künftig effektiverer weiterer diagnostischer Instrumente, um Essstörungen und riskantes Essverhalten im Leistungssport frühzeitig identifizieren und differenzieren zu können [15].

6.10 Ausblick

Es ist, wie diese Beispiele zeigen, essenziell, dass Sportpsychiater und -psychotherapeuten über grundlegende und umfangreiche Kenntnisse psychischer Erkrankungen sowie Verständnis der verschiedenen diagnostischen Verfahren verfügen (s. Kap. 2). Aufgrund der Unspezifität psychopathologischer Symptome [128], wonach alle psychischen Beschwerden auch körperliche Ursachen haben können, ist die medizinische Grundausbildung eine unabdingbare Voraussetzung für die Arbeit in diesem Gebiet.

Erst durch die sportpsychiatrische und -psychotherapeutische Ergänzung der gesamtmedizinischen Versorgung kann die Früherkennung der psychischen Beschwerden und Erkrankungen im Leistungssport effektiv verbessert werden (s. Kap. 42). Bis dahin müssen die dort tätigen Berufsgruppen für die psychischen Belastungen sensibilisiert und über die sportspezifischen psychischen Beschwerden und Erkrankungen informierten werden, um im intensiven Austausch die Diagnostik im Leistungssport zu verbessern. Durch Integration sportpsychiatrischer und -psychotherapeutischer Diagnostik in die Versorgungsstrukturen des Leistungssports könnte der bisherig gängige Ablauf einer medizinischen Abklärung wertvoll ergänzt werden (s. Kap. 3). Künftig sollte es dem Sportpsychiater und -psychotherapeut ebenso möglich sein, als medizinischer Erstkontakt die erforderliche Diagnostik durchzuführen und Sportler zur ergänzenden oder spezifischen Diagnostik dem Sportmediziner zuzuweisen, wie es bisher für den Sportmediziner als Erstkontakt gilt.

Darüber hinaus sind mehr evidenzbasierte und zugleich praktisch umsetzbare Leitlinien zu erarbeiten, mit denen sowohl Sportpsychiater und -psychotherapeuten als auch Sportmediziner in der Lage sind, eine zielführende und effektive Diagnostik durchzuführen [129]. Inwieweit es hilfreich und sinnvoll ist, ein separates Klassifikationssystem für sportpsychiatrisch-psychotherapeutische Diagnosen (äquivalent zur Orchard Klassifikation von Sportverletzungen) zu erstellen, wird die Zukunft zeigen [130, 131, 132].

Literatur

1. De Souza MJ, Nattiv A, Joy E, Misra M, Williams NI, Mallinson RJ, et al. 2014 Female Athlete Triad Coalition Consensus Statement on Treatment and Return to Play of the Female Athlete Triad: 1st International Conference held in San Francisco, California, May 2012 and 2nd International Conference held in Indianapolis, Indiana, May 2013. British journal of sports medicine. 2014;48(4):289. https://doi.org/10.1097/JSM.0000000000000085
2. Mountjoy M, Sundgot-Borgen JK, Burke LM, Ackerman KE, Blauwet C, Constantini N, et al. IOC consensus statement on relative energy deficiency in sport (RED-S): 2018 update. British journal of sports medicine. 2018;52(11): 687–97. https://doi.org/10.1136/bjsports-2018-099193
3. Reardon CL, Hainline B, Aron CM, Baron D, Baum AL, Bindra A, et al. Mental health in elite athletes: International Olympic Committee consensus statement (2019). British journal of sports medi-cine. 2019;53(11):667–99.
4. Ewers SM, Halioua R, Jäger M, Seifritz E, Claussen MC. Sportpsychiatrie und -psychotherapie – gestörtes Essverhalten und Essstörungen im Leistungssport. Dtsch Z Sportmed. 2017;68(10):261–8. https://doi.org/10.5960/dzsm.2017.305
5. American Psychiatric Association. Diagnostic and statistical manual of mental disorders (DSM-5). Washington, DC: American Psychiatric Publishing; 2013. https://doi.org/10.1176/appi.books.9780890425596
6. World Health Organization; 2020. International Classification of Diseases for mortality and morbidity statistics (ICD-11). Available from: https://icd.who.int/en
7. Baron DA, Baron SH, Tompkins J, Polat A. Assessing and Treating Depression in Athletes. Clin Sports Psychiatry: An International Perspective. Chichester, UK: Wiley; 2013:65–78. https://doi.org/10.1002/9781118404904.ch7

8. Gouttebarge V, Bindra A, Blauwet C, Campriani N, Currie A, Engebretsen L, et al. International Olympic Committee (IOC) Sport Mental Health Assessment Tool 1 (SMHAT-1) and Sport Mental Health Recognition Tool 1 (SMHRT-1): towards better support of athletes' mental health. British journal of sports medicine. 2020; 55(1):30–37.
9. Claussen MC, Gonzalez Hofmann C, Imboden I, Hemmeter U, Raas MI, Seifritz E, Schneeberger AR. Mental health assessment and management in elite athletes: Comment to the IOC Sport Mental Health Assessment Tool 1 (SMHAT-1). Br J Sports Med eLetter. Published on: 3 March 2021.
10. Swartz L, Hunt X, Bantjes J, Hainline B, Reardon CL. Mental health symptoms and disorders in Paralympic athletes: a narrative review. British journal of sports medicine. 2019; 53(12):737–40. https://doi.org/10.1136/bjsports-2019-100731
11. Doherty S, Hannigan B, Campbell MJ. The Experience of Depression during the Careers of Elite Male Athletes. Front Psychol. 2016;7:1069. https://doi.org/10.3389/fpsyg.2016.01069
12. Driver C, Kean B, Oprescu F, Lovell GP. Knowledge, behaviors, attitudes and beliefs of physiotherapists towards the use of psychological interventions in physiotherapy practice: a systematic review. Disability and rehabilitation. 2017;39(22):2237–49. https://doi.org/10.1080/09638288.2016.1223176
13. Roberts CM, Faull AL, Tod D. Blurred lines: Performance Enhancement, Common Mental Disorders and Referral in the U.K. Athletic Population. Front Psychol. 2016;7:1067.
14. Purcell R, Gwyther K, Rice SM. Mental Health In Elite Athletes: Increased Awareness Requires An Early Intervention Framework to Respond to Athlete Needs. Sports medicine – open. 2019;5(1):46. https://doi.org/10.1186/s40798-019-0220-1
15. Ljungqvist A, Jenoure PJ, Engebretsen L, Alonso JM, Bahr R, Clough AF, et al. The International Olympic Committee (IOC) consensus statement on periodic health evaluation of elite athletes, March 2009. Clinical journal of sport medicine. 2009;19(5):347–65. https://doi.org/10.1097/JSM.0b013e3181b7332c
16. Echemendia RJ, Meeuwisse W, McCrory P, Davis GA, Putukian M, Leddy J, et al. The Sport Concussion Assessment Tool 5th Edition (SCAT5): Background and rationale. British journal of sports medicine. 2017;51(11):848–50. https://doi.org/10.1136/bjsports-2017-097506
17. McNair DM, Lorr M, Droppleman LF. Manual for the Profile of Mood States. San Diego, CA: Educational and Industrial Testing Services; 1971.
18. Kellmann M, Kallus KW. Der Erholungs-Belastungs-Fragebogen für Sportler; Handanweisung. Frankfurt: Verlag Swets Test Services; 2000.
19. Kellmann M, Kölling S, Hitzschke B. Das Akutmaß und die Kurzskala zur Erfassung von Erholung und Beanspruchung im Sport. Hellenthal: Sportverlag Strauss; 2016.
20. Chen Y, Buggy C, Kelly S. Winning at all costs: a review of risk-taking behaviour and sporting injury from an occupational safety and health perspective. Sports medicine – open. 2019;5(1):15. https://doi.org/10.1186/s40798-019-0189-9
21. World Health Organization – Wellbeing measures in primary health care/The Depcare project. Copenhagen, Denmark: WHO Regional Office for Europe. 1998.
22. Beierlein C, Kovaleva A, László Z, Kemper CJ, Rammstedt B. Kurzskala zur Erfassung der Allgemeinen Lebenszufriedenheit (L-1). Zusammenstellung sozialwissenschaftlicher Items und Skalen (ZIS). 2015.
23. Gonzalez Hofmann C, Wyssen A, Schorb A, Allroggen M, Dallmann P, Schmidt RE, Graffius ST, Niebauer J, Herfert J, Fröhlich S, Scherr J, Claussen MC. Sports psychiatric and psychotherapeutic examination in competitive sports. Diagnostics in the sports medicine and sports psychiatry setting: state of the art. Dtsch Z Sportmed. 2021;72(6): 307–315.
24. Marks S, Mountjoy M, Marcus M. Sexual harassment and abuse in sport: the role of the team doctor. British journal of sports medicine. 2012;46(13):905–8. https://doi.org/10.1136/bjsports-2011-090345
25. Aron CM, Harvey S, Hainline B, Hitchcock ME, Reardon CL. Post-traumatic stress disorder (PTSD) and other trauma-related mental disorders in elite athletes: a narrative review. British journal of sports medicine. 2019;53(12):779–84. https://doi.org/10.1136/bjsports-2019-100695

26. Bateman A, Morgan KAD. The Postinjury Psychological Sequelae of High-Level Jamaican Athletes: Exploration of a Posttraumatic Stress Disorder-Self-Efficacy Conceptualization. Journal of sport rehabilitation. 2019;28(2):144–52. https://doi.org/10.1123/jsr.2017-0140
27. Thomson P, Jaque S. Visiting the Muses: Creativity, Coping, and PTSD in Talented Dancers and Athletes. American Journal of Play. 2016; 8(3):363–78.
28. Marar M, McIlvain NM, Fields SK, Comstock RD. Epidemiology of concussions among United States high school athletes in 20 sports. The American journal of sports medicine. 2012; 40(4):747–55. https://doi.org/10.1177/0363546511435626
29. Gioia GA, Collins M, Isquith PK. Improving identification and diagnosis of mild traumatic brain injury with evidence: psychometric support for the acute concussion evaluation. The Journal of head trauma rehabilitation. 2008;23(4):230–42. https://doi.org/10.1097/01.HTR.0000327255.38881.ca
30. Randolph C, Millis S, Barr WB, McCrea M, Guskiewicz KM, Hammeke TA, et al. Concussion symptom inventory: an empirically derived scale for monitoring resolution of symptoms following sport-related concussion. Archives of clinical neuropsychology. 2009;24(3):219–29. https://doi.org/10.1037/t48848-000
31. Gualtieri CT, Johnson LG. Reliability and validity of a computerized neurocognitive test battery, CNS Vital Signs. Archives of clinical neuropsychology. 2006;21(7):623–43. https://doi.org/10.1016/j.acn.2006.05.007
32. Fuller GW, Tucker R, Starling L, Falvey E, Douglas M, Raftery M. The performance of the World Rugby Head Injury Assessment Screening Tool: a diagnostic accuracy study. Sports medicine – open. 2020;6(1):2. https://doi.org/10.1186/s40798-019-0231-y
33. Galetta KM, Brandes LE, Maki K, Dziemianowicz MS, Laudano E, Allen M, et al. The King-Devick test and sports-related concussion: study of a rapid visual screening tool in a collegiate cohort. Journal of the neurological sciences. 2011;309(1–2):34–9. https://doi.org/10.1016/j.jns.2011.07.039
34. Fuller GW, Kemp SP, Decq P. The International Rugby Board (IRB) Pitch Side Concussion Assessment trial: a pilot test accuracy study. British journal of sports medicine. 2015;49(8):529–35. https://doi.org/10.1136/bjsports-2014-093498
35. Lovell MR, Collins MW. Neuropsychological assessment of the college football player. The Journal of head trauma rehabilitation. 1998; 13(2):9–26. https://doi.org/10.1097/00001199-199804000-00004
36. King NS, Crawford S, Wenden FJ, Moss NE, Wade DT. The Rivermead Post Concussion Symptoms Questionnaire: a measure of symptoms commonly experienced after head injury and its reliability. Journal of neurology. 1995; 242(9):587–92. https://doi.org/10.1007/BF00868811
37. Davis GA, Purcell L, Schneider KJ, Yeates KO, Gioia GA, Anderson V, et al. The Child Sport Concussion Assessment Tool 5th Edition (Child SCAT5): Background and rationale. British journal of sports medicine. 2017;51(11): 859–61. https://doi.org/10.1136/bjsports-2017-097492
38. Broglio SP, Cantu RC, Gioia GA, Guskiewicz KM, Kutcher J, Palm M, et al. National Athletic Trainers' Association position statement: management of sport concussion. Journal of athletic training. 2014;49(2):245–65. https://doi.org/10.4085/1062-6050-49.1.07
39. Losoi H, Silverberg ND, Wäljas M, Turunen S, Rosti-Otajärvi E, Helminen M, et al. Resilience Is Associated with Outcome from Mild Traumatic Brain Injury. Journal of neurotrauma. 2015;32(13):942–9. https://doi.org/10.1089/neu.2014.3799
40. Stubbs JL, Green KE, Silverberg ND, Howard A, Dhariwal AK, Brubacher JR, et al. Atypical Somatic Symptoms in Adults With Prolonged Recovery From Mild Traumatic Brain Injury. Frontiers in neurology. 2020;11:43. https://doi.org/10.3389/fneur.2020.00043
41. Grubenhoff JA, Currie D, Comstock RD, Juarez-Colunga E, Bajaj L, Kirkwood MW. Psychological Factors Associated with Delayed Symptom Resolution in Children with Concussion. The Jour-nal of pediatrics. 2016;174:27–32.e1. https://doi.org/10.1016/j.jpeds.2016.03.027
42. Mounce LT, Williams WH, Jones JM, Harris A, Haslam SA, Jetten J. Neurogenic and psychogenic acute postconcussion symptoms can be identified after mild traumatic brain injury. The Journal of head trauma rehabilitation. 2013; 28(5):397–405. https://doi.org/10.1097/HTR.0b013e318252dd75

43. Rice SM, Parker AG, Rosenbaum S, Bailey A, Mawren D, Purcell R. Sport-Related Concussion and Mental Health Outcomes in Elite Athletes: A Systematic Review. Sports medicine (Auckland, NZ). 2018;48(2):447–65. https://doi.org/10.1007/s40279-017-0810-3
44. Finkbeiner NW, Max JE, Longman S, Debert C. Knowing What We Don't Know: Long-Term Psychiatric Outcomes following Adult Concussion in Sports. Canadian journal of psychiatry Revue canadienne de psychiatrie. 2016;61(5):270–6. https://doi.org/10.1177/0706743716644953
45. Manley G, Gardner AJ, Schneider KJ, Guskiewicz KM, Bailes J, Cantu RC, et al. A systematic review of potential long-term effects of sport-related concussion. British journal of sports medicine. 2017;51(12):969–77. https://doi.org/10.1136/bjsports-2017-097791
46. Gouttebarge V, Aoki H, Lambert M, Stewart W, Kerkhoffs G. A history of concussions is associated with symptoms of common mental disorders in former male professional athletes across a range of sports. The Physician and sportsmedicine. 2017;45(4):443–9. https://doi.org/10.1080/00913847.2017.1376572
47. Oswald WD, Roth E. Der Zahlen-Verbindungs-Test: (ZVT); ein sprachfreier Intelligenz-Test zur Messung der „kognitiven Leistungsgeschwindigkeit"; Handanweisung. Göttingen: Hogrefe; 1987.
48. Brickenkamp R, Schmidt-Atzert L, Liebmann D. Test d2 – Revision; Aufmerksamkeits- und Konzentrationstest. Göttingen: Hogrefe; 2010.
49. Gerber M, Lang C, Lemola S, Colledge F, Kalak N, Holsboer-Trachsler E, et al. Validation of the German version of the insomnia severity index in adolescents, young adults and adult workers: results from three cross-sectional studies. BMC psychiatry. 2016;16:174.
50. Morina N, Lancee J, Arntz A. Imagery rescripting as a clinical intervention for aversive memories: A meta-analysis. J Behav Ther Exp Psychiatry. 2017;55:6–15. https://doi.org/10.1016/j.jbtep.2016.11.003
51. Crönlein T, Langguth B, Popp R, Lukesch H, Pieh C, Hajak G, et al. Regensburg Insomnia Scale (RIS): a new short rating scale for the assessment of psychological symptoms and sleep in in-somnia; study design: development and validation of a new short self-rating scale in a sample of 218 patients suffering from insomnia and 94 healthy controls. Health and quality of life outcomes. 2013;11:65.
52. Webner D, Iverson GL. Suicide in professional American football players in the past 95 years. Brain injury. 2016;30(13-14):1718–21. https://doi.org/10.1080/02699052.2016.1202451
53. Nelson LD, Guskiewicz KM, Marshall SW, Hammeke T, Barr W, Randolph C, et al. Multiple Self-Reported Concussions Are More Prevalent in Athletes With ADHD and Learning Disability. Clinical journal of sport medicine. 2016;26(2):120–7. https://doi.org/10.1097/JSM.0000000000000207
54. Haarbauer-Krupa J, Taylor CA, Yue JK, Winkler EA, Pirracchio R, Cooper SR, et al. Screening for Post-Traumatic Stress Disorder in a Civilian Emergency Department Population with Traumatic Brain Injury. Journal of neurotrauma. 2017;34(1):50–8. https://doi.org/10.1089/neu.2015.4158
55. Perry PJ, Kutscher EC, Lund BC, Yates WR, Holman TL, Demers L. Measures of aggression and mood changes in male weightlifters with and without androgenic anabolic steroid use. Journal of forensic sciences. 2003;48(3):646–51. https://doi.org/10.1520/JFS2002240
56. Hildebrandt T, Langenbucher JW, Flores A, Harty S, Berlin HA. The influence of age of onset and acute anabolic steroid exposure on cognitive performance, impulsivity, and aggression in men. Psychology of addictive behaviors: Journal of the Society of Psychologists in Addictive Behaviors. 2014;28(4):1096–104.
57. Sato SM, Schulz KM, Sisk CL, Wood RI. Adolescents and androgens, receptors and rewards. Hormones and behavior. 2008;53(5):647–58. https://doi.org/10.1016/j.yhbeh.2008.01.010
58. Pope HG Jr, Kouri EM, Hudson JI. Effects of supraphysiologic doses of testosterone on mood and aggression in normal men: a randomized controlled trial. Archives of general psychiatry. 2000;57(2):133–40; discussion 55–6. https://doi.org/10.1001/archpsyc.57.2.133
59. Pope HG Jr, Katz DL. Affective and psychotic symptoms associated with anabolic steroid use. The American journal of psychiatry. 1988;145(4):487–90. https://doi.org/10.1176/ajp.145.4.487
60. Brower KJ, Blow FC, Eliopulos GA, Beresford TP. Anabolic androgenic steroids and suicide. The American journal of psychiatry. 1989;146(8):1075. https://doi.org/10.1176/ajp.146.8.1075a

61. Goldman RM, Bush PJ, Platz R. Death in the Locker Room: Steroids & Sports. South Bend: Icarus Press; 1984.
62. Kerr ZY, Evenson KR, Rosamond WD, Mihalik JP, Guskiewicz KM, Marshall SW. Associati-on between concussion and mental health in former collegiate athletes. Injury epidemiology. 2014;1(1):28. https://doi.org/10.1186/s40621-014-0028-x
63. Malone DA Jr, Dimeff RJ, Lombardo JA, Sample RH. Psychiatric effects and psychoactive substance use in anabolic-androgenic steroid users. Clinical journal of sport medicine. 1995; 5(1):25–31.https://doi.org/10.1097/00042752-199501000-00005
64. Brower KJ. Anabolic steroid abuse and dependence. Current psychiatry reports. 2002;4(5): 377–87. https://doi.org/10.1007/s11920-002-0086-6
65. Dodge TL, Jaccard JJ. The effect of high school sports participation on the use of perfor-mance-enhancing substances in young adulthood. The Journal of adolescent health: official publication of the Society for Adolescent Medicine. 2006;39(3):367–73. https://doi.org/10.1016/j.jadohealth.2005.12.025
66. Gupta L, Morgan K, Gilchrist S. Does Elite Sport Degrade Sleep Quality? A Systematic Review. Sports medicine (Auckland, NZ). 2017;47 (7):1317–33. https://doi.org/10.1007/s40279-016-0650-6
67. Fletcher D, Sarkar M. Psychological resilience: A review and critique of definitions, concepts, and theory. Eur Psychol. 2013;18:12. https://doi.org/10.1027/1016-9040/a000124
68. Sisto A, Vicinanza F, Campanozzi LL, Ricci G, Tartaglini D, Tambone V. Towards a Transversal Definition of Psychological Resilience: A Literature Review. Medicina (Kaunas, Lithuania). 2019;55(11). https://doi.org/10.3390/medicina55110745
69. Bengel J, Lyssenko L. Band 43: Resilienz und psychologische Schutzfaktoren im Erwachsenenalter. Köln: Bundeszentrale für gesundheitliche Aufklärung (BZgA); 2012.
70. Borkoles E, Kaiseler M, Evans A, Ski CF, Thompson DR, Polman RCJ. Type D personality, stress, coping and performance on a novel sport task. PloS one. 2018;13(4):e0196692. https://doi.org/10.1371/journal.pone.0196692
71. Prinz B, Dvorak J, Junge A. Symptoms and risk factors of depression during and after the football career of elite female players. BMJ open sport & exercise medicine. 2016;2(1):e000124. https://doi.org/10.1136/bmjsem-2016-000124
72. Arnold R, Fletcher D. A research synthesis and taxonomic classification of the organizational stressors encountered by sport performers. Journal of sport & exercise psychology. 2012; 34(3):397–429. https://doi.org/10.1123/jsep.34.3.397
73. Brown JC, Kerkhoffs G, Lambert MI, Gouttebarge V. Forced Retirement from Professional Rugby Union is Associated with Symptoms of Distress. International journal of sports medicine. 2017;38(8):582–7. https://doi.org/10.1055/s-0043-103959
74. Nixdorf I, Beckmann J, Nixdorf R. Psychological Predictors for Depression and Burnout Among German Junior Elite Athletes. Front Psychol. 2020;11:601. https://doi.org/10.3389/fpsyg.2020.00601
75. Armstrong LE, VanHeest JL. The unknown mechanism of the overtraining syndrome: clues from depression and psychoneuroimmunology. Sports medicine (Auckland, NZ). 2002;32 (3):185–209. https://doi.org/10.2165/00007256-200232030-00003
76. Blain B, Schmit C, Aubry A, Hausswirth C, Le Meur Y, Pessiglione M. Neuro-computational Impact of Physical Training Overload on Economic Decision-Making. Current biology. 2019;29(19):3289–97.e4. https://doi.org/10.1016/j.cub.2019.08.054
77. Cadegiani FA, Kater CE. Novel insights of overtraining syndrome discovered from the EROS study. BMJ open sport & exercise medicine. 2019;5(1):e000542. https://doi.org/10.1136/bmjsem-2019-000542
78. Meeusen R, Duclos M, C. F, al. e. Prevention, diagnosis, and treatment of the overtraining syndrome: joint consensus statement of the European College of Sport Science and the American Col-lege of Sports Medicine. Medicine & Science in Sports & Exercise. 2013;45(1):186–205.
79. Adsuara Cadegiani F, Luiz da Silva PH, Pereira Abrao TC, Elias Kater CE. Diagnosis of Overtraining Syndrome: Results of the Endocrine and Metabolic Responses on Overtraining Syndrome Study: EROS-DIAGNOSIS. Journal of Sports Medicine. 2020. https://doi.org/10.1155/2020/3937819

80. Brand R. Sportpsychologie. Wiesbaden: VS Verlag für Sozialwissenschaften; 2010.
81. Hänsel F, Baumgärtner SD, Kornmann JM, Ennigkeit F. Sportpsychologie. Berlin, Heidelberg: Springer; 2016:67–74. https://doi.org/10.1007/978-3-662-50389-8
82. Jones G. More than just a game: research developments and issues in competitive anxiety in sport. British journal of psychology. 1995; 86:449–78. https://doi.org/10.1111/j.2044-8295.1995.tb02565.x
83. Kleine D, Schwarzer R. Angst und sportliche Leistung: Eine Metaanalyse. Sportwissenschaft.21(1):9–28.
84. Martens, R, Vealey, RS, Burton, D. Competitive anxiety in sport. Champaign, IL: Human Kinetics; 1990.
85. Ehrlenspiel F, Brand R, Graf K. Wettkampf-Angst-Inventar (WAI): Manual zur komprehensiven Eingangsdiagnostik von Wettkampfangst, Wettkampfängstlichkeit und Angstbewältigungsmodus im Sport. Hellenthal: Sportverlag Strauß; 2009.
86. Spitzer RL, Kroenke K, Williams JB, Löwe B. A brief measure for assessing generalized anxiety disorder: the GAD-7. Archives of internal medicine. 2006;166(10):1092–7. https://doi.org/10.1001/archinte.166.10.1092
87. Hainline B, Turner JA, Caneiro JP, Stewart M, Lorimer Moseley G. Pain in elite athletes-neurophysiological, biomechanical and psychosocial considerations: a narrative review. British journal of sports medicine. 2017;51(17):1259–64. https://doi.org/10.1136/bjsports-2017-097890
88. Bumann A, Banzer W, Fleckenstein J. Prevalence of Biopsychosocial Factors of Pain in 865 Sports Students of the Dach (Germany, Austria, Switzerland) Region – A Cross-Sectional Survey. Journal of sports science & medicine. 2020;19(2):323–36.
89. Diehl K, Mayer J, Thiel A, Zipfel S, Schneider S. „Playing hurt“: der Umgang jugendlicher Leistungssportler mit Gelenkschmerzen. Der Schmerz. 2019;1. https://doi.org/10.1007/s00482-017-0263-5
90. Grant S, Aitchison T, Henderson E, Christie J, Zare S, McMurray J, et al. A comparison of the reproducibility and the sensitivity to change of visual analogue scales, Borg scales, and Likert scales in normal subjects during submaximal exercise. Chest. 1999;116(5):1208–17.
91. Tait RC, Pollard CA, Margolis RB, Duckro PN, Krause SJ. The Pain Disability Index: psychometric and validity data. Archives of physical medicine and rehabilitation. 1987;68(7):438–41.
92. Dillmann U, Nilges P, Saale H, Gerbershagen HU. PDI – Pain Disability Index – deutsche Fassung. Trier: ZPID (Leibniz Institute for Psychology Information) – Testarchiv; 2011.
93. Wiese-Bjornstal DM. Psychology and socioculture affect injury risk, response, and recovery in high-intensity athletes: a consensus statement. Scandinavian journal of medicine & science in sports. 2010;20 Suppl 2:103–11. https://doi.org/10.1111/j.1600-0838.2010.01195.x
94. Fenton LT, Pitter R. Keeping the body in play: pain, injury, and socialization in male rugby. Research quarterly for exercise and sport. 2010;81(2):212–23.
95. Gorski T, Cadore EL, Pinto SS, da Silva EM, Correa CS, Beltrami FG, et al. Use of NSAIDs in triathletes: prevalence, level of awareness and reasons for use. British journal of sports medicine. 2011;45(2):85–90. https://doi.org/10.1136/bjsm.2009.062166
96. Tscholl P, Feddermann N, Junge A, Dvorak J. The use and abuse of painkillers in international soccer: data from 6 FIFA tournaments for female and youth players. The American journal of sports medicine. 2009;37(2):260–5. https://doi.org/10.1177/0363546508324307
97. Bahr R, Clarsen B, Derman W, Dvorak J, Emery CA, Finch CF, et al. International Olympic Committee consensus statement: methods for recording and reporting of epidemiological data on injury and illness in sport 2020 (including STROBE Extension for Sport Injury and Illness Surveillance (STROBE-SIIS)). British journal of sports medicine. 2020;54(7):372–89. https://doi.org/10.1136/bjsports-2019-101969
98. Fiedler P. Integrative Psychotherapie bei Persönlichkeitsstörungen. Göttingen: Hogrefe 2000.
99. Goldberg LR. The structure of phenotypic personality traits. The American psychologist. 1993;48(1):26–34. https://doi.org/10.1037/0003-066X.48.1.26
100. Costa PT, McCrae RR. Revised NEO Personality Inventory (NEO-PI-R) and NEO Five-Factor Inventory (NEO-FFI) manual. Odessa, Florida: Psychological Assessment Resources; 1992.
101. Moshagen M, Hilbig BE, Zettler I. The dark core of personality. Psychological review. 2018;

125(5):656–88. https://doi.org/10.1037/rev0000111

102. Jordan CH, Spencer SJ, Zanna MP. Types of high self-esteem and prejudice: how implicit self-esteem relates to ethnic discrimination among high explicit self-esteem individuals. Personality & soci-al psychology bulletin. 2005;31(5):693–702. https://doi.org/10.1177/0146167204271580
103. Kernis MH, Grannemann BD, Barclay LC. Stability and level of self-esteem as predictors of anger arousal and hostility. Journal of personality and social psychology. 1989;56(6):1013–22. https://doi.org/10.1037/0022-3514.56.6.1013
104. Wender PH. Attention-deficit hyperactivity disorder in adults. New York Oxford: Oxford Univ Press; 1995.
105. Cohen R, Baluch B, Duffy LJ. Personality differences amongst drag racers and archers: implications for sport injury rehabilitation. Journal of exercise rehabilitation. 2018;14(5):783–90. https://doi.org/10.12965/jer.1836350.175
106. Beesdo-Baum K, Zaudig M, Wittchen H-U. Strukturiertes Klinisches Interview für DSM-5® - Persönlichkeitsstörungen. Göttingen: Hogrefe; 2016.
107. Kuhl J, Kazén M. PSSI Persönlichkeits-Stil- und Störungs-Inventar. Göttingen: Hogrefe; 2009.
108. Satow L. Big-Five-Persönlichkeitstest (B5T): Test- und Skalendokumentation [Internet]. Markdorf: Dr. Satow; [abgerufen am 16.06.2021]. Verfügbar unter: https://www.drsatow.de/tests/persoenlichkeitstest/.
109. Xia X, Zhang J, Wang X, Wang X. The Approach Behavior to Angry Words in Athletes-A Pilot Study. Frontiers in behavioral neuroscience. 2019;13:117. https://doi.org/10.3389/fnbeh.2019.00117
110. Rahimizadeh M, Arabnarmi B, Mizany M, Shahbazi M, Bidgoli ZK. Determining the difference of aggression in male and female, athlete and non-athlete students. Proced Soc Behav Sci. 2011;30:2264–7. https://doi.org/10.1016/j.sbspro.2011.10.442
111. Lobbestael J, Cousijn J, Brugman S, Wiers RW. Approach and avoidance towards aggressive stimuli and its relation to reactive and proactive aggression. Psychiatry research. 2016;240: 196–201. https://doi.org/10.1016/j.psychres.2016.04.038
112. Thomas DT, Erdman KA, Burke LM. American College of Sports Medicine Joint Position Statement. Nutrition and Athletic Performance. Medicine and science in sports and exercise. 2016;48(3):543–68. https://doi.org/10.1249/MSS.0000000000000852
113. Kerksick CM, Wilborn CD, Roberts MD, Smith-Ryan A, Kleiner SM, Jäger R, et al. ISSN exercise & sports nutrition review update: research & recommendations. Journal of the International Society of Sports Nutrition. 2018;15(1):38. https://doi.org/10.1186/s12970-018-0242-y
114. Jenner SL, Buckley GL, Belski R, Devlin BL, Forsyth AK. Dietary Intakes of Professional and Semi-Professional Team Sport Athletes Do Not Meet Sport Nutrition Recommendations-A Systematic Literature Review. Nutrients. 2019;11(5). https://doi.org/10.3390/nu11051160
115. Melin A, Tornberg Å B, Skouby S, Møller SS, Sundgot-Borgen J, Faber J, et al. Energy availability and the female athlete triad in elite endurance athletes. Scandinavian journal of medicine & science in sports. 2015;25(5):610–22. https://doi.org/10.1111/sms.12261
116. Torstveit MK, Fahrenholtz IL, Lichtenstein MB, Stenqvist TB, Melin AK. Exercise dependence, eating disorder symptoms and biomarkers of Relative Energy Deficiency in Sports (RED-S) among male endurance athletes. BMJ open sport & exercise medicine. 2019;5(1):e000439. https://doi.org/10.1136/bmjsem-2018-000439
117. Bratland-Sanda S, Sundgot-Borgen J. Eating disorders in athletes: overview of prevalence, risk factors and recommendations for prevention and treatment. European journal of sport science. 2013;13(5):499–508. https://doi.org/10.1080/17461391.2012.740504
118. Joy E, Kussman A, Nattiv A. 2016 update on eating disorders in athletes: A comprehensive narrative review with a focus on clinical assessment and management. British journal of sports medicine. 2016;50(3):154–62. https://doi.org/10.1136/bjsports-2015-095735
119. Koven NS, Abry AW. The clinical basis of orthorexia nervosa: emerging perspectives. Neuropsychiatric disease and treatment. 2015;11:385–94.
120. Dunn TM, Bratman S. On orthorexia nervosa: A review of the literature and proposed diagnostic criteria. Eating behaviors. 2016;21:11–7. https://doi.org/10.1016/j.eatbeh.2015.12.006
121. Cena H, Barthels F, Cuzzolaro M, Bratman S, Brytek-Matera A, Dunn T, et al. Definition and

diagnostic criteria for orthorexia nervosa: a narrative review of the literature. Eating and weight disorders. 2019;24(2):209–46. https://doi.org/10.1007/s40519-018-0606-y

122. Varga M, Thege BK, Dukay-Szabó S, Túry F, van Furth EF. When eating healthy is not healthy: orthorexia nervosa and its measurement with the ORTO-15 in Hungary. BMC psychiatry. 2014;14:59. https://doi.org/10.1186/1471-244X-14-59
123. Barrada JR, Roncero M. Bidimensional structure of the orthorexia: Development and initial validation of a new instrument. An Psicol. 2018;34:283–91. https://doi.org/10.6018/analesps.34.2.299671
124. Segura-García C, Papaianni MC, Caglioti F, Procopio L, Nisticò CG, Bombardiere L, et al. Or-thorexia nervosa: a frequent eating disordered behavior in athletes. Eating and weight disorders. 2012;17(4):e226–33.
125. Putukian M. The female athlete triad. Clin Sports Med. 1998;17(4):675–96, v. https://doi.org/10.1016/S0278-5919(05)70111-3
126. Tenforde AS, Carlson JL, Chang A, Sainani KL, Shultz R, Kim JH, et al. Association of the Female Athlete Triad Risk Assessment Stratification to the Development of Bone Stress Injuries in Collegiate Athletes. The American journal of sports medicine. 2017;45(2):302–10.
127. Mountjoy M, Sundgot-Borgen J, Burke L, Carter S, Constantini N, Lebrun C, et al. The IOC consensus statement: beyond the Female Athlete Triad--Relative Energy Deficiency in Sport (RED-S). British journal of sports medicine. 2014;48(7):491–7. https://doi.org/10.1136/bjsports-2014-093502
128. Jaspers, K. Allgemeine Psychopathologie. Berlin: J. Springer 1913.
129. Donaldson A, Newton J, McCrory P, White P, Davis G, Makdissi M, et al. Translating Guidelines for the Diagnosis and Management of Sports-Related Concussion Into Practice. American journal of lifestyle medicine. 2016;10(2):120–35. https://doi.org/10.1177/1559827614538751
130. Orchard JW, Meeuwisse W, Derman W, Hägglund M, Soligard T, Schwellnus M, et al. Sport Medicine Diagnostic Coding System (SMDCS) and the Orchard Sports Injury and Illness Classification System (OSIICS): revised 2020 consensus versions. British journal of sports medicine. 2020;54(7):397–401. https://doi.org/10.1136/bjsports-2019-101921
131. Orchard J. Orchard Sports Injury Classification System (OSICS). Sport Health. 1995;11:39–41.
132. Rae K, Orchard J. The Orchard Sports Injury Classification System (OSICS) version 10. Clinical journal of sport medicine. 2007;17(3):201–4. https://doi.org/10.1097/JSM.0b013e318059b536

7 Diagnostik und Klassifikation psychischer Erkrankungen

Paul Hoff und Johannes Simon Vetter

Kontroversen über diagnostische Fragen gibt es in allen Gebieten der Medizin. In kaum einem Feld aber dürften sie derart ausgeprägt und nachhaltig sein, ja geradezu ein Kernmerkmal der Disziplin darstellen wie in der Psychiatrie und der Psychotherapie. Braucht es, so wird gefragt, in der Psychiatrie und Psychotherapie überhaupt noch Diagnosen, die sich als *kategoriale*, also klar voneinander trennbare Entitäten verstehen, als Entitäten zudem, die wesentlich auf Konzepten aus der ersten Hälfte des 20. Jahrhunderts beruhen, vor allem auf denjenigen von Emil Kraepelin (1856–1926), Eugen Bleuler (1857–1939) oder Kurt Schneider (1887–1967)? Oder sollte mit Blick auf heutige Forschungsmethoden und auf zukünftig zu erwartende Therapieoptionen nicht eine vorwiegend dimensionale Einteilung angestrebt werden? Der herausfordernde Umfang und die Diversität der laufenden Diagnostikdebatte erfordern eine methodenkritische Klammer; als solche könnte eine sich an Karl Jaspers orientierende Psychopathologie fungieren. Warum konfrontiert uns die psychiatrische Diagnostik notwendigerweise mit grundsätzlichen Fragen, und dies, seit es die Psychiatrie und Psychotherapie als wissenschaftlich-medizinische Disziplin überhaupt gibt? Drei Aspekte seien als Begründung genannt:

Ein komplexer Forschungsgegenstand: Psychiatrie und Psychotherapie beschäftigen sich in Klinik und Forschung mit psychisch erkrankten Personen. Wir haben es also mit einem Forschungsgegenstand zu tun, der gerade kein „Gegenstand“ im engeren Sinne ist, kein vollständig vermessbares, unter Laborbedingungen untersuchbares Objekt, sondern ein Gegenüber, eine Person mit ihrer individuellen Lebensgeschichte und Einbettung in einen kulturell-sozialen Kontext. Der Spannungsbogen zwischen der auf Verallgemeinerung zielenden wissenschaftlich-nomothetischen Dimension, also der Erkennung, Benennung und Behandlung von Krankheiten, einerseits und der idiographischen Perspektive des psychisch in einer Krise befindlichen Individuums, also der personalen Ebene, andererseits ist ein Definiens der Psychiatrie und der Psychotherapie – und nicht etwa ein durch Forschung zu eliminierendes Manko. Dies impliziert den unvermeidlichen „Import“ komplexer wissenschaftstheoretischer Fragen in das praktisch-medizinische Handeln. Die Diagnostik steht daher auch vor der Herausforderung, eine tragfähige und vor allem praxistaugliche Verbindung zwischen beiden „Welten“ herzustellen – ein hoher Anspruch.

Eben deswegen verwundert es nicht, dass die psychiatrische Diagnostik schon immer von einem Konzert kritischer Stimmen begleitet wurde: Diagnosen seien bestenfalls allgemeine begriffliche Raster, pejorativ ausgedrückt: „Schubladen“; sie orientierten sich unkritisch am medizinischen Modell, betrachteten etwa eine psychotische Erkrankung ähnlich wie eine Lobärpneumonie und übersähen dabei die subjektive und soziale Dimension der erkrankten Person [1]. In der Tradition der „Antipsychiatrie“ der 70er Jahre des 20. Jahrhunderts wird der psychiatrischen Diagnostik angelastet, sie gebe sich zwar einen wissenschaftlichen Anstrich, diene in Tat und Wahrheit aber der Ausgrenzung von Personen, die durch bizarres oder störendes Verhalten auffielen und von der Gesellschaft nicht mehr toleriert würden. Anders formuliert: Sie identifiziere in paternalistischer Weise Anderssein mit Kranksein. So aber werde die Psychiatrie und Psychotherapie, abgestützt auf ihren diagnostischen Prozess, zu einer sozialen Kontrollinstanz [2]. Ein weiterer Einwand lautet, psychiatrische Diagnosen spiegelten lediglich die auf persönlicher Erfahrung und theoretischer Ausrichtung beruhende Intuition des Untersuchers wider, was sowohl ihre Zuverlässigkeit (Reliabilität) wie ihre Gültigkeit (Validität) fraglich erscheinen lasse. Genau hier liegt die wesentliche Wurzel für das Entstehen der operationalisierten Diagnostik im letzten Drittel des 20. Jahrhunderts, worauf noch im Einzelnen eingegangen werden wird.

Ein ambivalentes Verhältnis zwischen Psychiatrie und Gesellschaft: Die gleiche Gesellschaft, die das Fach Psychiatrie und Psychotherapie damit beauftragt, Menschen in psychischen Krisen oder mit manifesten Erkrankungen zu erkennen, zu behandeln und wieder in ihren sozialen Raum zu integrieren, genau diese Gesellschaft betrachtet, auch im 21. Jahrhundert, die Psychiatrie und Psychotherapie häufig mit erheblicher Distanz, mit Skepsis oder gar offenem Misstrauen. In der medialen Berichterstattung über psychiatrische Sachverhalte und auch in deren künstlerischer Verarbeitung, etwa im Film[6], überwiegen kritische Töne. Oft wird ein unangemessenes Machtgefälle zwischen „der Psychiatrie“ und den behandelten Personen beklagt. Diagnosen spielen hier eine entscheidende Rolle, weil sie, so die Kritiker, ausgrenzende und stigmatisierende Prozesse gleichsam legitimierten.

Unscharfe Begrifflichkeiten: Nicht selten, leider auch im klinischen Alltag, entstehen Missverständnisse dadurch, dass die verschiedenen Ebenen des diagnostischen Prozesses nicht klar genug auseinandergehalten werden: Die sorgfältige psychopathologische und somatische Befunderhebung ist der unverzichtbare Ausgangspunkt, liefert aber noch keine Diagnose. Zunächst sind die psychopathologischen Einzelbefunde, die Symptome, zu charakteristischen Symptomverbänden, zu Syndromen, zu verdichten. Diese werden ergänzt durch somatische Befunde sowie Daten aus Laboruntersuchungen, neurophysiologischen und bildgebenden Verfahren einerseits und durch Informationen über die Lebensgeschichte, die soziale Situation und einen allenfalls bestehenden früheren Krankheitsverlauf der betreffenden Person andererseits. Erst im letzten Schritt, in der Regel unter Einsatz der Diagnosemanuale ICD-10/11 oder DSM-5, wird eine Diagnose generiert und kodiert.

Freilich darf bei aller Relevanz dieser methodisch-technischen Dimension nicht übersehen werden, dass auf Seite des Untersuchenden nur eine umfassende psychopathologische Kompetenz sowie die Bereitschaft und Fähigkeit zu einem dialogischen Verständnis des diagnostischen Prozesses dessen Qualität und Personzentriertheit sicherzustellen vermag.

7.1 Historische Skizze zur psychiatrischen Diagnostik und Nosologie

Die Psychiatrie und Psychotherapie ist eine vergleichsweise junge medizinische Disziplin, entstand sie als akademisches Lehrfach doch erst im Laufe des 19. Jahrhunderts. Ein in ihrer Geschichte beständig vorhandenes Merkmal ist die markante Abhängigkeit psychiatrischen Handelns von komplexen konzeptuellen Vorannahmen. Dies zeigt sich bereits bei den Wurzeln der modernen Psychiatrie im aufklärerischen Denken des ausgehenden 18. Jahrhunderts: Die Anerkennung psychisch erkrankter Menschen als *Patienten*, als Leidende, die

6 Das wohl bekannteste Beispiel ist Milos Formans „One Flew Over the Cuckoo's Nest“ (1975) mit Jack Nicholson in der Hauptrolle: ein filmisches Meisterwerk, das aber, gerade für heutige Zuschauer, einer sorgsamen Kontextualisierung bedarf.

einen Anspruch auf Zuwendung und Behandlung haben und – völlig unabhängig von Art und Ausprägungsgrad ihrer Erkrankung – als Personen zu respektieren sind; dies verweist auf Kernpositionen der Aufklärung, wie sie in systematischer Weise etwa von Immanuel Kant (1724–1804) vertreten wurden. Das 19. Jahrhundert sah in verschiedenen Psychiatergenerationen schroffe Wechsel des theoretischen Bezugsrahmens. So bettete ein Hauptvertreter der Psychiatrie im Zeitalter der Romantik, Johann Christian August Heinroth (1773–1843), seine Auffassung von der Entstehung psychischer Erkrankungen in ein dezidiert normatives Weltbild christlicher Prägung ein. Zwar hob er die Bedeutung der einzelnen Person und ihrer Verantwortung hervor – wodurch er zu einem Vorläufer moderner psychotherapeutischer Ansätze wurde –, doch postulierte er einen engen Zusammenhang zwischen der Lebensführung einer Person und einer allfälligen späteren „Geisteskrankheit": Wer seine „Leidenschaften" nicht in einer für die Gesellschaft akzeptablen Weise kanalisiere, sondern sie rücksichtslos auslebe, laufe Gefahr, in psychische Krisen oder Krankheiten zu geraten. Diagnostik bedeutete für ihn neben der Beschreibung der klinischen Symptomatik stets auch die deutende, ja wertende Erfassung von Persönlichkeit und Lebensgeschichte („Biografische Definition", vgl. Abbildung 7-1).

In der zweiten Hälfte des 19. Jahrhunderts änderte sich die Tonalität markant: Mit dem rasanten Aufstieg der empirischen Wissenschaften, speziell der Biologie, näherten sich die Medizin und mit ihr die Psychiatrie und Psychotherapie zunehmend dem auf Objektivität und Überprüfbarkeit abzielenden Methodenideal des Zählens und Messens an. Hatte einer der führenden Köpfe der damaligen Psychiatrie, Wilhelm Griesinger (1817–1868), ein früher und einflussreicher Verfechter einer neurowissenschaftlich ausgerichteten psychiatrischen Forschung [3], noch ausdrücklich davor gewarnt, subjektives Erleben voreilig mit somatischen Vorgängen zu identifizieren, spitzten bedeutende Kliniker gegen Ende des 19. Jahrhunderts die Dinge genau in diese Richtung zu. So gab der Wiener Psychiater Theodor Meynert (1833–1892) seinem Lehrbuch der Psychiatrie den vielsagenden Untertitel „Klinik der Erkrankungen des Vorderhirns" [4]. In dieser Ära der „Gehirnpsychiatrie" nahm die wissenschaftliche Dignität der Psychopathologie markant ab, insofern sie subjektive Sachverhalte als ernstzunehmende Forschungsgegenstände ansah. Psychische Erkrankungen waren für ihn ausschließlich objektiv erkennbare Gehirnerkrankungen, so dass hier von einer neurobiologischen „Realdefinition" zu sprechen ist (s. Abbildung 7-1). Kritiker wie Karl Jaspers nahmen dies zum Anlass, den ganzen Ansatz spöttisch als „Gehirnmythologie" zu qualifizieren.

In einer solchen dezidiert neurobiologischen Perspektive kam der psychiatrischen Diagnostik vor allem die Funktion zu, aus dem klinischen Bild Hinweise auf allfällig gestörte Hirnprozesse zu generieren, die als die „eigentliche Krankheit" betrachtet wurden. Im Unterschied zum hermeneutischen Vorgehen eines Heinroth ging es nun darum, Befunde nach Art eines Fotoapparates abzubilden, der objektive Sachverhalte erfasst, aber nichts verändert oder gar umdeutet.

Abbildung 7-1 fasst unterschiedliche Weisen des Selbstverständnisses psychiatrischer Diagnostik schematisch zusammen, sowohl was die

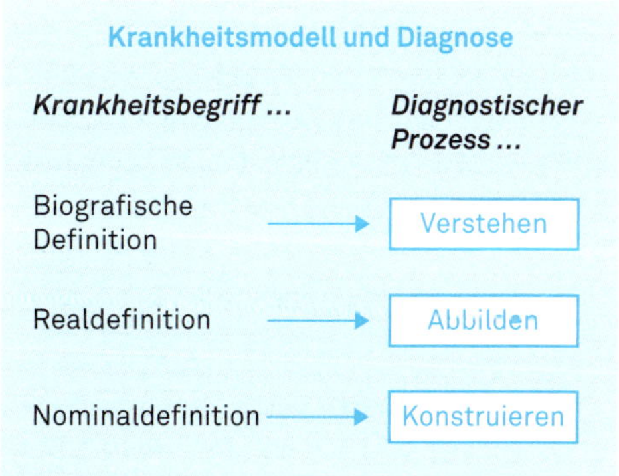

Abbildung 7-1: Krankheitsmodell (Nosologie) und diagnostischer Prozess.

beiden bereits erwähnten Ansätze angeht als auch mit Blick auf die später darzustellende Position der operationalisierten Diagnostik nach der ICD-10/11 oder dem DSM-5. Diese schlägt bewusst einen „dritten Weg“ ein zwischen neurobiologischer und hermeneutischer Perspektive, indem sie sich auf die Regulierung der Begriffsverwendung diagnostischer Termini beschränkt, ohne zugleich eine Position zur realen Existenz oder psychologischen Verstehbarkeit der beschriebenen Entitäten zu vertreten. Diagnosen werden hier als begriffliche Konstrukte verstanden („Nominaldefinition“, s. Abbildung 7-1).

Der Heidelberger Psychiater (und spätere Philosoph) Karl Jaspers (1883–1969) legte mit seinem 1913 erschienenen Werk „Allgemeine Psychopathologie“, bis heute wesentlicher Referenzpunkt für Debatten zur Identität des Faches Psychiatrie und Psychotherapie, die Grundlagen für die Positionierung der Psychopathologie als „Grundlagenwissenschaft der Psychiatrie“ [5, 6, 7]. Dabei unterzog er auch den diagnostischen Prozess einer kritischen Betrachtung.

Das 20. Jahrhundert brachte eine große Zahl psychiatrischer Krankheitslehren und daraus abgeleiteter diagnostischer Ansätze hervor. Für die Psychoanalyse etwa ist die Diagnostik keineswegs ein der Therapie vorgelagerter, von ihr aber klar getrennter Schritt, sondern bereits Teil des bei dieser Behandlungsform im Zentrum stehenden Deutungsprozesses. Demgegenüber bemüht sich die Verhaltenstherapie, stark auf den Behaviorismus gründend, um beobachtbare, also messbare und überprüfbare Befunde und steht komplexen Deutungen mit Skepsis gegenüber.[7]

Die nach der Pervertierung psychiatrischen Handelns in der Zeit des Nationalsozialismus für etwa ein Jahrzehnt aufblühende, in psychiatrischen Zeitschriften und Lehrbüchern seinerzeit nahezu dominierende anthropologische Psychiatrie versuchte, die Ebene des aktuellen psychopathologischen und somatischen Befundes zu erweitern durch die Frage nach dem lebensgeschichtlichen und personalen Sinn, der etwa einer depressiven oder psychotischen Erkrankung zugesprochen werden kann.[8] Für diese Denkrichtung waren psychische Erkrankungen keine unvorhersehbaren und unverständlichen Naturereignisse, sondern in Entstehung und Verlauf eng verbunden mit dem gesamten Lebenskontext der betroffenen Person [9].

In den späten 1950er Jahren setzte eine Entwicklung ein, die zu einem starken Motiv für die Entstehung der heute weltweit etablierten operationalisierten psychiatrischen Diagnosemanuale wurde: Dies betrifft zum einen die Entdeckung neuer psychotroper Substanzklassen, v. a. der Neuroleptika (heute zutreffender als Antipsychotika bezeichnet), Antidepressiva und Anxiolytika. Die Notwendigkeit, zur Erforschung dieser Substanzen große Patientengruppen über längere Zeiträume zu untersuchen, verstärkte das Bedürfnis nach einer (auch international) möglichst einheitlichen Verwendung diagnostischer Begriffe sowie nach einer Standardisierung des oben dargelegten Prozesses, der von Symptomen zur Diagnose führt. Erheblichen Schub gewann diese Entwicklung durch die beunruhigenden Ergebnisse der seinerzeit stark beachteten „US-UK-Study“ [10]. Diese Untersuchung hatte überraschend große Unterschiede bei der Schizophreniediag-

7 In jüngerer Zeit wurde diese früher schroffe methodische Gegenüberstellung deutlich relativiert, wie etwa an der vieldiskutierten „dritten Welle der Verhaltenstherapie“ deutlich wird. Hier nehmen Verfahren wie die Akzeptanz- und Commitment-Therapie (ACT) oder die mindfulness-based cognitive therapy (MBCT) durchaus Elemente psychodynamischer Provenienz auf [8].

8 Der Begriff „Sinn“ darf hier freilich nicht als Verharmlosung schwerer psychischer Erkrankungen missverstanden werden. Vielmehr zielt er in diesem Kontext auf die existenzielle Dimension der Erkrankung.

nostik in den USA und Großbritannien aufgezeigt, obwohl die beiden Populationen bezüglich aller anderen Parameter vergleichbar waren: Während in Großbritannien ein enger Schizophreniebegriff angewandt wurde, der sich an die kontinentaleuropäische Tradition der „Erstrangsymptome" nach Kurt Schneider anlehnte[9], verstand die damalige US-amerikanische Psychiatrie psychotisches Erleben vorwiegend auf einem breit gefassten psychoanalytischen Hintergrund, wodurch es zu einer deutlich häufigeren Anwendung der Diagnose Schizophrenie kam. Dadurch wurde unverkennbar, dass es sich bei Diagnosen um begriffliche Konventionen handelt, deren jeweilige konzeptuelle Voraussetzungen stets mitgedacht werden müssen. Pointiert gesagt: Das häufigere Vorkommen des diagnostischen Begriffes Schizophrenie ist nicht zwingend gleichbedeutend mit dem häufigeren Auftreten ein und desselben psychopathologischen Zustandsbildes.

Neben den neuen Psychopharmaka gab es einen weiteren, bis heute wirksamen Faktor, der die Forderung nach einer international und schulenübergreifend akzeptierten diagnostischen Sprache, gleichsam nach dem „größten gemeinsamen Nenner" der psychiatrischen Diagnostik, verstärkte, nämlich die Entwicklung neuartiger Forschungsmethoden: Bildgebende und neurophysiologische Verfahren, später eine Vielzahl von biochemischen und molekulargenetischen Techniken sowie nicht zuletzt das exponenzielle Wachstum der Rechenleistung von Computern. In diesem international vernetzten, interdisziplinär ausgerichteten Forschungsumfeld wurde die erhebliche Varianz in der Bedeutung etwa des Schizophreniebegriffes als zunehmend unhaltbar empfunden.

9 Die ICD-11 spricht den „Erstrangsymptomen" ein deutlich geringeres diagnostisches Gewicht zu.

7.2 Operationalisierte psychiatrische Diagnostik

Als Ergebnis der geschilderten Entwicklung entstanden zwei ähnliche, allerdings keineswegs identische operationalisierte Diagnosemanuale, 1980 das DSM-III der amerikanischen psychiatrischen Vereinigung (American Psychiatric Association; APA) [11] sowie zwölf Jahre später die ICD-10 der WHO [12]. Beiden gemeinsam ist das erklärte Ziel, die Nutzung diagnostischer Begriffe durch klare Definitionen und Entscheidungsalgorithmen zu präzisieren und so die zuvor beklagenswert niedrige Reliabilität psychiatrischer Diagnosen systematisch zu erhöhen. Da eine reliable Datenerhebung notwendige Voraussetzung für die Validität darauf aufbauender begrifflicher Konstrukte ist, war dies vorrangig, aber nicht nur aus wissenschaftlicher Sicht ein entscheidender Punkt.

Neben der Ausrichtung an vordefinierten Kriterien und Kriterienverbindungen – eigentlicher Kern jeder operationalisierten Diagnostik – ist diese auch gekennzeichnet durch ihre Schwerpunktsetzung auf *beobachtbare* psychopathologische Symptome und entsprechend durch eine Zurückhaltung gegenüber psychischen Sachverhalten, die lediglich erschlossen werden oder durch Interpretationen zugänglich sind. Daher wird sie häufig als „deskriptiv" bezeichnet.

Die deskriptiv-operationalisierte Diagnostik vertritt das Ziel, den diagnostischen Prozess, wo irgend möglich, unabhängig zu halten von Annahmen zur Verursachung der jeweiligen psychischen Erkrankung. Dies wird als „ätiologische Neutralität" bezeichnet, mitunter irreführend auch als „Theoriefreiheit"[10]. Die dahinterstehende Absicht war, die standardisierten diagnostischen Prozeduren für Kliniker und Forscher unterschiedlicher theoretischer Provenienz akzeptabel zu machen.

10 „Theoriefrei" erhobene oder wissenschaftlich bearbeitete Sachverhalte gibt es nicht, auch nicht in der Medizin.

Ein großer Stellenwert kommt sowohl in der ICD-10 wie im DSM-5 [13], der heute gültigen Version des DSM, dem Prinzip der Komorbidität zu: Es sind alle diejenigen Diagnosen zu stellen, deren Kriterien erfüllt sind. Dies soll verhindern, dass nur eine klinisch dominante Symptomatik, etwa im Falle einer floriden Psychose, Eingang in die Diagnose findet, wohingegen eine möglicherweise gleichzeitig bestehende Angsterkrankung, Persönlichkeitsstörung oder Abhängigkeit, nur weil sie nicht ins Auge sticht, verkannt, nicht diagnostiziert und in der Folge therapeutisch ungenügend berücksichtigt wird.

Es gab aber von Beginn an kritische Stimmen, die auf die Limitationen einer solchen kriteriengeleiteten Diagnostik hinwiesen: Wegen ihrer Ausrichtung auf die einfach zu beobachtenden Symptome seien komplexe psychopathologische Sachverhalte wie psychotische Ich-Störungen oder charakteristische Interaktionsmuster, die ohne ein ausführliches und offenes Gespräch kaum ins Blickfeld geraten, schwer oder gar nicht zu erfassen. Auch viele für die Therapieplanung so wichtige soziale Faktoren aus der konkreten Lebenswelt der betroffenen Person entziehen sich einer konsequent deskriptiv ausgerichteten Diagnostik. Aus diesem Grund wurden eigene Erhebungsinstrumente für die Funktionalität im Alltag entwickelt, wie die später zu erläuternde International Classification of Functioning (ICF) der WHO. So kann etwa dargestellt werden, ob und wie weit ein schizophrener Patient, der gelegentlich Stimmen hört, gleichwohl in der Lage ist, einem Beruf nachzugehen und stabile Beziehungen aufrecht zu erhalten. Auch die ebenfalls noch zur Sprache kommende operationalisierte psychodynamische Diagnostik (OPD) stellt eine viel beachtete Ergänzung von ICD-10 und DSM-5 dar.

Mit Blick auf forensisch-psychiatrische Fragestellungen wird zu Recht betont, dass operationalisierte Diagnosen keine unmittelbaren Rückschlüsse zulassen auf Rechtsbegriffe wie Schuldfähigkeit oder Urteilsfähigkeit. Es ist ja gerade ein großer Vorteil der ICD-10 und des DSM-5, möglichst wenige „jenseits“ der Diagnostik liegende theoretische Vorannahmen in den diagnostischen Prozess zu importieren. Sollte es gleichwohl in der Praxis vorkommen, dass etwa allein aus dem Vorliegen einer ICD-10-Diagnose „Schizophrenie“ (Kodierung F2) auf die Urteilsunfähigkeit der Person geschlossen wird, so wäre dies eine klare Fehlanwendung, die allerdings nicht dem Diagnosesystem, sondern dem Nutzer anzulasten wäre.

Vor diesem Hintergrund sollen im Folgenden Entwicklungen aus jüngerer Zeit vorgestellt werden. Sie sind Elemente einer grundsätzlichen Debatte über die Notwendigkeit einer psychiatrischen Diagnostik überhaupt und über ihre angemessene wissenschaftliche Fundierung.

7.3 Eckpunkte der aktuellen Diagnostikdebatte in der Psychiatrie und Psychotherapie

Die laufende internationale Debatte zur psychiatrischen Diagnostik ist deswegen so komplex, aber auch anregend und herausfordernd, weil es um wesentlich mehr geht als um die Ablösung der ICD-10 (1992) durch die ICD-11 zu Beginn des Jahres 2022. Denn darüber hinaus steht zur Diskussion, welchen erkenntnistheoretischen und praktischen Status psychiatrische Diagnosen heute haben, ob sie für klinische und Forschungszwecke überhaupt zwingend nötig sind und – sofern Letzteres bejaht wird – wie der diagnostische Prozess der Zukunft aussehen solle.

Bevor einige dieser Ansätze im Detail vorgestellt werden, sei der konzeptuelle Hintergrund skizziert. Pointiert gesagt: Die heutige Psychiatrie und Psychotherapie muss entscheiden, ob das tradierte, stark an klassischen Positionen eines Kraepelin oder Bleuler orientierte nosologische und diagnostische Denken auch in Zukunft die tragende Säule ihrer klinischen und wissenschaftlichen Arbeit sein kann – oder wohin es anderenfalls weiterzuentwickeln bzw. wodurch es abzulösen sei.

Die Diskussion, ob wir mit den tradierten diagnostischen Entitäten, etwa „Schizophrenie" oder „bipolare Erkrankung" auf dem richtigen Weg seien, begleitet die Psychiatrie und Psychotherapie schon lange. Jedoch hat sie sich seit einer Intervention des niederländischen Psychiaters Herman van Praag in den 1980er Jahren deutlich akzentuiert: Diese tradierten Einheiten, so hob er hervor, seien zunehmend weniger mit den quantitativ wie qualitativ anwachsenden neurowissenschaftlichen Befunden in Einklang zu bringen [14]. Er erläuterte diesen Standpunkt am Beispiel der serotonergen Neurotransmission. Unter Verweis auf die bereits damals zahlreichen empirischen Befunde betonte van Praag, dass neurobiologisch erfassbare Auffälligkeiten gleichsam quer zu den etablierten psychiatrischen Diagnosen (damals ICD-9 und DSM-III) verliefen: So seien Veränderungen im Serotoninsystem bei depressiven Erkrankungen ebenso zu finden wie bei Angst- oder Zwangsstörungen. Letztlich lief seine Kritik auf die Forderung hinaus, die psychiatrische Forschung, insbesondere deren neurowissenschaftlicher Zweig, dürfe sich konzeptuell nicht auf tradierte (und später in der ICD-10 kodifizierte), aber möglicherweise nicht valide diagnostische Entitäten festlegen und damit einschränken lassen. Van Praag sprach von der Notwendigkeit einer „Denosologisierung", also einer Entkopplung der Forschungsplanung von den in der klinischen Praxis vorgegebenen diagnostischen Rastern kraepelinscher Prägung.

Nun ist das van Praagsche Votum bereits über 30 Jahre alt. Derselbe Diskurs hat aber in den letzten Jahren vor dem Hintergrund der enorm angewachsenen empirischen Forschungsoptionen in der Psychiatrie und Psychotherapie markant an Dynamik gewonnen. Die „Gretchenfrage" lautet heute, in der Übergangszeit von ICD-10 zu ICD-11, ob wir mit regelmäßig aktualisierten Manualen, in denen weiterhin diagnostische Kategorien definiert und somit voneinander abgegrenzt werden, auf dem richtigen Weg sind, oder ob es eines Paradigmenwechsels hin zu einem „transdiagnostischen" Denken jenseits kraepelinscher Grenzziehungen bedürfe. In der Literatur hat sich die Bezeichnung „transdiagnostisch" weitgehend durchgesetzt; sie deckt sich weitgehend mit dem, was van Praag und mit ihm zahlreiche andere Autoren seinerzeit mit „Denosologisierung" meinten.

Ein Beispiel: Betrachten wir ein biologisches Merkmal, welches überzufällig häufig bei Menschen mit einem bestimmten psychopathologischen Zustandsbild (etwa einer ängstlich-depressiven Verstimmung) gefunden wird. Solche Parameter werden als „Biomarker" bezeichnet, mitunter, etwas dezidierter, auch als „Endophänotypen" [15]. Was aber bedeutet es, wenn ein solcher Biomarker – etwa die Amplitude der P300-Welle im EEG, also ein ereignisbezogenes Potenzial (ERP) – zwar zwischen psychisch erkrankten Personen mit oder ohne auffälligen P300-Befund unterscheidet, die Trennung zwischen diesen beiden Gruppen aber in keiner Weise in Einklang zu bringen ist mit dem klassischen diagnostischen Raster? Anders gewendet: Finden sich Auffälligkeiten bei der P300 zum Beispiel sowohl bei schizophrenen wie bei depressiv erkrankten Personen und allenfalls auch bei Menschen mit einer Impulskontrollstörung, so stellt sich die Frage, welchem Bezugssystem wir Priorität einräumen: Registrieren wir den P300-Befund als eine Merkwürdigkeit, die zu unserem diagnostisch-nosologischen Denken in Widerspruch steht und daher hinterfragt werden muss? Das wäre der gleichsam klassische Weg. Oder – und hier setzen mehrere, jüngst stark an Einfluss gewinnende Konzepte an – sollen wir, genau umgekehrt, die zukünftige Forschung in die Richtung weiterentwickeln, die uns die empirischen Befunde nahelegen, unabhängig von ihrer Kompatibilität mit diagnostischen Vorgaben. Dies wäre der „transdiagnostische" Weg.

Einige jüngere Ansätze werden im Folgenden näher vorgestellt, was deren Breite und Anspruch deutlich hervortreten lassen wird. Von ihrer Methodik und Zielrichtung her sind sie, wie sofort zu erkennen ist, sehr heterogen, reicht ihr inhaltlicher Fokus doch von der neurobiologischen Grundlagenforschung über „machine learning", „deep learning" und Big-Data-Forschung sowie die Operationalisierung psychodynamischer Aspekte (im Sinne der OPD) und die Erfassung von Persönlichkeitszügen und manifesten Persönlichkeitsstörungen bis hin zur neuen Version des Klassifikationsmanuals, also der ICD-11. Letztere versucht, um dies vorwegzunehmen, einen Brückenschlag zwischen den genannten konkurrierenden Ansätzen. Die ICD-11 will weder rein kategorial sein noch rein dimensional, räumt ätiologischen Faktoren einen deutlich größeren Stellenwert ein als die Vorgängerversion ICD-10 und erkennt explizit die Bedeutung kultureller und sozialer Faktoren an sowohl für die Entstehung wie für die Diagnostik psychischer Erkrankungen.

Research Domain Criteria (RDoC): Der von einer Autorengruppe des National Institute of Mental Health (NIMH) in den USA entwickelte Ansatz der Research Domain Criteria (RDoC) [16, 17] stellt – pointiert gesagt – eine die heutigen Forschungsmöglichkeiten einbeziehende, also aktualisierte Version der oben dargestellten Position von Herman van Praag dar. Wie dieser warnt RDoC vor dem Fehlschluss, es handele sich bei Personen, die eine bestimmte ICD-10-Diagnose gemeinsam haben, etwa eine rezidivierende schwere depressive Episode mit psychotischen Symptomen (F33.3), um eine homogene Gruppe. In Tat und Wahrheit bestehe die Homogenität derartiger „ICD-10-Gruppen" nur darin, dass sie die deskriptiven Kriterien des Diagnosemanuals erfüllen. Dem entspreche aber keineswegs eine Homogenität auf der in der Perspektive der Autoren entscheidenden neurobiologischen Ebene. Entsprechend entfernt sich RDoC konsequent von den ICD-10- und DSM-5-Kriterien und postuliert den „transdiagnostischen" Einsatz aller heute zur Verfügung stehenden Methoden: Molekulargenetik (polygenic risk score), Neurophysiologie und -biochemie, Hirnbildgebung sowie die Erfassung des beobachtbaren Verhaltens in seiner Abhängigkeit von sozialen, kulturellen und ökologischen Faktoren.

Die Autoren erwarten, dass sich auf diese Weise Gruppen bilden lassen – dabei ist von „Clustern", nicht mehr von „Diagnosen" die Rede –, die markant homogener seien als solche, die auf den Kriterien der ICD-10- oder des DSM-5 basieren. Die symptombasierten Kategorien (symptom-based categories) der heutigen operationalisierten Diagnostik seien abzulösen durch strikt datengetriebene Kategorien (data-driven categories), die erwähnten Cluster. Diese böten aufgrund ihrer weit höheren biologischen Homogenität gute Voraussetzungen für die neurowissenschaftliche Grundlagenforschung und für die darauf aufbauende Entwicklung neuer therapeutischer Optionen. Für Letztere sei – so die Annahme der Autoren – ein deutlich höherer Wirkungsgrad zu erwarten als bei den heute verfügbaren Therapiemethoden. Dass gerade dieses Argument (etwa im Lichte der aktuellen Ansprechraten antidepressiver Substanzen) im klinischen und wissenschaftlichen Bereich auf Interesse stößt, ist nachvollziehbar.

Hierarchical Taxonomy of Psychopathology (HiTOP): Die Autoren des Hierarchical Taxonomy of Psychopathology (HiTOP) genannten, in stetiger Entwicklung begriffenen Klassifikationssystems kritisieren ebenfalls die bestehenden diagnostischen Manuale hinsichtlich ihrer mangelnden Reliabilität und Validität. Der HiTOP-Ansatz ist rein datenbasiert; ätiologische Vorannahmen vermeidet er konsequent. Ziel ist, eine innere Struktur der psychopathologischen Ebene zu erfassen und begrifflich zu systematisieren[11], einen Konsens über eine di-

11 Die Suche nach einer wissenschaftlich zu erfassenden „inneren Struktur" der Psyche, sei es in Gesundheit oder Krankheit, hat eine lange Tradition. Das bekannteste Strukturmodell dürfte das psychoanalytische sein, doch haben auch später

mensionale Klassifikation zu erreichen und so die bestehenden Klassifikationssysteme zu erweitern [22]. HiTOP konzipiert das psychopathologische Feld dimensional und hierarchisch strukturiert [23]. Künstliche oder – besser – willkürliche Grenzen zwischen einzelnen Störungen sowie die insuffiziente Reliabilität kategorialer Diagnosen sollen auf diese Weise überwunden und die durch ICD-10 und DSM-5 in Kauf genommene Heterogenität einzelner Erkrankungsbilder durch die Herausarbeitung kohärenter psychopathologischer Konstrukte mittels Kovarianzen von Symptomen erheblich reduziert werden.

Erste Ergebnisse des HiTOP-Konsortiums gliedern psychopathologische Dimensionen in einer hierarchischen Ordnung, die von der Metaebene der „Spectra" (etwa „Internalisierung" oder „Denkstörungen") bis hin zu einzelnen Symptomen reicht [23]. Wie im Falle von RDoC wird auch hier eine höhere klinische und wissenschaftliche Aussagekraft der erhobenen Befunde erwartet. HiTOP hebt dabei die prädiktive Validität hinsichtlich Chronizität, funktioneller Beeinträchtigung und Ansprechen auf spezifische pharmakologische oder psychotherapeutische Behandlungsmethoden hervor [22, 24].

Operationalisierte psychodynamische Diagnostik (OPD): Aufgrund ihres prononciert deskriptiven Ansatzes eignen sich ICD-10- und DSM-5-Diagnosen nur sehr bedingt als Grundlagen für eine psychotherapeutische Fall- und Behandlungskonzeption. Sie können nicht den erforderlichen konzeptuellen Raum bieten für das Verständnis der stets im Fluss befindlichen Dynamik subjektiven Erlebens und interpersonellen Verhaltens [25]. Um genau diese Bereiche einbeziehen zu können und damit die etablierten Diagnosesysteme zu ergänzen, gründeten psychodynamisch sowie verhaltenstherapeutisch und systemisch orientierte Therapeuten und Forscher 1992 den „Arbeitskreis Operationalisierte Psychodynamische Diagnostik" [26, 27]. Dieser veröffentlichte 1996 ein multiaxiales Diagnose- und Klassifikationssystem, die OPD [26], ein Jahrzehnt später erschien eine überarbeitete zweite Version [28]. Grundlage der Beurteilung eines Patienten stellt eine systematische Erfassung dar, die als OPD-Interview bezeichnet wird. Es deckt sowohl tradierte psychopathologische Symptome ab als auch die Beziehungs-, Konflikt- und Strukturdynamik der untersuchten Person [29].

Die OPD arbeitet mit fünf Achsen: Auf Achse 1 werden Krankheitserleben und Behandlungsvoraussetzungen abgebildet. Hier geht es um die Fragen, welche Schwierigkeiten und welche Ressourcen bestehen und wie, auf dieser Analyse aufbauend, ein tragfähiges Veränderungskonzept formuliert werden kann [28]. Auf Achse 2 („Beziehung und maladaptive Beziehungsmuster") wird erfasst, wie die betroffene Person mit anderen interagiert und ob repetitive dysfunktionale Beziehungsmuster erkennbar werden [30]. Achse 3 beschreibt zeitlich überdauernde Konflikte bzw. Konfliktschemata, um die Motivlage der Behandlung suchenden Person vertiefter zu verstehen [31, 32]. Achse 4 („Struktur: psychisch-strukturelle Fähigkeiten") bildet die Verfügbarkeit psychischer Funktionen zur Regulierung des Selbst und seiner Beziehungen zu inneren und äußeren Objekten ab [33]. Erfasst werden Fähigkeiten zur Selbst- und Objektwahrnehmung, Selbst- und Objektsteuerung, affektiver Kommunikation nach innen und außen sowie Bindung an innere und äußere Objekte. Achse 5 schließlich integriert unter dem Titel „Psychische und psychosomatische Störungen (Symptomatologie gemäss ICD-10 bzw. DSM-5)" die Ebene der etablierten operationalisierten Manuale.

Die OPD kann sowohl für Forschungszwecke [34] als auch zur Therapieplanung [35] angewendet werden. Mit Hilfe ihrer Beziehungs-,

---

im 20. Jahrhundert vorwiegend psychopathologisch orientierte Autoren substanzielle Beiträge zu dieser Diskussion geleistet, etwa Karl Birnbaum [18], Arthur Kronfeld [19, 20] und Werner Janzarik [21].

Konflikt- und Strukturachse ermöglicht sie, zu Beginn einer Behandlung deren wesentliche Arbeitsfelder zu bestimmen, diese aber auch, wenn erforderlich, im Verlauf anzupassen [36].

International Classification of Functioning (ICF): Die Internationale Klassifikation der Funktionsfähigkeit, Behinderung und Gesundheit (ICF) [37] ist ebenfalls eine Taxonomie der WHO und komplementär zur ICD konzipiert. Sie stellt eine vereinheitlichte Darstellung der Funktionsfähigkeit und Behinderung einer Person sowie deren Partizipationsfähigkeit unter Beachtung individueller und globaler Faktoren dar [38]. Anwendung findet sie für klinische und wissenschaftliche Fragestellungen sowie im öffentlichen Gesundheitswesen, etwa im Rahmen der Qualitätssicherung [39]. Wesentlicher Treiber der ICF-Entwicklung war das erwähnte Defizit der ICD-10 bei der Erfassung von Auswirkungen psychischer Erkrankungen auf die sozialen Kompetenzen der betroffenen Person [40, 41].

Persönlichkeitsdiagnostik: Im psychiatrisch-psychotherapeutischen Kontext unterstützt die Persönlichkeitsdiagnostik zumeist die Indikationsstellung für therapeutische Maßnahmen. Zum einen können breit angelegten Traits erfasst werden, etwa in den Big-Five-Persönlichkeitsdimensionen [42], zum anderen interessieren spezielle Aspekte der Persönlichkeit wie Motivation, Haltungen und Kompetenzen. Zumeist werden standardisierte Fragebögen verwendet, es gibt allerdings auch halbstandardisierte Interviews sowie projektive und offene Verfahren [43].

Das erwähnte faktorenanalytisch begründete Fünf-Faktoren-Modell der Persönlichkeit wird international breit eingesetzt. Es umfasst die Persönlichkeitsdimensionen Neurotizismus, Extraversion, Offenheit für Erfahrungen, Verträglichkeit und Gewissenhaftigkeit. Grundlage ist der psycholexikalische Ansatz, der davon ausgeht, dass sich die Verschiedenartigkeit von Persönlichkeiten in den beschreibenden Begriffen der Sprache widerspiegelt [44]. Zahlreiche Untersuchungen konnten diese Fünf-Faktoren-Lösung unabhängig von Stichprobengröße und Kulturraum replizieren [45], doch wurde das Modell auch immer wieder kritisch hinterfragt [46, 47]. Das NEO-Fünf-Faktoren-Inventar nach Costa und McCrae (NEO-FFI) [48] ist die deutschsprachige Version des Fragebogens zu Selbstbeurteilung.

Persönlichkeitsstörungen: Die Persönlichkeit eines Menschen entwickelt sich vom Kindesalter bis ins junge Erwachsenenalter. Störungen sollten erst bei Eintritt ins Erwachsenenalter, keinesfalls aber vor dem 15. Lebensjahr diagnostiziert werden. Mit Blick auf die Biografie sowie insbesondere auf Schwierigkeiten in der Lebensführung können standardisierte Interviews, Fragebögen und Checklisten Hinweise auf eine mögliche Persönlichkeitsstörung geben sowie Subtypen oder komorbid vorhandene unterschiedliche Persönlichkeitsstörungen herausarbeiten [49]. Die Übergänge zwischen Persönlichkeitsakzentuierungen [50], welche in ICD-10 durch „Z-Kodierungen" abgebildet werden [51], und einer Persönlichkeitsstörung sind typischerweise fließend und oft erst nach mehreren Gesprächen sowie fremdanamnestischen Angaben angemessen zu beurteilen [52].

Standardisierte Interviews zur Erfassung von Persönlichkeitsstörungen sind das Strukturierte Interview zur Diagnostik von Persönlichkeitsstörungen (SKID-II) [53, 54] oder das ICD-10 Modul International Personality Disorder Examination (IPDE) [55]; [56]. Aus Ressourcengründen werden oft auch Screening-Fragebögen wie das Assessment of DSM-IV Personality Disorders (ADP-IV) [57] (deutsche Übersetzung [58]) verwendet.

Während die Diagnostik von Persönlichkeitsstörungen in der ICD-10 einem kategorialen Verständnis folgt (etwa mit den voneinander abgetrennten Entitäten der narzisstischen, paranoiden und schizoiden Persönlichkeitsstörung), wird sie in der ICD-11 deutlich stärker dimensional ausgerichtet: Es werden allgemeine Kriterien einer Persönlichkeitsstörung als obligatorische Eingangsmerkmale festgelegt und im nächsten Schritt drei Schweregrade unterschieden; dies jeweils bezogen auf fünf Persönlichkeitsdomänen [59].

ICD-11: Im Unterschied zur ICD-10, die sich – wenn auch nicht völlig konsequent – um „ätiologische Neutralität" bemüht, gruppiert die ICD-11 psychische Erkrankungen auch auf der Basis angenommener gemeinsamer ätiologischer Faktoren (etwa bei den Stressfolgeerkrankungen). Ebenso kann ein ähnliches klinisches Erscheinungsbild zu einer Gruppenbildung führen (etwa bei dissoziativen Störungen) [60]. Neben vollständig neuen Diagnosen sowie Anpassungen der diagnostischen Kriterien bereits in der ICD-10 enthaltener Störungen benennt die ICD-11 jeweils explizit die essenziellen Kennzeichen des jeweiligen Erkrankungsbildes und bezieht auch biografische und soziokulturelle Aspekte in begrenztem Maße ein.

Eine bemerkenswerte Innovation besteht darin, dass nun innerhalb eines bis zur ICD-10 konsequent kategorialen Systems mit expliziten taxonomischen Einschränkungen ein markant dimensionales Denken Einzug halten wird. Dies zeigt sich insbesondere, wie bereits erläutert, bei den Persönlichkeitsstörungen [61], etwas weniger deutlich bei psychotischen Erkrankungen. Im Grundsatz bleibt es aber auch in der ICD-11 bei einem deskriptiven Ansatz; fundamentale konzeptuelle Neuerungen sind dabei nicht erkennbar. Ein großer Entwicklungsschritt ist hingegen auf der technischen Ebene zu verzeichnen: Die elektronische Infrastruktur bildet die Hierarchie des Klassifikationssystems ab und vereinigt innerhalb eines einzigen logischen Modells alle Kategorien, Konzeptionen, Synonyme, Ausschlusskriterien und deren Beziehungen untereinander [62]. Durch auf den neuesten technischen Stand gebrachte Kodierweisen sollen Diagnosekombinationen präziser und differenzierter abgebildet werden, was auch die Verknüpfung und Vergleichbarkeit mit anderen diagnostischen Modellen erleichtern soll [63].

7.4 Erweitertes Verständnis von Psychopathologie als methodenkritische Klammer für die Psychiatrie und Psychotherapie des 21. Jahrhunderts

Die nosologische und diagnostische „Landschaft" in der Psychiatrie und Psychotherapie ist, wie deutlich wurde, stark in Bewegung. Das ist keineswegs negativ, sondern bietet viele Chancen sowohl in klinischer wie in wissenschaftlicher Hinsicht. Allerdings muss dieser für die Psychiatrie zentrale Diskurs darüber, wie Erkrankungen definiert und wie sie festgestellt werden, sorgfältig und differenziert geführt werden.

Von der anderen Seite her betrachtet: Es ist unbedingt zu vermeiden, dass in der Diagnostikdebatte Ähnliches geschieht wie in der jüngeren Vergangenheit mit dem zwar ständig zitierten, aber nicht immer systematisch reflektierten Begriff des biopsychosozialen Modells. Diesem Modell im Grundsatz zuzustimmen, wird den meisten psychiatrisch-psychotherapeutischen Fachpersonen leichtfallen. Viel schwieriger aber wird es, wenn der Anspruch ernst genommen wird, die drei Säulen des Biologischen, Psychischen und Sozialen nicht nur additiv nebeneinander zu stellen, sondern in einen substanziellen und respektvollen Austausch miteinander zu bringen [64].

Übertragen auf die Diagnostikdebatte bedeutet dies vor allem eines: Mit Blick auf die zahlreichen konkurrierenden, sich teilweise gegenseitig ausschließenden Ansätze muss sichergestellt sein, dass eine methodenkritische Metaebene existiert, die das Gesamtbild des Faches Psychiatrie und Psychotherapie, v.a. dessen zentralen „Gegenstand", die psychisch erkrankte Person, im Auge behält [65, 66].

Für diese Funktion einer kritischen Metaebene bietet sich ein erweitertes Verständnis von Psychopathologie an, einer Psychopathologie, die sich nicht im Beschreiben und Zählen von Symptomen erschöpft, sondern die als umfassende Klammer die deskriptive klinische Ebene ebenso beinhaltet wie die für die Therapieplanung wesentliche strukturelle Ebene, die jenseits von solitären Symptomen verständliche psychische und soziale Zusammenhänge erkundet, sowie die wissenschaftstheoretische Ebene, die alle angewandten Methoden, von der Molekularbiologie über die klinische Deskription bis hin zur psychodynamischen Deutung, immer wieder neu auf ihre Tragfähigkeit überprüft und miteinander ins Gespräch bringt. Ein solches Verständnis von Psychopathologie kann sich mit gutem Grund auf Karl Jaspers, den Begründer einer wissenschaftlich reflektierten Psychopathologie, berufen [6, 67].

Ohne eine solche fest im psychiatrischen Denken verankerte selbstreflektive Instanz wird es der zukünftigen Psychiatrie und Psychotherapie, gerade mit Blick auf ihre diagnostischen Prozesse, schwerfallen zu verhindern, dass sie sich zunehmend in hochspezialisierte, aber mit ganz unterschiedlichen wissenschaftlichen „Sprachen“ operierende Felder aufsplittert. Ein solches Überwiegen zentrifugaler Kräfte aber würde – betrachtet man die Situation aus der Warte des allen psychiatrischen Bereichen gemeinsamen Forschungsgegenstandes der psychisch erkrankten Person – gravierende Risiken beinhalten.

Nun gibt es durchaus Grund zu der Annahme, dass es in der heutigen Psychiatrie und Psychotherapie ein beträchtliches Maß an Bereitschaft gibt, jenseits der wissenschaftlichen und methodischen Einzelperspektiven die Dimensionen von Personalität, Sozialität und Kulturalität ernsthaft in den wissenschaftlichen Diskurs zu integrieren. Als Beispiele seien zwei aktuelle Voten genannt, die ein phänomenologisch differenziertes Vorgehen in der Psychopathologie als vielversprechende Erweiterung betrachten [68] und den notwendig dialogischen Charakter des diagnostischen Prozesses in der Psychiatrie und Psychotherapie hervorheben [69].

7.5 Zusammenfassung

Die Kerngedanken dieses Beitrages lassen sich in den folgenden Punkten zusammenfassen:

1) Die psychiatrische Diagnostik ist weit mehr als ein technischer Prozess, der sich im Abhaken vorgefertigter Fragen erschöpft. Sie muss immer beides sein, quantifizierbare und normierbare Technik einerseits und interpersonale Beziehung andererseits, wobei letztere auf dem Prinzip des respektvollen Dialoges beruht.
2) Bei aller praktischen Relevanz für die tägliche Arbeit auf den Stationen und in den Praxen sowie für administrative Prozesse darf nicht übersehen werden, dass der Begriff der Diagnose in der Psychiatrie und Psychotherapie unauflösbar mit den Grundlagen des Faches verknüpft ist, v.a. mit der Frage, wie eine psychische Erkrankung zu definieren und von psychischer Gesundheit abzugrenzen sei. Selbstverständlich können diese komplexen theoretischen Zusammenhänge im klinischen Alltag nicht immer im Vordergrund stehen – sie dürfen aber auch nicht systematisch unterschätzt oder gar als wissenschaftlich irrelevant abgetan werden.
3) Vor dem Hintergrund zahlreicher kritischer Einwände gegen die heute weltweit etablierte operationalisierte psychiatrische Diagnostik nach der ICD-10 und dem DSM-5 versucht die 2022 offiziell in die Psychiatrie und Psychotherapie einzuführende ICD-11, einen umfassenden Kompromiss bereitzustellen als ein konsequent digitalisiertes Diagnoseinstrument, das sich am aktuellen wissenschaftlichen Erkenntnisstand orientieren und zugleich der klinischen Praxis entgegenkommen will, indem es auf eine allzu starke oder gar rigide Formalisierung verzichtet sowie die kulturelle Dimension im Kontext psychischer Erkrankungen weitaus stärker gewichtet. Dies ist begrüßenswert – und es ist ein hoher Anspruch. Abzuwarten bleibt, ob er eingelöst werden kann.

4) Die Aufforderung der WHO, zukünftige Anwender der ICD-11 mögen sich aktiv in eine kontinuierliche und praxisnahe Evaluation des Diagnosemanuals einbringen, ist konsequent. Sie sollte von psychiatrisch-psychotherapeutischen Fachpersonen ebenso konsequent umgesetzt werden.

Literatur

1. Dörner K, Plog, U. Irren ist menschlich: Lehrbuch der Psychiatrie und Psychotherapie. 3. Aufl. Bonn: Psychiatrie-Verlag; 1986.
2. Szasz, TS. Geisteskrankheit – Ein moderner Mythos? Grundzüge einer Theorie des persönlichen Verhaltens. Olten/Freiburg i.Brsg.: Walter; 1972.
3. Hoff P, Hippius H. Wilhelm Griesinger (1817–1868) – sein Psychiatrieverständnis aus historischer und aktueller Perspektive. Der Nervenarzt. 2011;72(11):885–92. https://doi.org/10.1007/s001150170026
4. Meynert T. Psychiatrie: Klinik der Erkrankungen des Vorderhirns. Wien: Braumüller; 1884.
5. Janzarik W. Die klinische Psychopathologie zwischen Griesinger und Kraepelin im Querschnitt des Jahres 1878. In: Janzarik W, Hrsg. Psychopathologie als Grundlagenwissenschaft. Stuttgart: Enke; 1979. S. 51–61.
6. Jaspers K. Allgemeine Psychopathologie. Berlin, Heidelberg: Springer; 1913.
7. Sass H, Maier W, Bormuth M, Brüne M, Deister A, Fuchs T, et al. Zur Identität der Psychiatrie: Positionspapier einer DGPPN-Task-Force zum Thema Identität. Berlin: DGPPN; 2019.
8. Voderholzer U. Die Dritte Welle der Verhaltenstherapie – Überlegenheit im Vergleich mit klassischer kognitiver Therapie? Verhaltenstherapie. 2019;29:77–9.
9. Binswanger L. Wahn. Beiträge zu seiner phänomenologischen und daseinsanalytischen Erforschung. Pfullingen: Verlag Günther Neske; 1965.
10. Kendell RE, Cooper JE, Gourlay AJ, Copeland JR, Sharpe L, Gurland BJ. Diagnostic criteria of American and British psychiatrists. Archives of General Psychiatry. 1971;25(2):123–30. https://doi.org/10.1001/archpsyc.1971.01750140027006
11. American Psychiatric Association. Diagnostic and statistical manual of mental disorders (DSM-III), 3rd ed. Arlington, VA: American Psychiatric Publishing; 1980.
12. World Health Organization. The ICD-10 classification of mental and behavioural disorders: Clinical descriptions and diagnostic guidelines. Genf: World Health Organization; 1992.
13. American Psychiatric Association. Diagnostic and Statistical Manual of Mental Disorders (DSM-5®), 5th ed. Arlington, VA: American Psychiatric Publishing; 2013. https://doi.org/10.1176/appi.books.9780890425596
14. van Praag HM, Kahn RS, Asnis GM, Wetzler S, Brown SL, Bleich A, Korn ML. Denosologization of biological psychiatry or the specificity of 5-HT disturbances in psychiatric disorders. Journal of Affective Disorders. 1987;13(1):1–8. https://doi.org/10.1016/0165-0327(87)90067-X
15. Kawohl W, Hoff P. Neuropsychiatry, psychopathology, and nosology-Symptoms, syndromes, and endophenotypes. In: Tretter F, Gebicke-Haerter PJ, Mendoza ER, Winterer G, editors. Systems Biology in Psychiatric Research: From High-Throughput Data to Mathematical Modeling. Weinheim: Wiley VCH; 2010. pp. 113–127.
16. Insel TR, Cuthbert B, Garvey M, Heinssen R, Pine DS, Quinn K, et al. Research Domain Criteria (RDoC): Toward a New Classification Framework for Research on Mental Disorders. American Journal of Psychiatry. 2010;167(7):748–51. https://doi.org/10.1176/appi.ajp.2010.09091379
17. Hirjak D, Schwarz E, Meyer-Lindenberg A. Zwölf Jahre Research Domain Criteria in der psychiatrischen Forschung und Praxis: Anspruch und Wirklichkeit. Der Nervenarzt. 2021;92:857–67.
18. Birnbaum K. Der Aufbau der Psychose. Grundzüge der psychiatrischen Strukturanalyse. Berlin, Heidelberg: Springer; 1923. https://doi.org/10.1007/978-3-662-39683-4
19. Kronfeld A. Das Wesen der psychiatrischen Erkenntnis. Berlin, Heidelberg: Springer; 1920. https://doi.org/10.1515/kant-1920-0174
20. Kronfeld A. Perspektiven der Seelenheilkunde. Leipzig: Thieme; 1930.
21. Janzarik W. Strukturdynamische Grundlagen der Psychiatrie. Stuttgart: Enke; 1988.
22. Kotov R, Krueger RF, Watson D. A paradigm shift in psychiatric classification: The Hierarchical Taxonomy Of Psychopathology (Hi-

TOP). World Psychiatry: Official Journal of the World Psychiatric Association (WPA). 2018;17 (1):24–5. https://doi.org/10.1002/wps.20478
23. Krueger RF, Kotov R, Watson D, Forbes MK, Eaton NR, Ruggero CJ, et al. Progress in achieving quantitative classification of psychopathology. World Psychiatry: Official Journal of the World Psychiatric Association (WPA). 2018;17(3):282–93. https://doi.org/10.1002/wps.20566
24. Kotov R, Krueger RF, Watson D, Achenbach TM, Althoff RR, Bagby RM, et al. The Hierarchical Taxonomy of Psychopathology (HiTOP): A dimensional alternative to traditional nosologies. Journal of Abnormal Psychology. 2017; 126(4):454–77. https://doi.org/10.1037/abn0000258
25. Dahlbender RW, Tritt K. Einführung in die Operationalisierte Psychodynamische Diagnostik (OPD). Psychotherapie. 2011;16(1):28–39.
26. Arbeitskreis OPD, Hrsg. Operationalisierte Psychodynamische Diagnostik. Grundlagen und Manual. Bern: Huber; 1996.
27. Schneider W, Benecke C, de la Parra G, Freyberger HJ, Hoffmann SO, Heuft G, et al. Operationalisierte Psychodynamische Diagnostik. Entwicklungsgeschichte, Konzepte und Perspektiven. Psychotherapeut. 2018;63(5):373–80. https://doi.org/10.1007/s00278-018-0305-1
28. Arbeitskreis OPD, Hrsg. Operationalisierte Psychodynamische Diagnostik OPD-2. Das Manual für Diagnostik und Therapieplanung. Bern: Huber; 2006.
29. Dahlbender RW. OPD-Interview: Von der Psychopathologie zur Beziehungsdiagnostik. Psychodynamische Psychotherapie. 2008;7:194–214.
30. Grande T, Burgmeier-Lohse M, Cierpka M, Dahlbender RW, Davies-Osterkamp S, Frevert G, et al. Die Beziehungsachse der Operationalisierten Psychodynamischen Diagnostik (OPD) – Konzept und klinische Anwendung. Zeitschrift für Psychosomatische Medizin und Psychoanalyse. 1997;280–296.
31. Pieh C, Frisch M, Meye, N, Loew T, Lahmann C. Validierung der Achse III (Konflikt) der Operationalisierten Psychodynamischen Diagnostik (OPD). Zeitschrift für Psychosomatische Medizin und Psychotherapie. 2009;55(3):263–81. https://doi.org/10.13109/zptm.2009.55.3.263
32. Schneider G, Mendler T, Heuft G, Burgmer M. Validität der Konfliktachse der Operationalisierten Psychodynamischen Diagnostik (OPD-1)-empirische Ergebnisse und Folgerungen für die OPD-2. Zeitschrift für Psychosomatische Medizin und Psychotherapie. 2008;54(1):46–62. https://doi.org/10.13109/zptm.2008.54.1.46
33. Zimmermann J, Ehrenthal JC, Hörz S, Rentrop M, Rost R, Schauenburg H, et al. Neue Validierungsstudien zur Operationalisierten Psychodynamischen Diagnostik (OPD-2). Psychotherapeut. 2010;55(1):69–73. https://doi.org/10.1007/s00278-009-0717-z
34. Hörz S, Träger M, Siegl G, Mertens W. (2011). Einsatz der OPD in der Psychotherapieforschung. Psychotherapie. 2011;16,41–54.
35. Sammet I, Himmighoffen H, Brücker J, Dreher C, Olshausen Küchenhof C, Wilmers F. (2012). OPD in der Klinik: Ein Algorithmus für die Therapieplanung mit der Operationalisierten Psychodynamischen Diagnostik (OPD-2). Zeitschrift für Psychosomatische Medizin und Psychotherapie. 2012;58(3):282–98. https://doi.org/10.13109/zptm.2012.58.3.282
36. Sonnenmoser M. Operationalisierte Psychodynamische Diagnostik: Weiterentwicklungen in der zweiten Version. Dtsch Arztebl International. 2008;7(7):318.
37. World Health Organization; 2001. International classification of functioning, disability and health: ICF. World Health Organization. Available from: https://apps.who.int/iris/handle/10665/42407
38. Baron S, Linden M. The role of the „International Classification of Functioning, Disability and Health, ICF" in the description and classification of mental disorders. European archives of psychiatry and clinical neuroscience. 2008; 258(5):81–5. https://doi.org/10.1007/s00406-008-5013-3
39. Üstün TB, Chatterji S, Bickenbach J, Kostanjsek N, Schneider M. The International Classification of Functioning, Disability and Health: A new tool for understanding disability and health. Disability and rehabilitation. 2003;25 (11–12):565–71. https://doi.org/10.1080/0963828031000137063
40. Linden M, Baron S, Muschalla B. Mini-ICF-rating für psychische Störungen (Mini-ICF-APP). Ein Kurzinstrument zur Beurteilung von Fähigkeits-bzw. Kapazitätsstörungen bei psychischen Störungen. Göttingen: Hans Huber; 2009.
41. Rössler W. Psychiatric rehabilitation today: An overview. World Psychiatry. 2006;5(3);151–157.

42. Costa PT Jr, McCrae RR. Revised NEO Personality Inventory (NEO-PI-R) and NEO Five-Factor Inventory (NEO-FFI) manual. Odessa; FL: Psychological Assessment Resources; 1992.
43. Herzberg PY, Brähler E. Psychologische Diagnostik. In: Uexküll T, Hrsg. Psychosomatische Medizin. München: Elsevier; 2017. S. 341–51. https://doi.org/10.1016/B978-3-437-21833-0.00029-2
44. Kanning UP. NEO-Fünf-Faktoren-Inventar nach Costa und McCrae (NEO-FFI). Zeitschrift für Arbeits-und Organisationspsychologie. 2009;53(4):194–8. https://doi.org/10.1026/0932-4089.53.4.194
45. Ostendorf F. Sprache und Persönlichkeitsstruktur. Zur Validität des Fünf-Faktoren-Modells der Persönlichkeit. Regensburg: Roderer; 1990.
46. Becker P. Zur Replizierbarkeit und Interkorrelationsstruktur der Faktoren im revidierten NEO-Persönlichkeitsinventar (NEO-PI-R) und Trierer Integrierten Persönlichkeitsinventar (TIPI). Diagnostica. 2004;50(1):39–48. https://doi.org/10.1026/0012-1924.50.1.39
47. Paunonen SV, Jackson DN. What is beyond the big five? Plenty! Journal of personality. 2000; 68(5):821–35. https://doi.org/10.1111/1467-6494.00117
48. Borkenau P, Ostendorf F. NEO-Fünf-Faktoren Inventar: Nach Costa u. McCrae; NEO-FFI. Göttingen: Hogrefe; 2008.
49. Stieglitz RD, Freyberger HJ. Diagnostik von Persönlichkeitsstörungen in ICD-10/-11 und DSM-5. Zeitschrift für Psychiatrie, Psychologie und Psychotherapie. 2018;66:71–83. https://doi.org/10.1024/1661-4747/a000343
50. Leonhard K. Akzentuierte Persönlichkeiten. 3. Aufl. Berlin: Verlag Volk und Gesundheit; 2001.
51. Stieglitz RD. Diagnostik und Klassifikation in der Psychiatrie. Stuttgart; W. Kohlhammer Verlag; 2008.
52. Mathiak K, Dyck M, Schneider F. Persönlichkeitsstörungen (F60–F62). In: Schneider F, Hrsg. Facharztwissen Psychiatrie und Psychotherapie. Berlin, Heidelberg: Springer; 2012. S. 405–19). https://doi.org/10.1007/978-3-642-17192-5_30
53. Fydrich T, Renneberg B, Schmitz B, Wittchen HU. Strukturiertes Klinisches Interview für DSM-IV Achse II: Persönlichkeitsstörungen (SKID-II). Göttingen: Hogrefe, 1997.
54. Wittchen HU, Zaudig M, Fydrich T. Structural Clinical Interview for DSM-IV (SKID-I and SKID-II). Göttingen: Hogrefe; 1997.
55. Loranger AW. IPDE: International personality disorder examination: DSM-IV and ICD-10 interviews. Odessa, FL: PARS Psychological Assessment Resources; 1999.
56. Mombour W, Zaudig M, Berger P, Gutierrez K, Berner W, Berger K, et al. IPDE, International personality disorder examination von AW Loranger. Deutschsprachige Ausgabe. Bern: Huber; 1996.
57. Schotte CKW, De Doncker D, Vankerckhoven C, Vertomme H, Cosyns P. Self-report assessment of the DSM-IV personality disorders. Measurement of trait and distress characteristics: The ADP-IV. Psychological medicine. 1998;28(5):1179–88. https://doi.org/10.1017/S0033291798007041
58. Doering S, Renn D, Höfer S, Rumpold G, Smrekar U, Janecke N, et al. Validierung der deutschen Version des Fragebogens zur Erfassung von DSM-IV Persönlichkeitsstörungen (ADP-IV). Zeitschrift für psychosomatische Medizin und Psychotherapie. 2007;53(2):111–28. https://doi.org/10.13109/zptm.2007.53.2.111
59. Herpertz SC. Neue Wege der Klassifikation von Persönlichkeitsstörungen in ICD-11. Fortschritte der Neurologie·Psychiatrie. 2018;86(03):150–5. https://doi.org/10.1055/a-0576-7149
60. Reed GM, First MB, Kogan CS, Hyman SE, Gureje O, Gaebel W, et al. Innovations and changes in the ICD-11 classification of mental, behavioural and neurodevelopmental disorders. World Psychiatry. 2019;18(1):3–19. https://doi.org/10.1002/wps.20611
61. Reed GM. Progress in developing a classification of personality disorders for ICD-11. World Psychiatry. 2018;17(2):227–9. https://doi.org/10.1002/wps.20533
62. World Health Organization; 2021. International classification of diseases for mortality and morbidity statistics (ICD-11). Available from: https://icd.who.int/browse11/l-m/en
63. Jakob R. ICD-11–Anpassung der ICD an das 21. Jahrhundert. Bundesgesundheitsblatt-Gesundheitsforschung-Gesundheitsschutz. 2018;61(7):771–7. https://doi.org/10.1007/s00103-018-2755-6
64. Ghaemi SN. The rise and fall of the biopsychosocial model. The British Journal of Psychiatry. 2009;195(1), 3–4.

65. Hoff P. Do social psychiatry and neurosciences need psychopathology-and if yes, what for? International Review of Psychiatry. 2008;20(6): 515–20. https://doi.org/10.1080/09540260802564797
66. Mezzich JE, Botbol M, Christodoulou GN, Cloninger CR, Salloum IM. Introduction to person-centered psychiatry. In: Mezzich JE, Botbol M, Christodoulou GN, Cloninger CR, Salloum IM, editors. Person centered psychiatry. Berlin, Heidelberg: Springer; 2016. pp. 1–15 https://doi.org/10.1007/978-3-319-39724-5
67. Stanghellini G, Broome MR. Psychopathology as the basic science of psychiatry. The British Journal of Psychiatry. 2014;205(3):169–70. https://doi.org/10.1192/bjp.bp.113.138974
68. Nelson B, McGorry PD, Fernandez AV. Integrating clinical staging and phenomenological psychopathology to add depth, nuance, and utility to clinical phenotyping: A heuristic challenge. The Lancet Psychiatry. 2021;8(2):162–8. https://doi.org/10.1016/S2215-0366(20)30316-3
69. Hoff P, Maatz A, Vetter JS. Diagnosis as dialogue: Historical and current perspectives. Dialogues in Clinical Neuroscience. 2020;22(1):27–35. https://doi.org/10.31887/DCNS.2020.22.1/phoff

IV
Psychische Erkrankungen im Leistungssport: Therapeutische Grundlagen

8 Einführung in die Sportpsychiatrie und -psychotherapie: Therapie psychischer Erkrankungen im Leistungssport

Carlos Gonzalez Hofmann, Malte Christian Claussen

Die Therapie psychischer Erkrankungen im Leistungssport gründet auf dem biopsychosozialen Verständnis des Menschen, der umfassenden Diagnostik, eines daraus abgeleiteten Krankheitsmodells sowie der sich daraus ergebenden Auswahl therapeutischer Methoden (s. Teil III). Die Behandlungen sollten evidenz- und konsensusbasiert erfolgen. Dabei sind betroffene Sportler genauso zu berücksichtigen wie das Umfeld, in welchem die Sportler trainieren und wettstreiten [1]; (s. Kap. 42). Leistungssportler können sich sowohl mit sportspezifischen, als auch allgemeinen, sportunabhängigen psychischen Beschwerden und Erkrankungen in der Sprechstunde vorstellen – für beide bedarf es einer individuell angepassten Therapieplanung.

Das Management von psychischen Beschwerden und Erkrankungen im Leistungssport sollte einen umfassenden und integrativen Ansatz verfolgen [1]. Der Sportler sollte im Zentrum stehen und alle emotionalen, mentalen, physischen, sozialen, spirituellen Einflüsse und Umwelteinflüsse, die die persönliche psychische Gesundheit betreffen können, sollten berücksichtigt werden. Eine personalisierte Behandlungsstrategie sollte eingesetzt werden, um psychische Belastungen und Erkrankungen zu behandeln und um das bestmögliche Wohlbefinden zu bewahren (nach [1]). Diese Strategie sollte zudem die besonderen Bedürfnisse des Sportlers und seine Lebensumstände berücksichtigen. Geeignete evidenz- und konsensusbasierte Interventionen sind im Sinne des Wohles der Sportler zu nutzten. Dabei sollten auch die kulturellen Besonderheiten berücksichtigt werden.

Auch wenn Leistungssportler Akzeptanz für eine notwendige Behandlung entwickeln, bedarf es der Klarheit darüber, durch welche Fachpersonen eine Therapie erfolgreich stattfinden kann. Die Kenntnis über die vorhandenen, qualifizierten Versorgungsmöglichkeiten im Leistungssport ist hierfür Voraussetzung (s. Kap. 3). Bei der Behandlung von körperlichen Verletzungen oder Erkrankungen hat sich die Sportmedizin etabliert. Anders verhält es sich mit dem Umgang und bei der Behandlung psychischer Beschwerden und Erkrankungen. Hier bedarf es der besonderen Expertise von Fachärzten für Kinder-, Jugend- und Erwachsenenpsychiatrie und -psychotherapie in Bezug auf den Leistungssport, d.h. einer qualifizierten medizinischen Fachdisziplin für die psychische Gesundheit im Leistungssport bzw. Sportpsychiater und -psychotherapeuten. Expertise zeichnet sich auch dadurch aus, dass Leistungssportler (insbesondere bei entsprechender Prominenz) nicht als symbolische Selbstergänzung (auch Selbstergänzungsobjekt) der Therapeuten im sozialpsychologischen Sinn dienen, sondern eine angemessene und professionelle Distanz im Innen- wie im Außenverhältnis besteht [2].

Während die Sportmedizin eine durch curriculare Fortbildung erreichbare Bezeichnung ist, gibt es für den Bereich Sportpsychiatrie und -psychotherapie noch keine vergleichbaren Fortbildungsmöglichkeiten. Diese sind zurzeit erst im Aufbau, abgesehen von dem seit Mai 2018 laufendem Curriculum der ISSP oder dem ab 2021 beginnendem Programm des Internationalen olympischen Komitees zur psychischen Gesundheit im Leistungssport (IOC Programs in Mental Health in Elite Sport) wie auch dem Curriculum Sportpsychiatrie und -psychotherapie der SGSPP [3, 4], (s. Kap. 2).

Zu wissen, dass es – äquivalent zu den Sportärzten – für die Behandlung psychischer Beschwerden Spezialisten gibt, kann die Entscheidungsfindung zur Aufnahme einer Therapie erleichtern. Dies gilt insbesondere, wenn es gelingt, die Sportpsychiatrie und -psychotherapie in die Verbands- und Vereinsstrukturen einzubinden (s. Kap. 3).

8.1 Rahmenbedingungen der Behandlung und Umfeld

Die Umstände und das Umfeld im Leistungssport prägen maßgebend die psychiatrisch-psychotherapeutische Behandlung. Durch Training und Wettkämpfe ist häufig eine regelmäßige Behandlung nicht ohne Weiteres möglich. Hier ist Flexibilität von den Behandelnden gefordert [5]. Es kann daher hilfreich sein, Verletzungs- und Rehabilitationszeiten intensiv für die psychiatrisch-psychotherapeutische Arbeit zu nutzen. In Wettkampfzeiten ist für Sportler die Fokussierung auf den Sport sicherlich unverzichtbar, Trainingszeiten dazwischen, aber auch „unfreiwillige" Verletzungspausen bieten Gelegenheit, Themen, Schwierigkeiten und Belastungen der Sportler aufzunehmen und im Sinne der Erhaltung der psychischen Gesundheit zu bearbeiten [6]. Dies gilt aber nur dann, wenn eine elektive Behandlungsindikation besteht oder dem Sportler eine notwendige Behandlung unter anderen Umständen nicht zugänglich ist. Die Bedingungen der Behandlung sind wichtig und entscheiden, ob eine Behandlung erfolgreich gestaltet werden kann. Die gemeinsame Haltung des Sportlers und seines Umfeldes, dass die Gesundheit während der Behandlung Vorrang vor dem Sport hat, ist hierbei zentral [7].

Erste Maßnahme in der Behandlung ist der Aufbau einer vertrauensvollen und tragfähigen therapeutischen Beziehung sowie die Förderung der Motivation zur Behandlung. Die gezielte, kompakte Schulung von Schlüsselpersonen, z. B. Trainern, Eltern und Beratern kann helfen, den Zugang zur Therapie zu befördern. Dies kann zu einer frühzeitigen Inanspruchnahme therapeutischer Angebote führen und sich günstig auf die Behandlung auswirken ([8]; Box 8-1). Die Aufklärung über die guten Behandlungsmöglichkeiten bei psychischen Beschwerden und Erkrankungen ist wichtig, um Sicherheit zu geben. Aus der Schwere der Erkrankung ergeben sich die Empfehlungen in Hinblick auf Training und Wettkämpfe, die zusammen mit dem Sportler und seinem Umfeld erarbeitet werden sollten [5]. Erste Ansprechpartner sind meist Sportärzte und weitere Spezialisten wie Sportpsychologen, aber natürlich auch Eltern, Trainer oder Berater, abhängig von der individuellen Situation des Sportlers.

Die fachliche Unabhängigkeit sollte immer gewahrt werden. Wenn das Vertragsverhältnis von Sportpsychiatern und -psychotherapeuten einerseits und Verein und Verbänden andererseits zu eng ist, kann es zu einem Problem mit der Schweigepflicht und der Offenheit der Sportler kommen. Bei psychischen Beschwerdebildern geht es oft um höchstpersönliche Informationen der Sportler, die diese nicht an Vereinsverantwortliche weitergeleitet wissen wollen. Die Frage ist, wie viel Offenheit sich Sportler tatsächlich leisten können und wollen unter den jeweils gegebenen Umständen (s. Kap. 34). Die besondere wirtschaftliche Abhängigkeit von Leistungssportlern kann sich ein bedeutsames Therapiehindernis darstellen [9]. Erst die Sicherheit, dass diese Informationen tatsächlich geschützt sind, kann

Box 8-1:

Empfehlungen zur Überwindung häufiger Hürden, die mit Psychotherapie bei Sportlern interferieren können (nach [1]).

Kliniker sollten ...

- ... in Hinblick auf Termine flexibel sein. Dass bedeutet aber nicht, dass sie Verständnis für wiederholte Absage von Terminen haben sollten.
- ... Paar- oder Familientherapie einsetzen, wenn hierdurch Themen, die das Funktionieren oder die Leistung beeinflussen, angesprochen werden können.
- ... Psychotherapie plus Pharmakotherapie empfehlen, bei Fällen von moderaten bis schweren psychischen Gesundheitssymptomen und Erkrankungen.
- ... zusätzliche Informationen aus dem Umfeld der Sportler einholen (immer mit deren Zustimmung!).
- ... darauf beharren, dass Sportler sich einer Behandlung von Substanzgebrauch unterziehen.

Kliniker sollten nicht ...

- ... einem Ersatz psychotherapeutischer Sitzungen zustimmen, z.B. durch Gespräche mit dem Coach oder Trainer.
- ... experimentelle Behandlungen anbieten, die Sportlern eine falsche Hoffnung vermitteln.

dazu führen, dass Leistungssportler sich ernsthaft einer Therapie zuwenden. Insofern ist neben der Expertise zugleich die Unabhängigkeit der Behandler vonnöten, um Sportlern uneingeschränkten Zugang zu Therapien zu ermöglichen.

Neben möglichen Therapiebarrieren ist der Frage nach intrapersonellen Ressourcen der zu behandelnden Sportler nachzugehen. Bei gegebener Therapiemotivation können Kompetenzen wie das zielgerichtete Arbeiten, Disziplin und Compliance von Vorteil für psychotherapeutische Interventionen sein [10]. Allerdings kann die frühe Fokussierung auf den Leistungssport, die Nutzung vieler Ressourcen für Leistungssport und Karriere sowie das Einfügen in eine hochprofessionalisierte und durchstrukturierte soziale Umgebung dazu führen, dass Leistungssportler über weniger Selbstkompetenz verfügen als Nichtleistungssportler (s. Kap. 3). Die benötigten Selbstkompetenzen sind dementsprechend therapeutisch zu stärken [6].

Für die erforderliche Behandlung ist darauf zu achten, einerseits Überlastung durch Training und Wettkampf als möglichen Krankheitsfaktor zu beachten, andererseits auch den Mangel an körperlicher Aktivität z.B. bei stationären Behandlungen [11]. In jedem Fall sollte die partizipative Entscheidungsfindung Grundlage therapeutischen Handelns sein. Das Fehlen genügend spezialisierter Psychiater und Psychotherapeuten in Sprechstunden und Kliniken sowie ambulante und stationäre Angebote der Sportpsychiatrie und -psychotherapie stehen derzeit aber noch einem fachgerechten Umgang mit psychischen Belastungen und Erkrankungen im Leistungssport entgegen (s. Kap. 3).

Bei der Zielsetzung der Behandlung ist abzuwägen, ob eine Behandlung von Ursachen möglich ist (beispielsweise Traumatisierung oder psychosozialen Belastungssituationen) oder ob lediglich eine Symptomlinderung erfolgen kann, z.B. bei Ängsten und Schlafproblemen. Letzteres ist – anders als die Ursachenbehebung – in der Wettkampfvorbereitung und dem Wettkampf einfacher umzusetzen. In bestimmten Situationen und Konstellationen kann (wie bei körperlichen Verletzungen und Erkrankungen) eine Fortsetzung der sportlichen Laufbahn von psychiatrischer Seite aber nicht empfohlen werden. Diese Empfehlungen müssen sicher selten ausgesprochen werden, sind aber – wenn sie als notwendig erachtet werden – auch klar anzuraten und zu kommunizieren. Als therapeutischer Grundsatz gilt von alters her der Grundsatz „primum non nocere" („zu allererst nicht schaden"; Hippokrates von Kos, in seiner lateinischen Version aus den „Compositiones" des Scribonius Largus).

Eine qualifizierte Therapie psychischer Erkrankungen, die bei moderaten bis schweren psychischen Erkrankungen Psychotherapie und Psychopharmakotherapie kombiniert einsetzt, schließt eine ebenso qualifizierte Nachsorge ein. Letztere droht jedoch häufig in Vergessenheit zu geraten. Return-To-Sport bzw. -Play-Empfehlungen, wie es sie z.B. bereits für gestörtes Essverhalten und Essstörungen oder die Concussion gibt, müssen genauso für weitere psychische Beschwerden und Erkrankungen im Leistungssport entwickelt werden, z.B. für Substanzgebrauchs- und depressive Störungen [12, 13, 14]; (s. Kap. 15, Kap. 21).

8.2 Psychotherapie

In der psychotherapeutischen Arbeit im Sport steht oft der Umgang mit Einschränkungen der Leistungsfähigkeit und Verunsicherung im Fokus, aber auch die notwendige Anerkennung von körperlichen, psychischen und sozialen Grenzen als Grundvoraussetzung für die Genesung. Die Vereinbarkeit einer notwendigen Behandlung mit Training, Wettkämpfen und Laufbahnplanung sind ebenso zu thematisieren. Leistungssportler können sich mit sportbezogenen und sportspezifischen Themen vorstellen, die sich als Herausforderung in der Psychotherapie erweisen und Schwierigkeiten bereiten können, therapeutische Interventionen anzupassen [1]; (s. Kap. 6). Leistungssportler können sich aber genauso auch mit nicht sportspezifischen Themen und Problemen vorstellen, die ebenfalls herausfordernd sein können.

Persönlichkeit und Persönlichkeitseigenschaften können den therapeutischen Prozess prägen, z.B. Narzissmus und Ansprüchlichkeit [15]; (s. Kap. 27). Unabhängig von dem zu behandelnden Beschwerdebild und der angewandten Therapiemethode ist über Nebenwirkungen der Psychotherapie aufzuklären. Und unabhängig vom eingesetzten Verfahren steht bei der Psychotherapie immer die Auseinandersetzung mit problematischen und belastenden Themen im Vordergrund. Dies kann mit der Konfrontation von unangenehmen Gefühlen einhergehen, v.a. aber wird Aufmerksamkeit durch Psychotherapie gebunden, die dann vorübergehend weniger für den Leistungssport oder die Erholung zur Verfügung steht. Berücksichtigt werden muss dabei auch immer, dass psychische Stabilität für das Training und insbesondere im Wettkampf wichtig und notwendig ist.

Aufgrund der organisatorischen Besonderheiten im Leistungssport mit Trainings-, Wettkampf- und Regenerationsphasen und auch aufgrund bestimmter Persönlichkeitsmerkmale, die im Leistungssport öfter zu beachten sind, erwarten Leistungssportler manchmal eine bevorzugte Behandlung [5]. Die Organisation der Behandlung stellt teils hohe Anforderungen an die Flexibilität von Behandlern, wenn es beispielsweise um Reisepläne von Leistungssportlern geht. Hier ist zugleich darauf zu achten, dass es nicht zu einer ständigen Begünstigung und zu Problemen im professionellen Umgang mit den Sportlern kommt ([10]; Box 8-1). Insbesondere sollten keine Kompromisse eingegangen werden, die zu Lasten einer notwendigen Psychotherapie, Psychopharmakotherapie oder Hospitalisation gehen könnten [5].

Die Verhaltenstherapie ist – aufgrund der vorliegenden Daten – während der aktiven Laufbahn (vermutlich) Methode der Wahl [16, 17, 18]; (s. Kap. 9). Sie ist durch die klare Strukturierung und Zielsetzungen mit dem Training der körperlichen Fähigkeiten vergleichbar und ist daher mit anderen Erfahrungen aus dem Sport verknüpfbar. Häufig bieten sich aber auch allein Psychoedukation und Beratung zur Behandlung von Leistungssportlern an [19]. Psychoedukation kann auch in Gruppentherapien vermittelt werden, insbesondere bei Mannschaftssportarten [20]. Systemische psychotherapeutische Verfahren können hilfreich bei Konflikten oder bei Problemen in der Interaktion in Familien im Sportkontext sein, da diese großen Einfluss auf die Sportler und deren Wettkampfsaison haben können [21]. Paar-, Familien- und Gruppentherapien eignen sich auch zur Behandlung von psychischen Beschwerden [22]. Schwierige und konfliktreiche Themen sind anzusprechen wie auch die wichtigsten Inhalte und der Zeitpunkt ihrer Bearbeitung.

Psychodynamische Langzeitbehandlung, analytische Psychotherapie oder tiefenpsychologisch fundierte Psychotherapie kommen aufgrund der Gegebenheiten im Leistungssport selten zum Einsatz, und wenn, dann häufig zumeist erst nach der aktiven Laufbahn [7]. Sie können aber auch während der aktiven Zeit eine nicht verzichtbare Behandlungsmethode für die Sportler darstellen. Tiefenpsychologische und psychodynamische Kurzzeittherapien können z. B. eine probate Behandlung bei herausfordernden Persönlichkeits- und Verhaltensthemen darstellen. Entsprechend der Betrachtung von Verhalten, aktuellem Befinden und Persönlichkeit sollte Psychotherapie bevorzugt bei fehlangepassten Verhaltensmustern Anwendung finden. Persönlichkeitseigenschaften dagegen tendieren dazu, eher resistent gegenüber Veränderungen zu sein, sind aber natürlich genauso psychotherapeutisch anzugehen, wenn sich hieraus ein Leidensdruck und eine Störung entwickeln [5]; (s. Kap. 27).

Psychotherapie sollte nicht nur bei typischen psychischen Beschwerden und Erkrankungen eingesetzt werden, sondern insbesondere bei psychischen Beschwerden im Zusammenhang mit Verletzungen sowie bei der Behandlung von chronischen Schmerzen und Schmerzstörungen im Leistungssport [23]; (s. Kap. 25). Psychotherapie kann auch hilfreich sein, um die Akzeptanz einer Psychopharmakotherapie zu erhöhen [24]. Wesentliche Elemente einer Psychotherapie sollten neben umfassender Psychoedukation und störungsspezifischen Interventionen auch stets die Schlafhygiene und das Erholungsmanagement unter Einbezug der sozialen Umgebung sein [25, 26]. Mangelnde soziale Unterstützung ist ein Risikofaktor für die Entwicklung psychischer Beschwerden und Erkrankungen [27]. Psychotherapie als alleinige therapeutische Intervention kann bei manchen Beschwerdebildern ausreichend sein. Grundsätzlich besteht jedoch das Problem, dass Psychotherapien zu selten Einsatz finden. Zudem fehlt es an Studien zur Wirksamkeit verschiedener Arten von Psychotherapie im Leistungssport.

Psychosoziale Therapie und Aspekte im Leistungssport: Über Psychotherapie im engeren Sinne hinaus hat auch die psychosoziale Therapie ihren Stellenwert in der Psychiatrie und Psychotherapie (s. Kap. 12). Es gibt zahlreiche Aspekte der psychosozialen Therapie, die auch im Leistungssport Anwendung finden können. Hierzu zählen beispielsweise Recovery, Empowerment und Selbstmanagement, aber auch Trialog und Peer-Arbeit. Beispielhaft sei auf das Engagement ehemaliger Leistungssportler verwiesen, die über den Umgang mit psychischen Beschwerden und Erkrankungen als Betroffene Aufklärungsarbeit leisten. Die Milieutherapie eignet sich im Leistungssport v. a. bei minderjährigen Leistungssportlern, die bei ihrer Familie leben [28]; (s. Kap. 36). Bei minderjährigen Leistungssportlern in Internaten könnten z. B. aufsuchende Therapie- und Unterstützungsangebote zum Tragen kommen.

8.3 Psychopharmakotherapie und Anti-Doping-Bestimmungen

Das Wissen um den Einsatz von Psychopharmaka unter den Bedingungen des Leistungssports ist begrenzt und es findet sich noch wenig und nicht ausreichendes Wissen dazu (s. Kap. 10). Die bisher zur Verfügung stehenden Studien weisen verschiedene methodische Mängel auf, z. B. (nach [1])

- die Größe der Studienpopulation;
- die Dosierung und Zeitdauer der eingesetzten Medikamente;
- die Repräsentativität der untersuchten Populationen;
- es wurden wenig Sportlerinnen untersucht;
- die Verwendung des Leistungsmaßes zur Bestimmung, ob eine Medikation einen ne-

gativen Effekt auf die Leistung des Sportlers hat (dies repräsentiert aber nicht automatisch den tatsächlichen Leistungseinfluss), und
- die Untersuchten wiesen häufig nicht die psychische Erkrankung auf, für die die Medikation zur Behandlung vorgesehen war.

Folgende Punkte sind zudem zu beachten, wenn eine Psychopharmakotherapie indiziert ist (wiederum nach [1]):
- möglicher negativer Einfluss auf die Leistung;
- leistungssteigernde Effekte (z. B. durch Verbesserung des Beschwerde-/Erkrankungsbildes, für welches die Medikation zur Behandlung entwickelt worden ist);
- nicht therapeutische leistungssteigernde Effekte (z. B. ergogene Effekte; [29]);
- Sicherheitsrisiken und das Variieren bei dem jeweiligen Sport mit seinen Anforderungen, der notwendigen Leistung, den Zeitfenstern des Trainings-Wettkampf-Regenerations-Zyklus sowie der erwarteten Dauer der Therapie.

Stimulanzien werden beispielsweise als Psychopharmaka in der Behandlung des ADHS verschrieben und sind bedeutende Medikamente in der Psychiatrie und Psychotherapie; wegen potenziell ergogener Effekte sind sie im Leistungssport aber verboten und dürfen nur mit einer Medizinischen Ausnahmegenehmigung (Therapeutic Use Exemption, TUE) eingesetzt werden (s. Kap. 11). Die Bestimmungen der nationalen und internationalen Anti-Doping-Organisationen sowie der jeweiligen Verbände sind bestimmend und zwingend einzuhalten. Ein schriftliches Einverständnis der Anti-Doping Agentur und des Sportverbandes sind vor Aufnahme der Behandlung zu empfehlen. Auch ist eine lückenlose Dokumentation durch den verschreibenden Arzt ratsam. Beim Einsatz von Stimulanzien bei ADHS ist zudem zu beachten, dass sich diese auch leistungsmindernd auswirken können, z. B. durch weniger Spontanität oder ergolytische Effekte [30, 31, 32]; (s. Kap. 32).

Wirkungen und Nebenwirkungen der zur Verfügung stehenden Medikamente schränken die Auswahl geeigneter Medikamente ein. Häufige unerwünschte Wirkungen, die einen negativen Einfluss auf die Leistungen haben und berücksichtigt werden müssen, sind (nach [1]): Sedierung, Gewichtszunahme, kardiale Nebenwirkungen, Tremor, Minderung der Konzentration, Muskelrigidität, Veränderungen der Bewegung, Gewichtsverlust, Sehschwierigkeiten oder Schwindel, Angst oder Agitation und Schlafprobleme.

Gezeigt werden konnte, dass Behandler mit sportpsychiatrisch-psychotherapeutischer Expertise den Anforderungen an die Psychopharmakotherapie im Leistungssport nachkommen [33]. Den sportartspezifischen Anforderungen ist bei der medikamentösen Behandlung – wann immer möglich – Rechnung zu tragen [33, 34]. Da Leistungssportler in einer viel höheren Intensität trainieren als die Allgemeinbevölkerung, ist auf die Sicherheit und etwaige Risiken der Sportler besonders zu achten [35]. Bei der Entscheidung für oder gegen eine psychopharmakologische Behandlung ist eine eventuell notwendige, gegebenenfalls dadurch vermeidbare Hospitalisation bei der Entscheidungsfindung mit abzuwägen [35].

Beim Einsatz von Psychopharmaka sind auch pharmakokinetische Aspekte zu berücksichtigen, beispielsweise die Plasmaproteinbindung. Bei Medikamenten mit einer Plasmaproteinbindung von 99 % (z. B. Aripiprazol) kann es unter Kombination mit NSAR wie Ibuprofen und Diclofenac, zu einer erhöhten Verfügbarkeit von Aripiprazol im Serum kommen, mit entsprechend stärkerer Wirkung und Nebenwirkungen. Als besonders herausfordernd erweist sich der Einsatz von Lithium aufgrund der besonderen Eliminationsdynamik mit Natrium [34]. Auch das Verteilungsvolumen ist beim Einsatz der meist lipophilen Psychopharmaka, beispielsweise bei RED-S zu berücksichtigen (s. Kap. 28). Ebenso wie es psychotherapeutischer Behandlung bei chronischen Schmerzen und Schmerzstörungen bedarf, ist bei entsprechenden Beschwerdebildern auch der Einsatz etablierter Medikamente (z. B. Venlaflaxin oder Duloxetin) in Betracht zu ziehen [24]; (s. Kap. 25).

8.4 Weitere Therapien

Psychosoziale Therapien und Entspannungs- und Imaginationsverfahren sowie Bewegung, Training und Sport sind in der Therapie psychischer Beschwerden und Erkrankungen im Leistungssport ebenso wie die Psychotherapie und Psychopharmakotherapie wirksame und unverzichtbare Therapiemethoden (s. Kap. 12, Teil X).

Etabliert haben sich v.a. Entspannungsverfahren wie autogenes Training und die progressive Muskelrelaxation nach Jakobson sowie Entspannungshypnose. Auch Achtsamkeitstraining hat einen zunehmenden Stellenwert, wobei der Vorteil darin liegt, dass achtsamkeitsbasierte Ansätze überall und jederzeit praktiziert werden können [36]. Anders verhält es sich bei der Anwendung von Neuro- und Biofeedback, bei denen eine entsprechende Ausstattung verfügbar sein muss. Achtsamkeitsbasierte Methoden haben nicht nur in der allgemeinen Behandlung psychischer Beschwerden und Erkrankungen ihren Platz gefunden, sondern auch im Leistungssport [37]. Fördernde Effekte bezüglich emotionaler Selbstregulation und Selbstvertrauen konnten zudem für die Verfahren nachgewiesen werden [38].

Während klassische Hypnosetechniken im Sitzen oder Liegen Anwendung finden, kann im Leistungssport Hypnose auch effektiv in Bewegung erfolgen, z. B. auf dem Laufband oder einem Fahrradergometer. Hypnosetechniken können sowohl in Trance als auch im Wachzustand erfolgen und erfolgreich wirken [39]. Imaginationsverfahren bieten sich als Ergänzung zum observativen und ideomotorischen Training an, welches Leistungssportlern aus dem Trainingsalltag vertraut ist. Als Therapieverfahren bauen sie auf der Oberstufe des Autogenen Trainings auf. Während sie in diesem Kontext der Beschwerdelinderung oder Resilienzförderung dienen, zeigen gezielte Imaginationsverfahren im Leistungssport Effekte auf Ausdauerleistungen [40]. Generell ist anzumerken, dass die Grenzen zwischen konkreten therapeutischen Effekten, Förderung von Wohlbefinden sowie Erholungs- und Leistungsförderung fließend sind.

Die interventionelle Psychiatrie weist in erster Linie die Elektrokrampftherapie (EKT) und die transkranielle Magnetstimulation (TMS) als Therapiemethoden auf. Während die EKT von vornherein nur bei besonders schwer ausgeprägten psychischen Erkrankungen, z. B. therapierefraktärer depressiver Störungen Anwendung findet, kommt die TMS vorwiegend im Rahmen von Forschung und neurologischer Diagnostik zum Einsatz. Effekte im Leistungssport sind Gegenstand zunehmender Forschungsaktivität. Die Zukunft wird zeigen, inwieweit sich TMS als besonderes Therapieverfahren im Sport etablieren werden, beispielsweise zur Behandlung von Schmerzen oder depressiven Störungen [41]. Da Effekte der Stimulation des motorischen Kortex bekannt sind, ist der Einsatz von repetitiver TMS (rTMS) zur Leistungsförderung auch Gegenstand aktueller Forschung [42].

8.5 Psychiatrische Notfälle im Leistungssport

Untersuchungen zu psychiatrischen Notfällen im Leistungssport finden sich kaum. Verschiedene Umstände im Sport können mit dem Risiko des Auftretens psychiatrischer Notfälle verbunden sein (Box 8-2).

Box 8-2:
Beispiele im Sport, die mit einem erhöhten Risiko für das Auftreten psychiatrischer Notfälle einhergehen können (nach [1]).

Sportspezifische Faktoren:
- **Nichtberücksichtigung/Selektonierung:** akute aversive und emotionale Reaktionen
- **Sportverletzungen und damit verbundener Abstand vom Sport:** Wut und depressive Symptome und auch Suizidalität als mögliche Folge

Weitere Faktoren:
Substanzgebrauch: erhöhtes Risiko für psychiatrische Notfälle
- **Gebrauch anabol-androgener Steroide:** Hypomanien oder psychotische Symptome, Aggressionen und Suizidalität
- **Alkoholgebrauch im Sport und Binge-Drinking:** akute Intoxikationen als Notfall wahrscheinlicher als Entzugssymptome

Gestörtes Essverhalten und Essstörungen: Notfälle häufig somatisch, z. B. Frakturrisiko, Elektrolytveränderungen, EKG-Veränderungen
- **Somatische Notfälle/Risiken:** emotionale Reaktionen

Zu unterscheiden ist ein Notfall von einer Krise. Als Notfall wird ein akut bestehender, lebensbedrohlicher Zustand verstanden, der unmittelbares Handeln zur Gefahrenabwehr erfordert. Als psychiatrische Notfälle werden akute Selbst- oder Fremdgefährdung im Rahmen einer psychischen Erkrankung, Intoxikationen und Delirien verstanden. Bei einer Krise besteht keine unmittelbare akute Lebensgefahr, dennoch dringender Handlungsbedarf zur Vermeidung einer Verschlechterung hin zu einem Notfall. Die Krisenintervention dient somit der Abwendung eines Notfalls, der Überwindung einer schweren akuten Belastung oder auch der zeitnahen Nachsorge nach einem Notfall. In der englischsprachigen Fachliteratur wird dabei Notfall (emergency) meist synonym für Notfall und Krise benutzt.

Umfängliche Empfehlungen zum Management psychiatrischer Notfälle im Leistungssport liegen nicht vor. Unabhängig hiervon bietet sich an, sich diesbezüglich an den Lehrbüchern der Psychiatrie und Psychotherapie zu orientieren. Es ist angeraten, Notfallpläne für verschiedene Notfallszenarien und auch für bestimmte Krisenszenarien vorzubereiten wie den Umgang mit Gewalt und Missbrauch [43]). Die unerwünschten Wirkungen der medikamentösen Therapie (auf die sportliche Leistungsfähigkeit) sind im Notfall wenig relevant, zumal wenn die Behandlung nur kurzzeitig erfolgt. Ziel ist es, durch adäquate pharmakologische Maßnahmen die Akutheit des Notfalls hin zu einer Krise zu senken. Hierbei sind Wirksamkeit und Nebenwirkungen zwar gegeneinander abzuwägen, jedoch stets in Bezug auf die Erfolgsaussichten zur Entaktualisierung eines Notfalls und auch einer Krise zu stellen. Dies gilt ebenso für die Anti-Doping-Bestimmungen im Leistungssport (s. Kap. 11). Bei anxiolytischen und sedierenden Medikamenten sind solche mit einer kurzen Halbwertszeit zu bevorzugen, da diese mit einer besseren Steuerungsmöglichkeit einhergehen.

Beim gleichzeitigen Vorliegen von einem somatischen und psychischen Notfall, beispielsweise einer akuten Belastungsreaktion nach einer schweren Extremitätenfraktur, ist auf die Interaktion mit somatischen Notfallmedikamenten, insbesondere mit Opiaten achtzugeben, um Komplikationen zu vermeiden, z. B. eine Atemlähmung durch die Kombination eines Opiats mit einem höher dosierten Benzodiazepin. Delirien sind gleichermaßen psychiatrische wie somatische Notfälle (s. Kap. 14). Das richtige Diagnostizieren der Ursache eines Delirs trägt entscheidend zu dem Therapieerfolg bei. Daher sind stets differenzialdiagnostische Erwägungen wie Entzugsdelir, eine Intoxikation, Hyponatriämie, Hitzekrankheit oder ein Schädel-Hirn-Trauma durchzuführen, damit eine adäquate Behandlung erfolgen kann.

Für die Grundausstattung von medizinischen Notfallsets werden u. a. lang und kurz wirksame Benzodiazepine, z. B. Diazepam intravenös, Alprazolam oral sowie ein Schlafmedikament (beispielsweise Zolpidem oral) empfohlen [44]. Über anschließende Fahrunfähigkeit (insbesondere beim Motorsport) sowie allgemein die Risiken (z. B. höheres Verletzungsrisiko) bei weiterer Ausübung des Sports ist aufzuklären. Als Ersatz für Benzodiazepine können niederpotente, z. B. Pipamperon, Promazin oder auch atypische Neuroleptika, z. B. Olanzapin, zum Einsatz kommen und sollten entsprechend verfügbar sein, zudem Opiatantagonisten wie Naloxon [45]. Auch für diese gilt es die bereits genannten Risiken zu beachten. Oral verabreichbarer Medikation ist – neben nicht medikamentösen Deeskalationmaßnahmen – gegenüber einer paerenteralen Medikation Vorrang zu geben [43]. Bei parenteraler Gabe von Benzodiazepinen ist auf eine mögliche Atemdepression zu achten [45]. Bei der Begleitung von Leistungssportlern zu Wettkämpfen und Trainingslagern im Ausland sind die jeweils nationalen, rechtlichen Besonderheiten zum Einsatz bestimmter Psychopharmaka zu beachten. Auf die sachgemäße Ausstattung eines Notfallsets auch mit Notfallpsychopharmaka ist zu achten [46].

Neben pharmakologischen Notfallinterventionen bieten sich zudem psychosoziale und psychotherapeutische Interventionen zur Notfallbehandlung und Krisenintervention an. Die Behandelnden sollten in sprachlicher Deeskalation geschult sein [47]. Beruhigende Sprachmuster und -inhalte (z. B. aus der Hypnosetherapie) können sich sowohl auf bewusstseinsklare als auch auf bewusstlose oder bewusstseinsgetrübte Patienten positiv auswirken [48]. Bei Erregung und Agitation ist neben beruhigender Sprache und Gestik auf eine reizabgeschirmte Umgebung zu achten. Dies bedeutet insbesondere bei Wettkämpfen, dass entsprechende Räumlichkeiten vorhanden und bekannt sein müssen, um Verzögerungen oder Erschwernisse der Behandlung zu vermeiden. Dies kann durch Begehung der Wettkampfstätte und die Besichtigung der medizinischen Infrastruktur vor Ort erfolgen. Auf Besonderheiten in fremder Umgebung ist zu achten, beispielsweise im Ausland. Schutz der Privatsphäre von Leistungssportlern ist in Notfall- und Krisensituationen bestmöglich zu wahren. Nach überwundenem Notfall oder einer Krise kann eine mediale Präsenz des Ereignisses zu einem zusätzlichen Belastungsfaktor werden.

Die Vorgehensweise bei Krisen, z. B. akuter Suizidalität, unterscheidet sich nicht von den Behandlungsempfehlungen außerhalb des Leistungssports [43]; (s. Kap. 22). Während bei Notfällen im engeren Sinne mehrere Personen zur Situationsbewältigung hilfreich sein können, sollte bei Krisen nach Möglichkeit nur eine Person Ansprechpartner für zu behandelnde Sportler sein [47]. Nach jeder Notfallbehandlung oder Krisenintervention sollte eine Nachbesprechung erfolgen. Dies kann zur Optimierung von Abläufen und Behandlungsmethoden dienen und auch eine Stressbewältigung der beteiligten Helfer bedeuten.

Literatur

1. Reardon CL, Hainline B, Aron CM, Baron D, Baum AL, Bindra A, et al. Mental health in elite athletes: International Olympic Committee consensus statement (2019). British journal of sports medicine. 2019;53(11):667–99.
2. Wicklund R, Gallwitze P. Symbolic Self-completion. Psychology Press. London: Taylor & Francis; 1982.
3. sportspsychiatry.org [Internet]. State of Chicago: International Society for Sports Psychiatry ISSP; 2020. Verfügbar unter: https://www.sportspsychiatry.org/page-18106
4. sportsoracle.com, editor. IOC Programs in Mental Health in Elite Sport [Internet]. Aberdeen, Aberdeenshire: sportsoracle; c2021 [cited 2021 Jun 25]. Available from: https://www.sportsoracle.com/Mental+Health/Home https://doi.org/10.4324/9780367854973-4
5. Glick ID, Stillman MA, Reardon CL, Ritvo EC. Managing psychiatric issues in elite athle-tes. The Journal of clinical psychiatry. 2012;73(5): 640–4. https://doi.org/10.4088/JCP.11r07381

6. Purcell R, Gwyther K, Rice SM. Mental Health In Elite Athletes: Increased Awareness Requires An Early Intervention Framework to Respond to Athlete Needs. Sports medicine – open. 2019;5(1):46. https://doi.org/10.1186/s40798-019-0220-1
7. Markser VZ, Bär K-J. Seelische Gesundheit im Leistungssport. Grundlagen und Praxis der Sportpsychiatrie. Stuttgart: Schattauer; 2019.
8. Sebbens J, Hassmén P, Crisp D, Wensley K. Mental Health in Sport (MHS): Improving the Early Intervention Knowledge and Confidence of Elite Sport Staff. Front Psychol. 2016;7:911. https://doi.org/10.3389/fpsyg.2016.00911
9. Castaldelli-Maia JM, Gallinaro J, Falcão RS, Gouttebarge V, Hitchcock ME, Hainline B, et al. Mental health symptoms and disorders in elite athletes: a systematic review on cultural influencers and barriers to athletes seeking treatment. British journal of sports medicine. 2019; 53(11):707–21.
10. Stillman MA, Ritvo EC, Glick ID. Psychotherapeutic treatment of athletes and their signi-ficant others. In: Baron DA, Reardon C, Baron SH, editors. Clinical sports psychiatry: an international perspective. Chichester, West-Sussex: Wiley-Blackwell; 2013. pp. 115–23. https://doi.org/10.1002/9781118404904.ch11
11. Peluso MA, Guerra de Andrade LH. Physical activity and mental health: the association between exercise and mood. Clinics (Sao Paulo, Brazil). 2005;60(1):61–70. https://doi.org/10.1590/S1807-59322005000100012
12. De Souza MJ, Nattiv A, Joy E, Misra M, Williams NI, Mallinson RJ, et al. 2014 Female Athlete Triad Coalition Consensus Statement on Treatment and Return to Play of the Female Athlete Triad: 1st International Conference held in San Francisco, California, May 2012 and 2nd International Conference held in Indianapolis, Indiana, May 2013. British journal of sports medicine. 2014;48(4):289. https://doi.org/10.1097/JSM.0000000000000085
13. Mountjoy M, Sundgot-Borgen JK, Burke LM, Ackerman KE, Blauwet C, Constantini N, et al. IOC consensus statement on relative energy deficiency in sport (RED-S): 2018 update. British journal of sports medicine. 2018;52(11): 687–97. https://doi.org/10.1136/bjsports-2018-099193
14. Harmon KG, Clugston JR, Dec K, Hainline B, Herring SA, Kane S, et al. American Me-dical Society for Sports Medicine Position Statement on Concussion in Sport. Clinical journal of sport medicine. 2019;29(2):87–100. https://doi.org/10.1097/JSM.0000000000000720
15. Stillman MA, Glick ID, McDuff D, Reardon CL, Hitchcock ME, Fitch VM, et al. Psychotherapy for mental health symptoms and disorders in elite athletes: a narrative review. British journal of sports medicine. 2019;53(12):767–71. https://doi.org/10.1136/bjsports-2019-100654
16. Reardon CL. Psychiatric Comorbidities in Sports. Neurologic clinics. 2017;35(3):537–46. https://doi.org/10.1016/j.ncl.2017.03.007
17. McDuff DR. Adjustment and anxiety disorders in sports. In: Currie A, Owen B, editors. Sports psychiatry. Oxford, UK: Oxford University Press; 2016. pp. 1–16. https://doi.org/10.1093/med/9780198734628.003.0001
18. McGale N, McArdle S, Gaffney P. Exploring the effectiveness of an integrated exercise/CBT intervention for young men's mental health. British journal of health psychology. 2011;16(3): 457–71. https://doi.org/10.1348/135910710X522734
19. Strohle A. Sports psychiatry: mental health and mental disorders in athletes and exercise treatment of mental disorders. European archives of psychiatry and clinical neuroscience. 2019; 269(5):485–98. https://doi.org/10.1007/s00406-018-0891-5
20. McDuff DR, Garvin M. Working with sports organizations and teams. International review of psychiatry (Abingdon, England). 2016;28(6): 595–605. https://doi.org/10.1080/09540261.2016.1212820
21. Stillman MA, Brown T, Ritvo EC, Glick ID. Sport psychiatry and psychotherapeutic intervention, circa 2016. International review of psychiatry (Abingdon, England). 2016;28(6): 614–22. https://doi.org/10.1080/09540261.2016.1202812
22. Glick ID, Stillman MA, McDuff D. Update on integrative treatment of psychiatric symp-toms and disorders in athletes. The Physician and sportsmedicine. 2020:1–7. https://doi.org/10.1080/00913847.2020.1757370
23. Psychological issues related to injury in athletes and the team physician: a consensus statement. Medicine and science in sports and exercise. 2006;38(11):2030–4. https://doi.org/10.1249/mss.0b013e31802b37a6

24. Hainline B, Derman W, Vernec A, Budgett R, Deie M, Dvořák J, et al. International Olympic Committee consensus statement on pain management in elite athletes. British journal of sports medicine. 2017;51(17):1245–58. https://doi.org/10.1136/bjsports-2017-097884
25. Palacio A, Garay D, Langer B, Taylor J, Wood BA, Tamariz L. Motivational Interviewing Improves Medication Adherence: a Systematic Review and Meta-analysis. Journal of general internal medicine. 2016;31(8):929–40. https://doi.org/10.1007/s11606-016-3685-3
26. Sarris J, O'Neil A, Coulson CE, Schweitzer I, Berk M. Lifestyle medicine for depression. BMC psychiatry. 2014;14:107. https://doi.org/10.1186/1471-244X-14-107
27. Gouttebarge V, Jonkers R, Moen M, Verhagen E, Wylleman P, Kerkhoffs G. The preva-lence and risk indicators of symptoms of common mental disorders among current and former Dutch elite athletes. Journal of sports sciences. 2017;35(21):2148–56. https://doi.org/10.1080/02640414.2016.1258485
28. Bean CN, Fortier M, Post C, Chima K. Understanding how organized youth sport maybe harming individual players within the family unit: a literature review. International journal of environmental research and public health. 2014;11(10):10226–68. https://doi.org/10.3390/ijerph111010226
29. Wagner JC. Enhancement of athletic performance with drugs. An overview. Sports me-dicine (Auckland, NZ). 1991;12(4):250–65. https://doi.org/10.2165/00007256-199112040-00004
30. Han DH, McDuff D, Thompson D, Hitchcock ME, Reardon CL, Hainline B. Attention-deficit/hyperactivity disorder in elite athletes: a narrative review. British journal of sports medicine. 2019;53(12):741–5. https://doi.org/10.1136/bjsports-2019-100713
31. Bohn AM, Khodaee M, Schwenk TL. Ephedrine and other stimulants as ergogenic aids. Current sports medicine reports. 2003;2(4):220–5. https://doi.org/10.1249/00149619-200308000-00009
32. Kuipers H, Hartgens F. The use of drugs to improve athletic performance. Nederlands tijdschrift voor geneeskunde. 1997;141(41):1965–8.
33. Reardon CL, Creado S. Psychiatric medication preferences of sports psychiatrists. The Physician and sportsmedicine. 2016;44(4):397–402. https://doi.org/10.1080/00913847.2016.1216719
34. Johnston A, McAllister-Williams RH. Psychotropic drug prescribing. In: Currie A, Owen B, editors. Sports psychiatry. Oxford, UK: Oxford University Press; 2016. pp. 133–43. https://doi.org/10.1093/med/9780198734628.003.0010
35. Reardon CL, Factor RM. Sport psychiatry: a systematic review of diagnosis and medical treatment of mental illness in athletes. Sports medicine (Auckland, NZ). 2010;40(11):961–80. https://doi.org/10.2165/11536580-000000000-00000
36. Chen JH, Tsai PH, Lin YC, Chen CK, Chen CY. Mindfulness training enhances flow state and mental health among baseball players in Taiwan. Psychology research and behavior management. 2019;12:15–21. https://doi.org/10.2147/PRBM.S188734
37. Bühlmayer L, Birrer D, Röthlin P, Faude O, Donath L. Effects of Mindfulness Practice on Performance-Relevant Parameters and Performance Outcomes in Sports: A Meta-Analytical Review. Sports medicine (Auckland, NZ). 2017;47(11):2309–21. https://doi.org/10.1007/s40279-017-0752-9
38. Milligan K, Cosme R, Miscio MW, Mintz L, Hamilton L, Cox M, et al. Integrating mind-fulness into mixed martial arts training to enhance academic, social, and emotional outcomes for at-risk high school students: A qualitative exploration. Contemporary School Psychology. 2017;21(4):335–46.
39. Unestahl LE. Alert, Eyes-Open Sport Hypnosis. The American journal of clinical hypnosis. 2018;61(2):159–72. https://doi.org/10.1080/00029157.2018.1491387
40. McCormick A, Meijen C, Marcora S. Psychological Determinants of Whole-Body Endurance Performance. Clinics. 2005;60(1):61–70.
41. Lefaucheur JP, André-Obadia N, Antal A, Ayache SS, Baeken C, Benninger DH, et al. Evidence-based guidelines on the therapeutic use of repetitive transcranial magnetic stimulation (rTMS). Clinical neurophysiology. 2014;125(11):2150–206. https://doi.org/10.1016/j.clinph.2014.05.021
42. Sato D, Yamazaki Y, Yamashiro K, Onishi H, Baba Y, Ikarashi K, et al. Elite competitive swimmers exhibit higher motor cortical inhibition and superior sensorimotor skills in a water envi-

ronment. Behav Brain Res. 2020;395:112835. https://doi.org/10.1016/j.bbr.2020.112835

43. Currie A, McDuff D, Johnston A, Hopley P, Hitchcock ME, Reardon CL, et al. Ma-nagement of mental health emergencies in elite athletes: a narrative review. British journal of sports medicine. 2019;53(12):772–8. https://doi.org/10.1136/bjsports-2019-100691
44. Derman W. International Federation of Sports Medicine FIMS Position Statement 2011. Travelling medical kit for Sports Medicine professionals. International SportMed Journal. 2011; 12(3):125–32.
45. Patel MX, Sethi FN, Barnes TR, Dix R, Dratcu L, Fox B, et al. Joint BAP NAPICU evi-dence-based consensus guidelines for the clinical management of acute disturbance: De-escalation and rapid tranquillisation. Journal of psychopharmacology (Oxford, England). 2018;32(6):601–40.
46. Herring SA, Kibler W, Putukian M. Sideline preparedness for the team physician: a consensus statement-2012 update. Medicine and science in sports and exercise. 2012;44(12):2442–5. https://doi.org/10.1249/MSS.0b013e318275044f
47. Richmond JS, Berlin JS, Fishkind AB, Holloman GH Jr, Zeller SL, Wilson MP, et al. Verbal De-escalation of the Agitated Patient: Consensus Statement of the American Association for Emergency Psychiatry Project BETA De-escalation Workgroup. The western journal of emergency medicine. 2012;13(1):17–25.
48. Iserson KV. An hypnotic suggestion: review of hypnosis for clinical emergency care. The Journal of emergency medicine. 2014;46(4):588–96. https://doi.org/10.1016/j.jemermed.2013.09.024

9 Psychotherapie im Leistungssport

Birgit Kleim, Mu Lin, Laura Möseneder, Nico Stenz, Michael Rufer

Die Psychotherapie ist ein wichtiger Bestandteil eines biopsychosozialen Behandlungsmodells psychischer Erkrankungen und ist für viele psychiatrische Erkrankungen der Goldstandard der Behandlung. Psychotherapie bezeichnet im Allgemeinen eine gezielte professionelle Behandlung psychischer Erkrankungen oder psychisch bedingter körperlicher Erkrankungen mit psychologischen Mitteln [1]. Dabei kommen verschiedene Verfahren, Konzepte und konkrete Techniken zum Einsatz, die durch verschiedene Psychotherapieschulen geprägt sind. Gemäß Leitlinien, z.B. S3-Leitlinien der Arbeitsgemeinschaft der Wissenschaftlichen Medizinischen Fachgesellschaften (AWMF), Deutschland, oder der SGPP, Schweiz, soll eine Psychotherapie Patienten mit Angststörungen, Depressionen und Posttraumatischen Belastungsstörungen (PTBS) als Behandlung der Wahl zunächst angeboten werden, bei schweren Formen der Erkrankungen wird häufig die Kombination mit Psychopharmaka empfohlen (s. Kap. 21, Kap. 23, Kap. 26).

9.1 Psychotherapieverfahren

Die anerkannten Psychotherapieverfahren (z.B. in Deutschland: Verhaltenstherapie, tiefenpsychologisch fundierte Psychotherapie, analytische Psychotherapie, Gesprächspsychotherapie und systemische Therapie) sind seit langem und eindeutig als eine wirksame Behandlung für verschiedene psychische und/ oder psychisch bedingte körperliche Störungen und Erkrankungen bestätigt [1]. Ferner wird die Frage nach der Wirkungsweise der Psychotherapie auch zunehmend beantwortet [2]. Neben der Überprüfung der Wirkung der schulen- und störungsspezifischen Techniken konzentriert sich die Psychotherapieforschung (v.a. Prozess-Outcome-Forschung) auf allgemeine Wirkfaktoren [1]. Die wirkfaktorenorientierten Modelle nehmen an, dass bestimmte Gemeinsamkeiten zwischen Ansätzen vorliegen und diese die Veränderungsmechanismen in der Psychotherapie erklären [2]. In den deutschsprachigen Ländern ist diesbezüglich ein Modell besonders einflussreich und vielversprechend, demzufolge die Veränderung in der Psychotherapie durch eine maßgeschneiderte Therapiebeziehung, Ressourcen- und Problemaktivierung sowie motivationale Klärung und Problembewältigung entsteht [3].

Die Therapiebeziehung ist einer der am besten wissenschaftlich untersuchten Aspekte einer Psychotherapie und hat sich wiederholt als wichtig für den Erfolg einer Therapie herausgestellt [4, 5]. Dieser Zusammenhang zwischen der Qualität einer Therapiebeziehung und dem Therapieerfolg konnte unabhängig von Diagnosen, Therapieansätzen- oder Setting und anderen Aspekten gefunden werden [6, 7, 8]. Die Therapiebeziehung kann definiert werden als eine vertrauensvolle und kooperative Beziehung zwischen Therapeuten und Patienten und beinhaltet insbesondere die Übereinstimmung bezüglich Ziele und Aufgaben, welche der Erreichung dieser Ziele dienen [9].

Eine Therapiebeziehung von guter Qualität macht laut [10, 11, 12, 13, 14] aus, dass ...

- ... Psychotherapeuten ergebnissoffen bleiben und parallel auf Themenbereiche fokussieren.
- ... Psychotherapeuten eine Atmosphäre schaffen, in welcher man sich auf Augenhöhe begegnet.
- ... Patienten, das eigene Selbst und die eigenen Emotionen ausdrücken können.
- ... Patienten in ihrer Eigenständigkeit gefördert werden.

Diese Auswahl aus der Literatur zeigt, dass eine gute Therapiebeziehung nicht unbedingt von der ersten Sitzung an besteht, sondern – wie der restliche Therapieprozess auch – teilweise erst über die Zusammenarbeit in der Dyade Patient-Therapeut entsteht und sich entwickelt [15, 16]. So kann die Therapiebeziehung einerseits Hintergrund bilden für andere wichtige Veränderungsprozesse wie auch selbst Fokus der gemeinsamen Arbeit sein, abhängig von Eigenschaften von Patienten wie auch theoretischem Hintergrund von Therapeuten.

Bei der Ressourcenaktivierung innerhalb der Psychotherapie geht es darum, an positive Möglichkeiten, Eigenschaften, Fähigkeiten und Motivationen der Patienten anzuknüpfen [3]. Zu solchen für den Therapieprozess und -erfolg förderlichen Ressourcen gehören z. B. herausragende Fähigkeiten, motivationale Bereitschaften und Stärken sowie hilfreiche Beziehungen seitens Patienten [17]. Eine erfolgreiche Ressourcenaktivierung steht mit positiveren Therapie- und Veränderungserwartungen, höheren affektiv-motivationalen Handlungstendenzen der Patienten während einer Therapie sowie einem besseren Therapieergebnis in Zusammenhang [17, 18, 19].

Nach einer adäquaten Ressourcenanalyse steht eine ganze Palette von Techniken für die entsprechende Aufrechterhaltung und Verstärkung zur Verfügung, wie z. B. Ressourcenpriming, ressourcenfokussierte Gesprächsführung und Aktivierung durch Rollentausch sowie Ressourcentagebuch [17]. Gerade bei der psychotherapeutischen Zusammenarbeit mit Sportlern (insbesondere Leistungssportlern) sind bestimmte prototypische Ressourcenprofile zu erwarten. Häufig verfügen Patienten in der Sportpsychiatrie und -psychotherapie bzw. aus dem Leistungssport über eine oder mehrere herausragende sportliche Talente, höhere Kooperationsbereitschaft und Akzeptanz für Vorschläge, überdurchschnittliche, zielgerichtete und übungsbasierte Lern-/Trainingserfahrungen, Selbstbewusstsein und Hartnäckigkeit sowie ein vertrauensvolles Verhältnis zu ihren Trainern [20].

Des Weiteren beziehen sich Problemaktivierung und -bewältigung darauf, dass dasjenige, welches verändert werden soll, während der Therapiesitzung von Patienten real erlebt werden muss und die erforderlichen Strategien sowie Umgangsmöglichkeiten erlernt sowie beherrscht werden müssen. Die motivationale Klärung hilft dabei, den Patienten ihre hinter ihrem Verhalten (inkl. Wahrnehmungen, Handlungen und Reaktionen) stehenden Motive bzw. Bedürfnisse klarer zu machen. Dies kann dazu dienen, dass Patienten das wichtige Orientierungssystem für ihre nachhaltige und funktionale Selbstregulation (wieder) erlangen können [21].

In Bezug auf die Wirkfaktoren kann nicht nur unterschieden werden zwischen verschiedenen psychotherapeutischen Ansätzen, sondern auch zwischen Psychotherapie und Coaching. Im Unterschied zur Psychotherapie, wird beim Coaching von ausreichenden, bereits bestehenden Selbstmanagementfähigkeiten der Klienten ausgegangen. Zudem werden im Rahmen vom Coaching keine Abhängigkeiten oder andere psychische Erkrankungen behandelt, u. a. aufgrund des zeitlich deutlich kürzeren Rahmens eines Coachings, welcher meistens unter zehn Sitzungen einzuordnen ist [22, 23]. In Bezug auf die oben erwähnten Wirkfaktoren kann das Coaching in Abgrenzung zu Psychotherapie als eine Methode beschrieben werden, bei welcher v. a. Problembewältigung wie auch Ressourcenaktivierung angewendet wird.

Nicht selten sind bei den psychischen Beschwerden bzw. psychotherapeutischen Anliegen von Leistungssportlern ihre Partner sowie weiteren Familienangehörigen stark involviert [24, 25]. In diesem Zusammenhang ist das Abwägen und Kombinieren der Psychotherapie in Einzel-, Paar- und/oder Familiensettings immer empfehlenswert. Dies kann einerseits dazu führen, dass Probleme dank zusätzlicher Quellen und Aspekte (z.B. Fremdanamnese und Beobachtung der Interaktion im System) effizienter und genauer geklärt und verstanden werden. Anderseits kann die Adhärenz für therapeutische Hausaufgaben bzw. Umsetzung in ihrem vom Sporttraining stark belasteten Alltag durch Unterstützung solcher Bezugspersonen gefördert werden [20].

9.2 Kognitive Verhaltenstherapie

Bei Berücksichtigung von Wirkfaktoren, kann bei der kognitiven Verhaltenstherapie (KVT) davon ausgegangen werden, dass v.a. Problembewältigung und Ressourcenaktivierung wie auch – abhängig von der psychischen Erkrankung – Problemaktualisierung im Vordergrund stehen. Die Methoden in der KVT beruhen auf wissenschaftlichen Modellen von menschlichen Verhaltensweisen, Kognitionen und Emotionen [26]. Als Basis wird in der gemeinsamen Zusammenarbeit zwischen Therapeuten und Patienten von starken Zusammenhängen zwischen Gedanken, Emotionen und Verhalten ausgegangen und mit den dazu passenden Techniken versucht, diese zur Reduktion von Symptomen zu nutzen [27].

Verhaltensbezogene Techniken stellen eine von zwei zentralen Säulen der KVT dar und basieren auf Annahmen aus Lerntheorien [28], z.B. indem Patienten lernen, sich selbst systematisch zu belohnen nach für sie sinnvollen Verhaltensänderungen. Eine zentrale Technik, welche auf Verhaltensebene angewendet wird, ist die Exposition [27]. Diese ist besonders relevant und wirksam bei unangemessen starker Angst wie im Rahmen von Angststörungen. In sicherer Begleitung durch den Therapeuten stellen sich Patienten bei dieser Technik angstbesetzten Reizen aus. Dies findet statt in einer Zeitspanne, die lang genug ist, dass die mit dem Reiz verbundene Angst während des Kontaktes zurückgeht. Die Technik beruht auf der Annahme, dass durch diese neue Lernerfahrung der angezielte Reiz nicht mehr oder deutlich weniger unangemessene Angst auslöst und entsprechend ein höheres Wohlbefinden bei Patienten erreicht werden kann [29].

Die zweite zentrale Säule der KVT findet sich in den kognitiven Techniken. Diese fokussieren auf die Bedeutungen, welche Patienten Symptomen, Situationen und Lebensereignissen zuschreiben wie auch auf Überzeugungen bezüglich sich selbst, anderen Menschen und der Welt. So können Patienten im Rahmen dieser Techniken Richtigkeit wie auch Nützlichkeit ihrer Gedanken überprüfen und bei entsprechender Notwendigkeit diese umstrukturieren [30]. So wird beispielsweise im Rahmen vom sogenannten „sokratischen Dialog" behutsam durch therapeutische Fragen versucht, Patienten zu neuen, selbst generierten, alternativen Perspektiven oder Ideen anzuregen [31]. Dabei macht diese Technik aus, dass ein gemeinsames Entdecken im Vordergrund steht.

Weiterentwicklung der KVT: In den letzten zwei Jahrzehnten entwickelten sich neue Verfahren, welche ebenfalls dem Ansatz von KVT zugeordnet werden können und sich mehr auch indirekte Veränderungsmechanismen zunutze machen [32] oder auf Patienten mit schwerwiegenden psychischen Erkrankungen (insbesondere Persönlichkeitsstörungen) fokussieren. So werden beispielsweise in der Acceptance and Commitment-Therapie u.a. achtsamkeitsbasierte Techniken angewendet [33], in der Schematherapie nach Young komplexe Muster als Grundlage für unterschiedliche Aspekte des Funktionierens [34] berücksichtigt sowie mit Hilfe der dialektisch-behavioralen

Therapie Patienten mit einer Borderline-Persönlichkeitsstörung behandelt [35, 36].

In mehreren der oben genannten neu entwickelten KVT-Ansätze ist Achtsamkeit von Bedeutung. Die zentralen Komponenten dabei sind eine offene und nicht bewertende Haltung sowie die Fertigkeit, sich bewusst auf das Hier und Jetzt (wie gegenwärtige Körperempfindungen und physikalische Umgebung) zu konzentrieren. Die infrage kommenden Techniken und Übungsaufgaben diverser Sportarten weisen zahlreiche ähnliche Eigenschaften auf [37]. Daher lässt sich Achtsamkeit in der Sportpsychiatrie und -psychotherapie als therapeutisches Mittel unmittelbar für verschiedene Anliegen einsetzen, z. B. für die Optimierung der Emotionsregulation, die Rückfallprävention bei Substanzgebrauchsstörungen und die Stärkung des Selbstmitgefühls [38].

9.3 Systemische Therapie

Systemisches Denken und systemische Interventionen haben sich in einem weiten Anwendungsbereich etabliert, von der Einzel-, Paar- und Familientherapie über die Supervision bis hin zur Organisationsentwicklung. Die systemische Therapie, welche sich aus der Familientherapie heraus entwickelt hat, legt im Verständnis psychischer Beschwerden bzw. Symptome einen Schwerpunkt auf den sozialen Kontext. So werden Symptome wie Ängste, Depressionen oder Essstörungen, weniger als etwas gesehen, was sich „in einer Person" befindet, sondern vielmehr als ein Geschehen, welches in Bezug auf andere Personen bedeutsam ist und an dem viele Personen beteiligt sind [39]. Hierbei wird davon ausgegangen, dass es keine „objektive Wirklichkeit" gibt und dass der kommunikative Austausch in der Therapie dazu dient, die unterschiedlichen Wirklichkeiten der beteiligten Personen darzustellen, zu verstehen und Lösungen für festgefahrene Situationen zu finden. Wirklichkeiten werden also immer von einem Beobachter konstruiert, sie entstehen im Dialog.

Veränderungsprozesse sind hierbei nicht gezielt steuerbar, vielmehr sollen systemische Interventionen dazu dienen, neue Möglichkeiten anzuregen, ohne klare Instruktionen dafür zu geben, welche „die richtige" ist. Die Suche nach neuen Ideen steht im Zentrum und nicht so sehr die genaue Beschreibung der Pathologie bzw. von dem, was nicht funktioniert. Dabei wird den Ressourcen eine besondere Aufmerksamkeit geschenkt, als Basis für Ansatzpunkte für hilfreiche Veränderungen.

Eine besonders wichtige Rolle spielt für die systemische Therapie die genaue Anliegen- und Auftragsklärung. Verschiedene Personen haben oft unterschiedliche Erwartungen und das betrifft nicht nur die Personen, die an der Therapie teilnehmen. Einige Grundfragen der Auftragsklärung lauten: Wer will was? Von wem? Wieviel? Wozu? Wann? Wer will was nicht? [39] Solche Auftragsklärung können mehrfach während der Therapie vorgenommen werden, da sich Sichtweisen und Ziele über die Zeit ändern können. Insbesondere wenn die Therapie ins Stocken gerät, wenn sich die erhofften Veränderungen nicht oder nur kurzzeitig ergeben sollten, ist es empfehlenswert, die Erwartungen an die Therapie erneut zu überprüfen [40]. Solche Gespräche zur Auftragsklärung sind zugleich explorativ und therapeutisch – in der systemischen Therapie wird beides nicht mittels verschiedener Phasen voneinander abgegrenzt.

Dies gilt ebenso für die häufig eingesetzten zirkulären Fragen: Sie dienen einerseits der Exploration, zugleich werden mit ihnen als therapeutische Intervention neue Perspektiven angeregt, indem die Bedeutung des Verhaltens oder der Gefühle einer Person in Bezug auf andere Personen ins Zentrum gesetzt wird („Was denken Sie, bedeutet Ihre Angst für Ihren Partner?", „Wenn es Ihnen wieder besser geht – wer wird es als erster merken?"). Darüber hinaus werden in der systemischen Therapie vielfältige Techniken und Methoden eingesetzt, wie die Arbeit mit Genogrammen und (Familien-) Skulpturen, das Umdeuten (Reframing), die

Externalisierungen von Problemen sowie der Einsatz von reflektierenden Teams [41].

In Bezug auf das Thema Sport bzw. Leistungssport hat sich systemisches Coaching bereits etabliert (z.B. [42]). Von daher haben möglicherweise auch systemische Therapieansätze eine relativ hohe Akzeptanz bei Leistungssportlern. Aus unserer Sicht stellt die Kontextorientierung der systemischen Therapie eine Stärke für das Verstehen und die Therapie der häufig mit spezifischen Situationen des Leistungssports in Verbindung stehenden psychischen Beschwerden und Erkrankungen der betroffenen Sportler dar.

9.4 Psychodynamische Psychotherapie

Die psychodynamische Psychotherapie ist ein Psychotherapieverfahren, das sich auf der Grundlage der Psychoanalyse entwickelt hat und von dieser abgeleitet ist. Theoretisch liegt ihr die Persönlichkeits- und Krankheitstheorie der Psychoanalyse zugrunde [43]. Bezüglich der Methode lassen sich Modifikationen hinsichtlich des Settings, der Frequenz und der Fokussetzung unterscheiden, z.B. die Intensive Psychodynamische Kurzzeittherapie [44] oder die Fokusbezogene psychodynamische Psychotherapie [45]. Elemente der psychoanalytischen Methode sind Erforschung des Unbewussten durch freie Assoziationen und Deutungen des Erlebens und Verhaltens. Ziel ist die Lösung unbewusster Konflikte und der Ausgleich von erworbenen Entwicklungsdefiziten [43]. Die Psychoanalyse geht davon aus, dass Gedanken, Gefühle und Verhalten von Erwachsenen durch unbewusste Fantasien und Erfahrungen aus der Kindheit beeinflusst werden und dass sich diese Elemente in neuen Beziehungen und aktuellen Erfahrungen aufgrund von Übertragung unbewusst wiederholen. Die Ausübung von Sport und Leistungssport kann vor diesem Hintergrund als Ausagierungsfeld unbewusster Konflikte zwischen innerpsychischen Kräften und entsprechenden idiosynkratischen Abwehrmechanismen verstanden werden [46]. Free verweist darauf, dass das Scheitern in sportlicher Ausübung auf einen psychodynamischen Konflikt hinweist und eine psychodynamische Therapie auf eine vermehrte realitätsangepasste Bewertung der eigenen sportlichen Fähigkeiten, einer gesteigerten Akzeptanz gegenüber einem geringeren Leistungsniveau oder zur Einstellung der Ausübung führen könnte. Eine Leistungssteigerung kann ebenfalls den Umständen entsprechend aus einer psychodynamischen Therapie resultieren, insofern sie Hemmungen abbaut, ist jedoch nicht dessen Ziel [46, 47]. Die psychodynamische Psychotherapie verzichtet explizit auf handlungsanweisende Interventionen und versucht mittels Einsicht in intrapsychische Prozesse dem Patienten einen höheren Freiheitsgrad an Handlungsmöglichkeiten zu eröffnen. Hoglend [48] unterstreicht in seiner Studie zur Wirksamkeit psychotherapeutischer Veränderungsmechanismen, dass die Einsicht als einer der entscheidendsten Wirkmechanismen in Psychotherapien angesehen werden kann.

Die psychoanalytische Perspektive auf sportliche Freizeitaktivitäten und Leistungssport leitet sich primär aus diversen therapeutischen Fallstudien und theoretischen Arbeiten zu Biografien von Leistungssportlern ab und versucht innerpsychische Mechanismen, symbolische Aspekte sowie spezifische Konfliktkonstellationen zu beschreiben [46]. Kontrollierte Studien zur Wirksamkeit psychodynamischer Psychotherapie im Leistungssport oder Sport allgemein sind bis dato nicht zu finden. Auf die allgemeine klinische Population bezogen, konnten jedoch Leichsenring und Kollegen [49] in einer Metaanalyse zur Wirksamkeit von psychodynamischen Kurzzeittherapien deren Wirksamkeit aufzeigen und dass dessen Effekte noch nach Therapiebeendigung sich steigerten. Ebenfalls zeigten Leichsenring und Kollegen [50], dass psychodynamische Langzeittherapie bei komplexen und chronischen psychischen Erkrankungen anderen Formen von Kurzzeittherapien überlegen erscheint.

Stillmann und Kollegen [51] gehen davon aus, dass Persönlichkeitsakzentuierungen wie Narzissmus und Aggression eine spezielle Herausforderung für die Psychotherapie mit Leistungssportlern darstellen könnten, und rät, diese Themen mit Leistungssportlern direkt anzugehen (s. Kap. 27). Die psychodynamische Psychotherapie arbeitet spezifisch mit interpersonellen Aktionen und deren Manifestation in der Übertragung und Gegenübertragung in der Therapie und könnte somit besonders geeignet sein, diese Schwierigkeiten anzugehen. Substanzielle Effekte von psychodynamischer Kurzzeittherapie für Persönlichkeitsstörungen konnte Leichsenring [52] in einer Metaanalyse belegen.

Eine wachsende Anzahl von Studien zur Wirksamkeit von psychodynamischen Kurzzeit- und Langzeittherapien in der allgemeinen klinischen Population ist in den letzten 10 Jahren entstanden, wobei sich keine Unterschiede gegenüber anderen therapeutischen Verfahren zeigen, z. B. der kognitiven Verhaltenstherapie. Bezüglich der spezifischen Behandlung von psychischen Erkrankungen bei Leistungssportlern fehlt noch die evidenzbasierte Grundlage. Die von Stillmann und Kollegen [51] identifizierten Herausforderungen bei der psychotherapeutischen Behandlung von Leistungssportlern lassen jedoch annehmen, dass die psychodynamische Psychotherapie eine legitime Methode zur Behandlung darstellt.

9.5 Zusammenfassung

Die KVT wird für viele Erkrankungsbilder, die im Bereich der Sportpsychiatrie und -psychotherapie häufig anzutreffen sind, leitliniengerecht als first-line psychotherapeutische Behandlung empfohlen. Weiterhin sind systemische und psychodynamische Psychotherapien bewährte und anerkannte Psychotherapieverfahren für die meisten, auch im Leistungssport häufig anzutreffenden Erkrankungsbilder. Der Wirksamkeitsnachweis systemischer und psychodynamischer Therapien ist jedoch als geringer einzustufen. Weiterhin ist hinzuzufügen, dass – auch für die gut belegte Effektivität der KVT – bisher meist eher bescheidene theoretische Beiträge zum Umgang mit gewissen Herausforderungen im Leistungssport bestehen, z. B. in der therapeutischen Beziehung bezüglich narzisstischer Züge bei Sportlern [25]. Dennoch stellt sich die KVT zweifellos als ein zuverlässiger und ökonomischer therapeutischer Ansatz dar [24]. Die Ähnlichkeiten zwischen KVT und Sport-Coaching sollten zusätzlich eine hohe Akzeptanz versprechen. Außerdem können ergänzend zahlreiche Module aus der dritten Welle der Verhaltenstherapie flexibel beigezogen werden.

Literatur

1. Caspar F, Herpertz SC, Lieb K. Was ist Psychotherapie? In: Caspar F, Herpertz SC, Lieb K, Hrsg. Psychotherapie. Funktions- und störungsorientiertes Vorgehen. 1. Aufl. München: Elsevier; 2017. S. 27–46. https://doi.org/10.1016/B978-3-437-23731-7.00002-8
2. Pfammatter M, Tschacher W. Wirkfaktoren der Psychotherapie – eine Übersicht und Standortbestimmung. Zeitschrift für Psychiatrie, Psychologie und Psychotherapie, 2012; 60 (1):67–76. https://doi.org/10.1024/1661-4747/a000099
3. Wampold BE. How important are the common factors in psychotherapy? An update. World Psychiatry. 2015; 14(3):270–7. https://doi.org/10.1002/wps.20238
4. Grawe K, Caspar F. Allgemeine Psychotherapie. In: Senf W, Broda M, Hrsg. Praxis der Psychotherapie. Stuttgart/New York/Athen: Thieme; 2012. S. 33–47.
5. Mander JV, Wittorf A, Schlarb A, Hautzinger M, Zipfel S, Sammet I. Change mechanisms in psychotherapy: multiperspective assessment and relation to outcome. Psychotherapy Research. 2013; 23(1):105–16. https://doi.org/10.1080/10503307.2012.744111
6. Lambert MJ, Barley DE. Research summary on the therapeutic relationship and psychotherapy

outcome. Psychotherapy: Theory, Research, Practice, Training. 2001;38(4):357–61. https://doi.org/10.1037/0033-3204.38.4.357

7. Norcross JC. Psychotherapy relationships that work: Therapist contributions and responsiveness to patients. New York: Oxford University Press; 2002.
8. Horvath AO. The therapeutic relationship: Research and theory: An introduction to the Special Issue. Psychotherapy Research, 2005;15(1-2):3–7. https://doi.org/10.1080/10503300512331339143
9. Hennig O, et al. Psychische Erkrankungen bei Leistungssportlern. DNP 2017; 18: 36–44. https://doi.org/10.1007/s15202-017-1861-x
10. Martin DJ, Garske JP, Davis MK. Relation of the therapeutic alliance with outcome and other variables: a meta-analytic review. Journal of Consulting and Clinical psychology, 2000; 68(3):438–50. https://doi.org/10.1037/0022-006X.68.3.438
11. Flückiger C, Del Re A, Wampold BE, Symonds D, Horvath AO. How central is the alliance in psychotherapy? A multilevel longitudinal meta-analysis. Journal of Counseling Psychology, 2012;59(1):10–17. https://doi.org/10.1037/a0025749
12. Ackerman SJ, Hilsenroth MJ. A review of therapist characteristics and techniques positively impacting the therapeutic alliance. Clinical Psychology Review, 2003;23(1):1–33. https://doi.org/10.1016/S0272-7358(02)00146-0
13. Bachelor, A. Clients' perception of the therapeutic alliance: A qualitative analysis. Journal of Counseling Psychology, 1995;42(3):323–37. https://doi.org/10.1037/0022-0167.42.3.323
14. Bedi RP, Davis MD, Williams M. Critical incidents in the formation of the therapeutic alliance from the client's perspective. Psychotherapy: Theory, Research, Practice, Training, 2005;42(3):311–23. https://doi.org/10.1037/0033-3204.42.3.311
15. Fiedler FE. The concept of an ideal therapeutic relationship. Journal of Consulting Psychology, 1950;14(4):239–45. https://doi.org/10.1037/h0058122
16. Hardy G, Cahill J, Barkham M. Active ingredients of the therapeutic relationship that promote client change. In: Gilbert P, Leahy RL, editors. The therapeutic relationship in the cognitive behavioral psychotherapies. London: Routledge; 2007. pp. 24–42.
17. Safran JD, Muran JC, Eubanks-Carter C. Repairing alliance ruptures. Psychotherapy, 2011; 48(1):80–7. https://doi.org/10.1037/a0022140
18. Grawe K. Psychologische Therapie. Göttingen: Hogrefe; 1998.
19. Stiles WB, Gabalda IC, Ribeiro E. Exceeding the therapeutic zone of proximal development as a clinical error. Psychotherapy, 2016;53(3): 268–72. https://doi.org/10.1037/pst0000061
20. Flückiger C, Wüsten G. Ressourcenaktivierung: Ein Manual für Psychotherapie, Coaching und Beratung. Bern: Huber; 2015.
21. Claussen MC, et al. Psychische Probleme und Erkrankungen im Leistungssport. Swiss Medical Forum – Schweizerisches Medizin Forum 2015;15(45):1044–49. https://doi.org/10.4414/smf.2015.02460
22. Gassmann D, Grawe K. General change mechanisms: The relation between problem activation and resource activation in successful and unsuccessful therapeutic interactions. Clinical Psychology & Psychotherapy: An International Journal of Theory & Practice. 2006;13(1):1–11.
23. Glick ID, Stillman MA, Reardon CL, Ritvo EC. Managing psychiatric issues in elite athletes. The Journal of clinical psychiatry. 2012;73 (5):640–4. https://doi.org/10.4088/JCP.11r07381
24. Rauen C. Unterschiede zwischen Coaching und Psychotherapie. Organisationsberatung, Supervision, Coaching. 2003;10(3):289–92. https://doi.org/10.1007/s11613-003-0034-2
25. Schmidt-Lellek CJ. Coaching und Psychotherapie—Differenz und Konvergenz. Organisationsberatung, Supervision, Coaching. 2003; 10(3):227–34. https://doi.org/10.1007/s11613-003-0026-2
26. Stillman MA, Brown T, Ritvo EC, Glick ID. Sport psychiatry and psychotherapeutic intervention, circa 2016. International Review of Psychiatry. 2016;28(6):614–22. https://doi.org/10.1080/09540261.2016.1202812
27. Stillman MA, Ritvo EC, Glick ID. Psychotherapeutic treatment of Athletes and their significant others. In: DA Baron, CL Reardon, SH Baron, editors. Clinical Sports Psychiatry. Chichester, West-Sussex: Wiley-Blackwell; 2013. pp. 117–23. https://doi.org/10.1002/9781118404904.ch11
28. Dobson KS, editor. Handbook of Cognitive-Behavioral Therapies. 2nd ed. New York: Guilford Publications. 2000.

29. Leichsenring F, Hiller W, Weissberg M, Leibing E. Cognitive-behavioral therapy and psychodynamic psychotherapy: Techniques, efficacy, and indications. American Journal of Psychotherapy. 2006;60(3):233–59. https://doi.org/10.1176/appi.psychotherapy.2006.60.3.233
30. Masters JC, Burish TG, Hollon SD, Rimm DC. Hrsg. Behavior Therapy. Techniques and empirical findings. 3rd ed. Orlando, Florida: Harcourt Brace Jovanovich. 1987.
31. Wolpe J. Psychotherapy by reciprocal inhibition. Conditional reflex: a Pavlovian journal of research & therapy. 1968;3(4):234–40.
32. Beck AT, Dozois DJ. Cognitive therapy: Current status and future directions. Annual Review of Medicine. 2011;62:397–409. https://doi.org/10.1146/annurev-med-052209-100032
33. Clark GI, Egan SJ. The Socratic method in cognitive behavioural therapy: A narrative review. Cognitive Therapy and Research. 2015;39(6): 863–79. https://doi.org/10.1007/s10608-015-9707-3
34. Hayes SC. Acceptance and commitment therapy and the new behavior therapies. In: Hayes SC, Follette VM, Linehan MM, editors. Mindfulness and Acceptance – Expanding the cognitive-behavioral tradition. New York: Guilford Press; 2004. pp. 1–29.
35. Hayes SC, Masuda A, Bissett R, Luoma J, Guerrero LF. DBT, FAP, and ACT: How empirically oriented are the new behavior therapy technologies? Behavior Therapy. 2004; 35(1):35–54. https://doi.org/10.1016/S0005-7894(04)80003-0
36. Linehan MM, Schmidt III H, Dimeff LA, Craft JC, Kanter J, Comtois KA. Dialectical behavior therapy for patients with borderline personality disorder and drug-dependence. The American journal on addictions. 1999 8(4):279–92. https://doi.org/10.1080/105504999305686
37. Martin R, Young J. Schema therapy. Handbook of cognitive-behavioral therapies. 2010; 317.
38. Cornejo BJ. Mindful, Attention, and Flow in the Treatment of Affektive Disorders in Athletes. In: Baron DA, Reardon CL, Baron SH, editors. Clinical Sports Psychiatry. Chichester, West-Sussex: Wiley-Blackwell; 2013. pp. 124–31. https://doi.org/10.1002/9781118404904.ch12
39. Von Schlippe A, Schweitzer J. Lehrbuch der systemischen Therapie und Beratung I: Das Grundlagenwissen. 3. Aufl. Göttingen: Vandenhoeck & Ruprecht; 2016. https://doi.org/10.13109/9783666401855
40. Rufer M. Wenn sich während psychotherapeutischen Behandlungen nichts verändert: Systemische Umwege über China. Psychotherapeut. 2003; 48:264–266. https://doi.org/10.1007/s00278-003-0312-7
41. Von Schlippe A, Schweitzer J. Systemische Interventionen. 4. Aufl. Göttingen: Vandenhoeck & Ruprecht; 2019.
42. Bedürftig C. Systemisches Coaching im Leistungssport. Wiesbaden: Springer; 2018. https://doi.org/10.1007/978-3-658-15401-1
43. Ermann M, Waldvogel B. Psychodynamische Psychotherapie—Grundlagen und klinische Anwendungen. Psychiatrie und Psychotherapie. Berlin, Heidelberg: Springer; 2008. 703–42. https://doi.org/10.1007/978-3-540-33129-2_30
44. Davanloo H. Intensive Short-Term Dynamic Psychotherapy. In: Kaplan H., Sadock B. editors. Comprehensive Textbook of Psychiatry. 8th ed, Vol 2. Philadelphia: Lippincot Williams & Wilkins; 2008. pp. 2628–52.
45. Rudolf G, Grande T. Fokusbezogene psychodynamische Psychotherapie. Psychotherapeut. 2006;51(4):276–89. https://doi.org/10.1007/s00278-005-0463-9
46. Free M, Psychoanalytic perspectives on sport: a critical review. International journal of applied psychoanalytic studies. 2008;5(4):273–96. https://doi.org/10.1002/aps.181
47. Ogilvie B, Tutko TA. Problem athletes and how to handle them. London: Pelham Books; 1966.
48. Hoglend P. Insight Into Insight. Psychotherapy. Am J Psychiatry. 2018;175(10): 923–24.
49. Leichsenring F, Rabung S, Leibing E. The efficacy of short-term psychodynamic psychotherapy in specific psychiatric disorders: a meta-analysis. Archives of general psychiatry. 2004; 61(12):1208–16. https://doi.org/10.1001/archpsyc.61.12.1208
50. Leichsenring F, Abbass A, Luyten P, Hilsenroth M, Rabung S. The emerging evidence for long-term psychodynamic therapy. Psychodynamic Psychiatry. 2013:41(3), 361–84.
51. Stillman MA, Glick ID, McDuff D, Reardon CL, Hitchcock ME, Fitch VM, et al. Psychotherapy for mental health symptoms and disorders in elite athletes: a narrative review. British journal of sports medicine. 2019;53(12):767–71. https://doi.org/10.1136/bjsports-2019-100654

52. Leichsenring F. Zur Wirksamkeit psychodynamischer Therapie. Ein Überblick unter Berücksichtigung von Kriterien der Evidence-based Medicine. Zeitschrift für Psychosomatische Medizin und Psychotherapie. 2002; 48(2):139-62. https://doi.org/10.13109/zptm.2002.48.2.139

Fallberichte und Einzelstudien:

Adatto 1967; Berger und Mackenzie 1981; Deutsch 1926; Fenichel 1954; Fine 1956; Fuller 1978; Hunt 1955, 1996a, 1996b; Jones 1931; Peller 1954; Petty, Reider 1959; Richards 1994; Sacks 1984).

10 Psychopharmakotherapie im Leistungssport

Michael Colla, Golo Kronenberg, Stefan Vetter

Leistungssportler haben im Vergleich zur Allgemeinbevölkerung ein ähnlich hohes Risiko, eine behandlungsbedürftige psychische Erkrankung zu entwickeln (s. Kap. 3, Kap. 4). Dennoch unterzieht sich diese Klientel deutlich seltener einer entsprechenden Fachbehandlung. Der Aspekt der Stigmatisierung spielt bei diesem Umstand eine zentrale Rolle und Untersuchungen konnten zeigen, dass die Prozesse der Abwehr und Leugnung physischer Auffälligkeiten bei Sportlern handlungsprägender sind als in der Allgemeinbevölkerung [1].

Kommt es hingegen zur Inanspruchnahme des Hilfssystems und konsekutiv zur Präsentation typischer Symptome wie Schlafstörungen, verminderte Motivation, Reizbarkeit und Antriebsminderung, werden Sportler jedoch überzufällig häufig als „übertrainiert" eingeschätzt und eine psychiatrisch-psychotherapeutische Behandlungsbedürftigkeit wird selten diagnostiziert [2].

Vor diesem Hintergrund ist die Einschätzung abzubilden, dass Leistungssportler nicht die typischen Adressaten in der Entwicklung, Zulassung und Beforschung psychopharmakologischer Substanzen sind. Auch wenn sich diese Situation in Zukunft ändern sollte, so erklärt es doch den aktuellen Zustand der nur sehr eingeschränkt vorhandenen Forschungsergebnisse zu psychopharmakologischen Grundlagen bei Sportlern [3].

Die wenigen verfügbaren Studien weisen zudem verschiedene methodische Mängel auf, die untersuchten Populationen sind keinesfalls repräsentativ für den Leistungssport, und es wurden so gut wie keine weiblichen Athleten untersucht. Daneben werden die Substanzen weder in behandlungsangepassten Dosierungen noch in entsprechenden Zeiträumen verabreicht und die Studienteilnehmer weisen zudem nicht die Erkrankungsbilder auf, für die die Medikamente zugelassen sind [4, 5].

Bedenkt man indes die immense Breitenwirkung, die der Sport in der öffentlichen Diskussion entfaltet – und insbesondere dann, wenn mögliche pharmakogene Leistungssteigerungen Gegenstand der Auseinandersetzungen sind –, dann bleibt zu hoffen, dass die Subspezialität der Sportpsychiatrie und -psychotherapie in den nächsten Jahren genügend Ressourcen erhält, um eine notwendige und hilfreiche Aktualisierung dieser Forschungsbasis voranzutreiben (s. Kap. 3).

10.1 Leistungssport

Über das letzte Jahrzehnt sind richtungsweisende Publikationen zum Thema der Sportpsychiatrie und -psychotherapie von Claudia L. Reardon und assoziierten Kollegen erschienen, die den aktuellen Wissensstand wissenschaftlich kommentiert und kenntnisreich zusammengefasst haben. Die Bedeutung dieser Arbeiten für den hier dargestellten Kenntnisstand kann nicht genug hervorgehoben werden; verwiesen seien hier nur auf einige der zahlreichen Publikationen [6, 7, 8, 9].

Neben den klinischen Aspekten der Psychopharmaka im engeren Sinne sind für den Sportler folgende Effekte und Auswirkungen zusätzlich von zentraler Bedeutung. Es sind dies

a) die leistungsmindernden Effekte der Substanzen,
b) die stabilisierenden Effekte auf die Leistung aufgrund der gebesserten Psychopathologie,
c) die nicht intendierten nichttherapeutischen Leistungsverbesserungen (sogenannte ergogene Effekte) und
d) die sicherheitsassoziierten Effekte.

Hinsichtlich möglicher leistungsmindernder Effekte sind vor allem Sedierung, metabolische Veränderungen mit Gewichtszu- oder abnahme, kardiovaskuläre Prozesse (z. B. orthostatische Hypotonie, Hypertonie und Arrhythmien) und elektrokardiografische Veränderungen wie die Verlängerung der frequenzkorrigierten QT-Zeit (QTc, corrected QT interval) [3, 10] zu nennen. In zweiter Linie ist an motorische Beeinträchtigungen (z. B. Tremor und Dyskinesien), visuelle Veränderungen (z. B. unscharfes Sehen) und psychovegetative Auswirkungen (z. B. Schwindel, Unruhe und Schlafstörungen) zu denken.

Affektive Störungen (z. B. eine depressive Episode) führen ab einem gewissen klinischen Schweregrad zur sportlichen Leistungsminderung. Dieses Leistungsdefizit kann jedoch durch eine fachgerechte antidepressive Therapie ausgeglichen werden, da die medikamentöse Therapie über eine Verbesserung der Psychopathologie zu einer nachgeordneten Stabilisierung physiologischer, leistungsrelevanter Prozesse führt (nichtergogene Leistungssteigerung).

In Abgrenzung dazu steht die Leistungssteigerung aufgrund der Anwendung von Stimulanzien (ergogene Leistungssteigerung). Untersuchungen deuten darauf hin, dass sie die Leistung über eine rein therapeutische Wirkung hinaus steigern könnten, was als Konsequenz ihre Nennung auf der Verbotsliste der WADA erklärt [11]; (s. Kap. 11; s. Kap. 32).

Die notwendigen Vorsichtsmaßnahmen hinsichtlich sicherheitsrelevanter Aspekte konzentrieren sich in erster Linie auf mögliche kardiale Beeinträchtigungen. Es liegt in der Natur der Sache, dass körperliche Anstrengungen im Hochleistungsbereich das kardiovaskuläre System in besonderer Weise fordern und belasten. Hier können sich diffizile pathophysiologische Veränderungen aufgrund der Dauerbelastung zu gravierenden klinischen Erkrankungen summieren.

10.2 Anxiolytika/Hypnotika

Das Verhaltenskorrelat Angst hat nicht per se eine nur negative Bedeutung, dient es uns doch zur flexiblen Anpassung des Verhaltens auf äußere Umgebungsvariablen. Im Zusammenhang mit dem sportlichen Wettbewerb dient es zudem der Aktivierung der körperlichen Leistungsreserven.

Dabei wird häufig übersehen, dass Angststörungen zu den häufigsten psychischen Erkrankungen im Sport gehören [12]; (s. Kap. 23). Zur Behandlung dieser Angstzustände und der dabei häufig auftretenden Unruhe und Schlafstörungen kommen auch bei Sportlern die üblicherweise für diese Indikationen verabreichten Medikamente zur Anwendung; es sind entweder Anxiolytika zur Behandlung von Angstzuständen oder Hypnotika zur Behandlung von vegetativer Unruhe und Schlafstörungen (s. Kap. 31).

Bei Buspiron handelt sich um einen partiellen Agonisten am Serotoninrezeptor, der seinen anxiolytischen Effekt nicht über GABAerge Mechanismen vermittelt, und deshalb als eine Alternative zu Benzodiazepinen angesehen werden kann. Hierbei wurde in einer Untersuchung mit Einzeldosisabgabe von Buspiron 45 mg oder Placebo diese Substanz in einer einzigen Dosis an 13 trainierende Männer verabreicht [13]. Die Buspiron-Gruppe zeigte dabei sowohl eine Minderung der erzielten Leistung – gemessen an der Zeit bis zum Auftreten einer Ermüdung – als auch ein erhöhtes Anstrengungsgefühl für eine vergleichbare Leistung.

Leistungsassoziierte Befunde liegen auch für die Substanzen Propanolol und Clonidin vor. Bei Propanolol handelt es sich um einen sehr gut fettlöslichen Betablocker, dessen Anwendung im Leistungssport nicht unbedenklich ist. Diese Substanz kann zu einer Stabilisierung feinmotorischer Prozesse führen, die ergogen leistungssteigernd wirken kann, weshalb sie von der WADA für Bogenschießen, Automobilsport, Billard, Darts, Golf, Schießen, Skifahren/Snowboarden und Unterwassersport verboten ist [11]. Andererseits haben sie jedoch auch einen negativen Einfluss auf die Ausdauerleistung. Beschrieben wurden hier in kleineren Studien charakteristische Leistungsminderungen, die sich in schwächeren Leistungen bei der 20-Kilometer-Laufzeit, der VO_{2max} [14] und der Muskelkraft [15] niederschlugen.

Der Alpha-2-Agonist Clonidin vermittelt seine sympatholytische und milde anxiolytische Wirkung wahrscheinlich über eine Hemmung der Noradrenalinausschüttung. Clonidin kann zudem zu einer erhöhten Freisetzung von Wachstumshormonen führen, was mittelfristig eine Leistungssteigerung bewirken kann [16]. Clonidin steht jedoch nicht auf der WADA-Liste der verbotenen Substanzen [11].

Melatonin ist als Agonist der Melatoninrezeptoren 1 und 2 eine zentrale Substanz in der Steuerung des menschlichen Tag-Nacht-Rhythmus. Der klinische Anwendungsbereich liegt im Bereich der Regulierung gestörter circadianer Rhythmik, wie sie bei Schichtarbeit und dem Jetlag auftreten kann, und bestimmten Formen der Insomnie. Für Sportler ist die Anwendung dieses Präparats prädestiniert, da es keine negativen Auswirkungen auf die Leistung von Sportlern am Tag nach der Einnahme des Schlafmittels zu geben scheint [17, 18]. Beim Einsatz von Melatonin bei Wettkämpfen ist zu beachten, dass die chemische Reinheit der häufig „over the counter" (OTC) vertriebenen Substanzen nicht immer garantiert werden kann und eventuelle im Herstellungsprozess auftretende Verunreinigungen immer zu Lasten der Sportler gehen.

Bei der Markteinführung der Z-Hypnotika ging man initial davon aus, dass diese Substanzen einen geringeren Gewöhnungseffekt als herkömmliche Benzodiazepine aufweisen. Die klinischen Erfahrungen der letzten Jahre relativieren diese Einschätzung jedoch. Positiv ist jedoch zu bemerken, dass Nicht-Benzodiazepin-Agonisten – insbesondere Zolpidem [19] und Zopiclon [20, 21] – einen geringeren sog. Carry-over-Effekt haben als die klassischen Benzodiazepine [22] und darüber hinaus keine Auswirkungen auf das Leistungsvermögen zu beobachten war [19].

Bei der Wahl der geeigneten Substanz zur Initiierung und Aufrechterhaltung eines verbesserten (Nacht-) Schlafes unter eingeschränkten zeitlichen Bedingungen ist die Frage des Überhangeffektes von zentraler Bedeutung für die psychomotorische und/oder kognitive Leistungsfähigkeit am Folgetag. Bei Verfügbarkeit begrenzter Schlaffenster könnten Hypnotika mit sehr kurzen Halbwertszeiten (z. B. Zaleplon, t(1/2) 1 h) von Vorteil sein, während bei weniger restriktiven Schlafmöglichkeiten länger wirksame Substanzen eingesetzt werden können (z. B. Zopiclon, Temazepam (t(1/2) 4 bis 6 Stunden). In dieser von Paul publizierten Studie [23] wurde die Wirkung je einer Einzeldosis Zaleplon, Zopiclon, Temazepam und Melatonin auf die psychomotorische Leistungsfähigkeit verglichen. Die an 9 Männern und 14 Frauen im Alter von 21 bis 53 Jahren durchgeführten Testungen wurden 7 Stunden vor und nach der Einnahme einer Einzeldosis vorgenommen. Zaleplon, Zopiclon und Temazepam beeinträchtigten die Leistung bei allen vier Aufgaben: serielle Reaktionszeit (SRT), logisches Denken (Logical Reasoning Test, LRT), serielle Subtraktion (SST) und Multitasking (MT). Melatonin beeinträchtigte die Leistung bei keiner Aufgabe. Die Zeit bis zur Wiederherstellung der normalen Leistung für SRT während der Zaleplon-, Zopiclon- und Temazepam-Bedingungen betrug 3.25, 6.25 bzw. 5.25 h; für LRT waren es 3.25, > 6.25 und 4.25 h; für SST waren es 2.25, > 6.25 und 4.25 h und für MT waren es 2.25, 4.25 und 3.25 h. Die Erholungszeit bis zur subjektiven Schläfrigkeit betrug für Zaleplon, Zopiclon, Temazepam und Melatonin jeweils 4.25, > 6.25, 5.25 und > 4.25 h. Zusammenfassend ist festzuhalten, dass Melatonin dem Zaleplon trotz einer subjektiv stärker erlebten Schläfrigkeit bei letztgenannter Substanz überlegen war, da es im Gegensatz zu Zaleplon keine Auswirkungen auf die Leistungsfähigkeit hatte.

Intuitiv nachvollziehbar ist dabei der Umstand, dass Substanzen mit einer längeren Halbwertszeit einen stärkeren Einfluss auf das Leistungsvermögen am Folgetag haben (Carry-over-Effekt). Dieser Effekt konnte mittels verschiedener Benzodiazepine eindrücklich nachgewiesen werden [24].

10.3 Antidepressiva

Eine regelmäßige sportliche Betätigung hat einen ausgleichenden und stabilisierenden Effekt auf die emotionale Verarbeitung – dennoch birgt das sportliche Umfeld aber auch Risiken (s. Teil XII, Kap. 51). So können Sportverletzungen, Missbrauch von Substanzen, ein eindimensionaler Lebensstil im Hochleistungsbereich, Perfektionismus und eine permanente Wettbewerbssituation die psychische Befindlichkeit auf Dauer auch empfindlich beeinträchtigen [25]; (s. Kap. 3).

Auch wenn das Aufsuchen einer adäquaten Therapie häufig nur zögerlich in Angriff genommen wird, so werden dennoch medikamentöse Substanzen zur Behandlung dieser Zustände für unterschiedliche Behandlungsindikationen eingesetzt. Bei Sportlern umfasst dies mehrheitlich die Erkrankungsbilder Depression und Angststörungen, Störungen des Essverhaltens und ADHS (s. Teil V).

Auf die methodischen Schwierigkeiten der wenigen vorliegenden Untersuchungen wurde bereits kurz eingegangen. So wurden beispielsweise Präparate in einem Anwendungsintervall untersucht, das nicht identisch ist mit dem einer bestimmungsgemäßen Anwendung. Diese Einschränkung ist für die sportphysiologische Leistungsprüfung insofern von hoher Relevanz, als dass insbesondere bei kurzer Anwendungsdauer die möglichen Nebenwirkungen – und die damit einhergehenden Auswirkungen auf das psychomotorische Leistungsprofil – im Vordergrund stehen. Vor dem Hintergrund klinischer Erfahrungen klingen die (psychophysiologischen) Nebenwirkungen mit konstanter Einnahmezeitdauer ab, sodass Leistungseinschränkungen bei kurzdauernder Medikamenteneinnahme nicht gleichbedeutend sind mit Leistungsbeeinträchtigungen bei langfristiger Einnahme.

Einige Daten liegen vor, insbesondere für die beiden antidepressiv wirksamen Substanzen, die es vergleichsweise früh zur Marktreife geschafft haben, gemeint sind die selektiven Serotoninantagonisten (SSRI) Fluoxetin und Paroxetin.

Den Untersuchungsprobanden wurde vor der Trainingseinheit eine Dosis von Paroxetin 20 mg oder Placebo verabreicht [26]. Im Anschluss trainierten die Probanden dann bis zu einer Leistung, die 70 % der maximalen Sauerstoffaufnahme entsprach und damit dem subjektiven Gefühl der körperlichen Erschöpfung. Hierbei zeigte sich, dass nach der Einnahme von Paroxetin die Trainingszeit kürzer war als nach Einnahme des Placebopräparates. Die Belastungszeit betrug unter Paroxetingabe im Median 94 min (Bereich 84–127 min) und war dabei signifikant geringer < als nach Einnahme von Placebo (Median 116 min; Bereich 86–133 min); keinerlei Unterschiede gab es jedoch hinsichtlich kardiorespiratorischer und metabolischer Befunde.

In einer Folgestudie [27] wurde wiederum die Belastungszeit bis zum Eintreten der Erschöpfung untersucht. Hierbei lag der extern definierte Erschöpfungszeitpunkt jedoch im Gegensatz zur ersten Untersuchung bei nur 60 % der maximalen Sauerstoffaufnahme. Die beiden Trainingseinheiten wurden bei 32°C Umgebungstemperatur durchgeführt. Jeweils 5 Stunden davor erhielten die Probanden entweder Paroxetin 20 mg oder Placebo randomisiert und doppelblind.

Im Gegensatz zur ersten Untersuchung wurde die Zeit bis zur Erschöpfung durch die Verabreichung von Paroxetin in dieser Untersuchung nicht signifikant beeinflusst: Der Median der Zeit bis zur Erschöpfung betrug 93.3 (76.2–175.0) min in der Placebostudie und 92.5 (66.0–151.0) min in der Paroxetin-Studie. Die Autoren erwarteten mit Blick auf die frühere Untersuchung, dass Paroxetin einschränkend wirken würde, zumal die Probanden der Paroxetin-Gruppe eine höhere Körperkerntemperatur aufwiesen, aber es ergab sich kein solcher Befund. Der Unterschied in den Ergebnissen dieser beiden methodisch ähnlichen Untersuchungen lässt sich nicht leicht erklären, es bleibt jedoch anzumerken, dass es sich bei Paroxetin um das SSRI handelt, das aufgrund eines histaminergen Nebeneffektes die Substanz mit der höchsten Sedierung innerhalb der Gruppe der SSRIs ist. Die Kenntnis dieser pharmakologischen Besonderheit wurde seinerzeit auch von Wilson & Maughan postuliert, gingen sie doch davon aus, dass es bei Paroxetin einen zentral wirksamen Müdigkeitsaspekt gibt.

Hervorzuheben bleibt zudem, dass vergleichbare Befunde in einem ähnlichen Untersuchungsdesign auch für Fluoxetin erhoben wurden. Auch hier konnte kein signifikanter Einfluss auf die Leistungsparameter nachgewiesen werden [28].

Bupropion ist ein modernes, dual wirkendes Antidepressivum, dass aufgrund einer möglichen Leistungssteigerung auf der „Monitoring List" der WADA steht [11]. Die diesbezüglich vorliegenden Daten sind zwar nicht konsistent, deuten jedoch daraufhin. In einer ersten Studie wurde bei 9 Probanden die Leistung im Zeitfahren nach placebokontrollierter Gabe von Bupropion 600 mg unter zwei unterschiedlichen Temperaturbedingungen (18 °C vs. 30 °C) ermittelt. Es zeigte sich, dass die Performance in der Hitze durch Bupropion signifikant verbessert wurde (pla: 39.8 +/- 3.9 min, bup: 36.4 +/- 5.7 min; P = 0.046), wohingegen sich kein Unterschied zwischen den Behandlungen bei gemäßigten Bedingungen fand (pla: 30.6 +/- 2.2 min, bup: 30.6 +/- 1.9 min; P = 0.954). Watson et al. [29] erklärten diese Befunde damit, dass Bupropion die Probanden in die Lage versetzte, bei höherer Kerntemperatur eine größere Leistung unter der Bedingung Hitze aufrechtzuerhalten, und zwar mit der gleichen Wahrnehmung von Anstrengung und thermischem Stress im Vergleich zum Placebo. In einer methodisch ähnlichen Untersuchung konnte dieser Befund der Leistungssteigerung bei gemäßigten Wärmebedingungen nicht repliziert werden, es zeigten sich hier jedoch unter Verumbedingungen (Bupropion 600mg) signifikante Anstiege bestimmter Hormonparameter wie Cortisol und Corticotropin [30].

Bupropion ist als dual wirksames Antidepressivum in der Lage, sowohl den dopaminergen als auch den noradrenergen Neurotransmittertonus zu modifizieren. Dabei ist es naheliegend, die ergogenen Effekte von Bupropion auf den dopaminergen Wirkaspekt zurückzuführen.

Diese Einschätzung wird nicht zuletzt auch durch experimentelle Leistungsdaten des selektiven noradrenergen Reuptake-Inhibitors Reboxetin (REB) gestützt. Hierbei nahmen 9 gesunde und gut trainierte männliche Radfahrer an einer Studie teil. Den Probanden wurde entweder Placebo oder Reboxetin verabreicht. Dann trainierten sie unter gemäßigten (18 °C) oder warmen (30 °C) Bedingungen und fuhren 60 Minuten lang mit 55 % Wmax gefolgt von einem Zeitfahren. Im Zeitfahren zeigte sich unter der gemäßigten Temperatur eine ca. 10 %ige, unter der erhöhten Temperatur eine ca. 20 %ige Minderung der Leistungsfähigkeit unter Verumbedingungen [31].

Die sportphysiologisch relevante Frage, ob die ergogenen Effekte von Bupropion mittels einer definierten Dosis-Wirkungs-Beziehung vermittelt werden, untersuchten Roelands und Kollegen in einer Studie mit 10 männlichen Radsportlern [32]. Hierzu wurden placebokontrolliert verschiedene Dosen von bis zu 600 mg Buproprion verabreicht. Ein ergogener Effekt konnte nur dann beobachtet werden, wenn die höchste Dosis (600 mg) Bupropion eingenommen wurde. Ob dieser Effekt auch unter kontinuierlicher Gabe zu beobachten ist, bleibt jedoch fraglich. Wird Burpropion über mehrere Tage (10 Tage) verabreicht, ließ sich der leistungssteigernde Effekt bei 30 °C nicht replizieren [33].

Vor der ubiquitären Anwendung der SSRIs waren trizyklische Antidepressiva (TCA) die Medikamente der Wahl in der Behandlung depressiver und angstassoziierter Zustände (s. Kap. 21, Kap. 23). Auch aufgrund der in den letzten Jahren erschwerten Verfügbarkeit dieser Substanzen ist diese Substanzklasse bei Sportlern nicht gut untersucht. Dessen ungeachtet sind diese Präparate (z. B. Trimipramin, Amitriptylin, Desipramin, Imipramin) aufgrund der möglichen kardialen Sicherheitsbedenken erwähnenswert. Während supraventrikuläre und ventrikuläre Arrhythmien bei jungen, gesunden Menschen beschrieben wurden, sind kardiale und arrhythmogene Effekte bei Sportlern nicht speziell untersucht. Hinsichtlich der Auswirkungen auf die Leistungsfähigkeit zeigte eine frühere Untersuchung, dass eine Einzeldosis Desipramin, die 22 Kindern und Erwachsenen verabreicht wurde, keinen Einfluss auf die Belastungstoleranz bei einem abgestuften Laufbandtest hatte, wobei aber die maximale sportliche Leistung, die vermutlich für Leistungssportler relevanter ist, nicht gemessen wurde [34].

Abgesehen von den kardialen Sicherheitsbedenken sind auch andere häufige Nebenwirkungen von TCAs bei Sportlern bedenkenswert bis problematisch: Zu nennen sind hierbei sedierende, metabolische und anticholinerge Effekte.

10.4 Phasenprophylaktika und atypische Antipsychotika

Die zentralnervös wirkenden Substanzgruppen der Phasenprophylaktika und Antipsychotika (first generation antipsychotics (FGA) und second generation antipsychotics (SGA)) gehören zum unverzichtbaren Instrumentarium der modernen Psychopharmakologie. Sie finden ihre Anwendung jedoch eher bei komplexeren Krankheitsbildern und sind auch aufgrund relevanter Nebenwirkungen nicht so verbreitet in der Anwendung wie die Antidepressiva, Anxiolytika und Hypnotika (s. Kap. 17, Kap. 18). Dieser Umstand mag dafür verantwortlich sein, dass die Datenlage der hierzu zählenden Substanzen hinsichtlich ihrer Auswirkungen auf die körperliche Leistungsfähigkeit größtenteils nicht vorhanden ist.

Die Empfehlung eines möglichen Einsatzes bei Leistungssportlern orientiert sich dabei in aller Regel an den Empfehlungen für die Allgemeinbevölkerung und extrapoliert diese auf den Athleten. Hier sollte ein besonderes Augenmerk auf die Nebenwirkungen gelegt werden, da diese die Anwendung von bestimmten Substanzen im sportlichen Bereich deutlich limitieren können.

In erster Linie zu erwähnen sind dabei Beeinträchtigungen der feinmotorischen Regulation, spontane unwillkürliche Bewegungsstörungen (Dyskinesien), ein erhöhter Tremor oder eine quälende Form der Bewegungsunruhe (Akathesie). Bezüglich dieser genannten Beeinträchtigungen ist dabei insbesondere an Lithium und Valproinsäure zu denken, wird aber in selteneren Fällen auch bei Antipsychotika der zweiten Generation wie Quetiapin und Olanzapin [35] beobachtet. Die typische Bewegungsunruhe wird hingegen insbesondere mit Aripiprazol in Zusammenhang gebracht. Erwähnenswert ist ferner der Umstand, dass ein Großteil dieser Substanzen ihre pharmakogenen Effekte über histaminerge Mechanismen vermittelt, die wiederum sedierende und metabolische Effekte nach sich ziehen und dadurch die physiologische Leistungsbilanz und die Gewichtsentwicklung negativ beeinflussen können.

Bezüglich dieser Effekte auf die Vigilanz und den Stoffwechsel empfehlen sich in besonderer Weise die modernsten Antipsychotika wie Aripiprazol, Brexpiprazol, Cariprazin und Lurasidon. Diese Substanzen weisen in dieser

Hinsicht ein vorteilhaftes Profil mit weitgehend fehlender Sedierung und einem geringen Einfluss auf die Gewichtsregulation auf, was ihre Anwendung bei Sportlern prädestinieren kann [36].

Sportliche Tätigkeit führt zu einer erhöhten Variabilität des physiologischen Wasserhaushaltes und einer konsekutiv angepassten Veränderung der Blutsalze im Rahmen der physiologischen Temperaturregulation. Dieser Effekt kann bei bestehender Lithiummedikation zu gravierenden und im Einzelfall auch toxischen Veränderungen des Lithiumspiegels im Serum führen. Obwohl dies bei Sportlern nicht gut untersucht wurde, gibt es aber auch Hinweise, dass der Lithiumspiegel während intensiver sportlicher Betätigung absinken [37] und somit zu einem Wirkverlust der prophylaktischen Wirkung führen kann.

Gut belegt ist dabei jedoch die Auswirkung des Antipsychotikas Ziprasidon auf die kardiale Erregungsleitung. Diese sogenannte QTc-Verlängerung kann gravierende Auswirkungen auf das Kreislaufverhalten haben und ist somit keine Option für die Anwendung im Sport. In abgemilderter Form ist diese Auswirkung auf die Erregungsleitung auch bei anderen Psychopharmaka zu beobachten, was zu der allgemeinen Empfehlung eines regelmäßigen EKG-Monitorings bei Einsatz dieser Substanzen führen sollte [38].

10.5 Stimulanzien und stimulanzienähnliche Medikamente

Die Substanzgruppe der Stimulanzien vermittelt ihre leistungssteigernde Wirkung durch die neuronale Aktivierung dopaminerger Netzwerke. Nachdem die American Medical Association aufgrund der Berichte zweier Olympioniken im Jahre 1957 ein Ad-hoc-Komitee zur Untersuchung der Verwendung von Amphetamin im Sport gegründet hatte, wurde das Wissen um leistungsaktivierende Effekte der Amphetaminpräparate erstmals 1959 in einem Bericht im Journal of the American Medical Association (JAMA) erwähnt [39].

In einer richtungsweisenden Studie wurde dieser Effekt 20 Jahre später in einem placebokontrollierten Design an 6 gesunden Collegestudenten untersucht. Die Probanden nahmen in diesem Versuchsaufbau ein Amphetaminpräparat (Dexedrin) oder Placebo 2 Stunden vor dem Testdurchlauf ein. Die Datenanalyse zeigte signifikante Steigerungen bei der Kniestreckkraft, der Beschleunigung, der anaeroben Kapazität, der Zeit bis zur Erschöpfung, der Herzfrequenz vor der Übung und der maximalen Herzfrequenz. Die aufschlussreichsten Ergebnisse lagen im Bereich der erhöhten Zeit bis zur Erschöpfung während des VO_{2max}-Tests, was vermutlich auf eine höhere Milchsäuretoleranz zurückzuführen ist und somit eine mögliche Begründung für die Theorie darstellt, dass dieses Medikament die Fähigkeit hat, Ermüdung zu maskieren [40]. Neben diesen beschriebenen Auswirkungen auf Schnelligkeit, Kraft und Ausdauer können Stimulanzien auch Effekte haben, die zu einer Verbesserung der motorischen Koordination führt [41]. Des Weiteren sprechen einige Befunde dafür, dass die sogenannte thermische Rückkoppelung – eine Art Schutz des Organismus vor zu starker Erhöhung der Körperkerntemperatur – durch die Einnahme von Stimulanzien beeinflusst werden kann [42]. Weithin bekannt dürfte auch der appetithemmende und metabolische Effekt der Stimulanzien sein [43].

In der psychiatrisch-psychotherapeutischen Praxis werden Stimulanzien vor allem zur Behandlung von ADHS eingesetzt und sollen bei diesen Erkrankungsbildern auch zur Verbesserung definierter kognitiver Beeinträchtigungen führen (s. Kap. 32). Bei diesen Einbußen handelt es sich überwiegend um aufmerksamkeitsbasierte und exekutive Leistungen, die mittels Stimulanzien eine höhere Daueraufmerksamkeit, eine verbesserte Priorisierung notwendiger Aufgaben und eine Verbesserung höherer exekutiver Leistungen nach sich ziehen sollen. Auch dieser Wirkaspekt kann eine

Rolle in sportlichen Abläufen spielen, kommen diese Effekte doch vor allem in den Sportarten zur Anwendung, bei denen höchste Konzentrationsfähigkeiten Teil der athletischen Routine sind (z.B. Biathlon, Sportschießen oder Billard).

In ihrem jährlich aktualisierten Welt-Anti-Doping-Code führt die WADA neben Stimulanzien all die Substanzen auf, die innerhalb und außerhalb des Wettkampfes nicht zugelassen sind (s. Kap. 11). Die in diesem Beitrag erwähnten Stimulanzien sind in der aktuellen Version 2022 im Abschnitt S6 verzeichnet. Neben den bei ADHS zur Anwendung kommenden Substanzen Methylphendiat und Lisdexamfetamin findet sich dort auch die zur Behandlung der Narkolepsie zugelassene Substanz Modafinil. Ebenso wird dort Bupropion aufgeführt, es gilt dabei nicht als verbotene Substanz per se, findet sich aber – oben bereits dargelegt – im sogenannten Monitoring-Programm; dieses wurde aufgelegt, um einen potenziellen Missbrauch leichter entdecken zu können [11].

Sollte der Sportler aufgrund klinischer Beeinträchtigungen eine Substanz benötigen, die auf der Verbotsliste geführt wird, kann bei der WADA eine TUE beantragt werden. Das entsprechende Antragsformular ist als Checkliste auf der Internet-Präsenz der WADA einsehbar. TUEs können von der WADA oder anderen internationalen Sportverbänden erteilt werden, wobei sich die WADA das Recht vorbehält, jede Entscheidung eines (inter-)nationalen Sportverbands zu überprüfen und gegebenenfalls aufzuheben [46].

Die Anwendung von Stimulanzien unter den Ausnahmebedingungen einer TUE ist bei Sportlern jedoch nicht unumstritten. Reardon & Factor haben in einer Übersichtarbeit die verschiedenen Aspekte und Bedenken ausgeführt und kommen zur abschließenden Empfehlung, dass Stimulanzien von erwachsenen Leistungssportlern nicht verwendet werden sollten [8]. Sie stützen ihre Einschätzung auf folgende Argumentation:

a) Stimulanzien modifizieren motorische und extramotorische Abläufe und können daher zu Vorteilen führen.
b) Die Diagnostik von ADHS (im Erwachsenenalter) beruht einzig auf klinischer Exploration, d.h., es existieren keine objektiven physiologischen Parameter, was einer missbräuchlichen Anwendung von Stimulanzien bei falsch positiver Diagnostik Vorschub leisten kann.
c) Sportverbände handhaben die Regulation und Überwachung einer Ausnahmegenehmigung höchst unterschiedlich, sodass sich hieraus Wettbewerbsvorteile einzelner Verbände ergeben könnten.
d) Bei der psychiatrisch-psychotherapeutischen Behandlung von Sportlern mit ADHS ist nicht nur die Art der Medikation von zentraler Bedeutung, sondern auch Dosierungsstrategien, psychotherapeutische Überlegungen, die Frage, ob Medikamente überhaupt notwendig sind, und das Vorhandensein komorbider psychischer Erkrankungen. Es stellt sich aber die Frage, welche Interessen bei den Therapieentscheidungen im Vordergrund stehen.
e) Stimulanzien können dann gefährliche Nebenwirkungen aufweisen, wenn sie von Sportlern verwendet werden, die ihre Leistungsabgabe häufig in körperliche Extrembereiche führt. Die European Society of Cardiology, Study Group of Sports Cardiology, fasste in ihrer Stellungnahme zusammen, dass eine Stimulanzienintoxikation oder Langzeitexposition zu Schlaganfall, Bluthochdruck, Tachykardie/Bradykardie, Herzrhythmusstörungen, koronaren Ereignissen, Koma und Tod führen kann [44]. Eine wissenschaftliche Stellungnahme der American Heart Association legt zwar nahe, dass Stimulanzien nur dann ein größeres kardiales Risiko darstellen, wenn ein vorbestehender kardialer Defekt vorliegt, aber diese Aussage richtet sich an Kinder und Jugendliche und nicht an Sportler, die mit hohen Intensitäten trainieren [45].

Als Alternativen zu den Stimulanzien können bei ADHS Atomoxetin und Bupropion eingesetzt werden. Auf die Literatur bezüglich Bupropion wurde bereits oben eingegangen. Atomoxetin ist wie Reboxetin ein Noradrenalin-Wiederaufnahmehemmer und ist bei Sportlern nicht auf seine Auswirkungen zur Leistungssteigerung hin untersucht. Da sich Atomoxetin und Reboxetin pharmakologisch jedoch stark ähneln, ist davon auszugehen, dass sich die Ergebnisse von Reboxetin bei Sportlern wahrscheinlich auch auf Atomoxetin übertragen lassen. Bezüglich weiterer Ausführungen zu ADHS und Sport siehe Kap. 32.

Literatur

1. Glick ID, Horsfall JL. Diagnosis and psychiatric treatment of athletes. Clin Sports Med. 2005; 24(4):771–81.
2. Sundgot-Borgen J, Torstveit MK. Prevalence of eating disorders in elite athletes is higher than in the general population. Clin J Sport Med. 2004;14(1):25–32.
3. Johnston A, McAllister-Williams RH. Psychotropic drug prescribing. In: Currie A, Owen B, editors. Sports psychiatry. Oxford: Oxford University Press; 2016. 133–43.
4. Garner AA, Hansen AA, Baxley C, et al. The use of stimulant medication to treat attention-deficit/hyperactivity disorder in elite athletes: a performance and health perspective. Sports Med. 2018;48:507–12.
5. Reardon CL. The sports psychiatrist and psychiatric medication. Int Rev Psychiatry. 2016; 28:606–13.
6. Reardon CL, Factor RM. Sport psychiatry: a systematic review of diagnosis and medical treatment of mental illness in athletes. Sports Medicine. 2010;40(11):1–20.
7. Reardon CL, Factor RM. The use of psychiatric medication. In Baron DA, Reardon CL, Baron SH, editors. Clinical sports psychiatry: An international perspective. Oxford: Wiley-Blackwell; 2013. 157–66.
8. Reardon CL, Factor RM. Considerations in the use of stimulants in sport. Sports Medicine. 2016;46(5):611–7.
9. Reardon CL, Hainline B, Aron CM, Baron D, Baum AL, Bindra A, Budgett R, Campriani N, Castaldelli-Maia JM, Currie A, Derevensky JL, Glick ID, Gorczynski P, Gouttebarge V, Grandner MA, Han DH, McDuff D, Mountjoy M, Polat A, Purcell R, Putukian M, Rice S, Sills A, Stull T, Swartz L, Zhu LJ, Engebretsen L. Mental health in elite athletes: International Olympic Committee consensus statement. Br J Sports Med. 2019;53(11):667–99.
10. Reardon CL, Creado S. Psychiatric medication preferences of sports psychiatrists. Phys Sportsmed. 2016;44:397–402.
11. World Anti-Doping Agency, editor. World Anti-Doping Code International Standard: Prohibited List 2021 [Internet]. C2021 [cited 2022 Feb 8]. Available from: https://www.wada-ama.org/sites/default/files/resources/files/2021list_en.pdf
12. Ford JL, Ildefonso K, Jones ML, et al. Sports-related anxiety: current insights. Open Access J Sports Med. 2017;8:205–12.
13. Marvin G, Sharma A, Aston W, Field C, Kendall MJ, Jones DA. The effects of buspirone on perceived exertion and time to fatigue in man. Experimental Physiology. 1997;82:1057–60.
14. Cowan DA. Drug abuse. In: Harries M, Williams C, Stanish WD, et al., editors. Oxford textbook of sports medicine. New York: Oxford University Press; 1994. 314–29.
15. Wilmore JH. Exercise testing, training, and beta-adrenergic blockade. Physician and Sportsmedicine. 1988;16:45–50.
16. Kennedy M. Drugs and athletes: an update. Adverse Drug Reaction Bulletin. 1994;169:639–42.
17. Atkinson G, Drust B, Reilly T, Waterhouse J. The relevance of melatonin to sports medicine and science. Sports Medicine. 2003;33(11):809–31.
18. Herman D, MacKnight JM, Stromwall AE, Mistry DJ. The international athlete-advances in management of jet lag disorder and anti-doping policy. Clinics in Sports Medicine. 2011; 30:641–59.
19. Ito SU, Kanbayashi T, Takemura T, Kondo H, Inomata S, Szilagyi G, Nishino S. Acute effects of zolpidem on daytime alertness, psychomotor and physical performance. Neuroscience Research. 2007;59:309–13.
20. Grobler LA, Schwellnus MP, Trichard C, Calder S, Noakes TD, Derman WE. Comparative effects of zopiclone and loprazolam on psychomotor and physical performance in active indi-

viduals. Clinical Journal of Sport Medicine. 2000;10(2):123–8.
21. Tafti M, Besset A, Billiard M. Effects of zopiclone on subjective evaluation of sleep and daytime alertness and on psychomotor and physical performance tests in athletes. Progress in Neuro-Psychopharmacology & Biological Psychiatry. 1992;16:55–63.
22. Maddock RJ, Casson EJ, Lott LA, Carter CS, Johnson CA. Benzodiazepine effects on flicker sensitivity: role of stimulus frequency and size. Progress in Neuro-Psychopharmacology & Biological Psychiatry. 1993;17:955–70.
23. Paul MA, Gray G, Kenny G, Pigeau RA. Impact of melatonin, zaleplon, zopiclone, and temazepam on psychomotor performance. Aviat Space Environ Med. 2003;74(12):1263–70.
24. Charles RB, Kirkham AJ, Guyatt AR, Parker SP. Psychomotor, pulmonary and exercise responses to sleep medication. British Journal of Clinical Pharmacology. 1987;24:191–7.
25. Golding L, Gillingham RG, Perera NKP. The prevalence of depressive symptoms in high-performance athletes: a systematic review. Phys Sportsmed. 2020;22:1–12.
26. Wilson WM, Maughan RJ. Evidence for a possible role of 5-hydroxytryptamine in the genesis of fatigue in man: administration of paroxetine, a 5-HT re-uptake inhibitor, reduces the capacity to perform prolonged exercise. Experimental Physiology. 1992;77:921–4.
27. Strachan AT, Leiper JB, Maughan RJ. Paroxetine administration fails to influence human exercise capacity, perceived effort or hormone responses during prolonged exercise in a warm environment. Experimental Physiology. 2004; 89(6):657–64.
28. Meeusen R, Piacentini MF, van Den Eynde S, Magnus L, De Meirleir K. Exercise performance is not influenced by a 5-HT reuptake inhibitor. International Journal of Sports Medicine. 2001;22:329–36.
29. Watson P, Hasegawa H, Roelands B, Piacentini MF, Looverie R, Meeusen R. Acute dopamine/noradrenaline reuptake inhibition enhances human exercise performance in warm, but not temperate conditions. Journal of Physiology. 2005;565(3):873–83.
30. Piacentini MF, Meeusen R, Buyse L, De Schutter G, De Meirleir K. Hormonal responses during prolonged exercise are influenced by a selective DA/NA reuptake inhibitor. Br J Sports Med. 2004;38:129–33.
31. Roelands B, Goekint M, Heyman E, Piacentini MF, Watson P, Hasegawa H, et al. Acute norepinephrine reuptake inhibition decreases performance in normal and high ambient temperature. J Appl Physiol. 2008;105(1):206–12.
32. Roelands B, Watson P, Cordery P, Decoster S, Debaste E, Maughan R, Meeusen R. A dopamine/noradrenaline reuptake inhibitor improves performance in the heat, but only at the maximum therapeutic dose. Scandinavian Journal of Medicine & Science in Sports. 2012;22(5):93–8.
33. Roelands B, Hasegawa H, Watson P, Piacentini MF, Buyse L, De Schutter G, Meeusen R. Performance and thermoregulatory effects of chronic bupropion administration in the heat. European Journal of Applied Physiology. 2009; 105(3):493–98.
34. Waslick BD, Walsh BT, Greenhill LL, Giardina EGV, Sloan RP, Bigger JT, Bilich K. Cardiovascular effects of desipramine in children and adults during exercise testing. Journal of the American Academy of Child & Adolescent Psychiatry. 1999:38(2):179–86.
35. Macleod AD. Sport psychiatry. Australian and New Zealand Journal of Psychiatry. 1998;32: 860–6.
36. Daley MM, Reardon CL. Bipolar Disorder and Athletes: A Narrative Review. Curr Sports Med Rep. 2021;20(12):638¬–44.
37. Jefferson JW, Greist JH, Clagnaz PJ, Eischens RR, Marten WC, Evenson MA. Effect of strenuous exercise on serum lithium level in man. American Journal of Psychiatry. 1982;139(12): 1593–5.
38. Beach SR, Celano CM, Noseworthy PA, Januzzi JL, Huffman JC. QTc prolongation, torsades de pointes, and psychotropic medications. Psychosomatics. 2013;54(1):1–13.
39. Smith GM, Beecher HK. Amphetamine sulfate and athletic performance. I. Objective effects. Journal of American Medical Association. 1959; 170:542–57.
40. Chandler JV, Blair SN. The effect of amphetamines on selected physiological components related to athletic success. Medicine & Science in Sports & Exercise. 1980;12(1):65–9.
41. Hickey G, Fricker P. Attention deficit hyperactivity disorder, CNS stimulants and sport. Sports Med. 1999;27(1):11–21.

42. Roelands B, Hasegawa H, Watson P, Piacentini MF, Buyse L, De Schutter G, Meeusen RR. The effects of acute dopamine reuptake inhibition on performance. Medicine & Science in Sports & Exercise. 2008;40(5):879–85.
43. Conant-Norville DO, Tofler IR. Attention deficit/hyperactivity disorder and psychopharmacologic treatment in the athlete. Clinical Sports Medicine. 2005;24(4):829–43.
44. Deligiannis A, Bjornstad H, Carre F, et al. ESC study group of sports cardiology position paper on adverse cardiovascular effects of doping in athletes. Eur J Cardiovasc Prev Rehabil. 2006; 13(5):687–94.
45. Vetter VL, Elia J, Erickson C, et al. Cardiovascular monitoring of children and adolescents with heart disease receiving medications for attention deficit/hyperactivity disorder. Circulation. 2008;117:2407–23.
46. World Anti-Doping Agency, editor. Therapeutic use exemptions 2021 [Internet]. C2021 [cited 2022 Feb 8]. Available from: https://www.wada-ama.org/en/athletes-support-personnel/therapeutic-use-exemptions

11 Anti-Doping-Bestimmungen

Carmela Herzog, Christian Imboden

Anti-Doping-Bestimmungen dienen dem Schutz des sauberen und fairen Sports, dem Schutz der Sportler sowie ihrer Gesundheit. Die Rolle von medizinischen und anderen Betreuungspersonen liegt u.a. darin, Athleten beim Bewusstsein und Verständnis für diese Bestimmungen zu unterstützen und eine Vorbildfunktion wahrzunehmen. Betreuungspersonen können bei Verstößen gegen die Anti-Doping-Bestimmungen genauso sanktioniert werden wie Sportler [1].

Die Anti-Doping-Bestimmungen sind komplex und umfangreich. Ärzte, die Sportler betreuen, sollten sich ein Basiswissen darüber aneignen, um bei der Beratung und Behandlung von Athleten nicht in Konflikt mit den geltenden Bestimmungen zu geraten und um unbeabsichtigten Verstößen gegen die Anti-Doping-Bestimmungen vorzubeugen.

Medizinische Betreuungspersonen können Sportler u.a. in den folgenden und im Kapitel weiter erläuterten Bereichen unterstützen:

- Bei der Therapiewahl die Dopingliste berücksichtigen: Arzneimittel können gemäß Dopingliste verboten sein. Vor einer Verordnung oder Verabreichung bei Sportlern soll daher der Dopingstatus von Arzneimitteln geprüft und in erster Linie erlaubte Therapien verordnet bzw. verabreicht werden.
- Es gibt Situationen, in denen Sportler aus gesundheitlichen Gründen auf gemäß Dopingliste verbotene Therapien angewiesen sind. Gemäß Anti-Doping-Bestimmungen besteht für solche Situationen die Möglichkeit, eine Ausnahmebewilligung zu therapeutischen Zwecken (ATZ) bzw. eine Medizinische Ausnahmegenehmigung (TUE)[12] zu beantragen. Kenntnis der damit verbundenen Anforderungen sind für Ärzte, welche Sportler betreuen, zentral.
- Wissen, wie eine Dopingkontrolle abläuft, insbesondere welche Rechte und Pflichten für Sportler in diesem Zusammenhang gelten sowie bei Bedarf als Begleitperson bei Dopingkontrollen zugegen sein.

11.1 World Anti-Doping Agency (WADA)

Die WADA wurde bei der ersten Weltkonferenz gegen Doping im Sport 1999 in Lausanne gegründet [2]. Die WADA erlässt das Welt-Anti-Doping-Programm (WADP), bestehend aus dem Welt-Anti-Doping-Code (Code), der Dopingliste[13] sowie den weiteren internationalen Standards (s. Tabelle 11-1) und dazugehörigen technischen Dokumenten. Das WADP dient der weltweiten und sportartübergreifenden Regulierung und Harmonisierung der Dopingbekämpfung und -prävention [3].

Internationale Sportverbände, Nationale Anti-Doping-Organisationen, Nationale Olym-

12 In der Schweiz ist der Begriff „Ausnahmebewilligung zu therapeutischen Zwecken" (ATZ) gebräuchlich, in Deutschland und Österreich wird für eine Medizinische Ausnahmegenehmigung die Abkürzung TUE (Therapeutic Use Exemption) verwendet.

13 Im deutschen und österreichischen spricht man von der „Verbotsliste".

pische Komitees und Ausrichter großer Wettkampfveranstaltungen (z. B. das IOK) verpflichten sich als Signatare zur Einhaltung und Umsetzung des privatrechtlichen WADPs (Stand 10.12.2021 ungefähr 700 Signatare) [3]. In der Schweiz wird der Code mit dem Doping-Statut von Swiss Olympic umgesetzt [6]. Die Stiftung Swiss Sport Integrity ist die Nationale Anti-Doping-Organisation gemäß WADP sowie nationale Agentur zur Bekämpfung von Doping gemäß Artikel 19 des Sportförderungsgesetzes (SpoFöG). Die unabhängige Stiftung ist verantwortlich für Dopingkontrollen, Prävention und weitere Anti-Doping-Aktivitäten [6, 7].

Tabelle 11-1: Für alle Signatare verbindliche Bestimmungen des WADP: Code, Dopingliste und Internationale Standards.

Welt-Anti-Doping-Program (WADP):
Welt-Anti-Doping-Code (Code)
International Standard for the Prohibited List (Dopingliste/Verbotsliste)
International Standard for Code Compliance by Signatories (ISCCS)
International Standard for Education (ISE)
International Standard for Laboratories (ISL)
International Standard for Testing and Investigations (ISTI)
International Standard for Therapeutic Use Exemptions (ISTUE)
International Standard for Protection of Privacy and Personal Information (ISPPPI)
International Standard for Results Management (ISRM)

Der erste Code wurde 2003 verabschiedet und trat am 1.1.2004 in Kraft, am 1.1.2009, 1.1.2015 sowie 1.1.2021 wurde der Code revidiert. Siehe World Anti-Doping Agency, (Internet: https://www.wada-ama.org); [3, 4, 5].

Tabelle 11-2: Verstöße gegen Anti-Doping-Bestimmungen gemäß Code 2021 bzw. Doping-Statut von Swiss Olympic (Artikel 2)

Verstöße gegen die Anti-Doping-Bestimmungen
Vorhandensein einer verbotenen Substanz in einer Dopingprobe
(Versuchte) Anwendung einer verbotenen Substanz oder Methode
Vereitelung der Probenahme, Weigerung oder Unterlassen, eine Dopingprobe abzugeben
Meldepflichtverstöße
(Versuchte) unzulässige Einflussnahme auf einen Teil des Dopingkontrollverfahrens
Besitz einer verbotenen Substanz oder Methode
(Versuchtes) Inverkehrbringen einer verbotenen Substanz oder Methode
(Versuchte) Verabreichung einer verbotenen Substanz oder Methode
(Versuchte) Mittäterschaft bei einem Verstoß gegen die Anti-Doping-Bestimmungen
Verbotener Umgang mit gesperrten Personen
Handlungen, um jemanden von einer Meldung an die Behörden abzubringen oder Vergeltung zu üben

Verstöße, die auch durch Betreuungspersonen und andere Personen begangen werden können, sind fett markiert [1, 6].

Der Code sowie das Doping-Statut von Swiss Olympic führen 11 Tatbestände auf, welche Doping definieren (s. Tabelle 11-2). Dabei ist zu betonen, dass nicht nur der alleinige Nachweis einer gemäß Dopingliste verbotenen Substanz als Doping gilt, sondern genauso auch eine Reihe anderer Verstöße, welche durch Sportler, ihre Betreuungspersonen oder andere Personen begangen werden können [1, 6].

11.2 Rechtliche Situation in der Schweiz

Neben den privatrechtlichen Bestimmungen des Doping-Statuts von Swiss Olympic, welche für diejenigen gelten, die Swiss Olympic unterstellt sind, gibt es mit Doping verbundene Handlungen, die in der Schweiz gemäß dem SpoFöG für alle Personen verboten sind und strafrechtliche Konsequenzen nach sich ziehen. Die strafbaren Tatbestände sind in Artikel 22 des SpoFöG aufgeführt. Demnach ist u.a. der Handel, die Abgabe, die Verordnung und die Verabreichung strafbar, sofern dies zu Dopingzwecken erfolgt. Zuwiderhandlungen werden mit Freiheitsstrafe bis zu drei (in schweren Fällen fünf) Jahren oder Geldstrafe bestraft [7].

Zudem existieren weitere für Ärzte relevante privatrechtliche Verbindlichkeiten. Beispielsweise definiert Anhang 5 der Standesordnung der Foederatio Medicorum Helveticorum, dem Berufsverband der Schweizer Ärztinnen und Ärzte (FMH), Richtlinien für die ärztliche Betreuung von Sportlern [8].

Informationen zu den rechtlichen Grundlagen in Deutschland und Österreich werden von den jeweiligen Nationalen Anti-Doping-Organisationen, die ebenfalls Signatare der WADA sind, zur Verfügung gestellt:

- NADA Deutschland www.nada.de
- NADA Austria www.nada.at

Beide Organisationen bieten eine Medikamentenabfrage für die in ihren Ländern registrieren Arzneimittel an. Zudem sind die jeweiligen nationalen Vorgaben betreffend den ATZ bzw. den TUE zu beachten.

„Strict Liability“: Für Sportler gilt „Strict Liability“ (verschuldensunabhängige Haftung). Das heißt insbesondere, dass Athleten für alle verbotenen Substanzen, welche in ihrer Dopingprobe nachgewiesen werden, haftbar gemacht werden [1]. Sportler sind daher angewiesen, medizinische Fachpersonen über ihre Unterstellung unter die Anti-Doping-Bestimmungen in Kenntnis zu setzen und den Dopingstatus von Arzneimitteln vor deren Anwendung zu prüfen. Wenn es für den behandelnden Arzt offensichtlich ist, dass für einen Patienten die Anti-Doping-Bestimmungen zu beachten sind, liegt es auch in der Verantwortung des Arztes darauf einzugehen und diese bei der Therapiewahl zu beachten [8].

Umsichtige Beratung und aktuelles Anti-Doping-Wissen sind relevante Kriterien für das Vertrauen von Sportlern in ihre Ärzte. Insbesondere sollten Therapien so geplant werden, dass Verstöße gegen die Anti-Doping-Bestimmungen vermieden werden.

Dopingliste und Medikamentenabfrage: Die Dopingliste ist integraler Bestandteil des WADP und führt die verbotenen Substanzen sowie Methoden auf (s. Tabelle 11-3). Sie wird jährlich durch die WADA revidiert, die neue Version tritt jeweils am 1. Januar in Kraft.

Gemäß dem Code müssen Substanzen oder Methoden zwei von drei der nachfolgenden Kriterien erfüllen, damit sie in der Dopingliste aufgeführt werden:

- (potenzielle) Leistungssteigerung
- (potenzielles) Gesundheitsrisiko
- Verletzung des „Spirit of Sport“ (Definition gemäß Code).

Weiter können Substanzen oder Methoden in der Dopingliste aufgeführt werden, wenn sie das Potenzial haben, die Anwendung von verbotenen Substanzen oder Methoden zu maskieren [1].

Arzneimittel können gemäß Dopingliste verbotene Substanzen beinhalten oder als verbotene Methode verabreicht werden. Im Praxisall-

Tabelle 11-3: Klassen der Dopingliste 2022, gemäß der von Swiss Sport Integrity veröffentlichten Übersetzung [9]

Dopingliste 2022
Jederzeit verbotene Substanzen und Methoden
Verbotene Substanzen
S0 Nicht genehmigte Substanzen
S1 Anabolika
S2 Peptidhormone, Wachstumsfaktoren, verwandte Substanzen und Mimetika
S3 Beta-2-Agonisten
S4 Hormon- und Stoffwechsel-Modulatoren
S5 Diuretika und Maskierungsmittel
Verbotene Methoden
M1 Manipulation von Blut und Blutbestandteilen
M2 Chemische und physikalische Manipulation
M3 Gen- und Zelldoping
Im Wettkampf verbotene Substanzen
S6 Stimulanzien
S7 Narkotika
S8 Cannabinoide
S9 Glukokortikoide
In gewissen Sportarten verbotene Substanzen
P1 Betablocker

tag kann der Dopingstatus von in der Schweiz oder in den Partnernationen zugelassenen Arzneimitteln mit der Medikamentenabfrage „The Global Drug Reference Online" (Global DRO) geprüft werden. Andere Nationale Anti-Doping-Organisationen bieten vergleichbare Dienstleistungen für die in den jeweiligen Ländern zugelassenen Arzneimittel an.

Medikamentenabfrage Global DRO

Vor der Verordnung von Arzneimitteln an Sportler soll deren Dopingstatus mit Hilfe der Medikamentenabfrage geprüft werden: www.sportintegrity.ch/medikamente.

Doping-Risiko Nahrungsergänzungsmittel

Nahrungsergänzungsmittel können verunreinigt sein mit gemäß Dopingliste verbotenen Substanzen, welche nicht auf der Verpackung deklariert sind. Daher sind eine sorgfältige Nutzen-Risiko-Abschätzung und eine Produktwahl für Sportler zentral: www.sportintegrity.ch/supplemente.

11.3 Dopingkontrolle

Die Dopingkontrolle ist Teil eines international klar definierten Prozesses [10]. Für Sportler ist es dennoch hilfreich, wenn ihnen der Ablauf einer Dopingkontrolle und damit verbundene Rechte und Pflichten im Voraus bekannt sind (s. Tabelle 11-4). Dies trifft genauso auf Ärzte zu,

Tabelle 11-4: Eine Auswahl der Rechte und Pflichten von Sportlern bei Dopingkontrollen. Siehe World Anti-Doping Agency. International Standard for Testing and Investigations 2021; [10].

Sportler haben das Recht:	Sportler haben die Pflicht:
• den Ablauf der Dopingkontrolle und damit verbundene Rechte und Pflichten erklärt zu bekommen sowie bei Bedarf Fragen zu stellen; • durch eine Vertrauensperson und gegebenenfalls Dolmetscher begleitet zu werden; • das Dopingkontrollmaterial aus mehreren Optionen auswählen und auf Unversehrtheit prüfen zu können sowie sämtliche Handgriffe damit selber vorzunehmen; • Bemerkungen zum Dopingkontrollablauf auf dem Dopingkontrollformular zu notieren; • eine Kopie des Dopingkontrollformulars zu erhalten.	• nach Aufgebot zur Dopingkontrolle durch das Dopingkontrollpersonal die Dopingkontrolle zuzulassen; • sich vom Aufgebot bis zur vollendeten Dopingkontrolle durch das Dopingkontrollpersonal beaufsichtigen zu lassen; • eine Urinprobe unter Sichtkontrolle durch Dopingkontrollpersonal gleichen Geschlechts abzugeben; • das Dopingkontrollformular am Ende der Dopingkontrolle zu kontrollieren (u.a. Angabe der korrekten Identifikationsnummer(n) der Dopingprobe(n)) und zu unterzeichnen.

welche gerade im Rahmen von Wettkämpfen häufig als Begleitpersonen bei Dopingkontrollen zugegen sind. Anti-Doping-Organisationen stellen Videos zum Kontrollablauf oder weiteres Informationsmaterial zur Verfügung [11].

Dopingkontrollen sind jederzeit und überall möglich und sollen unangekündigt stattfinden. Zuständig für die Kontrollen sind Nationale Anti-Doping-Organisationen, Internationale Sportverbände sowie Ausrichter großer Wettkampfveranstaltungen. Die WADA führt grundsätzlich keine Dopingkontrollen durch. Gemäß den aktuellen Bestimmungen werden Blut- und/oder Urinproben genommen, welche jeweils in A- und B-Proben aufgeteilt werden [1, 10].

Eine Dopingkontrolle beginnt mit dem Aufgebot der Athleten durch das Dopingkontrollpersonal. Ab diesem Moment stehen Sportler bis zum Abschluss der Dopingkontrolle unter stetigem Sichtkontakt durch das Dopingkontrollpersonal, sodass die Integrität der Dopingkontrolle garantiert werden kann [10]. Die Verweigerung einer Dopingkontrolle stellt einen Verstoß gegen die Anti-Doping-Bestimmungen dar (s. Tabelle 11-2); [1].

Nach Abschluss der Dopingkontrolle wird die Dopingprobe anonymisiert zur Analyse an ein WADA-akkreditiertes Labor gesendet [10]. Das Analyselabor leitet das Resultat an die zuständige Anti-Doping-Organisation weiter. Diese benachrichtigt im Falle eines abnormen Analyseresultats (auch als positive Dopingprobe bezeichnet) die Sportler über das weitere Vorgehen. Dazu gehören u.a. Informationen zum vorgeworfenen potenziellen Verstoß gegen die Anti-Doping-Bestimmungen, zur optionalen Analyse der B-Probe oder – falls zutreffend – zur Einreichung eines nachträglichen Antrages für eine ATZ [12].

11.4 Ausnahmebewilligung zu therapeutischen Zwecken (ATZ) und Therapeutic Use Exemptions (TUE)[14]

Es gilt der Grundsatz, dass niemand aufgrund einer Erkrankung und damit verbundener (gemäß Dopingliste verbotener) Therapie vom Sport ausgeschlossen werden soll – d.h. die Grundlage der ATZ ist ein Fairness-Gedanke: Beispielsweise benötigt ein Typ-1-Diabetiker zwingend Insulin, welches gemäß Dopingliste jederzeit verboten ist. In Anwendung der geltenden Bestimmungen wird eine solche Therapie mit einer ATZ legitimiert, gilt somit nicht als Verstoß gegen die Anti-Doping-Bestimmungen und wird nicht sanktioniert. Durch einen strikt reglementierten Prozess wird die missbräuchliche Anwendung von gemäß Dopingliste verbotenen Therapien vermieden. Werden die strengen formalen und materiellen Anforderungen nicht erfüllt, so wird keine ATZ bewilligt [1, 13].

Grundlegende Bestimmungen: Die Bestimmungen betreffend ATZ-Verfahren sind im ISTUE, einem der verbindlichen internationalen Standards des WADP, festgehalten. Zentral sind darin die Bedingungen für den Erhalt einer ATZ. Diese müssen alle erfüllt sein, damit eine ATZ bewilligt werden kann: Die verbotene Therapie:

a) ist notwendig für die Behandlung einer diagnostizierten Krankheit;
b) bewirkt keine zusätzliche Leistungssteigerung, außer der erwarteten Rückkehr zur normalen Gesundheit;
c) ist indiziert und es gibt keine angemessene erlaubte Therapiealternative;
d) ist nicht aufgrund einer früheren Anwendung einer gemäß Dopingliste verbotenen Substanz oder Methode (ohne ATZ) notwendig.

Sportler sind dafür verantwortlich, dass ein ATZ-Antrag rechtzeitig und mit dem dafür vorgesehenen Antragsformular bei der verantwortlichen Anti-Doping-Organisation gestellt wird. Der Antrag wird gemeinsam mit einem Arzt gestellt und es müssen die relevanten Arztberichte beigelegt werden (s. Tabelle 11-5). Daher sind Athleten bei der Antragsstellung auf Unterstützung durch ihre Ärzte angewiesen [13].

Anträge werden durch die ATZ-Kommission der zuständigen Anti-Doping-Organisation gemäß den oben aufgeführten Bedingungen geprüft. Diese Kommissionen bestehen aus Ärzten verschiedener Fachrichtungen, welche Anträge mit Begründung ablehnen, weitere diagnostische Abklärungen und Dokumente verlangen oder ATZ bewilligen können. Eine Bewilligung gilt immer für einen beschränkten Zeitraum und kann mit Auflagen für einen Verlängerungsantrag ergänzt sein. Auch ist eine ATZ nur für die aufgeführte Therapie (Dosierung, Darreichungsform etc.) gültig, d.h. Therapieanpassungen müssen beantragt werden [13].

ATZ auf nationaler und internationaler Ebene: Anti-Doping-Organisationen (Nationale Anti-Doping-Organisationen, Internationale Sportverbände sowie Ausrichter großer Wettkampfveranstaltungen) definieren das jeweilige Vorgehen für ihren Verantwortungsbereich. Swiss Sport Integrity setzt den ISTUE mit den Ausführungsbestimmungen zu ATZ um [15]. Jede andere Anti-Doping-Organisation definiert ebenfalls ihre Bestimmungen und das notwendige Vorgehen basierend auf dem ISTUE.

Swiss Sport Integrity definiert, welche Sportler auf nationaler Ebene eine vorgängige ATZ von Swiss Sport Integrity benötigen (aktuelle Definition und Bestimmungen auf www.sportintegrity.ch). Diese Sportler sind verpflichtet, grundsätzlich vor Therapiebeginn mit einer gemäß Dopingliste verbotenen Substanz oder Methode im Besitz einer bewilligten ATZ zu sein (Ausnahme: Notfalltherapien). Die übrigen Sportler dürfen auf nationaler Ebene einen nachträglichen ATZ-Antrag stellen. Das

14 Im Folgenden wird nur der Schweizer Begriff ATZ (gleichbedeutend mit TUE) verwendet.

Tabelle 11-5: Eine Auswahl von Indikationen und gemäß Dopingliste verbotenen Substanzen, für die von der WADA TUE Physician Guidelines veröffentlicht werden. (Siehe World Anti-Doping Agency (Internet: Therapeutic Use Exemptions | World Anti-Doping Agency wada-ama.org); [14]).

Indikationen	Verbotene Substanzen
ADHS	Methylphenidat, Lisdexamfetamin, Amphetaminderivate
Anaphylaxie	Glukokortikoide, Adrenalin
Diabetes mellitus Typ-1	Insulin
entzündliche Darmerkrankungen	Glukokortikoide
intrinsische Schlafstörungen	Modafinil, Methylphenidat
neuropathische Schmerzen	Narkotika, Cannabinoide

heißt, sie stellen den Antrag erst nach dem Therapiestart und nach einer allfälligen Dopingkontrolle durch Swiss Sport Integrity. Auch für einen nachträglichen ATZ-Antrag muss ein umfassendes medizinisches Dossier zur Diagnosestellung sowie zum Krankheits- und Therapieverlauf eingereicht werden [15].

Internationale Sportverbände definieren die ATZ-Bestimmungen für ihre internationalen Wettkämpfe und International-Level-Athleten. Diese Wettkämpfe und Athletengruppe werden von jedem Verband individuell definiert [1].

Sportler und ihre (medizinischen) Betreuungspersonen sollen frühzeitig bei der relevanten Anti-Doping-Organisation nachfragen oder auf deren Website nachschlagen, wie der ATZ-Prozess aktuell definiert ist (bzw. was für die konkrete Situation gilt). Insbesondere wenn Ärzte Teams oder Verbände betreuen, muss ihnen das Vorgehen für die betreffenden Athletengruppen genau bekannt sein.

Konkretes Vorgehen: Die meisten in der Psychiatrie und Psychotherapie eingesetzten Substanzen sind gemäß der Dopingliste erlaubt. Wichtige Ausnahmen sind Stimulanzien, welche bei ADHS und Narkolepsie eingesetzt werden können (Methylphenidat, Amphetaminderivate, Modafinil; s. Kap. 32.) Diese sind allesamt auf der Dopingliste als im Wettkampf verbotene Substanzen aufgeführt (s. Tabelle 11-3). Eine ATZ ist für Methylphenidat, Lisdexamfetamin und andere Amphetaminderivate (z.B. Adderall® in den USA) nur bei einer ADHS-Diagnose oder für Methylphenidat und Modafinil zusätzlich bei Narkolepsie möglich. Für weitere Indikationen im Off-Label-Use (z.B. Methylphenidat als Add-on bei Depression) ist die Bewilligung einer ATZ kaum denkbar, da in der Regel erlaubte Alternativen vorhanden sind. Erst wenn diese ausgeschöpft sind, kann – sofern auch die drei weiteren Bedingungen für den Erhalt einer ATZ erfüllt sind – theoretisch auch bei Medikationen im Off-Label-Use eine ATZ möglich sein.

Die jeweilige Diagnose und Therapiewahl muss für einen Antrag schlüssig durch einen Arzt hergeleitet und dargelegt werden, sodass die ATZ-Kommission die Diagnosestellung nachvollziehen kann. Die notwendigen formalen Kriterien können den Antragskriterien auf der Website von Swiss Sport Integrity entnommen werden (Auszug aus den Antragskriterien für einen ATZ-Antrag bei Diagnose ADHS: Tabelle 11-6). Auch andere Anti-Doping-Organisationen publizieren ihre jeweiligen Antragskriterien oder Checklisten.

Tabelle 11-6: Übersicht der grundlegenden Anforderungen an die medizinischen Unterlagen gemäß den Antragskriterien für einen ATZ-Antrag bei Diagnose ADHS von Swiss Sport Integrity

<table>
<tr><td colspan="4">Auszug aus den Antragskriterien für einen ATZ-Antrag bei Diagnose ADHS von Swiss Sport Integrity</td></tr>
<tr><td colspan="4">Vorgaben zur ärztlichen Spezialisierung:</td></tr>
<tr><td colspan="2" rowspan="2"></td><td colspan="2">Alter bei Erstdiagnose</td></tr>
<tr><td>< 18 Jahre</td><td>≥ 18 Jahre</td></tr>
<tr><td rowspan="2">Alter bei Antragsstellung</td><td>< 18 Jahre</td><td>Untersuchung und Bericht durch einen Kinder- und Jugendpsychiater FMH oder einen Kinder und Jugendmediziner FMH mit Schwerpunkt Neuropädiatrie oder Entwicklungspädiatrie</td><td></td></tr>
<tr><td>≥ 18 Jahre</td><td>1) Untersuchung und Bericht durch einen Kinder- und Jugendpsychiater FMH oder einen Kinder- und Jugendmediziner FMH mit Schwerpunkt Neuropädiatrie oder Entwicklungspädiatrie.
1) Zweitmeinung durch einen auf ADHS bei Erwachsenen spezialisierten Psychiater oder durch eine Psychiatrische Universitätsklinik</td><td>1) Untersuchung und Bericht durch einen auf ADHS bei Erwachsenen spezialisierten Psychiater.
1) Zweitmeinung durch eine Psychiatrische Universitätsklinik</td></tr>
<tr><td colspan="4">Einzureichende Unterlagen:
Umfassender spezialärztlicher Bericht der klinischen Erstdiagnose und gegebenenfalls Zweitmeinung:
Anamnese inkl. Substanzanamnese;
Befundete diagnosespezifische Verhaltensfragebögen (z. B. Wender Utah Rating Scale (WURS-k), ADHS-Selbstbeurteilungsskala (ADHS-SB), Diagnostic Interview for ADHD in adults (DIVA));
Abschließende Gesamtbeurteilung mit Würdigung der Skalen und der klinisch erhobenen Diagnosekriterien (nach DSM-IV/5 oder ICD-10) durch einen Facharzt gemäß obigen Kriterien.
Jedem Antrag (Erstantrag sowie allfällige Verlängerungsanträge) ist ein aktueller Arztbericht mit Behandlungsverlauf sowie eine Schilderung der familiären und schulischen bzw. beruflichen Situation beizulegen.</td></tr>
</table>

Sämtliche aktuellen Antragskriterien sind jeweils auf www.sportintegrity.ch/downloads verfügbar.
(FMH: Foederatio Medicorum Helveticorum/Berufsverband der Schweizer Ärztinnen und Ärzte; ADHS: Aufmerksamkeitsdefizit- und Hyperaktivitätssyndrom);

Fallbeispiel Methylphenidat: Fußballspieler (21 Jahre)

Ein 20-jähriger Fußballspieler einer Mannschaft aus der Challenge League leidet seit seiner Kindheit an einer ADHS, welches seit dem 13. Lebensjahr mit Methylphenidat behandelt wird. Als Spieler der zweithöchsten Fußball-Liga ist er gemäß aktuellen Bestimmungen nicht dazu verpflichtet, über eine vorgängige ATZ zu verfügen, sondern kann nach einer allfälligen Dopingkontrolle eine nachträgliche ATZ beantragen. Es ist daher notwendig, dass die Behandlung bereits zu diesem Zeitpunkt gut dokumentiert ist und die erforderlichen Berichte für einen nachträglichen Antrag rasch verfügbar sind.

Die Mannschaft des Sportlers steigt nun in die höchste Fußball-Liga auf. Damit verbunden ist die Anforderung, dass er **über eine vorgängige ATZ für Methylphenidat verfügen muss**. Er beantragt diese bei Swiss Sport Integrity und legt dem Antragsformular einen **Bericht der Kinderärztin** bei, welche die Diagnose bei ihm im Alter von 13 Jahren gestellt hatte. Die Herleitung der klinischen Diagnose sowie der Conners-Fragebögen sind ebenfalls Teil der Unterlagen. Sie legt den guten Behandlungserfolg mit Methylphenidat dar. Die Medikation sei für sein Funktionsniveau im Alltag, aber auch die sportliche Betätigung unerlässlich gewesen, da er ohne die Medikation nicht die erforderliche Leistung habe erbringen können.

Ebenfalls beigelegt ist der – sehr kurz gehaltene – **Bericht eines Kinder- und Jugendpsychiaters und -psychotherapeuten**, welcher die Symptomatik beschreibt und die Diagnose zum heutigen Zeitpunkt bestätigt. Es fehlen anerkannte Testresultate sowie eine strukturierte Anamnese. Zudem erwähnt der Psychiater und Psychotherapeut, dass der Athlet Methylphenidat (20 mg Ritalin täglich) benötige, um im Sport die erforderliche Leistung zu erbringen. Somit ergibt sich die Problematik einer eventuellen Leistungssteigerung. Die ATZ-Kommission diskutiert die Befundlage ausführlich und kommt zum Schluss, dass (a) wohl mit dem ADHS eine diagnostizierte Erkrankung vorliegt, die eingereichte Dokumentation aber nicht den Antragskriterien entspricht, es (b) keine erlaubten Behandlungsalternativen gibt, es aber unklar bleibt, ob (c) die Leistungssteigerung im Sport über die „Rückkehr zu normaler Gesundheit" hinausgeht. Gemäß Antragskriterien wäre bei diesem über 18-jährigen Sportler eine Zweitmeinung durch ein universitäres Zentrum resp. einen auf ADHS spezialisierten Psychiater und Psychotherapeuten erforderlich. Da die Saison bereits in wenigen Wochen beginnt, wird beschlossen, dass der Athlet trotz nicht vollständig erfüllter formaler Anforderungen eine ATZ für 3 Monate erhält, um spielen zu können – mit der Auflage, für einen Verlängerungsantrag eine den Antragskriterien entsprechende Zweitmeinung einzureichen.

Vor Ablauf der 3 Monate reicht Herr S. einen **Verlängerungsantrag zusammen mit einem ausführlichen Bericht einer auf ADHS spezialisierten Erwachsenenpsychiaterin und -psychotherapeutin** ein. Dieser beschreibt ausführlich die Anamnese sowie die verschiedenen Symptombereiche und deren Auswirkungen auf den Alltag. Die Symptomatik wird neben der Anamnese mittels strukturierten Interviews (Diagnostic Interview for ADHD in adults, DIVA) bestätigt.

In der folgenden Beurteilung durch die ATZ-Kommission wird diskutiert, dass der Bericht die formalen Anforderungen erfüllt und eine ADHS klar bestätigt. In der Abwägung einer ATZ wird durch die Kommission die frühere Aussage bezüglich einer eventuellen Leistungssteigerung im Sport den schweren Einschränkungen im Alltag gegenübergestellt. Gemäß Ausführungen der Psychiaterin sei Herr S. durch die hohe Impulsivität sowie der Selbstorganisation und Emotionsregulation (Wutanfälle) im Alltag deutlich eingeschränkt und habe regelmäßig Konflikte im sozialen Umfeld. **Die ATZ-Kommission kommt deshalb zum Schluss, dass davon auszugehen sei, dass eine Behandlung notwendig ist, ohne Behandlung eine deutliche Funktions-**

einbuße zu erwarten wäre und die Leistungssteigerung im Sport die „Rückkehr zu einem normalen Funktionsniveau" widerspiegelt. Es wird eine ATZ für 2 Jahre erteilt.

Literatur

1. World Anti-Doping Agency. World Anti-Doping Code 2021 [Internet]. Montreal/Canada: World Anti-Doping Agency; 2021 [cited 10.12.2021]. Available from: https://www.wada-ama.org/sites/default/files/resources/files/2021_wada_code.pdf
2. World Anti-Doping Agency, editor. Who we are [Internet]. Montreal/Canada: World Anti-Doping Agency; c2021 [cited 10.12.2021]. Available from: https://www.wada-ama.org/en/who-we-are
3. World Anti-Doping Agency, editor. The Code [Internet]. Montreal/Canada: World Anti-Doping Agency; c2021 [cited 10.12.2021]. Available from: https://www.wada-ama.org/en/what-we-do/the-code
4. World Anti-Doping Agency, editor. International Standards [Internet]. Montreal/Canada: World Anti-Doping Agency; c2021 [cited 10.12.2021]. Available from: https://www.wada-ama.org/en/what-we-do/international-standards
5. World Anti-Doping Agency, editor. 2021 Code Review [Internet]. Montreal/Canada: World Anti-Doping Agency; c2021 [cited 10.12.2021]. Available from: https://www.wada-ama.org/en/what-we-do/the-code/2021-code-review
6. Sportparlament von Swiss Olympic, Hrsg. Doping-Statut 2021 [Internet]. Ittigen, Bern: Swiss Olympic; 2021 [abgerufen am 10.12.2021]; Verfügbar unter: https://www.swissolympic.ch/dam/jcr:44063aa0-f23d-486f-8948-489429151037/Doping-Statut_2021_verabschiedet_sig._DE.pdf
7. Bundesversammlung der Schweizerischen Eidgenossenschaft. 415.0 Bundesgesetz vom 17. Juni 2011 über die Förderung von Sport und Bewegung (Sportförderungsgesetz, SpoFöG) [Internet]. Bern: Bundeskanzlei, Bundeshaus; 2021 [abgerufen am 10.12.2021]. Verfügbar unter: https://www.fedlex.admin.ch/eli/cc/2012/460/de
8. FMH Swiss Medical Association. Anhang 5 zur Standesordnung FMH, Richtlinien für die ärztliche Betreuung von Sporttreibenden, Revision: 25. Oktober 2018 [Internet]. Bern: FMH Swiss Medical Association. 2018 [abgerufen am 10.12.2021]; Verfügbar unter: https://www.fmh.ch/files/pdf24/anhang-5-standesordnung-fmh.pdf
9. Stiftung Swiss Sport Integrity. Dopingliste 2022 [Internet]. Bern: Swiss Sport Integrity. 2021 [abgerufen am 15.12.2021]; Verfügbar unter: https://www.sportintegrity.ch/sites/default/files/dopingliste_2022_de.pdf
10. World Anti-Doping Agency. International Standard for Testing and Investigations 2021 [Internet]. Montreal/Canada: World Anti-Doping Agency; 2021 [cited 10.12.2021]. Available from: https://www.wada-ama.org/sites/default/files/resources/files/international_standard_isti_-_2021.pdf
11. Stiftung Swiss Sport Integrity, Hrsg. Kontrollablauf [Internet]. Bern: Swiss Sport Integrity; c2021 [abgerufen am 15.12.2021]. Verfügbar unter: https://www.sportintegrity.ch/kontrollablauf
12. World Anti-Doping Agency. International Standard for Results Management 2021 [Internet]. Montreal/Canada: World Anti-Doping Agency; 2021 [cited 10.12.2021]. Available from: https://www.wada-ama.org/sites/default/files/resources/files/international_standard_isrm_-_final_english_-_post_exco_20_may_2021.pdf
13. World Anti-Doping Agency. International Standard for Therapeutic Use Exemptions 2021 [Internet]. Montreal/Canada: World Anti-Doping Agency; 2021 [cited 10.12.2021]. Available from: https://www.wada-ama.org/sites/default/files/resources/files/international_standard_istue_-_2021.pdf
14. World Anti-Doping Agency, editor. Therapeutic Use Exemptions [Internet]. Montreal/Canada: World Anti-Doping Agency; c2021 [cited 10.12.2021]. Available from: https://www.wada-ama.org/en/what-we-do/science-medical/therapeutic-use-exemptions
15. Stiftung Swiss Sport Integrity. Ausführungsbestimmungen zu Ausnahmebewilligungen zu therapeutischen Zwecken 2022 [Internet]. Bern: Swiss Sport Integrity. 2021 [abgerufen am 15.12.2021]. Verfügbar unter: www.sportintegrity.ch/sites/default/files/abatz_2022_de.pdf

12 Psychosoziale Therapien und Aspekte im Leistungssport

Florian Hotzy, Johannes Scherr, Matthias Jäger

Seit den Psychiatriereformen der 1970er bis 1990er Jahren hat sich die psychiatrische und -psychotherapeutische Versorgungsstruktur und -organisation erheblich verändert. Stationäre Betten wurden in großer Zahl abgebaut (Dehospitalisierung), parallel wurden alternative Behandlungssettings wie Ambulatorien, Tageskliniken und zuletzt aufsuchende mobile Angebote ausgebaut. Der „Shift" weg von der stationären Behandlung hat sich mit dem versorgungspolitischen Paradigma „ambulant vor teilstationär vor stationär" in den meisten Regionen durchgesetzt. Die Finanzierungssystematik psychiatrischer und -psychotherapeutischer Behandlung bleibt hinter diesem weitgehend unstrittigen Grundsatz zurück und setzt dementgegen Anreize für stationäre Behandlungen [1]. Dennoch orientiert sich die psychiatrische Versorgungsentwicklung neben der Bevorzugung ambulanter Behandlungsformen zunehmend am Bedarf und den subjektiven Bedürfnissen der Patienten, die in vielen Fällen möglichst im oder nahe am häuslichen gewohnten Umfeld behandelt werden möchten. So werden aktuell in vielen Regionen mobile Behandlungsformen aufgebaut und evaluiert, die die psychischen Erkrankungen und deren Folgen im realen Lebensumfeld und Alltag der Betroffenen zu verbessern suchen [2].

Neben der Weiterentwicklung der allgemeinen Grundversorgung hat sich die Psychiatrie und Psychotherapie zunehmend auch spezifischen Themen für einzelne Gruppen von Patienten zugewandt und baut Spezialangebote z. B. für die Sportpsychiatrie und -psychotherapie in Form von ambulanten Sprechstunden auf (s. Kap. 3). Diese zunehmende Spezialisierung und Binnendifferenzierung der Psychiatrie und Psychotherapie hat den Vorteil, bislang nicht abgedeckten Versorgungsbedarf zu adressieren, der von den etablierten psychiatrisch-psychotherapeutischen Angeboten zu wenig oder nur mit unzureichender Qualität aufgenommen werden konnte. Risiken dieser Entwicklung sind jedoch die fortschreitende Fragmentierung der psychiatrisch-psychotherapeutischen Versorgung, ein für Patienten unübersichtliches Gesamtangebot mit teils redundanter und ungesteuerter Inanspruchnahme und ein damit verbundenem Kostenanstieg [3].

Eine fundierte Planung und Steuerung der psychiatrisch-psychotherapeutischen Behandlung ist daher zentral. An deren Anfang steht eine umfassende Diagnostik der psychischen Erkrankung sowie eine Abklärung der psychosozialen Folgen (s. Teil III). Anhand der Problemstellungen werden der Behandlungsbedarf und die Handlungsfelder abgeleitet. Entscheidungen für einen individuellen Behandlungsplan und die entsprechenden therapeutischen Maßnahmen werden in aller Regel durch den Patienten getroffen. Die Rolle der psychiatrisch-psychotherapeutischen Fachperson sollte sich auf eine unterstützende, beratende und informationsvermittelnde Position fokussieren (assistierte Entscheidungsfindung). In einer reziprok gestalteten therapeutischen Beziehung sollte ein wechselseitig kommunikativer Prozess zur Klärung der Problemstellung und der vorhandenen Ressourcen sowie zur Vereinbarung des weiteren Vorgehens führen (shared decision making) [4]. Die primäre therapeutische Bezugsperson übernimmt in der Folge die Begleitung des Patienten im gesamten weiteren Abklärungs- und Behandlungsverlauf. Diese Rolle wird meist vom ambulanten Behandler (z. B. Psychiater und Psychotherapeuten) oder in komplexen Situationen auch von einem Case Manager übernommen.

Ein Einbezug der Angehörigen, der engeren und weiteren Bezugspersonen, des Wohn-, Lebens- und Arbeitsumfelds der betroffenen Person ist für die Abklärung der Problematik und die Behandlungsplanung fundamental [4]. Wohnen, Arbeit und soziale Beziehungen sind die Haupthandlungsfelder, an denen psychosoziale Behandlungsformen in der Psychiatrie und Psychotherapie ansetzen. Ohne eine Berücksichtigung dieser Dimensionen, die bei den meisten psychischen Erkrankungen mitbetroffen sind, ist eine erfolgreiche Bewältigung von psychischen Krisen und Erkrankungen kaum realistisch. Im psychosozialen Umfeld finden sich häufig Problemkonstellationen, die zum Entstehen und Aufrechterhalten der psychischen Erkrankung beitragen, jedoch vielmehr noch Ressourcen, die zur Lösung der Problematik und Verbesserung der psychischen Situation der betroffenen Person herangezogen werden können.

Ein zentrales Ziel psychosozialer Behandlungsansätze ist die Hilfe zur Selbsthilfe durch Aktivierung persönlicher und sozialer Ressourcen im Sinne des Empowerments [5]. Psychosoziale Therapien vermitteln hierzu auf verschiedene Arten Bewältigungsstrategien im Umgang mit psychischen Beschwerden und deren Folgen sowie zur Verbesserung sozialer Fähigkeiten. Sie bedienen sich hierzu kommunikativer und nonverbaler Ansätze, bei denen neben Informationsvermittlung (Psychoedukation), Erlernen von Techniken auch gestalterische und körperbezogene Therapieformen eine wichtige Rolle einnehmen. Eine Auswahl solcher Therapieformen und Schwierigkeiten, die einer Inanspruchnahme entgegenstehen können, sollen im Folgenden kurz erläutert werden.

12.1 Psychosoziale Interventionen

Psychoedukation: Um den Anspruch heutiger Medizin gerecht zu werden, Patienten im Sinne von sog. Shared Decision Making [4] gleichberechtigt in die Behandlungsplanung einzubeziehen, ist die Informiertheit von Patienten eine Grundvoraussetzung.

Psychoedukation soll theoretische Hintergründe zu Ätiologie, Epidemiologie, Risikofaktoren, Symptomen und Therapiemöglichkeiten vermitteln. Dies kann im Einzel-, häufig aber auch im Gruppensetting in Bezug auf die individuellen Hintergründe der Patienten erfolgen. Die Patienten sollen so selbst zu Fachleuten ihrer Probleme werden [6]. Ein wichtiges Element dabei ist auch die Identifikation von Frühwarnzeichen und Strategien, um späteren Krisen vorzubeugen [7]. Im Sinne des Empowerments [5] ist es sinnvoll, dass die zu vermittelnden Inhalte trialogisch von Betroffenen, Angehörigen und Fachpersonen erarbeitet werden.

Training von Alltags- und sozialen Kompetenzen: Das Training sozialer Kompetenzen soll durch Bearbeitung sozial herausfordernder Situationen zu mehr Selbstsicherheit führen. Dabei wird speziell auf die Unterscheidung zwischen Wahrnehmung und Interpretation von Situationen und damit einhergehenden Gefühlen mit Handlungsimpulsen fokussiert. Es sollen Techniken erlernt werden, die einer Person selbstbestimmtes und selbstbewusstes Handeln erleichtern sollen. Das Training bietet sich insbesondere für Gruppenangebote an und kann um Videoaufnahmen und -analysen bereichert werden [8].

Kunst-, Musik- und Ergotherapie: In der Kunsttherapie soll über bildnerische Elemente Zugang zu innerpsychischem Erleben und damit verbessertes Selbsterleben sowie Stabilisierung erreicht werden.

Einerseits kann Kunsttherapie zur diagnostischen Klärung genutzt werden [9], andererseits hat der künstlerische Ausdruck vorhandener Problemfelder und Lösungsstrategien therapeutische Wertigkeit [10].

Musiktherapie kann in zwei Formen eingeteilt werden, welche auch in Kombination angewendet werden können:

- Rezeptive Musiktherapie bei der das aktive und achtsame Hören gefördert wird. Dabei soll die Aufmerksamkeit auf assoziative, emotionale und körperliche Prozesse gelenkt werden, die durch die Musik angestoßen werden.
- Aktive Musiktherapie bei welcher der Patient allein oder in der Gruppe selbst musikalisch tätig ist. Dies kann in Form von Singen oder auch mit verschiedenen Instrumenten stattfinden. Improvisation wird aktiv gefördert und soll Patienten dabei fördern, die emotionale Wahrnehmung und Beziehungsgestaltung zu verbessern [11, 12, 13].

Ergotherapie dient dazu, Funktionen in Bezug auf Haushalt und soziale Integration zu erheben und Unterstützungsmöglichkeiten zu etablieren [14]. Zusätzlich soll die praktische, teils kreative Arbeit helfen, von Symptomen abzulenken und positive Erfahrungen zu ermöglichen [15].

Sport- und Bewegungstherapie: Körperliche Inaktivität und psychische Erkrankungen sind wechselseitig miteinander assoziiert [16, 17]; (s. Teil XII, Kap. 51). Dies ist insofern von Relevanz, da Sport und Bewegung das psychische Befinden verbessern und vor Neuerkrankungen bei verschiedenen psychischen Erkrankungsbildern schützen kann [18, 19, 20]. Bewegungsangebote werden stationär, teilstationär und ambulant angewendet und umfassen u. a. medizinisches Krafttraining, Gymnastik, Nordic Walking und Schwimmen. Einerseits soll durch Sport das Körpergefühl gestärkt werden – ein Ansatz, der auch in der Körperpsychotherapie verfolgt wird. Andererseits soll die gezielte körperliche Aktivierung zu Aktivierung und Antriebssteigerung führen und Entspannung erleichtern. Starke körperliche Anstrengung wird mittlerweile gezielt zum Spannungsabbau angewendet [21]. Sport- und Bewegungstherapie im Gruppensetting kann zusätzlich hilfreich sein, um die Kontaktfähigkeit, das Sozialverhalten und Perfektionismus [22] zu bearbeiten.

Berufliche Integration, Supported Employment/Job Coaching, Arbeitstherapie: Psychiatrische Erkrankungen bedingen häufig langfristige Krankheitsausfälle am Arbeitsplatz mit negativen Folgen wie Jobverlust, sozialem Abstieg und Langzeitarbeitslosigkeit.

Arbeitstherapeutische Interventionen sind hilfreich, um einerseits Problembereiche in der Arbeit und andererseits arbeitsbezogene Ressourcen zu identifizieren. Darauf aufbauend sollen gezielte, auf die individuelle Problematik ausgerichtete Interventionen die berufliche Leistungsfähigkeit steigern oder nach Verlust der Arbeitsfähigkeit in einem Teilbereich Unterstützung bei der Umorientierung bieten. Supported Employment ist hilfreich bei der Re-Integration in den Arbeitsmarkt und dem Arbeitserhalt. Hierbei hat sich gezeigt, dass die Kombination aus Supported Employment, Training sozialer Kompetenzen sowie Einbezug des sozialen Umfelds die besten Effektstärken erreicht [23, 24, 25].

Milieutherapie: Milieutherapie beinhaltet Überlegungen zu Umgangsformen, Therapiebedingungen und Organisation der therapeutischen Angebote [26].

Eines der Ziele der Milieutherapie ist die Anpassung des Versorgungssystems an den Lebensraum und die Bedürfnisse der Patienten. Dabei soll darauf geachtet werden, den Patienten sowie deren sozialem Umfeld möglichst viel aktiven Spielraum zu lassen, um Passivität und Tendenzen, Verantwortung abzugeben (Stichwort Hospitalisierung), vorzubeugen. Der aktive Einbezug des sozialen Umfelds (u. a. mit psychoedukativen Elementen) sowie Überlegungen zu Standorten und Bauweise psychiatrischer Angebote sind aus milieutherapeutischer Sicht ein wichtiger Bestandteil, um Patienten in ihrem Heilungsprozess zu fördern und paternalistischen Herangehensweisen entgegenzuwirken [27].

12.2 Stigmatisierung psychischer Erkrankungen

Personen mit psychischen Erkrankungen wurden in der Vergangenheit häufig massiven Stigmatisierungen ausgesetzt. Im Mittelalter wurden psychische Krankheiten als Strafe Gottes oder Zeichen von Besessenheit durch den Teufel gesehen und Betroffene in Zuchthäusern oder Karzern verwahrt. In Europa wurde während der Aufklärung der Umgang mit psychisch erkrankten Personen zunehmend hinterfragt und es wurden erste Versuche unternommen, die Kranken von ihren Ketten zu befreien [28]. Auch wenn in der psychiatrisch-psychotherapeutischen Versorgung von Patienten deutliche Fortschritte erzielt wurden, sind psychische Erkrankungen weiterhin häufig mit Stigmatisierung behaftet. Fortschritte in der zweiten Hälfte des 20. Jahrhunderts trugen maßgeblich zur Inklusion psychisch Erkrankter in der Gesellschaft bei. Danach schien – mitbedingt durch mediale Berichterstattung von tragischen Einzelfällen, bei denen Personen mit psychischen Erkrankungen beteiligt waren – die Angst vor Personen mit psychischen Erkrankungen und der Wunsch nach staatlicher Überwachung in der Bevölkerung stärker zu werden [29, 30]. Stigmatisierung findet auf verschiedenen Ebenen statt. So ist von öffentlicher Stigmatisierung die Rede, wenn die Vorbehalte der Allgemeinbevölkerung gegenüber Personen mit psychischen Erkrankungen diskutiert werden [31]. Interessanterweise konnte gezeigt werden, dass oft gerade Personen, die im psychiatrischen Umfeld tätig sind, Vorbehalte gegenüber psychisch erkrankten Personen haben [32]. Stigmatisierung durch die Öffentlichkeit befeuert wiederum die Selbststigmatisierung psychisch kranker Personen [33]. Ein zunehmend beachtetes Problem stellt in diesem Zusammenhang die Verzögerung von Hilfesuche durch Stigmatisierung psychischer Erkrankungen und psychiatrischer Einrichtungen dar [34]. Hierbei zeigt sich, dass spezifische Gesellschaftsgruppen, wie z.B. Leistungssportler einer besonders starken Stigmatisierung ausgesetzt sind, wenn sie psychische Beschwerden entwickeln [35, 36]; (s. Kap. 3, Kap. 34).

12.3 Soziales Umfeld und psychische Erkrankungen im Leistungssport

Die Angaben zur Prävalenz von psychischen Erkrankungen bei Sportlern sind stark schwankend [37, 38, 39, 40]; (s. Kap. 4). Dies liegt v.a. daran, dass im Leistungssport psychische Beschwerden lange Zeit nicht thematisiert wurden. Sportler werden v.a. für ihre mentale Stärke bewundert und gefeiert [36] und bei vielen Sportlern wurden Zeichen psychischer Beschwerden in früheren Jahren nicht erkannt [41] oder sie nahmen nicht rechtzeitig und adäquat Hilfe in Anspruch [36]. Dies lag v.a. in der Angst begründet, dass die „Offenbarung von Schwäche“ mehr Nachteile als Vorteile mit sich bringen würde (z.B. Verlust an Einsatz-/Spielzeit oder Nominierungen, Wissen des Gegners um die vermeintliche mentale Schwäche oder Unterstellung von mangelndem Engagement) [35]. Dies wiederum könnte die Karriereplanung gefährden [36]; (s. Kap. 3).

In aktuelleren Studien konnte gezeigt werden, dass Wettkampfsport die psychische Gesundheit beeinflussen kann und dass Leistungssportler spezifische Risikofaktoren für die Entwicklung psychischer Beschwerden und Erkrankungen haben [36, 42].

Es scheint einige Persönlichkeitsmerkmale bei Sportlern zu geben, die als Risikofaktoren für die Entwicklung von psychischen Erkrankungen identifiziert wurden und die somit auch beeinflusst werden können (s. Kap. 27). Hierzu zählt beispielsweise Perfektionismus bei Sportlern selbst, der mit einem erhöhten Risiko für Essstörungen vergesellschaftet ist [22].

Ein hoher Identifikationsgrad mit der Rolle als Sportler kann sowohl mit positivem Effekt auf die Leistungsfähigkeit einhergehen, aber auch mit einem erhöhten Risiko für Übertraining sowie der Einnahme von leistungssteigernden Medikamenten vergesellschaftet sein [43]; (s. Kap. 16, Kap. 20). Auch neigen Sportler, die sich hauptsächlich über ihre sportliche Leistung definieren zu Depressionen [44]; (s. Kap. 21). Daneben sind geringeres Gefühlsempfinden und Selbstwertgefühl bei Sportlern mit einem höheren Risiko für Depressionen, Ängste und körperliche Symptome verbunden, welche wiederum die Leistungsfähigkeit negativ beeinträchtigen können [45].

Einfluss des Umfelds auf die psychische Gesundheit: Der Druck, der auf Leistungssportlern lastet, ist in den letzten Jahren zunehmend größer geworden [46]. Mit den Leistungsansprüchen, welche sowohl intrinsisch als auch extrinsisch motiviert sein können, wachsen Versagensängste und auch Ängste vor negativen Schlagzeilen in den Medien, wenn die (gesteckten) Ziele nicht erreicht werden [36]. Möglichkeiten, sich ausreichend zu erholen, treten dabei in den Hintergrund. Auch Verletzungen die mit Leistungseinbußen einhergehen und zu Angst vor dem Karriereende führen, können psychische Beschwerden und Erkrankungen auslösen [47].

Ein besonders schwieriger Abschnitt in der Karriere von Leistungssportlern ist das Karriereende (s. Kap. 38). Sei es freiwillig oder unfreiwillig (z. B. durch Verletzung oder Verlust von Kaderkriterien). Hierdurch kann es zur Erstmanifestation oder zu einer Aggravation von vorbestehenden, bisher jedoch nicht erkannten psychischen Beschwerden kommen. Hier spielen mitunter Angst vor dem Karriereende [47] und damit einhergehend Verlust der finanziellen Absicherung eine Rolle [48, 49].

Das soziale Umfeld kann in unterschiedlichem Ausmaß sowohl positiv und protektiv als auch negativ und hemmend auf die psychische Gesundheit von Sportlern wirken [50, 51]; (s. Kap. 42).

Vor allem die Beziehung zur sowie die Unterstützung durch die Familie scheinen hier eine wichtige Rolle zu spielen und wichtiger zu sein als die Beziehung zu Gleichaltrigen oder Mannschaftskameraden [42]. Somit stellen auch lange Auslandsaufenthalte oder ein Wechsel des Wohnorts mit neuem sozialen Umfeld Risikofaktoren für die psychische Gesundheit bei Leistungssportlern dar, da diese mit längeren Abwesenheiten von der Familie verbunden sind [52]; (s. Kap. 36).

Zusätzlich ist von außen (beispielsweise durch Eltern, Trainer oder Teammitglieder) getriebener Perfektionismus mit negativer Stimmung, Angst, Wut oder Feindseligkeit vergesellschaftet und kann problematischer sein als intrinsisch motivierter Perfektionismus [53].

Als negative und hemmende Aspekte für die psychische Gesundheit sind zu nennen:

- „Erfolg um jeden Preis"-Einstellung;
- Gefühl, durch den Trainer/Verband ungerecht behandelt zu werden;
- exzessive Gewichtskontrolle;
- sexueller Missbrauch;
- Druck, sich bereits in jungem Alter auf Sport zu fokussieren/spezialisieren;
- Druck, trotz Verletzungen an Training und Wettkampf teilzunehmen bzw. teilnehmen zu müssen;
- Druck, auf akademische Ausbildung und auf Freundschaften außerhalb des Sports zu verzichten.

Positive Aspekte, die zu einer gesunden psychischen Entwicklung beitragen können:

- wertbasierte und klare Aussagen des sozialen Umfelds, die Sportler als Person fördern und ihnen auch neben dem Sport weitere Identitäten erlauben;
- Anerkennung der Person hinter Sportlern ist ergebnisunabhängig und nicht abhängig vom sportlichen Erfolg.

Neben dem familiären Umfeld kann auch das Netzwerk von Sportverbänden, Sportvereinen und Sportoorganisationen, in welches Leistungssportler eingebettet sind, eine sehr gute Voraussetzung für ein frühzeitiges Erkennen und Einleiten der Behandlung und Erkrankungen von psychischen Beschwerden sein [54]; (s. Kap. 3). Dementsprechend sollten Richtlinien zum Erkennen und Umgang von psychischen Beschwerden entwickelt und in die Statuten dieser Institutionen implementiert werden.

12.4 Ausblick

Das Stigma, welches psychisch erkrankten Personen nach wie vor anhaftet, scheint unter Leistungssportlern besonders stark verbreitet zu sein. Umso wichtiger ist es daher in diesem Bereich durch weitere Forschung, Öffentlichkeitsarbeit und insbesondere Zusammenarbeit mit Sportverbänden, Sportvereinen und Sportoorganisationen zur Entstigmatisierung beizutragen (s. Kap. 3). Wie in der Psychiatrie und Psychotherapie allgemein sind niederschwellige Therapieangebote eine Möglichkeit, Sportlern die Inanspruchnahme von Hilfe zu erleichtern. Dabei scheint es nicht nur darum zu gehen, spezifische therapeutische Angebote zu entwickeln, sondern ein Hauptaugenmerk sollte sein, die Hemmschwelle zu reduzieren, um etablierte (psychosoziale) therapeutische Angebote in Anspruch nehmen zu können (s. Kap. 42).

Literatur

1. Deister A, et al. Veränderung der psychiatrischen Versorgung durch ein Regionales Budget. Psychiatrische Praxis. 2010;37(07):335–342. https://doi.org/10.1055/s-0030-1248438
2. Stulz N, et al. Home treatment for acute mental healthcare: randomised controlled trial. The British Journal of Psychiatry. 2019:1–8.
3. Deutsche Gesellschaft für Psychiatrie und Psychotherapie, Psychosomatik und Nervenheilkunde e.V. (DGPPN). S3-Leitlinie psychosoziale Therapien bei schweren psychischen Erkrankungen: S3-Praxisleitlinien in Psychiatrie und Psychotherapie. 2. Aufl. Berlin, Heidelberg: Springer; 2019.
4. Deutsche Gesellschaft für Psychiatrie und Psychotherapie, Psychosomatik und Nervenheilkunde e.V. (DGPPN). S3-Leitlinie Verhinderung von Zwang: Prävention und Therapie aggressiven Verhaltens bei Erwachsenen. (Langversion – Fassung vom 10.09.2018). Berlin, Heidelberg: Springer; 2019.
5. Corrigan PW, et al. Recovery as a psychological construct. Community Ment Health J. 1999; 35(3):231–9. https://doi.org/10.1023/A:1018741302682
6. Jensen M, Hoffmann G, Spreitz J, Chirazi-Stark MS. Diagnosenübergreifende Psychoedukation. Ein Manual für Patienten- und Angehörigengruppen. Vol. 2. Köln: Psychiatrie Verlag; 2014.
7. Rabovsky K, Trombini M, Stoppe G. Diagnosenübergreifende Psychoedukation:„Notbehelf „oder „Mittel der Wahl „? Psychotherapeut. 2012;57(4):319–25. https://doi.org/10.1007/s00278-012-0927-7
8. Hinsch R, Pfingsten U. Gruppentraining sozialer Kompetenzen GSK. Langensalza: Beltz; 2007.
9. Elbing U, Hacking S. Nürtinger Beurteilungsskala und Diagnostic Assessment of Psychiatric Art: Neue Wege zur Evaluation der Bilder von Kunsttherapie-Patienten. Musik-, Tanz-und Kunsttherapie. 2001;12(3):133–44. https://doi.org/10.1026//0933-6885.12.3.133
10. Slayton SC, D'Archer J, Kaplan F. Outcome studies on the efficacy of art therapy: A review of findings. Art therapy, 2010;27(3):108–18. https://doi.org/10.1080/07421656.2010.10129660
11. Solanki, MS, M. Zafar, and R. Rastogi, Music as a therapy: role in psychiatry. Asian Journal of Psychiatry. 2013;6(3):193–99. https://doi.org/10.1016/j.ajp.2012.12.001
12. Gold, C, et al., Dose-response relationship in music therapy for people with serious mental disorders: Systematic review and meta-analysis. Clinical psychology review. 2009;29(3): 193–207. https://doi.org/10.1016/j.cpr.2009.01.001
13. Argstatter, H., et al., Der Stand der Wirksamkeitsforschung–Ein systematisches Review musiktherapeutischer Meta-Analysen. Verhaltenstherapie & Verhaltensmedizin. 2007;28(1): 39–61.
14. Ewert T, Cieza A, Stucki G. Die ICF in der Rehabilitation. Physikalische Medizin, Rehabilitationsmedizin, Kurortmedizin. 2002;12(03): 157–62. https://doi.org/10.1055/s-2002-32720

15. Witschi T. Ergotherapie, in: Rössler W, Hrsg. Psychiatrische Rehabilitation. Berlin, Heidelberg: Springer; 2004. S. 355–63. https://doi.org/10.1007/978-3-642-18823-7_27
16. Glover CM, Ferron JC, Whitley R. Barriers to exercise among people with severe mental illnesses. Psychiatric Rehabilitation Journal. 2013;36(1):45. https://doi.org/10.1037/h0094747
17. Goodwin RD. Association between physical activity and mental disorders among adults in the United States. Preventive medicine. 2003; 36(6):698–703. https://doi.org/10.1016/S0091-7435(03)00042-2
18. Rosenbaum S, Tiedemann A, Ward PB. Meta-analysis physical activity interventions for people with mental illness: a systematic review and meta-analysis. J Clin Psychiatry. 2014;75(0):1–11. https://doi.org/10.1016/j.jsams.2014.11.161
19. Meyer T, Broocks A. Therapeutic impact of exercise on psychiatric diseases. Sports Medicine. 2000;30(4):269–79. https://doi.org/10.2165/00007256-200030040-00003
20. Stathopoulou G, et al. Exercise interventions for mental health: a quantitative and qualitative review. Clinical Psychology: Science and Practice. 2006;13(2):179–93. https://doi.org/10.1111/j.1468-2850.2006.00021.x
21. Bohus M, Wolf-Arehult M. Interaktives Skillstraining für Borderline-Patienten. Stuttgart: Schattauer; 2013. https://doi.org/10.1055/s-0033-1358648
22. Hendawy H, Awad EAA. Personality and personality disorders in athletes. In: Baron D, Reardon CL, Baron SH, editors. Clinical sports psychiatry. An international perspective. Chichester, West-Sussex: Wiley-Blackwell; 2013. pp. 53–64. https://doi.org/10.1002/9781118404904.ch6
23. Arbesman M, Logsdon DW. Occupational therapy interventions for employment and education for adults with serious mental illness: A systematic review. American Journal of Occupational Therapy. 2011;65(3):238–46. https://doi.org/10.5014/ajot.2011.001289
24. Bond GR, Drake RE, Becker DR. An update on randomized controlled trials of evidence-based supported employment. Psychiatric rehabilitation journal. 2008;31(4):280. https://doi.org/10.2975/31.4.2008.280.290
25. Modini M, et al. Supported employment for people with severe mental illness: systematic review and meta-analysis of the international evidence. The British Journal of Psychiatry. 2016;209(1):14–22. https://doi.org/10.1192/bjp.bp.115.165092
26. Heim, E. Praxis der Milieutherapie. Berlin, Heidelberg: Springer; 2013.
27. Rohe T, et al. Bauliche Modernisierungen in psychiatrischen Kliniken beeinflussen Zwangsmaßnahmen. Der Nervenarzt. 2017;88(1):70–7. https://doi.org/10.1007/s00115-015-0054-0
28. Steinert T. After 200 years of psychiatry: are mechanical restraints in Germany still inevitable?. Psychiatrische Praxis. 2011;38(7):348–51. https://doi.org/10.1055/s-0031-1276871
29. Schomerus G, et al. Shifting blame? Impact of reports of violence and mental illness in the context of terrorism on population attitudes towards persons with mental illness in Germany. Psychiatry Res. 2017;252:164–68. https://doi.org/10.1016/j.psychres.2017.02.053
30. Gilhooley J, Kelly BD. Return of the asylum. Br J Psychiatry. 2018;212(2):69–70. https://doi.org/10.1192/bjp.2017.19
31. Angermeyer MC, Matschinger H. Social distance towards the mentally ill: results of representative surveys in the Federal Republic of Germany. Psychological medicine. 1997;27(1):131–41. https://doi.org/10.1017/S0033291796004205
32. Nordt C, Rössler W, Lauber C. Attitudes of mental health professionals toward people with schizophrenia and major depression. Schizophrenia bulletin. 2006;32(4):709–14. https://doi.org/10.1093/schbul/sbj065
33. Rüsch N, Angermeyer MC, Corrigan PW. Mental illness stigma: Concepts, consequences, and initiatives to reduce stigma. European psychiatry. 2005;20(8):529–39. https://doi.org/10.1016/j.eurpsy.2005.04.004
34. Schnyder N, et al. Association between mental health-related stigma and active help-seeking: systematic review and meta-analysis. The British Journal of Psychiatry. 2017;210(4):261–68. https://doi.org/10.1192/bjp.bp.116.189464
35. Putukia, M. The psychological response to injury in student athletes: a narrative review with a focus on mental health. Br J Sports Med. 2016;50(3):145–48. https://doi.org/10.1136/bjsports-2015-095586
36. Bauman N.J. The stigma of mental health in athletes: are mental toughness and mental health seen as contradictory in elite sport? Br J

Sports Med. 2015;50(3):135–6. https://doi.org/10.1136/bjsports-2015-095570
37. Rice SM, et al. The mental health of elite athletes: a narrative systematic review. Sports medicine. 2016;46(9):1333–53. https://doi.org/10.1007/s40279-016-0492-2
38. Bär K-J, Markser VZ. Sport specificity of mental disorders: the issue of sport psychiatry. European archives of psychiatry and clinical neuroscience, 2013. 263(2):205–10. https://doi.org/10.1007/s00406-013-0458-4
39. Elbe, A-M, Nylandsted Jensen S. Commentary: comparison of athletes' proneness to depressive symptoms in individual and team sports: research on psychological mediators in junior elite athletes. Frontiers in psychology, 2016;7:1782. https://doi.org/10.3389/fpsyg.2016.01782
40. Nixdorf I, Frank R, Beckmann J. Comparison of athletes' proneness to depressive symptoms in individual and team sports: research on psychological mediators in junior elite athletes. Frontiers in psychology, 2016;7:893. https://doi.org/10.3389/fpsyg.2016.00893
41. Trojian T. Depression is under-recognised in the sport setting: time for primary care sports medicine to be proactive and screen widely for depression symptoms. 2016, BMJ Publishing Group Ltd and British Association of Sport and Exercise Medicine. https://doi.org/10.1136/bjsports-2015-095582
42. Donohue B, et al. A standardized method of assessing sport specific problems in the relationships of athletes with their coaches, teammates, family, and peers. Journal of Sport Behavior, 2007. 30(4).
43. Brewer BW, Van Raalte JL, Linder DE. Athletic identity: Hercules' muscles or Achilles heel? International journal of sport psychology. 1993. https://doi.org/10.1037/t15488-000
44. Linville PW. Self-complexity as a cognitive buffer against stress-related illness and depression. Journal of personality and social psychology. 1987;52(4):663. https://doi.org/10.1037/0022-3514.52.4.663
45. Samadzadeh M, Abbasi M, Shahbazzadegan B. Comparison of sensation seeking and self-esteem with mental health in professional and amateur athletes, and non-athletes. Procedia-Social and Behavioral Sciences. 2011;15:1942–50. https://doi.org/10.1016/j.sbspro.2011.04.032
46. Henriksen K, et al. Consensus statement on improving the mental health of high performance athletes. International Journal of Sport and Exercise Psychology. 2019;1–8.
47. Wiese-Bjornstal DM. Psychology and socioculture affect injury risk, response, and recovery in high-intensity athletes: a consensus statement. Scandinavian Journal of Medicine & Science in Sports. 2010;20:103–11. https://doi.org/10.1111/j.1600-0838.2010.01195.x
48. Erpič SC, Wylleman P, Zupančič M. The effect of athletic and non-athletic factors on the sports career termination process. Psychology of sport and exercise. 2004;5(1):45–59. https://doi.org/10.1016/S1469-0292(02)00046-8
49. Küttel A, et al. A cross-national comparison of the transition out of elite sport of Swiss, Danish and Polish athletes. Sport & exercise psychology review. 2018;14(1):2–22.
50. Henriksen K, Stambulova N. A holistic ecological approach. Routledge handbook of talent identification and development in sport, 2017: 271.
51. Mountjoy M, et al. Safeguarding the child athlete in sport: a review, a framework and recommendations for the IOC youth athlete development model. Br J Sports Med. 2015;49(13):883–86. https://doi.org/10.1136/bjsports-2015-094619
52. Masland Jr RP. The adolescent: Athletics and development. Journal of Adolescent Health Care. 1983;3(4):237–40. https://doi.org/10.1016/S0197-0070(83)80244-7
53. Stirling AE, Kerr GA. Perfectionism and mood states among recreational and elite athletes. Athletic Insight, 2006. 8(4):13–27.
54. Gulliver A, Griffiths KM, Christensen H. Barriers and facilitators to mental health help-seeking for young elite athletes: a qualitative study. BMC psychiatry 2012;12(1):157. https://doi.org/10.1186/1471-244X-12-157

V
Psychische Erkrankungen im Leistungssport

13 Kopfverletzungen

Markus Deutschmann, Charlotte Huppertz, Wiebke Gramm, Karsten Henkel

Die psychiatrischen Folgen von Kopfverletzungen im Sport erlangen zunehmend mediale Aufmerksamkeit und geraten somit in das öffentliche Bewusstsein. So erschien z. B. im Jahr 2015 der Hollywood Film „Concussion" (dt. „Erschütternde Wahrheit"), in welchem Will Smith den Neuropathologen Dr. Bennet Omalu darstellt, der erstmalig die chronische traumatische Enzephalopathie bei einem verstorbenen Spieler der National Football League (NFL) diagnostizierte [1]. Die NFL und andere große Sportorganisationen leiteten in den letzten Jahren Regeländerungen ein, um das Auftreten von Gehirnerschütterungen und somit auch die gesundheitlichen Folgen zu reduzieren. Dabei wird schon seit fast einem Jahrhundert ein Zusammenhang zwischen rezidivierenden Kopftraumata im Sport und psychischen Folgeerscheinungen in der Wissenschaft diskutiert und erstmals 1928 als „Punch Drunk" bei Boxern beschrieben [2]. Auch über den Leistungssport hinaus sind Kopfverletzungen ein massives gesundheitliches und ökonomisches Problem, welches weltweit Millionen von Krankheitsausfällen und Behinderungen verursacht [3, 4, 5]. Ein genaues Verständnis für den Zusammenhang zwischen Kopfverletzungen und klinischen Langzeitfolgen ist daher sowohl für Sportler und Trainer, aber auch für Ärzte und medizinische Fachpersonen von fundamentaler Bedeutung, um eine bestmögliche Prävention und gesundheitliche Versorgung zu gewährleisten [6]. Leider ist dieses Wissen in vielerlei Hinsicht ungenügend ausgebildet und wird durch die aktuelle mediale Präsenz teilweise verzerrt und überdramatisiert [7, 8, 9]. Darüber hinaus erschwert eine uneinheitliche Terminologie den Diskurs und kann sowohl bei Laien als auch bei Ärzten und Wissenschaftlern zu Verwirrung führen. Insbesondere im sportpsychiatrischen und -psychotherapeutischen Kontext ist aber der präzise Umgang mit akuten und chronischen Folgen von Kopfverletzungen ein zentrales Thema und soll daher in diesem Kapitel ausgeführt werden.

13.1 Definition

Um die Folgen von Kopfverletzungen im sportpsychiatrischen Kontext zu diskutieren, ist es essenziell, die komplexe Terminologie der Kopfverletzungen zu erläutern. Als erster Überblick dient folgende grobe Einteilung:

- traumatic brain injury (TBI)
  - Schädel-Hirn-Traumata mit unterschiedlichen Schweregraden und unterschiedlichen Symptomen mit unterschiedlicher Dauer
- persistent postconcussive symtoms (PPCS)
  - Symptome als Folge einer TBI, die länger als 2 Wochen andauern
- CTE
  - neurodegenerative Erkrankung, die mit rezidivierenden TBIs assoziiert ist.

Diese und weitere Begriffe, die im Folgenden erläutert werden, sind in Tabelle 13-1 zusammengefasst.

Der Terminus „Kopfverletzung" ist ein sehr breiter Begriff, welcher eine Vielzahl von Traumata einschließt. Als Kopfverletzung kann ein

Tabelle 13-1: Terminologie und Erläuterungen von Kopftraumata und deren klinischen Folgesymptomen

Terminologie	Erläuterung
head injury (dt. Kopfverletzung)	Sammelbegriff für Verletzungen im Kopfbereich. Durch den Terminus „Kopfverletzung" wird nicht deutlich, ob auch das Gehirn mit verletzt wurde.
traumatic brain injury (TBI) (dt. Schädel-Hirn-Trauma)	Veränderung in der Hirnfunktion oder andere Hinweise auf Hirnpathologie, welche durch eine von außen einwirkende Kraft verursacht wurden [10]. Die TBI kann in drei Schweregrade eingeteilt werden [11, 12]: • „mild" (am häufigsten) • „moderate" • „severe".
mild traumatic brain injury (mTBI) (dt. leichtes Schädel-Hirn-Trauma)	Die mTBI wird überwiegend wie folgt definiert [15, 16]: • Glasgow Coma Scale (GCS)-Score von ≥ 13 Punkten • Bewusstseinsverlust von maximal 30 Minuten und • posttraumatische Amnesie von maximal 24 Stunden.
concussion (dt. Gehirnerschütterung)	„Unterform der mTBI auf dem milden Ende des mTBI-Spektrums" [8].
subconcussion	„Einwirkung von mechanischer Energie auf den Kopf, welche eine axonale Schädigung hervorruft, jedoch ohne akute klinische Symptome zu erzeugen" [21, 24].
postconcussive Symptoms	Symptome, die sich nach einer Concussion manifestieren können und in den meisten Fällen nach 2 Wochen selbständig remittieren [14].
persistent postconcussive symptoms (PPCS)	postconcussive Symptome, die länger als 2 Wochen bei Erwachsenen bzw. 4 Wochen bei Kindern andauern.
postconcussion syndrome	Persistieren von bestimmten Postconcussive Symptoms für einen bestimmten Zeitraum gemäß unterschiedlicher Definitionen von ICD-10, DSM-IV oder DSM-5.
organisches Psychosyndrom nach Schädel-Hirn-Trauma	deutsche ICD-10 spezifische Bezeichnung für Postconcussion Syndrome.
chronic traumatic enzephalopathy (CTE)	chronische neurodegenerative Erkrankung, welche mit repetitiven Kopfverletzungen im Laufe des Lebens assoziiert ist [18, 43].

isolierter Nasenbeinbruch bis hin zu einer schweren Hirnblutung bezeichnet werden und somit bleibt offen, ob das Gehirn durch die Verletzung mitbetroffen ist. Wenn von einer Verletzung des Gehirns im Rahmen einer Kopfverletzung ausgegangen wird, so spricht man von einem Schädel-Hirn-Trauma. Die internationale Bezeichnung dafür lautet traumatic brain injury (TBI). Die TBI wird als „alteration in brain function, or other evidence of brain pathology, caused by an external force" definiert [10]. Sie kann anhand der Glasgow Coma Scale (GCS) in drei Schweregrade eingeteilt werden [11, 12]:

- „mild" bei einem GCS-Score von 15 bis 13 Punkten,

- „moderate" bei einem GCS-Score von 12 bis 9 Punkten,
- „severe" bei einem GCS-Score von 8 Punkten und weniger.

Die mild traumatic brain injury (mTBI) stellt mit 90 % der Fälle mit Abstand die häufigste TBI dar und ist für die Sportpsychiatrie und -psychotherapie besonders relevant [12, 13, 14]. Für die mTBI gibt es mittlerweile multiple Definitionen und Klassifikationen von verschiedenen Organisationen, welche sich teilweise überschneiden und teilweise widersprechen und so die Einteilung, Erfassung und den Diskurs über die mTBI erschweren [15]. Überwiegend beinhalten diese Klassifikationen – zusätzlich zu dem oben bereits erwähnten GCS-Score von ≥ 13 Punkten – einen Bewusstseinsverlust von maximal 30 Minuten und eine posttraumatische Amnesie von maximal 24 Stunden [15, 16]. Die meisten mTBI zeigen in der kranialen Computertomografie (CCT) keine Auffälligkeiten und werden auch als unkomplizierte mTBI bezeichnet. In 5 bis 10 % der Fälle können die Kriterien der mTBI erfüllt sein und zusätzlich pathologische Bildgebungsbefunde auftreten, was die Bezeichnung einer komplizierten mTBI rechtfertigt [15, 16].

Die Terminologie wird darüber hinaus durch den Terminus Concussion (dt. Gehirnerschütterung) verkompliziert, welcher, v.a. im Sport oft deckungsgleich mit dem Begriff der mTBI verwendet wird. Im Gegensatz dazu positioniert die American Medical Society for Sports Medicine den Begriff Concussion als eine Subkategorie der mTBI und definiert sie als eine „traumatisch induzierte, transiente Störung der Hirnfunktion auf dem milden Ende des mTBI-Spektrums, welche sich in der Regel selbst limitiert" [8, 14, 15]. Nach dieser Einteilung sind alle Concussions eine Unterform der mTBI, aber nicht alle mTBIs eine Concussion. Wann genau die Kopfverletzung auf dem Kontinuum von Concussion zu mTBI eine Grenze überschreitet und somit korrekterweise mit „mTBI" anstatt mit „Concussion" bezeichnet werden sollte, ist aktuell nicht eindeutig geklärt [15]. Eine einheitliche Nomenklatur mit daraus abgeleiteten, international übergreifenden Klassifikationssystemen ist notwendig und ausstehend [17].

Bei einer Untergruppe von mTBI-Patienten können sich direkt nach der mTBI oder in zeitlich engem Zusammenhang physisch-somatische, neurokognitive, emotionale und mit Schlaf assoziierte Symptome manifestieren, welche in der Regel nach 2 Wochen selbständig remittieren [17]. Solche Symptome bezeichnet man als Postconcussive Symptoms. Diese dürfen nicht mit dem umstrittenen Begriff des Postconcussion Syndrome verwechselt werden, welches ein ungewöhnlich langes Persistieren dieser Symptome bedeutet. Das Postconcussion Syndrome ist sowohl durch die ICD-10, die DSM-IV und die DSM-5 bezüglich der Symptome und Zeitangaben unterschiedlich definiert (s. Kap. 13.4). Die ICD-10 kodiert das Postconcussion Syndrome unter den psychischen und Verhaltensstörungen mit dem Code F07.2 bzw. mit der deutschen Bezeichnung „organisches Psychosyndrom nach Schädel-Hirn-Trauma." Eine zeitliche Grenze, also ab wann Postconcussive Symptoms in ein Postconcussion Syndrome übergehen, ist von der ICD-10 nicht spezifiziert. Aufgrund der Uneinheitlichkeit und teilweise Unklarheit dieser Einteilungen postuliert die American Medical Society for Sports Medicine im aktuellen Position Statement, den Terminus Persistent Postconcussive Symptoms (PPCS) um den Begriff des Postconcussion Syndrome zu ersetzen und Symptome zu definieren, welche über 2 Wochen persistieren [14]. In diesem Kapitel wird daher die Bezeichnung PPCS verwendet, um den Begriff des Postconcussion Syndrome zu vermeiden.

Aus klinischen Beobachtungen zeigt sich, dass manche sportpsychiatrisch-psychotherapeutische Patienten mit PPCS aufgrund der Medienprävalenz der CTE die Sorge haben, an dieser zu leiden. Auch wenn es auf der einen Seite erfreulich ist, dass die Folgen von Kopfverletzungen verstärkte mediale Aufmerksamkeit erhalten, sind viele dieser Informationen über die

CTE nicht präzise und führen so zu unnötigen gesundheitlichen Sorgen. Dies kann sich wiederum negativ auf den Verlauf der mTBI oder der PPCS auswirken [9,16]. Deswegen ist es für den klinischen Alltag wichtig, den Unterschied zwischen der CTE und dem PPCS zu kennen und dem Patienten zu vermitteln. Anders als die PPCS ist die CTE eine chronische neurodegenerative Erkrankung, welche mit repetitiven Kopfverletzungen im Laufe des Lebens assoziiert ist und deren Diagnose lediglich durch neuropathologische Untersuchungen post mortem bestätigt werden kann [18,19]. Vieles über die CTE ist noch unbekannt bzw. Gegenstand intensiver Diskussion. So gibt es z.B. keine verlässlichen Inzidenzangaben, es ist unklar, welche Art und Frequenz an TBIs zur CTE führen, die neuropathologischen Kriterien beruhen auf einer limitierten Anzahl von Patienten und insbesondere die klinische Manifestation dieser Erkrankung ist noch größtenteils ungeklärt [9, 20, 21, 22, 23]. Es ist also wichtig zu betonen, dass das Erleiden einer (m)TBI oder die Manifestation des PPCS keineswegs zwingend bedeutet, dass der Patient an einer CTE jetzt oder im Laufe seines Lebens leidet.

Zuletzt muss noch der Begriff der Subconcussion erläutert werden. Dieser ist definiert als „die Einwirkung von mechanischer Energie auf den Kopf mit genügend Kraft, um axonale Schädigung hervorzurufen, jedoch ohne klinische Symptome zu erzeugen" [21, 24, 25]. Vor allem im Sport und beim Militär sind Subconcussions verbreitet und gewinnen mit zunehmendem Fokus auf Kopfverletzungen mediale und wissenschaftliche Aufmerksamkeit [24]. In Europa werden dabei besonders die möglichen langfristigen Auswirkungen von Kopfbällen im Fußball diskutiert.

13.2 Epidemiologie

Die TBI ist eine große medizinische und sozioökonomische Belastung und mit 69 Millionen Fällen pro Jahr weltweit einer der führenden Ursachen für Tod und Invalidisierung nach einem Trauma [3]. Solche epidemiologischen Einschätzungen sind jedoch aufgrund inkonsequenter Datenerfassung und unterschiedlicher Klassifikationssysteme nur bedingt verlässlich, sodass sich für Europa Inzidenzeinschätzungen in einer Bandbreite von 47 bis 694 Fällen pro 100 000 Personen pro Jahr ergeben [11]. Darüber hinaus werden viele TBIs sowohl innerhalb als auch außerhalb des Sports nicht erfasst, weshalb von einer recht großen Dunkelziffer auszugehen ist [26]. In Europa sind Verkehrsunfälle und Stürze die Hauptursache von TBIs – bei einer Mortalitätsrate von 9 bis 28 Fällen pro 100 000 Personen pro Jahr [11].

Die mTBI ist – als häufigste Unterform der TBI – mit einer geschätzten Inzidenz von 100 bis 300 pro 100 000 Personen auch eines der häufigsten neurologischen Krankheitsbilder insgesamt [12, 13]. Ein Großteil der mTBIs und Concussions sind sportassoziiert. So geht das Center for Disease Control von mindestens 1.6 Millionen jährlichen sportbedingten Concussions in den USA aus [8, 27]. Eine Studie, in der über 500 000 Notaufnahmebesuche aufgrund von Concussions bei Kindern in den USA untersucht wurden, ergab, dass die Hälfte davon sportassoziiert waren [28]. Die Anzahl von Subconcussions im Sport wird noch deutlich höher eingeschätzt [29]. Somit ist Sport ein wesentlicher Risikofaktor für das Erleiden einfacher oder mehrfacher TBIs. In Studien, welche die Inzidenz von Concussions in amerikanischen Gymnasien untersuchten, zeigte sich American Football als der Sport mit den meisten TBIs, nämlich mit bis zu 652 Kopfanstößen pro Saison [9, 30, 31, 32, 33, 34, 35, 36]. Zum Beispiel ergaben sich in einer dieser Studien die meisten Concussions mit 47.1 % im American Football, 8.2 % im Frauenfußball und 5.8 % im Wrestling. American Football, Eishockey und Lacrosse wiesen die höchsten Concussion Rates im Verhältnis zur Anzahl der Trainingeinheiten und Wettkämpfe auf, wobei Eishockey mit 22.2 % die meisten Concussions im Vergleich zu anderen Verletzungen aufzeigte [32]. In der gleichen Studie fand sich auch eine deutlich erhöhte Concussion Rate im Frauensport im Vergleich zum Männersport, wobei in Wettkämpfen die Concussion Rate in beiden Geschlechtern im Vergleich zum Training erhöht war.

Bei den PPCS zeigen sich aufgrund der unterschiedlichen Diagnosekriterien stark schwankende epidemiologische Einschätzungen zwischen 11 bis 64 % der Kopfverletzungspatienten [13, 16]. Hier scheint das verwendete Klassifikationssystem eine zentrale Rolle zu spielen. Unter Verwendung des ICD-10 zeigten sich Prävalenzen bis 64 % im Vergleich zu 11 % unter DSM-IV [16]. Anders als bei der TBI, bei welcher Männer häufiger betroffen sind als Frauen, zeigt sich bei Frauen eine höhere Inzidenz der PPCS [11, 16].

Bezüglich der CTE gibt es aktuell keine verlässlichen epidemiologischen Inzidenzangaben [9]. In einer Studie wurde bei 202 American-Football-Spielern mit einer extensiven Anamnese für TBIs die CTE in 87 % Prozent der Fälle post mortem diagnostiziert [37]. In einer weiteren Studie mit 85 verstorbenen Patienten mit dokumentierten, rezidivierenden mTBIs fand sich bei 68 Patienten, d.h. bei 80 %, eine CTE [38]. Inwieweit Kopfverletzungen jedoch die Ursache für CTEs sind, ist umstritten: Einige Autoren weisen darauf hin, dass bis jetzt ein kausaler Zusammenhang zwischen Kopfverletzungen und der CTE nicht bewiesen ist und es sich aktuell nur um eine korrelative Beweislage handelt [14, 21]. Es besteht dringender Bedarf für weiterführende Forschung, um verlässliche epidemiologische und ätiologische Einschätzungen zu erhalten.

13.3 Ätiopathogenese

Die pathophysiologischen Prozesse, welche der TBI und deren Folgesymptomen zugrunde liegen, sind Gegenstand aktueller Forschung und noch nicht abschließend geklärt. In einem Artikel von Kenzie et. al. wird als Ergebnis einer Kollaboration von TBI-Experten ein hochkomplexes interdisziplinäres ätiopathogenetisches Modell postuliert, welches von zellulären bis hin zu soziopsychologischen Faktoren in der Pathogenese ausgeht und im Folgenden verkürzt dargelegt werden soll [17].

Aus tierexperimentellen Studien lässt sich die Hypothese der neuronalen Dehnung durch Krafteinwirkung ableiten. Daraus resultiert eine komplexe biochemische Kaskade auf der zellulären Ebene (erste Ebene in [17]) mit gesteigertem Sauerstoffbedarf [17]. In Kombination mit reduzierter Hirndurchblutung von betroffenen Arealen und daraus folgender Unterversorgung zusätzlich zu einsetzender Neuroinflammation kommt es zur Schädigung der Nervenzellen [13, 14, 17]. Diese Einschränkungen auf der zellulären Ebene ziehen Signalleitungsstörungen sowohl in lokalisierten als auch globaleren Netzwerkstrukturen nach sich (zweite Ebene, „Netzwerk") und lösen so eine Beeinträchtigung der übergeordneten Neurotransmission aus [17]. Diese manifestiert sich je nach Art der gestörten Netzwerke in einer individuellen, heterogenen Mischung der im nächsten Abschnitt ausgeführten körperlich-somatischen, kognitiven, emotionalen und schlafassoziierten Symptome (dritte Ebene, „Erlebnis") [17]. Aufgrund dieser Symptome wiederum erfolgen Störungen in sozialen und beruflichen Handlungskompetenzen, welche Einschränkungen des Individuums als funktionierendes Mitglied der Gesellschaft nach sich ziehen können (vierte, „soziopsychologische" Ebene) [17]. Kenzie et. al. betonen das Zusammenspiel von regenerierenden und krankheitsfördernden Feedbackschleifen, welche sich auf allen vier Ebenen und ebenenübergreifend finden lassen. So kann z.B. ein Arbeitsausfall durch Kopfschmerzen nach einer mTBI auf der vierten, soziopsychologischen Ebene durch die wegfallende Tagesstruktur depressive Symptome auf der dritten Ebene „Erlebnis" verstärken; die Depression könnte nun wieder auf allen vier Ebenen krankheitsfördernde Aspekte bedingen. Weiterhin sind die unterschiedlichen gesundheitlichen Ausgangslagen des Individuums auf allen vier Ebenen zu beachten. Dieses hochkomplexe und sehr individualisierte Zusammenspiel könnte den unterschiedlichen Krankheitsverlauf bei eienr Vielzahl von Patienten verursachen und so die Heterogenität der TBI und der PPCS als Krankheitsbilder erklären.

13.4 Symptomatologie und Diagnostik

mTBI oder Concussion: Um das Vorliegen einer mTBI oder Concussion im Sport objektiv zu diagnostizieren, gibt es verschiedene, sog. Sideline Assessment Tests, welche in ihrer Aussagekraft jedoch teilweise als limitiert eingeschätzt werden [14]. Die American Medical Society for Sports Medicine hebt das SCAT5 zur Einschätzung einer Concussion im Sport hervor [14].

Klinisch kann sich die mTBI in einer Subgruppe von Patienten mit Postconcussive Symptoms manifestieren. Diese können laut der American Medical Society for Sports Medicine und anderen Autoren (s. [8, 16, 39]) folgende Symptome beinhalten:

- körperlich-somatische Symptome wie Kopfschmerzen, Übelkeit, Erbrechen, Schwindel, Benommenheit, Doppelbilder, Müdigkeit, Lärmempfindlichkeit, Lichtempfindlichkeit, Gangunsicherheit und Taubheit;
- neurokognitive Symptome wie Verwirrung, Gedächtnisverlust, Konzentrationsprobleme, formalgedankliche Verlangsamung und wiederholtes Nachfragen;
- emotionale Symptome wie Irritabilität, Traurigkeit, Emotionalität, Nervosität, Enthemmung, Irritabilität und
- schlafassoziierte Symptome wie Schläfrigkeit, vermehrter oder verminderter Schlaf und Einschlafprobleme.

Es gibt Hinweise darauf, dass bei 75 bis 95 % der Patienten die klinischen Symptome nach spätestens 2 Wochen abgeklungen sind [14, 15]. Jedoch gibt es auch Untersuchungen, welche diesen Einschätzungen widersprechen und von einer deutlich größeren Anzahl an persistierenden Symptomen ausgehen [13]. Wie oben bereits erwähnt, gibt es unterschiedliche Klassifikationssysteme, um die PPCS einzuordnen. Laut ICD-10 F07.02 ist das Persistieren von mindestens drei der folgenden Symptome nach Kopfverletzung (üblicherweise mit Bewusstseinsverlust) notwendig, um die Diagnose zu stellen [40]:

1) Kopfschmerz,
2) Schwindel,
3) Ermüdbarkeit,
4) Irritabilität,
5) Schlafstörungen,
6) Konzentrationsstörungen,
7) Gedächtnisstörungen,
8) herabgesetzte Toleranz bei Alkohol, Aufregung und Stress und
9) Depression oder Angst (vor chronischem Hirnschaden).

Eine spezifische Zeitangabe, also wie lange die Symptome persistieren müssen, damit von PPCS anstatt von Postconcussive Symptoms ausgegangen wird, ist von der ICD-10 nicht angegeben.

Laut DSM-5 müssen drei der folgenden Symptome nach einer Concussion länger als 3 Monate bestehen, um das Postconcussion Syndrome zu diagnostizieren [41]:

1) Kopfschmerz,
2) Schwindel,
3) Ermüdbarkeit,
4) Irritabilität oder Aggression,
5) Angst, Depression oder affektive Labilität,
6) Schlafstörungen,
7) Persönlichkeitsveränderungen und
8) Apathie.

Darüber hinaus müssen Konzentrations- und/oder Gedächtnisstörungen objektiviert werden. Weiterhin stellt das DSM-5 die Bedingung, dass die Symptome zu einem signifikanten Abfall des vorherigen Funktionsniveaus mit Einschränkungen des sozialen oder beruflichen Lebens führen. Im DSM-5 wurde die Diagnose der Persistent Postconcussive Symptoms als eigene Instanz herausgenommen und soll dichotom als „major or mild neurocognitive disorder due to traumatic brain injury" codiert werden [42].

CTE: Im Gegensatz zur TBI und PPCS ist die CTE keine klinische, sondern eine neuropathologische Diagnose und kann daher nur post mortem gestellt werden. Nach den Consensus-Kriterien sind perivaskuläre, hyperphosphorilierte Tauproteine an den Sulcusbasen in Neuronen und Astrocyten pathognomonisch für die CTE [43, 44]. Es ist nicht belegt, dass es sich bei der CTE um eine progressive Erkrankung handelt [45]. Manche Autoren argumentieren, dass bislang durch Querschnittsstudien verschiedene Stadien identifiziert wurden und somit die CTE stabil in verschiedenen Stadien existieren könnte [20]. Inwieweit sich die CTE durch klinische Symptome manifestiert, ist aktuell ebenfalls unklar. Untersuchungen an verstorben NFL-Athleten mit gesicherter CTE ergaben erhöhte Prävalenzen von multiplen psychiatrischen und neurokognitiven Symptomen [37, 38, 46]. Die American Medical Society deklarierte in ihrem Positionspapier von 2013, dass die CTE u.a. in Depressionen und herabgesetzter Impulskontrolle resultieren kann [8]. In einer Aktualisierung aus dem Jahr 2019 wird angegeben, dass ein kausaler Zusammenhang zwischen behaviouralen Symptomen und post mortem CTE-Veränderungen bis jetzt nicht nachgewiesen wurde [14]. Diese Einschätzung wird von weiteren Autoren geteilt [45]. Eine unklare Datenlage in der aktuellen Literatur findet sich ebenfalls bezüglich erhöhter Inzidenzen von Suizidfällen bei CTE-positiven Sportlern [37, 38, 46]. Diese Resultate stehen in Kontrast zur folgenden Untersuchung bezüglich Suizidraten von American-Football-Spielern: Von 26000 untersuchten NFL-Athleten seit 1920 sind laut Werbner et al. 26 an Suizid verstorben [47]. Weitere Untersuchungen fanden eine in Relation zur Allgemeinbevölkerung niedrige Inzidenz von Suiziden unter NFL-Athleten [20, 21, 48, 49, 50, 51, 52]. Aufgrund dessen kommen einige aktuelle Reviews zu dem Schluss, dass CTE kein Risikofaktor für Suizid darstelle und darüber hinaus eine Kausalität zwischen Kopfverletzungen, CTE und klinischen Symptomen aktuell nicht bewiesen sei [9, 20, 21, 23, 45, 53].

13.5 Neuropsychologische Aspekte

Bei der mTBI ist man bislang davon ausgegangen, dass es im Allgemeinen nicht zu einer strukturellen Schädigung des Gehirns kommt. Neuere Untersuchungen legen jedoch nahe, dass fokale intraaxonale Veränderungen im Neurofilament/Zytoskelettnetzwerk sowie des axoplasmatischen Transports vorliegen können, was im Rahmen einer verzögerten Axotomie sogar innerhalb von Stunden bis Tagen zum Zelltod führen kann (process of delayed axotomy). Hiermit vereinbar sind Untersuchungsergebnisse, welche kognitive Leistungsveränderungen bis zu 7 Tage nach dem Trauma zeigen konnten [54]. Und zwar auch dann, wenn anfänglich kein Bewusstseinsverlust, Amnesie, Kopfschmerzen oder Schwindel vorlagen.

Nach dem traumatischen Ereignis ist eine neue zeitnahe Zellverletzung unbedingt zu vermeiden, da sich die Neurone für einen zeitlich nicht genau geklärten Zeitraum in einem vulnerablen Zustand zu befinden scheinen. Störungen der Ionenhomöostase, akute metabolische Veränderungen sowie Veränderungen der zerebralen Durchblutung lassen sich im Labor zeigen.

Um eine mögliche mTBI zeitnah sensitiv zu erkennen, weitere Ereignisse zu vermeiden und gegebenenfalls eine Behandlung zu initiieren, ist eine schnelle Diagnostik erforderlich [55]. Entsprechende Handlungsempfehlungen liegen sowohl von den verschiedenen Fachgesellschaften als auch von Versicherungen wie den Berufsgenossenschaften vor. Hierbei ist ein wichtiger Aspekt, dass die Situation seitens der Sportler sowie des Fachpersonals unmittelbar erkannt und nach systematischen Kriterien mögliche Symptome zeitnah überprüft werden. Insbesondere im Breitensport scheint in Deutschland leider noch immer eine Bagatellisierungsneigung vorzuliegen. Daher wird in diesem Bereich mittels verschiedener Informationsmaterialien ein Wissenstransfer angestrebt (z. B. „Heads Up – Concussion in Soccer" des Centers for Disease Control and Prevention (CDC), Broschüre des Bundesinstituts für Sportwissenschaft (BISp): „Leichtes Schädel- Hirn-Trauma im Sport" sowie die Initiative „Schütze Deinen Kopf" der Hannelore Kohl Stiftung).

In der akuten Phase kann eine schnelle klinische Einschätzung eine Herausforderung sein. Dies steht wahrscheinlich auch damit im Zusammenhang, dass trotz intensiver Forschungsbemühungen in den letzten Jahrzehnten die Schädigungsmechanismen sowie die diagnostischen Kriterien noch nicht hinreichend geklärt bzw. vereinheitlicht sind. Ein Versuch einer solchen standardisierten Untersuchung sind Sideline-Screenings wie das häufig verwandte SCAT5 (entwickelt von der Concussions Sport Group). Das SCAT5 besteht aus einer Liste von Warnsignalen, beobachtbaren Zeichen einer traumatischen Schädigung, einer kurzen spezifischen Orientierungsabfrage (Maddoks Fragen), der GCS, einer Untersuchungsanleitung für die Halswirbelsäule, dem Standardized Assessment of Concussion (SAC: Orientierung, einem Listenlernverfahren, Zahlen nachsprechen rückwärts, Monate rückwärts wiedergeben, verzögerten Abruf), einem Selbstbeurteilungsfragebogen sowie einem neurologischen Screening (Modifed Balance Error Scrong System Test (mBESS), Tandem Gang, Finger-Nase-Versuch). Das Verfahren ist frei verfügbar und liegt in verschiedenen Sprachen vor [56]. Für nicht medizinisches Personal bzw. Fachpersonen wird dagegen die Verwendung des Concussion Recognition Tool 5 (CRT 5) empfohlen. Hierbei handelt sich um eine systematische Zusammenstellung von beobachtbaren Symptomen, eine Anleitung zur Prüfung der Gedächtnisleistungen sowie Empfehlungen im Umgang mit der Situation (Concussion in Sport Group 2017).

Sobald die Diagnose einer mTBI gestellt ist, sollte eine ausführlichere neuropsychologische Diagnostik erfolgen. Hierfür stehen verschiedene PC-gestützte und paperpencil Verfahren zur Verfügung, wobei insbesondere im amerikanischen Raum spezifische Testsysteme zur Objektivierung von kognitiven Störungen nach einer Concussion entwickelt worden sind (z. B. Immediate Post-concussion Assessment and Cognitive Testing (ImPACT), Automated Neuropsychological Assessment Metrics (ANAM), Concussion Symptom Inventory (CSI)). Im deutschsprachigen Raum steht die Entwicklung solcher Verfahren noch aus, wobei inzwischen verschiedene Assessments wie z. B. Brainfit genutzt werden. Im Algorithmus der zur praxisgerechten Diagnostik und Therapie bei Schädel-Hirn-Traumen im Sport der Verwaltungs-Berufsgenossenschaft (VBG) wird eine neuropsychologische Baselinediagnostik empfohlen. Erfasst werden sollen die Reaktionszeit, das kognitive Verarbeitungstempo, selektive Aufmerksamkeit, geteilte Aufmerksamkeit, Neugedächtnis, Arbeitsgedächtnis und exekutive Funktionen. Hierbei sind folgende Verfahren genannt: Testbatterie zur Aufmerksamkeitsprüfung (TAP), Visueller und Verbaler Merkfähigkeitstest 2. Auflage (VVM 2), Regensburger Wortflüssigkeitstest (RWT), ein Kurzanamnesebogen sowie eine fragenbogenbasierte Symptomevaluation. Zur differenzialdiagnostischen Untersuchung erscheint in Einzelfällen auch die Verwendung von Fragebögen zur Erfassung der Stimmungslage sinnvoll. Die Auswahl der Verfahren sollte sich hierbei auch an den berichteten Beeinträchtigungen sowie den wahrscheinlichen alltäglichen Anforderungen orientieren. Ergänzend stehen im optimalen Fall Informationen zu den Trainingsleistungen sowie eine Fremdanamnese zur Verfügung.

Ob bei Personen, die ein hohes Risiko für eine mTBI haben eine präsaisonale Basistestung erfolgen sollte, wird aktuell kontrovers diskutiert. Durch die Erhebung der individuellen Leistungen vor einem Ereignis steht im Fall einer Verletzung eine spezifische Vergleichsmöglichkeit zur Verfügung [57]. Hierdurch könnte – so die Befürworter dieses Vorgehens – die Entscheidung, wann eine Rückkehr in die sportliche Aktivität möglich ist (RTP) erleichtert werden [58] und auch eine frühzeitige Identifikation von Risikosportlern erfolgen. Allerdings ergeben sich einige messtheoretische Probleme. Die Testleistungen mögen durch Lerneffekte, bereits erfolgte Traumata sowie motivational bedingte Verfälschungstendenzen beeinflusst werden. Solomon und Haase [59] berichten z. B., dass von 6 % nicht stimmigen Leistungen in einer Stichprobe aus der NFL. In der Literatur wird bei der Untersuchung der Verlässlichkeit der erhobenen Leistungen von bis zu 11 % Verfälschungen berichtet, ohne dass sich diese in den Kontrollvariablen gezeigt hätten. Weiterhin ist eine solche Reihenuntersuchung mit einem erheblichen administrativen Aufwand verbunden, der jedoch auch eine größere Entscheidungssicherheit im Falle einer traumatischen Schädigung mit sich bringt. Diskutiert wird auch, welche Kompetenzen die Untersucher mitbringen sollten. Einige Autoren sprechen sich dafür aus, dass die Baseline Diagnostik in der Gruppe durch angelernte Personen erfolgen kann. Allerdings führt dieses Vorgehen zu einem Informationsverlust. Eine differenzierte Diagnostik setzt eine spezifische Fachkompetenz voraus, auch da auf diesem Wege die Auswahl von geeigneten Rehabilitationsmaßnahmen erfolgen sollte. In Deutschland entwickelt sich gerade ein entsprechendes spezifisches Angebot in den Berufsgenossenschaftlichen Kliniken (BG-Kliniken) sowie in Schwerpunktpraxen. Durch das Zusammenführen von Erfahrungen aus der Klinik sowie der Forschung sollten weitere Ansätze mittelfristig entwickelt werden. Zur Einschätzung einer mTBI bleiben laut Biasca bis zu 35 % unentdeckt. Das Verwenden von neuropsychologsichen Testverfahren senke dies auf 12 %. Falls ein Sportler 5 Minuten Symptome zeige, komme es vor, dass nach einer Woche noch kognitive Symptome aufträten. Generell scheinen kognitive Symptome länger zu persistieren als körperliche [60]. Sie können daher als wichtiger Indikator gewertet werden.

Momentan scheint ein gestuftes Untersuchungsschema zur Prüfung der kognitiven Leistungsfähigkeit bei Verdacht auf eine mTBI empfehlenswert:

- Sideline Screening,
- neuropsychologisches Screening zeitnah zum Schädigungsereignis,
- Verlaufsuntersuchung zur Entscheidungsfindung RTP,
- bei Hinweisen auf persistierende Beeinträchtigungen individualisierte systematische neuropsychologische Therapie inkl. Psychoedukation sowie Vermittlung von metakognitiven Strategien,
- bei Risikosportlern gegebenenfalls Erweiterung der Verhaltensoptionen zur Verbesserung der Resilienz.

13.6 Langzeitfolgen

Es besteht inzwischen eine zunehmende Evidenz, dass sportbedingte Schädelhirntraumata (z. B. in Kontaktsportarten wie Fußball, Eishockey oder American Football) auch unterhalb der Schwelle akuter klinischer Symptomatik oder nachweisbarer Läsionen in der Standardbildgebung zu funktionellen und strukturellen Veränderungen führen können [24, 61, 62]. Neben der CTE, die sich klinisch in einem gemischten Syndrom v. a. in kognitiven, psychischen und Verhaltensveränderungen manifestiert [63], wird auch ein leicht vermehrtes Auftreten von anderen neurodegenerativen Erkrankungen bei Leistungssportlern [64, 65] wie traumaassoziierte Demenz [66], Parkinsonerkrankungen [67] und die Amyotrophe Lateralsklerose [68] als Langzeitfolgen diskutiert. Bei einer großen Kohorte von American Footballspielern wurde z.B. zwar eine erniedrigte Gesamtmortalität (generelle positive Gesundheitsfolgen des Sports), aber eine etwa vierfach erhöhte neurodegenerative Mortalität (spezifische Risiken des Kontaktsports) beschrieben [69]. Auf neuropathologischer Ebene finden sich entsprechend der Phänotypen zerebrale Proteinaggregationen z.B. von Tau [70] bei demenziellen Syndromen oder eine Lewybody-Pathologie bei Parkinsonsyndromen [71]. Neurofibrilläre tangles und neuritische Plaques als Korrelat der CTE finden sich anders als bei der sporadischen Alzheimererkrankung in anderen Hirnregionen verteilt (z.B. diffus kortical, im Hirnstamm, den Basalganglien und im Kleinhirn) [72]. Es wurden verschiedene Mechanismen diskutiert, die neurodegenerative Prozesse nach einem Schädel-Hirn-Trauma auslösen können wie Glutamatexitotoxizität, Inflammation oder oxidativer Stress [73, 74]. Mögliche Ursachen für eine vermehrte Anfälligkeit für neurodegenerative Erkrankungen könnte eine gestörte Reparatur der Desoxyribonukleinsäure (DNA) und vorzeitige Alterung von Gliazellen nach einer mTBI sein [75].

Mittels moderner Magnetresonanztomografie- (MRT-)-Bildgebungstechniken wie dem MRT-Diffusionstensor-Imaging (DTI) konnten z.B. bei Fußballern zerebrale Fasertraktveränderungen (möglicherweise als Ausdruck axonaler Läsionen) u.a. im Corpus callosum und temporooccipital. dargestellt werden [76, 77]. Koerte und Kollegen [76] konnten zudem eine beschleunigte Abnahme der Dicke der Großhirnrinde mit zunehmendem Alter im Bereich des Parietal- und Occipitallappens zeigen. Inwiefern diese Bildgebungsbefunde tatsächlich mit klinisch relevanten (z.B. kognitiven Einschränkungen) einhergehen, ist derzeit noch Forschungsgegenstand wissenschaftlicher Studien.

Hinsichtlich kognitiver Folgen, insbesondere von repetitiven Traumata unterhalb der Schwelle einer Gehirnerschütterung, gibt es widersprüchliche Befunde. Killam et al. [78] fanden bei Kontaktsportlern u.a. Veränderungen im räumlichen Gedächtnis, dem Kurzzeitgedächtnis, der Aufmerksamkeit und der Sprache, die zum Teil noch fünf Jahre nach Ereignis anhielten. Guskiewicz et al. [79] entdeckten bei früheren American-Football-Spielern ein deutlich erhöhtes Risiko für ein leichtes kognitives Defizit (MCI). Bei Fußballern mit mehreren Gehirnerschütterungen wurden noch nach Jahrzehnten Veränderungen der visuellen Informationsverarbeitung und der Gedächtnisleistung gefunden [80]. Auffälligkeiten in unterschiedlichem Ausmaß in Aufmerksamkeit, verbalem und visuellem Gedächtnis, Exekutivfunktionen und Konzentration fanden sich auch bei Fußballspielern ohne erinnerte Gehirnerschütterung [81]. Da in den Studien meist keine testpsychologischen Ausgangsuntersuchungen der Individuen vor der Sportteilnahme vorlagen, stützen sich die Daten eher auf Gruppenvergleiche, deren Aussagekraft eingeschränkt ist. Eine höhere Aussagekraft ist von Longitudinalstudien zu erwarten. Jedoch müssen auch physiologische Alterungsprozesse und Veränderungen der kognitiven Leistung innerhalb der ersten drei Lebensjahrzehnte berücksichtigt werden. Manche Leistungen bei Sportlern wie z.B. psychomotorische Geschwindigkeit, kognitive Flexibilität und Verarbeitungsgeschwindigkeit sind in jungen Jahren besser als bei Normkontrollen, weshalb für weitere Studien sportspezifische Normkollektive empfohlen werden [82].

13.7 Differenzialdiagnose und Komorbiditäten

Da die klinische Manifestation der mTBI und der PPCS sehr breit und unspezifisch sein kann, würde es den Umfang dieses Kapitels übersteigen, auf alle Differenzialdiagnosen einzugehen. Aus diesem Grund wird sich im Folgenden auf psychische Erkrankungen als Differenzialdiagnose und Komorbidität zur mTBI und zu PPCS konzentriert. Dennoch soll der Analgetika-induzierte Kopfschmerz hier kurz als wichtige somatische Differenzialdiagnose erwähnt werden, da dieser im klinischen Alltag einfach übersehen werden kann. Kopfschmerzen aufgrund einer mTBI können zum Analgetikamissbrauch führen, welcher einen Analgetika-induzierten Kopfschmerz nach sich ziehen und sich mit anderen PPCS vermischen kann. Es ist daher ratsam, in der klinischen Praxis die Frequenz und Menge des Analgetikagebrauchs zu erfragen.

Dass mTBIs mit psychischen Symptomen assoziiert sind, ist in der Literatur vielfach beschrieben [5, 7, 83, 84, 85, 86, 87, 88, 89]. Zum Beispiel zeigte sich in einer Studie aus Daten von über 1.2 Millionen Soldaten der amerikanischen Militärdatenbank bei Soldaten mit einer mTBI ein vierfach erhöhtes Risiko für eine PTBS und ein fast zweifach erhöhtes Risiko, an einer psychiatrischen Diagnose erkrankt zu sein [90]; (s. Kap. 26). Eine andere Untersuchung, welche 49 000 amerikanische Soldaten prospektiv verfolgte, ergab ein erhöhtes Risiko, nach einer mTBI an Schizophrenie, PTBS oder Depression zu erkranken [91]. Auch im Leistungssport zeigt sich in multiplen Studien ein komplexer Zusammenhang zwischen der mTBI und psychischen Symptomen, wobei die Depression diesbezüglich am besten untersucht ist und mit einer mTBI assoziiert wurde [92]. Es besteht ein dringender Bedarf zur Untersuchung weiterer psychischer Erkrankungen [92]. In Anbetracht der bisherigen Datenlage kann zudem nicht abschließend beurteilt werden, ob der Zusammenhang zwischen der mTBI und psychischen Beschwerden und Erkrankungen kausal ist, und auch die Richtung einer möglichen Kausalität muss weiter erforscht werden: Auf der einen Seite scheint das Erleiden einer mTBI das Auftreten von psychischen Erkrankungen zu begünstigen [15]. Es ist jedoch ebenfalls möglich, dass psychische Erkrankungen das Risiko erhöhen, eine mTBI zu erleiden. Oder möglicherweise gibt es weitere Faktoren, die sowohl die mTBI, als auch psychische Beschwerden und Erkrankungen beeinflussen, ohne dass es einen direkten Zusammenhang zwischen beiden gibt.

In dieser Hinsicht ist ebenfalls der Zusammenhang zwischen psychischer Erkrankung und der Schwere der Symptome nach einer mTBI interessant. So manifestierten Patienten, welche eine Vulnerabilität zu psychischen Beschwerden und Erkrankungen aufwiesen oder vor der mTBI an psychischen Erkrankungen litten, in Studien schwerwiegendere PPCS [15, 16]. Hier scheint insbesondere die Depression eine zentrale Rolle zu spielen, da ein signifikanter Anteil von Patienten mit PPCS an Depressionen oder Angsterkrankungen vor Eintritt der mTBI litt [16]; (s. Kap. 21, Kap. 23). Eine psychiatrische Vorbelastung scheint also für Postconcussive Symptoms zu prädisponieren und umgekehrt scheinen auch Postconcussive Symptoms für eine psychische Erkrankung zu prädisponieren (s. Kap. 5). Für diese Assoziation wurden unterschiedliche Erklärungsmodelle postuliert:

1) Es könnten vorbestehende psychische Bescherden und Erkrankungen eine Rolle in der Manifestation der PPCS spielen, indem sie den Patienten sowohl neurophysiologisch als auch psychisch für das Auftreten von Postconcussive Symptoms vulnerabilisieren [15].
2) Es wäre möglich, dass die PPCS die Entwicklung von Depressionen und Angsterkrankungen ätiopathogenetisch begünstigen [16].
3) Zudem könnte es sein, dass Patienten, welche an einer komorbiden psychischen Erkrankung, z.B. einer Depression, leiden, aufgrund der herabgesetzten Resilienz innerhalb der depressiven Episode von ausgeprägteren Postconcussive Symptoms berichten [16].
4) Ebenso besteht die Möglichkeit, dass sich in Einzelfällen PPCS und psychische Erkrankungen nicht als Komorbidität, sondern als Differenzialdiagnose gegenüberstehen und die Symptome gänzlich durch eine psychi-

sche Erkrankung wie z. B. eine Somatisierungsstörung erklärt werden können.

5) Weiterhin ist zu beachten, dass manche Postconcussive Symptoms recht unspezifisch sind und aufgrund multipler anderer somatischer Ursachen auftreten können und sogar bei der gesunden Allgemeinbevölkerung vorkommen [16]. Dies könnte zu einer Missattribution und sogar psychischer Verstärkung von Symptomen führen, welche ätiologisch nicht mit der Kopfverletzung in Verbindung stehen. Dies scheint insbesondere vor dem Hintergrund einer Studie plausibel, welche bei Patienten, die Postconcussive Symptoms erwarteten, eine schwerwiegendere Ausprägung dieser feststellte [16]. Darüber hinaus können Patienten ohne TBI mit lediglich muskuloskelettalen Verletzungen ebenso Postconcussive Symptoms manifestieren [15].

Somit spielen psychische Erkrankungen – insbesondere die Depression – eine große Rolle in der klinischen Beurteilung der mTBI bzw. PPCS [92]; (s. Kap. 21). Hierbei ist es (z. B. in Gutachtenverfahren) besonders anspruchsvoll zu differenzieren, ob es sich bei psychischen Symptomen im Rahmen einer Kopfverletzung um eine Differenzialdiagnose, eine Komorbidität oder um emotionale Symptome im Rahmen der mTBI bzw. PPCS handelt. Diesbezüglich ist eine umfassende Exploration und Anamnese inklusive des psychopathologischen Befundes und der psychiatrischen Vorgeschichte des Patienten erforderlich.

13.8 Therapie

Die Literatur bezüglich (sport)psychiatrischer und -psychotherapeutischer Interventionen bei TBI bzw. PPCS ist limitiert – mit teils sich widersprechenden Ergebnissen [16]. Somit kann aus der aktuell begrenzten Datenlage keine generalisierte Empfehlung für eine Therapie psychischer Symptome im Rahmen einer TBI abgeleitet werden. Dennoch gibt es eine Vielfalt von therapeutischen Ansätzen, welche nach individualisierter ärztlicher Abwägung im Einzelfall hilfreich sein können:

Ruhepausen/symptomlimitierte Belastung: Es ist von zentraler Bedeutung, eine Concussion frühzeitig und korrekt zu diagnostizieren und eine Sportpause einzuleiten, sodass keine weiteren Concussions erfolgen [93]. Die Frage, inwieweit Schonung und Ruhepausen förderlich und indiziert sind, wird aktuell in der Literatur diskutiert. Lange und ausgeprägte Ruhepausen zu verschreiben, ist eine weit verbreite Praxis und stellte bisher die Hauptbehandlung der mTBI dar. Dies wird allerdings von mehreren Autoren mittlerweile kritisch gesehen [14, 15, 16]. Es gibt sogar Hinweise darauf, dass ausgeprägte Schonung den Krankheitsverlauf ungünstig beeinflussen kann [14, 16]. Vielmehr hat sich gezeigt, dass eine schrittweise Wiederaufnahme von symptomlimitierter sportlicher Aktivität einen günstigen Einfluss auf den Krankheitsverlauf haben kann [15]. Daher empfiehlt die American Medical Society for Sports Medicine im aktuellen Position Statement 24 bis 48 Stunden psychische und körperliche Ruhepause mit schrittweiser Wiedereingliederung in den Alltag durch Belastungen, welche die Symptome nicht verschlimmern [14]. Wichtig ist, den Patienten über das Konzept der symptomlimitierten Belastung aufzuklären. Dies bedeutet, nicht unmittelbar auf dem gewohnten, kompetitiven Leistungsniveau einzusteigen, sondern sich rehabilitativ und schrittweise an das alte Ausgangsniveau heranzutasten. Bei PPCS empfiehlt die American Medical Society for Sports Medicine ein sich schrittweise steigerndes Aktivitäts- und Sportaufbauprogramm, ohne die Symptome zu exazerbieren. [14].

Aufklärung/Wissensvermittlung: Bei den meisten mTBI-Patienten (80 bis 95 %) remittieren die Symptome nach 2 Wochen selbstständig [14]. Daher ist es wichtig, die Patienten in der Akutphase über den erwarteten, selbstlimitierenden Verlauf aufzuklären, da schon eine positive Erwartungshaltung den

Verlauf günstig beeinflussen kann [16]. Bei Patienten mit PPCS scheint zusätzlich die Abgrenzung zur CTE relevant zu sein. Ebenso ist ein Aufklären über die Symptomatologie bedeutsam, da dem Patienten die neurokognitiven und/oder emotionalen Symptomkomponenten nicht bekannt sein könnten [7] und es ihn möglicherweise entlastet, auch diese Symptome als bekannte und beschriebene Folge der Kopfverletzung einzuordnen. Weitere, zentrale Bestandteile der Wissensvermittlung sind das oben ausgeführte Konzept der symptomlimitierten Belastung und Psychoedukation bei psychiatrischen Komorbiditäten.

Psychotherapie: Aus der noch limitierten Datenlage bezüglich Psychotherapie bei PPCS lassen sich aktuell keine generalisierten Handlungsempfehlungen ableiten [16]. Dennoch stellt die Psychotherapie in vielen Fällen nach individualisierter ärztlicher Indikationsstellung eine zentrale Säule einer erfolgreichen Behandlung dar (s. Kap. 9). Die begleitende Psychotherapie ist im sportpsychiatrischen und -psychotherapeutischen Kontext relevant, da die Folgen einer TBI oder PPCS Sportler in multiplen Facetten psychosozial belasten können: Erstens führt eine Verletzung, welche den Sportler am Training oder am Wettkampf hindert, zu einem Pausieren des Hauptlebensinhalts des Leistungssportlers und damit zu einem plötzlichen Verlust der gewohnten aktivierenden und selbstwertfördernden Tagesstruktur. Weiterhin kann eine Verletzung von erheblicher Angst und massivem Stress begleitet sein, durch das Aussetzen an Wettbewerbsfähigkeit zu verlieren und – bei anhaltender Verletzung – die Sorge, nicht wieder auf dem gewohnten Niveau am Sport teilnehmen zu können und sich somit gegebenenfalls beruflich umorientieren zu müssen. Weiterhin fällt – zusätzlich zu der fehlenden Tagesstruktur – ein großer Teil des sozialen Umfeldes vieler Athleten weg (v.a. in Teamsportarten), was eine depressive Verstimmung darüber hinaus begünstigen kann. Durch psychotherapeutische Begleitung kann dem Patienten geholfen werden, mit diesen Herausforderungen funktional und gesundheitsfördernd umzugehen. Ein weiterer wichtiger Aspekt der Psychotherapie ist das Identifizieren und Behandeln von möglicherweise auftretenden psychischen Erkrankungen (wie insbesondere der Depression) und der Differenzierung dieser zu den emotionalen Symptomen einer PPCS.

Medikation: Die Datenlage zur psychopharmakologischen Behandlung von Depressionen nach einer mTBI oder im Rahmen von PPCS ist noch sehr begrenzt, teils widersprüchlich und lässt zu diesem Zeitpunkt keine generalisierte Empfehlung zu. Daher muss die Indikationsstellung durch den Facharzt individuell erfolgen. Hierbei kann für persistierende Kopfschmerzen eine Behandlung mit schmerzdistanzierenden (dual serotonerg-noradrenerg wirksamen) Antidepressiva erwogen werden. Dies scheint besonders dann überlegenswert, wenn sich zusätzlich zu einer kopfschmerzlastigen mTBI oder PPCS auch eine Depression manifestiert. Ebenso sollte exploriert werden, ob der Patient zusätzlich an Schlafstörungen leidet, dann wäre ein schlafförderndes, schmerzdistanzierendes Antidepressivum wie das Tricyklikum Amitriptylin gegebenenfalls indiziert, und könnte auf die Kopfschmerzen, die Schlafstörungen und die Depression einwirken [94, 95]; (s. Kap. 10). Weiterhin gibt es eine Metaanalyse zur Behandlung depressiver Symptome nach einer mTBI, bei welcher Amitriptylin in zwei Studien schlechter als Placebo abschnitt [96]. Die gleiche Metaanalyse kommt zur Schlussfolgerung, dass Interventionen für depressive Symptome nach einer mTBI effektiv sind, in der Pharmakotherapie Placebo jedoch einen stärkeren Effekt aufwies als die Behandlung mit Antidepressiva [96]. In der klinischen Praxis wird jedoch weiterhin bei klinisch manifester Depression nach einer mTBI der Einsatz von Antidepressiva empfohlen [97].

Schlaf-Hygiene: Da Schlafstörungen nicht nur ein häufiges Symptom nach einer mTBI oder bei PPCS sein können, sondern auch weitere Symptome verstärken und neue Symptome erzeugen können, ist Schlafmanagement ein wichtiger Bestandteil einer erfolgreichen Therapie (s. Kap. 31). Hier sollte in einem ersten Schritt durch Aufklärung über und Einleitung von Schlaf-Hygiene-Maßnahmen versucht werden, eine Besserung zu erzielen [95]. In einem weiteren Schritt können medikamentöse Interventionen wie Melatonin oder sedierende Antidepressiva individualisiert im Gesamtkontext der Behandlung abgewogen werden [94, 95].

Physiotherapie/Vision Therapy: Untersuchungen zeigen, dass Physiotherapie und – bei Sehstörungen nach einer TBI – Vision Therapy den Krankheitsverlauf günstig beeinflussen können [16, 95, 98]. Dementsprechende Indikationsprüfungen durch Experten sollten vom Behandler im Sinne der interdisziplinären Behandlung eingeleitet werden.

Administrativer Support: Da PPCS v.a. bei Sportlern aufgrund der hohen körperlichen Belastung des Berufes zu einem längeren Arbeitsausfall führen können, hat sich in Einzelfällen gezeigt, dass eine Unterstützung im Umgang mit administrativen Aspekten (Arbeitsgeber, Krankenkasse, Unfallversicherung etc.) den Patienten erheblich entlastet. Die Administration kann zusätzlich zu den PPCS und möglichen depressiven Begleitsymptomen zu einem eigenständigen Belastungsfeld werden, da sich der Patient – zusätzlich zur Fokussierung seiner Genesung – in alle diese Aspekte häufig einarbeiten muss. Wenn der Behandler diesbezüglich versiert ist, kann er seinem Patienten durch gezielte Ratschläge und Wissensvermittlung Arbeitsaufwand und Stress abnehmen und somit den Krankheitsverlauf möglicherweise günstig beeinflussen.

Unterstützung bei fachspezifischer Behandlung: Aufgrund der disziplinübergreifenden Symptome der PPCS ist es weiterhin empfehlenswert, solche Patienten interdisziplinarisch zu betreuen, um mögliche somatische und psychische Differenzialdiagnosen und Komorbititäten zu identifizieren und mitzubehandeln. Eine psychiatrische und psychotherapeutische Mitbehandlung ist bei Verdacht auf eine psychische Beteiligung indiziert, um diese leitliniengerecht und fachärztlich zu therapieren [14]. Möglicherweise ist Patienten die Notwendigkeit einer psychiatrisch-psychotherapeutischen Intervention nicht bewusst oder aufgrund Stigmatisierung und/oder Angst unangenehm. Hier kann der Behandler unterstützen, um notwendige Behandlungen zu erklären und zu ermöglichen. Weiterhin kann, selbst bei Bereitschaft zu psychiatrisch-psychotherapeutischer Begleitbehandlung, sich diese in der Praxis aufgrund mangelnder Therapieplätze als schwierig gestalten und die Einleitung Unterstützung durch den Behandler erfordern.

13.9 Prävention

Obwohl weiterhin ein Großteil der mTBI durch den Sport verursacht werden, konnten sich in den letzten Jahren durch die wachsende mediale Präsenz und das öffentliche Thematisieren von Kopfverletzungen und ihren Folgen positive Entwicklungen abzeichnen. So haben Sportorganisationen ihr Regelwerk modifiziert, um sowohl Kopfverletzungen vorzubeugen als auch Sportler nach einer Kopfverletzung zu schonen [53]. Dennoch scheint das Wissen um die mit einer mTBI assoziierten Symptome – sowohl bei Trainern als auch bei Sportlern – gering ausgeprägt zu sein [7]. [8, 99, 100, 101, 102, 103, 104]. In einer im Jahr 2015 publizierten kanadischen Studie wurden fast 7000 Sportler, Trainer und Ärzte bezüglich der Symptome von Concussions befragt, wobei lediglich die Hälfte aller möglichen psychischen Symptome einer Concussion richtig identifiziert wurden [7]. Ein besonders relevanter präventiver Aspekt im Umgang mit mTBIs im Sport ist das Aussetzen nach erfolgter Concussion, da mehrere TBIs hintereinander sich in ihrem neurologischen Schaden potenzieren können (sog. Second Impact Syndrom). In diesem Zusammenhang spricht man von einem „Window of Vulnerability" [93]. Trotz einer Concussion weiter am Sport teilzunehmen erhöht nicht nur das Risiko, stärkere Postconcussive Symptoms zu manifestieren, sondern auch das Risiko, eine erneute mTBI oder sogar eine muskuloskelettale Verletzung zu erleiden [92]. Somit kann eine korrekte und schnelle Diagnose der Kopfverletzung und eine daraus resultierende Sportpause erhebliche Gesundheitsvorteile für Sportler mit sich bringen. Besonders im Leistungssport kann es zu einem Problem werden, wenn durch Bagatellisieren und Underreporting von mTBIs notwendige Pausen sowohl von Sportlern als auch Trainern vermieden werden [20, 93, 105]. Daher ist es von besonderer Relevanz, das Verständnis für die möglichen Folgen und den richtigen Umgang mit Kopfverletzungen unter Ärzten, Athleten und Trainern weiter zu verbreiten (s. Kap. 42). Inwiefern medikamentöse Maßnahmen prophylaktisch wirksam sind, ist ungeklärt. Eine randomisierte kontrollierte Studie, in welcher Sertralin prophylaktisch nach TBI appliziert wurde, konnte depressive Symptome nach einer mTBI vorbeugen [106]. Zu einem allgemeinen Einsatz kann aufgrund der vorliegenden Datenbasis keine positive Empfehlung abgegeben werden.

13.10 Zusammenfassung

Die TBI und ihre Folgesymptome sind weltweit einer der führenden Gründe für Invalidisierung nach einem Trauma und stellen eine große medizinische und sozioökonomische Belastung dar. Aufgrund der multivariaten Ätiopathogenese ist dieses Krankheitsbild nicht nur sehr heterogen, sondern auch hochkomplex, was zu einer unübersichtlichen Terminologie und inhomogenen Datenlage der aktuellen Literatur führt. Aus sportpsychiatrischer und -psychotherapeutischer Sicht gibt es eine Vielfalt von Therapieansätzen, welche jedoch individualisiert und im interdisziplinären Austausch für den einzelnen Patienten angepasst werden müssen. Weiterhin scheint sich das öffentliche Verständnis für die Folgen von Kopfverletzungen im Leistungssport größer zu werden. Dadurch sind bereits Regeländerungen in großen Sportorganisationen zum Schutz der Athleten in Kraft getreten und werden wünschenswerterweise zusammen mit einem gesteigerten öffentlichen Bewusstsein Verletzungen vorbeugen.

Literatur

1. Omalu BI, DeKosky ST, Minster RL, Kamboh MI, Hamilton RL, Wecht CH. Chronic traumatic encephalopathy in a National Football League player. Neurosurgery. 2005;57:128–34; discussion 128. https://doi.org/10.1227/01.NEU.0000163407.92769.ED
2. Martland HS. Punch drunk. Journal of the American Medical Association. 1928. https://doi.org/10.1001/jama.1928.02700150029009
3. Michael CD, Abbas R, Saksham G et al. Estimating the global incidence of traumatic brain injury. Journal of Neurosurgery JNS. 2018;130:1080–97.
4. Binder S, Corrigan JD, Langlois JA. The public health approach to traumatic brain injury: an overview of CDC's research and programs. J Head Trauma Rehabil. 2005;20:189–5. https://doi.org/10.1097/00001199-200505000-00002
5. Schwarzbold M, Diaz A, Martins ET et al. Psychiatric disorders and traumatic brain injury. Neuropsychiatr Dis Treat. 2008;4:797–816.
6. Covassin T, Elbin R, Stiller-Ostrowski JL. Current sport-related concussion teaching and clinical practices of sports medicine professionals. J Athl Train. 2009;44:400–4. https://doi.org/10.4085/1062-6050-44.4.400
7. Topolovec-Vranic J, Zhang S, Wong H et al. Recognizing the Symptoms of Mental Illness following Concussions in the Sports Community: A Need for Improvement. PLoS One. 2015;10: e0141699. https://doi.org/10.1371/journal.pone.0141699
8. Harmon KG, Drezner J, Gammons M et al. American Medical Society for Sports Medicine position statement: concussion in sport. Clin J Sport Med. 2013;23:1–18. https://doi.org/10.1097/JSM.0b013e31827f5f93

9. Smith DH, Johnson VE, Trojanowski JQ, Stewart W. Chronic traumatic encephalopathy – confusion and controversies. Nature Reviews Neurology. 2019;15:179–83. https://doi.org/10.1038/s41582-018-0114-8
10. Menon DK, Schwab K, Wright DW, Maas AI. Position statement: definition of traumatic brain injury. Arch Phys Med Rehabil. 2010; 91:1637–40. https://doi.org/10.1016/j.apmr.2010.05.017
11. Brazinova A, Rehorcikova V, Taylor MS et al. Epidemiology of Traumatic Brain Injury in Europe: A Living Systematic Review. Journal of Neurotrauma. 2015.
12. Vos PE, Alekseenko Y, Battistin L et al. Mild traumatic brain injury. Eur J Neurol. 2012; 19:191–8. https://doi.org/10.1111/j.1468-1331.2011.03581.x
13. McInnes K, Friesen CL, MacKenzie DE, Westwood DA, Boe SG. Mild Traumatic Brain Injury (mTBI) and chronic cognitive impairment: A scoping review. PLoS One. 2017;12:e0174847. https://doi.org/10.1371/journal.pone.0174847
14. Harmon KG, Clugston JR, Dec K et al. American Medical Society for Sports Medicine position statement on concussion in sport. Br J Sports Med. 2019;53:213–25. https://doi.org/10.1136/bjsports-2018-100338
15. Mayer AR, Quinn DK, Master CL. The spectrum of mild traumatic brain injury: A review. Neurology. 2017;89:623–32. https://doi.org/10.1212/WNL.0000000000004214
16. Polinder S, Cnossen MC, Real RGL et al. A Multidimensional Approach to Post-concussion Symptoms in Mild Traumatic Brain Injury. Front Neurol. 2018;9:1113. https://doi.org/10.3389/fneur.2018.01113
17. Kenzie ES, Parks EL, Bigler ED et al. The Dynamics of Concussion: Mapping Pathophysiology, Persistence, and Recovery With Causal-Loop Diagramming. Front Neurol 2018;9:203. https://doi.org/10.3389/fneur.2018.00203
18. McKee AC, Cairns NJ, Dickson DW et al. The first NINDS/NIBIB consensus meeting to define neuropathological criteria for the diagnosis of chronic traumatic encephalopathy. Acta Neuropathol. 2016;131:75–86. https://doi.org/10.1007/s00401-015-1515-z
19. Geddes JF, Vowles GH, Nicoll JAR, Revesz T. Neuronal cytoskeletal changes are an early consequence of repetitive head injury. Acta neuropathologica. 1999. https://doi.org/10.1007/s004010051066
20. Asken BM, Sullan MJ, DeKosky ST, Jaffee MS, Bauer RM. Research Gaps and Controversies in Chronic Traumatic Encephalopathy: A Review. JAMA Neurol. 2017;74:1255–62. https://doi.org/10.1001/jamaneurol.2017.2396
21. Manley G, Gardner AJ, Schneider KJ, Guskiewicz KM, Bailes J, Cantu RC, et al. A systematic review of potential long-term effects of sport-related concussion. British journal of sports medicine. 2017;51(12):969–77. https://doi.org/10.1136/bjsports-2017-097791
22. Montenigro PH, Baugh CM, Daneshvar DH et al. Clinical subtypes of chronic traumatic encephalopathy: literature review and proposed research diagnostic criteria for traumatic encephalopathy syndrome. Alzheimers Res Ther. 2014;6:68. https://doi.org/10.1186/s13195-014-0068-z
23. Noble JM, Hesdorffer DC. Sport-related concussions: a review of epidemiology, challenges in diagnosis, and potential risk factors. Neuropsychology review. 2013. https://doi.org/10.1007/s11065-013-9239-0
24. Bailes JE, Petraglia AL, Omalu BI, Nauman E, Talavage T. Role of subconcussion in repetitive mild traumatic brain injury. J Neurosurg. 2013;119:1235–45. https://doi.org/10.3171/2013.7.JNS121822
25. Baugh CM, Stamm JM, Riley DO et al. Chronic traumatic encephalopathy: neurodegeneration following repetitive concussive and subconcussive brain trauma. Brain Imaging Behav. 2012;6:244–54. https://doi.org/10.1007/s11682-012-9164-5
26. Galgano M, Toshkezi G, Qiu X, Russell T, Chin L, Zhao L-R. Traumatic Brain Injury: Current Treatment Strategies and Future Endeavors. Cell Transplant 2017;26:1118–30. https://doi.org/10.1177/0963689717714102
27. Langlois JA, Rutland-Brown W, Wald MM. The epidemiology and impact of traumatic brain injury: a brief overview. J Head Trauma Rehabil. 2006;21:375–8. https://doi.org/10.1097/00001199-200609000-00001
28. Bakhos LL, Lockhart GR, Myers R, Linakis JG. Emergency department visits for concussion in young child athletes. Pediatrics. 2010. 126(3):e550–6. https://doi.org/10.1542/peds.2009-3101

29. Martini D, Eckner J, Kutcher J, Broglio SP. Subconcussive head impact biomechanics: comparing differing offensive schemes. Med Sci Sports Exerc. 2013;45:755–61. https://doi.org/10.1249/MSS.0b013e3182798758
30. Broglio SP, Eckner JT, Martini D. Cumulative head impact burden in high school football. J Neurotrauma 2011:2069–78. https://doi.org/10.1089/neu.2011.1825
31. Meehan WP, d'Hemecourt P, Comstock RD. High school concussions in the 2008–2009 academic year: mechanism, symptoms, and management. Am J Sports Med. 2010;(38)12:2405–9. https://doi.org/10.1177/0363546510376737
32. Marar M, McIlvain NM, Fields SK, Comstock RD. Epidemiology of concussions among United States high school athletes in 20 sports. Am J Sports Med. 2012;40:747–55. https://doi.org/10.1177/0363546511435626
33. Gessel LM, Fields SK, Collins CL, Dick RW, Comstock RD. Concussions among United States high school and collegiate athletes. J Athl Train. 2007;42:495–503.
34. Powell JW, Barber-Foss KD. Traumatic brain injury in high school athletes. JAMA. 1999;282:958–63. https://doi.org/10.1001/jama.282.10.958
35. Lincoln AE, Caswell SV, Almquist JL, Dunn RE, Norris JB, Hinton RY. Trends in concussion incidence in high school sports: a prospective 11-year study. Am J Sports Med. 2011;39:958–63. https://doi.org/10.1177/0363546510392326
36. Schulz MR, Marshall SW, Mueller FO et al. Incidence and risk factors for concussion in high school athletes, North Carolina, 1996–1999. Am J Epidemiol. 2004;160:937–44. https://doi.org/10.1093/aje/kwh304
37. Mez J, Daneshvar DH, Kiernan PT et al. Clinicopathological Evaluation of Chronic Traumatic Encephalopathy in Players of American Football. JAMA. 2017;318:360–70. https://doi.org/10.1001/jama.2017.8334
38. McKee AC, Stern RA, Nowinski CJ et al. The spectrum of disease in chronic traumatic encephalopathy. Brain. 2013;136:43–64. https://doi.org/10.1093/brain/aws307
39. Aubry M, Cantu R, Dvorak J et al. Summary and agreement statement of the First International Conference on Concussion in Sport, Vienna 2001. Recommendations for the improvement of safety and health of athletes who may suffer concussive injuries. Br J Sports Med. 2002;36:6–10.
40. World Health Organization. The ICD-10 Classification of Mental and Behavioural Disorders: Diagnostic criteria for research. Genf: World Health Organization; 1993.
41. American Psychiatric Association: Diagnostic and Statistical Manual of Mental Disorders, Fourth Edition, Text Revision. Washington, DC, American Psychiatric Association; 2000.
42. American Psychiatric Association. Diagnostic and Statistical Manual of Mental Disorders (DSM-5®), 5th ed: Arlington, VA: American Psychiatric Publishing; 2013. https://doi.org/10.1176/appi.books.9780890425596
43. McKee AC, Stein TD, Kiernan PT, Alvarez VE. The neuropathology of chronic traumatic encephalopathy. Brain pathology. 2015;25(3):350–64. https://doi.org/10.1111/bpa.12248
44. Falcon B, Zivanov J, Zhang W et al. Novel tau filament fold in chronic traumatic encephalopathy encloses hydrophobic molecules. Nature. 2019;568:420–3. https://doi.org/10.1038/s41586-019-1026-5
45. Iverson GL, Keene CD, Perry G, Castellani RJ. The Need to Separate Chronic Traumatic Encephalopathy Neuropathology from Clinical Features. J Alzheimers Dis. 2018;61:17–28. https://doi.org/10.3233/JAD-170654
46. Stern RA, Daneshvar DH, Baugh CM et al. Clinical presentation of chronic traumatic encephalopathy. Neurology. 2013;81:1122–9. https://doi.org/10.1212/WNL.0b013e3182a55f7f
47. Webner D, Iverson GL. Suicide in professional American football players in the past 95 years. Brain Inj. 2016;30:1718–21. https://doi.org/10.1080/02699052.2016.1202451
48. Baron SL, Hein MJ, Lehman E, Gersic CM. Body mass index, playing position, race, and the cardiovascular mortality of retired professional football players. Am J Cardiol. 2012;109:889–96. https://doi.org/10.1016/j.amjcard.2011.10.050
49. Iverson GL. Chronic traumatic encephalopathy and risk of suicide in former athletes. Br J Sports Med. 2014. https://doi.org/10.1136/bjsports-2013-092935
50. Iverson GL. Suicide and chronic traumatic encephalopathy. The Journal of Neuropsychiatry and Clinical Neuroscience. 2016. https://doi.org/10.1176/appi.neuropsych.15070172

51. Lehman EJ, Hein MJ, Gersic CM. Suicide mortality among retired National Football League players who played 5 or more seasons. Am J Sports Med. 2016: 44(10):2486–91. https://doi.org/10.1177/0363546516645093
52. Wortzel HS, Brenner LA, Arciniegas DB. Traumatic brain injury and chronic traumatic encephalopathy: a forensic neuropsychiatric perspective. Behav Sci Law. 2013;31:721–38. https://doi.org/10.1002/bsl.2079
53. Solomon G. Chronic traumatic encephalopathy in sports: a historical and narrative review. Developmental Neuropsychology. 2018;43:279–311. https://doi.org/10.1080/87565641.2018.1447575
54. Biasca N, Maxwell WL. Minor traumatic brain injury in sports: a review in order to prevent neurological sequelae. Prog Brain Res. 2007; 161:263–91. https://doi.org/10.1016/S0079-6123(06)61019-4
55. Bailes JE, Hudson V. Classification of Sport-Related Head Trauma: A Spectrum of Mild to Severe Injury. J Athl Train. 2001;36:236–43.
56. McCrory P, Meeuwisse W, Dvořák J et al. Consensus statement on concussion in sport-the 5 international conference on concussion in sport held in Berlin. Br J Sports Med. 2017; 51:838–47.
57. Kaminski TW, Cousino ES, Glutting JJ. Examining the relationship between purposeful heading in soccer and computerized neuropsychological test performance. Res Q Exerc Sport. 2008;79:235–44. https://doi.org/10.1080/02701367.2008.10599486
58. Collins MW, Grindel SH, Lovell MR et al. Relationship between concussion and neuropsychological performance in college football players. JAMA. 1999;282:964–70. https://doi.org/10.1001/jama.282.10.964
59. Solomon GS, Haase RF. Biopsychosocial characteristics and neurocognitive test performance in National Football League players: an initial assessment. Arch Clin Neuropsychol. 2008;23:563–77. https://doi.org/10.1016/j.acn.2008.05.008
60. Biasca N, Lovell MR, Collins MW et al. The undetected brain lesion in sports. Minor traumatic brain injury and its sequelae. Unfallchirurg. 2006;109:101–11. https://doi.org/10.1007/s00113-005-1046-5
61. Rodrigues AC, Lasmar RP, Caramelli P. Effects of Soccer Heading on Brain Structure and Function. Front Neurol. 2016;7:38. https://doi.org/10.3389/fneur.2016.00038
62. Henkel K, Schneider F. Cerebrale und psychische Folgen sportassoziierter Schädelhirntraumata. Die Psychiatrie. 2014;11:263–70. https://doi.org/10.1055/s-0038-1670778
63. Jordan BD. The clinical spectrum of sport-related traumatic brain injury. Nat Rev Neurol. 2013;9:222–30. https://doi.org/10.1038/nrneurol.2013.33
64. Fakhran S, Alhilali L. Neurodegenerative changes after mild traumatic brain injury. Prog Neurol Surg. 2014;28:234–242. https://doi.org/10.1159/000358787
65. Gavett BE, Stern RA, Cantu RC, Nowinski CJ, McKee AC. Mild traumatic brain injury: a risk factor for neurodegeneration. Alzheimers Res Ther 2010;2(3):18. https://doi.org/10.1186/alzrt42
66. LoBue C, Cullum CM, Didehbani N et al. Neurodegenerative Dementias After Traumatic Brain Injury. J Neuropsychiatry Clin Neurosci. 2018;30:7–13. https://doi.org/10.1176/appi.neuropsych.17070145
67. Crane PK, Gibbons LE, Dams-O'Connor K et al. Association of Traumatic Brain Injury With Late-Life Neurodegenerative Conditions and Neuropathologic Findings. JAMA Neurol. 2016;73:1062–9. https://doi.org/10.1001/jamaneurol.2016.1948
68. Blecher R, Elliott MA, Yilmaz E et al. Contact Sports as a Risk Factor for Amyotrophic Lateral Sclerosis: A Systematic Review. Global Spine J. 2019;9:104–18. https://doi.org/10.1177/2192568218813916
69. Lehman EJ, Hein MJ, Baron SL, Gersic CM. Neurodegenerative causes of death among retired National Football League players. Neurology. 2012;79:1970–74. https://doi.org/10.1212/WNL.0b013e31826daf50
70. McKee AC, Cantu RC, Nowinski CJ et al. Chronic traumatic encephalopathy in athletes: progressive tauopathy after repetitive head injury. J Neuropathol Exp Neurol. 2009;68:709–35. https://doi.org/10.1097/NEN.0b013e3181a9d503
71. Adams JW, Alvarez VE, Mez J et al. Lewy Body Pathology and Chronic Traumatic Encephalopathy Associated With Contact Sports. J Neuropathol Exp Neurol. 2018;77:757–68. https://doi.org/10.1093/jnen/nly065

72. Omalu B, Bailes J, Hamilton RL et al. Emerging histomorphologic phenotypes of chronic traumatic encephalopathy in American athletes. Neurosurgery. 2011;69:173–83; discussion 183. https://doi.org/10.1227/NEU.0b013e318212bc7b
73. Arundine M, Tymianski M. Molecular mechanisms of glutamate-dependent neurodegeneration in ischemia and traumatic brain injury. Cell Mol Life Sci. 2004;61:657–68. https://doi.org/10.1007/s00018-003-3319-x
74. Frantseva M, Perez Velazquez JL, Tonkikh A, Adamchik Y, Carlen PL. Neurotrauma/neurodegeneration and mitochondrial dysfunction. Prog Brain Res. 2002;137:171–76. https://doi.org/10.1016/S0079-6123(02)37015-8
75. Schwab N, Grenier K, Hazrati LN. DNA repair deficiency and senescence in concussed professional athletes involved in contact sports. Acta Neuropathol Commun. 2019;7:182. https://doi.org/10.1186/s40478-019-0822-3
76. Koerte IK, Ertl-Wagner B, Reiser M, Zafonte R, Shenton ME. White matter integrity in the brains of professional soccer players without a symptomatic concussion. JAMA. 2012;308:1859–61. https://doi.org/10.1001/jama.2012.13735
77. Lipton ML, Kim N, Zimmerman ME et al. Soccer heading is associated with white matter microstructural and cognitive abnormalities. Radiology. 2013;268:850–7. https://doi.org/10.1148/radiol.13130545
78. Killam C, Cautin RL, Santucci AC. Assessing the enduring residual neuropsychological effects of head trauma in college athletes who participate in contact sports. Arch Clin Neuropsychol. 2005;20:599–611. https://doi.org/10.1016/j.acn.2005.02.001
79. Guskiewicz KM, Marshall SW, Bailes J et al. Association between recurrent concussion and late-life cognitive impairment in retired professional football players. Neurosurgery. 2005;57:719–26; discussion 719. https://doi.org/10.1227/01.NEU.0000175725.75780.DD
80. Colvin AC, Mullen J, Lovell MR, West RV, Collins MW, Groh M. The role of concussion history and gender in recovery from soccer-related concussion. Am J Sports Med. 2009;37:1699–1704. https://doi.org/10.1177/0363546509332497
81. Maher ME, Hutchison M, Cusimano M, Comper P, Schweizer TA. Concussions and heading in soccer: a review of the evidence of incidence, mechanisms, biomarkers and neurocognitive outcomes. Brain Inj. 2014;28:271–85. https://doi.org/10.3109/02699052.2013.865269
82. Prien A, Junge A, Brugger P, Straumann D, Feddermann-Demont N. Neurocognitive Performance of 425 Top-Level Football Players: Sport-specific Norm Values and Implications. Arch Clin Neuropsychol. 2019;34:575–84. https://doi.org/10.1093/arclin/acy056
83. Fann JR, Burington B, Leonetti A, Jaffe K. Psychiatric illness following traumatic brain injury in an adult health maintenance organization population. Arch Gen Psychiatry 2004;61(1):53–61. https://doi.org/10.1001/archpsyc.61.1.53
84. Koponen S, Taiminen T, Portin R, et al. Axis I and II psychiatric disorders after traumatic brain injury: a 30-year follow-up study. Am J Psychiatry. 2002;159(8):1315–21. https://doi.org/10.1176/appi.ajp.159.8.1315
85. Deb S, Lyons I, Koutzoukis C, Ali I, McCarthy G. Rate of psychiatric illness 1 year after traumatic brain injury. Am J Psychiatry. 1999;156(3):374–8.
86. Orlovska S, Pedersen MS, Benros ME, Mortensen PB, Agerbo E, Nordentoft M. Head injury as risk factor for psychiatric disorders: a nationwide register-based follow-up study of 113,906 persons with head injury. Am J Psychiatry. 2014;171(4):463–9. https://doi.org/10.1176/appi.ajp.2013.13020190
87. Carroll LJ, Cassidy JD, Cancelliere C, Côté P, et al. Systematic review of the prognosis after mild traumatic brain injury in adults: cognitive, psychiatric, and mortality outcomes: results of the International Collaboration on Mild Traumatic Brain Injury Prognosis. Arch Phys Med Rehabil. 2014;95 Suppl 3:152–73.
88. Hou R, Moss-Morris R, Peveler R, et al. K. When a minor head injury results in enduring symptoms: a prospective investigation of risk factors for postconcussional syndrome after mild traumatic brain injury. J Neurol Neurosurg Psychiatry. 2012;83(2):217–23. https://doi.org/10.1136/jnnp-2011-300767
89. Cassidy JD, Boyle E, Carroll LJ. Population-based, inception cohort study of the incidence, course, and prognosis of mild traumatic brain injury after motor vehicle collisions. Arch Phys Med Rehabil. 2014;95 Suppl 3:278–85. https://doi.org/10.1016/j.apmr.2013.08.295

90. Scofield DE, Proctor SP, Kardouni JR, Hill OT, McKinnon CJ. Risk Factors for Mild Traumatic Brain Injury and Subsequent Post-Traumatic Stress Disorder and Mental Health Disorders among United States Army Soldiers. J Neurotrauma. 2017;34(23):3249–55. https://doi.org/10.1089/neu.2017.5101
91. Miller SC, Whitehead CR, Otte CN et al. Risk for broad-spectrum neuropsychiatric disorders after mild traumatic brain injury in a cohort of US Air Force personnel. Occup Environ Med. 2015;72:560–66. https://doi.org/10.1136/oemed-2014-102646
92. Rice SM, Parker AG, Rosenbaum S, Bailey A, Mawren D, Purcell R. Sport-Related Concussion and Mental Health Outcomes in Elite Athletes: A Systematic Review. Sports Med. 2018; 48:447–65. https://doi.org/10.1007/s40279-017-0810-3
93. Tavazzi B, Vagnozzi R, Signoretti S et al. Temporal window of metabolic brain vulnerability to concussions: oxidative and nitrosative stresses--part II. Neurosurgery. 2007;61:390–5; discussion 395. https://doi.org/10.1227/01.NEU.0000255525.34956.3F
94. Barlow KM. Postconcussion Syndrome: A Review. J Child Neurol. 2014;31:57–67. https://doi.org/10.1177/0883073814543305
95. Register-Mihalik JK, Vander Vegt CB, Cools M, Carnerio K. Factors Associated with Sport-Related Post-concussion Headache and Opportunities for Treatment. Current Pain and Headache Reports. 2018;22:75. https://doi.org/10.1007/s11916-018-0724-2
96. Barker-Collo S, Starkey N, Theadom A. Treatment for depression following mild traumatic brain injury in adults: a meta-analysis. Brain Inj. 2013;27:1124–33. https://doi.org/10.3109/02699052.2013.801513
97. Silverberg ND, Panenka WJ. Antidepressants for depression after concussion and traumatic brain injury are still best practice. BMC Psychiatry. 2019;19:100. https://doi.org/10.1186/s12888-019-2076-9
98. Gallaway M, Scheiman M, Mitchell GL. Vision Therapy for Post-Concussion Vision Disorders. Optom Vis Sci. 2017;94:68–73. https://doi.org/10.1097/OPX.0000000000000935
99. Cusimano MD. Canadian minor hockey participants' knowledge about concussion. Can J Neurol Sci. 2009;36:315–20. https://doi.org/10.1017/S0317167100007046
100. McCrea M, Hammeke T, Olsen G, Leo P, Guskiewicz K. Unreported concussion in high school football players: implications for prevention. Clin J Sport Med. 2004;14:13–17. https://doi.org/10.1097/00042752-200401000-00003
101. Guilmette TJ, Malia LA, McQuiggan MD. Concussion understanding and management among New England high school football coaches. Brain Inj. 2007;21:1039–47. https://doi.org/10.1080/02699050701633080
102. Sye G, Sullivan SJ, McCrory P. High school rugby players' understanding of concussion and return to play guidelines. Br J Sports Med. 2006;40:1003–5. https://doi.org/10.1136/bjsm.2005.020511
103. Kaut KP, DePompei R, Kerr J, Congeni J. Reports of head injury and symptom knowledge among college athletes: implications for assessment and educational intervention. Clin J Sport Med. 2003;13:213–21. https://doi.org/10.1097/00042752-200307000-00004
104. Valovich McLeod TC, Schwartz C, Bay RC. Sport-related concussion misunderstandings among youth coaches. Clin J Sport Med. 2007; 17:140–2. https://doi.org/10.1097/JSM.0b013e31803212ae
105. Asken BM, McCrea MA, Clugston JR, Snyder AR, Houck ZM, Bauer RM. Playing Through It": Delayed Reporting and Removal From Athletic Activity After Concussion Predicts Prolonged Recovery. J Athl Train. 2016;51:329–35. https://doi.org/10.4085/1062-6050-51.5.02
106. Jorge RE, Acion L, Burin DI, Robinson RG. Sertraline for Preventing Mood Disorders Following Traumatic Brain Injury: A Randomized Clinical Trial. JAMA Psychiatry. 2016;73:1041–7. https://doi.org/10.1001/jamapsychiatry.2016.2189

14 Delirien

Peggy Schmidt, Christian Mikutta, Thomas Müller, Thomas von Wyl

Symptomatisch ist ein Delir ein Komplex verschiedener psychischer und vegetativer Symptome. Auffallend sind insbesondere Einschränkungen von Bewusstsein und Denkvermögen. Zusätzlich können psychomotorische Unruhe und optische Halluzinationen auftreten. Vegetativ stehen Tachykardie, Hypertonie sowie Tremor, gegebenenfalls starkes Schwitzen im Vordergrund.

Delirien gehören zu den psychiatrischen Notfällen und entsprechen nach der S2k-Leitlinein „Notfallpsychiatrie" einer Notfallindikation/Notarztindikation [1]. Ihre Genese ist fast immer multifaktoriell.

In Zusammenhang mit Leistungssport stehen ätiologisch Elektrolytverschiebungen im Rahmen von Volumenverschiebungen (meist durch Flüssigkeitsmangel), Traumata mit Anschwellung des Hirnvolumens und im Bergsport Veränderung des Sauerstoffpartialdruckes – gegebenenfalls in Kombination mit Kälte – sowie metabolische Störungen durch Kalorienmangel im Vordergrund [2]; (s. Kap. 39). Auch an Anstrengung bei hohen Umgebungstemperaturen, wodurch ein Hitzschlag mit Delir ausgelöst werden kann, ist zu denken.

14.1 Symptomatologie

Tabelle 14-1 fasst die Symptomatologie des Delirs nach ICD-10 zusammen. Das Erkrankungsbild entwickelt sich meist rasch und fluktuierend [3].

14.2 Diagnose

Primär erfolgt die Diagnosestellung klinisch durch Erhebung des psychopathologischen Befundes. Zur weiteren Bestimmung des Schweregrades des Delirs sollten validierte Skalen

Tabelle 14-1: Diagnosekriterien und psychopathologischer Befund für ein Delir nach ICD-10

Kriterien	Befund
Bewusstsein	Bewusstseinstrübung
Orientierung	Desorientiertheit
Aufmerksamkeit/Gedächtnis	Aufmerksamkeit und Gedächtnis reduziert
formales Denken	Perseveration
Halluzinationen	meist optische Halluzinationen
Affekt	Affektlabilität
Psychomotorik	motorische Unruhe
vegetatives Nervensytem	Tachykardie, Schwitzen
zirkadianer Rhythmus	Tag-Nacht-Umkehr

verwendet werden. Ein geeignetes Instrument ist die Confusion Assessment Method (CAM), deutsche Version [4]. Dabei handelt es sich um ein standardisiertes Messinstrument zur Schnellerkennung eines Delirs und Abgrenzung gegenüber anderen kognitiven Beeinträchtigungen. Mit den geschlossenen Fragen soll beurteilt werden, ob es sich um einen akuten Beginn, einen fluktuierenden Verlauf, Störungen von Aufmerksamkeit und formalem Denken handelt und ob die Bewusstseinslage verändert ist. Es gibt zudem die Confusion Assessment Method for the Intensive Care Unit (CAM-ICU) zur nonverbalen Verständigung und die Confusion Assessment Method Severity (CAM-S) zur Einschätzung des Schweregrades des Delirs [5].

14.3 Delirien im Bergsport

Im Bergsport (s. Kap. 39) können Delirien primär aufgrund akuter Höhenexposition und der dabei auftretenden hypobaren Hypoxie auftreten. In Bezug auf die Höhe ist nicht nur die absolute Höhe entscheidend, sondern auch die Geschwindigkeit der Exposition. Bei zu schneller Höhenexposition fällt der Sauerstoffpartialdruck ab, da der menschliche Körper zu wenig Zeit hatte, sich auf die mit zunehmender Entfernung vom Meeresspiegel abnehmende Sauerstoffkonzentration in der Luft einzustellen. So können bei akuter Exposition bereits ab 1500 m ü. d. M. Hirnfunktionsstörungen auftreten. Bei einer akuten Exposition auf Höhe des Mount Everest wären praktisch alle Menschen nach 2 bis 5 Minuten bewusstlos und würden kurz danach sterben. Die Reaktion des Organismus auf die hypobare Hypoxie ist daher v. a. zeitabhängig [6]. Ab einer Höhe von 2500 m ü. d. M. kann es auch bei Akklimatisierung zu Symptomen des Zentralnervensystems kommen [7]. Eine oben beschriebene Hypoxie entsteht insbesondere durch einen erniedrigten Sauerstoffpartialdruck und führt zu einer Vasokonstriktion. Auch eine durch die Sauerstoffunterversorgung hervorgerufene Alkalose kann einen Beitrag zur Entstehung des Höhendelirs leisten [8].

Ein weiterer wichtiger Faktor in Bezug auf das Delir ist die natürliche Reaktion der Höhendiurese. Hierdurch wird mittels der Abnahme des Plasmavolumens eine Erhöhung des Hämatokrits bewirkt. Durch eine starke Verminderung des Plasmavolumens kann es auch zu Exsikkose und Elektrolytverschiebungen kommen, was wiederum die Genese eines Delirs begünstigt.

Ätiologisch muss im Bergsport also eine Kombination von delirogenen Faktoren beachtet werden, die beim Bergsteigen oft vorhanden sind (Geschwindigkeit der Höhenexposition, Flüssigkeitsmangel, Kalorienmangel, Kälte und objektive Höhe) [7].

Differenzialdiagnostisch sind im Rahmen von Bewusstseinsveränderung beim Höhenbergsteigen immer ein Höhenhirnödem (HACE) und eine höhenindizierte Psychose abzuklären (s. Kap. 39). Da das HACE mit hoher Mortalität einhergeht, reicht allein der Verdacht, um Behandlungen einzuleiten – so lange bis das Gegenteil bewiesen ist. Auch beim HACE kommt es zu einer Bewusstseinseinschränkung. Allerdings steht hier die neurologische und motorische Komponente mit Ataxie, Kopfschmerzen, Übelkeit, Erbrechen sowie Apathie im Vordergrund [8]. Die höheninduzierte Psychose kann differenzialdiagnostisch durch die meist unauffälligen kognitiven Funktionen sowie die fehlende neurologische Symptomatik abgegrenzt werden.

Die im Folgenden benannte Symptomatik hilft der Differenzierung des Delirs von dem bereits genannten HACE, der höheninduzierten Psychose sowie der akuten Bergkrankheit.

Beim Delir ändert sich die psychische Verfassung plötzlich und ist v. a. gekennzeichnet durch eine verkürzte Aufmerksamkeitsspanne, desorganisiertes Denken und Agitation. Durch das plötzliche Auftreten sowie größtenteils die fehlenden Kopfschmerzen, aber auch das Fehlen von Übelkeit und Erbrechen kann es unterschieden werden von:

- der akuten Bergkrankheit (acute mountain sickness, AMS) mit einer Latenzzeit von 4 bis 24 Stunden (Leitsymptome: starke Kopfschmerzen, Erbrechen, Ataxie, Apathie) und
- dem Höhenhirnödem (high altitude cerebral edema; HACE), dessen Symptomatik eine Steigerung der AMS-Symptome darstellt [8].

Eine Unterscheidung zur Psychose kann u.a. dadurch vorgenommen werden, dass das Delir plötzlich und fluktuierend auftritt und das Bewusstsein (Aufmerksamkeit, Vigilanz und Orientierung) gestört ist. Die Psychose entwickelt sich gleichmäßiger [9]; (s. Kap. 17).

14.4 Delirien im Ausdauersport

Im Bereich des Ausdauersports kommt es häufig zu großen Verschiebungen von Flüssigkeitsvolumen und damit einhergehend zu Elektrolytverschiebungen. In diesem Zusammenhang ist als delirogener Faktor die Dehydration (großer Verlust extrazellulärer Flüssigkeit) zu nennen. Im Bereich des extremen Ausdauersports (Ultramarathon, Ironman etc.) ist es aufgrund der sportlichen Vorgaben kaum möglich, den Flüssigkeitsverlust adäquat auszugleichen. Durch zusätzliche äußere Bedingungen wie große Hitze oder Luftfeuchtigkeit kann dieser sogar noch verstärkt werden [10]. Aufgrund der Elektrolytverschiebungen (z.B. Hyponatriämie [11]) kann ein Delir ausgelöst werden. Ein weiterer Faktor, welcher im extremen Ausdauersport eine entscheidende Rolle spielt, ist der Zucker-Haushalt. Sowohl eine Hyper-, aber v.a. eine Hypoglykämie kann dabei zur Genese eines Delirs beitragen. Des Weiteren können Delirien nach einem Hitzschlag auftreten. In diesem Fall ist meist, aber nicht immer, die Körpertemperatur auf über 40°C erhöht [12]. Ein Hitzschlag kann bei hohen Umgebungstemperaturen oder während starker körperlicher Belastung entstehen. Leitsymptom ist eine Dysfunktion des Zentralnervensystems, welche primär durch eine Veränderung im psychischen Status (plötzlich verkürzte Aufmerksamkeitsspanne, desorganisiertes Denken und Agitation) erkennbar wird. Betroffene Personengruppen sind im Leistungssport z.B. Triathleten und Marathonläufer.

14.5 Delirien im Kampfsport

Kampfsportler sowie Sportler anderer Kontakt- und kampfbetonten Mannschaftssportarten (z.B. American Football, Rugby, Eishockey) weisen sowohl im Rahmen eines akuten Kopftraumas als auch rezdivierender Kopftraumata über längere Zeit ein erhöhtes Risiko für die Entwicklung eines Delirs auf (s. Kap. 13). Das weit verbreitete Diagnoseinstrument zur Concussion, das SCAT5 beurteilt auch Symptome, welche auf ein Delir hinweisen wie Verwirrtheit, Konzentrations- und Gedächtnisstörungen. Zudem kann nach dem Erwachen aus initaler Bewusstlosigkeit im Falle eines schweren Hirntraumas mit Kontusionssyndrom ein Delir auftreten [3].

14.6 Delirien und Doping

Anabole androgene Steroide (AAS) werden eingesetzt, um Leistungen zu steigern, Muskelmasse zu gewinnen und Fettmasse zu reduzieren. Im Rahmen von Langzeitmissbrauch kann es zu mannigfaltigen psychischen Nebenwirkungen kommen, wie z.B. Manie, Aggression, Agitation und Unruhe, erhöhter Libido, Stimmungsschwankungen sowie Delir (s. Kap. 16). Weitere im Doping häufig verwendete Substanzen, welche die Gefahr der Entwicklung eines Delirs bergen, sind Diuretika. Diese werden eingesetzt, um einerseits die Einnahme von nicht zugelassenen Substanzen zu verschleiern und andererseits um die Körperflüssigkeit zu reduzieren (z.B. um Gewichtsklassen einzuhalten, Muskeln im Bodybuilding definierter aussehen zu lassen). In diesem Rahmen kann es zu einer deutlichen Abnahme des Extrazellulärvolumens und zu einer Elektrolytverschiebung kommen. Beide Faktoren begünstigen die Entstehung eines Delirs.

14.7 Therapie

Eine Therapie sollte in folgender Reihenfolge geplant werden:

1) Identifikation möglicher Ursachen für eine kausale Therapie (Trauma, Infektionen, Stoffwechselstörungen, auch Schmerzen oder Nebenwirkungen von Medikamenten, Sauerstoffmangel, Elektrolytverschiebung, Flüssigkeitsmangel, Hitzschlag, Konsum psychoaktiver Substanzen), z.B. Therapie der Hypoglykämie durch Gabe von Glukose, oral oder intravenös (wenn der Patient nicht schlucken kann), bei Hyponaträmie Korrektur des Natriumdefizits, aufgrund der möglichen Komplikation einer zentralen pontinen Myelinolyse sowie einer intrazellulären Dehydratation langsam und engmaschig kontrolliert. Hinsichtlich der kausalen Therapien ist zu berücksichtigen, dass diese vielfach eines intensivmedizinischen Settings bedürfen.
2) Nicht medikamentöse Therapie in Form von Reizabschirmung, Förderung der Orientierung, Herstellen des Realitätsbezugs, klare und ruhige Sprache, wiederholtes Ansprechen. Externe Reizüberflutung sollte ebenso wie ein hoher Lautstärkepegel vermieden werden [13].
3) Die medikamentöse Therapie ist auf jeden Fall Mittel der Wahl im Falle eines hyperaktiven Delirs mit Agitation und dadurch Selbst- oder Fremdgefährdung [14].

Medikamentöse Therapie des Delirs: Die S2k Leitlinie empfiehlt eine zeitnahe symptomorientierte Therapie des Delirs [15]. Zur Behandlung der produktiv psychotischen Symptome werden Haloperidol, Olanzapin und Risperidon empfohlen, wobei Haloperidol nach wie vor der „Goldstandard" ist. Für die sympathische Hyperaktivität können Beta-Blocker und Alpha-2-Agonisten eingesetzt werden.

Der Einsatz von Benzodiazepinen wird derzeit widersprüchlich diskutiert. Einerseits zeigten zahlreiche Metaanalysen eine Wirksamkeit von kurzwirksamen Benzodiazepinen zur Therapie der Agitation, andererseits weisen klinische Studien auf einen potenziell prodelirogenen Efffekt von Lorazepam hin [1].

Therapie des Delirs im Bergsport: Bei der Therapie eines akuten Delirs im Alpinsport sollten immer die Umgebungsbedingungen (Abstiegsmöglichkeiten und -bedingungen, Manpower vor Ort, Möglichkeit der Flugrettung) beachtet werden. Im primären Versorgungssetting sind zudem die einzusetzenden Psychopharmaka nur eingeschränkt verfügbar. Meist stehen im Rahmen der alpinen Notfallversorgung – sei es bei terrestrischen Rettungsaktionen, sei es bei einer Flugrettung – nur Benzodiazepine zur Verfügung. Nicht medikamentöse Therapien (klare und ruhige Sprache, Herstellen des Realitätsbezugs, wiederholtes Ansprechen, Reizabschirmung, Förderung der Orientierung) können versucht werden. Aufgrund des meist notwendigen zügigen Abtransports bzw. der raschen Bergung und entsprechend deutlicher Reizüberflutung sind diese Therapien nur bedingt anwendbar. Bei akutem Delir mit massiver Agitation und absolut fehlender Kooperation muss zudem auf eine tiefe Sedierung mit z.B. Ketamin intranasal, intramuskulär oder intravenös zurückgegriffen werden. Eine Sedierung von agitierten Patienten mit Ketamin hat im prähospitalen Bereich nicht selten eine Intubation zur Folge [16]. Ein massiv agitierter Patient kann gerade im Setting der Flugrettung zum Risiko für Mannschaft und Maschine (z.B. ausgeschlagene Fenster) werden. Deshalb muss bereits initial zur Sedierung, teils sogar eine Intubation vorgenommen werden.

14.8 Prävention

Eine Delir-Prävention ist im Rahmen von Leistungssport stark von Umgebungsfaktoren abhängig. Sie entspricht in erster Linie der raschen oder auch kontinuierlichen Anpassung körperlicher Veränderungen an die zu erbringende Leistung und Situation (z.B. ausreichende Flüssigkeits- und Elektrolytzufuhr bei starkem Flüssigkeitsverlust, Akklimatisierung beim Aufstieg in große Höhen ab ca. 2500 m ü.d.M.).

Literatur

1. Messer T, Pajonk F-GB, Schmauß M. Die S2k-Leitlinie Notfallpsychiatrie. Fortschr Neurol Psychiatr. 2018;86(12):742–3. https://doi.org/10.1055/a-0736-2084
2. Hüfner K, Brugger H, Kuster E, Dunsser F, Stawinoga AE, Turner R, et al. Isolated psychosis during exposure to very high and extreme altitude - characterisation of a new medical entity. Psychol Med. 2018;48(11):1872–9. https://doi.org/10.1017/S0033291717003397
3. Poeck K, Hacke W. Neurologie. Berlin, Heidelberg: Springer; 2011.
4. Bickel H. Deutsche Version der Confusion Assessment Method (CAM) zur Diagnose eines Delirs. Psychosomatik und Konsiliarpsychiatrie. 2007;1(3):224–8. https://doi.org/10.1007/s11800-007-0041-9
5. Inouye SK, Kosar CM, Tommet D, Schmitt EM, Puelle MR, Saczynski JS, et al. The CAM-S: Development and Validation of a New Scoring System for Delirium Severity in 2 Cohorts. Annals of Internal Medicine. 2014;160(8):526–33. https://doi.org/10.7326/M13-1927
6. Wilson MH, Newman S, Imray CH. The cerebral effects of ascent to high altitudes. Lancet Neurol. 2009;8(2):175–91. https://doi.org/10.1016/S1474-4422(09)70014-6
7. Hackett PH, Hargrove J. Chapter 216 - High-Altitude Medical Problems. In: Tintinalli JE, Stapczynski JS, Ma OJ, Cline DM, Cydulka RK, Meckler GD, et al., editors. Tintinalli's Emergency Medicine: A Comprehensive Study Guide. 7th ed. New York, NY: The McGraw-Hill Companies; 2011. pp. 1403–10.
8. Basnyat B. Neurological Conditions at Altitude That Fall Outside the Usual Definition of Altitude Sickness. High Altitude Medicine & Biology. 2004;5(2):171–9. https://doi.org/10.1089/1527029041352126
9. Basnyat B, Spinger M. Seizures and delirium in a trekker: the consequences of excessive water drinking? Wilderness & Environmental Medicine. 2000;11(1): 69–70. https://doi.org/10.1580/1080-6032(2000)011[0069:LTTE]2.3.CO;2
10. Fishbain DA, Goldberg M. Delirium in runners. Am J Psychiatry. 1989;146(2):277. https://doi.org/10.1176/ajp.146.2.277
11. Basnyat B, Sleggs J, Spinger M. Seizures and delirium in a trekker: the consequences of excessive water drinking? Wilderness Environ Med. 2000;11(1):69–70. https://doi.org/10.1580/1080-6032(2000)011[0069:LTTE]2.3.CO;2
12. Leon LR, Helwig BG. Heat stroke: role of the systemic inflammatory response. J Appl Physiol (1985). 2010;109(6):1980–8. https://doi.org/10.1152/japplphysiol.00301.2010
13. Hobohm C, Michalski D. Der verwirrte Patient - ein Notfall? Allgemeinarzt 2010;16: 34–36.
14. Bourne RS, Tahir TA, Borthwick M, Sampson EL. Drug treatment of delirium: Past, present and future. Journal of Psychosomatic Research. 2008;65(3):273–82. https://doi.org/10.1016/j.jpsychores.2008.05.025
15. Martin J, Heymann A, Bäsell K, et al. S3-Leitlinie Analgesie, Sedierung und Delirmanagement in der Intensivmedizin. DAS-Leitlinie 2015. 2015;Stand: 08/2015.
16. Mankowitz SL, Regenberg P, Kaldan J, Cole JB. Ketamine for Rapid Sedation of Agitated Patients in the Prehospital and Emergency Department Settings: A Systematic Review and Proportional Meta-Analysis. The Journal of Emergency Medicine. 2018;55(5):670–81. https://doi.org/10.1016/j.jemermed.2018.07.017

15 Substanzgebrauch und Substanzgebrauchsstörungen

Jan Exner, Marcus Herdener, Jan Conradi

Psychische und Verhaltensstörungen durch psychotrope Substanzen, abgekürzt auch Substanzgebrauchsstörungen genannt, bezeichnen schädliche Konsummuster einer oder mehrerer psychotroper Substanzen mit Abhängigkeitspotenzial. Unter diesem Oberbegriff ist eine Vielzahl von Störungen unterschiedlichen Schweregrads und mit differierenden klinischen Erscheinungsbildern zusammengefasst. Zu den psychotropen Substanzen gehören Freizeit- und Genussdrogen, verschreibungspflichtige Medikamente und illegale Substanzen. Die ICD-Klassifikation unterscheidet neun übergeordnete Substanzklassen und bietet zudem die Möglichkeit, chaotischen und wahllosen Mischkonsum gesondert zu klassifizieren [1]. Einige Stoffgruppen umfassen nur Einzelsubstanzen (z. B. Alkohol, Kokain oder Tabak), in anderen sind verschiedene Substanzen subsummiert (beispielsweise bei den Opioiden, Cannabinoiden oder Sedativa). Die ersten drei Stellen des ICD-Codes bezeichnen die Substanz, die vierte Stelle spezifiziert das durch diese verursachte klinische Syndrom. Es werden u. a. die akute Intoxikation, schädlicher Gebrauch, Abhängigkeits- und Entzugssyndrome (letztere gegebenenfalls mit Delir) und psychotische Störungen unterschieden (s. Kap. 14, Kap. 17).

15.1 Diagnostik und Symptomatologie

Das „Abhängigkeitssyndrom" summiert verschiedene Kennzeichen in Verhalten, Kognition und Physis, welche nach wiederholtem Gebrauch von Substanzen mit Abhängigkeitspotenzial auftreten können. Gemäß ICD-System sollte die Diagnose einer Substanzabhängigkeit nur gestellt werden, wenn während des letzten Jahres für mindestens einen Monat drei oder mehr der folgenden Kriterien erfüllt waren:

1) starker Wunsch (Craving) mit zwanghaftem Charakter zum Konsum psychotroper Substanzen;
2) herabgesetzte Kontrollfähigkeit hinsichtlich Frequenz und Menge des Konsums;
3) Auftreten körperlicher Entzugssymptome bei Sistieren oder Reduktion des Substanzgebrauchs;
4) Toleranzentwicklung für die jeweilige Substanz mit der Notwendigkeit höherer Dosen zum Erreichen psychotroper Wirkung;
5) konsumbedingte Vernachlässigung oder Aufgabe anderer Interessen;
6) Fortführung des Substanzkonsums trotz Wissens um eindeutig vorliegende negative Effekte.

Die wichtigsten Kodierungen der Stelle 4 sind x.1 = schädlicher Gebrauch und x.2 = Abhängigkeitssyndrom. „Schädlicher Gebrauch" bezeichnet einen zu körperlicher oder psychischer Gesundheitsschädigung führenden Konsum psychotroper Substanzen. Als Zeitrahmen wird ein mindestens vierwöchiger oder innerhalb eines Jahres wiederholt auftretender „schädlicher Gebrauch" zugrunde gelegt. Für die Diagnosestellung ist eine tatsächlich vorliegende psychische oder körperliche Gesundheitsschädigung des Konsumenten erforderlich. Die Missbilligung einer Substanz oder deren Konsum durch andere Personen oder die Gesellschaft stellen ebenso wie mögliche soziale Negativfolgen keinen hinreichenden Beleg für einen vorliegenden Substanzmissbrauch dar. Auch eine alleinige „akute Intoxikation“ beweist nicht den für die Diagnosestellung erforderlichen Gesundheitsschaden. Ein schädlicher Gebrauch von nicht abhängigkeitserzeugenden Substanzen wird unter der ICD-Ziffer F55 kodiert.

Im DSM-5 werden mit der Diagnose der Substanzgebrauchsstörung (substance use disorder) der schädliche Substanzgebrauch (substance abuse) und die Abhängigkeitserkrankung (substance dependence) zusammengefasst [2]. Unter einer Substanzgebrauchsstörung wird ein Zustandsbild verstanden, bei dem der Gebrauch von einer (oder mehrerer) Substanzen zu einer klinisch signifikanten Beeinträchtigung oder zu einem Leidensdruck führt. Je nach Anzahl der erfüllten Kriterien wird hierbei zwischen einer leichten, mittelgradigen oder schweren Substanzgebrauchsstörung unterschieden. Nach den Kriterien von DSM-5 gilt beim Auftreten von zwei Merkmalen innerhalb eines Jahres die Diagnose einer Substanzgebrauchsstörung als erfüllt. Der Schweregrad der Symptomatik ergibt sich aus der Anzahl der erfüllten Kriterien, wobei bei zwei bis drei vorliegenden Merkmalen von einer moderaten und ab vier Punkten von einer schweren Substanzgebrauchsstörung ausgegangen wird:

- wiederholter Konsum, der zu einem Versagen bei der Erfüllung wichtiger Verpflichtungen bei der Arbeit, in der Schule oder zu Hause führt;
- wiederholter Konsum in Situationen, in denen es aufgrund des Konsums zu einer körperlichen Gefährdung kommen kann;
- wiederholter Konsum trotz ständiger oder wiederholter sozialer oder zwischenmenschlicher Probleme;
- Toleranzentwicklung, gekennzeichnet durch Dosissteigerung oder verminderte Wirkung;
- Entzugssymptome oder deren Vermeidung durch Substanzkonsum;
- Konsum länger oder in größeren Mengen als geplant (Kontrollverlust);
- anhaltender Wunsch oder erfolglose Versuche der Kontrolle;
- hoher Zeitaufwand für Beschaffung und Konsum der Substanz sowie Erholen von der Wirkung;
- Aufgabe oder Reduzierung von Aktivitäten zugunsten des Substanzkonsums;
- fortgesetzter Gebrauch trotz Kenntnis von körperlichen oder psychischen Beschwerden;
- Craving, starkes Verlangen oder Drang die Substanz zu konsumieren.

15.2 Therapie und Komorbiditäten

Die Behandlung von Substanzgebrauchsstörungen ist komplex und multimodal.

Abhängigkeitserkrankungen sind häufig mit weiteren komorbiden psychischen Erkrankungen wie Depressionen, Angsterkrankungen, Trauma-Folgestörungen, Psychosen und ADHS assoziiert [3]; (s. Teil V). Solche Dualdiagnosen beeinflussen sich reziprok und erfordern die integrierte, erkrankungsspezifische Behandlung aller vorliegender Krankheitsbilder. Eine ausführliche Darstellung verfügbarer Therapiekonzepte würde über den Rahmen des vorliegenden Kapitels hinausgehen, sodass wir an dieser Stelle auf die entsprechenden Leitlinien und Lehrbücher verweisen [4, 5]. Die Therapie vereint psychotherapeutische, pharmakologische und sozialpsychiatrische Aspekte. Je nach konsumierter Substanz besteht zudem die Möglichkeit einer Substitutionstherapie [6, 7]. Der Aufklärung über mögliche negative Effekte und Risiken von Substanzkonsum und somit der Prävention von Substanzgebrauchsstörungen kommt sowohl für den einzelnen Konsumenten als auch gesamtgesellschaftlich eine große Bedeutung zu [8, 9].

15.3 Epidemiologie

Die Prävalenz diagnostizierbarer Substanzgebrauchsstörungen bei Leistungssportlern ist ebenso wie die Häufigkeit weiterer psychischer Erkrankungen Gegenstand von Diskussionen [10]; (s. Kap. 3, Kap. 4). Die hohen psychischen und körperlichen Anforderungen einer Sportkarriere können eine gesteigerte Vulnerabilität für psychische Erkrankungen und Risikoverhalten bedingen [11]. Die Konsumraten psychotroper Substanzen und damit assoziierter Substanzgebrauchsstörungen sind in der Allgemeinbevölkerung unter 18- bis 29-Jährigen im Vergleich zu anderen Altersgruppen erhöht. Der Karrierezeitraum der meisten Sportarten fällt in diese Altersspanne [12]. Studien zeigten, dass Leistungssportler vergleichsweise selten professionelle Unterstützung bei psychischen Belastungen suchen, wobei als Gründe u. a. Angst vor Stigmatisierung, die Wahrnehmung psychischer Beschwerden als Zeichen von Schwäche und ein begrenztes Wissen über die Genese psychischer Erkrankungen und psychosozialer Belastungsfaktoren angeführt wurden [13, 14]; (s. Kap. 3).

Hinsichtlich des Substanzgebrauchs im Leistungssport sind ein Konsum, der primär auf psychotrope Effekte abzielt, und die Verwendung leistungssteigernder Substanzen (Doping) zu unterscheiden (s. Kap. 16). Der in der englischsprachigen Literatur gebräuchliche Ausdruck „recreational drug use" lässt sich am ehesten mit „Konsum von Drogen im Freizeitsetting" übersetzen. Zu den häufig verwendeten sogenannten Freizeitdrogen zählen u. a. Cannabinoide, Kokain, MDMA (Ecstasy) und Amphetamine. Die (in den meisten Staaten) legalen Substanzen Alkohol und Tabak werden allgemein als Genussmittel bezeichnet. Zudem besitzen verschiedene Medikamentenklassen psychoaktive Effekte. Die Trennung von primär auf psychotrope Wirkung abzielendem und leistungssteigerndem Substanzgebrauch ist nicht immer eindeutig möglich: So können einerseits auch psychotrope Substanzen von Sportlern für einen (subjektiven) Erhalt oder Steigerung der Leistungsfähigkeit konsumiert werden und andererseits Dopingsubstanzen psychotrope Nebenwirkungen besitzen.

Kenntnisse zum Substanzgebrauch von Leistungssportlern stammen vorrangig aus Fragebogenstudien und Dopingkontrollen. Dopingtests werden von den nationalen Anti-Doping-Organisationen und verschiedenen Sportverbänden durchgeführt (s. Kap. 11). Die jährlich durch die WADA publizierte Liste verbotener Substanzen und Methoden listet auch primär psychotrope Substanzen auf. Leistungssteigernde Substanzen sind allzeit verboten. Der Gebrauch von Stimulanzien, hochpotenten Opioiden und Cannabinoiden ist zu Wettkampfzeiten verboten, außerhalb der Saison und in Trainingsphasen gestattet [15]. Hiervon unabhängig bestehen länderspezifische Gesetzgebungen zum Erwerb und Konsum der genannten Substanzen. Alkohol wurde im Jahr 2018 von der WADA-Liste gestrichen, während Nikotin in einem Monitoring-Programm auf mögliche missbräuchliche Verwendung im Leistungssport überprüft wird [16]. Die von der WADA während Wettkämpfen verbotenen Substanzen werden selten in offiziellen Dopingkontrollen nachgewiesen: So fanden sich in den vergangenen Jahren im Schnitt nur in einer von 400 Proben Stimulanzien, Opioide oder Cannabinoide [17]. Das Testsystem weist allerdings v. a. im Nachwuchsbereich teils gravierende Lücken auf und erlaubt keine Aussagen zu Konsumgründen und -mustern der getesteten Sportler. Der in Fragebogenstudien durch Sportler deklarierte Eigenkonsum von Genussmitteln und Freizeitdrogen ist häufiger als in Dopingkontrollen nachgewiesen [18]. Angaben zum beobachteten oder vermuteten Substanzgebrauch anderer Leistungssportler liegen nochmals höher [19]. Bei illegalen Substanzen und im Grenzbereich zur Leistungssteigerung wird eine deutliche Untererfassung bei Selbstdeklaration angenommen. Es besteht offensichtlich eine Diskrepanz zwischen den Ergebnissen von Fragebogenstudien und Dopingkontrollen, wobei beide Erhebungsmethoden Einschränkungen unterliegen. Nur wenige Studien kombinierten bisher die genannten Erhebungsformate oder explorierten weiterführend in semistrukturierten Interviews Ursachen und Dynamiken von Substanzkonsum bei Leistungssportlern [20, 21, 22]. Ein Publikwerden oder die Überführung in Dopingkontrollen können für den Athleten gravierende Konsequenzen in Form von Sanktionen, Suspendierungen oder dem Verlust von Sportförderung und Sponsoring bedeuten.

15.4 Ätiopathogenese

Verschiedene Erklärungsansätze für den Gebrauch psychotroper Substanzen durch Leistungssportler werden diskutiert. Neben Konsumgründen, die denen der gleichaltrigen Allgemeinbevölkerung entsprechen, werden auch spezifische kausale und Risikofaktoren erwogen. So belegen Metaanalysen mehr als hundert spezifische Stressoren, welchen Leistungssportler im Karriereverlauf ausgesetzt sein können [23]. In einem hochkompetitiven Umfeld müssen sie u.a. Leistungsdruck, eingeschränkte soziale Unterstützung, die Trennung von Familie und Freunden, spezielle Gruppendynamiken sowie etwaige Verletzungen und Schmerzen bewältigen [24, 25]. Der mögliche Einfluss des umgebenden Netzwerks aus Familie, anderen Sportlern, Trainern und Mitgliedern des Betreuungsstabs auf den Substanzgebrauch eines Sportlers ist Gegenstand aktueller Diskussionen, da sowohl konsumfördernde, als auch protektive Aspekte beschrieben wurden [26, 27]. Die Beendigung einer Sportkarriere stellt nachgewiesenermaßen einen relevanten Risikofaktor für erhöhten Substanzkonsum dar, insbesondere wenn das Karriereende vorzeitig oder verletzungsbedingt erfolgte [28]. Bei Nachwuchsleistungssportlern wurde ein häufigeres Hochrisikoverhalten und partiell dysfunktionale Copingstrategien bei psychosozialen Belastungen beschrieben [29]. Eine mögliche Assoziation vom Konsum psychotroper Substanzen und hieraus entstehender Substanzstörungen mit anderen psychiatrischen Komorbiditäten bei Leistungssportlern sind noch nicht weiterführend untersucht worden. Auch zur Prävalenz von diagnostizierbaren psychischen und Verhaltensstörungen durch psychotrope Substanzen gemäß ICD- oder DSM-System liegen aktuell noch wenige wissenschaftliche Daten vor. Es besteht diesbezüglich ein großer Bedarf an weiterer Forschung.

15.5 Substanzen

Nikotin: Nikotin ist eine der weitverbreitetsten psychoaktiven Substanzen weltweit. Es wird aus der Tabakpflanze für verschiedene Konsumformen gewonnen. Nikotin besitzt sowohl stimulierende als auch relaxierende Eigenschaften und ein hohes Abhängigkeitspotenzial [30]. Grundsätzlich werden brennbare und rauchlose Tabakprodukte unterschieden. Am häufigsten wird Nikotin inhalativ als Tabakrauch konsumiert. Seit den 2000er Jahren finden sogenannte E-Zigaretten zunehmende Verbreitung. Durch Erhitzen einer nikotinhaltigen Flüssigkeit erzeugen sie ein inhalierbares Aerosol. Rauchloser Tabak umfasst trockenen Schnupftabak, feuchten Kautabak und Snus. Als Snus wird speziell prozessierter Tabak bezeichnet, der meist in Zellulosesäckchen hinter Ober- oder Unterlippe geschoben wird. Nikotinersatzprodukte sind u.a. als Kaugummi, transdermale Pflaster und Inhalatoren erhältlich. Orale Tabakformen enthalten unterschiedliche Mengen an Nikotin, welche die Werte von inhalativem Tabakkonsum erreichen können und besitzen ebenfalls ein relevantes Abhängigkeitspotenzial. Trotz Fehlens bestimmter schädlicher Elemente von Tabakrauch birgt auch der Konsum von rauchlosem Tabak gesundheitliche Risiken. So wurden in rauchlosen Tabakprodukten karzinogene und schleimhautschädigende Substanzen nachgewiesen [31]. Rauchlose Tabakprodukte können zudem einen Einstieg für späteres Zigarettenrauchen darstellen [32]. Im Vergleich zur Allgemeinbevölkerung sind die Raten inhalativen Tabakkonsums unter Leistungssportlern signifikant geringer, wobei als Hauptgrund negative kardiopulmonale Effekte angeführt werden [33]. Die Zahl täglicher Raucher ist gemäß den Angaben in Fragebogenstudien sehr gering, in Ausdauersportarten fast inexistent. Es bestehen allerdings deutliche Hinweise für einen weitverbreiteten Gebrauch anderer nikotinhaltiger Produkte bei Leistungssportlern. Kau- und Spucktabak sind v. a. in US-amerikanischen Profiligen seit den 1970er Jahren unter Sportlern populär. So konsumieren jüngeren Schätzungen zufolge bis zu einem Drittel der aktiven Profis der Major League Baseball (MLB) regelmäßig rauchlosen Tabak, teilweise auch öffentlich während des Spiels [34]. Außerhalb der USA scheint Snus ein bei Sportlern weit verbreitetes nikotinhaltiges Produkt zu sein, wohingegen seine Konsumraten in der Allgemeinbevölkerung gering sind [35, 36]. Während der Eishockey-Weltmeisterschaft 2009 durchgeführte Urinanalysen zeigten bei fast der Hälfte aller getesteten Sportlern Nikotinwerte, die eine aktive Nikotinaufnahme kurz vor oder während des Spiels nahelegten [37]. In Folge durchgeführte Studien mit Athleten verschiedener Sportarten bezifferten den aktiven Gebrauch von nikotinhaltigen Produkten disziplinübergreifend auf 15 %, wobei die Konsumrate in manchen Kraft- und Wintersportdisziplinen mehr als 50 % betrug [38]. Obwohl Leistungssportler regelmäßig positive psychische und körperliche Effekte von Nikotin berichten, konnte eine körperliche leistungssteigernde Wirkung in Studien bisher nicht objektiviert werden [39]. Die kurzzeitig stimulierende Wirkung auf kognitive Prozesse hingegen ist klar belegt [40].

Cannabis: Hanf (Cannabis) ist eine Pflanzengattung, welche als Nutz- und Zierpflanze angebaut wird. Die Cannabisprodukte Marihuana (getrocknete Blüten weiblicher Pflanzen) und Haschisch (gepresstes Pflanzenharz) besitzen berauschende Wirkung, mit Tetrahydrocannabinol (THC) als primärem psychoaktivem Bestandteil. Cannabis wird als Rausch- und Arzneimittel verwendet. Es kann inhalativ als Rauch oder Dampf konsumiert werden, oral in Nahrung oder als Extrakt. Cannabis ist die weltweit am häufigsten konsumierte illegale Substanz. Schätzungen zufolge konsumieren zwischen 2.7 % und 4.9 % der Weltbevölkerung mindestens einmal jährlich Cannabis [41]. Regelmäßiger Cannabiskonsum besitzt hierbei ein relevantes Abhängigkeitspotenzial. Die juristische Beurteilung von Cannabis variiert deutlich zwischen Staaten, wobei teilweise eine weiterführende Unterscheidung von medizinischem und Freizeitgebrauch vorgenommen wird. In den meisten Ländern sind der Anbau, Besitz und Verkauf von THC-haltigen Cannabisprodukten verboten. Im Zuge der zunehmenden Drogenliberalisierung in der westlichen Welt besteht eine Tendenz zur Dekriminalisierung und teilweisen Legalisierung von Cannabis, vorrangig für den medizinischen Gebrauch, aber auch als Rauschmittel [42]. Cannabis und cannabisähnliche Substanzen (Cannabinoide) finden als Arzneimittel vorwiegend Verwendung bei der Behandlung chronischer Schmerzzustände, durch neurologische Erkrankungen verursachten Muskelspastiken sowie Nausea und Appetitverlust während Chemotherapien. Die empirische Wirksamkeit von medizinischen Cannabisprodukten bedarf neben zahlreichen positiven Erfahrungsberichten noch weiterer Belege durch randomisiert kontrollierte Studien im Sinne der evidenzbasierten Medizin [43]. Die psychoaktiven Effekte von Cannabis umfassen ein Gefühl der Entspannung, Euphorie („high" oder „bekifft" sein), Bewusstseinsverschiebungen und veränderte Sinneswahrnehmungen. Epidemiologisch wurde eine positive Korrelation von Cannabiskonsum und der Wahrscheinlichkeit einer Psychoseentwicklung gezeigt, wobei die Kausalität noch nicht abschließend geklärt ist [44]. Gemäß den Resultaten von WADA-Dopingtests ist Cannabiskonsum unter Leistungssportlern selten. Es scheinen hierbei keine signifikanten Unterschiede zwischen Wettkampf- und Trainingsphasen zu bestehen. Im Gegensatz dazu deuten die Angaben in Fragebogenstudien auf einen deutlich häufigeren Gebrauch hin, wobei eine ausgeprägte Varianz der angegebenen Konsumraten besteht. Am häufigsten wurde Konsum von US-amerikanischen Collegesportlern angegeben, sodass von gebrauchfördernden Gruppendynamiken im universitären Setting auszugehen ist [45]. Zudem wurde bei diesen Sportlern eine positive Korrelation des Gebrauchs von Cannabis und weiteren psychoaktiven sowie leistungssteigernden Substanzen belegt [46]. Außerhalb der USA wird von Cannabiskonsum v. a. in Winter- und Mannschaftssportarten berichtet, seltener hingegen im Ausdauersport [47]. Generell scheint Cannabis unter Leistungssportlern weniger verbreitet zu sein als in der gleichaltrigen Allgemeinbevölkerung. Studien zeigten eine Assoziation von depressiven Zustandsbildern, psychosozialen Belastungen und erhöhtem Stresslevel mit dem Gebrauch von Cannabis bei Sportlern [48]. Trotz bestehender Evidenz für eine Beeinträchtigung psychomotorischer Fertigkeiten und Kognitivfunktionen unter Cannabiskonsum, berichten manche Sportler von positiven Effekten auf ihre Leistungsfähigkeit. Diese leistungssteigernde Wirkung von Cannabis konnte in Studien allerdings nicht objektiviert werden [49]. Im Zuge der zunehmenden Legalisierung und Destigmatisierung von Cannabis wurde in der jüngeren Vergangenheit vermehrt dessen Gebrauch von Sportlern in Kontaktsportarten als Analgetikum und bei traumatischen Kopfverletzungen beschrieben. Begleitet werden diese Berichte von Forderungen an die Sportverbände, ihr Regelwerk anzupassen und Cannabis für eine medizinische Verwendung freizugeben. Möglicherweise könnte dies zu rückläufigen Verschreibungen von Opioid-Analgetika führen und eine Option bei der Therapie traumatischer Kopfverletzungen darstellen.

Opioide: Opioide ist die Sammelbezeichnung für natürliche, aus Opium gewonnene oder (halb)synthetische Wirkstoffe, die über eine Bindung an endogene Opioidrezeptoren im zentralen und peripheren Nervensystem analgetische, anästhetische und psychotrope Eigenschaften besitzen. Medizinische Hauptindikation für den Gebrauch von Opioiden ist die Analgesie, wobei sie auch in der Behandlung persistierenden Hustens und der Substitutionstherapie bei Opiatabhängigkeit Anwendung finden. Opioide sind als Arzneimittel u. a. in Form von Tabletten, Tropfen, Injektionen und transdermalen Pflastern verfügbar. Es werden sowohl verschreibungspflichtige als auch illegale Opiate (Heroin, Opium) zu psychotropen Zwecken konsumiert. Die Zahl der Heroinkonsumenten stieg in den USA und Europa in den 1970er und 1980er Jahren teils stark an, wobei der Aufbau wirksamer Substitutionsprogramme in Folge zu einem Konsumrückgang führte. In den Vereinigten Staaten nahm seit Beginn des 21. Jahrhunderts allerdings die Zahl der Drogenabhängigen und der Todesfälle im Zusammenhang mit dem Missbrauch von Opioidschmerzmitteln derart zu, dass häufig von einer Opioidkrise gesprochen wird [50]. Opioide besitzen ein sehr hohes Abhängigkeitspotenzial bei fortgesetztem oder unsachgemäßem Gebrauch. Wie nachgewiesen kann der Missbrauch verschreibungspflichtiger Opioidanalgetika einen Einstieg für den späteren Konsum von Heroin darstellen [51]. Neben der klinisch indizierten Opioideinnahme zur Analgesie können Leistungssportler Opioide primär für psychotrope Effekte konsumieren oder im Zuge einer entstehenden Substanzstörung nach (fortgesetztem) Gebrauch von initial ärztlich verschriebenen Schmerzmitteln (s. Kap. 25). Schmerzen treten bei Leistungssportlern häufig bei Verletzungen auf, können aber auch unabhängig von solchen bestehen oder nach Gewebeheilung persistieren. Trotz zahlreicher Studien zur Inzidenz verschiedener Sportverletzungen sind epidemiologische Daten zur Schmerztherapie bei Sportlern limitiert. Es wird ein weitverbreiteter Gebrauch von Analgetika im Leistungssport vermutet, wobei sich die bisherige Forschung auf Kontaktsportarten und die Verwendung nichtsteroidaler Antirheumatika fokussiert [52]. Gemäß WADA-Regelwerk ist die Anwendung hochpotenter Opioide in Wettkämpfen verboten, während niedrigpotente Opiate wie Tramadol oder Codein keinem Verbot unterliegen (s. Kap. 11). In der jüngeren Vergangenheit zeigten Dopingkontrollen eine zunehmende Verbreitung von Tramadol im Ausdauersport, vorrangig unter Radprofis. Während die WADA Tramadol noch in ihrem Monitoring-Programm führt, erfolgte durch andere Sportverbände bereits ein Verbot zu Wettkampfzeiten [53]. Ein primär auf psychotrope Effekte abzielender Opioidkonsum scheint unter Leistungssportlern selten zu sein. Studien mit amerikanischen Collegesportlern zeigten wiederholt eine häufigere Einnahme und schädlichen Gebrauch von Opioidanalgetika im Vergleich zur Allgemeinbevölkerung, wohingegen sich die Konsumraten illegaler Opiate nicht signifikant unterschieden [54, 55]. In Umfragen unter ehemaligen Sportlern aus Kontakt- und Kraftsportarten berichtete etwa die Hälfte der Befragten die Einnahme von Opioidanalgetika im Karriereverlauf und hiervon 70 % eine mindestens zeitweilig nicht verschreibungsgemäße Verwendung. Rund 7 % gaben einen fortgesetzten Opiatkonsum über das Karriereende hinaus an, was eine erhöhte Prävalenz im Vergleich zur Allgemeinbevölkerung darstellt [56]; (s. Kap. 38).

Alkohol: Alkohol stellt die global am weitesten verbreitete psychoaktive Substanz in fast allen Erwachsenen-Altersgruppen dar. Gemäß der WHO führt der schädliche Gebrauch von Alkohol weltweit zu 3 Millionen Todesfällen im Jahr und ist Kausalfaktor von mehr als 200 Krankheiten und Verletzungen [57]. Es besteht eine reziproke Korrelation zwischen Alkoholsubstanzstörungen und weiteren psychischen Erkrankungen, wobei Komorbiditäten häufig vorliegen [58]. Regelmäßiger Alkoholkonsum kann zu Abhängigkeit führen. Studien zeigten bisher einen höheren Alkoholgebrauch bei Männern, wobei sich international die Konsumraten und assoziierte -schäden zwischen den Geschlechtern zunehmend annähern. Die psychotropen Effekte von Alkohol sind abhängig vom Blutspiegel und der Geschwindigkeit dessen Veränderung, wobei eine interindividuelle Varianz besteht. Niedrigere Dosierungen besitzen enthemmende Wirkung mit erhöhtem Mitteilungsbedürfnis, höhere Blutalkoholkonzentrationen gehen mit Rauschzuständen, Ataxie, Denk- und Orientierungsstörungen sowie einer möglichen anterograden Amnesie ein. Für Alkohol wurden im sportlichen Kontext keine leistungssteigernden Effekte nachgewiesen. Kenntnisse zum Alkoholkonsum im Leistungssport stammen vorrangig aus Fragebogenstudien mit Athleten aus den Sportprogrammen amerikanischer Universitäten. Einige der Umfragen ergaben hierbei erhöhte Konsum- und Binge-Drinking-Raten in dieser Sportlerpopulation im Vergleich zur Allgemeinbevölkerung, wobei das universitäre Umfeld als deutlich konsumfördernd gewertet wurde [59, 60]. Die Übertragbarkeit der Ergebnisse auf andere Sportlergruppen ist aus diesem Grunde mutmaßlich eingeschränkt. Generell scheinen die Alkoholkonsumraten unter Leistungssportlern außerhalb der Saison und in Trainingsperioden deutlich höher als in Wettkampfzeiten zu sein. Als Konsumgründe führten befragte Sportler vorrangig soziale und der Entspannung dienende Faktoren an. Sportler benannten Alkoholkonsum teilweise aber auch als Copingmechanismus im Umgang mit Leistungsdruck, Angstzuständen und depressiven Symptomen (s. Kap. 21, Kap. 23). In Mannschaftssportarten scheinen eher konsumfördernde Dynamiken zu bestehen im Vergleich zu Einzel- und Ausdauerdisziplinen [61]. Studien mit Sportlern aus Kraft- und Kontaktsportarten zeigten ein geringes Bewusstsein für potenzielle Risiken und Schäden von Alkoholkonsum, was die Frage nach suffizienter Aufklärung und Prävention in diesem Bereich aufwirft [62]. Bei ehemaligen Leistungssportlern wurde ein höherer Alkoholkonsum nach Karriereende, nicht allerdings eine erhöhte Prävalenz assoziierter Substanzgebrauchsstörungen im Vergleich zur Allgemeinbevölkerung belegt [28, 63].

Stimulanzien: Stimulanzien bezeichnen eine heterogene Substanzgruppe, welcher zu einer Aktivitätssteigerung im zentralen und peripheren Nervensystem führt. Der Sammelbegriff umfasst sowohl Medikamente (Methylphenidat, Modafinil, Ephedrin etc.), illegale Drogen (Kokain, MDMA etc.) als auch Stoffe wie Koffein und Nikotin [64]. Die Mehrzahl der Stimulanzien besitzt sympathomimetische Effekte und führt zu einer erhöhten Dopaminfreisetzung im mesolimbischen System des Mittelhirns mit Effekten auf Motivationsbildung, Konzentration und Reaktionsgeschwindigkeit. Stimulanzien werden als verschreibungspflichtige Medikation zur Behandlung verschiedener psychiatrischer Krankheitsbilder sowie als legale oder verbotene Substanzen zur Leistungssteigerung und für psychoaktive Effekte eingenommen (s. Kap. 16). Medizinische Hauptindikation ist die Behandlung von ADHS, mit Off-Label-Use bei weiteren Erkrankungsbildern [65]; (s. Kap. 32). Verschiedene verschreibungspflichtige und illegale Stimulanzien besitzen ein relevantes Abhängigkeitspotenzial. Der Gebrauch von Stimulanzien zur Leistungssteigerung im Ausdauer- und Mannschaftssport kam verstärkt Mitte des 20. Jahrhunderts auf [66]; (s. Kap. 10). Die aktuellste Version der WADA-Verbotsliste führt inzwischen rund siebzig verbotene Stimulanzien auf (s. Kap. 11). Der Konsum von illegalen Stimulanzien wie Kokain oder MDMA (Ecstasy) scheint gemäß den Ergebnissen von Dopingkontrollen selten zu sein, wobei hierzu nur wenige Daten aus Fragebogenstudien vorliegen. Es bestehen allerdings Berichte anekdotischer Natur von Sportlern aus amerikanischen Profiligen, welche einen weitverbreiteten Kokainkonsum und ein unzureichendes Testsystem beschreiben. Während der letzten Jahrzehnte gab es eine signifikante Zunahme von Ausnahmebewilligungen für Stimulanzien bei diagnostizierter ADHS, welche es Sportlern erlauben, andernfalls verbotene verschreibungspflichtige Stimulanzien auch während Wettkämpfen einzusetzen [67]. Die Prävalenz von ADHS unter Leistungssportlern wurde noch nicht abschließend untersucht, wobei von einer mindestens ebenso hohen Rate wie in der Allgemeinbevölkerung ausgegangen wird [68]. Während der Einsatz von Stimulanzpräparaten in letzterer eine etablierte, wenn auch nicht unstrittige Behandlungsoption darstellt, wird der Gebrauch verschreibungspflichtiger Stimulanzien im Leistungssport aufgrund möglicher leistungssteigernder Effekte kontrovers diskutiert (s. Kap. 10, Kap. 34). In Fragebogenstudien zum Konsum von Stimulanzien wird von einem deutlichen Underreporting seitens der Sportler aufgrund des Grenzbereichs zur Leistungssteigerung und Illegalität ausgegangen.

Weitere psychotrope Substanzen: Kenntnisse zum Gebrauch weiterer psychoaktiver Substanzen durch Leistungssportler sind limitiert. γ-Hydroxybuttersäure (GHB) war zeitweilig eine unter Bodybuildern aufgrund angeblicher anaboler Effekte verbreitete Substanz (s. Kap. 16). Als Freizeitdroge wird es wegen seiner euphorisierenden Wirkung konsumiert. Als Arzneimittel ist GHB für die Behandlung von Narkolepsie zugelassen und wirkt positiv auf die Nachtschlafstruktur, was es für Leistungssportler potenziell attraktiv macht [69]. In Fallberichten wurde wiederholt der Gebrauch von Anxiolytika und Hypnotika, insbesondere Benzodiazepinen, durch Sportler bei Angstzuständen, Schlafstörungen und Leistungsdruck beschrieben [70, 71]. Benzodiazepine besitzen ein hohes Abhängigkeitspotenzial, falls sie ohne ärztliches Monitoring oder über längere Zeiträume eingenommen werden. Der Konsum von Partydrogen bei Leistungssportlern ist noch nicht weiterführend untersucht worden. In einigen Interviews und Zeitungsartikeln wurde der Konsum psychodelischer Substanzen (Lysergsäurediethylamid (LSD), Psilocybin etc.), teilweise auch als Microdosing, durch Leistungssportler berichtet.

Diese Schilderungen blieben bisher allerdings noch anekdotischer Natur, es fehlen wissenschaftliche Belege. Psychodelische Substanzen sind von der WADA bislang noch nicht auf ihrer Verbotsliste erfasst.

15.6 Ausblick

Gemäß den Aussagen von Fragebogenstudien ist der Konsum psychotroper Substanzen unter Leistungssportlern häufiger als die Positivergebnisse in Dopingkontrollen vermuten lassen. Einige der von Sportlern angeführten Konsumgründe und -muster deuten auf einen schädlichen und riskanten Substanzgebrauch hin. Auf Grundlage der bisherigen Forschung zu diesem Thema können allerdings nur eingeschränkt Aussagen zum Vorliegen diagnostizierbarer Substanzgebrauchsstörungen getätigt werden. Es bedarf zukünftiger Longitudinalstudien mit großen Sportlerkollektiven, welche neben der bloßen Konsummenge und -frequenz auch diagnostische Kriterien von Substanzgebrauchsstörungen erfassen. Von Bedeutung hierbei ist die Berücksichtigung verschiedener Leistungssportsysteme und Leistungssportler sowohl aus dem Nachwuchs- als auch aus dem Profibereich. Die Erfassung des Substanzgebrauchs sollte möglichst Selbstdeklaration und Urinkontrollen kombinieren, um die Limitationen der jeweiligen Erhebungsmethode zu reduzieren und einem in früheren Studien beschriebenen falschen Konsensus-Effekt vorzubeugen: So machten Sportler teilweise zu geringe Angaben hinsichtlich des eigenen Konsums und überschätzten den Substanzgebrauch anderer Sportler [19]. Die Kenntnisse zu Prävalenz und Gründen des Konsums psychotroper Substanzen im Leistungssport bilden die Grundlage für zukünftige Präventionsmaßnahmen, Screening und therapeutische Intervention potenzieller assoziierter Substanzgebrauchsstörungen. Studien belegten bei manchen Leistungssportlern ein vermindertes Risikobewusstsein für potenzielle negative Auswirkungen von Substanzkonsum auf Gesundheit und Karriere, was die Notwendigkeit präventiv-edukativer Ansätze verdeutlicht [46, 72]; (s. Kap. 42). Die Behandlung von Substanzgebrauchsstörungen bei Spitzenathleten kann eine Herausforderung darstellen, angesichts einer Tagesroutine zwischen Regeneration, Training und Wettkampf in einem hochkompetitiven Umfeld mit multiplen potenziellen Stressfaktoren. Die Entwicklung spezifischer Behandlungskonzepte ist erforderlich, um den Bedürfnissen von Leistungssportlern gerecht zu werden und um die existierende Hemmschwelle bezüglich der Inanspruchnahme psychiatrisch-psychotherapeutischer Unterstützung in dieser Klientel abzubauen.

Literatur

1. World Health Organization. ICD-10: International statistical classification of diseases and related health problems, tenth revision, 2nd ed; 2014.
2. American Psychiatric Association. Diagnostic and statistical manual of mental disorders (DSM-5®): American Psychiatric Publications; 2013. https://doi.org/10.1176/appi.books.9780890425596
3. Schuckit MA. Comorbidity between substance use disorders and psychiatric conditions. Addiction. 2006;101(s1):76–88. https://doi.org/10.1111/j.1360-0443.2006.01592.x
4. Galanter M, Kleber HD, Brady K. The American Psychiatric Publishing textbook of substance abuse treatment: American Psychiatric Publications; 2014. https://doi.org/10.1176/appi.books.9781615370030
5. Volkow ND. Principles of drug addiction treatment: A research-based guide. Darby, PA: DIANE Publishing; 2011.
6. Majić T, Gutwinski S, Müller CA, Schoofs N, Heinz A. Innovative pharmakologische Ansätze zur Behandlung von Suchterkrankungen. In: Soyka M, Batra A, Heinz A, Moggi F, Walter M, Hrsg. Suchtmedizin. München: Urban & Fischer; 2019. S. 81–90. https://doi.org/10.1016/B978-3-437-23021-9.00006-0
7. Dürsteler KM, Vogel M, Walter M. Psychotherapieforschung bei Suchterkrankungen. In:

Soyka M, Batra A, Heinz A, Moggi F, Walter M, Hrsg. Suchtmedizin. München: Urban & Fischer; 2019. S. 67–79. https://doi.org/10.1016/B978-3-437-23021-9.00005-9
8. Lim SS, Vos T, Flaxman AD, Danaei G, Shibuya K, Adair-Rohani H, et al. A comparative risk assessment of burden of disease and injury attributable to 67 risk factors and risk factor clusters in 21 regions, 1990–2010: A systematic analysis for the Global Burden of Disease Study 2010. The Lancet. 2012;380(9859):2224–60.
9. Nutt DJ, King LA, Phillips LD. Drug harms in the UK: A multicriteria decision analysis. The Lancet. 2010;376(9752):1558–65. https://doi.org/10.1016/S0140-6736(10)61462-6
10. Rice SM, Purcell R, De Silva S, Mawren D, McGorry PD, Parker AG. The mental health of elite athletes: A narrative systematic review. Sports Medicine. 2016;46(9):1333–53. https://doi.org/10.1007/s40279-016-0492-2
11. Hughes L, Leavey G. Setting the bar: Athletes and vulnerability to mental illness. British Journal of Psychiatry. 2012;200(2):95–6. https://doi.org/10.1192/bjp.bp.111.095976
12. Merikangas KR, McClair VL. Epidemiology of substance use disorders. Human Genetics. 2012;131(6):779–89. https://doi.org/10.1007/s00439-012-1168-0
13. Gulliver A, Griffiths KM, Christensen H. Barriers and facilitators to mental health help-seeking for young elite athletes: A qualitative study. BMC Psychiatry. 2012;12:157. https://doi.org/10.1186/1471-244X-12-157
14. Reardon CL, Factor RM. Sport Psychiatry. Sports Medicine. 2010;40(11):961–80. https://doi.org/10.2165/11536580-000000000-00000
15. World Anti-Doping Agency. 2019 WADA Prohibited List [Internet]. Montreal/Canada: World Anti-Doping Agency; 2019 [abgerufen am 03.10.2020]. Available from: https://www.wada-ama.org/sites/default/files/wada_2019_english_prohibited_list.pdf
16. World Anti-Doping Agency. The 2019 Monitoring Program [Internet]. Montreal/Canada: World Anti-Doping Agency; [abgerufen am 03.10.2020]. Available from: https://www.wada-ama.org/sites/default/files/wada_2019_english_monitoring_program.pdf Last accessed on October 3, 2020.
17. World Anti-Doping Agency. 2017 Anti-Doping Testing Figures. [Internet]. Montreal/Canada: World Anti-Doping Agency; [abgerufen am 03.10.2020]. Available from: https://www.wada-ama.org/sites/default/files/resources/files/2017_anti-doping_testing_figures_en_0.pdf.]
18. McDuff D, Stull T, Castaldelli-Maia JM, Hitchcock ME, Hainline B, Reardon CL. Recreational and ergogenic substance use and substance use disorders in elite athletes: a narrative review. British Journal of Sports Medicine. 2019;53(12):754. https://doi.org/10.1136/bjsports-2019-100669
19. Uvacsek M, Nepusz T, Naughton DP, Mazanov J, Ránky MZ, Petróczi A. Self-admitted behavior and perceived use of performance-enhancing vs psychoactive drugs among competitive athletes. Scandinavian Journal of Medicine & Science in Sports. 2011;21(2):224–34. https://doi.org/10.1111/j.1600-0838.2009.01041.x
20. Boardley ID, Grix J, Harkin J. Doping in team and individual sports: A qualitative investigation of moral disengagement and associated processes. Qualitative Research in Sport, Exercise and Health. 2015;7(5):698–717. https://doi.org/10.1080/2159676X.2014.992039
21. Donohue B, Pitts M, Gavrilova Y, Ayarza A, Cintron KI. A culturally sensitive approach to treating substance abuse in athletes using evidence-supported methods. Journal of Clinical Sport Psychology. 2013;7(2):98–119. https://doi.org/10.1123/jcsp.7.2.98
22. Dunn M, Thomas JO, Swift W, Burns L, Mattick RP. Drug testing in sport: The attitudes and experiences of elite athletes. International Journal of Drug Policy. 2010;21(4):330–2. https://doi.org/10.1016/j.drugpo.2009.12.005
23. Arnold R, Fletcher D. A research synthesis and taxonomic classification of the organizational stressors encountered by sport performers. Journal of Sport & Exercise Psychology. 2012;34(3):397–429. https://doi.org/10.1123/jsep.34.3.397
24. Markser VZ. Sport psychiatry and psychotherapy. Mental strains and disorders in professional sports. Challenge and answer to societal changes. European Archives of Psychiatry and Clinical Neuroscience. 2011;261(2):182.
25. Sarkar M, Fletcher D. Psychological resilience in sport performers: A review of stressors and protective factors. Journal of Sports Sciences. 2014;32(15):1419–34. https://doi.org/10.1080/02640414.2014.901551

26. Grossbard J, Hummer J, LaBrie J, Pederson E, Neighbors C. Is substance use a team sport? Attraction to team, perceived norms, and alcohol and marijuana use among male and female intercollegiate athletes. Journal of Applied Sport Psychology. 2009;21(3):247–61. https://doi.org/10.1080/10413200903019145
27. Tamminen KA, Holt NL. Adolescent athletes' learning about coping and the roles of parents and coaches. Psychology of Sport and Exercise. 2012;13(1):69–79. https://doi.org/10.1016/j.psychsport.2011.07.006
28. Kontro TK, Sarna S, Kaprio J, Kujala UM. Use of alcohol and alcohol-related morbidity in Finnish former elite athletes. Medicine & Science in Sports & Exercise. 2017;49(3):492–9. https://doi.org/10.1249/MSS.0000000000001137
29. Wetherill RR, Fromme K. Alcohol use, sexual activity and perceived risk in high school athletes and non-Athletes. Journal of Adolescent Health. 2007;41(3):294–301. https://doi.org/10.1016/j.jadohealth.2007.04.019
30. Lopez-Quintero C, Hasin DS, de Los Cobos JP, Pines A, Wang S, Grant BF, et al. Probability and predictors of remission from life-time nicotine, alcohol, cannabis or cocaine dependence: results from the National Epidemiologic Survey on Alcohol and Related Conditions. Addiction. 2011;106(3):657–69.
31. Benowitz NL. Nicotine addiction. New England Journal of Medicine. 2010;362(24):2295–303. https://doi.org/10.1056/NEJMra0809890
32. Severson HH, Forrester KK, Biglan A. Use of smokeless tobacco is a risk factor for cigarette smoking. Nicotine & Tobacco Research. 2007;9(12):1331–7. https://doi.org/10.1080/14622200701705209
33. Šaranović SĐ, Vićić J, Pešić I, Tomović M, Batinić Đ, Antić M, et al. The influence of tobacco use on pulmonary function in elite athletes. International Journal of Environmental Research and Public Health. 2019;16(19):3515. https://doi.org/10.3390/ijerph16193515
34. Severson HH, Klein K, Lichtensein E, Kaufman N, Orleans CT. Smokeless tobacco use among professional baseball players: survey results, 1998 to 2003. Tobacco Control. 2005;14(1):31–6. https://doi.org/10.1136/tc.2004.007781
35. Alaranta A, Alaranta H, Patja K, Palmu P, Prättälä R, Martelin T, et al. Snuff use and smoking in Finnish Olympic athletes. International Journal of Sports Medicine. 2006;27(07):581–6. https://doi.org/10.1055/s-2005-865826
36. Martinsen M, Sundgot-Borgen J. Adolescent elite athletes' cigarette smoking, use of snus, and alcohol. Scandinavian Journal of Medicine & Science in Sports. 2014;24(2):439–46. https://doi.org/10.1111/j.1600-0838.2012.01505.x
37. Marclay F, Saugy M. Determination of nicotine and nicotine metabolites in urine by hydrophilic interaction chromatography-tandem mass spectrometry: Potential use of smokeless tobacco products by ice hockey players. Journal of Chromatography A. 2010;1217(48):7528–38. https://doi.org/10.1016/j.chroma.2010.10.005
38. Marclay F, Grata E, Perrenoud L, Saugy M. A one-year monitoring of nicotine use in sport: Frontier between potential performance enhancement and addiction issues. Forensic Science International. 2011;213(1):73–84. https://doi.org/10.1016/j.forsciint.2011.05.026
39. Mündel T. Nicotine: Sporting friend or foe? A review of athlete use, performance consequences and other considerations. Sports Medicine. 2017;47(12):2497–506. https://doi.org/10.1007/s40279-017-0764-5
40. Zandonai T, Chiamulera C, Mancabelli A, Falconieri D, Diana M. A preliminary investigation on smokeless tobacco use and its cognitive effects among athletes. Frontiers of Pharmacology. 2018;9:216. https://doi.org/10.3389/fphar.2018.00216
41. Anthony JC, Lopez-Quintero C, Alshaarawy O. Cannabis epidemiology: A selective review. Current Pharmaceutical Design. 2017;22(42):6340–52. https://doi.org/10.2174/1381612822666160813214023
42. Russell C, Rueda S, Room R, Tyndall M, Fischer B. Routes of administration for cannabis use – basic prevalence and related health outcomes: A scoping review and synthesis. International Journal of Drug Policy. 2018;52:87–96. https://doi.org/10.1016/j.drugpo.2017.11.008
43. Whiting PF, Wolff RF, Deshpande S, Di Nisio M, Duffy S, Hernandez AV, et al. Cannabinoids for medical use: A systematic review and meta-analysis. JAMA. 2015;313(24):2456–73. https://doi.org/10.1001/jama.2015.6358
44. Hamilton I, Monaghan M. Cannabis and psychosis: Are we any closer to understanding the relationship? Current Psychiatry Reports. 2019;

21(7):48. https://doi.org/10.1007/s11920-019-1044-x

45. Yusko DA, Buckman JF, White HR, Pandina RJ. Alcohol, tobacco, illicit drugs, and performance enhancers: a comparison of use by college student athletes and nonathletes. Journal of American College Health. 2008;57(3):281–90. https://doi.org/10.3200/JACH.57.3.281-290
46. Buckman JF, Yusko DA, White HR, Pandina RJ. Risk profile of male college athletes who use performance-enhancing substances. Journal of Studies on Alcohol and Drugs. 2009;70(6):919–23. https://doi.org/10.15288/jsad.2009.70.919
47. Peretti-Watel P, Guagliardo V, Verger P, Pruvost J, Mignon P, Obadia Y. Sporting activity and drug use: alcohol, cigarette and cannabis use among elite student athletes. Addiction. 2003; 98(9):1249–56. https://doi.org/10.1046/j.1360-0443.2003.00490.x
48. Brisola-Santos MB, Gallinaro JGdMe, Gil F, Sampaio-Junior B, Marin MCD, de Andrade AG, et al. Prevalence and correlates of cannabis use among athletes – A systematic review. The American Journal on Addictions. 2016;25 (7):518–28. https://doi.org/10.1111/ajad.12425
49. Kennedy MC. Cannabis: Exercise performance and sport. A systematic review. Journal of Science and Medicine in Sport. 2017;20(9):825–9.
50. Compton WM, Jones CM, Baldwin GT. Relationship between nonmedical prescription-opioid use and heroin use. New England Journal of Medicine. 2016;374(2):154–63. https://doi.org/10.1056/NEJMra1508490
51. Somogyi AA, Barratt DT, Coller JK. Pharmacogenetics of opioids. Clinical Pharmacology & Therapeutics. 2007;81(3):429–44. https://doi.org/10.1038/sj.clpt.6100095
52. Warden SJ. Prophylactic misuse and recommended use of non-steroidal anti-inflammatory drugs by athletes. British Journal of Sports Medicine. 2009;43(8):548. https://doi.org/10.1136/bjsm.2008.056697
53. Baltazar-Martins JG, Plata MdM, Muñoz-Guerra J, Muñoz G, Carreras D, Del Coso J. Infographic. Tramadol: should it be banned in athletes while competing, particularly in road cycling? British Journal of Sports Medicine. 2020;54 (2):120–21. https://doi.org/10.1136/bjsports-2018-100473
54. Ford JA, Pomykacz C, Veliz P, McCabe SE, Boyd CJ. Sports involvement, injury history, and nonmedical use of prescription opioids among college students: An analysis with a national sample. The American Journal on Addictions. 2018; 27(1):15–22. https://doi.org/10.1111/ajad.12657
55. Veliz P, Epstein-Ngo QM, Meier E, Ross-Durow PL, McCabe SE, Boyd CJ. Painfully obvious: a longitudinal examination of medical use and misuse of opioid medication among adolescent sports participants. Journal of Adolescent Health. 2014;54(3):333–40. https://doi.org/10.1016/j.jadohealth.2013.09.002
56. Dunne EM, Striley CW, Mannes ZL, Asken BM, Ennis Formerly Whitehead N, Cottler LB. Reasons for prescription opioid use while playing in the National Football League as risk factors for current use and misuse among former players. Clinical Journal of Sport Medicine: Official Journal of the Canadian Academy of Sport Medicine. 2018.
57. Griswold MG, Fullman N, Hawley C, Arian N, Zimsen SRM, Tymeson HD, et al. Alcohol use and burden for 195 countries and territories, 1990–2013: A systematic analysis for the Global Burden of Disease Study 2016. The Lancet. 2018;392(10152):1015–35. https://doi.org/10.1016/S0140-6736(18)31310-2
58. Hasin DS, Stinson FS, Ogburn E, Grant BF. Prevalence, correlates, disability and comorbidity of DSM-IV alcohol abuse and dependence in the United States: Results from the National Epidemiologic Survey on alcohol and related conditions. JAMA Psychiatry. 2007;64(7):830–42.
59. Ford JA. Alcohol use among college students: A comparison of athletes and nonathletes. Substance Use & Misuse. 2007;42(9):1367–77. https://doi.org/10.1080/10826080701212402
60. Mastroleo NR, Barnett NP, Bowers KM. Association between sex, race/ethnicity, season, day of week, and alcohol use and related risks in college student athletes and nonathletes. Journal of American College Health. 2019; 67(5):422–32. https://doi.org/10.1080/07448481.2018.1484367
61. Martens MP, Dams-O'Connor K, Beck NC. A systematic review of college student-athlete drinking: Prevalence rates, sport-related factors, and interventions. Journal of Substance Abuse Treatment. 2006;31(3):305–16. https://doi.org/10.1016/j.jsat.2006.05.004
62. O'Brien CP, Lyons F. Alcohol and the athlete. Sports Medicine. 2000;29(5):295–300. https://doi.org/10.2165/00007256-200029050-00001

63. Gouttebarge V, Jonkers R, Moen M, Verhagen E, Wylleman P, Kerkhoffs G. The prevalence and risk indicators of symptoms of common mental disorders among current and former Dutch elite athletes. Journal of Sports Sciences. 2017;35(21):2148–56. https://doi.org/10.1080/02640414.2016.1258485
64. Ciccarone D. Stimulant abuse: pharmacology, cocaine, methamphetamine, treatment, attempts at pharmacotherapy. Primary Care. 2011;38(1):41–58. https://doi.org/10.1016/j.pop.2010.11.004
65. Wilens TE, Adler LA, Adams J, Sgambati S, Rotrosen J, Sawtelle R, et al. Misuse and diversion of stimulants prescribed for ADHD: A systematic review of the literature. Journal of the American Academy of Child & Adolescent Psychiatry. 2008;47(1):21–31. https://doi.org/10.1097/chi.0b013e31815a56f1
66. Deventer K, Roels K, Delbeke FT, Van Eenoo P. Prevalence of legal and illegal stimulating agents in sports. Analytical and Bioanalytical Chemistry. 2011;401(2):421–32. https://doi.org/10.1007/s00216-011-4863-0
67. Han DH, McDuff D, Thompson D, Hitchcock ME, Reardon CL, Hainline B. Attention-deficit/hyperactivity disorder in elite athletes: a narrative review. British Journal of Sports Medicine. 2019;53(12):741–45. https://doi.org/10.1136/bjsports-2019-100713
68. Poysophon P, Rao AL. Neurocognitive deficits associated with ADHD in athletes: A systematic review. Sports Health. 2018;10(4):317–26. https://doi.org/10.1177/1941738117751387
69. Tibor MB, Jan GCvA, Wim van den B. GHB, GBL and 1,4-BD Addiction. Current Pharmaceutical Design. 2014;20(25):4076–85. https://doi.org/10.2174/13816128113199990624
70. Taylor L, Chrismas BCR, Dascombe B, Chamari K, Fowler PM. Sleep medication and athletic performance – The evidence for practitioners and future research directions. Frontiers in Physiology. 2016;7:83. https://doi.org/10.3389/fphys.2016.00083
71. Zandonai T, Lugoboni F, Zamboni L. A risk for athletes: when the desire to sleep becomes a nightmare. A brief case report on benzodiazepine addiction. Psychopharmacology. 2018;235(11):3359–60. https://doi.org/10.1007/s00213-018-5047-9
72. Thomas JO, Dunn M, Swift W, Burns L. Elite athletes' perceptions of the effects of illicit drug use on athletic performance. Clinical Journal of Sport Medicine. 2010;20(3):189–92. https://doi.org/10.1097/JSM.0b013e3181df5f87

16 Doping

Oliver Gero Bosch, Boris Bastian Quednow

Am 08.07.2019 wurden in einer durch Europol koordinierten Aktion in der Schweiz und 32 weiteren Ländern Anti-Doping-Razzien durchgeführt. Es wurden 234 Verdächtige festgenommen, 3.8 Millionen Dopingpräparate und gefälschte Medikamente sowie 24 Tonnen Steroidpulver beschlagnahmt und 9 Untergrundlabore geschlossen [1].

Die Größe des ausgehobenen kriminellen Netzwerkes zeigt, welch alarmierendes Ausmaß Doping in unserer Gesellschaft angenommen hat. Bei Doping handelt es sich v. a. um die Verwendung von pharmakologisch aktiven Substanzen und Methoden im Sport mit dem Ziel der Leistungssteigerung, aber auch einer ästhetischen Optimierung im Sinne aktueller Schönheitsideale [2, 3, 4]. Besonders der letzte Aspekt hat zu einer massiven Zunahme des Gebrauchs dieser Substanzen gerade auch außerhalb des Leistungssports geführt. Dadurch ist auch die Zahl unerwünschter Wirkungen und Störungen gestiegen, die mit Doping assoziiert werden [5, 6]. Die WADA war an oben erwähnter großangelegter Polizeiaktion beteiligt. Sie publiziert jährlich die International Standard Prohibited List (in der Schweiz „Dopingliste“ [12], in Deutschland und Österreich „Verbotsliste“ genannt). Auf dieser Liste sind die Substanzen und Methoden aufgeführt, die zu jeder Zeit und/oder während Wettkämpfen verboten sind [7]; (s. Tabelle 11-3; Kap. 11). Hier haben anabol androgene Steroide (AAS) aufgrund ihrer hohen Verbreitung einen besonderen Stellenwert. Aber auch andere Substanzen wie Stimulanzien, Wachstumshormon oder Erythropoetin sowie nicht pharmakologische Methoden wie Bluttransfusionen und Gendoping. Die durch Doping verursachten unerwünschten Wirkungen und gesundheitlichen Schäden sind vielseitig und schließen schwere psychische Erkrankungen wie Depressionen, Manien, Psychosen und gewalttätiges Verhalten mit ein [8]. Auch eine neurotoxische und kognitiv beeinträchtigende Wirkung insbesondere von AAS wird diskutiert [9, 10, 11]; (s. Teil IV).

Es gehört zu den wichtigen Aufgaben des Sportpsychiaters und -psychotherapeuten, Dopingsubstanzen und die psychiatrischen Folgen ihrer Einnahme zu kennen sowie Patienten entsprechend aufzuklären und zu behandeln, falls ein solcher Gebrauch vorliegt. Im Folgenden werden die häufigsten Dopingsubstanzen und ihre Wirkmechanismen, die Verbreitung von Doping, akute und langfristige psychiatrische Nebenwirkungen sowie Ansätze für Prävention und Therapie vorgestellt. Bezüglich der Anti-Doping-Bestimmungen wird auf Kap. 11 verwiesen.

16.1 Substanzen

Doping soll körperliche und psychische Funktionen verbessern, die für sportliche Leistungen oder der Verwirklichung eines Schönheitsideales relevant sind. Dazu gehören u.a. die Steigerung von Muskelmasse, Kraft, Ausdauer, Vigilanz und Konzentration, aber auch die Reduktion von Erschöpfbarkeit, Schmerzen und Körperfett [3, 4]. Ab dem 19. Jahrhundert wurden dafür v.a. Stimulanzien wie Kokain und später Amphetamine verwendet, ab den 1950er Jahren kamen im Sport Steroide der AAS-Klasse dazu [13]. Es fand eine rasche Verbreitung beider Substanzklassen in diversen Sportarten und auf allen Professionalitätsebenen statt sowie die Neueinführung von weiteren Stoffen wie Somatropin (GH), Erythropoetin, β2-Adrenozeptor-Agonisten (β2-Sympathomimetika), Diuretika, aber auch nicht pharmakologischen Methoden wie Gendoping, Bluttransfusionen und Neuromodulation.

16.1.1 Anabol androgene Steroide (AAS)

Zu den AAS gehören Testosteron und Testosteronderivate (z. B. Danazol, Nandrolon, Dehydrochlormethyltestosteron), synthetische Androgene (z. B. Methandienon, Methenolon, Stanozolol), Androgen-Präkursoren (z. B. Dehydroepiandrosteron, DHEA), aber auch selektive Androgenrezeptormodulatoren und andere Formen der Androgenstimulation [4]. Androgenrezeptoren werden durch AAS aktiviert. Dabei handelt es sich um intrazelluläre Rezeptoren, die nach Aktivierung in den Zellkern migrieren und dort spezifische Gentranskriptionselemente steuern, welche wiederum die Androgen-Reaktion auslösen [14]. Zudem modulieren AAS die Expression von γ-Aminobuttersäure (GABA) [15] sowie Serotonin-1B- und Serotonin-2-Rezeptoren [16] und beeinflussen das dopaminerge Belohnungssystem [17], was zu Veränderungen der monoaminergen Neurotransmission im Gehirn führt. Endogenes Testosteron ist an zahlreichen physiologischen Prozessen beteiligt, u. a. der männlichen Geschlechtsentwicklung, der Spermatogenese, der Prostatafunktion, weiter an der Hemmung von Fettablagerung und dem Aufbau von Muskelmasse sowie an der Modulation von sozialem und aggressivem Verhalten [18]. Supraphysiologische Testosteronspiegel sind bei Menschen mit gesteigerter Muskelkraft und Muskelmasse assoziiert [19].

16.1.2 Stimulanzien

Zu den wichtigsten Stimulanzien im Sport gehören Amphetamin, Ephedrin, Kokain, Methamphetamin, Methylphenidat und Modafinil [20]. Stimulanzien wirken sympathomimetisch, in erster Linie über eine synaptische Ausschüttung und/oder Wiederaufnahmehemmung von Katecholaminen sowie eine Aktivierung noradrenerger und dopaminerger Rezeptoren [20]. Amphetamin, Kokain, Methamphetamin und Methylphenidat blockieren Dopamin- und Noradrenalintransporter, was zu einer erhöhten synaptischen Verfügbarkeit dieser Neurotransmitter führt [21, 22]. Darüber hinaus induzieren Amphetamin und Methamphetamin eine Ausschüttung von Dopamin und Noradrenalin sowie eine Hemmung des Abbaus der Monoamine durch eine Blockierung der Monoaminoxidase, was den katecholaminergen Tonus zusätzlich steigert [22, 23]. Diese katecholaminerge Transmissionssteigerung führt zu erhöhter Aufmerksamkeit und Konzentration, Wachheit, Antriebssteigerung, aber auch Euphorie und psychotischen Symptomen bei hohen Dosierungen sowie einer starken kardiovaskulären Aktivierung [20]. Diverse Studien konnten zeigen, dass Stimulanzien bei Sportlern zu einer Steigerung der Ausdauer, der Reaktionsfähigkeit, der Aufmerksamkeit und der anaeroben Leistungsfähigkeit, aber auch zu verminderter Erschöpfbarkeit und zu Gewichtsverlust führen [24]; (s. Kap. 11).

16.1.3 Wachstumsfaktoren und weitere Pharmaka

Wachstumsfaktoren wie Somatropin und Erythropoetin werden ebenfalls zu Dopingzwecken verwendet. Somatropin ist ein Peptidhormon, das in der vorderen Hypophyse synthetisiert wird und das über die Aktivierung eines spezifischen Rezeptors an physiologischen Prozessen wie Zellteilung, Regeneration und Wachstum beteiligt ist [25]. In einer Studie konnte gezeigt werden, dass 2 mg/d Somatropin bei Sportlern zu einer Reduktion des Körperfettanteils bei gleichzeitiger Steigerung der Körpermasse sowie einer Verbesserung der Sprintkapazität führen [26]. Da die nächtliche Wachstumshormonausschüttung durch γ-Hydroxybutyrat gesteigert wird, war diese Substanz bis zu ihrem Verbot im Jahr 2002 in der Bodybuilderszene verbreitet [27]. Erythropoetin ist ein Glykoprotein-Hormon, das als Wachstumsfaktor die Blutbildung fördert. Es wird als Doping eingesetzt, um eine Steigerung des Sauerstofftransports im Blut zu erreichen. Es ist belegt, dass Substanzen, welche die Blutbildung anregen, zu einer Zunahme der aeroben Leistungsfähigkeit und der körperlichen Widerstandkraft führen [28]. Neben diesen Wachstumsfaktoren werden diverse weitere Pharmaka zu Dopingzwecken eingesetzt. In den letzten Jahren ist es dabei zu einer Zunahme der Cannabiseinnahme bei Sportlern gekommen (s. Kap. 15). Ziele sind dabei v. a. Entspannung und Schlafförderung unter Stress und vor Wettkämpfen [29]. Weitere von der WADA verbotene Substanzen sind β2-Adrenozeptor-Agonisten, Betablocker, Diuretika und andere Stoffe, die der Maskierung von Doping dienen, die aus sportpsychiatrisch-psychotherapeutischer Sicht v. a. im Zusammenhang mit substanzgebundenen Abhängigkeiten oder anderen Komorbiditäten relevant sind.

16.1.4 Nicht pharmakologische Interventionen

Eine neue Technologie, die bis dato ausschließlich bei Tieren erprobt wurde, ist das Gendoping [30]. Hier wird über die gezielte Manipulation von Genen versucht, die Leistungsfähigkeit des Organismus zu steigern. Bluttransfusionen sollen wie Erythropoetin zu einer Steigerung des Sauerstofftransports im Blut führen [31]. Ein weiterer neuer Ansatz ist die transkranielle Gleichstromstimulation, bei der eine nicht invasive elektrische Stimulation des Gehirns stattfindet [32]. Dadurch kommt es zu einer beschleunigten Nervenleitgeschwindigkeit, die bei Skispringern zu einer signifikanten Leistungsverbesserung geführt hat [32].

16.2 Epidemiologie

Doping und der Gebrauch form- und leistungsfördernder Substanzen findet in allen Sportarten und auf allen Professionalitätsebenen bis hin zum Amateur- und Freizeitsport statt [29, 33]. Dabei variieren die Prävalenzen zwischen 1 bis 70 % je nach Sportart, Substanz, Detektionsmethode und Definition [29, 34]. Jedes Jahr sind 1 bis 2 % aller Urin- und Bluttests der WADA positiv auf Dopingsubstanzen, den größten Anteil von 62 % stellen dabei AAS und ähnliche Hormone [34]; (s. Kap. 11, Kap. 15). Vor allem im Kraft- und Kontaktsport liegt die Rate des tatsächlichen Gebrauchs von Doping deutlich höher. In anonymen Untersuchungen mit Profisportlern gaben 37.5 % der Bodybuilder, 66.6 % der Gewichtheber und 9.1 % der Footballspieler zu, irgendwann in ihrem Leben einmal AAS verwendet zu haben [35, 36]. Mit einer Kombination von randomisierten Fragebögen und biologischen Parametern wurden die gegenwärtig exaktesten Prävalenzen für Doping im Sport ermittelt, die eine Spanne von 14 bis 39 % unter Profisportlern aufzeigen [34]. Darüber hinaus verwenden 40 bis 100 % aller Sportler Nahrungsergänzungsmittel zur legalen Leistungssteigerung [37]. Diese haben zum Teil unklare Zusammensetzungen, in denen auch WADA-gelistete oder mit solchen kreuzreagierenden Substanzen vorkommen, was bedeutet, dass Sportler bei deren Einnahme wissentlich oder unwissentlich Risiken für ihre Karriere und Reputation in Kauf nehmen.

Außerhalb des Leistungssports zeigt sich international eine starke Zunahme des Dopings bwz. in diesem Kontext besser des Substanzgebrauchs, v. a. bei jungen Männern. Das höchste Risiko für die Einnahme von AAS liegt bei jungen, männlichen Sportlern vor, die

a) Kraft- und Kontaktsportarten betreiben,
b) angebotene Substanzen nicht zurückweisen können, bereits Tabak, Alkohol und andere Drogen verwenden bzw. anfällig für Abhängigkeitserkrankungen sind,
c) aggressiv und impulsiv sind,
d) radikale kompetitive Werte vertreten,
e) mit ihrem Körper unzufrieden sind bzw. anfällig für Körperschemastörungen sind,
e) anfällig für Angststörungen sind,
f) anamnestisch sexuellen Missbrauch vorweisen,
f) keinen präventiven elterlichen Einfluss erfahren und einem Gruppendruck in Richtung Konsum ausgesetzt sind [38].

Allein in den USA haben mindestens 2 Millionen Menschen bereits AAS verwendet [39]. Bei 400 saudi-arabischen Gymnasiasten lag die Prävalenz für eine Einnahme von AAS bei 24.5 % [40]. In einer systematischen Übersicht über 14 Studien zur Einnahme von AAS in Brasilien lag die Prävalenz zwischen 2.1% und 31.6 %, je nach untersuchter Region und Bevölkerungsgruppe [41]. Bei jungen polnischen Männern lag sie bei 6.2 % [42], bei 16-jährigen schwedischen Schülern bei 3.6 % [43], was zeigt, dass die Einnahme von AAS schon in der Pubertät beginnt, einer Zeit in der eine besondere Vulnerabilität gegenüber physiologischen wie neuronalen Entwicklungsschäden besteht.

16.3 Symptomatologie

Die Einnahme aller Dopingsubstanzen verursacht akute und langfristige Nebenwirkungen. Die Bandbreite solcher somatischen und psychiatrischen Nebenwirkungen ist groß. Zu den wichtigsten somatischen Nebenwirkungen im Zusammenhang mit der Einnahme von AAS gehören Störungen der Reproduktionsfunktionen, kardiale Hypertrophie und Hepatotoxizität [44], während Stimulanzien zu arterieller Hypertonie, Myokardinfarkten, Schlafanfällen und Gewichtsverlust führen können [24]. Psychiatrische Nebenwirkungen werden häufig in akuten Notfallsituationen auffällig (beispielsweise bei akuten AAS- oder stimulanzieninduzierten Psychosen) oder im langfristigen Verlauf, wenn es im Zusammenhang mit der Einnahme zu depressiven Zustandsbildern und/oder einer Abhängigkeitsentwicklung kommt. Am besten sind psychiatrische Nebenwirkungen der Einnahme von AAS untersucht, weshalb diese hier vorrangig besprochen werden, aber auch zur dopingassoziierten Verwendung von Stimulanzien gibt es einige Daten.

Akute psychiatrische Nebenwirkungen: Eine Reihe akuter psychiatrischer Nebenwirkungen des Dopings sind bekannt, die von der Substanzklasse, der Einnahmedauer und der jeweiligen Dosierung abhängen. AAS können sowohl Depressionen, als auch Hypomanien und Manien auslösen. Affektive Störungen treten in etwa 10 bis 20 % der Fälle unter Einnahme von AAS auf [8, 45]. Akute psychotische Episoden mit schizophreniformer Symptomatik wurden nach Einnahme von AAS mehrfach beschrieben [8]; (s. Kap. 16). Auch das Absetzen von AAS kann akut mit depressiven Symptomen wie Anhedonie, Antriebsstörung, Konzentrationsstörungen, Schlaf- und Libidostörungen und einem gesteigerten Risiko für das Auftreten einer depressiven Episode assoziiert sein [46, 47, 48]. Solche Absetzphänomene wurden gelegentlich auch als eine Art AAS-Entzugssyndrom interpretiert [49]. Stimulanzien führen akut dosisabhängig zu Erregung und Anspannung, Schlafstörungen sowie Ängsten bis hin zu paranoiden Zuständen mit Halluzinationen [50]. Die Einnahme von Somatropin war in einigen Studien mit Stimmungsschwankungen, Konzentrationsstörungen und Fatigue assoziiert [51].

Langfristige psychiatrische Nebenwirkungen: Die langfristige Einnahme von AAS kann zu diversen psychiatrischen Nebenwirkungen führen, von denen affektive Störungen wie Depression und Angststörungen sowie Abhängigkeitserkrankungen klinisch am bedeutendsten sind. In einer schwedischen Studie mit 683

Kraftsportlern war die Prävalenz in der Gruppe derer, die regelmäßig AAS eingenommen hatten, deutlich erhöht für Depressionen (13 %), Angststörungen (13 %) und kognitive Defizite (4 %) gegenüber den nicht AAS konsumierenden Sportlern [52]. Durch AAS Einnahme ausgelöste affektive Störungen (v. a. Depressionen) können auch nach Absetzen der Substanz persistieren [53]. Unter AAS-Konsumenten fanden sich zudem erhöhte Suizidraten, v. a. bei Sportlern mit komorbiden Substanzkonsumstörungen [54]; (s. Kap. 22). Angststörungen und dysfunktionaler Umgang mit Stress zeigen sich hauptsächlich bei jungen, männlichen AAS-Konsumenten [55] und treten bei anhaltender Einnahme in 12 bis 24 % der Fälle auf [47, 52, 55]. Psychotische Symptome wurden bei regelmäßiger Einnahme von AAS bei ca. 12 % der Betroffenen beschrieben [53]. Bei einer regelmäßigen Verwendung von ASS ist zudem das Risiko für die Entwicklung einer Substanzkonsumstörung stark erhöht – bis zu 30 % der Betroffenen entwickeln eine AAS-Abhängigkeit [49], die neu nach DSM-5 als Anabolic Steroid Use Disorder klassifiziert werden kann [56]. Zusätzlich ist die Rate komorbider Abhängigkeitserkrankungen in dieser Patientengruppe sehr hoch [29, 52]. Ähnlich wie bei anderen Abhängigkeitserkrankungen können im Verlauf einer AAS-Abhängigkeit durch die Neurotoxizität der Substanzen enzephalopathische Erkrankungsbilder mit Einschränkungen von Gedächtnis und Kognition auftreten [10, 11]; (s. Kap. 15).

Eher als auslösendes Moment ist die hohe Prävalenz von Körperschema- und Essstörungen bei Bodybuildern mit AAS-Konsum zu werten [57, 58], obwohl solche Störungen nicht nur eine Prädisposition darstellen, sondern auch als Folge der Einnahme entstehen könnten [8]; (s. Kap. 28, Kap. 29). Körperschema- und Essstörungen sollten in der psychotherapeutischen Behandlung eines AAS-Missbrauchs beachtet und bearbeitet werden, da sie u. a. mit einem erhöhten Risiko für die Entwicklung einer manifesten AAS-Abhängigkeit einhergehen [49]. Als neuronales Korrelat zur komplexen Psychopathologie der regelmäßigen AAS-Einnahme konnte eine Reduktion des Hirnvolumens und der Kortexdicke [9] sowie der funktionellen Konnektivität in fronto-limbischen Netzwerken gefunden werden [59]. Eine anhaltende Stimulanzieneinnahme kann langfristig v. a. zu Gewöhnung und Abhängigkeit sowie zu Depressionen, Manien, schizophreniformen Psychosen, kognitiven Einschränkungen und Hirnschäden führen [50, 60, 61].

Gewalttätiges Verhalten: Die erste Fallstudie über den Zusammenhang von Gewalt und AAS-Einnahme wurde 1987 publiziert [62]. Seitdem konnte konsistent gezeigt werden, dass es unter AAS zu einer Zunahme von Aggression, Impulsivität, Feindseligkeit und plötzlichen Wutausbrüchen kommt [8, 52, 63]. Während der Einnahmephasen von AAS wurde zudem ein erhöhtes Risiko für die jeweiligen Partnerinnen gefunden, Opfer von häuslicher Gewalt zu werden [64], und die Personen selbst weisen ein erhöhtes Risiko auf, einen gewaltsamen Tod zu sterben [65]. Auch Stimulanzien wie Amphetamin und Methamphetamin sind mit aggressivem und gewalttätigem Verhalten assoziiert [66, 67]. Das gesteigerte Auftreten von aggressivem Verhalten konnte im Tiermodell sowohl für AAS als auch für Stimulanzien gezeigt werden [68, 69] sowie eine gegenseitige Potenzierung dieses Effektes [69]. Diese potenzielle Selbst- und Fremdgefährdung, die aus der Einnahme von sowohl AAS als auch Stimulanzien durch Sportler resultieren kann, sollte kontinuierlich sportpsychiatrisch-psychotherapeutisch beobachtet werden.

16.4 Prävention und Therapie

Prävention und Schadensminimierung (Harm Reduction) sind das medizinische Fundament des Umgangs mit Doping [70]. Blut- und Urin-Tests sind hier ein effektives Mittel zur Eindämmung von Doping v. a. im Leistungssport

[71]. Interessanterweise hat eine Verdopplung der von der WADA durchgeführten Tests zwischen 2003 bis 2015 zu keiner Reduktion der positiven Proben geführt, die über die Jahre konstant bei ca. 2% lagen [71]; (s. Kap. 11). Ein neuer Ansatz ist der sogenannte Biological Passport, bei dem es sich um ein individuelles Profil von diversen longitudinalen biologischen, dopingrelevanten Parametern eines Sportlers handelt [72]. Information und Aufklärung in Sportinstitutionen, über Anti-Doping-Hotlines, aber auch außerhalb des Leistungssports (beispielsweise in Schulen) sind wichtige Mittel, um v.a. junge Menschen vom Doping und Substanzgebrauch abzuhalten oder Betroffenen frühzeitig helfen zu können [73, 74]. Neuere Präventionsansätze fokussieren darüber hinaus auf professionelle Umgebungsvariablen von Sportlern, wie der Verfügbarkeit von Sportärzten, stabileren Vertragsbedingungen, effizienteren Regenerationsmöglichkeiten, Auseinandersetzung mit Werten und eine Regulation von Nahrungsergänzungsmitteln [75].

Allerdings bleibt zu bedenken, dass viele Sportler offenbar gewillt sind, große soziale und gesundheitliche Risiken in Kauf zu nehmen, um individuelle Höchstleistungen zu erbringen und Wettkämpfe zu gewinnen. Bamberger und Yaeger haben 1997 eine Untersuchung mit 198 Olympiateilnehmern durchgeführt, bei der den Sportlern zwei Fragen gestellt wurden: erstens, ob sie Dopingmittel einnehmen würden, wenn es sicher unerkannt bliebe und zum Sieg führen würde, und zweitens, ob sie es auch dann tun würden, wenn sie wüssten, dass sie fünf Jahre später daran sterben müssten. Auf die erste Frage antworteten 98% mit ja, auf die zweite immerhin noch 61% [76].

Die psychiatrisch-psychotherapeutische Behandlung von mit Doping assoziierten psychischen Erkrankungen betrifft zwei grundsätzliche Felder: einerseits die Behandlung von akuten und langfristigen unerwünschten Wirkungen des Dopings, andererseits die Einnahme selbst, d.h. entweder der schädliche Gebrauch oder eine Abhängigkeit [70]. Die Behandlung akuter und langfristiger psychiatrischer unerwünschter Wirkungen von Doping orientiert sich immer an der jeweils auftretenden Erkrankung und den entsprechenden Behandlungsleitlinien. Die erste therapeutische Maßnahme ist immer das Absetzen oder Ausschleichen der jeweiligen Substanz sowie die Aufklärung der Betroffenen über das hohe Wiederauftretensrisiko der Symptomatik bei erneutem Konsum. Weiter muss aufgrund der hohen Komorbiditätsprävalenz bezüglich anderer Substanzgebrauchsstörungen immer eine ausführliche Substanzanamnese durchgeführt werden, da die auftretende Pathologie auch durch andere oder in Verbindung mit anderen Substanzen verursacht sein kann (s. Kap. 15). Die Behandlung der Einnahme von Doping ist kaum systematisch untersucht und richtet sich psychotherapeutisch nach der Technik des Motivational Interviewings, die sich in der Behandlung von Abhängigkeitserkrankungen bewährt hat [77]. Dabei geht es um die Aufnahme von Ambivalenzen und deren Orientierung in Richtung einer Veränderungsmotivation unter Akzeptanz der Ziele und Wertvorstellungen des Patienten und der Förderung seiner Autonomie und Selbst-Effizienz [78].

Sportärzte, Sportpsychiater und -psychotherapeuten sowie weitere Fachleute sollten in ihrem täglichen Umgang mit Leistungssportlern eine besondere Aufmerksamkeit für Doping und entsprechende psychiatrische Nebenwirkungen haben. Dazu gehört ein direktes Ansprechen des Themas, eine aktive Exploration der Werte und Einstellungen gegenüber Doping sowie allfälliger ätiologisch bedeutende psychische Erkrankungen wie Körperschema- und Essstörungen und von Komorbiditäten wie Depressionen und Abhängigkeitserkrankungen und deren leitlinienorientierte Behandlung (s. Teil V).

Literatur

1. Neue Zürcher Zeitung, Hrsg. Anti-Doping-Razzien in der Schweiz und 32 anderen Ländern: 230 Verdächtige werden festgenommen [Internet]. Zürich: Neue Zürcher Zeitung; 09.07.2019. Verfügbar unter: https://www.nzz.ch/sport/anti-doping-razzien-in-33-laendern-polizisten-nehmen-mehr-als-230-verdaechtige-fest-ld.1494702
2. Pope HG Jr, Kanayama G, Hudson JI. Risk factors for illicit anabolic-androgenic steroid use in male weightlifters: a cross-sectional cohort study. Biol Psychiatry. 2012;71(3):254–61. https://doi.org/10.1016/j.biopsych.2011.06.024
3. McDuff DR, Baron D. Substance use in athletics: a sports psychiatry perspective. Clin Sports Med. 2005;24(4):885–97, ix–x. https://doi.org/10.1016/j.csm.2005.06.004
4. Reardon CL, Creado S. Drug abuse in athletes. Subst Abuse Rehabil. 2014;5:95–105.
5. Sjoqvist F, Garle M, Rane A. Use of doping agents, particularly anabolic steroids, in sports and society. Lancet. 2008;371(9627):1872–82. https://doi.org/10.1016/S0140-6736(08)60801-6
6. Kanayama G, Pope HG Jr. History and epidemiology of anabolic androgens in athletes and non-athletes. Mol Cell Endocrinol. 2018;464:4–13. https://doi.org/10.1016/j.mce.2017.02.039
7. World Anti-Doping Agency. Prohibited List 2019 [Internet]. Montreal/Canada: World Anti-Doping Agency. Available from: https://www.wada-ama.org/en/resources/science-medicine/prohibited-list-documents.
8. Piacentino D, Kotzalidis GD, Del Casale A, Aromatario MR, Pomara C, Girardi P, et al. Anabolic-androgenic steroid use and psychopathology in athletes. A systematic review. Curr Neuropharmacol. 2015;13(1):101–21. https://doi.org/10.2174/1570159X13666141210222725
9. Bjornebekk A, Walhovd KB, Jorstad ML, Due-Tonnessen P, Hullstein IR, Fjell AM. Structural Brain Imaging of Long-Term Anabolic-Androgenic Steroid Users and Nonusing Weightlifters. Biol Psychiatry. 2017;82(4):294–302. https://doi.org/10.1016/j.biopsych.2016.06.017
10. Bjornebekk A, Westlye LT, Walhovd KB, Jorstad ML, Sundseth OO, Fjell AM. Cognitive performance and structural brain correlates in long-term anabolic-androgenic steroid exposed and nonexposed weightlifters. Neuropsychology. 2019;33(4):547–59. https://doi.org/10.1037/neu0000537
11. Pomara C, Neri M, Bello S, Fiore C, Riezzo I, Turillazzi E. Neurotoxicity by synthetic androgen steroids: oxidative stress, apoptosis, and neuropathology: A review. Curr Neuropharmacol. 2015;13(1):132–45. https://doi.org/10.2174/1570159X13666141210221434
12. Stiftung Antidoping Schweiz. Dopingliste 2020 [Internet]. Bern: Antidoping Schweiz. 2020 [abgerufen am 07.04.2020]. Verfügbar unter: https://www.antidoping.ch/sites/default/files/dopingliste_2020_de_web.pdf
13. Bird SR, Goebel C, Burke LM, Greaves RF. Doping in sport and exercise: anabolic, ergogenic, health and clinical issues. Ann Clin Biochem. 2016;53(Pt 2):196–221. https://doi.org/10.1177/0004563215609952
14. McEwan IJ, Brinkmann AO. Androgen Physiology: Receptor and Metabolic Disorders. In: Feingold KR, Anawalt B, Boyce A, Chrousos G, Dungan K, Grossman A, et al., editors. South Dartmouth (MA): Endotext; 2000.
15. McIntyre KL, Porter DM, Henderson LP. Anabolic androgenic steroids induce age-, sex-, and dose-dependent changes in GABA(A) receptor subunit mRNAs in the mouse forebrain. Neuropharmacology. 2002;43(4):634–45. https://doi.org/10.1016/S0028-3908(02)00154-5
16. Kindlundh AM, Lindblom J, Bergstrom L, Nyberg F. The anabolic-androgenic steroid nandrolone induces alterations in the density of serotonergic 5HT1B and 5HT2 receptors in the male rat brain. Neuroscience. 2003;119(1):113–20. https://doi.org/10.1016/S0306-4522(03)00120-9
17. Gronbladh A, Nylander E, Hallberg M. The neurobiology and addiction potential of anabolic androgenic steroids and the effects of growth hormone. Brain Res Bull. 2016;126(Pt 1):127–37. https://doi.org/10.1016/j.brainresbull.2016.05.003
18. Winters SJ. Androgens: endocrine physiology and pharmacology. NIDA Res Monogr. 1990;102:113–30.
19. Bhasin S, Woodhouse L, Casaburi R, Singh AB, Bhasin D, Berman N, et al. Testosterone dose-response relationships in healthy young men. Am J Physiol Endocrinol Metab. 2001;281

(6):E1172–81. https://doi.org/10.1152/ajpendo.2001.281.6.E1172
20. Docherty JR. Pharmacology of stimulants prohibited by the World Anti-Doping Agency (WADA). Br J Pharmacol. 2008;154(3):606–22. https://doi.org/10.1038/bjp.2008.124
21. Pomara C, Cassano T, D'Errico S, Bello S, Romano AD, Riezzo I, et al. Data available on the extent of cocaine use and dependence: biochemistry, pharmacologic effects and global burden of disease of cocaine abusers. Curr Med Chem. 2012;19(33):5647–57. https://doi.org/10.2174/092986712803988811
22. Faraone SV. The pharmacology of amphetamine and methylphenidate: Relevance to the neurobiology of attention-deficit/hyperactivity disorder and other psychiatric comorbidities. Neurosci Biobehav Rev. 2018;87:255–70. https://doi.org/10.1016/j.neubiorev.2018.02.001
23. Courtney KE, Ray LA. Methamphetamine: an update on epidemiology, pharmacology, clinical phenomenology, and treatment literature. Drug Alcohol Depend. 2014;143:11–21. https://doi.org/10.1016/j.drugalcdep.2014.08.003
24. Eichner ER. Stimulants in sports. Curr Sports Med Rep. 2008;7(5):244–5. https://doi.org/10.1249/JSR.0b013e318186bf44
25. Brooks AJ, Waters MJ. The growth hormone receptor: mechanism of activation and clinical implications. Nat Rev Endocrinol. 2010;6(9):515–25. https://doi.org/10.1038/nrendo.2010.123
26. Meinhardt U, Nelson AE, Hansen JL, Birzniece V, Clifford D, Leung KC, et al. The effects of growth hormone on body composition and physical performance in recreational athletes: a randomized trial. Ann Intern Med. 2010;152(9):568–77. https://doi.org/10.7326/0003-4819-152-9-201005040-00007
27. Bosch OG, Quednow BB, Seifritz E, Wetter TC. Reconsidering GHB: orphan drug or new model antidepressant? J Psychopharmacol. 2012;26(5):618–28. https://doi.org/10.1177/0269881111421975
28. Elliott S. Erythropoiesis-stimulating agents and other methods to enhance oxygen transport. Br J Pharmacol. 2008;154(3):529–41. https://doi.org/10.1038/bjp.2008.89
29. McDuff D, Stull T, Castaldelli-Maia JM, Hitchcock ME, Hainline B, Reardon CL. Recreational and ergogenic substance use and substance use disorders in elite athletes: a narrative review. Br J Sports Med. 2019;53(12):754–60. https://doi.org/10.1136/bjsports-2019-100669
30. van der Gronde T, de Hon O, Haisma HJ, Pieters T. Gene doping: an overview and current implications for athletes. Br J Sports Med. 2013;47(11):670–8. https://doi.org/10.1136/bjsports-2012-091288
31. Fitch KD. Blood doping at the Olympic Games. J Sports Med Phys Fitness. 2017;57(11):1526–32. https://doi.org/10.23736/S0022-4707.17.06948-1
32. Reardon S. ‚Brain doping' may improve athletes' performance. Nature. 2016;531(7594):283–4. https://doi.org/10.1038/nature.2016.19534
33. Catlin DH, Murray TH. Performance-enhancing drugs, fair competition, and Olympic sport. JAMA. 1996;276(3):231–7. https://doi.org/10.1001/jama.1996.03540030065034
34. de Hon O, Kuipers H, van Bottenburg M. Prevalence of doping use in elite sports: a review of numbers and methods. Sports Med. 2015;45(1):57–69. https://doi.org/10.1007/s40279-014-0247-x
35. Kersey RD, Elliot DL, Goldberg L, Kanayama G, Leone JE, Pavlovich M, et al. National Athletic Trainers' Association position statement: anabolic-androgenic steroids. J Athl Train. 2012;47(5):567–88. https://doi.org/10.4085/1062-6050-47.5.08
36. Horn S, Gregory P, Guskiewicz KM. Self-reported anabolic-androgenic steroids use and musculoskeletal injuries: findings from the center for the study of retired athletes health survey of retired NFL players. Am J Phys Med Rehabil. 2009;88(3):192–200. https://doi.org/10.1097/PHM.0b013e318198b622
37. Garthe I, Maughan RJ. Athletes and Supplements: Prevalence and Perspectives. Int J Sport Nutr Exerc Metab. 2018;28(2):126–38. https://doi.org/10.1123/ijsnem.2017-0429
38. Bahrke MS. Performance-enhancing substance misuse in sport: risk factors and considerations for success and failure in intervention programs. Subst Use Misuse. 2012;47(13–14):1505–16. https://doi.org/10.3109/10826084.2012.705674
39. Pope HG Jr, Kanayama G, Athey A, Ryan E, Hudson JI, Baggish A. The lifetime prevalence of anabolic-androgenic steroid use and dependence in Americans: current best estimates. The American journal on addictions. 2014;

23(4):371–7. https://doi.org/10.1111/j.1521-0391.2013.12118.x
40. Al Bishi KA, Afify A. Prevalence and awareness of Anabolic Androgenic Steroids (AAS) among gymnasts in the western province of Riyadh, Saudi Arabia. Electron Physician. 2017;9(12):6050–7. https://doi.org/10.19082/6050
41. Abrahin OS, Sousa EC, Santos AM. Prevalence of the use of anabolic-androgenic steroids in Brazil: a systematic review. Subst Use Misuse. 2014;49(9):1156–62. https://doi.org/10.3109/10826084.2014.903750
42. Rachon D, Pokrywka L, Suchecka-Rachon K. Prevalence and risk factors of anabolic-androgenic steroids (AAS) abuse among adolescents and young adults in Poland. Soz Praventivmed. 2006;51(6):392–8. https://doi.org/10.1007/s00038-006-6018-1
43. Nilsson S, Baigi A, Marklund B, Fridlund B. The prevalence of the use of androgenic anabolic steroids by adolescents in a county of Sweden. Eur J Public Health. 2001;11(2):195–7. https://doi.org/10.1093/eurpub/11.2.195
44. van Amsterdam J, Opperhuizen A, Hartgens F. Adverse health effects of anabolic-androgenic steroids. Regul Toxicol Pharmacol. 2010;57(1):117–23. https://doi.org/10.1016/j.yrtph.2010.02.001
45. Malone DA Jr, Dimeff RJ, Lombardo JA, Sample RH. Psychiatric effects and psychoactive substance use in anabolic-androgenic steroid users. Clin J Sport Med. 1995;5(1):25–31. https://doi.org/10.1097/00042752-199501000-00005
46. Gruber AJ, Pope HG Jr. Psychiatric and medical effects of anabolic-androgenic steroid use in women. Psychother Psychosom. 2000;69(1):19–26. https://doi.org/10.1159/000012362
47. Ip EJ, Trinh K, Tenerowicz MJ, Pal J, Lindfelt TA, Perry PJ. Characteristics and Behaviors of Older Male Anabolic Steroid Users. J Pharm Pract. 2015;28(5):450–6. https://doi.org/10.1177/0897190014527319
48. Brower KJ. Withdrawal from anabolic steroids. Curr Ther Endocrinol Metab. 1994;5:291–6.
49. Kanayama G, Brower KJ, Wood RI, Hudson JI, Pope HG Jr. Anabolic-androgenic steroid dependence: an emerging disorder. Addiction. 2009;104(12):1966–78. https://doi.org/10.1111/j.1360-0443.2009.02734.x
50. Avois L, Robinson N, Saudan C, Baume N, Mangin P, Saugy M. Central nervous system stimulants and sport practice. Br J Sports Med. 2006;40 Suppl 1:i16–20. https://doi.org/10.1136/bjsm.2006.027557
51. Birzniece V. Doping in sport: effects, harm and misconceptions. Intern Med J. 2015;45(3):239–48. https://doi.org/10.1111/imj.12629
52. Lindqvist AS, Moberg T, Eriksson BO, Ehrnborg C, Rosen T, Fahlke C. A retrospective 30-year follow-up study of former Swedish-elite male athletes in power sports with a past anabolic androgenic steroids use: a focus on mental health. Br J Sports Med. 2013;47(15):965–9.
53. Pope HG Jr, Katz DL. Affective and psychotic symptoms associated with anabolic steroid use. Am J Psychiatry. 1988;145(4):487–90. https://doi.org/10.1176/ajp.145.4.487
54. Darke S, Torok M, Duflou J. Sudden or unnatural deaths involving anabolic-androgenic steroids. J Forensic Sci. 2014;59(4):1025–8. https://doi.org/10.1111/1556-4029.12424
55. Sato SM, Schulz KM, Sisk CL, Wood RI. Adolescents and androgens, receptors and rewards. Horm Behav. 2008;53(5):647–58. https://doi.org/10.1016/j.yhbeh.2008.01.010
56. American Psychiatric Association. Diagnostic and Statistical Manual of Mental Disorders (DSM-5®), 5th ed: Arlington, VA: American Psychiatric Publishing; 2013. https://doi.org/10.1176/appi.books.9780890425596
57. Blouin AG, Goldfield GS. Body image and steroid use in male bodybuilders. Int J Eat Disord. 1995;18(2):159–65. https://doi.org/10.1002/1098-108X(199509)18:2<159::AID-EAT2260180208>3.0.CO;2-3
58. Kanayama G, Pope HG, Cohane G, Hudson JI. Risk factors for anabolic-androgenic steroid use among weightlifters: a case-control study. Drug Alcohol Depend. 2003;71(1):77–86. https://doi.org/10.1016/S0376-8716(03)00069-3
59. Westlye LT, Kaufmann T, Alnaes D, Hullstein IR, Bjornebekk A. Brain connectivity aberrations in anabolic-androgenic steroid users. Neuroimage Clin. 2017;13:62–9. https://doi.org/10.1016/j.nicl.2016.11.014
60. Yamamoto BK, Bankson MG. Amphetamine neurotoxicity: cause and consequence of oxidative stress. Crit Rev Neurobiol. 2005;17(2):87–117. https://doi.org/10.1615/CritRevNeurobiol.v17.i2.30
61. Bramness JG, Rognli EB. Psychosis induced by amphetamines. Curr Opin Psychiatry. 2016;

29(4):236–41. https://doi.org/10.1097/YCO.0000000000000254

62. Barker S. Oxymethalone and aggression. The British journal of psychiatry. 1987;151:564. https://doi.org/10.1192/S0007125000217698
63. Bahrke MS, Yesalis CE, 3rd, Wright JE. Psychological and behavioural effects of endogenous testosterone and anabolic-androgenic steroids. An update. Sports Med. 1996;22(6):367–90. https://doi.org/10.2165/00007256-199622060-00005
64. Choi PY, Pope HG Jr. Violence toward women and illicit androgenic-anabolic steroid use. Ann Clin Psychiatry. 1994;6(1):21–5. https://doi.org/10.3109/10401239409148835
65. Petersson A, Garle M, Holmgren P, Druid H, Krantz P, Thiblin I. Toxicological findings and manner of death in autopsied users of anabolic androgenic steroids. Drug Alcohol Depend. 2006;81(3):241–9. https://doi.org/10.1016/j.drugalcdep.2005.07.003
66. Harro J. Neuropsychiatric Adverse Effects of Amphetamine and Methamphetamine. Int Rev Neurobiol. 2015;120:179–204. https://doi.org/10.1016/bs.irn.2015.02.004
67. Dawe S, Davis P, Lapworth K, McKetin R. Mechanisms underlying aggressive and hostile behavior in amphetamine users. Curr Opin Psychiatry. 2009;22(3):269–73. https://doi.org/10.1097/YCO.0b013e32832a1dd4
68. Steensland P, Blakely G, Nyberg F, Fahlke C, Pohorecky LA. Anabolic androgenic steroid affects social aggression and fear-related behaviors in male pair-housed rats. Horm Behav. 2005;48(2):216–24. https://doi.org/10.1016/j.yhbeh.2005.02.010
69. Steensland P, Hallberg M, Kindlundh A, Fahlke C, Nyberg F. Amphetamine-induced aggression is enhanced in rats pre-treated with the anabolic androgenic steroid nandrolone decanoate. Steroids. 2005;70(3):199–204. https://doi.org/10.1016/j.steroids.2004.11.010
70. Creado S, Reardon C. The sports psychiatrist and performance-enhancing drugs. Int Rev Psychiatry. 2016;28(6):564–71. https://doi.org/10.1080/09540261.2016.1190690
71. Aguilar M, Munoz-Guerra J, Plata MDM, Del Coso J. Thirteen years of the fight against doping in figures. Drug Test Anal. 2017;9(6):866–9. https://doi.org/10.1002/dta.2168
72. Saugy M, Lundby C, Robinson N. Monitoring of biological markers indicative of doping: the athlete biological passport. Br J Sports Med. 2014;48(10):827–32. https://doi.org/10.1136/bjsports-2014-093512
73. Nilsson S, Allebeck P, Marklund B, Baigi A, Fridlund B. Evaluation of a health promotion programme to prevent the misuse of androgenic anabolic steroids among Swedish adolescents. Health Promot Int. 2004;19(1):61–7. https://doi.org/10.1093/heapro/dah108
74. Goldberg L, Elliot D, Clarke GN, MacKinnon DP, Moe E, Zoref L, et al. Effects of a multidimensional anabolic steroid prevention intervention. The Adolescents Training and Learning to Avoid Steroids (ATLAS) Program. JAMA. 1996;276(19):1555–62. https://doi.org/10.1001/jama.1996.03540190027025
75. Backhouse SH, Griffiths C, McKenna J. Tackling doping in sport: a call to take action on the dopogenic environment. Br J Sports Med. 2018;52(23):1485–6. https://doi.org/10.1136/bjsports-2016-097169
76. Bamberger M, Yaeger D. Over the edge. Sports Illustrated. 1997(14):62–70.
77. Hettema J, Steele J, Miller WR. Motivational interviewing. Annu Rev Clin Psychol. 2005;1:91–111. https://doi.org/10.1146/annurev.clinpsy.1.102803.143833
78. Johnson M, Sacks D, Edmonds W. Counseling Athletes Who Use Performance-Enhancing Drugs: A New Conceptual Framework Linked to Clinical Practice. Journal of Social, Behavioral, and Health Sciences. 2010;4(1):1–29.

17 Psychosen

Astrid Röh, Christian Mikutta, Thomas Müller, Alkomiet Hasan

Der traditionelle Begriff Psychosen unterscheidet die sogenannten nichtaffektiven und die affektiven Psychosen, also Erkrankungen aus dem schizophrenen Formenkreis und unipolare Depressionen bzw. bipolare Erkrankungen (s. Kap. 18, Kap. 21). Dieses Kapitel fokussiert die nichtaffektiven Psychosen.

Unter psychotischen Symptomen werden vorwiegend die produktiven psychotischen Symptome zusammengefasst, zu denen akut oder chronisch auftretende Sinnestäuschungen (z. B. Halluzinationen jeglicher Sinnesmodalität, illusionäre Verkennungen), Wahnbildungen oder Desorganisation gerechnet werden. Psychotische Symptome können bei verschiedenen psychischen Erkrankungen vorkommen.

17.1 Primäre nichtaffektive Psychosen

Die bekannteste Erkrankung aus diesem Formenkreis ist die paranoide Schizophrenie mit einer Lebenszeitprävalenz in der Allgemeinbevölkerung nach internationalen Erhebungen von 4.8 bis 7.2 pro 1000 Einwohner und einem mehrheitlichen Auftreten zwischen dem 15. und 35. Lebensjahr [1], wobei bis zu einem Drittel der Fälle auch später auftreten kann. Kennzeichnend für diese Erkrankung sind Halluzinationen (z. B. Stimmenhören), Ich-Störungen (z. B. Gedankenlautwerden, Fremdbeeinflussung), inhaltliche Denkstörungen (z. B. Wahnwahrnehmungen), formale Denkstörungen (z. B. zerfahrener Gedankengang) oder auch kognitive Einschränkungen.

Eine weitere Erkrankung aus diesem Formenkreis ist die akute polymorphe psychotische Störung, welche ebenfalls gehäuft im jungen Erwachsenenalter auftritt und meist mit Stress (z. B. persönliche oder berufliche Überlastung, Trauerfälle, Partnerverluste, psychische Traumatisierung) als Auslöser assoziiert scheint [2]. Die Lebenszeitprävalenz wird hier mit 0.2 bis 0.5 % angegeben. Sie nimmt im Gegensatz zur paranoiden Schizophrenie häufig einen kurzzeitigen Verlauf, in der akuten Phase können die Symptome jedoch überlappen. In der Regel sind die akuten vorübergehenden psychotischen Störungen durch ein allmähliches Anwachsen von vielgestaltigen Symptomen charakterisiert, die sich innerhalb eines Zeitraums von etwa 2 Wochen entwickeln. Insbesondere übermäßiger Stress im Leistungssport (z. B. im Kontext eines Trainingslagers oder anderer intensiver Wettkampfvorbereitung) kann prinzipiell das Risiko für eine solche akute psychotische Störung erhöhen.

Psychotische Störungen und hier v. a. Erkrankungsbilder aus dem schizophrenen Formenkreis werden hauptsächlich im jungen Erwachsenenalter zum ersten Mal manifest. Daher ist anzunehmen, dass sie relativ häufig bei jungen Leistungssportlern vorkommen. Belastbare Erhebungen von Prävalenzen zur Häufigkeit von Erkrankungsfällen in dieser Population liegen jedoch bisher nicht vor [3]. Die krankheitsbedingt häufig stark ausgeprägten Einschränkungen der Alltagsfähigkeit (dies gilt in der Regel nicht für die akut polymorphen psychotischen Erkrankungen) führen zu einer reduzierten sportlichen Leistungsfähigkeit und damit eingeschränkten Wettbewerbsfähigkeit. Beachtet werden muss, dass psychotische Erkrankungen häufig mit einem mehrjährigen, unspezifischen Vorläuferstadium (Prodromalstadium) einhergehen, welches durch depressive Symptome, Einschränkungen der kognitiven und allgemeinen Leistungsfähigkeit und sozialen Rückzug charakterisiert ist. Bereits diese Phase ist kaum mit Leistungssport vereinbar. Das Prodromalstadium, welches heute als Risikostadium für die Entwicklung einer psychotischen Erkrankung bezeichnet wird, kann mittels verschiedener Skalen und Ratinginstrumente identifiziert werden (z. B. Structured Interview for Prodromal Symptoms (SIPS) bzw. Scale of Prodromal Symptoms (SOPS)), Comprehensive Assessment of At Risk Mental States (CAARMS)), wobei die positive prädiktive Wertigkeit für die Entwicklung einer Erkrankung aus dem schizophrenen Formenkreis nicht ein flächendeckendes Screening erlaubt. Auch sind diese Instrumente nicht für die Diagnosestellung einer Schizophrenie geeignet. Im Sinne der indizierten Prävention sollte jedoch Menschen mit einer Risikokonstellation eine Abklärung durch geschultes Fachpersonal angeboten werden. Die primäre Behandlung des Risikostadiums ist die Kognitive Verhaltenstherapie (KVT).

Die primären nichtaffektiven Psychosen scheinen daher im aktiven Leistungssport nur eine untergeordnete Rolle zu spielen. Sekundäre Psychosen bezeichnen die Entstehung von psychotischen Syndromen durch nicht endogene Ursachen. In der Allgemeinbevölkerung ist der Gebrauch von illegalen Substanzen (v. a. Cannabis) die wesentliche Ursache von sekundären Psychosen. Seltenere Ursachen sekundärer Psychosen sind Systemerkrankungen (z. B. rheumatologische Erkrankungen, Stoffwechselstörungen, Elektrolytentgleisungen) oder Erkrankungen des zentralen Nervensystems (z. B. chronisch-entzündliche Erkrankungen, Autoimmunenzephalitiden, primäre oder sekundäre Hirntumore). Insbesondere falls ein klinischer Verdacht auf eine akute polymorphe psychotische Störung besteht, muss zunächst an eine sekundäre Psychose gedacht werden. Hier sind v. a. bei jungen Sportlern substanzbedingte psychotische Reaktionen zu nennen (s. Kap. 15, Kap. 16).

Die Diagnosestellung der Psychosen in kategoriale Diagnosen wie die Schizophrenie oder die schizoaffektive Störung erfolgt operationalisiert gemäß der diagnostischen Klassifikation der ICD-10. Die zu erwartenden Änderungen mit der ICD-11 werden jedoch für die Fragestellungen und Situationen dieses Buches von keiner großen Relevanz sein.

17.2 Sekundäre Psychosen im Leistungssport

Sekundäre Psychosen, wie sie beispielsweise im Rahmen von Substanzkonsum (illegale Drogen und Doping, v. a. Steroide) und bei Sport in der Höhe vorkommen können, sind im sportpsychiatrisch-psychotherapeutischen Kontext von größerer diagnostischer und therapeutischer Bedeutung als die primären Psychosen (s. Kap. 15, Kap. 16, Kap. 39). Aus diesem Grund spielen im Kontext dieser Fragestellung weniger die nach ICD-10 notwendigen Symptome für die operationalisierte Diagnosestellung eine Rolle, sondern syndromale Überlegungen stehen im Vordergrund. Aufgrund der sekundären Genese sind die zu erwarteten Bilder klinisch heterogen und leiten sich von der externen Noxe. So sind bei einer Höhenpsychose aufgrund des Sauerstoffmangels eher optische Halluzinationen oder illusionäre Verkennung zu erwarten, während bei einer steroidinduzierten Psychose eher manisch-psychotische Symptome auftreten. Die klinische Praxis zeigt jedoch, dass die Bilder polymorph sein können, sodass keine pathognomonischen Symptome benannt werden können.

Auch wurde der Einfluss der Familienanamnese in diesem Zusammenhang noch nicht untersucht. Es ist jedoch davon auszugehen, dass analog zu der Entwicklung psychotischer Störungen in der Allgemeinbevölkerung infolge

Tabelle 17-1: Psychotische Symptome und mögliche Ausprägungen

Wahn	Wahnstimmung, Beeinträchtigungs- und Verfolgungswahn, Beziehungswahn, Schuldwahn, Größenwahn
Halluzinationen	Stimmenhören, optische Halluzinationen, Körperhalluzinationen, Geruchs- und Geschmackshalluzinationen
Ich-Störungen	Derealisation, Depersonalisation, Gedankenentzug, Gedankenausbreitung, Gedankeneingebungen, Fremdbeeinflussung, Gefühl des Gemachten

der Gen-Umwelt-Interaktion eine positive Familienanamnese für psychotische Störungen auch die Entwicklung von sekundären Psychosen im Leistungssport begünstigt.

Doping und Substanzgebrauch: Erhebungen über den Cannabisgebrauch als häufigste illegale Droge sind im Leistungssport nur bedingt möglich, es gehen hier Daten über Dopingkontrollen sowie freiwillige Eigenberichte ein und erschweren die Aussagefähigkeit [4]; (s. Kap. 15). Insgesamt wird jedoch im Leistungssport von einer niedrigeren Einnahme im Vergleich zur Allgemeinbevölkerung ausgegangen [5]. Sportspezifisch sind daher v.a. Dopingmittel als Ursache für psychotische oder auch manische Symptome hervorzuheben, von denen wiederum die AAS (anabolic-androgenic steroids) in den letzten Jahrzehnten v.a. im Freizeitsport an Bedeutung gewonnen haben [6]; (s. Kap. 16). AAS zählen zu den meistverbreiteten Dopingmitteln mit Lebenszeitprävalenzen von 6.4 % bei männlichen und 1.6 % bei weiblichen Sportlern und werden in hohen Dosierungen eingesetzt [7]. Häufig werden AAS in Kombination mit Wachstumshormonen oder Insulin eingenommen, bei Dosierungen über 500 bis 1000 Testosteron Enantat pro Woche steigen neben somatischen Nebenwirkungen auch die Risiken für die Entwicklung psychotischer und manischer Symptome deutlich an [8]; (s. Kap. 18).

High Altitude Psychosis (HAPSY) – die höheninduzierte Psychose: Ein bekanntes Phänomen sind zudem psychotische Symptome im Rahmen von Höhenaufenthalten über 3500 m ü.d.M. (s. Kap. 39). Diese können nach aktueller (retrospektiver) Datenlage isoliert, in Kombination mit einem HACE (high altitude cerebral edema) oder im Rahmen anderer zusätzlicher Ursachen (beispielsweise Infektionen, Dehydratation) auftreten [9]. Eine systematische Überprüfung v.a. der isolierten höhenbedingten Psychose steht allerdings noch aus. Neben den zuvor geschilderten klassischen psychotischen Symptomen scheinen besondere Phänomene wie illusionäre Verkennungen, das Hören von Melodien, irrationale Handlungen, das Erleben von Szenen aus der Vergangenheit oder das „Dritte-Mann-Phänomen" mit diesem Zustand assoziiert zu sein. Hier ist der dimensionale Übergang zu einem deliranten Erleben fließend (s. Kap. 14). Für die Höhenpsychose gibt es kaum belastbare Prävalenzdaten zur Entwicklung bei vormals psychisch gesunden Personen, da hier v.a. auf Fallberichte oder veröffentlichte Biografien zurückgegriffen werden muss [9, 10], was die Aussagekraft deutlich einschränkt. Einzelne Berichte geben Prävalenzen mit 32 % von kurzzeitigen Halluzinationen (Sekunden bis Stunden) bei Aufenthalten in extremen Höhen (> 7000 m ü.d.M.) [11] an, ohne auf weitere Begleiterscheinungen einzugehen. Eine weitere Studie zeigte bei sieben Achteln der Teilnehmer abnorme Wahrnehmungen [12]. Eine ältere Untersuchung an 80 Alpinisten, die mehrere lange Expeditionen unternahmen und sich dabei über 7000 m ü.d.M. aufhielten, zeigte bei 13 % der Teilnehmer „zyklothyme Symptome" mit gedrückten und euphorischen Phasen sowie bei 35 % (24 Personen) ein hirnorganisches Syndrom, wovon ein geringer Anteil (2 Personen) auch Halluzinationen aufwies [13]. Es liegen keine Daten dazu vor, ob eine vorbestehende psychotische Erkrankung die Ausbildung von Psychosen in der Höhe begünstigen kann [14]. Zusammenfassend lässt sich festhalten, dass es bei noch wenig strukturierten Untersuchungen wichtig ist, die Möglichkeit der Entwicklung von psychotischen Symptomen in der Höhe zu bedenken und gezielt in Befragungen einzubeziehen. Bei Auffälligkeiten sollte v.a. die Möglichkeit eines (zusätzlich bestehenden) HACE in Betracht gezogen werden, um die korrekte Therapie möglichst rasch einzuleiten.

Spezialfälle: Auch andere Extremsportarten (z.B. Tiefseetauchen) können in seltenen Fällen mit psychotischen Symptomen assoziiert sein. Hierzu liegen jedoch nur vereinzelte Fallberichte vor. Daher werden sie im Rahmen dieses Kapitels nicht gesondert behandelt [15].

17.3 Therapie

In der Therapie von Psychosen wird allgemein zwischen der akuten Behandlung, der Langzeitstabilisierung mit Rückfallprophylaxe sowie gegebenenfalls Rehabilitationsmaßnahmen und Prävention unterschieden [1]. Da ein längerer unbehandelter Krankheitsverlauf negative Folgen auf die langfristige Prognose hat, sollte das Ziel eine möglichst frühzeitige Intervention sein. Empfohlen wird zudem, die Therapie auf mehreren Ebenen durchzuführen: eine psychopharmakologische Therapie, eine psychotherapeutische Behandlung und Angehörigenarbeit [16].

Die Pharmakotherapie hat seit den 1950er Jahren eine große Entwicklung durchlaufen, sodass heutzutage mehr als 30 verschiedene antipsychotische Substanzen mit zum Teil unterschiedlichen Wirkprofilen zur Verfügung stehen. Allen gemeinsam ist ein Ansatz an zentralen Dopaminrezeptoren (D2-Rezeptoren). Anhand partizipativer Entscheidungsfindung wird gemeinsam mit der betroffenen Person unter Beachtung möglicher Kontraindikationen und abgestimmt auf das jeweilige Nebenwirkungsprofil eine Medikation in Kombination mit einer KVT begonnen (siehe hierzu auch die aktuellen Behandlungs-Leitlinien); [1, 17]. Monotherapien sind zu bevorzugen und es sollte versucht werden, die minimale effektive Dosis des jeweiligen Medikamentes zu verwenden. Im Rahmen einer Erhaltungstherapie und Rezidivprophylaxe sollte das Medikament der Akutbehandlung je nach Verträglichkeit und individuellem Risikoprofil (Ersterkrankung oder rezidiv, Schwere der Erkrankung, drogeninduzierte Psy-

Tabelle 17-2: Übersicht über verschiedene Antipsychotika mit Angabe des mittleren Dosisbereiches aus der klinischen Praxis (modifiziert nach der S3-Leitlinie Schizophrenie [1]).

Präparat	Mittlerer Dosisbereich (in mg)	Präparat	Mittlerer Dosisbereich (in mg)
Amisulprid	200–800	Olanzapin	5–20
Aripiprazol	7.5–30	Paliperidon	3–9
Cariprazin	1.5–6	Perphenazin	8–12
Clozapin	150–500	Pipamperon	20–120
Flupentixol	5–12	Quetiapin	150–750
Fluphenazin	5–15	Risperidon	2–6
Haloperidol	2–10	Sertindol	12–20
Lurasidon	40–160	Ziprasidon	120–160
Melperon	25–100	Zuclopenthixol	20–60

Die zum Teil unterschiedlichen Zulassungsbeschränkungen für die einzelnen Länder müssen beachtet werden.

chose, akut polymorph psychotische Störung u.a.) fortgeführt werden. Typische Nebenwirkungen können beispielsweise extrapyramidalmotorische Störungen, Gewichtszunahme, Sedierung, metabolische Veränderungen oder sexuelle Funktionsstörungen sein (s. Kap. 10).

In der generellen Notfallbehandlung von akuten psychotischen Bildern hat sich in der Klinik die Kombination aus Haloperidol und einem Benzodiazepin (z.B. Lorazepam 1–4 mg, Diazepam 10–40 mg) bewährt. Hier ist insbesondere auf motorische Nebenwirkungen im Sinne von Frühdyskinesien zu achten. Benzodiazepine sollten jedoch nicht allein, sondern nur in Kombination mit einem Antipsychotikum zur Anwendung kommen. Bei komorbider Suizidalität sollte aufgrund einer antisuizidalen Wirkung Lorazepam der Vorzug vor anderen Benzodiazepinen gegeben werden, wobei auf die Besonderheit der Fachinformation in diesem Fall hingewiesen wird.

Neben der pharmakologischen Therapie stehen wie oben bereits ausgeführt KVT (die Kombination aus Medikation und KVT soll dabei stets angeboten werden), Psychoedukation und Angehörigenarbeit im Fokus. Auch weitere psychosoziale Angebote wie Ergotherapie oder Sporttherapien zeigten Erfolge (s. Teil XII, Kap. 51).

Im Rahmen der spezifischen Therapie von Psychosen im Leistungssport sind bisher keine expliziten Leitlinien oder hochwertige Metaanalysen verfügbar. Die Ausführungen beruhen daher auf Fallberichten und Expertenempfehlungen. Prinzipiell sollte auch im Leistungssport eine frühzeitige Therapie angestrebt werden und die psychotherapeutischen und psychosozialen Optionen angeboten werden. Die Empfehlung einer kontinuierlichen antipsychotischen Rezidivprophylaxe über einen längeren Zeitraum, die für primäre Psychosen von entscheidender Bedeutung für einen remissionsfreien Erkrankungsverlauf ist, kann nicht ohne Weiteres auf den Bereich Leistungssport übertragen werden. Unter der Annahme, dass wir es hier v.a. mit sekundären Psychosen sowie akut polymorphen psychotischen Bildern zu tun haben, stehen syndromale Behandlungen im Vordergrund – klinisch pragmatisch ergibt sich dadurch, dass nach z.B. drei Monaten langsame Absetzversuche durchaus zu rechtfertigen sind. Im Falle einer primären Psychose (in der Regel Schizophrenie) soll sich die Behandlung anhand verfügbarer evidenz- und konsensbasierter Leitlinien orientieren (z.B. AWMF S3-Leitlinie Schizophrenie: https://www.awmf.org/leitlinien/detail/ll/038-009.html [1]).

Zudem gibt es weitere gesonderte Umstände bei Leistungssportlern, die in der Therapie bedacht werden müssen: Bei der Pharmakotherapie ergeben sich hinsichtlich der Nebenwirkungsprofile etwas eingeschränktere Empfehlungen. Es sollten hier Medikamente bevorzugt werden, die möglichst wenig Auswirkungen auf die sportliche Leistungsfähigkeit haben (beispielsweise weniger Sedierung und Gewichtszunahme fördern). Auch mögliche Auswirkungen auf die Thermoregulation sollten beachtet werden (hier v.a. Medikamente mit anticholinergem Mechanismus, reichend von vermindertem Schwitzen und Hauttrockenheit hin zu Hypo- und Hyperthermien [18, 19].

In einer aktuellen Übersichtsarbeit [20] wurden die bisherigen Empfehlungen dementsprechend zusammengefasst und drei Wirkstoffe gesondert empfohlen: Aripiprazol [21, 22, 23], Quetiapin [21] und Lurasidon [22, 23]. Hierbei muss beachtet werden, dass die Zulassungsbeschränkungen für Lurasidon in den verschiedenen europäischen Ländern nicht einheitlich geregelt sind und Lurasidon in der Standardbehandlung von Psychosen in Europa keine Bedeutung hat.

Obwohl für alle beschriebenen Substanzen keine leistungssteigernde Wirkung zu erwarten ist und sie daher nicht auf der WADA-Verbotsliste aufgeführt sind, ist in der klinischen Praxis jedoch vor Anwendung im Kontext von Leistungssport eine entsprechende Überprüfung vorzunehmen (s. Kap. 11).

Zum Sonderfall der Höhenpsychose sollte ein häufig gleichzeitig bestehendes HACE leitliniengerecht und rasch behandelt werden, um vitale Gefährdungsaspekte abzuwenden (s. Kap. 39). Auch andere mögliche ursächliche Auslöser wie Infektionen, Dehydratation sollten möglichst rasch behoben werden.

Zur akuten Notfallbehandlung können auch im Leistungssportkontext – unter Beachtung von Kontraindikationen und möglichen Nebenwirkungen – kurzzeitig etablierte Kombinationen aus Haloperidol und Benzodiazepinen eingesetzt werden.

Nicht nur in der medikamentösen Behandlung muss bei Leistungssportlern ein besonderer Schwerpunkt gelegt werden. Im Rahmen der begleitenden Therapie müssen häufig komplizierende Umstände bedacht werden (s. Kap. 3, Kap. 8). Auch wenn die Privatsphäre geschützt werden soll, müssen bei akuten Gefährdungsaspekten oder ausgeprägter Symptomatik beispielsweise stationäre Optionen erwogen werden [24].

Literatur

1. DGPPN e.V. (Hrsg.) für die Leitliniengruppe. S3-Leitlinie Schizophrenie [Langfassung]; 2019. Available from: URL: verfügbar unter: https://www.awmf.org/leitlinien/detail/ll/038-009.html.
2. Malhotra S, Sahoo S, Balachander S. Acute and Transient Psychotic Disorders: Newer Understanding. Curr Psychiatry Rep. 2019; 21(11):113. https://doi.org/10.1007/s11920-019-1099-8
3. Rice SM, Purcell R, Silva S de, Mawren D, McGorry PD, Parker AG. The Mental Health of Elite Athletes: A Narrative Systematic Review. Sports Med. 2016;46(9):1333–53. https://doi.org/10.1007/s40279-016-0492-2
4. Thevis M, Kuuranne T, Geyer H, Schänzer W. Annual banned-substance review: analytical approaches in human sports drug testing. Drug Test Anal. 2014;6(1–2):164–84. https://doi.org/10.1002/dta.1591
5. Peretti-Watel P, Guagliardo V, Verger P, Pruvost J, Mignon P, Obadia Y. Sporting activity and drug use: Alcohol, cigarette and cannabis use among elite student athletes. Addiction. 2003;98(9):1249–56. https://doi.org/10.1046/j.1360-0443.2003.00490.x
6. Kanayama G, Pope HG. History and epidemiology of anabolic androgens in athletes and non-athletes. Mol Cell Endocrinol. 2018;464:4–13. https://doi.org/10.1016/j.mce.2017.02.039
7. Nieschlag E, Vorona E. Doping with anabolic androgenic steroids (AAS): Adverse effects on non-reproductive organs and functions. Rev Endocr Metab Disord. 2015;16(3):199–211. https://doi.org/10.1007/s11154-015-9320-5
8. Parkinson AB, Evans NA. Anabolic androgenic steroids: a survey of 500 users. Med Sci Sports Exerc. 2006;38(4):644–51. https://doi.org/10.1249/01.mss.0000210194.56834.5d
9. Hüfner K, Brugger H, Kuster E, Dünsser F, Stawinoga AE, Turner R et al. Isolated psychosis during exposure to very high and extreme altitude – characterisation of a new medical entity. Psychol Med. 2018;48(11):1872–9. https://doi.org/10.1017/S0033291717003397
10. Wu T, Ding S, Liu J, Jia J, Dai R, Liang B et al. Ataxia: an early indicator in high altitude cerebral edema. High Alt Med Biol. 2006;7(4):275–80. https://doi.org/10.1089/ham.2006.7.275
11. Garrido E, Javierre C, Ventura JL, Segura R. Hallucinatory experiences at high altitude. Neuropsychiatry Neuropsychol Behav Neurol. 2000;13(2):148.
12. Brugger P, Regard M, Landis T, Oelz O. Hallucinatory experiences in extreme-altitude climbers. Neuropsychiatry Neuropsychol Behav Neurol. 1999;12(1):67–71.
13. Ryn Z. Psychopathology in mountaineering--mental disturbances under high-altitude stress. Int J Sports Med. 1988;9(2):163–9. https://doi.org/10.1055/s-2007-1024998
14. Hüfner K, Sperner-Unterweger B, Brugger H. Going to Altitude with a Preexisting Psychiatric Condition. High Alt Med Biol. 2019;20(3):207–14. https://doi.org/10.1089/ham.2019.0020
15. Hopkins RO, Weaver LK. Acute psychosis associated with diving. Undersea Hyperb Med. 2001;28(3):145–8.
16. National Institute for Health and Care Excellence (NICE). NICE clinical guideline 178 – Psychosis and schizophrenia in adults: treatment and management [Internet]. London: NICE; 12 February 2014 [abgerufen am 17.06.2021]. Available from: www.nice.org.uk/guidance/cg178

17. Schweizerische Gesellschaft für Psychiatrie und Psychotherapie (SGPP). Behandlungsempfehlungen Schizophrenie; Version 2016 [Internet]. Bern SGPP; 2016 [abgerufen 17.06.2021]. Available from: https://www.psychiatrie.ch/sgpp/fachleute-und-kommissionen/behandlungsempfehlungen
18. Gessel T, Lin CY. Exertional Heatstroke in a Marathon Runner Complicated by Concurrent Use of an Antipsychotic Medication Affecting Thermoregulation. Clin J Sport Med. 2020; 30(5):e166-e168. https://doi.org/10.1097/JSM.0000000000000750
19. Scherl TA, Langguth B, Kreuzer PM. Hypothermia Associated With Antipsychotic Medication: A Clinical Surveillance Study. Journal of clinical psychopharmacology. 2017;37(6):751-3. https://doi.org/10.1097/JCP.0000000000000795
20. Currie A, Gorczynski P, Rice SM, Purcell R, McAllister-Williams RH, Hitchcock ME et al. Bipolar and psychotic disorders in elite athletes: a narrative review. Br J Sports Med. 2019; 53(12):746-53. https://doi.org/10.1136/bjsports-2019-100685
21. Johnston A, McAllister-Williams, RH. Psychotropic Drug Prescribing. In: Currie A, Owen B, editors. Sports psychiatry. Oxford: Oxford University Press; 2016. pp. 133-43. https://doi.org/10.1093/med/9780198734628.003.0010
22. Reardon CL. The sports psychiatrist and psychiatric medication. Int Rev Psychiatry. 2016; 28(6):606-13. https://doi.org/10.1080/09540261.2016.1190691
23. Reardon CL, Creado S. Psychiatric medication preferences of sports psychiatrists. Phys Sportsmed. 2016;44(4):397-402. https://doi.org/10.1080/00913847.2016.1216719
24. Glick ID, Stillman MA, Reardon CL, Ritvo EC. Managing psychiatric issues in elite athletes. J Clin Psychiatry. 2012;73(5):640 4. https://doi.org/10.4088/JCP.11r07381

18 Bipolar-affektive Störungen

Christian Mikutta, Astrid Röh, Alkomiet Hasan, Thomas Müller

Bipolar-affektive Störungen sind schwere rezidivierende psychische Erkrankungen mit depressiven und (hypo-)manischen Phasen. Zwillingsstudien legen nahe, dass eine genetische Komponente eine wesentliche Ursache darstellt. Bei Auslösung und Verlauf spielen jedoch psychische und soziale Faktoren im Sinne einer Gen-Umwelt-Interaktion eine wesentliche Rolle. Auch können sekundäre Ursachen (z. B. Substanzgebrauch, Doping) zu einer depressiven wie auch manischen Symptomatik führen [1]; (s. Kap. 15, Kap. 16). Die bipolar affektive Störung kommt in der Allgemeinbevölkerung mit einer Lebenszeitprävalenz von ca. 4 % vor, sodass davon ausgegangen werden kann, dass sie sich im Kontext des Leistungssports durchaus negativ auf Leistung und Lebensqualität der Athleten auswirken kann [2].

So stellt die Diagnose einer bipolar affektiven Störung besondere Herausforderungen an den Sportpsychiater und -psychotherapeuten. So können einerseits Training und Substanzgebrauch die Symptomatik verdecken bzw. beeinflussen [3, 4], und andererseits können Medikamente, welche für die Therapie einer bipolaren Störung verwendet werden, für Athleten problematische Nebenwirkungen verursachen [3]; (s. Kap. 10).

18.1 Epidemiologie

Alle bipolar-affektiven Störungen zusammen zeigen eine Lebenszeitprävalenz von 3.9 bis 4.4 %. Die Jahresprävalenz liegt bei 0.9 %. Das Ersterkrankungsalter liegt im Schnitt zwischen 18 und 20 Jahren, 74 % aller bipolar-affektiven Störungen manifestieren sich vor dem 21. Lebensjahr [5]. Eine entscheidende Rolle bei diesen Erkrankungen spielt die Genetik. Hier zeigt sich bei Verwandten ersten Grades ein 10-faches Risiko [5]. Für Leistungssportler gibt es keine gesicherten epidemiologischen Zahlen zur bipolaren Erkrankung [6]. Aufgrund des jungen Manifestationsalters der Erkrankung kann jedoch davon ausgegangen werden, dass diese Population eine relevante Zielgruppe darstellt.

18.2 Symptomatologie

Manie ist durch eine abnormal gehobene oder dysphorisch gereizte Stimmung und enthemmtes Verhalten charakterisiert. Zusätzlich zeigt sich fast immer ein reduziertes Schlafbedürfnis und ein erhöhter Antrieb. Oft besteht eine verminderte Krankheitseinsicht. Die Symptome einer Manie nach ICD-10 müssen 7 Tage bestehen und eine deutliche Funktionseinschränkung im alltäglichen Leben zeigen. Sind die Symptome weniger stark ausgeprägt und besteht fast keine Beeinträchtigung im alltäglichen Leben, spricht man von einer Hypomanie.

Die Manie und auch die Hypomanie kommen isoliert als primäres Krankheitsbild eher selten vor und sind meist mit einer bipolar affektiven Störung verbunden. Hierbei werden im DSM-5 zwei wichtige Subtypen beschrieben:

1) Bipolar I: Manische Episode verbunden mit depressiven Episoden
2) Bipolar II: Hypomane Episoden verbunden mit depressiven Episoden.

Tabelle 18-1: Diagnosekriterien der Manie nach der ICD-10

A	situationsinadäquat gehobene Stimmung
B	vermehrter Antrieb, Rededrang und Überaktivität
C	vermindertes Schlafbedürfnis
D	starke Ablenkbarkeit
E	Größenideen und übertriebener Optimismus
F	Selbstüberschätzung/Größenideen wahnhaften Ausmaßes
G	Ideenflucht und Rededrang bis zur sprachlichen Unverständlichkeit
H	körperliche Aktivität bis zu Aggressivität/Gewalttätigkeit
I	mindestens 1 Woche mit Symptomen

Tabelle 18-2: Diagnosekriterien der Hypomanie nach der ICD-10

A	anhaltend leicht gehobene Stimmung
B	gesteigerter Antrieb und Aktivität
C	auffallendes Gefühl von Wohlbefinden, körperlicher und seelischer Leistungsfähigkeit
D	häufig zusätzlich: gesteigerte Geselligkeit, Gesprächigkeit, Vertraulichkeit, Libidosteigerung, vermindertes Schlafbedürfnis
E	alternativ: Reizbarkeit, Selbstüberschätzung, „flegelhaftes" Verhalten statt Euphorie

Tabelle 18-1 und Tabelle 18-2 fassen die Diagnosekriterien der Manie bzw. der Hypomanie nach der ICD-10 zusammen.

18.3 Diagnostik

Die Diagnose einer Manie sollte nach den in Tabelle 18-1 und Tabelle 18-2 beschriebenen Kriterien im Rahmen einer psychiatrischen Evaluation erfolgen. Bei Leistungssportlern kann die initiale Symptomatik einer Manie oder insbesondere Hypomanie im Rahmen des Trainings als nicht pathologisch betrachtet werden und so den Diagnoseprozess verzögern. Hierbei sollte insbesondere die fehlende Krankheitseinsicht im Rahmen der Diagnose beachtet werden [2, 6]. Für eine strukturierte Diagnostik bietet sich die deutsche Version der Young Manie Skala an [7].

18.4 Differenzialdiagnostik

Im Rahmen illegaler Leistungssteigerung sind anabol androgene Steroide (AAS) häufig genutzte Substanzen [8]; (s. Kap. 16). Aufgrund der weiten Verbreitung und der relativ einfachen Zugänglichkeit steigt der Konsum von AAS seit den 1990er Jahren stark an. Mittlerweile sind über hundert chemische Derivate der AAS verfügbar, welche die anabole Ratio hin zu einer androgenergen Wirkung verändern. Viele Substanzen sind bereits oral verfügbar. Häufig werden komplexe Anwendungsschemata benutzt wie das Stacking (Vermengen unterschiedlicher AAS), das Cycling (Einsatz von On- und Off-Perioden). Diese Strategien werden eingesetzt, um einerseits die Wirkung zu maximieren und andererseits die unerwünschten Nebenwirkungen zu minimieren [9].

Psychische Nebenwirkungen beim Gebrauch von AAS treten in der Regel erst in hohen Dosierungen auf. Im Rahmen von Doping werden jedoch die 10- bis 100-fachen Dosen im Vergleich zu einer Behandlung einer medizinisch indizierten Nebenniereninsuffizienz eingesetzt.

Die häufigsten psychischen Nebenwirkungen unter AAS sind erhöhte Aggression, Impulsivität und Feindseligkeit [10].

Auch Symptome einer Manie können durch Konsum von AAS ausgelöst werden [11]. In einer Untersuchung von Pope zeigten 10 % der Athleten unter AAS hypomane und 5 % manische Symptome. Hier konnte dargelegt werden, dass das Risiko einer manischen Symptomatik ab 1000 mg/d AAS stark erhöht ist [12]. In einer Feldstudie mit Teilnehmern, welche die bis zu 100-fach erhöhte Dosis AAS einnahmen, zeigten sich 12 % mit manischen Symptomen und 19 % mit einem hypomanen Zustandsbild. Von denselben Teilnehmern hatte kein einziger hypomane oder manische Symptome nach dem Absetzen der AAS [9]. Bei Frauen zeigte sich während Einnahme von AAS ebenfalls eine hohe Rate an manischen Zustandsbildern (22 %) [13].

Im Rahmen der affektiven Symptome gilt es zu beachten, dass Veränderungen der Stimmung insbesondere am Beginn des Konsums ausgelöst werden, in einer Phase, in der noch keine offensichtlichen Veränderungen der Körperstatur bemerkbar sind [14].

Das Risiko für die Entwicklung psychischer Nebenwirkungen ist derzeit im Bodybuilding am höchsten, da hier die gewählten Dosierungen meist äußerst hoch liegen [15].

18.5 Therapie

Die Therapie muss unterschiedliche Krankheitsphasen, die Akutbehandlung und die Phasenprophylaxe umfassen. Bei der Manie sollte eine möglichst frühzeitige Therapie erfolgen, wobei Monotherapien angestrebt werden sollten. Für die manischen Episoden im Rahmen von bipolar-affektiven Erkrankungen stehen im Bereich der Pharmakotherapie zwei Gruppen zur Verfügung. Zu den Stimmungsstabilisatoren zählen beispielsweise Lithium sowie bestimme Antikonvulsiva, außerdem kommen Antipsychotika zum Einsatz. Eine Übersicht über mögliche Monotherapien bietet Tabelle 18-3, den aktuellen Leitlinien sind auch mögliche Kombinationstherapien für unterschiedliche Indikationen zu entnehmen [16].

Weitere wichtige Therapiebausteine sind eine KVT, allgemeine Psychotherapie mit Psychoedukation und Angehörigenarbeit sowie soziotherapeutische Maßnahmen und Bewegungstherapie (s. Teil IV).

Therapie von Manien im Leistungssport: Im Bereich der Manie ist keine sportspezifische Behandlungsleitlinie verfügbar. Die Auswahl v. a. der medikamentösen Therapie stützt sich daher auf Expertenmeinungen und auf Beobachtungen aus Fallpräsentationen. Zusätzlich sollten immer auch psychotherapeutische und soziotherapeutische Maßnahmen angeboten werden.

Medikamentös ist Lithium ein (wie bereits dargestellt) unter normalen Umständen ein geeignetes Mittel sowohl in der Akutbehandlung

Tabelle 18-3: Auswahl möglicher Psychopharmaka zur akuten Behandlung der Manie und zur Phasenprophylaxe der bipolaren Störung (modifiziert nach der S3-Leitlinie zur Diagnostik und Therapie Bipolarer Störungen der DGPPN [16])

Monotherapie	Psychopharmaka
Akutbehandlung	Carbamazepin, Lithium, Valproat, Aripipra-zol, Asenapin, Olanzapin, Quetiapin, Risperi-don, Ziprasidon, Haloperidol, Paliperidon
Prophylaxe	Lithium, Lamotrigin, Quetiapin, Carbamazepin, Valproat, Aripiprazol, Olanzapin, Paliperidon, Risperidon

als auch in der Langzeittherapie. Die therapeutische Breite ist jedoch sehr gering und gerade Schwankungen im Wasserhaushalt (u. a. durch ausgeprägtes Schwitzen, Dehydratation) können die Medikamentenspiegel beeinflussen [17]. Es sollte daher in der Therapie von Leistungssportlern nur unter sehr engmaschigen Kontrollen angewendet werden. Für die Akutbehandlung können analog zur Behandlung der Psychose (s. Kap. 17) Aripiprazol [18, 19, 20], Quetiapin [18] oder Lurasidon [19, 20] erwogen werden. Hierbei gilt für Lurasidon die uneinheitlich geregelte Zulassungsbeschränkung. Auch für die Phasenprophylaxe kann Lithium unter engmaschigen Kontrollen erwogen werden [17].

Literatur

1. Haack S, Pfennig A, Bauer M. Bipolar depression. Epidemiology, etiopathogenesis, and course. Nervenarzt. 2010;81(5):525–30. https://doi.org/10.1007/s00115-009-2849-3
2. Currie A, Gorczynski P, Rice SM, Purcell R, McAllister-Williams RH, Hitchcock ME, et al. Bipolar and psychotic disorders in elite athletes: a narrative review. Br J Sports Med. 2019;53(12):746–53. https://doi.org/10.1136/bjsports-2019-100685
3. Creado S, Reardon C. The sports psychiatrist and performance-enhancing drugs. Int Rev Psychiatry. 2016;28(6):564–71. https://doi.org/10.1080/09540261.2016.1190690
4. Sylvia LG, Friedman ES, Kocsis JH, Bernstein EE, Brody BD, Kinrys G, et al. Association of exercise with quality of life and mood symptoms in a comparative effectiveness study of bipolar disorder. J Affect Disord. 2013;151(2):722–7. https://doi.org/10.1016/j.jad.2013.07.031
5. Wittchen HU, Jacobi F, Rehm J, Gustavsson A, Svensson M, Jonsson B, et al. The size and burden of mental disorders and other disorders of the brain in Europe 2010. Eur Neuropsychophar-macol. 2011;21(9):655–79. https://doi.org/10.1016/j.euroneuro.2011.07.018
6. Currie A, McDuff D, Johnston A, Hopley P, Hitchcock ME, Reardon CL, et al. Management of mental health emergencies in elite athletes: a narrative review. Br J Sports Med. 2019;53(12):772–8. https://doi.org/10.1136/bjsports-2019-100691
7. Muhlbacher M, Egger C, Kaplan P, Simhandl C, Grunze H, Geretsegger C, et al. Reliability and concordance validity of a German version of the Young Mania Rating Scale (YMRS-D). Neuropsychiatr. 2011;25(1):16–25.
8. Ehrnborg C, Rosen T. The psychology behind doping in sport. Growth Horm IGF Res. 2009;19(4):285–7. https://doi.org/10.1016/j.ghir.2009.04.003
9. Pope HG Jr, Katz DL. Affective and psychotic symptoms associated with anabolic steroid use. Am J Psychiatry. 1988;145(4):487–90. https://doi.org/10.1176/ajp.145.4.487
10. Hall RC, Hall RC, Chapman MJ. Psychiatric complications of anabolic steroid abuse. Psychosomatics. 2005;46(4):285–90. https://doi.org/10.1176/appi.psy.46.4.285
11. Pope HG Jr, Kouri EM, Hudson JI. Effects of supraphysiologic doses of testosterone on mood and aggression in normal men: a randomized controlled trial. Arch Gen Psychiatry. 2000;57(2):133–40; discussion 55–6. https://doi.org/10.1001/archpsyc.57.2.133
12. Pope HG J., Katz DL. Psychiatric and medical effects of anabolic-androgenic steroid use. A controlled study of 160 athletes. Arch Gen Psychiatry. 1994;51(5):375–82. https://doi.org/10.1001/archpsyc.1994.03950050035004
13. Gruber AJ, Pope HG Jr. Psychiatric and medical effects of anabolic-androgenic steroid use in women. Psychother Psychosom. 2000;69(1):19–26. https://doi.org/10.1159/000012362
14. Trenton AJ, Currier GW. Behavioural manifestations of anabolic steroid use. CNS Drugs. 2005;19(7):571–95. https://doi.org/10.2165/00023210-200519070-00002
15. Pope HG Jr, Katz DL. Bodybuilder's psychosis. Lancet. 1987;1(8537):863.
16. DGBS e. V. und DGPPN e. V. S3-Leitlinie zur Diagnostik und Therapie Bipolarer Störungen. Langversion 2019. AWMF: Detail
17. Jefferson JW, Greist JH, Clagnaz PJ, Eischens RR, Marten WC, Evenson MA. Effect of strenuous exercise on serum lithium level in man. The American journal of psychiatry. 1982;139(12):1593–5. https://doi.org/10.1176/ajp.139.12.1593
18. Johnston A, McAllister-Williams RH. Psychotropic drug prescribing. In: Currie A, Owen B, editors. Sports Psychiatry. Oxford, UK: Oxford

University Press; 2016. pp. 133–44. https://doi.org/10.1093/med/9780198734628.003.0010

19. Reardon CL, Creado S. Psychiatric medication preferences of sports psychiatrists. Phys Sportsmed. 2016;44(4):397–402. https://doi.org/10.1080/00913847.2016.1216719

20. Reardon CL. The sports psychiatrist and psychiatric medication. International review of psychiatry (Abingdon, England). 2016;28(6):606–13. https://doi.org/10.1080/09540261.2016.1190691

19 Anpassungsstörungen

Simon Ewers, Stefan Fröhlich, Walter Frey, Jan Wielopolski

Als Anpassungsstörung wird eine maladaptive Reaktion auf distinkte kritische Lebensereignisse oder Stressoren bezeichnet. Der explizite Ereignisbezug unterscheidet die Anpassungsstörung neben der PTBS und der akuten Belastungsreaktion von den meisten anderen psychischen Erkrankungen (s. Kap. 26). Kritische Lebensereignisse können sowohl einmalige Belastungen wie eine Trennung oder ein Todesfall als auch anhaltende Belastungen wie finanzielle Schwierigkeiten oder körperliche Erkrankungen sein. Ein kritisches Lebensereignis als Auslöser einer Anpassungsstörung unterscheidet sich von einem traumatischen Ereignis durch geringere Schwere und Intensität, d. h. es besteht keine außergewöhnliche Bedrohung mit katastrophalem Ausmaß. Die Symptomatik der Anpassungsstörung entwickelt sich innerhalb eines Monats nach dem erstmaligen Auftreten des kritischen Lebensereignisses und bildet sich in der Regel innerhalb von 6 Monaten nach dessen Beendigung zurück [1]. Die sportpsychiatrisch-psychotherapeutische Relevanz der Anpassungsstörung ist aktuell schwer einzuschätzen, da bisher keine Studie vorliegt, die sich spezifisch mit der Epidemiologie und Ätiopathogenese im Bereich des Leistungssports befasst hat [2].

19.1 Epidemiologie

Aus der europäischen ODIN-Studie (Outcome of Depression International Network) kann eine Prävalenz der Anpassungsstörung (nach ICD-10) von 0.5 % in der Allgemeinbevölkerung in der Altersgruppe 18 bis 60 Jahre (Frauen: 0.6 %, Männer: 0.3 %) und eine geringfügig höhere Prävalenz in städtischen Regionen im Vergleich zu ländlichen Regionen abgeleitet werden [3]. In einer Schweizer Studie werden Prävalenzraten von 2.3 % in der Altersgruppe 65 bis 96 Jahre berichtet, wobei sich die höhere Prävalenzrate in dieser Population möglicherweise durch ein häufigeres Auftreten von kritischen Lebensereignissen im Alter erklären lässt [4]. Bisher liegen keine Prävalenzzahlen zur Anpassungsstörung in der Population von Leistungssportlern vor. Es gibt jedoch Hinweise darauf, dass Anpassungsstörungen mit Angstreaktion in der Population von Leistungssportlern im Vergleich zum Vollbild einer Angststörung (Panikstörung, generalisierte Angststörung) relativ häufig vorkommen [5]; (s. Kap. 23).

19.2 Ätiopathogenese

Anpassungsstörungen entstehen in Reaktion auf kritische Lebensereignisse/Stressoren, zu denen ein zeitlicher und ursächlicher Zusammenhang besteht. Solche Stressoren oder Lebensereignisse können sowohl einmalige Belastungen (Umzug, Verletzung) als auch anhaltende schwere Belastungen (körperliche Erkrankung, Leistungsdruck) sein. Im Leistungssports sind neben allgemeinen Belastungsereignissen diverse zusätzliche sportspezifische Belastungsereignisse, insbesondere Verletzungen des Bewegungsapparates, Gehirnerschütterungen oder das (geplante) Karriereende als Auslöser für eine Anpassungsstörung denkbar [6, 7]; (s. Tabelle 19-1; Kap. 13, Kap. 38). Hierbei ist vor dem Hintergrund der multinationalen Zusammensetzung von Leistungssportlern zu beachten, dass die Reaktion auf Belastungsereignisse (z. B. Todesfälle) kulturellen Einflüssen unterliegt, die auch bei der Behandlung berücksichtigt werden sollten [6]. Es kann zu kumulativen Effekten von Belastungsereignissen kommen, die die Wahrscheinlichkeit erhöhen können, dass sich eine chronische traumatische Erkrankung manifestiert [8]. Diese kann psychische und psychosomatische Beschwerden zur Folge haben, die wiederum Rehabilitationsprozesse und die sportliche Leistungsfähigkeit längerfristig stören können [6, 9]. Faktoren, die die Leistung beeinflussen, sind die Angst vor erneuter Verletzung und das Vermeiden von notwendigen Behandlungen, reduzierte Anstrengung sowie ein stressbedingt geschwächtes Immunsystem [10, 11]; (s. Kap. 20).

Stress-Response-Modell: Horowitz [13, 14] hat die Anpassungsstörung, die komplizierte Trauer und die PTBS als Stress-Response-Syndrom konzeptualisiert. Kritische Lebensereignisse haben demnach intensive emotionale Zustände und Gefühle von Überwältigung bis hin zur Dissoziation zur Folge, die der Betroffene durch Verdrängung/Verleugnung und dysfunktionale Verhaltensweisen (z. B. Substanzmissbrauch) zu bewältigen versucht [12]. Dadurch bilden sich Teufelskreise von Intrusionen und dysfunktionalen Verhaltensweisen heraus, die zu einem psychopathologischen Ungleichgewicht führen. Dieses äußert sich in Anstürmen intensiver Gefühle oder Gefühllosigkeit, zwanghaften Verhaltensweisen und Vermeidungsverhalten [12]. Zwanghafte Kommunikationsformen sind beispielsweise perseverierende Schilderungen des Belastungsereignisses aufgrund anhaltender Intrusionen. Die Phase der Aufarbeitung ist durch eine intensive kognitive Verarbeitung, Gefühlsstabilität und die Akzeptanz der Konsequenzen des Ereignisses gekennzeichnet. Bei unzureichender oder ausbleibender Elaboration kann es zu

Tabelle 19-1: Auslösende Belastungsereignisse für Anpassungsstörungen

Allgemeine Belastungsereignisse (nach Simmen-Janevska und Maercker 2011 [12])	Sportspezifische Belastungsereignisse nach Reardon et al. 2019 [2])
familiäre Konflikte	Verletzungen des Bewegungsapparates
berufliche/schulische Probleme	wiederholte Operationen
körperliche Erkrankungen	Gehirnerschütterungen
Krankheit oder Todesfälle im Bekanntenkreis	Niederlagen
Umzug	Konflikte mit Mitgliedern des (Trainer-)Teams
finanzielle Probleme	Karriereende
Alkohol- und Suchterkrankungen	Nichtberücksichtigung im Kader
rechtliche Probleme	variierende Trainingsbelastung prä/post Saison
Problemlösungen unter Zeitnot	Saisonende
	Transfer/Umzug
	Leistungsdruck bzw. übertriebene Erwartungshaltung von Trainern/Eltern/Sponsoren
	Sprachbarriere (z. B. in Mannschaftssportarten im Ausland)

pathologischen Angst- und Depressionsreaktionen und einem fortbestehenden Gefühl eines Bruchs in der Lebenslinie bzw. der Sportkarriere kommen.

Krisenmodell: Maercker et al. [12] ziehen das Krisenmodell nach Caplan [15] als Erklärungsmodell der Anpassungsstörung heran. Dieses funktionale Krisenmodell beschreibt typische Verläufe, die nach Belastungen auftreten und die betroffene Person aus dem Normalzustand in einen labilen Zustand bringen. In der Krise reichen die individuellen Techniken der Problemlösung nicht mehr aus, der Person gelingt es nicht sich an die neuen Gegebenheiten anzupassen, und es kommt zur Symptombildung im Sinne einer Anpassungsstörung.

Vulnerabilitäts-Stress-Modell: Forstmeier stellte ein Störungsmodell der Anpassungsstörung im Rahmenkonzept eines Vulnerabilitäts-Stress-Modells vor [16]. Das Ausmaß der erlebten Stressreaktion wird durch Art, Dauer und Schwere des kritischen Lebensereignisses moduliert. Als wichtige Vulnerabilitätsfaktoren bei der Anpassungsstörung nennt er kognitive Neigungen (Intrusions-, Vermeidungs-, Depressions-, Angst- und Aggressionsneigung), funktionale Beeinträchtigungen, einen beeinträchtigten körperlichen Zustand, komorbide Störungen, frühere Erfahrungen, weibliches Geschlecht, jüngeres Alter, niedrigeres Bildungsniveau, und Persönlichkeitsmerkmale (Extraversion, Neurotizismus, Psychotizismus). Maercker et al. konnten zeigen, dass Initialreaktionen in höherem Ausmaß die PTBS-Symptomatik vorhersagten als die Schwere des Traumas [17]. Bei Initialreaktionen sind die Bewertung des Ereignisses (Bedrohung zentraler Aspekte des Selbst, Katastrophisierung) und dysfunktionale Bewältigungsversuche (Intrusionen, Vermeidung) von Relevanz. Zudem spielen bei der Entstehung einer Anpassungsstörung mangelnde Anpassungsfähigkeit (insbesondere Selbstregulation, Selbstwirksamkeit, Kohärenzsinn, religiöse Ressourcen) und mangelnde soziale Unterstützung eine Rolle [16, 17].

Protektive Faktoren: Sport an sich kann auch vor der Entwicklung einer psychischen Erkrankung schützen, da er erwiesenermaßen antidepressive Effekte hat [18, 19]; (s. Teil XII, Kap. 51). Intrapersonale Faktoren sind maßgeblich dafür verantwortlich, ob es bei einer Belastung zu einer pathologischen Reaktion im Sinne einer Anpassungsstörung oder einer adaptiven Stressreaktion kommt. Dabei spielt zunächst die subjektive Bewertung des Stressors, bedingt durch Erfahrungen und Lernprozesse, eine zentrale Rolle. Zudem ist das Konzept der Resilienz von besonderer Bedeutung für die Ätiologie der Anpassungsstörung, da sich dadurch protektive Faktoren für die Prävention ableiten lassen. Conner und Davidson haben basierend auf Arbeiten von Kobasa [20], Lyons [21] und Rutter [22] eine Skala zur Erfassung von Resilienzfaktoren entwickelt [23]. Diese umfasst u. a. die folgenden Resilienzfaktoren: Glaube an die Wichtigkeit der eigenen Person, Selbstwirksamkeits- und Kontrollüberzeugungen, Bewertung eines Stressors als Herausforderung/Chance, Annehmen der Unterstützung von anderen, sichere Bindungen, vergangene Erfolge, Sinn für Humor, eine handlungsorientierte Herangehensweise, Geduld, Affekttoleranz, Optimismus und Glaube. Zusätzlich spielen individuelle Begabungen und Copingfertigkeiten eine Rolle im adaptiven Umgang mit Belastungen.

19.3 Symptomatologie

Eine maladaptive Initialreaktion auf Belastungen kann sich im Leistungssport wie in folgendem Fallbeispiel beschrieben darstellen.

Eva erfüllt die Kriterien für eine Anpassungsstörung mit Angst und depressiver Reaktion gemischt, d.h. es sind sowohl Angst als auch depressive Symptome vorhanden, jedoch nicht in größerem Ausmaß als bei einer Angst und depressiver Störung gemischt. Die Symptome stellten sich unmittelbar nach dem Wechsel in die neue Umgebung ein, was als (sportspezifisches) Belastungsereignis ohne au-

Fallbeispiel 1 – maladaptive Stressreaktion: Eva (20 Jahre), Leichtathletin

Eva ist eine hochtalentierte junge Leichtathletin, die im Verein ihrer Heimatstadt trainiert. Als nächsten Schritt in ihrer Karriere wechselt sie zu einem neuen Verein in einer anderen Region. Sie vermisst dort ihre Freunde und Familie, hat Schwierigkeiten, sich in das neue Team einzugliedern, und kann zunächst auch nicht ihre ursprüngliche Leistung halten. Sie erlebt sich selbst als ungewohnt schlapp und ängstlich und fällt ihrem Trainer durch Missmut, leichte Reizbarkeit und Zurückgezogenheit auf. Auf Erwirken des Trainers stellt der Verein Eva eine Betreuerin zur Seite, mit deren Unterstützung es ihr innerhalb weniger Tage gelingt, sich an die neue Umgebung anzupassen und wieder Leistungen auf Höchstniveau zu zeigen.

ßergewöhnliches oder katastrophales Ausmaß betrachtet werden kann. Durch die Intervention in Form der ihr zur Seite gestellten Betreuerin klangen die Symptome frühzeitig ab. So wurde möglicherweise die potenzielle Progredienz im Sinne einer depressiven Episode verhindert (s. Kap. 21).

Nach der ICD-10 wird das Erscheinungsbild der Anpassungsstörung durch Subtypen weiter differenziert, diese sind Gegenstand kritischer Fachdiskussionen [24, 25] und wurden aufgrund ihrer ungenügenden Reliabilität nicht mehr in die ICD-11 aufgenommen. Da die ICD-11 erst nach einer Übergangszeit ausschließlich verwendet werden soll, werden die Subtypen nach ICD-10 im Folgenden trotzdem beschrieben.

Anpassungsstörung mit vorwiegend affektiven Reaktionen (kurze depressive Reaktion < 1 Monat, längere depressive Reaktion < 2 Jahre, Angst und depressive Reaktion gemischt): Bei der Anpassungsstörung mit depressiver Reaktion gelten Weinerlichkeit, Bedrückung, Traurigkeit, Hoffnungslosigkeit, Gereiztheit, Missmut, Selbstwertzweifel, Demoralisierung und Suizidalität als wichtige Symptome [26]. Die Schwere der depressiven Symptomatik muss zur Diagnosestellung unter der Schwelle einer depressiven Episode oder einer Dysthymie liegen [27]. Eine Anpassungsstörung mit Angstsymptomatik zeichnet sich durch erhöhte Ängstlichkeit, Beunruhigung, Furcht, Nervosität und Besorgnis aus [26].

Anpassungsstörung mit vorherrschender Störung von anderen Gefühlen: Diese Symptome betreffen zumeist verschiedene affektive Qualitäten, hierzu können Gefühlszustände wie Scham, Schuld, Eifersucht, Demütigung, Besorgnis, Ärger, Zorn, Ratlosigkeit, und affektive Indifferenz sowie Orientierungslosigkeit gezählt werden. Auch vorübergehende somatoforme und dissoziative Symptome, Schlafstörungen, veränderter Appetit, sexuelle Dysfunktionen oder (para-)suizidale Handlungen können Teil der Symptomatik sein [26].

Anpassungsstörung mit vorherrschender Störung des Sozialverhaltens: Neben ängstlich-depressiven Reaktionen können beobachtbare Verhaltensveränderungen auftreten. Alterstypische Rollen in Schule, Ausbildung, Beruf, Familie oder Partnerschaft werden nicht mehr im ursprünglichen Maß erfüllt. Zustände des Versagens, der Vernachlässigung und der Vermeidung liegen vor und stehen im Kontrast zum früheren Adaptationsniveau, auch Substanzmissbrauch kann vorkommen [26]. Es kann zu Störungen der Impulskontrolle kommen, so kann sich z. B. eine Trauerreaktion in der Adoleszenz in aggressivem oder dissozialem Verhalten äußern.

19.4 Diagnostik und Differenzialdiagnostik

In der ICD-10 ist die Anpassungsstörung dem Kapitel „Reaktionen auf schwere Belastungen und Anpassungsstörungen" zugeordnet. Zur Diagnosestellung muss das Ereigniskriterium erfüllt sein, d. h. der Symptomatik muss eine identifizierbare psychosoziale Belastung von nicht außergewöhnlichem oder katastrophalem Ausmaß vorausgegangen sein. Die Symptomatik entwickelt sich innerhalb eines Monats nach dem erstmaligen Auftreten des kritischen Lebensereignisses und bildet sich in der Regel innerhalb von 6 Monaten nach dessen Beendigung zurück. Nach der ICD-10 umfassen Diagnosekriterien für die Anpassungsstörung Symptome und Verhaltensstörungen, wie sie bei affektiven Störungen, bei neurotischen, Belastungs- und somatoformen Störungen und bei den Störungen des Sozialverhaltens vorkommen. Die Symptome können in Art und Schweregrad variieren, die Kriterien der einzelnen Störungen sind jedoch nicht erfüllt. In der ICD-11 bleibt die Anpassungsstörung weiterhin eine zeitlich befristete Störung, die sich innerhalb eines Monats nach dem Auftreten des belastenden Lebensereignisses entwickelt, wird aber erstmals als ein vollwertiges Erkrankungsbild mit spezifischen Symptomen verstanden [28]. Die Konzipierung der Anpassungsstörung als Stressfolgesyndrom [12] bildet die Grundlage der revidierten Konzeption der Anpassungsstörung in der ICD-11 nach Maercker [28], wo sie neben der PTBS, der komplexen PTBS und der anhaltenden Trauerstörung dem Kapitel „Spezifisch belastungsbezogene Störungen" zugeordnet ist. Die Symptome der Anpassungsstörung können nach der ICD-11 drei Gruppen von Hauptsymptomen zugeordnet werden:

1) Präokkupation (gedankliches Verhaftetsein): übermäßiges Grübeln, wiederkehrende und belastende Gedanken oder anhaltende Sorgen in Bezug auf den Stressor und dessen Folgen;
2) Anpassungsschwierigkeiten: Beeinträchtigungen in persönlichen, familiären, sozialen oder beruflichen Funktionsbereichen und Störungen der Konzentrationsfähigkeit sowie des Schlafs;
3) Akzessorische Symptome: Angst, Depression, Vermeidung oder Störung des Sozialverhaltens.

Im Gegensatz zu den Vorgängerkonzepten stellt die Anpassungsstörung keine Ausschlussdiagnose mehr dar, sondern kann bei eindeutig distinkten Symptomen in Kombination mit anderen psychischen Erkrankungen vergeben werden [29]. Dies könnte etwa bei Vorliegen von phobischen Störungen (Agoraphobie, spezifische Phobien) und anderen Angststörungen (Panikstörung, generalisierte Angststörung) oder somatoformen Störungen der Fall sein, sofern bei den komorbiden Erkrankungen unterschiedliche Verläufe erkennbar sind. Zudem sollte die zusätzliche Diagnose einer Anpassungsstörung nicht vergeben werden, wenn kritische Lebensereignisse zu einer Exazerbation der Symptomatik einer zum Zeitpunkt des Auftretens bereits bestehenden anderen psychischen Erkrankung führen. In einer Studie mit einer repräsentativen Bevölkerungsstichprobe in Israel konnte die Konzeption der Anpassungsstörung als unidimensionales Model mit leichter, mittlerer und schwerer Ausprägung ohne Subtypen bestätigt werden [30].

Diagnostikinstrumente: Gegenwärtig liegt nur ein Fragebogen zur spezifischen Erfassung der Anpassungsstörung vor, der Adjustment Disorder New Module (ADNM), der die Störung anhand der ICD-11-Kriterien mittels 20 Items erfasst [31]. Im Rahmen sportpsychiatrisch-psychotherapeutischer Abklärungen kann das ADNM nur eingeschränkt zur Anwendung kommen, da die inkludierte Ereignisliste zu in den vergangen zwei Jahren erlebten Belastungen keine sportspezifischen Faktoren enthält. Das in der klinischen Anwendung weit verbreitete strukturierte klinische Interview (SKID) [32] erfasst die Anpassungsstörung nur, sofern keine andere psychische Erkrankung vorliegt. Das einzige Interview zur expliziten Erfassung von Anpassungsstörungen ist das Diagnostic Interview for Adjustment Disorder (DIAD) [33], welches mittels 29 Fragen Diagnosekriterien basierend auf dem DSM-IV erfasst. Im DIAS wird zunächst offen nach einem Ereignis gefragt, das innerhalb der letzten 3 Jahre Stress verursacht hat, bevor dem Befragten eine Ereignisliste zur Auswahl vorgelegt wird. Im sportpsychiatrisch-psychotherapeutischen Kontext würde sich die Ergänzung der Ereignislisten um sportspezifische Belastungsereignisse (s. Tabelle 19-1) anbieten. **Differenzialdiagnostik:** Die Diagnostik der Anpassungsstörungen erfolgt nach den klinischen Kriterien. Eine grundlegende Schwierigkeit bei der Diagnose ist die Abgrenzung einer normalen/adaptiven Stressreaktion im Vergleich zu einer pathologischen Stressreaktion. Diese Schwierigkeit besteht v.a. bei der Diagnostik nach der ICD-10 und wird der Einschätzung des Diagnostikers überlassen. Im folgenden Fallbeispiel (Fallbeispiel 2) ist eine adaptive, nicht pathologische Reaktion auf Belastungen dargestellt, die die Notwendigkeit der Sensitivität des Diagnostikers zur Vermeidung einer unnötigen Pathologisierung veranschaulicht.

Fallbeispiel 2 – adaptive Stressreaktion: Sebastian (30 Jahre), Fußballprofi

Sebastian spielt schon seit Jahren gerne bei seinem erfolgreichen Verein und hat sich vorgenommen, seine Karriere auch dort abzuschließen. Nun bekommt sein langjähriger Trainer ein Angebot und wechselt den Verein. Der neue Trainer muss sich etablieren und stellt einige Stammspieler nicht mehr auf, auch Sebastian landet auf der Bank. Als Sebastian das erfährt, kann er in den folgenden Tagen kaum noch an etwas anderes denken, ist im Training häufig unkonzentriert und zieht sich vermehrt von seinen Teamkollegen zurück. Die sich nun einstellenden Erfolge der Mannschaft geben dem neuen Trainer Recht und Sebastian kann seine Spielerkarriere nicht wie geplant bei seinem Verein beenden. Sebastian spricht seine Unzufriedenheit gegenüber dem Trainer an und bekommt nach einigen Gesprächen eine Stelle im Management seines Vereins angeboten. Daraufhin erholt sich Sebastian innerhalb einer Woche wieder vollständig und erledigt seine neuen Aufgaben zuverlässig.

Die Konzeptualisierung der Anpassungsstörung in der ICD-11 als vollwertiges Erkrankungsbild mit spezifischen Symptomen soll dem Problem der mangelnden Abgrenzbarkeit entgegenwirken, und erste Feldstudien belegen eine verbesserte Reliabilität [34]. Bei der Anamneseerhebung ist insbesondere der zeitliche Zusammenhang zu einem eindeutig identifizierbaren psychosozialen Stressor oder mehreren Stressoren von nicht außergewöhnlichem oder katastrophalem Ausmaß zu explorieren. Grundsätzlich sollte bei der Diagnosestellung nach ICD-10 zunächst differenzialdiagnostisch abgeklärt werden, ob das Vollbild einer affektiven, neurotischen, Belastungs- oder somatoformen Störung oder einer Störung des Sozialverhaltens vorliegt, da diese Diagnosen mit Vorrang zu vergeben sind (s. Teil V). Bei den affektiven Störungen bestehen primär Überschneidungen mit der Symptomatik depressiver Episoden, sodass der Beachtung des konkreten Ereignisbezuges hier besondere Bedeutung zukommt (s. Kap. 21). Beim Vorliegen von depressiven Symptomen bei Leistungssportlern sollte zudem das ÜTS in Erwägung gezogen werden, dem eine zu hohe Trainingsbelastung ohne suffiziente Erholungsphasen zugrunde liegt, und das durch die Symptome Müdigkeit, Schlaflosigkeit, Antriebslosigkeit und reduzierte Konzentrationsfähigkeit gekennzeichnet ist [35]; (s. Kap. 20). Allerdings existieren hier bis dato keine eindeutigen diagnostischen Kriterien. Die Diagnose der Anpassungsstörung wird damit zur Residualkategorie und häufig in subsyndromalen Stadien einer depressiven Störung vergeben [36]. Bei den neurotischen, Belastungs- oder somatoformen Störungen ist die generalisierte Angststörung von differenzialdiagnostischer Relevanz, da sich bei ihr ebenfalls anhaltende Ängste zeigen, die sich im Gegensatz zur Anpassungsstörung jedoch nicht auf ein spezifisches Objekt bzw. spezifische Situation beziehen (s. Kap. 23). Zur Abgrenzung der Anpassungsstörung von der PTBS und der akuten Belastungsreaktion sind Schwere und Intensität des auslösenden

Ereignisses zu beachten (s. Kap. 26). Gegenüber der akuten Belastungsreaktion ist darüber hinaus noch das Zeitkriterium entscheidend. Es besagt, dass die Symptome innerhalb einer Stunde nach dem belastenden Ereignis auftreten und innerhalb von 8 (max. 48) Stunden wieder abklingen, während sie sich bei der Anpassungsstörung erst im Verlauf entwickeln und maximal 6 Monate bzw. 2 Jahre (bei der längeren depressiven Reaktion) anhalten. Bei den somatoformen Störungen können sich ebenfalls affektive, vegetative und phobische Symptome zeigen, im Gegensatz zur Anpassungsstörung steht hier aber die Beschäftigung mit den (psycho-)somatischen Beschwerden im Vordergrund (s. Kap. 25).

19.5 Komorbiditäten

Anpassungsstörungen treten häufig im Zusammenhang mit Substanzgebrauch sowie bereits vorliegenden Persönlichkeitsstörungen auf und sind zudem insgesamt mit erhöhtem Suizidrisiko assoziiert [37, 38]; (s. Kap. 15, Kap. 22, Kap. 27). Des Weiteren werden Anpassungsstörungen als ein Risikofaktor für die Entwicklung einer depressiven Störung oder Angststörung angesehen [39].

19.6 Therapie

Im Hinblick auf die Wirksamkeit bestimmter therapeutischer Optionen liegen für die Anpassungsstörung bisher kaum gesicherte Studiendaten vor [40], wobei sich in der Praxis ein individueller ambulanter Therapieansatz mit Schwerpunkt auf psychotherapeutischen Verfahren bewährt hat [41]; (s. Kap. 9). Unterstützend kommen in ausgeprägten Fällen auch vorübergehende medikamentöse Optionen zur Anwendung. Beim Vorliegen einer schwergradigen Beschwerdesymptomatik und Auftreten von Suizidalität oder Fehlen jeglicher sozialer Unterstützung kann eine stationäre Behandlung notwendig werden.

Psychotherapeutische Interventionen: Aufgrund der akuten Belastung und des bestehenden Leidensdrucks spielt die unmittelbare Krisenintervention mit stützenden und entlastenden Gesprächen eine wesentliche Rolle und ist häufig ausreichend. Dabei kommen neben der Erarbeitung eines individuellen Störungsmodells Elemente wie die kognitive Umstrukturierung, die Vermittlung von Problemlöse- und Bewältigungsstrategien, Ressourcenaktivierung bzw. -aufbau, Stressimpfungs- und Zeitmanagementtrainings zum Einsatz. Des Weiteren sind die Organisation und der Einbezug sozialer Unterstützungsmaßnahmen und Netzwerke hilfreich [42, 43, 44].

Pharmakotherapie: Für die medikamentöse Behandlung von Anpassungsstörungen können aufgrund mangelnder evidenzbasierter Studiendaten keine spezifischen Empfehlungen gegeben werden. In einzelnen Studien ergeben sich Hinweise, dass Antidepressiva und hier v.a. SSRI ein Ansprechen bei der Behandlung der Anpassungsstörung zeigen [45]. Daneben kann der symptomorientierte Einsatz von Benzodiazepinen, die vorübergehend emotionale Anspannung, Angst und Schlafstörungen lindern können, erwogen werden, sollte jedoch aufgrund des Abhängigkeitspotentials sowie möglicher paradoxer Effekte sehr kritisch abgewogen werden [46]; (s. Kap. 10).

19.7 Verlauf und Prognose

Anpassungsstörungen dauern laut Definitionskriterien nicht länger als 6 Monate (außer bei Auftreten einer längeren depressiven Reaktion bis zu 2 Jahren). Dabei ist die Prognose für Anpassungsstörungen im Erwachsenenalter im Allgemeinen günstig (80 % der Betroffenen sind nach 5 Jahren beschwerdefrei) [37, 47], allerdings stellen Anpassungsstörungen, insbesondere bei Fortbestehen der Belastungsfaktoren, einen Risikofaktor für die Entwicklung einer depressiven Störung oder Angststörung dar [40].

19.8 Prävention

Da Anpassungsstörungen als Reaktion auf psychosoziale Belastungen im Sinne einer nicht adäquaten Stress-Response eingeordnet werden können, sind präventive Maßnahmen als zentral anzusehen. Insbesondere im leistungssportlichen Kontext werden der Entspannung und Erholung häufig zu wenig Bedeutung eingeräumt (s. Kap. 3, Kap. 21). Trainer oder andere Betreuer sollten ebenso wie die Sportler selbst geschult und dafür sensibilisiert werden, dass Anpassungsstörungen trotz der allgemein günstigen Prognose vorübergehend ein ernst zu nehmendes Problem darstellen können. Denn neben der Beeinträchtigung des Wohlbefindens ist davon auszugehen, dass die sportliche Leistungsfähigkeit durch eine Anpassungsstörung negativ beeinflusst werden kann. Mögliche Ansatzpunkte zur Vermeidung einer solchen bestehen in vielerlei Hinsicht: In Mannschaftssportarten spielt die bewusste und aktive Integration neuer Teammitglieder eine entscheidende Rolle, insbesondere wenn diese die Sprache noch nicht beherrschen und sonst noch keine sozialen Kontakte in der neuen Umgebung haben. In sämtlichen Sportarten sollte die sportliche Zielsetzung adäquat und realistisch sein. Das gilt für die Ziele, die sich der Sportler selbst steckt, ebenso wie für die Erwartungen, die das Umfeld vorgibt. Auch ein entsprechend adäquater Umgang mit Niederlagen und Enttäuschungen kann vermittelt und erlernt werden. Im Fall von körperlichen Verletzungen, insbesondere wenn diese wiederholt auftreten oder eine längere Pause nach sich ziehen, sollten Leistungssportler und Betreuer dafür sensibilisiert werden, dass der offensichtlichen körperlichen Beeinträchtigung auch weniger offensichtliche psychische Beeinträchtigungen folgen können. Dem bewussten Umgang mit derartigen kritischen Lebensereignissen/Stressoren kommt dabei eine entsprechende präventive Bedeutung zu. Zusätzlich ist es wichtig, dass im Fall einer solchen Anpassungsstörung Anlaufstellen vorhanden und den Betroffenen bekannt sind, um ihnen zeitnah eine adäquate Therapie zukommen zu lassen. Eine entscheidende Rolle kommt dabei Betreuern wie Trainern oder medizinischem Personal zu, da diese entscheidend zur Vorbeugung, aber auch zur Erkennung der Problematik beitragen können. Dafür sind entsprechende Schulungen essenziell, die beispielsweise im Rahmen der Trainerausbildung oder im Curriculum für die Weiterbildung von Sportärzten und Sportphysiotherapeuten verankert werden sollten (s. Kap. 1).

Literatur

1. Dilling H, Freyberger H. Taschenführer zur ICD-10 Klassifikation psychischer Störungen. Bern: Hogrefe; 2019.
2. Reardon CL, Hainline B, Aron CM, Baron D, Baum AL, Bindra A et al. Mental health in elite athletes: International Olympic Committee consensus statement (2019). Br J Sports Med. 2019;53(11):667–99.
3. Ayuso-Mateos JL, Vázquez-Barquero JL, Dowrick C, Lehtinen V, Dalgard OS, Casey P et al. Depressive disorders in Europe: Prevalence figures from the ODIN study. Br J Psychiatry. 2001;179:308–16. https://doi.org/10.1192/bjp.179.4.308
4. Maercker A, Forstmeier S, Enzler A, Krüsi G, Hörler E, Maier C et al. Adjustment disorders, posttraumatic stress disorder, and depressive disorders in old age: Findings from a community survey. Comprehensive Psychiatry. 2008; 49(2):113–20. Available from: http://www.sciencedirect.com/science/article/pii/S0010440X07000946. https://doi.org/10.1016/j.comppsych.2007.07.002
5. McDuff DR. Adjustment and anxiety disorders. In: Currie A, Owen B, editors. Sports psychiatry. Oxford: Oxford University Press; 2016. pp. 1–16. https://doi.org/10.1093/med/9780198734628.003.0001

6. Wenzel T, Zhu LJ. Posttraumatic stress in athletes. In: Baron DA, Reardon CL, Baron SH, editors. Clinical sports psychiatry: An international perspective; Chichester, West-Sussex: Wiley-Blackwell; 2013. pp. 102–14. https://doi.org/10.1002/9781118404904.ch10
7. Breslau N, Peterson EL, Schultz LR. A second look at prior trauma and the posttraumatic stress disorder effects of subsequent trauma: A prospective epidemiological study. Archives of general psychiatry. 2008;65(4):431-7. https://doi.org/10.1001/archpsyc.65.4.431
8. Cloitre M, Stolbach BC, Herman JL, van der Kolk B, Pynoos R, Wang J et al. A developmental approach to complex PTSD: Childhood and adult cumulative trauma as predictors of symptom complexity. J. Traum. Stress. 2009;22(5): 399–408.
9. Brewer BW, van Raalte JL, Cornelius AE, Petitpas AJ, Sklar JH, Pohlman MH et al. Psychological factors, rehabilitation adherence, and rehabilitation outcome after anterior cruciate ligament reconstruction. Rehabilitation Psychology. 2000;45(1):20. https://doi.org/10.1037/0090-5550.45.1.20
10. Bateman A, Morgan KAD. The postinjury psychological sequelae of high-level Jamaican athletes: Exploration of a posttraumatic stress disorder-self-efficacy conceptualization. Journal of sport rehabilitation. 2019;28(2):144–52. https://doi.org/10.1123/jsr.2017-0140
11. Putukian M, Echemendia RJ. Psychological aspects of serious head injury in the competitive athlete. Clinics in sports medicine. 2003; 22(3):617–30, xi. https://doi.org/10.1016/S0278-5919(02)00100-X
12. Simmen-Janevska K, Maercker A. Anpassungsstörungen: Konzept, Diagnostik und Interventionsansätze. PPmP-Psychotherapie -·Psychosomatik·- Medizinische Psychologie. 2011;61 (03/04):183–92. https://doi.org/10.1055/s-0030-1266069
13. Horowitz MJ. Phase oriented treatment of stress response syndromes. Am J Psychother. 1973;27(4):506–15. https://doi.org/10.1176/appi.psychotherapy.1973.27.4.506
14. Appart A, Lange A-K, Sievert I, Bihain F, Tordeurs D. Le trouble de l'adaptation et le DSM-5: Une revue de la littérature. Encephale 2017; 43(1):41–6. https://doi.org/10.1016/j.encep.2015.06.007
15. Caplan G. Principles of preventive psychiatry. New York: Basics Books; 1964.
16. Forstmeier S. Lebensrückblick bei Anpassungsproblemen und Lebenskrisen. In: Maercker A, Forstmeier S, Hrsg. Der Lebensrückblick in Therapie und Beratung. Berlin, Heidelberg: Springer; 2013. S. 85–105. https://doi.org/10.1007/978-3-642-28199-0_5
17. Maercker A, Beauducel A, Schützwohl M. Trauma severity and initial reactions as precipitating factors for posttraumatic stress symptoms and chronic dissociation in former political prisoners. J Trauma Stress. 2000;13(4):651–60. https://doi.org/10.1023/A:1007862217298
18. Reardon CL. Psychiatric comorbidities in sports. Neurologic clinics. 2017;35(3):537–46. https://doi.org/10.1016/j.ncl.2017.03.007
19. Rethorst CD. Effects of exercise on depression and other mental disorders. In: Petruzzello SJ, Labbé E, editors. Exercise psychology. Washington: American Psychological Association; 2019. pp. 109–21. https://doi.org/10.1037/0000124-006
20. Kobasa SC. Stressful life events, personality, and health: An inquiry into hardiness. Journal of Personality and Social Psychology. 1979;37 (1):1–11. https://doi.org/10.1037/0022-3514.37.1.1
21. Lyons JA. Strategies for assessing the potential for positive adjustment following trauma. J. Traum. Stress. 1991;4(1):93–111. https://doi.org/10.1002/jts.2490040108
22. Rutter M. Resilience in the face of adversity. Protective factors and resistance to psychiatric disorder. Br J Psychiatry. 1985;147:598–611. https://doi.org/10.1192/bjp.147.6.598
23. Connor KM, Davidson JRT. Development of a new resilience scale: The Connor-Davidson Resilience Scale (CD-RISC). Depress Anxiety. 2003;18(2):76–82. https://doi.org/10.1002/da.10113
24. Baumeister H, Kufner K. It is time to adjust the adjustment disorder category. Curr Opin Psychiatry. 2009;22(4):409–12. https://doi.org/10.1097/YCO.0b013e32832cae5e
25. Casey P, Bailey S. Adjustment disorders: The state of the art. World Psychiatry. 2011;10(1):11–8. https://doi.org/10.1002/j.2051-5545.2011.tb00003.x
26. Maercker A, Lorenz L, Perkonigg A, Kapfhammer H-P. Anpassungsstörungen. In: Möller H-J, Laux G, Kapfhammer H-P, Hrsg. Psychiatrie,

Psychosomatik, Psychotherapie: Band 1: Allgemeine Psychiatrie, Band 2: Spezielle Psychiatrie. Berlin, Heidelberg: Springer; 2016. S. 1-14. https://doi.org/10.1007/978-3-642-45028-0_72-1
27. Casey P. Diagnosing adjustment disorder with depressive features. Expert Rev Neurother. 2008;8(8):1203-8. https://doi.org/10.1586/14737175.8.8.1203
28. Maercker A, Brewin CR, Bryant RA, Cloitre M, Reed GM, van Ommeren M et al. Proposals for mental disorders specifically associated with stress in the International Classification of Diseases-11. The Lancet 2013; 381(9878):1683-5. https://doi.org/10.1016/S0140-6736(12)62191-6
29. Bachem R. Anpassungsstörung. In: Maercker A, Hrsg. Traumafolgestörungen. Berlin, Heidelberg: Springer; 2019. S. 79-93. https://doi.org/10.1007/978-3-662-58470-5_5
30. Lorenz L, Hyland P, Maercker A, Ben-Ezra M. An empirical assessment of adjustment disorder as proposed for ICD-11 in a general population sample of Israel. Journal of anxiety disorders. 2018;54:65-70. https://doi.org/10.1016/j.janxdis.2018.01.007
31. Lorenz L, Bachem RC, Maercker A. The Adjustment Disorder--New Module 20 as a Screening Instrument: Cluster Analysis and Cut-off Values. Int J Occup Environ Med. 2016;7(4):215-20. https://doi.org/10.15171/ijoem.2016.775
32. Wittchen H-U, Wunderlich U, Gruschwitz S, Zaudig M. SKID I. Strukturiertes Klinisches Interview für DSM-IV. Achse I: Psychische Störungen. Interviewheft und Beurteilungsheft. Eine deutschsprachige, erweiterte Bearb. d. amerikanischen Originalversion des SKID I. Göttingen: Hogrefe; 1997.
33. Cornelius LR, Brouwer S, de Boer MR, Groothoff JW, van der Klink JJL. Development and validation of the Diagnostic Interview Adjustment Disorder (DIAD). Int J Methods Psychiatr Res. 2014;23(2):192-207. https://doi.org/10.1002/mpr.1418
34. Reed GM, Sharan P, Rebello TJ, Keeley JW, Medina-Mora ME, Gureje O et al. The ICD-11 developmental field study of reliability of diagnoses of high-burden mental disorders: Results among adult patients in mental health settings of 13 countries. World Psychiatry. 2018;17(2):174-86.
35. Armstrong LE, Vanheest JL. The unknown mechanism of the overtraining syndrome. Sports medicine. 2002;32(3):185-209. https://doi.org/10.2165/00007256-200232030-00003
36. Schroth S, Köllner V. Anpassungsstörungen: Eine schwierige Diagnose. PSYCH up2date. 2018;12(05):399-409. https://doi.org/10.1055/a-0498-3538
37. Greenberg WM, Rosenfeld DN, Ortega EA. Adjustment disorder as an admission diagnosis. The American journal of psychiatry. 1995; 152(3):459-61. https://doi.org/10.1176/ajp.152.3.459
38. Kryzhanovskaya L, Canterbury R. Suicidal behavior in patients with adjustment disorders. Crisis: The Journal of Crisis Intervention and Suicide Prevention. 2001;22(3):125. https://doi.org/10.1027//0227-5910.22.3.125
39. O'Donnell ML, Alkemade N, Creamer M, McFarlane AC, Silove D, Bryant RA et al. A longitudinal study of adjustment disorder after trauma exposure. American Journal of Psychiatry. 2016;173(12):1231-8. https://doi.org/10.1176/appi.ajp.2016.16010071
40. O'Donnell ML, Metcalf O, Watson L, Phelps A, Varker T. A systematic review of psychological and pharmacological treatments for adjustment disorder in adults. J. Traum. Stress. 2018; 31(3):321-31.
41. O'Connor, B.P., Cartwright, H.: Adjustement Disorder. In: Hersen M, Sturmey P, editors. Handbook of evidence-based practice in clinical psychology. Hoboken, N.J: John Wiley & Sons; 2012. pp. 493-506.
42. van der Klink JJL, Blonk RWB, Schene AH, van Dijk FJH. Reducing long term sickness absence by an activating intervention in adjustment disorders: A cluster randomised controlled design. Occupational and environmental medicine. 2003;60(6):429-37. https://doi.org/10.1136/oem.60.6.429
43. Bachem R, Maercker A. Self-help interventions for adjustment disorder problems: A randomized waiting-list controlled study in a sample of burglary victims. Cognitive behaviour therapy. 2016;45(5):397-413. https://doi.org/10.1080/16506073.2016.1191083
44. Bachem R, Casey P. Adjustment disorder: A diagnosis whose time has come. J Affect Disord. 2018;227:243-53. https://doi.org/10.1016/j.jad.2017.10.034

45. Hameed U, Schwartz TL, Malhotra K, West RL, Bertone F. Antidepressant treatment in the primary care office: Outcomes for adjustment disorder versus major depression. Annals of Clinical Psychiatry. 2005;17(2):77–81. https://doi.org/10.1080/10401230590932344
46. Strain JJ, Diefenbacher A. The adjustment disorders: The conundrums of the diagnoses. Comprehensive Psychiatry. 2008;49(2):121–30. https://doi.org/10.1016/j.comppsych.2007.10.002
47. Jones R, Yates WR, Zhou MH. Readmission rates for adjustment disorders: Comparison with other mood disorders. J Affect Disord. 2002; 71(1–3):199–203. https://doi.org/10.1016/S0165-0327(01)00390-1

20 Übertraining und Übertrainings-syndrom (ÜTS)

Alexander Schorb, Josef Niebauer, Ralf Santelli, Wolfgang Aichhorn

Beim Übertraining besteht ein Missverhältnis zwischen Belastung und Belastungstoleranz. Übertraining wird im Allgemeinen zu wenig gefürchtet. Auch der Prävention wird nicht genug Aufmerksamkeit beigemessen. In Folge dessen werden oft auch erste Warnsignale und Symptome zu spät wahrgenommen bzw. zu spät richtig gedeutet, mit dem Ergebnis, dass es zur Ausbildung des Vollbildes eines Übertrainingssyndroms (ÜTS) kommt. Das führt dann nicht selten zu monatelangen negativen Konsequenzen.

Das ÜTS ist gekennzeichnet durch einen Abfall der sportlichen Leistungsfähigkeit bei weitergeführtem oder sogar intensiviertem Training. Dabei ist auch der Leistungsabfall trotz einer längeren Regenerationsphase von 2 bis 3 Wochen noch vorhanden. Kürzere reversible Zustände sind eher als Überbelastung (overreaching) zu bezeichnen. Organisch krankhafte Ursachen müssen ausgeschlossen werden. Dazu gehören Infektionen (viral, bakteriell, infektiöse Mononukleose, Zahnwurzelherd usw.), kardiologische Erkrankungen oder Beteiligung (Myokarditis), Anämien, Allergien, asthmoide Störungen, endokrinologische Störungen (Schilddrüsen-, Nebennierenfehlfunktion) oder auch andere somatische Erkrankungen [1].

Beim Training nimmt die Leistungsfähigkeit normalerweise durch Überkompensation nach Anpassung des Organismus an Trainingsreize zu. Ein Leistungsabfall entsteht durch nicht angepasste Belastung. Im sog. Stadium der Überbeanspruchung oder Überbelastung ist bei ausreichender Regeneration Überkompensation noch möglich. Zu unterscheiden ist ein intensiviertes Training mit einer vorübergehenden Leistungseinbuße, das nach entsprechender Regeneration zur Steigerung der Leistungsfähigkeit führt (funktionale Überbelastung), und ein Training mit dauerhafter Überlastung, das hinsichtlich der Überbelastung und folgender Minderung der Leistungsfähigkeit nicht geplant ist (nicht funktionale Überbelastung). Der Übergang zum ÜTS ist fließend. Von Bedeutung ist, ob die Erholungsphase nach dem Training aus-

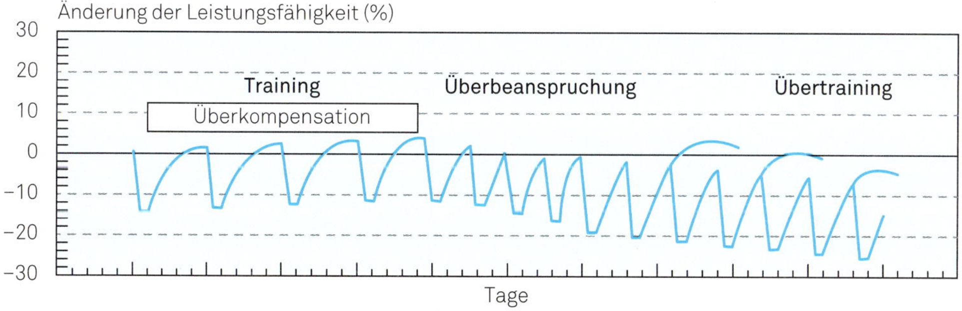

Abbildung 20-1: Änderung der Leistungsfähigkeit, Darstellung Wonisch et al. [2].

Tabelle 20-1: Stadien von Belastung, Überbelastung und Übertraining (s. Meeusen et al. 2012 [3])

	TRAININGSREIZ	INTENSIVIERTES TRAINING →		
Folge	ERMÜDUNG	FUNKTIONALE ÜBERBELASTUNG	NICHT FUNKTIONALE ÜBERBELASTUNG	ÜBERTRAININGS-SYNDROM (ÜTS)
Erholung	Tag(e)	Tage – Wochen	Wochen – Monate	Monate – – –
Leistungsfähigkeit	STEIGERUNG	VORÜBERGEHENDE LEISTUNGSMINDERUNG	STAGNATION LEISTUNGSMINDERUNG	LEISTUNGSMINDERUNG

reicht. Nach einem gezielt intensivierten Training kann durch geplante Trainingsreduktion (tapering) und ausreichend Regeneration entsprechend auch eine Steigerung der Leistungsfähigkeit erreicht werden. Ein nicht geplanter Verlust an Leistung infolge zu langer Trainingsreduktion (detraining) kann vorkommen [2].

Die Ursachen von Übertraining können vielfältig sein und insbesondere Trainingsfehler umfassen. Zu hohe Trainingsintensitäten über einen längeren Zeitraum, stark gestiegene Trainingsumfänge innerhalb kurzer Zeit, lange monotone Trainingseinheiten oder eine zu große Anzahl von Wettkämpfen können Ursachen für ein ÜTS sein. Kommen dann noch Stressfaktoren wie Konflikte, Probleme, Veränderungen der Lebensumstände, Organisationsdefizite, schlechtes Zeitmanagement, Prüfungssituationen, Ausgrenzungserleben, Verlusterleben, einseitige Ernährung mit ungenügender Nährstoffdichte, Leistungsdruck (durch Eltern, Trainer oder Funktionäre), Klima-, Zeitzonenwechsel, unzureichende Höhenadaption oder zu kurze Trainingspausen nach Verletzungen und Erkrankungen hinzu, kann ein ÜTS leicht entstehen.

Wenngleich es beim Übertraining zu typischen Symptomen kommt, so sind diese nicht spezifisch für das Übertraining. Übertraining ist im Wesentlichen eine Ausschlussdiagnose. Oft genannte Symptome sind beispielsweise das Gefühl von schweren Beinen, Muskel- oder Gelenksschmerzen, zunehmende Müdigkeit, Schlafstörungen und Appetitlosigkeit. Dazu kann es auch zu psychischen Beschwerden kommen. Bei hochintensiven Kurzzeitausdauerbelastungen zeigt sich eine beeinträchtigte anaerob-laktazide Leistung mit niedrigeren maximalen Laktatwerten und schnellerer Erschöpfung. Im submaximalen Bereich kommt es zu keinen wesentlichen Veränderungen. Die Schwellenwerte sind nur unwesentlich im Sinn einer Rechtsverschiebung der Laktatleistungskurve verändert [4, 5].

20.1 Symptomatologie

Man unterscheidet zwei Formen des Übertrainings: Die sympathikotone (Basedow'sche) und die parasympathikotone (addisonoide) Form [6]. Bei beiden Formen sind vier Grundsymptome gleichermaßen vorhanden: reduzierte Leistungsfähigkeit, verminderte Belastbarkeit, schnelle Ermüdung und verzögerte Regeneration. Bei der sympathikotonen Form findet man darüber hinaus vegetative Symptome wie erhöhte Herzfrequenz und Blutdruck in Ruhe sowie verzögerten Abfall der Herzfrequenz und des Blutdruckes nach Belastung. Weitere Symptome der sympathikotonen Form

Tabelle 20-2: Die häufigsten klinischen Symptome des Übertrainingssyndroms (s. Brechtel 1998 [7])

<table>
<tr><th>Sympathikotones ÜTS</th><th>Parasympathikotones ÜTS</th></tr>
<tr><td colspan="2">Reduzierte Leistungsfähigkeit
Verminderte Belastbarkeit
Schnelle Ermüdung
Verzögerte Regeneration</td></tr>
<tr><td>Ruheherzfrequenz ↑
Maximale Belastungsherzfrequenz ↔, ↑
Nachbelastungsherzfrequenz ↑</td><td>Ruheherzfrequenz ↓ bis ↔
Maximale Belastungsherzfrequenz ↓
Nachbelastungsherzfrequenz ↓</td></tr>
<tr><td>Ruheblutdruck ↑
Nachbelastungsblutdruck ↑</td><td>Ruheblutdruck ↓
Nachbelastungsblutdruck ↓</td></tr>
<tr><td><u>Kognitive/Psychische Veränderungen</u>:
Schlafstörungen
Emotionale Instabilität
Reizbarkeit, Impulsivität
Innere Unruhe
Ablenkbarkeit ↑
Informationsverarbeitung ↓</td><td><u>Kognitive/Psychische Veränderungen</u>:
Stimmung flach bis ↓, Depressive Störungen
Antriebslosigkeit, generelle Apathie
Chronische Müdigkeit und Erschöpfung
Schwerfälligkeit
Wettkampfangst, -aufgaben
Selbstvertrauen ↓
Emotionale Empfindlichkeit ↑
Informationsverarbeitung ↓</td></tr>
<tr><td>Koordination ↓
Bewegungseffizienz ↓
Technikfehler ↑</td><td></td></tr>
<tr><td>Muskulärer Tonus ↑
Verletzungsanfälligkeit ↑</td><td></td></tr>
</table>

sind Schlafstörungen, Nachtschweiß, feuchte Hände, erhöhte Infektanfälligkeit, Appetitmangel, Gewichtsverlust, innere Unruhe, Reizbarkeit und emotionale Instabilität.

Bei der parasympathikotonen Form stehen depressive und phlegmatische Symptome im Vordergrund. Die parasympathikotone Form ist schwerer zu erkennen und von Hemmungsfunktionen, körperlicher Schwäche und Antriebslosigkeit geprägt. Eine Übersicht über die häufigsten klinischen Symptome gibt Tabelle 20-2; [7, 8, 9, 10, 11].

Man nimmt an, dass die beiden Formen nicht isoliert auftreten, sondern nur zwei verschiedene Phasen darstellen. Das Übertraining soll mit der sympathikotonen Ausprägung beginnen und dann nach einigen Wochen, wenn nicht mit Trainingsreduzierung reagiert wird, in die parasympathikotone Form übergehen. Die klassische sympathikotone Form tritt häufiger bei jüngeren, hochmotivierten Athleten und in Schnellkraftsportarten auf (z.B. Sprint, Spielsportarten), die parasympathikotone Ausprägung wird häufiger in Ausdauersportarten diagnostiziert [9]. Oftmals liegt ein Mischtyp bzw. ein Übergang zwischen der eher frühen sympathikotonen und der chronischen parasympathikotonen Form vor.

Bleiben die Sportler mit Übertraining aktiv im Wettkampfgeschehen, liegt die Leistungseinschränkung nach einer von Kuipers durchgeführten Metaanalyse bei 3 bis 6%. Diese auf den ersten Blick geringe Leistungseinbuße kann jedoch bei internationalen Wettkämpfen entscheidend sein, da zwischen Platz 1 bis 3 ein Leistungsunterschied von nur 0.3% besteht, zwischen Platz 3 von 4 ein Unterschied von 1.3% [7].

20.2 Biologische Grundlagen

Mehrfach wurde versucht, pathophysiologische Ursachen des Übertrainings zu identifizieren [12]. Es wird davon ausgegangen, dass dem Übertraining nicht nur eine einzelne Dysregulation zugrunde liegt, sondern multifaktorielle Zusammenhänge bestehen. Auch eine Verbindung von Übertraining und depressiver Störung kann im Rahmen neurobiologischer Zusammenhänge hergestellt werden. Sowohl beim Übertraining als auch bei einer Depression spielen über längere Zeit bestehende Stressfaktoren im Bedingungsgefüge eine Rolle (s. Kap. 21). Insbesondere Stress sowie eine gestörte Stresshormonregulation sind bei der Entwicklung einer Depression von Bedeutung [13]. Auch das Ansprechen auf eine Depressionsbehandlung ist eng mit einer Wiederherstellung der Stresshormonregulation verbunden. Hormonelle Veränderungen sind dabei von wesentlicher pathophysiologischer Bedeutung. Hintergrund sind Dysregulationen der Hypothalamus-Hypophysen-Nebennierenrinden-Achse (hypothalamus pituitary adrenocortical axis, HPA-Achse), dem wichtigsten Stresshormonsystem im Körper. Es wird auf die umfänglichen Arbeiten von Ising et al. und Holsboer et al. verwiesen [13, 14, 15].

Das wichtigste neuroendokrine Korrelat der Stressreaktion beim Menschen ist das Stresshormon Cortisol, dessen Ausschüttung durch die HPA-Achse gesteuert wird. Stress führt zur Aktivierung von Neuronen des paraventrikulären Nukleus im Hypothalamus und damit zur Synthese der Neuropeptide Corticotropin-Releasing-Hormon (CRH) und Vasopressin (AVP, für Arginin-Vasopressin, der humanen Variante dieses Neuropeptids), die über den Portalblutkreislauf zum Vorderlappen der Hypophyse gelangen. Dort stimulieren sie die Synthese und Ausschüttung des adrenocorticotropen Hormons (ACTH), das wiederum Biosynthese und Freisetzung von Cortisol aus der Nebennierenrinde aktiviert [13].

Cortisol ist ein sogenanntes Steroidhormon und gehört zur Gruppe der Glukokortikoide. Die Bildung von Cortisol findet in einer der drei Zonen der Nebennierenrinde statt, der sogenannten Zona fasciculata. Die Nebennieren liegen wie Kappen auf den Nieren, wiegen knapp 5 g und sind für die Produktion von Hormonen zuständig. Sie setzen sich zusammen aus der Nebennierenrinde und dem Nebennierenmark.

Die Nebennierenrinde lässt sich von außen nach innen in drei Zonen gliedern:

- Zona glomerulosa: Bildung der Mineralkortikoide (Aldosteron)
- Zona fasciculata: Bildung der Glukokortikoide (Cortisol)
- Zona reticularis: Bildung der Androgene (Dehydroepiandrosteron)

Das Nebennierenmark (Medulla glandulae suprarenalis) besteht aus sogenannten chromaffinen Zellen und multipolaren Ganglienzellen. Die chromaffinen Zellen werden aus A-Zellen (ca. 80 % der chromaffinen Zellen) und N-Zellen (ca. 20 %) gebildet. In A-Zellen wird Adrenalin und in N-Zellen Noradrenalin gebildet und gespeichert. Bei Bedarf werden bei einer Alarmreaktion Adrenalin und Noradrenalin direkt in das Blut abgegeben (s. Abbildung 20-2).

Sympathoadrenerges System: Das sympathoadrenerge System (Sympathikus-Nebennierenmark-Achse, SNN-Achse) ist beim Übertraining beeinträchtigt. Übertrainierte Sportler zeigen eine geringere maximale belastungsinduzierte Freisetzung von Adrenalin und mit entsprechend beeinträchtigter anaerob-laktazider Mobilisation [9, 42] sowie eine verminderte nächtliche Katecholaminausscheidung im Urin als Ausdruck einer reduzierten intrinsischen sympathischen Aktivität [17]. Darüber hinaus wird eine verminderte ß-Adrenorezeptordichte mit geringerer Empfindlichkeit der Erfolgsorgane vermutet [17].

Cortisol: Das Stresshormon Cortisol aus der Nebennierenrinde hat eine Vielzahl von Funktionen, die für die Anpassung des Organismus

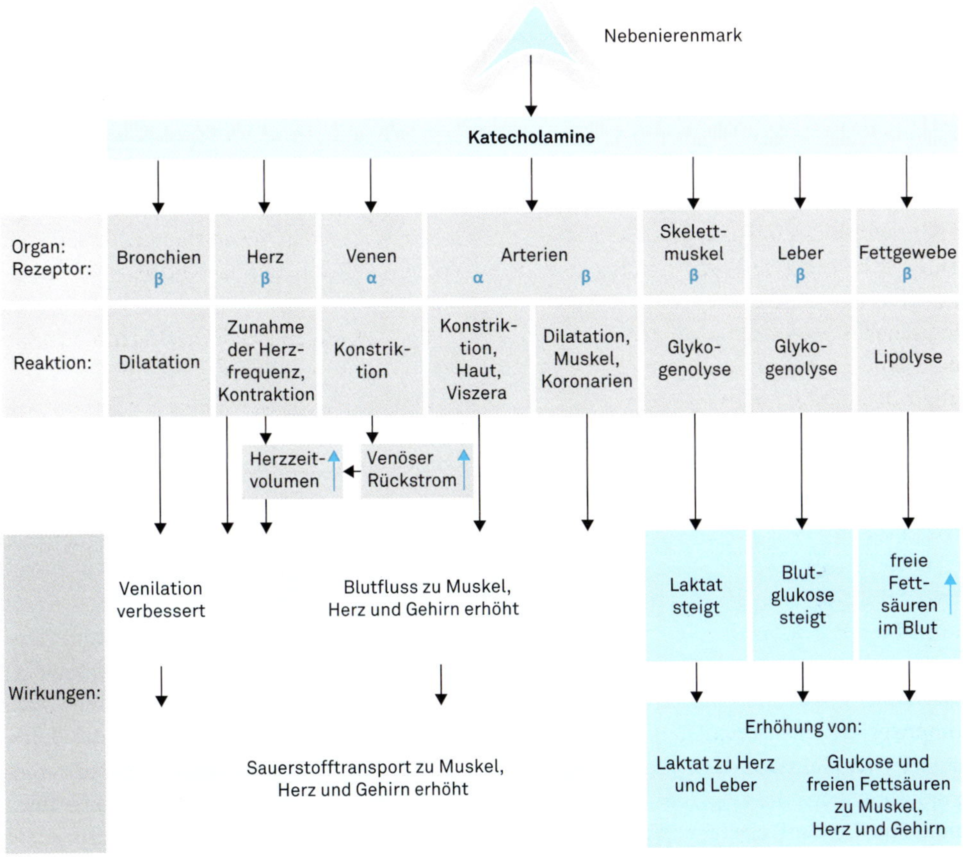

Abbildung 20-2: Alarmreaktion, nachgedruckt mit Genehmigung von Springer Nature: Springer Medizin Verlag. Biologische Psychologie von Birbaumer N, Schmidt RF. © (2010) [16].

an eine Stresssituation (über-)lebensnotwendig sind. So führt es über den Mechanismus der Glukoneogenese und durch Stimulation der lipolytischen Wirkung von Adrenalin und Noradrenalin zu einer Mobilisierung von Energieressourcen. Gleichzeitig werden kurzfristig entbehrliche Funktionen der zellulären und humoralen Immunabwehr herunterreguliert. Damit stehen dem Organismus erhöhte Energiereserven zur Verfügung, um die Stresssituation zu bewältigen. Nach Beendigung der Stresssituation oder nach Anpassung des Individuums an die geänderten Bedingungen ist eine schnelle Rückregulation der HPA-Achse erforderlich. Geschieht dies nicht (beispielsweise aufgrund chronischer Belastung), kann es zu vielerlei Störungen kommen, etwa im Stoffwechsel, der Immunabwehr, im Herzkreislaufsystem, zu Lern- und Gedächtnisstörungen und schließlich auch zu Depressionen. Folglich ist eine fein abgestimmte Anpassungsfähigkeit der Stresshormonregulation wesentlich, um die Entwicklung einer pathologischen Regulationsstörung zu vermeiden. Wichtige regulatorische Elemente sind die Glukokortikoidrezeptoren (GR). Die GR sind für die Rückregulation der HPA Achse verantwortlich (s. Abbildung 20-3). Dies geschieht über negative Rückkopplung, sodass aufgrund der Stresseinwirkung erhöhte Cortisolspiegel gleichzeitig zur Dämpfung der Neuropeptide CRH und AVP (auf hypothalamischer Ebene)

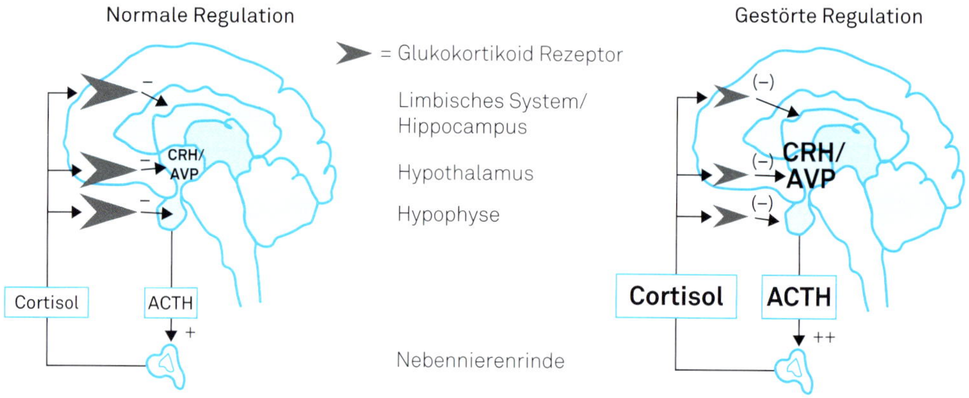

Abbildung 20-3: Hypothalamus-Hypophysen-Nebennierenrinden-Achse, Darstellung Ising u. Holsboer [14].
ACTH: Adrenocorticotropes Hormon, Kortikotropin; CRH: Corticotropin-Releasing-Hormon; AVP: Vasopressin (Arginin-Vasopressin).

und des Peptidhormons ACTH (auf hypophysärer Ebene) beitragen.

Die Konzentration von Cortisol ist – wie für Hormone typisch – natürlichen Schwankungen unterworfen. Dabei richten sich die unterschiedlichen Konzentrationen nach der Tageszeit. Abbildung 20-4 zeigt, wie die Konzentration von Cortisol im Tagesverlauf aussehen kann. Der Cortisol-Spiegel erreicht seinen Höhepunkt morgens zwischen sechs und neun Uhr. Dadurch wird der Körper quasi auf stressige Situationen am Tag vorbereitet. Im Laufe des Tages sinkt der Cortisolspiegel und erreicht gegen Mitternacht seinen Tiefpunkt. Cortisol wird am Tag in sieben bis zehn Schüben freigesetzt, daher lässt sich die Konzentration nicht nur anhand einer Probe zu einem Zeitpunkt bestimmen.

Bei einer depressiven Episode sind die Blutspiegel von Cortisol erhöht und die typischen Tagesschwankungen abgeflacht (s. Abbildung 20-4). Das Auftreten einer Depression steht im Zusammenhang mit einer anhaltenden Aktivierung der Stressachsen. Leistungssportler haben gelernt, mit Stress umzugehen. Das bedeutet jedoch nicht, dass Stress für die Sportler unproblematisch wäre. Im Vergleich zur Allgemeinbevölkerung erkranken Sportler mindestens genauso häufig an einer depressiven Störung (s. Kap. 21). Eine dauerhaft erhöhte Stressschwelle erhöht eher die Gefahr, eine psychische Erkrankung zu entwickeln, weil sich die Sportler dadurch näher an der Belastungsgrenze bewegen. Dauerhafte Überforderungen an der Belastungsgrenze begünstigen auch die Entstehung eines ÜTS.

Die Regulation der HPA-Achse erfolgt in erster Linie über die GR. Bei vielen depressiven Patienten besteht eine verminderte Sensitivität dieser Rezeptoren, die zu einer Verstellung des Regulationsgleichgewichts im HPA-System führt. Die Regulationsfähigkeit der HPA-Achse kann mithilfe des sogenannten Dexamethason/CRH-Tests überprüft werden. Dabei wird das Wechselspiel zwischen dem dämpfenden Dexamethason-Effekt und der stimulierenden CRH-Wirkung überprüft. Bei optimaler HPA-Achsenregulation kommt es zu einer Supprimierung der Cortisolsekretion, die trotz CRH-Gabe nur unwesentlich ansteigt. Bei einer Fehlregulation der HPA-Achse kommt es zu einer verminderten Cortisolsuppression, gefolgt von einer deutlichen Cortisolstimulation durch CRH. Ursache für diese Fehlregulation ist eine abgeschwächte Sensitivität der GR sowie eine Überaktivität

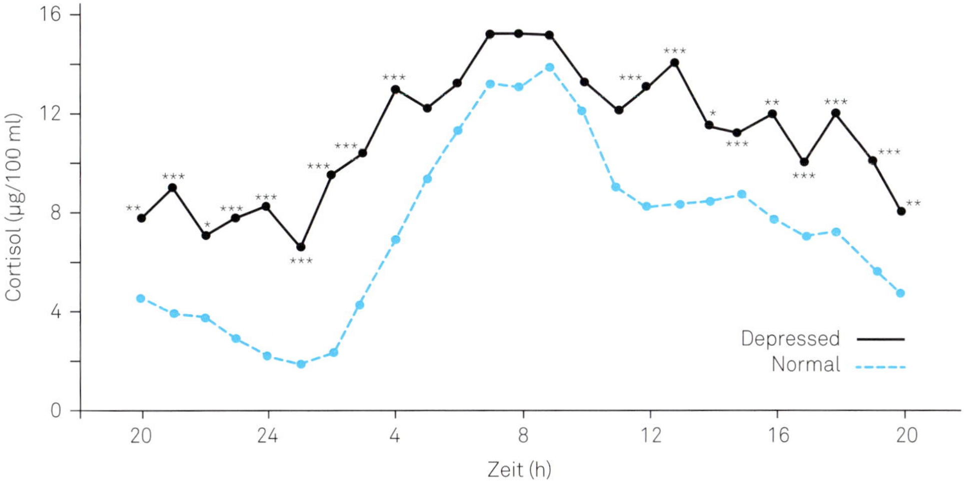

Abbildung 20-4: Die Blutspiegel des Stresshormons Cortisol sind bei Depression erhöht und die typischen Tagesschwankungen sind abgeflacht, Darstellung Ising [13] und Sachar [18].

der hypothalamischen Neuropeptide CRH und AVP.

Bei vielen depressiven Patienten findet sich in der akuten Episode eine gestörte Stresshormonregulation. Bei rezidivierenden Formen der Depression wird dies besonders häufig festgestellt. Unter antidepressiver Behandlung kommt es zu einer Normalisierung der Regulationsstörung. Im Dexamethason/CRH-Test drückt sich dies in einer verminderten Cortisolantwort aus, wenn der Test nach erfolgreicher Behandlung wiederholt wird. Die Normalisierung der HPA-Achsenregulation scheint dabei dem Therapieerfolg vorauszugehen. So zeigt ein Teil der Patienten eine rasche Verbesserung der gestörten HPA-Achsenregulation unter antidepressiver Behandlung, während bei anderen Patienten trotz intensiver Therapie keine Änderung der gestörten HPA-Achsenregulation festzustellen ist. Letztere haben eine ungünstigere Prognose in Hinblick auf den weiteren Behandlungsverlauf unter der aktuellen Therapie. Die Verbesserung der gestörten HPA-Achsenregulation scheint daher eine notwendige Voraussetzung für den antidepressiven Therapieerfolg zu sein. Depressive Patienten, bei denen sich eine Verbesserung der HPA-Achsenregulation nach 2 bzw. 3 Wochen unter antidepressiver Behandlung einstellt, haben im weiteren Behandlungsverlauf die deutlich günstigere Prognose im Vergleich zu Patienten, bei denen keine Verbesserung der HPA-Achsenregulation erzielt werden kann.

Neben anhaltendem Stress und depressiven Störungen können ein erhöhter Cortisolspiegel und insbesondere hohe Mengen an Cortisol über den Tag verteilt folgende Ursachen haben:

- Morbus Cushing,
- Schwangerschaft,
- Alkoholismus,
- hormonelle Verhütung,
- Übergewicht oder Magersucht,
- Infektionen,
- Verbrennungen.

Ein erhöhter Cortisolspiegel bei Morbus Cushing lässt sich häufig auf zu hohe Dosierungen von Medikamenten mit Glukokortikoiden (Kortisonpräparate zur Behandlung von Entzündungsreaktionen, Asthma, Allergien, rheumatoide Erkrankungen, Morbus Crohn) oder auf einen Tumor zurückführen, welcher vermehrt ACTH bildet.

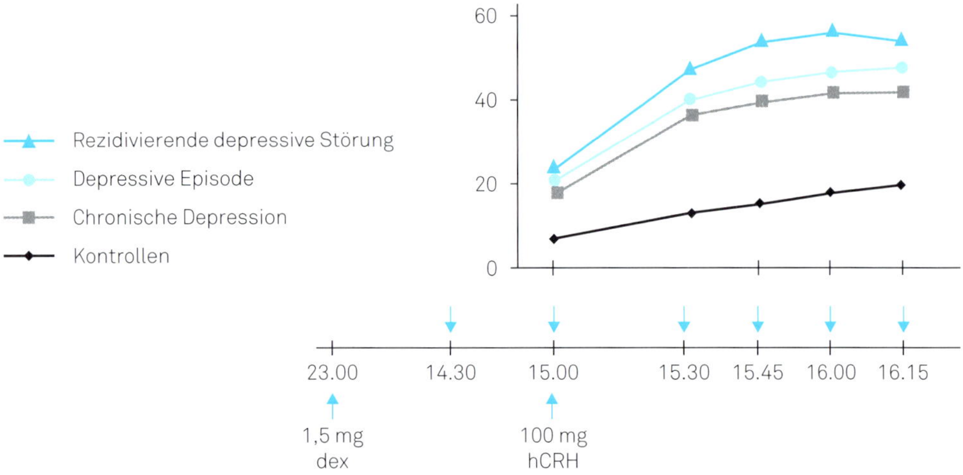

Abbildung 20-5: Der Dexamethason/Corticotropin-Releasing-Hormon-(CRH-)Test zur Bestimmung einer gestörten Stresshormonregulation, Darstellung Ising und Holsboer [14].

Ein hoher Cortisolspiegel beeinträchtigt die Wundheilung und den Knochenstoffwechsel. Dadurch steigt beispielsweise auch das Risiko von Osteoporose. Eine vermehrte Ausschüttung von Cortisol führt außerdem zu einer geringeren Fettverbrennung, sodass es zu einer Gewichtszunahme kommt. Darüber hinaus können Hautveränderungen, Bluthochdruck und hohe Blutzuckerwerte entstehen.

Beim Morbus Cushing treten folgende Symptome auf:

- Mondgesicht,
- Stiernacken,
- stammbetonte Fettsucht,
- Bluthochdruck,
- Störungen des Kohlenhydratstoffwechsels (= Diabetes mellitus),
- Osteoporose,
- Muskelschwäche,
- dünne Extremitäten durch Muskelschwund,
- pergamentartige Haut,
- Hämatomneigung,
- Haarausfall,
- Thrombosen,
- Potenz- und Libidoverlust.

Bei Frauen kann sich ein erhöhter Cortisolspiegel auch durch vermehrte Körperbehaarung und Unregelmäßigkeiten im Zyklus bemerkbar machen.

Zu einem Mangel an freiem Cortisol im Körper kann es im Rahmen von organischen Erkrankungen kommen, z. B. bei einer Nebenniereninsuffizienz. Dieser Zustand nennt sich Morbus Addison. Beim Morbus Addison handelt es sich um eine chronische Störung der Nebennierenrinde, die zu einer Unterfunktion führt. Die häufigste Ursache ist eine Autoimmunreaktion auf die Nebenniere. Infolgedessen werden keine bis zu wenige Glukokortikoide gebildet. Von dieser Krankheit sind v. a. Frauen zwischen 20 und 40 Jahren betroffen. Sollte die Addison-Krankheit nicht behandelt werden, kann sich der Zustand bis zu der lebensgefährlichen Addison-Krise zuspitzen. Eine Mitverursachung durch Überlastung und intensiven Stress wird diskutiert.

Beim Morbus Addison treten folgende Symptome auf:

- Gewichtsverlust,
- niedriger Blutdruck,
- Lust auf Salz,

- Schwindel,
- Magen-Darm-Störungen wie Appetitlosigkeit, Übelkeit, Erbrechen,
- dunklere Hautpigmentierung,
- Haarausfall und Libidoverlust (v. a. bei Frauen),
- Adrenal Fatigue mit Müdigkeit und Schwächegefühl,
- Muskelschwäche und -schmerzen,
- Depression.

Von Bedeutung ist das Zusammenspiel von HPA-Achse und Immunsystem.

Immunsystem

Angeborenes unspezifisches Immunsystem: Zum angeborenen unspezifischen Immunsystem gehören folgende Komponenten (s. Abbildung 20-6): Lysozym, Komplement, Akute-Phase-Proteine (C-reaktives-Protein), Phagozyten (Monozyten/Makrophagen, neutrophile Granulozyten) sowie natürliche Killerzellen. Dieses System reagiert innerhalb weniger Stunden relativ stereotyp auf das Eindringen von pathogenen Keimen in den Organismus. Mit Hilfe membranständiger Rezeptoren erkennen neutrophile Granulozyten und sich aus Blutmonozyten differenzierte Makrophagen pathogene Keime. Das Pathogen wird durch die Sekretion von zytotoxischen Substanzen und/oder Phagozytose eliminiert.

Erworbenes spezifisches Immunsystem: Mit einer Latenz von mehreren Tagen entwickelt der Körper spezifischere Mechanismen, um den Erreger gezielter und effektiver zu bekämpfen und um ein immunologisches „Gedächtnis“ zu entwickeln, das es ihm erlaubt, bei erneuter Infektion mit dem gleichen Erreger mit einer deutlich schnelleren und stärkeren Antwort reagieren zu können. Die daran beteiligten Zelltypen sind v. a. die Lymphozyten.

T-Lymphozyten: Es wird zwischen T Helfer zellen und zytotoxischen T-Zellen unterschieden. T-Helferzellen sind für die Aktivierung der B-Lymphozyten notwendig. Außerdem aktivieren sie Makrophagen. Zytotoxische T-Zellen spielen insbesondere bei der gezielten Bekämpfung körpereigener, von Viren infizierter Zellen eine wichtige Rolle.

B-Lymphozyten: Sie transformieren sich nach Aktivierung durch die T-Helferzellen in Plasmazellen und produzieren dann passgenaue Antikörper gegen den Erreger, deren Affinität zum Erreger sich im Laufe der Immunreaktion durch eine somatische Hypermutation noch weiter steigert.

Aktivierungszeichen des Immunsystems sind: Abgeschlagenheit, Schmerzen (Weichteile, Gelenke, Kopf), Müdigkeit, Leistungsreduktion, im fortgeschrittenen Stadium Schüttelfrost und Fieber (dadurch Aktivierung des sympathischen Nervensystems, des Stoffwechsels, des Herz-Kreislaufsystems und des Atemsystems). In der Regel werden folgende Laborparameter abgenommen: Blutsenkung, großes Blutbild, C-reaktives-Protein, Urinstatus.

Zytokine: Zytokine sind Proteine, die grundlegende Prozesse wie Wachstum, Differenzierung und Zellfunktion regulieren. Sie lassen sich in drei Gruppen einteilen: Wachstumsfaktoren, die den gesamten Organismus betreffen (z. B. der Epidermal Growth Factor), hämatopoetische Wachstumsfaktoren (z. B. Erythropoetin) und Zytokine des Immunsystems. Letztere werden von Makrophagen, B-Lymphozyten sowie T-Lymphozyten gebildet und regulieren die Proliferation, Differenzierung und Funktion des angeborenen und erworbenen Immunsystems. Die über 50 verschiedenen Zytokine des Immunsystems lassen sich wiederum in drei Gruppen aufteilen, je nachdem ob sie proinflammatorische, antiinflammatorische oder regulierende Funktion besitzen.

Stresshormon- und Immunsystem regulieren sich wechselseitig. Proinflammatorische Zytokine wirken als potente Aktivatoren der HPA-Achse auf hypothalamischer, hypophysärer und adrenerger Ebene. Auf der anderen Seite wird die Aktivität des Immunsystems, einschließlich der Zytokinproduktion, vom peripheren Effektorhormon der HPA-Achse, dem

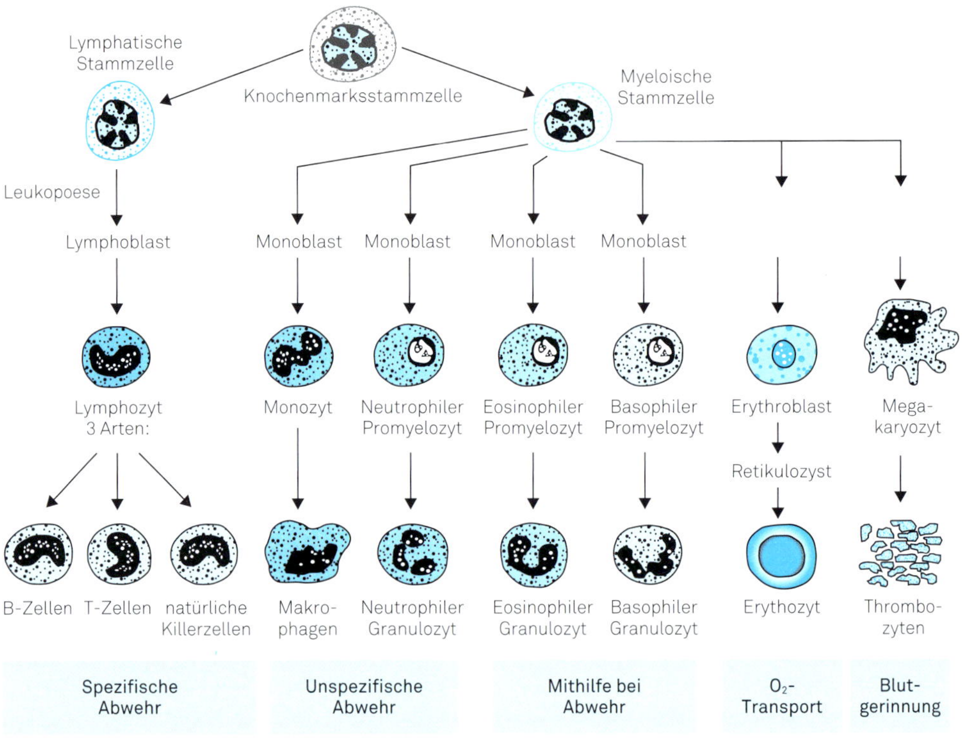

Abbildung 20-6: Hämatopoese, Darstellung Menche [19].

Cortisol, gehemmt [20, 21, 22]. Cortisol entfaltet seine anti-inflammatorische Wirkung durch Bindung an den sich im Zytosol der Leukozyten befindlichen Glukokortikoid-Rezeptoren. Der dadurch aktivierte Glukokortikoid-Rezeptor induziert die Synthese anti-inflammatorischer Zytokine. Der Sinn dieser negativen Rückkopplung des Immunsystems durch das HPA-System liegt wohl darin, den Organismus im Fall eines infektiösen bzw. inflammatorischen Prozesses vor einer schädigenden, überschießenden Immunreaktion zu schützen [22].

Untersuchungen zeigen, dass Probanden mit traumatischem Stress in der frühen Kindheit bei akuten psychosozialen Belastungen stärker ausgeprägte Immunreaktionen zeigen als Kontrollprobanden [23, 24].

Für eine Immunstimulation ist vornehmlich das sympathische Nervensystem verantwortlich [25, 26]. Da der Sympathikus seinerseits von CRH aktiviert wird, übt der Hypothalamus gleichzeitig eine aktivierende (via Sympathikus) und hemmende (via HPA-Achse) Wirkung auf das Immunsystem aus. Stress aktiviert sowohl das Immun- als auch das HPA-System. Das aktivierte Immunsystem stimuliert dabei das HPA-System, welches seinerseits das Immunsystem hemmt.

Eine Depression geht häufig mit einer Glukokortikoidresistenz einher. Diese betrifft natürlich auch die Zellen des Immunsystems. Leukozyten depressiver Patienten zeigen eine reduzierte Glukokortikoidsensitivität [27]. Die immunsuppressive Wirkung des Cortisols ist also im Rahmen einer depressiven Störung abgeschwächt und es gibt viele Studien, in denen belegt wird, dass depressive Probanden Zeichen eines überaktiven Immunsystems aufweisen.

Auch andere Parameter des Immunsystems zeigen sich während einer Depression verändert. So kann die Blutkonzentration der Akute-Phase-Proteine (beispielsweise das C-reaktive Protein) sowie die Zahl der Leukozyten erhöht sein [28, 29] und die Aktivität des erworbenen Immunsystems scheint abzunehmen (verringerte Lymphozytenproliferation) [29].

Die Interaktion zwischen HPA-Achse und Immunsystem gleicht einem Teufelskreis: Stress führt zur Cortisolresistenz. Die Cortisolresistenz führt in Anwesenheit von Stress zu einem überaktiven Immunsystem. Das überaktive Immunsystem verstärkt die Cortisolresistenz, was zu einem noch aktiveren Immunsystem führt. [22, 30].

Proinflammatorische Zytokine sind des Weiteren für die für eine Infektion charakteristische und einer Depression ähnelnden Sickness Behavior verantwortlich mit Symptomen wie Abgeschlagenheit, Desinteresse und Appetitlosigkeit [31]. Das Immunsystem trägt somit indirekt durch die Förderung und Aufrechterhaltung der Glukokortikoidresistenz zur Entstehung von Depressionssymptomen bei.

Zusammenfassend lässt sich sagen, dass die chronische Exposition mit Stress zu einer Glukokortikoiddesensitivierung führt. Das dadurch entfesselte Immunsystem verstärkt diesen Effekt, sodass es zu einem Teufelskreis zwischen HPA-Achse und Immunsystem kommt. Die Folge ist, dass der Organismus auf Stress mit einer Überreaktion von Stresshormon- und Immunsystem antwortet [32]. Die somit verstärkt ausgeschütteten Stresshormone und proinflammatorischen Zytokine tragen letztlich dazu bei, dass depressionstypische Symptome entstehen. Es kann angenommen werden, dass die beschriebenen Veränderungen einen selbstschützenden Feedback-Mechanismus darstellen, um eine fortschreitende stressbedingte Erschöpfung zu vermeiden.

Hinsichtlich der Entstehung von Symptomen eines ÜTS werden auch andere Mechanismen diskutiert, beispielsweise Veränderungen der Skelettmuskelstruktur aufgrund zu intensiver Belastung, des Kohlenhydratstoffwechsels aufgrund einer Hypoglykämie in Folge von geleerten Leber- und Muskelglykogenspeichern sowie durch verzögerten Glykogenabbau. Auch werden Veränderungen der mehrfach ungesättigten Fettsäuren (poly-unsaturated fatty acids, PUFA) von Leptin und Glutamin diskutiert.

Glykogen: Vermindertes Muskelglykogen in Folge intensiver Trainingsprozesse verursacht Müdigkeit und damit Leistungseinbußen. Dies ist folgendermaßen zu erklären: Einem niedrigen Muskelglykogen wird die vermehrte Oxidation von verzweigtkettigen Aminosäuren zugeschrieben. Als verzweigtkettige Aminosäuren (branched chain amino acids, BCAA) bezeichnet man die proteinogenen Aminosäuren Valin, Leucin und Isoleucin. Sie gehören zu den essenziellen Aminosäuren, können also vom Körper nicht selbst gebildet, sondern müssen mit der Nahrung zugeführt werden. Der vermehrte Verbrauch führt indirekt über vermehrt freiwerdende Carrierproteine zu einem Anstieg von Tryptophan im Gehirn und damit zu zentraler Müdigkeit [33]. Zentrale Müdigkeit und Stimmungsveränderungen sind im Zusammenhang mit der Umwandlung von Tryptophan in Serotonin und Melatonin zu sehen. Serotonin kann die Blut-Hirn-Schranke nicht passieren und wird im Gehirn aus Tryptophan synthetisiert. Melatonin wird in der Epiphyse aus Serotonin gebildet und steuert den Tag-Nacht-Rhythmus mit einer schlaffördernden Wirkung. Ergebnisse von Untersuchungen zeigten, dass die Synthese von Serotonin und Melatonin durch vermehrtes Tryptophan angehoben werden kann [34].

Bei chronischem Stress ist eine erhöhte inflammatorische Aktivität einerseits durch die verminderte Sensibilität der GR zu erklären, andererseits im Fall von überbelasteten Sportlern auch durch wiederholte Mikrotraumen in Muskeln und Gelenken mit entsprechend inflammatorischer Reaktion. Im Rahmen einer erhöhten inflammatorischen Reaktion und Aktivität wird auch vermehrt Glykogen abgebaut, wodurch es wegen der resultierenden Erhöhung von Tryptophan im Gehirn zu einer zentralen Ermüdung kommt. Auf der anderen Seite reduziert sich das Tryptophan im Serum, weil Tryptophan auch für die Herstellung von inflammatorischen Proteinen erforderlich ist. Reduzierte Tryptophanspiegel können wiederum mit Depressionen in Zusammenhang gebracht werden.

Glutamin: Glutamin ist die am häufigsten vorkommende freie Aminosäure im Körper. Besonders große Mengen werden in der Skelettmuskulatur produziert, aber auch im Fettgewebe und im Gehirn. Die Skelettmuskulatur übernimmt aufgrund ihrer großen Masse bei Weitem den größten Teil der Glutaminversorgung. Glutamin wird als Energiesubstrat eingesetzt und auch für die Glukoneogenese sowie die Proteinsynthese. Glutamin ist ein wichtiges Energiesubstrat für die Zellen des Immunsystems. Wird das Immunsystem gefordert und Glutamin vermehrt verbraucht, erfolgt Energiebereitstellung auch durch BCAA. Der Verbrauch an BCAA führt indirekt zu einem Tryptophananstieg im Gehirn und damit zu zentraler Ermüdung. Dauert eine Stresssituation an, entsteht weiterer Produktionsmangel von Glutamin mit der Folge, dass Muskulatur abgebaut und das Immunsystem geschwächt wird.

Steht Glutamin nach intensivem Training nur reduziert zur Verfügung, kann dies bereits ein Anzeichen von Überanstrengung sein [35]. Bleibt bei intensivem Training nicht genügend Zeit zur Regeneration, kann sich die Wirkung vervielfachen. Übertrainierte Sportler können monatelang einen zu niedrigen Glutaminspiegel im Plasma aufzeigen. Ein Mangel an Glutamin erhöht das Risiko für Infektionen (und auch Allergien) und verlangsamt zudem die Wundheilung.

Glutamin ist darüber hinaus die am häufigsten vorkommende Aminosäure in der Zerebrospinalflüssigkeit. Das weist darauf hin, dass es eine wichtige Rolle im Hirnstoffwechsel einnimmt. Die dem Glutamin verwandte Glutaminsäure (Glutamat) ist selbst ein wichtiger exzitatorischer Neurotransmitter. Die Glutaminsäure kann mit Hilfe von Vitamin B6 und Vitamin B12 auch in GABA umgewandelt werden, was wiederum ein hemmender Neurotransmitter im Zentralnervensystem ist.

Glutamin ist auch für die Herstellung von Glutathion, einem wichtigen Antioxidans, von Bedeutung. Glutathion ist ein Tripeptid, bestehend aus Glycin, Glutamin und Cystein. Bei der Glutathionsynthese ist normalerweise Cystein (als semiessenzielle Aminosäure) der begrenzende Faktor.

Im Fall eines Glutaminmangels durch Stress oder Intensivsport kann jedoch auch Glutamin begrenzend für die Produktion von Glutathion sein. Wenn oxidativer Stress überhandnimmt, kann dies zu Inflammation und Müdigkeit führen.

Citrat-Synthase ist ein Marker von oxidativem Stress und erscheint bei übertrainierten Sportlern erhöht. Die Citrat-Synthase ist das erste Enzym des Citratzyklus und katalysiert die Synthese von Citrat durch die Anlagerung einer Acetylgruppe an Oxalacetat. Der Citratcyclus dient hauptsächlich dem oxidativen Abbau organischer Stoffe zum Zweck der Energiegewinnung. Das beim Abbau von Fetten, Zuckern und Aminosäuren als Zwischenprodukt entstehende Acetyl-CoA wird darin zu CO_2 und Wasser abgebaut.

Prolaktin: Prolaktin wird in den laktotropen Zellen des Hypophysenvorderlappens gebildet und ist bei akuter und chronischer sowie körperlicher und psychischer Stressbelastung erhöht. Die Ausschüttung wird durch Stress, Non-REM-Schlaf (non-rapid eye movement sleep) und Unterzuckerung gefördert. Dies hat insofern praktische Bedeutung, als eine erhöhte Prolaktinkonzentration im Blut den Eisprung verhindert bzw. hinauszögert, da die pulsatile, nicht aber die basale Ausschüttung der dafür notwendigen Gonadotropine (luteinisierendes Hormon (LH) und follikelstimulierendes Hormon (FSH)) gehemmt wird.

Herzratenvariabilität: Das Intervall zwischen zwei Herzschlägen unterscheidet sich von Schlag zu Schlag. Dies nennt man Herzratenvariabilität (HRV). Eine niedrige HRV ist ein Zeichen für Stress, eine hohe für Entspannung. Die HRV obliegt dem Einfluss von Sympathikus und Parasympathikus. Eine herzautonome Modulation verschwindet im Zustand von Übertraining wie nach intensiven Trainingsbelastungen, bei dem der sympathische Einfluss über den parasympathischen dominiert [36].

20.3 Diagnostik

Es gibt keine spezifischen Parameter, mit denen ein ÜTS unverkennbar nachgewiesen werden kann. Vielmehr handelt es sich um eine Ausschlussdiagnose. Tritt ein Leistungsabfall auch nach erfolgter Regeneration über 2 bis 3 Wochen ohne nachweisbare organisch krankhafte Ursache auf, ist an ein Übertraining zu denken. Neben reduzierter Leistungsfähigkeit treten in der Regel auch verminderte Belastbarkeit, schnelle Ermüdung und verzögerte Regeneration auf. Hinweisend können Defizite in der sportartspezifischen Technik oder Koordination sein. Sportler klagen außerdem häufig über „schwere Beine", verbunden mit dem Auftreten diverser Befindlichkeitsstörungen. Die Erfassung der Befindlichkeit kann über standardisierte Fragebögen, wie die POMS oder die Eigenzustandsskala nach Nitsch erfolgen, die in einigen Studien als Instrument der Diagnostik zum Einsatz kamen [37, 38]. Der Recovery Stress Questionnaire (RESTQ)/Erholungs-Belastungs-Fragebogen (EBF-Sport) [56] und die Befindlichkeitsskalen (BFS) [57] können ebenfalls herangezogen werden. Befunderhebung psychischer Parameter bietet sich auch über eine laufende sportpsychiatrische und -psychotherapeutische sowie psychische Begleitung an.

Leider gibt es keine spezifischen organisch diagnostischen Parameter, um ein ÜTS zu diagnostizieren. Unter streng standardisierten, in der Praxis jedoch schwer zu realisierenden Bedingungen kann die Bestimmung von hypophysären Hormonen im Blut sowie von Katecholaminen im Urin diagnoseweisend sein. Für eine Frühdiagnose liegen auffällige hormonelle Veränderungen in der Regel nur unter maximalen Belastungsbedingungen (erniedrigte hypophysäre Hormone, Cortisol, freies Adrenalin und Noradrenalin) oder im Sammelurin (erniedrigte freie Katecholamine) vor. Bei einer „hormonellen Trainingssteuerung" sind allerdings streng standardisierte Messbedingungen zu berücksichtigen, die in der Trainingspraxis nur schwer umzusetzen sind. Insgesamt erfordert die Diagnostik eines ÜTS die Kenntnis individueller Basiswerte. Eine Diagnose auf Basis eines einzelnen Parameters ist nicht möglich. Auch existieren keine typischen Konstellationen von Laborwerten. Hingegen können unter Voraussetzung standardisierter Bedingungen und individueller Vergleichswerte akute Überlastungen durch veränderte Werte identifiziert und damit möglicherweise auch einem ÜTS vorgebeugt werden. Voraussetzung ist eine engmaschige Begleitung der Sportler. Tabelle 20-3 zeigt eine Diagnosecheckliste für das ÜTS.

20.4 Sportpsychiatrisch-psychotherapeutische Aspekte des Übertrainings

Hinsichtlich psychischer Symptome entwickeln Sportler beim Übertraining in unterschiedlicher Ausprägung Unruhe, Reizbarkeit, Rastlosigkeit, emotionale Instabilität, wiederkehrende Angstzustände, Appetitmangel, Schlafstörungen oder in fortgeschrittenen Stadien auch Anzeichen einer Depression. Je ausgeprägter das Übertraining erscheint, umso mehr können die Symptome einer depressiven Störung (s. Kap. 21) zum Vorschein kommen. Daher ist es wichtig, bei der Betreuung von Sportlern neben sportmedizinischer Expertise auch sportpsychiatrische und -psychotherapeutische Behandlung vorzuhalten.

Neben der fachgerechten Behandlung einer Depression ist es aus sportpsychiatrisch-psychotherapeutischer Sicht auch von Bedeutung, Trainingsumfänge und -intensitäten, Wettkampfplanung, Reisestrapazen, organisationsbezogene strukturelle Belastungen, Ernährungsgegebenheiten sowie sonstige mögliche Probleme bzw. Konflikte zu reflektieren und in die Behandlung mit einzubeziehen. Dabei macht es durchaus Sinn, auch bereits prophylaktisch angelegte sportpsychiatrisch-psychotherapeutische Betreuung anzubieten, insbesondere bei Athleten mit psychiatrischer Vorgeschichte oder bei Sportlern, die im Rahmen eines sportpsychiatrischen Screenings Auffälligkeiten zeigen. Sportpsychiatrische Vorsorgeuntersuchungen sollten wie sportmedizinische Untersuchungen regelmäßig durchgeführt werden (s. Kap. 6).

Der Trainingssteuerung kommt eine erhebliche Bedeutung zu, um ein gutes Gleichgewicht zwischen Beanspruchung und Erholung herzustellen. Nicht selten ist es der Fall, dass ein gelungener Trainingsrhythmus mitentscheidend für den Erfolg ist. Insbesondere dem Regenerationsmanagement kommt eine große Bedeutung zu [39]. Neben regenerationsfördernden Maßnahmen wie aktiver Erholung, Dehnungsprogrammen, Kaltwasserbehandlungen, Kompressionsbekleidung, Sauna, Massagen, Form-Rolling, Schlafmanagement und ähnlichen Verfahren hilft insbesondere auch die Erhebung und Messung von Erholung, Ermüdung und Regenerationsbedarf [40]. Die Erhebung von physiologischen Parametern und motorischen Tests wird von Sportärzten und Trainern durchgeführt. Psychometrie zur Abbildung von Ermüdung und Erholung kommt von sportpsychologischer Seite zum Einsatz. Die Kontrolle psychologischer und psychopathologischer Parameter im Zusammenhang sowie auch die Berücksichtigung psychodynamischer Aspekte inklusive Reflektion entsprechender Belastungen obliegt einer sportpsychiatrischen und -psychotherapeutischen Begleitung. Zu berücksichtigen ist, dass der psychische Zustand der Athleten immer auch durch die Gesamtstruktur der Persönlichkeit bedingt ist (s. Kap. 27).

Die Früherkennung eines ÜTS ist eine interdisziplinäre Aufgabe: medizinisch, psychologisch, trainingswissenschaftlich. Unbedingt ist neben sportmedizinischer, sportpsychologischer und sportpsychiatrisch-sportpsychotherapeutischer Diagnostik (einschließlich multidimensionaler Befundberücksichtigung) auch das technisch koordinative Auftreten des Sportlers einzubeziehen. Die Diagnostik stellt sich als eine gesamtmedizinische, psychologische und sportwissenschaftliche Aufgabe dar. Die Endstrecke eines ÜTS mit ausgeprägter depressiver Störung erscheint als Schutzfunktion des Organismus, um weitergehende Selbstschädigung des Organismus zu vermeiden. Bei ausgeprägter Depression ist die Komplikation des Auftretens eines suizidalen Syndroms zu berücksichtigen und unbedingt fachlich psychiatrisch und -psychotherapeutisch zu behandeln (s. Kap. 22).

Der Grundpersönlichkeit kommt eine bedeutende Rolle zu, wenn es um Selbstwahrnehmung und Selbstschutz geht; insbesondere auch dann, wenn es darum geht, eigene Grenzen zu erkennen und zu wahren. Auch hinsichtlich Risikoverhalten spielen diese Aspekte eine Rolle. Was die Trainingssteuerung betrifft, sind die Sportler mehr geschützt, wenn sie in der Lage sind, ihre Leistungs- und Belastungsgrenzen zu berücksichtigen, sich insbesondere auch gegenüber dem Trainer abgrenzen zu können bzw. entsprechend zu kommunizieren, um eine Überforderung zu vermeiden. Athleten, die durch intensives Training unbewusste Konflikte kompensieren, können in gewissen Sportarten durchaus erfolgreich sein, sind jedoch auch gut beraten, Leistungs- und Belastungsgrenzen adäquat auszubalancieren. Dabei ist zu berücksichtigen, dass sich entsprechende Prozesse eher auf unbewusster Ebene abspielen. Sportler sollten ihre Belastungsgrenzen erkennen und akzeptieren. Die Fähigkeit, mit Leistungsgrenzen angemessen und behutsam umzugehen, sollte bereits in jungen Jahren entwickelt werden. Deshalb ist es wichtig, dass junge Sportler Zugang zu guten Trainern

Tabelle 20-3: Diagnosecheckliste Übertrainingssyndrom, angelehnt an [3]

Diagnosecheckliste Übertrainingssyndrom
Hinweise im Training: • reduzierte Leistungsfähigkeit • verminderte Belastbarkeit und Gefühl erhöhter Anstrengung • schnelle oder anhaltende Ermüdung • verzögerte Regeneration
Ausschluss somatischer Ursachen: • Anämie (BB, Eisen, Ferritin, Transferin, Folsäure, Vitamin-B12) • Ebstein-Barr-Virus • Infektionen (BSG, CRP, Diff.-BB) • Muskelschädigung (CK, LDH, Myoglobin) • Borreliose • endokrinologische Störungen (Diabetes mellitus, Schilddrüse, Nebenniere) • Fehlernährung • somatische Befunde (Leber, Niere, Elektrolyte) • Verletzung (Skelettmuskel, Bänder, Knochen) • kardiologische Erkrankungen • Asthma bronchiale • Allergien
Trainings- und Wettkampfbezogene Ursachen: • erhöhter Trainingsumfang (> 5 %) (Std./Woche, km/Woche) • erhöhte Trainingsintensität (deutlich gesteigert) • monotone Trainingsinhalte • hohe Wettkampfdichte • klimabezogene Belastungen (Höhe, Hitze, Kälte) • Zeitzonenwechsel
Andere Faktoren: • organisationsbezogene Belastungen (Distanzen, Anfahrten, Reisestrapazen) • psychosoziale Belastungen (Familie, Eltern, Beziehungen, Freunde, Finanzen, Trainer, Mannschaft, Funktionäre, Berater) • Alkohol, Tabak, Drogen, Medikamente • psychische Erkrankungen, z. B. gestörtes Essverhalten/Essstörung
Physiologische und psychische Parameter: • Vergleich mit Basiswerten im Rahmen sportmedizinischer, sportpsychiatrisch-psychotherapeutischer und sportpsychologischer Betreuung: Puls, Blutdruck, Laborwerte, Hormonstatus, Leistungsdiagnostik, Herzratenvariabilität, Psychopathologie, Psychodynamik, Verhaltensanalyse, Selbsteinschätzung, Bewertungen, Testpsychologie • sportartspezifische Technik und Koordination • sportartspezifische Leistungstests

CRP = C-reaktives Protein, Diff.-BB = Differentialblutbild, CK = Creatinkinase, LDH = Lactatdehydrogenase und anderen wichtigen Bezugspersonen haben. Sportpsychiatrisch-psychotherapeutische Unterstützung kann hier ebenfalls hilfreich sein. Ein funktionelles Management kann in Kooperation mit Sportmedizin und Sportpsychologie erfolgen.

Kommt es zu einer Störung im Sinne eines Übertrainings, kann manchmal erst in Zusammenschau der Befunde ersichtlich werden, warum der eine Sportler bei vergleichbarer Belastung in eine Überforderungs- oder Übertrainingssituation kommt, dagegen ein anderer in der Lage ist, das Training mit unvermindertem Umfang und Intensität fortzusetzen. Es sind auch die heutigen Möglichkeiten zu berücksichtigen, ein Stressresistenztraining durchzuführen. Dabei kommen unterschiedliche Formate wie Stressbewältigungs-, Stressmanagementtraining sowie Training zur Stressprävention, – auch für unterschiedliche Altersbereiche – zur Anwendung.

Insbesondere beim Training ist es immer ein Ziel, möglichst wettkampfnah zu trainieren und auch Stresssituationen zu provozieren. Dabei geht es um Leistungsoptimierung und Verbesserung des leistungssportlichen Potenzials. Was Stressbewältigung betrifft, greifen Leistungssportler häufig auf optimierende Interventionen zurück, oft auch multimodal, zum Beispiel Aufmerksamkeitstraining, Fokussierung, Hypnose, Mediation oder autogenes Training (s. Teil X). Solche Optimierungen brinegn sie näher an ihre Leistungsgrenzen, sodass die Gefahr auch wächst, bei anhaltender Überbeanspruchung ein Übertraining zu entwickeln.

Wegen der zunehmenden Professionalisierung und Wettkampfdichte im Leistungssport entwickeln Sportler heutzutage leichter ein ÜTS, weil es im Rahmen dessen auch immer schwieriger wird, ausreichend zu regenerieren. Daher gehen erfahrene Trainer mittlerweile davon aus, dass Leistungssportler mindestens einmal in ihrer Karriere in den Zustand einer Überbeanspruchung oder den eines Übertrainings (in unterschiedlicher Ausprägung) kommen [41].

Außerdem ist zu berücksichtigen, dass Sportler mit Übertrainingsproblematik in 80 bis 90 % der Fälle innerhalb von 3 Jahren erneut in ein Übertraining kommen. Auch bei einer Depression ist die Wahrscheinlichkeit erhöht, wiederholt eine Episode zu entwickeln, insbesondere dann, wenn Erhaltungstherapie und Rezidivprophylaxe nicht ausreichend erfolgt. Was Behandlung betrifft, ist der Schweregrad und die Ausprägung einer depressiven Störung entscheidend, insbesondere hinsichtlich der Ausgestaltung von psychotherapeutischer und pharmakologischer Behandlung (s. Kap. 21). Betroffene sollten grundsätzlich entsprechend der Leitlinien psychiatrisch-psychotherapeutisch behandelt werden. Sportlich gesehen wird sowohl beim Übertraining als auch bei der Depression zunächst eine deutliche Reduktion der sportlichen Belastung angeraten. Dabei sollen die Betroffenen zunächst eher gesundheitssportlich aktiv sein. Leistungssportler haben damit jedoch eher Schwierigkeiten, geht es doch normalerweise darum, möglichst intensiv, effektiv und hart an der Grenze zu trainieren. Es ist weiterhin zu berücksichtigen, dass Betroffene eher gewohnt sind, eigene Grenzen zu überschreiten.

Fallbeispiel 1: Tennisspieler (21 Jahre), in intensiver Vorbereitung auf eine Turnierserie

Der Trainer bricht das Training nach mehrtägigen intensiven Einheiten am Platz ab, da der Spieler einen deutlichen Leistungseinbruch im psychischen und körperlichen Bereich zeigt. Der Spieler fühlt sich müde und erschöpft trotz subjektiv ausreichender Regenerationszeiten. Der Spieler berichtet, er komme schon müde auf den Trainingsplatz und kann, obwohl er sich „bemüht", anspruchsvolle koordinative Übungen nicht adäquat umsetzten. Er fühlt sich frustriert, sieht keinerlei Fortschritt und spürt den körperlichen Leistungsabfall. Anamnestisch treten immer wieder Phasen mit Tachykardie und Kollapsneigung auf. Der Trainer vermutet einen Infekt und schickt den Spieler zum Sportarzt. Das erste Labor zeigt eine deutliche Leukozytose mit Linksverschiebung, C-reaktives Protein (CRP) negativ, eine leicht eingeschränkte Nierenfunktion (Harnstoff und Creatinin mäßig erhöht, glomeruläre Filtrationsrate erniedrigt), Laktatdehydrogenase (LDH) und Creatinkinase (CK) leicht erhöht als Hinweis auf die unmittelbar starke Trainingsbelastung des Organismus, Elektrolyte im Normbereich. Auffällig ist ein erhöhter Prolaktinspiegel. Die klinische Untersuchung einschließlich Herzultraschall ist unauffällig. Es zeigen sich keine Hinweise auf einen Infekt (kein Fieber, kein Husten oder geschwollene Lymphknoten usw.).

Diagnose: Sympatikotones Übertraining. Konsequenz: Leichtes rehabilitatives Training, Änderung des Trainingsplans mit mehr regenerativen Intervallen. Bereits nach einer Woche sind sämtliche Laborparameter wieder im Normbereich. Der Spieler fühlt sich erholt und möchte sein Training wiederaufnehmen.

Conclusio: Die Diagnose Übertraining kann durch stressrelevante, leicht zu erhebende Laborparameter gestützt werden, Leukozytose mit Linksverschiebung und erhöhtem Stresshormon Prolaktin ohne sonstige klinische Infektionszeichen bei gleichzeitigem unauffälligem CRP. Wesentlich ist auch die rasche Normalisierung aller Laborparameter nach verhältnismäßig kurzer Trainingspause.

Fallbeispiel 2: Skilangläufer (28 Jahre)

Ein 28-jähriger Skilangläufer entwickelt nach einem existenziellen Konflikt mit dem zuständigen Skiverband und erfolgreicher Teilnahme an olympischen Spielen eine Depression mit Entwicklung auch somatoformer Symptome und in der Folge Ausbildung einer somatoformen autonomen Funktionsstörung. Es erfolgt eine sportpsychiatrisch-psychotherapeutische Behandlung mit Einsatz des Synergetischen Navigationssystems (SNS) [43, 44, 45, 46] über mehrere Monate. Bei der Vorbereitung auf die neue Saison kommt der Sportler im Rahmen eines mehrwöchigen Trainingskurses in einen vorübergehenden Übertrainingszustand, der im Synergetischen Navigationssystem anhand erhobener physiologischer Parameter und im Rahmen einbrechender Stimmungswerte deutlich angezeigt wird (s. Abbildung 20-7). Die Auslenkung der Affekte hält verhältnismäßig kurz an, erscheint jedoch konstruktiv hinsichtlich einer Abnahme somatoformer autonomer Symptome in der Folge. Der Athlet wird durch die Saison weiter sportpsychiatrisch-psychotherapeutisch begleitet und kann anschließend frei von Symptomen und mit deutlich gesteigertem Selbstwertgefühl weniger engmaschig zu Kontrollterminen kommen.

20.5 Therapie und Prävention

Um ein ÜTS zu behandeln, bedarf es zunächst der Erkennung des Syndroms. Häufig werden Symptome missachtet und schlechte Leistungen mit überhartem Training versucht zu kompensieren. Der Sportler gerät in einen Teufelskreis und meist ist das Leistungsvermögen dann deutlich reduziert. Gerade im Leistungssport kann der Pfad zwischen Leistungsgewinn und Verlust sehr schmal sein. Die notwendige Regeneration wird nicht selten vernachlässigt.

Ein ÜTS kann nur durch deutliche Reduktion von Trainingsintensität und -umfang sowie muskulären, psychischen und mentalen Regenerationsmaßnahmen überwunden werden. Dabei kann die Dauer der notwendigen Erholungsphase äußerst unterschiedlich lang ausfallen. Aktive Erholungsmaßnahmen mit einer gesundheitssportlichen Aktivität sind der absoluten Ruhe vorzuziehen. Ausgleichende Sportarten, Spiele, Gymnastik, Massagen, Sauna und Güsse unterstützen die Regeneration. Förderlich sind auch ausgleichende Ernährung, Naturerlebnisse sowie gegebenenfalls ein Milieu-

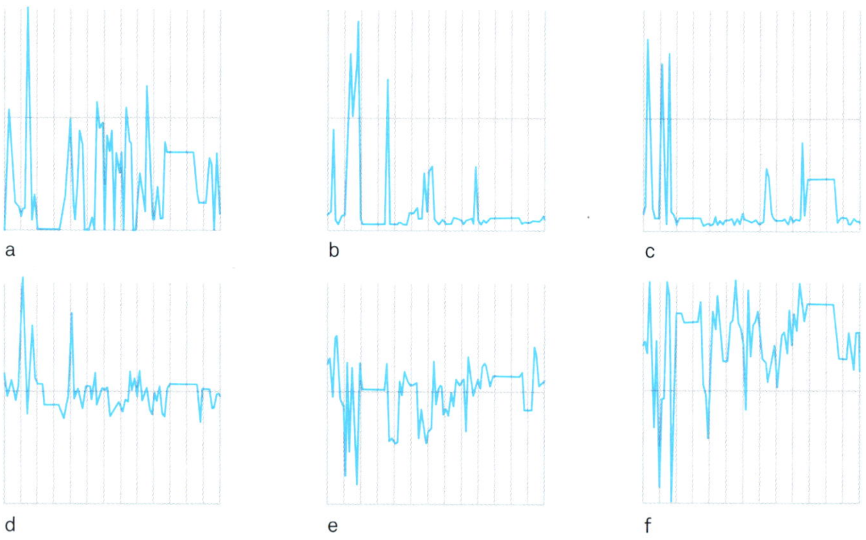

Abbildung 20-7: Sportpsychiatrisches Therapie-Monitoring mit dem synergetischen Navigationssystem (SNS). Quelle: Schorb et al. [53].

wechsel. Psychosoziale Belastungen sollten reduziert werden. Das in der Folge geplante Trainingskonzept und Wettkampfziele sind zu überdenken. Das normale Trainingspensum soll erst dann wiederaufgenommen werden, wenn der Sportler sich körperlich und psychisch erholt fühlt und Lust zur Belastung hat. Eine spezifische Therapie des ÜTS, etwa mit Medikamenten oder Nahrungsergänzungspräparaten, existiert nicht. Zur Ergänzung einer Behandlung werden von einigen Autoren selektive Serotonin-Wiederaufnahmehemmer empfohlen, da neuroendokrinologische Effekte von Übertraining und Depression Gemeinsamkeiten zeigen [54, 55]. Beim Vorliegen einer depressiven Störung soll regelpsychiatrisch behandelt werden. Ein multidisziplinäres Management unter Einbeziehung von Experten für psychische Gesundheit wird empfohlen. Bei ausgeprägter Schlafstörung kann zudem mit Trazodon behandelt werden.

Hinsichtlich eines Wiedereinstieges mit dem Training wird nach den regenerativen Maßnahmen ein vorübergehender Wechsel zu anderen (konditionell wenig belastenden) Sportarten empfohlen, ohne leistungssportliche Ziele, um eine gegebenenfalls bisher vorhandene Trainingsmonotonie zu durchbrechen. Zunächst sind dann auch nur kürzere extensive Einheiten im Bereich der aeroben Schwelle zu empfehlen. Erst nach Wiederherstellung einer stabilen Belastbarkeit sind wieder intensivere Trainingsformen möglich.

In der Praxis wird zunächst eine Belastung von etwa 20 bis 30 Minuten täglich mit einer maximalen Herzfrequenz von 120 Schlägen pro Minute mit ein bis zwei trainingsfreien Tagen in der Woche empfohlen, anschließend eine Belastung mit einer Herzfrequenz von maximal 160 Schlägen pro Minute [41]. In der Folge sollte die Belastung erst nach Absprache mit dem Sportarzt und Sportpsychiater und -psychotherapeuten individuell variabel weiter gesteigert werden. Im Einzelfall kann die Phase bis zur völligen Wiederherstellung mehrere Monate (bis sogar Jahre) dauern.

Untersuchungen konnten zeigen, dass geringes Selbstvertrauen, ausgeprägter Perfektionismus und unrealistische Erwartungen (auch von wichtigen Bezugspersonen wie den Eltern), häufiger zu Depressions- oder Burnoutsymptomen und auch Übertrainingssymptomen führen [47, 48, 49]. Vom ÜTS betroffen sind häufiger Individualsportler als Mannschaftssportler sowie jugendliche Leistungssportler mehr als Breitensportler [50, 51]. Um Übertraining im Jugendsport zu vermeiden, ist es wichtig, abwechslungsreich zu trainieren und wenn möglich gar mehrere Sportarten oder zumindest mehrere Disziplinen auszuüben. Mindestens ein bis zwei Tage pro Woche sollten die Jugendlichen nicht sportartspezifisch trainieren und auch keine Wettkämpfe bestreiten, um sich körperlich und psychisch ausreichend erholen zu können. Die wöchentliche Trainingszeit, beziehungsweise die Anzahl von Wiederholungen oder einer Gesamtdistanz sollte nicht um mehr als 10 % pro Woche gesteigert werden. Mindestens zwei bis drei Monate im Jahr sollte eine sportartspezifische Pause erfolgen. Im Mittelpunkt sollte insbesondere der Spaß am Sport stehen. Eine sportliche Ausbildung sollte immer auch entsprechend sicher gestaltet werden. Die Entwicklung einer adäquaten sportlichen Einstellung und Haltung gehört dazu. Junge Sportler sollten darüber hinaus lernen, sich angemessen zu ernähren, inklusive adäquater Flüssigkeitszufuhr. Ausreichend Schlaf ist zwingend erforderlich. Auf das Wohlbefinden von Nachwuchsathleten ist unbedingt zu achten. Zu einem angemessenen und sicheren Umgang im Sport zählt auch eine Sensibilisierung hinsichtlich Übertraining, um ein solches möglichst zu vermeiden. Tabelle 20-4 zeigt Maßnahmen zur Prävention von Übertraining [51]. Allzu frühe Spezialisierung ist meist kein zielführender Weg zum Spitzensport.

Zur Handhabung eines Trainingstagebuches eigenen sich beispielsweise Onlinesysteme, die internetbasiert über eine App bearbeitet werden können. Im Rahmen dessen kann ein tägliches Trainingsprotokoll erfolgen. Auch körperliche und psychische Parameter können

Tabelle 20-4: Prävention von nicht funktionaler Überbelastung und Übertraining, angelehnt an Meeusen et al. 2012 [3]

Prävention von nicht funktionaler Überbelastung und Übertraining.
• adäquate Trainingssteuerung • angepasster Trainingsumfang und -intensität • adäquate Pausengestaltung • abwechslungsreiches Training • Gestaltungsspielräume des Trainings entsprechend der Stimmung nutzen, Intensität und Umfang diesbezüglich anpassen • Trainingsprotokoll mit Erhebung differenzierter körperlicher und psychischer Parameter • Selbsteinschätzung sowie Reflektion körperlicher, mentaler und psychischer Belastungen mit entsprechend angemessenen Adaptionen • adäquates Regenerationsmanagement • begleitende sportmedizinische, sportpsychiatrische und psychotherapeutische und sportpsychologische Betreuung • adäquate Ernährung, Flüssigkeits- und Kalorienzufuhr • ausreichend Schlaf • Vermeidung von extremen Umweltbedingungen (organisatorisch, psychosozial, reisebezogen, klimatisch)

dabei erfasst werden. Aufgezeichnet werden beispielsweise Trainingsumfänge, -distanzen, -intensitäten, Zeiten, Herzfrequenz, BMI, körperliches Befinden, Ermüdungsausmaß, Auftreten von gesundheitlichen Störungen, Muskel- und Gelenksschmerzen, Menstruation, Schlafqualität, Stressfaktoren, psychisches Befinden, Selbsteinschätzungen, Bewertungen und auch Fragebögen können den Athleten dort in Abständen zur Bearbeitung vorgelegt werden. Geeignet für ein solches Monitoring und insbesondere auch zur Erhebung psychischer Prozesse ist beispielsweise das SNS. Dieses ist ein internetbasiertes System zur Erfassung, Visualisierung und Analyse von Veränderungsprozessen, das in der Psychotherapie, im Coaching und bei Teamentwicklungen zur Anwendung kommt. Die Darstellung und Auswertung der Prozesse erlauben ein kooperatives Prozessfeedback und eine datenbasierte Prozesssteuerung. Über in regelmäßigen Abständen digital zugestellte Fragebögen werden Daten, Selbst- und Fremdeinschätzungen erhoben und im laufenden Prozess ausgewertet und reflektiert. Mit den verfügbaren Analysetools (Zeitreihen, Synchronisationsmuster, Brechung der dynamischen Komplexität, Komplexitäts-Resonanz-Diagramme, Recurrence-Plots, u. a.) können nicht lineare Dynamiken wie sprunghafte Veränderungen, kritische Instabilitäten oder Synchronisationsmuster zwischen Teilsystemen erkannt werden [43, 44, 45, 46]. Insbesondere Hinweise auf Musterwandel oder pathologische Entwicklungen können früh erkannt und in der Folge bearbeitet werden.

Nicht zuletzt ist eine effiziente multidisziplinäre Begleitung von Sportlern und ein adäquater fachlicher Austausch zwischen Trainern, Sportärzten, Sportpsychiatern und -psychotherapeuten sowie Sportpsychologen hilfreich und zielführend.

Literatur

1. Urhausen A, Kindermann W. Übertraining. Dtsch Z Sportmed. 2002;53(4):121–2.
2. Wonisch M, Hofmann P, Förster H, Hörtnagl H, Ledl-Kurkowski E, Pokan R. Kompendium der Sportmedizin. 2. Aufl. Wien: Springer; 2017. https://doi.org/10.1007/978-3-211-99716-1
3. Meeusen R, Duclos M, Foster C, Fry A, Gleeson M, Nieman D, Raglin J, Rietjens G, Steinacker J, Urhausen A. Prevention, diagnosis and treatment of the overtraining syndrome: Joint consensus statement of the European College of Sport Science (ECSS) and the American College of Sports Medicine (ACSM). Eur J Sports Sci. 2012;13(1):1–24.
4. Urhausen A, Kindermann W. Aktuelle Marker für die Diagnostik von Überlastungszuständen in der Trainingspraxis. Dtsch Z Sportmed. 2000;51(7):226–33.
5. Urhausen A, Kindermann W. Diagnosis of overtraining – What tool do we have? Sports Med. 2002;33:95–102.
6. Israel S. Die Erscheinungsformen des Übertrainings. Sportmed. 1958;9:207–9.
7. Brechtel LM. Das parasympathikotone Übertrainingssyndrom. Ein Modell zur Maladaption an Streß. Diagnostik und Pathophysiologie. 1998.
8. Fry RW, Morton AR, Keast D. Overtraining in athletes. An update. Sports Med. 1991;12:32–65. https://doi.org/10.2165/00007256-199112010-00004
9. Kindermann W. Das Übertraining – Ausdruck einer vegetativen Fehlsteuerung. Dtsch Z Sportmed. 1986;37:238–45.
10. Kuipers H, Keizer HA. Overtraining in elite athletes. Review and directions for the future. Sports Med. 1988;6:79–92. https://doi.org/10.2165/00007256-198806020-00003
11. Lehmann M, Foster C, Keul J. Overtraining in endurance athletes. A brief review. Med Sci Sports Exerc. 1993;25(7):854–62. https://doi.org/10.1249/00005768-199307000-00015
12. Petibois C, Carzoria G, Poortmans JR, Deleris G. Biochemical aspects of overtraining in endurance sports – A review. Sports Med. 2002; 32(13):867–78. https://doi.org/10.2165/00007256-200232130-00005
13. Ising M. Stresshormonregulation und Depressionsrisiko Perspektiven für die antidepressive Behandlung. In: Max-Planck-Gesellschaft

zur Förderung der Wissenschaften, Hrsg. Jahrbuch. Forschungsberichte und Publikationen 2011/12. München: Max-Planck-Gesellschaft zur Förderung der Wissenschaften; 2012.
14. Ising M, Holsboer F. Genetics of stress response and stress-related disorders. Dialogues Clin Neurosci. 2006;8(4):433–44. https://doi.org/10.31887/DCNS.2006.8.4/mising
15. Ising M, Horstmann S, Kloiber S, Lucae S, Binder EB, Kern N, Künzel HE, Pfennig A, Uhr M, Holsboer F. Combined dexamethasone/corticotropin releasing hormone test predicts treatment response in major depression – a potential biomarker? Biol Psychiatry. 2007;62(1):47–54.
16. Birbaumer N, Schmid RF. Autonomes Nervensystem. In: Birbaumer N, Schmidt RF, editors. Biologische Psychologie. Heidelberg: Springer Medizin Verlag; 2010. 108.
17. Lehmann M, Foster C, Dickhuth H-H, Gastmann U. Autonomic imbalance hypothesis and overtraining syndrome. Med Sci Sports Exerc. 1998;30:1140–5. https://doi.org/10.1097/00005768-199807000-00019
18. Sachar EJ, Roffwarg HP, Gruen PH, Altman N, Sassin J. Neuroendocrine studies of depressive illness. Pharmakopsychiatr Neuropsychopharmakol. 1976;9(1):11–7. https://doi.org/10.1055/s-0028-1094472
19. Menche N. Blutbildung (Hämatopoese). In: Menche N, editor. Biologie Anatomie Physiologie. Amsterdam: Urban & Fischer Verlag/Elsevier GmbH; 2020. 217.
20. Himmerich H, Binder EB, Künzel HE, Schuld A, Lucae S, Uhr M, Pollmächer T, Holsboer F, Ising M. Successful antidepressant therapy restores the disturbed interplay between TNF-alpha system and HPA axis. Biol Psychiatry. 2006;60(8):882–8. https://doi.org/10.1016/j.biopsych.2006.03.075
21. Silverman MN, Pearce BD, Biron CA, Miller AH. Immune modulation of the hypothalamic-pituitary-adrenal (HPA) axis during viral infection. Viral Immunol. 2005;18(1):41–78. https://doi.org/10.1089/vim.2005.18.41
22. Silverman MN, Sternberg EM. Glucocorticoid regulation of inflammation and its functional correlates: from HPA axis to glucocorticoid receptor dysfunction. Ann N Y Acad Sci. 2012; 1261:55–63.https://doi.org/10.1111/j.1749-6632.2012.06633.x
23. Carpenter LL, Gawuga CE, Tyrka AR, Lee JK, Anderson GM, Price LH. Association between plasma IL-6 response to acute stress and early-life adversity in healthy adults. Neuropsychopharmacology. 2010;35(13):2617–23. https://doi.org/10.1038/npp.2010.159
24. Danese A, Moffitt TE, Harrington H, Milne BJ, Polanczyk G, Pariante CM, Poulton R, Caspi A. Adverse childhood experiences and adult risk factors for age-related disease: depression, inflammation, and clustering of metabolic risk markers. Arch Pediatr Adolesc Med. 2009;163(12):1135–43.
25. Johnson JD, Campisi J, Sharkey CM, Kennedy SL, Nickerson M, Greenwood BN, Fleshner M. Catecholamines mediate stress-induced increases in peripheral and central inflammatory cytokines. Neuroscience. 2005;135(4):1295–307. https://doi.org/10.1016/j.neuroscience.2005.06.090
26. Papanicolaou DA, Petrides JS, Tsigos C, Bina S, Kalogeras KT, Wilder R, Gold PW, Deuster PA, Chrousos GP. Exercise stimulates interleukin-6 secretion: inhibition by glucocorticoids and correlation with catecholamines. Am J Physiol. 1996;271(3 Pt 1):E601–E5. https://doi.org/10.1152/ajpendo.1996.271.3.E601
27. Pariante CM, Miller AH. Glucocorticoid receptors in major depression: relevance to pathophysiology and treatment. Biol Psychiatry. 2001;49(5):391–404. https://doi.org/10.1016/S0006-3223(00)01088-X
28. Danner M, Kasl SV, Abramson JL, Vaccarino V. Association between depression and elevated C-reactive protein. Psychosom Med. 2003; 65(3):347–56. https://doi.org/10.1097/01.PSY.0000041542.29808.01
29. Zorrilla EP, Luborsky L, McKay JR, Rosenthal R, Houldin A, Tax A, McCorkle R, Seligmann DA, Schmidt K. The relationship of depression and stressors to immunological assays: a meta-analytic review. Brain Behav Immun. 2001; 15(3):199–226. https://doi.org/10.1006/brbi.2000.0597
30. Miller AH, Maletic V, Raison CL. Inflammation and its discontents: the role of cytokines in the pathophysiology of major depression. Biol Psychiatry. 2009;65(9):732–41. https://doi.org/10.1016/j.biopsych.2008.11.029
31. Schubert C. Psychoneuroimmunologie und Psychotherapie. Stuttgart: Schattauer; 2011.
32. Poidinger M. Immunparameter bei remittiert depressiven und gesunden Probanden unter

Berücksichtigung der Reaktion auf die Exposition mit psychosozialen Stressoren. 2015.

33. Snyder AC. Overtraining and glycogen depletion hypothesis. Med Sci Sports Exerc. 1998; 30(7):1146–50. https://doi.org/10.1097/00005768-199807000-00020
34. Esteban S, Nicolaus C, Garmundi A, Rial RV, Rodríguez AB, Ortega E, Ibars CB. Effect of orally administered L-tryptophan on serotonin, melatonin, and the innate immune response in the rat. Mol Cell Biochem. 2004;267:39–46. https://doi.org/10.1023/B:MCBI.0000049363.97713.74
35. Iwashita S, Williams P, Jabbour K, Ueda T, Kobayashi H, Baier S, Flakoll PJ. Impact of glutamine supplementation on glucose homeostasis during and after exercise. J Appl Physiol. 2005; 99(5):1858–65. https://doi.org/10.1152/japplphysiol.00305.2005
36. Stelzer K. HRV, EKG und Stress des Sportlers. Sportärztezeitung. 2017;01.
37. Morgan WP, Brown DR, Raglin JS, O'Connor PJ, Ellickson KA. Psychological monitoring of overtraining and staleness. Br J Sports Med. 1987;21:107–14. https://doi.org/10.1136/bjsm.21.3.107
38. Urhausen A, Kindermann W. Aktuelle Marker für die Diagnostik von Überlastungszuständen in der Trainingspraxis. Dtsch Z Sportmed. 2000;51:226–33.
39. Mayer T, Ferrauti A, Kellmann M, Pfeiffer M. Regenerationsmanagement im Spitzensport. Hellenthal: Sportverlag Strauß; 2016.
40. Kellmann M, Kölling S, Hitzschke B. Das Akutmaß und die Kurzskala zur Erfassung von Erholung und Beanspruchung im Sport. Hellenthal: Sportverlag Strauß; 2016. https://doi.org/10.1007/978-3-662-49411-0_21-1
41. Markser VZ, Bär K-J. Seelische Gesundheit im Leistungssport. Stuttgart: Grundlagen und Praxis der Sportpsychiatrie. Schattauer; 2019.
42. Urhausen A, Gabriel H, Kindermann W. Blood hormones as markers of training stress and overtraining. Sports Med. 1995;20(4):25–76.
43. Schiepek G, Eckert H, Kravanja B. Systemische Praxis. Bd. 1, Grundlagen systemischer Therapie und Beratung. Göttingen: Hogrefe; 2013.
44. Schiepek G, Aichhorn W, Gruber M, Strunk G, Bachler E, Aas B. Real-time monitoring of psychotherapeutic processes: concept and compliance. Front Psychol Clin Settings. 2016;7:604. https://doi.org/10.3389/fpsyg.2016.00604
45. Schiepek G, Aichhorn W, Schöller H. Monitoring change dynamics – a nonlinear approach to psychotherapy feedback. Chaos Complex Lett. 2018;11(3):355–75.
46. Schiepek G, Aichhorn W, Schöller H, Kronberger H. Prozessfeedback in der Psychotherapie. Methodik, Visualisierung und Fallbeispiel. Psychotherapeut. 2018;63(4):306–14. https://doi.org/10.1007/s00278-018-0272-6
47. Lonsdale C, Hodge K. Temporal ordering of motivational quality and athlete burnout in elite sport. Med Sci Sports Exerc. 2011;43(5):913–21. https://doi.org/10.1249/MSS.0b013e3181ff56c6
48. Winsley R, Matos N. Overtraining and elite young athletes. Med Sports Sci. 2011;56:97–105. https://doi.org/10.1159/000320636
49. Gustafsson H, Hassmen P, Podlog L. Exploring the relationship between hope and burnout in competitive sport. J Sports Sci. 2010;28(14): 1495–504. https://doi.org/10.1080/02640414.2010.521943
50. Matos NF, Winsley RJ, Williams CA. Prevalence of nonfunctional overreaching/overtraining in young English athletes. Med Sci Sports Excer. 2011;43(7):1287–94. https://doi.org/10.1249/MSS.0b013e318207f87b
51. Kenttä G, Hassmen P, Raflin JS. Training practices and overtraining in Swedish age-group athletes. Int J Sports Med. 2001;22(6):460–5. https://doi.org/10.1055/s-2001-16250
52. Brenner JS. Overuse injuries, overtraining and burnout in child and adolescent athletes. Pediatrics. 2007;119:1242–5. https://doi.org/10.1542/peds.2007-0887
53. Schorb A, Niebauer J, Aichhorn W, Schiepek G, Scherr J, Claussen MC. Overtraining from a sports psychiatry perspective. Dtsch Z Sportmed. 2021;72:271–279.
54. Armstrong LE, Van Heest JL. The unknown mechanism of the overtraining syndrome: clues from depression and psychoneuroimmunology. Sports Med. 2002;32:185–209.
55. Kreher JB, Schwartz JB. Overtraining syndrome: a practical guide. Sports Health. 2012;4: 128–138.
56. Kallus KW, Kellmann M. Recovery-stress questionnaire for athletes. User manual. Champaign, IL: Human Kinetics; 2001.
57. Abele-Brehm A, Brehm W. Zur Konzeptionalisierung und Messung der Befindlichkeit. Die Entwicklung der Befindlichkeitsskalen (BFS). Diagnosica. 1986;32(3):209–228.

21 Depressive Störungen

Karsten Henkel, Frank Schneider

Depressive Störungen haben eine sehr hohe Lebenszeitprävalenz. Etwa 20 % der Allgemeinbevölkerung erkranken mindestens einmal im Leben an einer behandlungsbedürftigen depressiven Episode [1]. Somit besteht auch für Sportler das Risiko, davon betroffen zu sein. Für die epidemiologische Erfassung ergibt sich – besonders unter Sportlern – das Problem, dass zur Einteilung des depressiven Syndroms anhand diagnostischer Systeme oft auf die Erhebung klinischer Diagnosekriterien durch einen Arzt oder Psychotherapeuten verzichtet und alternativ auf Fragebögen zurückgegriffen wird. Dies führt zu einer unscharfen Trennung verschiedener depressiver Erkrankungsbilder. Zur Präzisierung und aus therapeutischen Gründen sollte daher darauf geachtet werden, dass depressive Episoden gemäß operationalisierter Kriterien nach der ICD der WHO [2] oder dem DSM der APA [3] diagnostiziert werden und von kurzfristigen leichteren depressiven Stimmungszuständen bzw. anderen depressiven Syndromen wie Anpassungsstörungen oder der Dysthymie abgegrenzt werden (s. Kap. 19). Aktuell ergibt sich zudem die Besonderheit, dass auch die Operationalisierungssysteme einem Wandel unterworfen sind und der Übergang von DSM-IV auf DSM-5 (Anwendung v. a. im angloamerikanischen Raum) stattgefunden hat bzw. von ICD-10 auf ICD-11 [4] stattfinden wird. Wenn auch die Änderungen bei affektiven Störungen moderat sind, ist dadurch aber die Vergleichbarkeit von Studien eingeschränkt, die zu verschiedenen Zeitpunkten und Regionen durchgeführt werden.

Im Folgenden wird die im deutschsprachigen Raum aktuell angewandte und im Sozialrecht in Deutschland verbindliche ICD-10 vorgestellt.

21.1 Diagnostik und Differenzialdiagnostik

Die Kriterien einer depressiven Episode nach ICD-10 sind:

Drei Hauptsymptome:

1. depressive, gedrückte Grundstimmung, unbegründete Traurigkeit, Gefühl der Gefühllosigkeit;
2. Freudlosigkeit, Verlust am Interesse an bisher angenehmen Tätigkeiten;
3. Antriebsmangel und vermehrte Müdigkeit.

Sieben Zusatzsymptome:

1. Verminderung von Konzentration und Aufmerksamkeit,
2. Verminderung von Selbstwertgefühl und Selbstvertrauen,
3. Gefühl von Schuld und Minderwertigkeit,
4. pessimistische Zukunftsperspektive, Hoffnungslosigkeit,
5. Suizidgedanken,
6. Schlafstörungen,
7. Appetitmangel.

Leichte depressive Episode:
Vorliegen von mind. zwei Hauptsymptomen und zwei Zusatzsymptomen.

Mittelschwere depressive Episode:
Vorliegen von mind. zwei Hauptsymptomen und 3–4 Zusatzsymptomen. Schwere depressive Episode:
Vorliegen aller drei Hauptsymptome und von 5 oder mehr Zusatzsymptomen.

Zeitkriterium: Dauer mindestens 14 Tage anhaltend.

Von einem *somatischen* Syndrom spricht man, wenn folgende körperlich betonte Symptome bestehen: Interessenverlust, verminderte Fähigkeit, emotional auf die Umwelt zu reagieren, morgendliches Früherwachen, Morgentief, psychomotorische Hemmung oder Agitiertheit/Unruhe, Appetitlosigkeit, Gewichtsabnahme, Verlust von sexuellem Interesse/Libido.

Bei schwereren depressiven Episoden kann es zudem zu psychotischen (wahnhaften) Symptomen kommen, bei denen die Gedanken gemäß der Stimmung überwertigen Charakter erhalten, z. B. Erleben von Schuld, Versündigung, Verarmung oder körperlichem Verfall oder Auflösung (sogenannte nihilistische Gedanken). Depressive Episoden können mehrmals im Leben auftreten. Dann spricht man von einer rezidivierenden depressiven Störung.

Andere psychische Erkrankungen, in denen depressive Symptome auftreten, sind z. B. die bipolare Störung („manische Depression"; s. Kap. 18), die Dysthymie („anhaltende depressive Grundstimmung") oder die Anpassungsstörung („depressive Reaktion"; s. Kap. 19). In der ICD-11 [4] werden u. a. depressive Episoden, die rezidivierende depressive Störung, die dysthyme Störung und die gemischte depressive und Angststörung unter der Kategorie Depressive Störungen zusammengefasst.

Depressive Episoden oder Symptome sind oft auch mit anderen psychischen Erkrankungen wie Angst- oder Panikstörungen, Essstörungen, Suchterkrankungen (z. B. Alkoholmissbrauch und -abhängigkeit), somatoformen und Somatisierungsstörungen oder Persönlichkeitsstörungen und Traumafolgestörungen (z. B. PTBS) verbunden [1]; (s. Teil V).

Bei den Ursachen der depressiven Störung (Episode) ist davon auszugehen, dass sich genetische und Umweltfaktoren auf die Erkrankung auswirken (multifaktorielle Genese). Weil u. a. hormonelle Einflüsse (weibliche Geschlechtshormone) eine Rolle spielen, sind Frauen etwa doppelt so häufig betroffen wie Männer [1].

Depressiven Erkrankungen können auch körperliche Erkrankungen zugrunde liegen. Daher ist es wichtig, einen Arzt aufzusuchen, um Ursachen wie Schilddrüsenfunktionsstörungen, andere Hormonstörungen, Elektrolytentgleisungen, Blutzuckerveränderungen, Abweichungen in der Blutzusammensetzung (z. B. Anämie) oder Stoffwechselstörungen von Nieren oder Leber auszuschließen [5]. Auch Vitaminmangelzustände können selten Ursache depressiver Störungen sein.

Wenn eine körperliche Ursache ausgeschlossen wurde (Vorliegen einer sogenannten organischen affektiven Störung), wird die Diagnose anhand der oben erwähnten klinischen Klassifikationen gestellt. Einen eindeutigen Biomarker, der das Vorliegen einer Depression etwa im Blut oder der Bildgebung beweist, gibt es nicht, obwohl bekannt ist, dass im Gehirn oftmals ein biochemisches Ungleichgewicht von Überträgerstoffen wie Serotonin, Noradrenalin oder Dopamin vorliegt [6]. Der Spiegel des Stresshormons Cortisol kann als indirekter Marker im Blut erhöht sein [7]; (s. Kap. 20).

21.2 Epidemiologie

Da in epidemiologischen Untersuchungen – so auch bei der Häufigkeitsermittlung von Depressionen bei Leistungssportlern – oftmals keine definitive Einteilung nach den oben erwähnten Diagnosekriterien erfolgt, wird in diesen Fällen im Folgenden der Begriff *Depressivität* benutzt. Hiermit sind sowohl depressive Episoden als auch andere Erkrankungsbilder mit depressiven Symptomen gemeint. Hinter der Definition des Leistungssportlers finden sich neben professionellen Leistungssportlern sportartspezifisch auch Collegesportler oder Sportler aus den Nachwuchsleistungszentren. Zudem schränken kulturelle Besonderheiten die Vergleichbarkeit ein. Entsprechend findet sich eine große Spannweite von Angaben über die Häufigkeit von Depressivität bei Leistungssportlern zwischen 4 % und 68 % [8].

Schaal et al. [9] beschrieben in einer repräsentativen Stichprobe von französischen Leistungssportlern eine Punktprävalenz (also zum Zeitpunkt der Erhebung) von 4 % und eine Lebenszeitprävalenz einer depressiven Episode (bis zum Zeitpunkt der Erhebung) von 11 %. Das Verhältnis Frauen zu Männern betrug analog zur Allgemeinbevölkerung 2:1 [9, 10]. Unter australischen Leistungssportlern fand sich eine Depressionsrate von 27 %, allerdings erhoben anhand von internetbasierter symptombezogener Selbstauskunft [11]. In einer Studie an deutschen Elitesportlern wurden depressive Symptome bei 19 % gefunden [12].

In einer Untersuchung von 307 Fußballern der Spielergewerkschaft Fédération Internationale des Associations de Footballeurs Professionnels (FIFPro) wurden bei 11 % der weiblichen und 6 % der männlichen Spieler Symptome einer depressiven Störung erhoben [13].

Junge und Prinz [14] befragten 290 Fußballerinnen aus 17 Teams, davon 10 aus der höchsten deutschen Spielklasse. Zur Anwendung kam die Center of epidemiologic Studies Depression Scale (CES-D). Es fand sich eine leichte bis moderate Depressivität bei über 16 % und eine schwere Depressivität bei etwa 14 %. Bemerkenswert war, dass sich knapp 16 % psychotherapeutische Hilfe wünschten oder benötigten, aber nur ein Drittel eine Behandlung erhielt.

Spengler et al. [15] fanden z. B. eine Prävalenz von Depressivität (erhoben mit dem WHO-5-Fragebogen) bei etwa 15 % eines Kollektivs von Leistungssportlern und ambitionierten Breitensportlern, die sich in einer sportmedizinischen Praxis vorstellten.

Im Kontext mit Sport wurden verschiedene Erhebungsinstrumente entwickelt, um sportspezifische Besonderheiten abzubilden. Ein speziell für den Leistungssport entwickeltes Instrument ist der BDSA [16], der derzeit noch nicht in deutscher Sprache validiert ist, weshalb hier auf eine wörtliche deutsche Übersetzung verzichtet wird. In zehn Fragen werden folgende Bereiche erfasst:

1. Traurigkeit trotz Erfolg im Training oder Wettkampf,
2. Interessenverlust an Wettkampf und Ausübung des Sports,
3. verminderte Freude an sportlichen Erfolgen,
4. Gewichts- und Appetitprobleme,
5. verminderte Erholung durch Schlaf,
6. Probleme, die Konzentration auf Training oder Wettkampf zu fokussieren,
7. Versagensgefühl als Athlet und Person,
8. kontinuierliche Gedanken an sportliches Versagen und Beendigung der sportlichen Tätigkeit,
9. Verwendung von Alkohol oder Substanzen, um die Stimmung zu heben,
10. suizidale Gedanken.

Zusammenfassend wird davon ausgegangen, dass die Häufigkeit von depressiven Störungen bei Leistungssportlern vergleichbar mit dem Auftreten in der Allgemeinbevölkerung ist [17]. **Burnout:** Der Begriff Burnout beschreibt hingegen einen meist berufs- oder tätigkeitsbezogenen Erschöpfungszustand aufgrund von anhaltenden Stress- oder Überforderungszuständen. Bislang handelte es sich (nach ICD-10) nicht um eine medizinische Behandlungsdiagnose, sondern um einen Faktor, der den Gesundheitszustand beeinflussen kann. Unter Burnout versteht man ein Syndrom, das Stress am Arbeitsplatz beschreibt, der nicht erfolgreich bearbeitet werden kann. Es gibt Überlappungen beider Syndrome [18] und aufgrund des Stigmas psychischer Erkrankungen können sich Personen mit depressiven Symptomen, die sich durch hohen Arbeitsaufwand im

Berufsleben verausgabt haben oder bei denen andere exogene Faktoren vorliegen, oftmals besser mit einem Burnout als mit der Diagnose einer Depression arrangieren.

21.3 Symptomatologie

Prinzipiell bestehen bei Sportlern dieselben Symptome wie in der Allgemeinbevölkerung. Eine traurige Grundstimmung und Freudlosigkeit bzw. Anhedonie werden aber oft nicht frühzeitig wahrgenommen bzw. bagatellisiert. Leistungssportler sind es gewohnt, ihr emotionales oder körperliches Befinden hinter Anforderungen für die sportliche Leistung zurückzustellen. Blessuren, Schmerzen, auch Entbehrungen sozialer Kontakte im Familien- und Freundeskreis gehören zum Leistungssport dazu (s. Kap. 3). Überforderungen diesbezüglich werden oft spät wahrgenommen. Eine Symptomverleugnung (Dissimulation) sich selbst oder dem Betreuerteam gegenüber kann auch auftreten, um nicht den Eindruck fehlender Motivation und Leistungsbereitschaft entstehen zu lassen und eigene Erwartungen oder die des Umfelds nicht zu enttäuschen. Coaching und Motivationshilfen können hier gar kontraproduktiv hinsichtlich einer frühen Diagnostik wirken und verstärken das Stigma negativer Affekte. Oft werden daher primär unspezifische allgemeine und somatische Symptome bemerkt und berichtet (siehe auch oben: somatisches Syndrom). Hierzu gehören Schlafstörungen, körperliche Erschöpfung, verlängerte Erholungsphasen, Muskelverspannungen und Schmerzen. Aus klinischer Erfahrung berichten Leistungssportler oft ein unspezifisches Störgefühl (drückende Sportkleidung und -ausrüstung, Spannungsgefühle in der Brust oder im Bauch, Übelkeit, Ziehen in Projektion auf die Bindegewebe wie Leisten/Bänder oder Gelenke o.ä.), Schwindel oder Kopfschmerzen.

Relevant ist auch die Abgrenzung zum Übertrainingssyndrom (ÜTS). Bei diesem Konzept kommt es im Sinne eines Overreachings zu einer ursprünglich intendierten Mehr-/Überbelastung als Trainingsreiz [19]; (s. Kap. 20). Das ÜTS ist charakterisiert durch eine kontinuierliche körperliche Überforderung oft nach langandauernden oder hochintensiven Leistungen unter anaeroben und katabolen Bedingungen. Unter hormonellen Veränderungen insbesondere der sogenannten „Stressachse", an der zentralnervöse vegetative Strukturen wie der Hypothalamus, die Hirnanhangsdrüse (Hypophyse) und die Nebennierenrinde beteiligt sind, kann es zu einem Überwiegen aktivierender Mechanismen (sympathikotoner Typ) oder hemmender Wirkung (parasympathikotoner Typ) kommen. Folgen können Schlafstörungen, Herzfrequenzänderungen (meist Anstieg der Herzfrequenz), vermehrte Müdigkeit, psychische und muskuläre Erschöpfung und eine erhöhte Infektanfälligkeit sein.

Die Symptome des ÜTS überschneiden sich mit denen einer Depression und sind nicht immer sicher voneinander abzugrenzen (s. Kap. 20). Die sportmedizinische und die psychiatrisch-psychotherapeutische Perspektive kann zu unterschiedlichen Einschätzungen führen. Ferner kann es zu einem Übergang von einem ÜTS hin zu einer depressiven Episode kommen [20]. Im Rahmen der Erschöpfung körperlicher Ressourcen kann es zu einem Ungleichgewicht von z.B. monoaminergen Neurotransmittern (Serotonin, Noradrenalin, Dopamin) kommen, was die Beteiligung des zentralen Nervensystems erklärt. Auch Nervenwachstumsfaktoren wie der BDNF spielen eine wichtige Rolle in der Struktur und Funktion verschiedener Hirnareale wie dem Hippocampus. Im Falle von verletzungsbedingten Pausen körperlicher Aktivität kann es zu einem Abfall von Neurotrophinen und deren muskelstämmigen Transportproteinen und Modifikatoren kommen, was einen Einfluss auf Emotion und Kognition haben kann.

Depressionen können zu deutlichen Beeinträchtigungen der sportlichen Leistungsfähigkeit führen, umfassen aber letztlich meist alle Bereiche des Lebens (auch soziale Kontakte, das private Umfeld und das Berufsleben). Mitunter können trotz schweren Verlaufs einige Bereiche zulasten der anderen aufrechterhalten werden. Depressionen können Grund für den Wunsch nach Beendigung der sportlichen Karriere sein [21], z.B. wegen akuten Leistungsabfalls, negativen Selbstbilds oder Zukunftsaussichten oder dem Wunsch, Leistungsdruck zu vermindern. In der Therapie sollte darauf hingewirkt werden, die meist gute Behandelbarkeit der Erkrankung aufzuzeigen, eine konsequente personenzentrierte Therapie zu initiieren, gegebenenfalls eine Auszeit für die Rekonvaleszenz zu ermöglichen und Karriereentscheidungen zu vertagen.

21.4 Verlauf und Prävention

Sport und körperliches Training an sich sind protektive (schützende) Faktoren für die Entwicklung depressiver Störungen. Sie werden auch therapeutisch in der Behandlung von Depressionen und anderer psychischer Erkrankungen eingesetzt [1, 22]; (s. Teil XII, Kap. 51). In sehr hoher Intensität können diese positiven Effekte jedoch aufgrund überwiegender ungünstiger Faktoren (z.B. Stress, Schmerzen etc.) verloren gehen bzw. negativ wirken.

Geht man davon aus, dass eine biologische oder genetische Empfindlichkeit für eine Depression gegeben und nicht modifizierbar ist, so sind prinzipiell beinflussbare Persönlichkeitseigenschaften von besonderem Interesse, z.B. in Bezug auf die sportspezifischen Stressoren. Bei Leistungsportlern zeigten sich negative Grundeinstellungen, fehlende Lösungsstrategien, Resignation und fehlende Erholungsmöglichkeiten als Risikofaktoren für depressive Störungen. Hingegen scheint das Auftreten von Stress allein oder Perfektionismus zwar ein Burnout, nicht aber direkt eine Depression zu begünstigen [23].

Zudem sind besondere Umgebungsbedingungen und Lebensereignisse mit besonderen Risiken verbunden [24]. So ist eine plötzliche Unterbrechung der sportlichen Aktivität (z.B. bei Verletzungen) eine besondere Risikokonstellation [25, 26]. Gouttebarge konnte dies z.B. bei Profifußballern zeigen [27]. Hier spielen sowohl emotionale als auch biologische Mechanismen eine Rolle. Zu den emotionalen Mechanismen gehören Ängste (Gefährdung von Trainingsplänen und Wettkampfteilnahmen, dauerhafter Verlust von Gesundheit, drohendes Karriereende), aber auch der Verlust von Struktur oder Gewohnheiten. Auch chronifizierte Schmerzen sind mit Depressionen assoziiert [21]; (s. Kap. 25). Da körperliche Aktivität auch Auswirkung auf Nervenüberträgerstoffe und -wachstumsfaktoren im Nervensystem hat sowie endokrinologische und hormonelle Anpassungsvorgänge auf körperliche Leistungen stattfinden, sind auch somatische Effekte beteiligt (s. Kap. 20).

Eine besondere Situation ist durch die SARS-CoV-2-Pandemie im Jahr 2020 entstanden, da durch weltweite Absagen von Sportgroßveranstaltungen auf unvorhersehbare Zeit und finanzielle Engpässe auch in gut dotierten Leistungssportarten wie im Profifußball oder olympischen Wettbewerben große Unsicherheiten in Vereinen, Verbänden und bei den Sportlern entstanden sind. Dies führte nach einer ersten Erhebung bis Mitte April 2020 zu einer Verdoppelung der Depressionsraten sowohl bei männlichen als auch weiblichen Profifußballern [13].

Individualsportler weisen tendenziell höhere Depressionsraten auf als Mannschaftssportler [9, 12, 26]. Dies könnte damit zusammenhängen, dass das Mannschaftsgefüge als unterstützend wahrgenommen wird und Zuspruch zu erwarten ist. Andererseits zählen Konflikte bzw. das Gefühl fehlender Unterstützung oder Beachtung durch Trainer/Coach oder das Teammanagement zu den wichtigsten Gründen depressiver Stimmungen [28]. Individuelle Faktoren (Persönlichkeitszüge, erlernte Copingmechanismen und Resilienzfaktoren) spielen u.a. beim persönlichen Umgang mit Misserfolgen eine Rolle. Auch zeigt sich bei bestimmten Sportarten ein erhöhtes Risiko, an Depressionen zu erkranken. Aktuelle Zahlen sprechen dafür, dass Ausdauersportler wie (Ultra-)Marathonläufer oder Mehrkämpfer höhere Depressions- und Suizidraten aufweisen [29].

Neben Verletzungen sind bestimmte Karrierephasen sportartspezifisch von besonderer Bedeutung und begünstigend für die Entwicklung einer Depression. Der Beginn vieler psychischer Erkrankungen liegt in der späten Adoleszenz und im frühen Erwachsenenalter, weshalb dieser Zeitpunkt auch relevant für junge Sportler ist [30]; (s. Kap. 36). Kritisch ist oft der Übergang vom Jugend- in den Erwachsenensport bzw. vom Amateur- in den professionellen Bereich. Oftmals müssen die Talente erleben, dass sich Karriereerwartungen verzögern oder sich nicht erfüllen, obwohl oft über Jahre sämtliche Ressourcen in die Sportlerkarriere investiert wurden. Dies kann auch mit finanziellen Einschnitten durch ausbleibende Förderungen oder Gehaltsrealisierungen verbunden sein und stellt die Betroffenen nicht selten vor neue emotionale und soziale Herausforderungen.

Ähnlich verhält es sich mit dem Karriereende, das nicht selten abrupt, vorzeitig und ungeplant durch Verletzungsfolgen eintritt (s. Kap. 38). Depressive Störungen entstehen hier oft mit einer gewissen Latenz. Oftmals fallen neben sozialen Kontakten und Unterstützungen durch das Betreuerteam auch strukturgebende Aspekte der sportlichen Betätigung weg. Die Möglichkeiten, diese Folgen zu kompensieren (Resilienz) hängt nicht zuletzt auch davon ab, ob sich die Betroffenen auf die Zeit nach der sportlichen Karriere ausreichend vorbereitet haben. Unter American-Football-Spielern konnte eine erhöhte Rate an Depressionen im Kontext mit muskuloskelettalen Problemen und Schmerzen nach dem Karriereende festgestellt werden [31].

Eine Kenntnis der Besonderheiten im Leistungssport ist äußerst hilfreich für die Abgrenzung pathologischer von leistungsphysiologischen Prozessen, für die Einschätzung, welche Bedeutung das Erkrankungsbild hat, um den Sport fortführen zu können, sowie für die personellen und therapeutischen Optionen einschließlich dem Organisationsaufwand. Es darf nicht außer Acht gelassen werden, dass eine einseitige, nur sportbezogene Betrachtung psychischer Erkrankungsbilder, meist zu kurz greift [32]. Vielmehr sind auch genetische Aspekte (vererbbare Empfänglichkeit, Frage nach Auftreten von Depressionen bei Familienangehörigen) wie auch allgemeine psychosoziale Konstellationen zu berücksichtigen. Leistungssportler sind oft schon als Jugendliche vom heimischen Umfeld getrennt, leben oft zumindest zeitweise in Nachwuchsleistungszentren, sind hohen Reisestrapazen ausgesetzt, haben ein geringeres Ausmaß an persönlichen Bindungen bzw. Partnerschaften außerhalb des Sports, stattdessen oft wechselnde Bezugspersonen und räumliche Umgebungen. Diese psychosozialen Komponenten können die Entwicklung von Depressionen begünstigen. Nicht immer sind Leistungssportler optimal auf die Zeit nach der Karriere vorbereitet oder kümmern sich parallel um eine Berufsausbildung.

Auch Veränderungen der Hirnstruktur können zu Depressionen führen. In der Allgemeinbevölkerung ist z. B. eine stattgehabte Durchblutungsstörung des Gehirns (Schlaganfall) ein relevanter Risikofaktor für affektive Störungen. Bei einem Drittel kommt es zu Depressionen in der Folge. Bei Leistungssportlern kommen eher sportbedingte oder mit Sport assoziierte Schädelhirntraumata als organische Ursache infrage [33]; (s. Kap. 13). In ausgeprägten Fällen kann es zu Gehirnblutungen kommen, die Defekte oder Vernarbungen im Hirngewebe hinterlassen können. Wesentlich häufiger kommt es zu Läsionen ohne Ausprägung eines schweren Schädelhirntraumas. Selbst bei einer Häufung leichterer Kopftraumata unterhalb der Schwelle der Gehirnerschütterung kann es zu strukturellen Veränderungen der hirneigenen Nervenfaserverbindungen kommen, die mit modernen Bildgebungsmethoden nachweisbar sind und mit Depressionen vergesellschaftet sein können [26]; [34].

Der Gebrauch von leistungssteigernden oder neurotropen Substanzen bis hin zum Doping kann sowohl Folge als auch Ursache depressiver Störungen sein (s. Kap. 15; Kap. 16). Depressive Zustände bis hin zur Suizidalität sind u. a. beim Gebrauch von Anabolika sowie von amphetaminartigen Stimulanzien gut beschrieben [35].

Unter den Persönlichkeitsmerkmalen auch bei Sportlern, die zu vermehrter Depressivität neigen, sind ein negatives Selbstbild sowie narzisstische Persönlichkeitszüge zu nennen [36]; (s. Kap. 27). Dabei ist bedeutsam, dass z. B. durch Misserfolg u. a. ein erlebter Kontrollverlust oder eine erhöhte Kränkbarkeit nur bedingt kompensierbar sind und zu Defiziten in der emotionalen Regulation führen können.

Suizidalität und Suizide sind stets zu berücksichtigende Komplikationen von Depressionen. Immer wieder kommt es zu Berichten von Suiziden unter Leistungssportlern, so z. B. im Profifußball oder auch unter Olympiateilnehmern [37]; (s. Kap. 22). In weit über 90 % der Suizide liegen psychische Erkrankungen zugrunde, die meist gut behandelbar wären. Risikofaktoren für Suizide bei Sportlern sind u. a.: Traumata in der Kindheit, frühere Suizidversuche, Unruhe, Ängstlichkeit, schwere Schlafstörungen, Hoffnungslosigkeit, Aggressionen, körperliche Krankheiten und Verletzungen, innere Konflikte [8]. Suizidgedanken sind für die Betroffenen oft sehr schambesetzt. Daher werden sie oftmals nicht spontan berichtet, müssen aber von den Behandlern erfragt werden. Trainer, Teambetreuer, Angehörige und Mannschaftskollegen sollten jede Äußerung hinsichtlich Suizidalität ernst nehmen und von einem Arzt beurteilen lassen. Durch adäquate Präventions- und Behandlungsmaßnahmen konnte die Suizidrate über die letzten Jahrzehnte etwa halbiert werden. Im deutschsprachigen Bereich setzt sich u. a. die Robert-Enke-Stiftung für Aufklärungsarbeit und Projektförderung zu dem Themenbereich ein. Durch Etablierung der Spezialbereiche Sportpsychiatrie und -psychotherapie wird versucht, durch Optimierung der Behandlungsstrukturen und der Prävention auch suizidpräventiv zu wirken.

21.5 Therapie

Entsprechend der aktuellen Leitlinien [1] wird bei leichter Depression eine psychotherapeutische Behandlung, ab einer mittelgradigen eine Kombination von Psychotherapie und Pharmakotherapie empfohlen.

In vielen Fällen sind Beratung und Psychoedukation eine erste Hilfe, um psychische Anteile bei Erkrankungsbildern von Leistungssportlern überhaupt zu erkennen und ernst zu nehmen [38]. In der Psychotherapie von Sportlern mit Depressionen haben sich kognitiv-verhaltenstherapeutisch orientierende Verfahren bewährt, die sich spezifisch auf Modulationen von psychischer Bewertung und Verhaltensänderung fokussieren (s. Kap. 9). In der modernen Psychotherapie werden oft schulenübergreifende Verfahren eingesetzt und auch tiefenpsychologische, psychodynamische, systemische und interpersonelle Aspekte integriert. Familientherapeutische Interventionen können v. a. bei Aspekten mit sportbezogener Dynamik im familiären Umfeld eine wichtige Rolle spielen [39, 40].

Oftmals bestehen bei Leitungssportlern oder deren Umfeld unbegründete Bedenken hinsichtlich der Einhaltung von Antidopingrichtlinien oder der Sorge um Verschlechterung der sportlichen Leistungsfähigkeit oder Abhängigkeitsgefahr von antidepressiver Medikation (s. Kap. 11). Diesbezüglich ist eine kompetente und sorgfältige Aufklärung der Betroffenen unerlässlich. Mitunter hat es sich bewährt, auch eine Vertrauensperson bei Wunsch der Betroffenen mit in das Gespräch einzubeziehen. Bezüglich der Antidopingrichtlinien kann auf die Verbotsliste/Dopingliste der WADA oder NADA verwiesen werden, die auch als App bzw. online einzusehen ist. Antidepressiva gehören nicht zu den verbotenen Substanzen. Es sollte vornehmlich auf sogenannte selektive Serotonin- oder Serotonin- und Noradrenalinwiederaufnahmehemmer (SSRI oder SNRI) zurückgegriffen werden. Letztere haben auch eine schmerzmodulierende Wirkung, sind aber im Sportkontext kaum untersucht (s. Kap. 10). Aufgrund der weiten Verbreitung im angelsächsischen Raum liegen die meisten Erfahrungen zum SSRI Fluoxetin vor [41]. Sertralin oder Escitalopram z.B. sind Alternativen mit geringerer Halbwertzeit und ähnlich guter Verträglichkeit. Früher verwendete sogenannte trizyklische Antidepressiva, die regelhaft mit Müdigkeit, Schwindel oder Gewichtzunahme, in höheren Dosen auch mit Herzrhythmusstörungen verbunden waren, kommen auch außerhalb des Leistungssports kaum noch als Erstpräparat zur Anwendung in der Depressionstherapie. Eine Befragung unter Sportpsychiatern und -psychotherapeuten aus dem angelsächsischen Raum zeigt, dass auch das noradrenerg-dopaminerge Antidepressivum Bupropion eine weite Verbreitung findet [42]. Hierbei ist aber zu berücksichtigen, dass es zu einer Erhöhung der Körpertemperatur (insbesondere in warmer Umgebung) und somit zu einer Überhitzung kommen kann. Daher sollte Bupropion insbesondere im Ausdauersport oder in warmen Regionen mit Vorsicht angewendet werden (s. Kap. 10). Bei Beendigung der Pharmakotherapie, v.a. mit serotonergen Antidepressiva, können für wenige Tage leichte Absetzphänomene auftreten. Die Gefahr einer Abhängigkeit oder schwerwiegender Entzugssymptome besteht im Allgemeinen nicht.

In der Behandlung von depressiven Episoden bei den selteneren bipolar-affektiven Störungen kommen meist auch Stimmungsstabilisierer zur Anwendung (s. Kap. 18). Unter diesen gibt es auch Substanzen wie Lithium, Neuroleptika oder Antiepileptika, die während der Anwendung zu einer Leistungsminderung, Gewichtzunahme, Bewegungsstörungen wie Muskelsteifigkeit oder -zittern oder Müdigkeit führen können. Bei Lithium ist eine enge therapeutische Blutspiegelkontrolle nötig, insbesondere bei starkem Schwitzen. Eine Fortführung von Sport ist in der Regel möglich, eventuell müssen aber bei einzelnen Substanzen vorübergehend Leistungseinbußen in Kauf genommen werden.

Körperliches Training sollte, sofern keine Verletzungen entgegenstehen, Teil einer multimodalen Depressionstherapie sein. Sollte eine Pause vom Leistungssport nötig sein, empfiehlt es sich, gegebenenfalls eine fremde Sportart oder Bewegung in den Behandlungsplan einzubauen, um kompetitive Mechanismen, die einer Heilung entgegenstehen, zu umgehen.

Unter vornehmlich stationären Bedingungen können auch weitere biologische Behandlungsverfahren zur Anwendung kommen wie die Wach-(Schlafentzugs-)therapie, die Lichttherapie oder in schweren Fällen eine Elektrokonvulsionstherapie.

Im Falle von schweren depressiven Episoden – insbesondere beim Auftreten von Suizidalität – kann eine stationäre Behandlung in einer spezialisierten psychiatrischen Klinik notwendig werden [43]. Allgemein ist die Dauer einzelner stationärer Behandlungen in psychiatrischen Kliniken in den letzten Jahren deutlich zurückgegangen. Mitunter lassen sich auch teilstationäre oder tagesklinische Behandlungen realisieren.

Literatur

1. DGPPN, BÄK, KBV, AWMF (Hrsg.) für die Leitliniengruppe Unipolare Depression. S3-Leitlinie/Nationale VersorgungsLeitlinie Unipolare Depression – Langfassung, 2. Aufl. Version 5. 2015.
2. Deutsches Institut für Medizinische Dokumentation und Information (DIMDI), Hrsg. im Auftrag des Bundesministeriums für Gesundheit (BMG) unter Beteiligung der Arbeitsgruppe ICD des Kuratoriums für Fragen der Klassifikation im Gesundheitswesen (KKG). ICD-10-GM Version 2020, Systematisches Verzeichnis, In-

ternationale statistische Klassifikation der Krankheiten und verwandter Gesundheitsprobleme, 10. Revision, Stand: 23.03.2020, [Internet]. Köln: Bundesinstitut für Arzneimittel und Medizinprodukte (BfArM); c2021 [abgerufen am 20.04.2020]; Verfügbar unter: www.dimdi.de – Klassifikationen – Downloads – ICD-10-GM – Version 2021.
3. Falkai P, Wittchen H-U, Hrsg. Diagnostisches und statistisches Manual psychischer Störungen DSM-5. 2. Aufl. Göttingen: Hogrefe; 2015.
4. World Health Organization: ICD-11 International Classification of Diseases 11th Revision. Available from: www: icd.who.int/en (Zugriff: 20.04.2020).
5. Belmaker RH, Agam G. Major depressive disorder. N Engl J Med. 2008;358:55–68. https://doi.org/10.1056/NEJMra073096
6. Willner P Scheel-Krüger J Belzung C. The neurobiology of depression and antidepressant action. Neurosci Biobehav Rev. 2013;37:2331–71. https://doi.org/10.1016/j.neubiorev.2012.12.007
7. Knorr U Vinberg M Kessing LV Wetterslev J Salivary cortisol in depressed patients versus control persons: a systematic review and meta-analysis. Psychoneuroendocrinology. 2010;35:1275–86. https://doi.org/10.1016/j.psyneuen.2010.04.001
8. Reardon CL, Hainline B, Aron CM et al. Mental health in elite athletes: International Olympic Committee consensus statement, Br J Sports Med. 2019;53:667–99.
9. Schaal K, Tafflet M, Nassif H et al. Psychological balance in high level athletes: gender-based differences and sport-specific patterns. PLoS One. 2011;6:e19007. https://doi.org/10.1371/journal.pone.0019007
10. Wolanin A, Hong E, Marks D, Panchoo K, Gross M. Prevalence of clinically elevated depressive symptoms in college athletes and differences by gender and sport. Br J Sports Med. 2016; 50:167–71. https://doi.org/10.1136/bjsports-2015-095756
11. Gulliver A, Griffiths KM, Mackinnon A, Batterham PJ, Stanimirovic R. The mental health of Australian elite athletes. J Sci Med Sport. 2015; 18:255–61. https://doi.org/10.1016/j.jsams.2014.04.006
12. Nixdorf I, Frank R, Hautzinger M, et al. Prevalence of depressive symptoms and correlating variables among German elite athletes. J Clin Sport Psychol 2013;7:313–26. https://doi.org/10.1123/jcsp.7.4.313
13. Fédération Internationale des Associations de Footballeurs Professionnels (FIFPro), Hrsg. Coronavirus shutdown: sharp rise in players reporting depression symptoms [Internet]. Hoofddorp: FIFPro World Players' Union; 20.04.2020 [abgerufen am 17.06.2021]. Verfügbar unter: Coronavirus shutdown: sharp rise in players reporting depression symptoms – FIFPRO World Players' Union.
14. Junge A, Prinz B. Depression and anxiety symptoms in 17 teams of female football players including 10 German first league teams. Br J Sports Med. 2019;53:471–7. https://doi.org/10.1136/bjsports-2017-098033
15. Spengler A, Schneider G, Schröder EP. Depressivität – Screening und Vorkommen in der sportmedizinischen Praxis. Dtsch Z Sportmed. 2013;64: 65–8. https://doi.org/10.5960/dzsm.2012.045
16. Baron DA, Reardon C, Baron SH. Clinical Sports Psychiatry. An international perspective. Chichester, West-Sussex: Wiley-Blackwell; 2013. https://doi.org/10.1002/9781118404904
17. Gorczynski PF, Coyle M, Gibson K. Depressive symptoms in high-performance athletes and non-athletes: a comparative meta-analysis. Br J Sports Med. 2017;51(18):1348–54. https://doi.org/10.1136/bjsports-2016-096455
18. Bianchi R, Schonfeld IS, Laurent E. Burnout-depression overlap: a review. Clin Psychol Rev. 2015;36:28–41. https://doi.org/10.1016/j.cpr.2015.01.004
19. Carfagno DG, Hendrix 3rd JC. Overtraining syndrome in the athlete: current clinical practice. Curr Sports Med Rep. 2014;13:45–51. https://doi.org/10.1249/JSR.0000000000000027
20. Armstrong LE, VanHeest JL The unknown mechanism of the overtraining syndrome: clues from depression and psychoneuroimmunology. Sports Med. 2002;32:185–209.
21. Wolanin A, Gross M, Hong E. Depression in athletes: prevalence and risk factors. Curr Sports Med Rep. 2015;14:56–60. https://doi.org/10.1249/JSR.0000000000000123
22. Ströhle A. Sports psychiatry: mental health and mental disorders in athletes and exercise treatment of mental disorders. Eur Arch Psychiatry Clin Neurosci. 2019;269:485–98. https://doi.org/10.1007/s00406-018-0891-5

23. Nixdorf I, Beckmann J, Nixdorf R. Psychological Predictors for Depression and Burnout Among German Junior Elite Athletes. Front Psychol. 2020;11:601. https://doi.org/10.3389/fpsyg.2020.00601
24. Gouttebarge, V, Frings-Dresen, M.H.W., Sluiter, J.K. Mental and psychosocial health among current and former professional football players. Occupational Medicine. 2015;65:190–6. https://doi.org/10.1093/occmed/kqu202
25. Henkel K, Schneider F. Psychische Erkrankungen bei Leistungssportlern (Physical training for neurological and mental diseases). Sport-Orthopädie – Sport-Traumatologie – Sports Orthopaedics and Traumatology. 2014;30:339–45. https://doi.org/10.1016/j.orthtr.2014.09.003
26. Golding L, Gillingham RG, Perera NKP. The prevalence of depressive symptoms in high-performance athletes: a systematic review. Phys Sportsmed. 2020;22:1–12. https://doi.org/10.1080/00913847.2020.1713708
27. Gouttebarge V, Aoki H, Ekstrand J, Verhagen E, Kerkhoffs G. Are severe joint and muscle injuries related to symp-toms of common mental disorders among male European professional footballers? Knee Surg Sports Traumatol Arthrosc. 2016;24:3934–42.
28. Prinz B, Dvořák J, Junge A. Symptoms and risk factors of depression during and after the football career of elite female players. BMJ Open Sport Exerc Med. 2016;31;2:e000124. https://doi.org/10.1136/bmjsem-2016-000124
29. Onate J. Depression in Ultra-endurance Athletes, A Review and Recommendations. Sports Med Arthrosc Rev. 2019;27:31–4. https://doi.org/10.1097/JSA.0000000000000233
30. Sutcliffe JH, Greenberger PA. Identifying Psychological Difficulties in College Athletes. J Allergy Clin Immunol Pract. 2020;8(7):2216–9. https://doi.org/10.1016/j.jaip.2020.03.006
31. Schwenk TL, Gorenflo DW, Dopp RR, Hipple E. Depression and pain in retired professional football players. Med Sci Sports Exerc. 2007;39:599–605. https://doi.org/10.1249/mss.0b013e31802fa679
32. Rice SM, Purcell R, De Silva S, Mawren D, McGorry PD, Parker AG. Mental Health of Elite Athletes: A Narrative Systematic Review. Sports Med. 2016;46:1333–53. https://doi.org/10.1007/s40279-016-0492-2
33. Henkel K, Schneider F. Zerebrale und psychische Folgen sportassoziierter Schädelhirntraumata. Die Psychiatrie. 2014;4:263–70. https://doi.org/10.1055/s-0038-1670778
34. Koerte IK, Lin AP, Willems A, Muehlmann M, Hufschmidt J, Coleman MJ, et al. A review of neuroimaging findings in repetitive brain trauma. Brain Pathol. 2015;25(3):318–49. https://doi.org/10.1111/bpa.12249
35. Vorona E, Nieschlag E. Adverse effects of doping with anabolic androgenic steroids in competitive athletics, recreational sports and bodybuilding. Minerva Endocrinol. 2018;43:476–88. https://doi.org/10.23736/S0391-1977.18.02810-9
36. Stillman MA, Glick ID, McDuff D, Reardon CL, Hitchcock ME, Fitch VM, et al. Psychotherapy for mental health symptoms and disorders in elite athletes: a narrative review. Br J Sports Med. 2019;53:767–71. https://doi.org/10.1136/bjsports-2019-100654
37. Rao AL, Asif IM, Drezner JA, Toresdahl BG, Harmon KG. Suicide in National Collegiate Athletic Association (NCAA) Athletes: A 9-Year Analysis of the NCAA Resolutions Database. Sports Health. 2015;7:452–7. https://doi.org/10.1177/1941738115587675
38. Ströhle A, Helmig F, Henkel K. Psychische Erkrankungen bei Leistungssportlern. Psychotherapeut 2020;65:160–5. https://doi.org/10.1007/s00278-020-00420-2
39. Stillman MA, Ritvo EC, Glick ID. Psychotherapeutic treatment of athletes and their significant others. In: Baron DA, Reardon C, Baron SH, editors. Clinical sports psychiatry: an international perspective. Chichester, West-Sussex: Wiley-Blackwell; 2013. pp. 115–23. https://doi.org/10.1002/9781118404904.ch11
40. Stillman MA, Brown T, Ritvo EC, Glick ID. Sport psychiatry and psychotherapeutic intervention, circa 2016. Int Rev Psychiatry. 2016;28:614–22.https://doi.org/10.1080/09540261.2016.1202812
41. Ciocca M, Stafford H, Laney R. The athlete's pharmacy. Clin Sports Med. 2011;30:629–39. https://doi.org/10.1016/j.csm.2011.03.003
42. Reardon CL, Creado S. Psychiatric medication preferences of sports psychiatrists. Phys Sportsmed 2016;44:397–402. https://doi.org/10.1080/00913847.2016.1216719
43. Schneider F. Depressionen im Sport. Der Ratgeber für Sportler, Trainer, Betreuer und Angehörige. München: F.A. Herbig; 2013.

22 Suizidalität und Suizidprävention

Eva-Maria Pichler, Simon Ewers, Vladeta Ajdacic-Gross

Suizidalität stellt sich im heutigen Leistungssport als Herausforderung dar, welche zur intensiven Analyse sowie Identifizierung möglicher Lösungen in Früherkennung, Behandlung und Prävention aufruft. Es scheint, dass es für Leistungssportler einige signifikante Trends gibt, an Suizid zu versterben, die sich von denen der Allgemeinbevölkerung unterscheiden [1, 2]. Die Ursachen für Suizidalität im Leistungssport sind vielfältig und komplex und noch nicht eindeutig geklärt. Der Begriff der Suizidalität umfasst die Erlebens- und Verhaltensweisen von Menschen, die in Gedanken oder durch Handlungen bzw. deren Unterlassung den Tod anstreben. Depressive Erkrankungen liegen als eine der häufigsten psychischen Erkrankungen im Auftreten der Suizidalität oft im Hintergrund vor, dies kann auch Leistungssportler betreffen [3]; (s. Kap. 21). Aber auch Sportler mit anderen psychischen Erkrankungen sind besonders gefährdet. Als einzigartiger großer Faktor im suizidalen Verhalten von Leistungssportlern haben sich Verletzungen herausgestellt. Insbesondere die in einigen Sportdisziplinen vermehrt auftretenden Kopfverletzungen stellen eine Herausforderung dar, welche mit einer höheren Suizidrate einhergehen könnten (s. Kap. 13). Substanzmissbrauch – allen voran der Konsum der sogenannten Anabolika – kann vorhandene Risikofaktoren verstärken (s. Kap. 15, Kap. 16). Weitere spezifische psychosoziale Faktoren begünstigen die Suizidalität im Leistungssport zusätzlich.

Die Heterogenität der Gruppe Leistungssportler stellt das Konzept der Suizidprävention vor die Aufgabe zu differenzieren. Einzel- und Mannschaftssportarten, Kraftsport und Ausdauersportarten müssen unterschieden werden. Viele der im Kapitel aufgezählten Faktoren wurden jeweils an einer bestimmten Sportlergruppe beobachtet und sind daher begrenzt auf eine andere oder alle anzuwenden. Insgesamt scheinen Kontaktsportarten wie American Football mit einer höheren Suizidrate einherzugehen als beispielsweise Ausdauersportarten [2]. Detaillierte Forschungsergebnisse stehen jedoch aus.

Mit wenigen Ausnahmen sind Leistungssportler großem Druck ausgesetzt, Karriereziele in der begrenzten Zeit extremer körperlicher Leistungsbereitschaft zu erbringen. Soziale Bindungen und persönliche Weiterentwicklung außerhalb des Sports sind oft limitiert, und psychisches Wohlbefinden wird dem körperlichen untergeordnet. Leistungssportler werden körperlich wie mental auf das Erreichen von Erfolg vorbereitet und trainiert. Dies kann dazu führen, dass psychische Beschwerden als Schwächen angesehen werden, was ein frühzeitiges Erkennen und Behandeln der Suizidalität verzögern oder verhindern kann. Trainer und andere verantwortliche Personen tragen oft weiter dazu bei, dass Anzeichen für Suizidalität ignoriert oder bagatellisiert werden, meist um kurzfristige Erfolge zu erzielen.

Leistungssportler identifizieren sich durch den Sport und assoziieren ihren Selbstwert oft mit erbrachter Leistung. Plötzliche Unterbrechungen der aktiven Phase – beispielsweise durch Verletzung – sowie reduzierte Leistung können zu einem verminderten Selbstwertgefühl und einer verzerrten Körperwahrnehmung führen [4, 5].

Leistungssportler werden darauf trainiert, für den Erfolg Risiken einzugehen. Die damit häufig verbundene bzw. erworbene Impulsivität stellt einen weiteren Risikofaktor in der Suizidalität dar. Die interpersonale Theorie suizidalen Verhaltens knüpft an diesem Verhalten an. Demnach wird die Fähigkeit zum Suizid erst durch wiederholte schmerzhafte Erfahrungen (körperlich wie psychisch) erworben. Diese lassen die Angst vor dem Tod schwinden und führen ultimativ zu einer hohen Suizidrate [6, 7].

Die nachfolgend dargestellten Risikofaktoren der Suizidalität sind keineswegs als umfassend zu verstehen, sondern lediglich als hervorstechende Beispiele. Suizidalität im Leistungssport kann durch eine Reihe weiterer Faktoren verstärkt werden wie z. B. LGBT, Mobbing oder sexuellen Missbrauch. Auch der Aspekt der erhöhten Suizidgefahr nach Karrierende wird hier lediglich skizziert.

22.1 Epidemiologie

Prävalenz und Inzidenz von Suizidalität bei Leistungssportlern allgemein ist nicht erfasst. Die Inzidenzrate verschiedener affektiver Störungen sowie Gründe für Mortalität während und nach der aktiven Karriere wurden jedoch für verschiedene Gruppen von Leistungssportlern beschrieben (s. Teil V, Kap. 38). Eine Langzeitanalyse der vier großen amerikanischen Ligen (American Football, Basketball, Baseball und Hockey) ergab, dass die allgemeine Todesrate bei aktiven Leistungssportlern sehr gering war (0.38 %), und die Todesursachen sich nicht signifikant von denen der Allgemeinbevölkerung unterschieden. Die Länge der aktiven Karrierephase wirkte sich hier positiv auf die Mortalitätsrate aus [8, 9].

Die Prävalenz depressiver Erkrankungen bei Leistungssportlern wurde ebenfalls untersucht und kam zu unterschiedlichen Ergebnissen (s. Kap. 21). Unter Collegesportlern, welche in den USA die Basis für einen Großteil der professionellen Leistungssportler darstellen, wurden Prävalenzraten für Depression von 15.6 bis 21 % festgestellt [10]. Dieser Trend wurde in höheren Altersgruppen jedoch nicht bestätigt. Eine Metaanalyse zeigte, dass Leistungssportler nicht mehr oder weniger häufig an leichten oder schweren Formen von depressiven Störungen litten als Personen der Kontrollgruppen, auch wenn in einzelnen Studien Prävalenzraten bis zu 60 % gefunden wurden [11, 12, 13].

Kopfverletzungen sind ein weiterer erfasster Risikofaktor für Suizidalität, betreffen jedoch eher spezifische Sportarten (s. Kap. 13). So wurden in einer Studie bei 87 % der verstorbenen obduzierten American Football Spieler eine CTE diagnostiziert. Beinahe alle dieser Sportler (96 %) entwickelten in Folge psychischer Erkrankungen wie Depression, Angststörung, Impulsivität, Substanzmissbrauch und suizidales Verhalten. Unter Sportlern mit leichten Symptomen einer CTE war Suizid immer noch die Haupttodesursache, gefolgt von Tod durch Überdosis [14, 15, 16]. Diese Ergebnisse stehen aber im Gegensatz zu Untersuchung der Suizidraten von amerikanischen Footballspielern, die sogar eine im Vergleich zur Allgemeinbevölkerung niedrige Inzidenz von Suiziden unter NFL-Athleten berichteten.

22.2 Ätiopathogenese

Leistungssportler gelten insgesamt keineswegs als Risikogruppe für Suizidalität, und körperliche Aktivität wird als Therapieansatz bei depressiven Störungen und Suizidalität genutzt (s. Teil XII, Kap. 51). Trotzdem sind die Sportler spezifischen Risikofaktoren ausgesetzt.

Die Entwicklung von Suizidalität ist ein komplexer Prozess, bei dem unter Umständen der Suizid als Endpunkt steht. Die verschiedenen Phasen der Suizidalitätsentwicklung können in Erwägungs-, Ambivalenz-, und Entschlussphase gegliedert werden. Die erste Phase ist von einem Wunsch nach Ruhe oder einem „passiven Todeswunsch" geprägt, während in der zweiten Phase Suizidgedanken bzw. -absichten vorherrschen. Die Entschlussphase ist durch suizidale Handlungen geprägt. Eine präsuizidale Phase, die der suizidalen Handlung vorangeht, kann zeitlich nicht definiert werden, und sich über Jahre, oder nur Tage, erstrecken. Dieser Abschnitt ist durch eine sukzessive Einengung der inneren und äußeren Ressourcen bzw. Gedanken an den Tod gekennzeichnet. Für Außenstehende ist dies oft nicht zu erkennen. Rund die Hälfte aller betroffenen Personen sprechen in dieser Phase über Suizidgedanken oder -absichten [17, 18].

Suizidalität beruht auch auf einer psychodynamischen Erfahrung, bei der innere Einflüsse wie die Bewertung der eigenen Person, Beziehungen, Umstände oder Erwartungen an die Zukunft sowie äußere Umstände und Einflüsse zusammenspielen und zu einem unerträglichen Zustand akkumulieren können. Obwohl Suizidalität auf keine bestimmte Personengruppe begrenzt ist, tritt sie gehäuft in psychosozialen Krisen und bei psychischer Erkrankung sowie bei extremer psychischer Belastung auf. Depressive Störungen sind die häufigste psychische Ursache für Suizidalität und liegen je nach Studie bei 30 % bis 90 % aller Suizidenten vor. Chronisch psychische oder körperliche Erkrankung, chronisches Schmerzsyndrom oder Traumatisierung sowie v.a. bereits zuvor aufgetretene Suizidalität gelten als weitere Risikofaktoren [19]; (s. Teil V).

Depressive Störungen (s. Kap. 21): Die direkte Verbindung zwischen affektiven Störungen und Suizidalität bei Leistungssportlern ist weitgehend unerforscht. Depressionen sind die häufigste psychische Erkrankung im Hintergrund der Suizidalität im Leistungssport. Auch wenn Sport und Bewegung allgemein in der Behandlung in der Depression eingesetzt wird, haben Leistungssportler – zumindest wohl in einigen speziellen Disziplinen – erhöhte Prävalenzraten, was wiederum das Risiko erhöht, an Suizid zu versterben.

Die speziellen Risikofaktoren für eine depressive Entwicklung bei Leistungssportler sind hier zusammengefasst [20, 21]:

- Verletzung: Trainingspause für 6 Wochen oder länger oder Erfordernis eines operativen Eingriffs,
- altersbedingter Leistungsverlust,
- Schwangerschaft,
- Karriereende,
- Übertraining,
- perfektionistische Persönlichkeitsmerkmale,
- Konsum von Freizeitdrogen,
- Einnahme von Anabolika.

Bereits eine leichtgradige Depression erhöht die Mortalität signifikant [22]. Eine Analyse von 71 Suizidversuchen bei Leistungssportlern ergab eine im Vergleich mit der allgemeinen Bevölkerung sehr hohe Sterberate: 93 % der Versuche endeten letal. Der überwiegende Anteil der Suizidenten war männlich [1]. Diese Ergebnisse sind besonders im Hinblick auf die wesentlich geringere subjektive Wahrnehmung und das Eingeständnis depressiver Symptome bei männlichen Leistungssportlern alarmierend [11].

Eine qualitative Untersuchung der psychischen Gesundheit bei Rugbyspielern pazifischer Herkunft gibt einen ressourcenorientierten Einblick in die Faktoren für affektive Stabilität im Leistungssport [23]. Hier wurde die Bedeutung der sozialen Kontakte – besonders jener zwischen Sportlern und deren Familien – als entscheidend für psychisches Wohlbefinden und unterstützend in Krisensituationen angesehen. Optimale sportliche Leistungen, Verletzungsfreiheit sowie persönliche Entwicklung waren weitere wichtige Faktoren für ein psychisches Gleichgewicht.

Substanzgebrauch (s. Kap. 15, Kap. 16): Substanzmissbrauch im Leistungssport kann grob in zwei Bereiche unterteilt werden: Der Gebrauch leistungssteigernder Substanzen wie Anabolika und der Schmerzmittelabusus bzw. Konsum von Freizeitdrogen wie auch Alkohol. Fast die Hälfte der befragten britischen Leistungssportler gab an, Sportler zu kennen, die Freizeitdrogen konsumieren. Ebenso würde ungefähr die Hälfte von mehreren hundert befragten Wettkampfläufern zufolge die „magische Pille" nehmen, wenn diese sie zum olympischen Sieg brächte, selbst wenn sie innerhalb eines Jahres daran sterben würden [24],[25].

Anabolika, wie z. B. androgene Substanzen (Testosteron), gehören zu den am häufigsten verwendeten leistungssteigernden Substanzen und fördern den Muskelaufbau bei gleichzeitiger Verringerung des Körperfetts (s. Kap. 16). Diese Substanzen können jedoch mit Stimmungsschwankungen, aggressivem Verhalten, anderen neuropsychiatrischen Wirkungen und suizidalem Verhalten verbunden sein [26]. Eine Umfrage ergab, dass 64 % derer, die Anabolika anwenden, zumindest ein Anzeichen für psychische Veränderung wahrnahmen, und dass 40 % nach Absetzen an depressiven Störungen litten [27]. Die direkte Assoziation zwischen Anabolika und Suizid ist nicht eindeutig geklärt. Eine Studie mit Gewichthebern, die Anabolika anwendeten, ergab jedoch eine dreimal höhere Suizidrate als in der Kontrollgruppe, dies allerdings bei geringer Populationsgröße [28].

Die Einnahme von anabolen Steroiden verändert das Belohnungszentrum des Gehirns und kann den Drogenmissbrauch von beispielsweise Kokain oder Heroin erhöhen. Zudem werden leistungssteigernde Substanzen häufig in Verbindung mit opioiden Medikamenten eingenommen, um gegebenenfalls Schmerzen durch Verletzungen zu lindern und den Wettkampf fortsetzen zu können [29, 30]. Dieser Substanzkonsum kann sich nach der aktiven Karriere fortsetzen. So fand eine Studie, dass 52% der NFL-Spieler während ihrer aktiven Karriere opioide Substanzen eingenommen und größtenteils missbräuchlich verwendet hatten und dass 15 % der Sportler den Missbrauch nach der Karriere fortsetzten [31]; (s. Kap. 15).

Auch Alkoholkonsum ist bei Leistungssportlern weit verbreitet, und teilweise Teil der „Sportkultur", beispielsweise bei Rugbyspielern [1]. Hersteller alkoholischer Getränke treten oft als Sponsoren für Mannschaften oder einzelne Spieler auf und heben so den Alkoholkonsum an [32, 33]. Wie auch in der Allgemeinbevölkerung wird Alkohol von Leistungssportlern zur Bewältigung von Stress- und Leistungsdruck eingesetzt.

Drogen- und Alkoholmissbrauch können wesentlich zur Entwicklung affektiver Störungen und Suizidalität beitragen, und sind damit als wichtige Risikofaktoren in Leistungssportlern zu bewerten (s. Kap. 21). Insgesamt ist aber wenig bekannt zum Konsum von verschreibungspflichtigen Medikamenten wie Opioide oder auch illegale Drogen und Suizid bei Leistungssportlern. Eine regelmäßige Kontrolle über den Konsum solcher Substanzen wäre auch außerhalb von Wettkampfzeiten hilfreich.

Kopfverletzungen (s. Kap. 13): Schädelhirntraumata sind mit erhöhter Depressions- und Suizidrate assoziiert [34, 35]. Eine vergleichende Analyse ergab, dass 11 % der Personen mit Schädelhirntrauma an schwerer Depression erkrankten, während dies nur auf 5 % der Kontrollpersonen zutraf [36]. Die Ursache für die Entstehung psychischer Erkrankungen nach Schädelhirntraumata ist multifaktoriell und beinhaltet vermutlich psychischen Stress (bedingt durch die Verletzung) sowie pathophysiologische Konsequenzen und Modulation von neuronalen Funktionen [37, 38].

Erlittene Schädelhirntraumata können sich zur CTE entwickeln, welche vermutlich mit einer Reihe psychischer Symptome sowie pathophysiologischen Veränderungen im Gehirn einhergeht. Die genaue Verbindung zwischen postmortem beschriebenen neuronalen Manifestationen und der beobachteten Symptomatik vor dem Tod ist jedoch ungeklärt. Typische Symptome umfassen Erinnerungsschwäche, Aggression, Depression, Impulsivität, Aufmerksamkeitsstörungen sowie im weiteren Verlauf die Entwicklng einer Demenz, funktionelle Störungen und erhöhte Suizidalität. Die Kausalität ist jedoch schwer zu erfassen, da die zugrunde liegenden Verletzungen oft mit weiteren Faktoren für Suizidalität überlappen bzw. diese bedingen, beispielsweise eine Opioideinnahme bei chronischen Schmerzen und karrierebedingtem Stress [39].

Untersuchungen an American-Football-Spielern ergab, dass 80 % der Spieler an einer CTE litten und dass bei 96 % dieser Sportler psychische Erkrankungen diagnostiziert wurden. Depression und Suizidalität sowie Drogenmissbrauch wurden bei 67 % der Sportler befundet [15]. Andere Studien bestätigten das hohe Suizidrisiko in dieser Personengruppe mit Tod durch Suizid bei 14 % bis 17 % der Betroffenen und Tod durch Drogenmissbrauch bei 12 % bis 14 % [14, 16]. Interessanterweise konnten bisherige Literaturrecherchen zu diesem Thema die Verbindung zwischen CTE und Suizidalität nicht bestätigen [40]. Genauere Analysen der Ursachen und Zusammenhänge zwischen CTE und Suizidalität stehen daher noch aus.

22.3 Prävention

Unter Suizidprävention ist die Verhütung der Umsetzung von Suizidideen in Suizidabsichten und nachfolgender suizidaler Handlungen zu verstehen. Die Suizidgefahr steigt, wenn subjektiv eine progressive Einschränkung von Auswegmöglichkeiten erlebt wird. Das Gefühl der Hoffnungslosigkeit steigert sich, bis eine „Herausnahme aus dieser Situation durch Selbsttötung“ als der einzig mögliche Ausweg erscheint: Alternativen werden nicht mehr wahrgenommen. Suizidpräventive Maßnahmen dienen hier vielfach als Zeitgewinn, um eine optimale Therapie und Fürsorge schützend wirken zu lassen [18].

Suizidprävention lässt sich auf verschiedenen Ebenen sinnvoll einbringen, auf der Ebene des Sportlers selbst bedeutet sie beispielsweise die Herstellung einer tragfähigen Beziehung, eine gute Diagnostik/Risikoeinschätzung und fürsorgliches Management bei Gefährdung. Auf der Ebene der übergeordneten Sportlerverbände können Schulungsprogramme und Richtlinien zur Suizidverhütung erstellt oder auch professionelle Medienarbeit (Werther- bzw. Papageno-Effekt) eingeführt werden. Zudem wird die Suizidprävention unterschieden nach Risikofaktoren beim Sportler: In die veränderbaren wie einer psychischen Erkrankung und die vorgegebenen wie Alter oder Karriereabbruch nach Krankheit.

An dieser Stelle soll wiederholt werden, dass es viele verschiedene Sportarten mit unterschiedlichen je nach Sportart gefordert/geförderten Persönlichkeitsmerkmalen sowie zu adressierende Risikofaktoren gibt und die aufgezählten Präventionsmaßnahmen daher auf jeden Menschen individuell anzupassen sind (s. Kap. 27).

Evidenzbasierte Leitlinien empfehlen bei Verdacht auf Suizidalität, diese zu thematisieren und detailliert zu erfragen sowie vor dem „Hintergrund vorhandener Ressourcen zu beurteilen“. Eine Suizidvorsorge kann und soll durch Intensivierung des Gesprächs- und Beziehungsangebots angestrebt und im Bedarfs- bzw. Notfall durch stationäre Therapie erwirkt werden [3]. Die Umsetzung dieser evidenzbasierten Empfehlung zur Suizidprävention bei Leistungssportlern erfordert in jedem Fall eine Anpassung an die spezielle Situation der Sportler mit dem gegebenen Umfeld (z. B. medial abgeschirmte und auf den Sportler spezialisierte psychiatrische Einrichtungen). Ein individuelles Eingehen kann auch durch die Integration der Therapie in den spezifischen Reise- und Trainingsplan des Sportlers erfolgen. In vielen Fällen ist der Trainer die engste Bezugsperson, weshalb ihm eine entscheidende Rolle in der Früherkennung psychischer Veränderungen zufällt. Ob er bei der Behandlung einer Suizidalität eingebunden werden sollte, ist hingegen fraglich. Auf keinen Fall sollte er die Hauptperson in der direkten Interaktion mit dem Sportler sein [41].

Bedingt durch die sportspezifischen Stressfaktoren, denen Leistungssportler unterliegen, ist diese Personengruppe einem höheren Risiko für Suizidalität ausgesetzt als die Allge-

19. Hawton K, van Heeringen K. The International Handbook of Suicide and Attempted Suicide. Chichester: John Wiley & Sons; 2000. https://doi.org/10.1002/9780470698976
20. Wolanin A, Gross M, Hong E. Depression in athletes: prevalence and risk factors. Curr Sports Med Rep. 2015;14(1):56–60. https://doi.org/10.1249/JSR.0000000000000123
21. Stillman MA, Brown T, Ritvo EC, Glick ID. Sport psychiatry and psychotherapeutic intervention, circa 2016. Int Rev Psychiatry. 2016;28(6):614–22. https://doi.org/10.1080/09540261.2016.1202812
22. Cuijpers P, Vogelzangs N, Twisk J, Kleiboer A, Li J, Penninx BW. Differential mortality rates in major and subthreshold depression: meta-analysis of studies that measured both. Br J Psychiatry. 2013;202(1):22–7. https://doi.org/10.1192/bjp.bp.112.112169
23. Marsters C, Tiatia-Seath J. Young Pacific Male Rugby Players' Perceptions and Experiences of Mental Wellbeing. Sports (Basel). 2019;7(4):83. https://doi.org/10.3390/sports7040083
24. Waddington I. Changing Patterns of Drug Use in British Sport from the 1960s. Sport Hist. 2005;25(3):472–96. https://doi.org/10.1080/17460260500396335
25. Waddington I. Drug use in English professional football. British Journal of Sports Medicine. 2005;39(4):e18. https://doi.org/10.1136/bjsm.2004.012468
26. Kanayama G, Pope HG Jr. Illicit use of androgens and other hormones. Current Opinion in Endocrinology & Diabetes and Obesity. 2012;19(3):211–9. https://doi.org/10.1097/MED.0b013e3283524008
27. Kanayama G, Hudson JI, Pope HG Jr. Long-term psychiatric and medical consequences of anabolic-androgenic steroid abuse: a looming public health concern? Drug Alcohol Depend. 2008 Nov 1;98(1–2):1–12. https://doi.org/10.1016/j.drugalcdep.2008.05.004
28. Pärssinen M, Kujala U, Vartiainen E, Sarna S, Seppälä T. Increased premature mortality of competitive powerlifters suspected to have used anabolic agents. Int J Sports Med. 2000;21(3):225–7. https://doi.org/10.1055/s-2000-304
29. Pope HG Jr, Wood RI, Rogol A, Nyberg F, Bowers L, Bhasin S. Adverse health consequences of performance-enhancing drugs: an Endocrine Society scientific statement. Endocr Rev. 2014;35(3):341–75. https://doi.org/10.1210/er.2013-1058
30. Kindlundh AM, Lindblom J, Bergström L, Wikberg JE, Nyberg F. The anabolic-androgenic steroid nandrolone decanoate affects the density of dopamine receptors in the male rat brain. Eur J Neurosci. 2001;13(2):291–6. https://doi.org/10.1046/j.0953-816X.2000.01402.x
31. Cottler LB, Ben Abdallah A, Cummings SM, Barr J, Banks R, Forchheimer R. Injury, pain, and prescription opioid use among former National Football League (NFL) players. Drug Alcohol Depend. 2011;116(1–3):188–94. https://doi.org/10.1016/j.drugalcdep.2010.12.003
32. Collins T, Vamplew W. Mud, Sweat and Beers: A Cultural History of Sport and Alcohol. London, New York: Bloomsbury Academic; 2002.
33. O'Brien KS, Miller PG, Kolt GS, Martens MP, Webber A. Alcohol industry and non-alcohol industry sponsorship of sportspeople and drinking. Alcohol Alcohol. 2011;46(2):210–3. https://doi.org/10.1093/alcalc/agq095
34. Simpson G, Tate R. Clinical features of suicide attempts after traumatic brain injury. J Nerv Ment Dis. 2005;193(10):680–5. https://doi.org/10.1097/01.nmd.0000180743.65943.c8
35. Madsen T, Erlangsen A, Orlovska S, Mofaddy R, Nordentoft M, Benros ME. Association Between Traumatic Brain Injury and Risk of Suicide. JAMA. 2018;320(6):580–8. https://doi.org/10.1001/jama.2018.10211
36. Silver JM, Kramer R, Greenwald S, Weissman M. The association between head injuries and psychiatric disorders: findings from the New Haven NIMH Epidemiologic Catchment Area Study. Brain Inj. 2001;15(11):935–45. https://doi.org/10.1080/02699050110065295
37. Wasserman L, Shaw T, Vu M, Ko C, Bollegala D, Bhalerao S. An overview of traumatic brain injury and suicide. Brain Inj. 2008;22(11):811–9. https://doi.org/10.1080/02699050802372166
38. Guskiewicz KM, Marshall SW, Bailes J, McCrea M, Harding HP Jr, Matthews A, et al. Recurrent concussion and risk of depression in retired professional football players. Med Sci Sports Exerc. 2007;39(6):903–9. https://doi.org/10.1249/mss.0b013e3180383da5
39. Gaetz M. The multi-factorial origins of Chronic Traumatic Encephalopathy (CTE) symptomology in post-career athletes: The athlete post-career adjustment (AP-CA) model. Med Hypo-

theses. 2017;102:130–43. https://doi.org/10.1016/j.mehy.2017.03.023
40. Iverson GL. Retired National Football League Players are Not at Greater Risk for Suicide. Arch Clin Neuropsychol 2019;20;35(3):332–41. https://doi.org/10.1093/arclin/acz023
41. Glick ID, Stillman MA, Reardon CL, Ritvo EC. Managing psychiatric issues in elite athletes. J Clin Psychiatry. 201;73(5):640–4. https://doi.org/10.4088/JCP.11r07381
42. Rao AL, Hong ES. Understanding depression and suicide in college athletes: emerging concepts and future directions. Br J Sports Med. 2016;50(3):136–7. https://doi.org/10.1136/bjsports-2015-095658
43. Smith AM, Milliner EK. Injured athletes and the risk of suicide. J Athl Train. 1994;29(4):337–41.
44. Iverson GL. Chronic traumatic encephalopathy and risk of suicide in former athletes. Br J Sports Med. 2014;48(2):162–5. https://doi.org/10.1136/bjsports-2013-092935
45. Reardon CL, Hainline B, Aron CM, Baron D, Baum AL, Bindra A, et al. Mental health in elite athletes: International Olympic Committee consensus statement (2019). Br J Sports Med. 2019;53(11):667–99.
46. Ringel E. Der Selbstmord: Abschluss einer krankhaften psychischen Entwicklung – eine Untersuchung an 745 geretteten Selbstmördern. Wien: W. Maudrich; 1953.

23 Angststörungen

Annette Beatrix Brühl, Daniel Kranick, Aba Delsignore, Steffi Weidt

Angst ist psychopathologisch gesehen das Leitsymptom der phobischen und anderer Angststörungen [1]. Hierbei kann grundsätzlich zwischen einer Zustandsangst und Eigenschaftsangst unterscheiden werden [2]. Bei Angst handelt es sich um einen evolutionär sinnvollen Affekt, der lediglich in seiner pathologischen, situationsunangemessenen Zuspitzung Krankheitswert erhält. Während Zustandsangst situativ bedingt ist, wird mit dem Konzept der Eigenschaftsangst eine persönlichkeitsimmanente Ängstlichkeit beschrieben. Als phobische Störungen werden in der ICD-10 die Agoraphobie mit oder ohne Panikstörung, soziale Phobien sowie die spezifischen (isolierten) Phobien verstanden. Unter anderen Angststörungen sind die Panikstörung (episodisch paroxysmale Angst), die generalisierte Angststörung (GAS) sowie „Angst und depressive Störung, gemischt" zu verstehen. Sowohl bei den phobischen Störungen, als auch bei den anderen Angststörungen, finden sich Restkategorien zur Klassifikation nicht näher bezeichneter Angstzustände [1]. Mit Erscheinen der ICD-11 wird die Trennung der Kategorien phobische Störungen und andere Angststörungen aufgehoben werden. Die Angststörungen werden zukünftig in der Kategorie Angst und furchtbezogene Störungen kodiert werden [3]. Es erfolgt also eine Annäherung an das DSM-5, welches zwischen Furcht als „emotionale Reaktion auf eine reale oder wahrgenommene unmittelbar bevorstehende Bedrohung" und Angst als „Antizipation zukünftiger Bedrohung" unterscheidet [4]. Ebenfalls beeinflusst durch das DSM-5 werden die Störung mit Trennungsangst sowie der elektive Mutismus Einzug in die 11. Revision der ICD halten [3, 4]. Auch bei den Zwangsstörungen, der PTBS, der akuten Belastungsreaktion und der ängstlich (vermeidenden) Persönlichkeitsstörung ist Angst ein wesentliches Symptom der Krankheitsbilder (s. Kap. 24, Kap. 26, Kap. 27): bei ersteren situationsbedingt, bei letzterer als zeitlich überdauernde Störung der charakterlichen Konstitution sowie des Verhaltens [1]. In diesem Kapitel werden die besonderen Aspekte der Angst im Leistungssport thematisiert, wobei phobische und andere Angststörungen bei Leistungsportlern sowie sportspezifische Zustandsbilder wie die Wettbewerbsangst Berücksichtigung erfahren werden [5].

23.1 Definitionen

Wettbewerbsangst: Wettbewerbsangst wird im Folgenden definiert als „spezifisch negative emotionale Antwort auf Wettbewerbsstressoren". Dabei sind Wettbewerbsstressoren als umweltimmanente Anforderungen definiert, welche primär und direkt mit Wettbewerbsleistung verbunden sind [5]. Gemäß der ICD-11-Kriterien der sozialen Angststörung werden am ehesten Bezüge zu diesem Krankheitsbild sichtbar [3, 6, 7]. Da Wettbewerbsangst durchaus positiven Einfluss auf die Leistung eines Sportlers haben kann, ist jedoch nicht generell von einem Zustandsbild mit Krankheitswert zu sprechen.

Als Wettbewerbsstressoren wurden verschiedene Variablen identifiziert. Hierzu gehören

Tabelle 23-1: Begriffe zur Beschreibung sportbezogener Angstzustände, welche in der wissenschaftlichen Literatur Verwendung finden (s. Patel et al. 2010 [6] sowie Ford, et al. 2017 [8])

Begriffe/Konzepte	Definition
Competitive State Anxiety	Wettbewerbsbezogene Zustandsangst, herbeigeführt durch spezifische Wettbewerbssituation
Competitive Trait Anxiety	Wettbewerbsbezogene Eigenschaftsangst, überdauernde Persönlichkeitseigenschaft, welche Einfluss auf die Wahrnehmung von Wettbewerbssituationen nimmt
Somatic Anxiety	Physiologische Symptome der Angst
Cognitive Anxiety	Kognitive Aspekte der Angst (z. B. negative Gedanken bezüglich Leistung, Konzentrationsschwierigkeiten, Sorgen)
Behavioral Anxiety	Verhaltensbezogene Aspekte der Angst (z. B. Körpersprache)
Performance Anxiety	Angst oder Furcht, welche sich negativ auf die bevorstehende Leistung auswirkt
Facilitative Anxiety	Angst, welche zu einer Leistungssteigerung beiträgt
Debilitative Anxiety	Angst, welche zu einem Leistungsabfall beiträgt
Precompetition Anxiety	Angst, welche vor dem Wettkampf einsetzt und sich mit den Anforderungen des Wettkampfes beschäftigt
Competition Anxiety	Angst, welche während des Wettkampfes auftritt
Postcompetition Anxiety	Angst, welche nach dem Wettkampf auftritt
Perceived Susceptibility to Sport Injury (PSSI)	Verletzungsfurcht
Reinjury Anxiety	Wiederverletzungsangst

der Trainingszustand, das Maß an Konkurrenzdruck, die Teamatmosphäre, Leistungserwartungen und -anforderungen, die Art der Wettbewerbsveranstaltung und Probleme mit Selbstdarstellung und sozialer Bewertung. Als Ursachen der Wettbewerbsangst werden die Bereitschaft und der Anspruch, Höchstleitung zu erbringen, die Einstellung gegenüber bereits erbrachten Leistungen sowie die Wahrnehmung von Umweltbedingungen und Platzierungsziele beschrieben. Ebenfalls finden sich Hinweise, dass personale und situationelle Charakteristika (wie das Geschlecht), das Kompetenzniveau und die Sportart ebenfalls Einfluss nehmen. Mahoney und Avener konnten 1977 im Rahmen einer Studie mit 13 männlichen Spitzenturnern feststellen, dass die später erfolgreicheren Athleten vor dem Wettbewerb höhere Angstwerte erreichten als die weniger erfolgreiche Gruppe. Während des Wettbewerbes drehten sich die Verhältnisse, und die Gruppe mit der besseren Leistung wies geringere Angstwerte auf. Dies veranlasste die Autoren zu mutmaßen, dass die erreichte Leistung weniger von den absoluten Angstwerten als vom zeitlichen Verlauf und der kognitiven Bewertung der Angst abhängen könnte [9]. Während Wettbewerbsangst eine traditionell aversive Konnotation mit sich bringt, gibt es mittlerweile eine breite wissenschaftliche Grundlage, welche die These stützt, dass Wettbewerbsangst auch positive Auswirkungen auf die erzielte Wettbewerbsleistung haben kann, [5, 8]. Um den Zusammenhang zwischen sportbezogener Angst und Wettbewerbsleistung zu beschreiben, existieren verschiedene Theorien, welche unter der Ätiopathogenese erläutert werden.

Verletzungsfurcht und Wiederverletzungsangst: Weitere sportbezogene Formen von Angst sind die Verletzungsfurcht und die Wiederverletzungsangst. Im Rahmen einer Studie konnten Cagle et al. 2017 den Zusammenhang von erhöhter, wettbewerbsbezogener Eigenschaftsangst und einem erhöhten Verletzungsrisiko zeigen [10]. Ebenfalls bestehen Untersuchungen, welche einen positiven Zusammenhang von Verletzungsfurcht und der Verletzungswahrscheinlichkeit beschreiben. Für die Wiederverletzungsangst ist bekannt, dass sie sich negativ auf die Leistung beim Wiedereinstieg in den Sport auswirken kann. In einer australischen Studie von Gulliver et al. zeigte sich ebenfalls eine Assoziation zwischen vorausgegangener sportassoziierter Verletzung und dem Auftreten einer GAS [11]. Zudem kann auch die Sorge, ob es möglich ist, das ursprüngliche Leistungsniveau wieder zu erreichen, den erfolgreichen Wiedereinstieg in den Sport erschweren. Identitätsprobleme in der Rolle als Sportler, Einsamkeit und der Druck, wieder einsteigen zu *müssen*, können ihrerseits das Angstlevel erhöhen und somit zu einem erhöhten (Wieder-)Verletzungsrisiko beitragen [8].

23.2 Angststörungen gemäß ICD-10

Klinisch werden die objekt- und situationsabhängigen (phobischen) von den objekt- und situationsunabhängigen Ängsten unterschieden.

Die objekt- und situationsabhängigen (phobischen) Ängste

Agoraphobie mit/ohne Panikstörung: Hierbei handelt es sich um Angst, welche typischerweise in Situationen auftritt, in denen den Patienten (vermeintlich) eine Möglichkeit zum sofortigen, sicheren Rückzug fehlt. Hierzu kommt es häufig bei der Konfrontation mit Menschenmengen, auf öffentlichen Plätzen sowie Reisen über weite Distanzen oder Reisen, die allein durchgeführt werden. Das Krankheitsbild ist mit ausgeprägtem Vermeidungsverhalten verbunden und wird häufig von vegetativen Angstsymptomen begleitet. Panikattacken können fakultativ auftreten [1, 12].

Soziale Phobie/Angststörung: Charakteristisch für die soziale Phobie ist die „Furcht vor prüfender Betrachtung durch andere Menschen in verhältnismäßig kleinen Gruppen" [1]. Klassischerweise treten vegetative Angstsymptome wie Erröten, Händezittern oder Drang zum Wasserlassen auf [1, 12].

Spezifische Phobien: Bei den spezifischen Phobien ist die Angst auf genau definierte Situationen oder Objekte bezogen. Die Angstsymptomatik tritt im Rahmen der Exposition (oder der Erwartung dieser) gegenüber dem auslösenden Reiz auf [1, 12].

Die objekt- und situationsunabhängigen Ängste

Panikstörung: Bei der Panikstörung treten innerhalb weniger Minuten maximale Angstzustände bis hin zur Todesangst auf, die an keinen Auslöser gebunden sind. Typischerweise werden die Angstattacken von physiologischen Symptomen wie Herzklopfen, Erstickungsgefühlen oder auch dissoziativem Erleben begleitet [1, 12].

Generalisierte Angststörung (GAS): Die GAS wird v. a. durch das Auftreten beständiger Sorgen über mehrere Monate gekennzeichnet. Die auftretenden Befürchtungen sind frei flottierend, beziehen sich auf mehrere Lebensbereiche und treten ohne konkreten Auslöser oder Anlass auf. Es imponieren psychomotorische Anspannung sowie vegetative Übererregbarkeit. Frauen sind häufiger betroffen, und die Entwicklung der Störung steht häufig in Zusammenhang mit chronischer Belastung durch Lebensumstände [1, 12].

23.3 Epidemiologie

Bandelow und Michaelis fassen in ihrer Metaanalyse von 2015 die Prävalenzraten von Angststörungen in der Allgemeinbevölkerung zusammen. Diese entstammen vier großen, repräsentativen nordamerikanischen und europäischen Studien (Epidemiologic Catchment Area Program, National Comorbidity Survey, National Comorbidity Survey-Replication und European Study of the Epidemiology of Mental Disorders) mit jeweils mehreren tausend bis zehntausenden Befragten. Ebenso fließen die Ergebnisse einer Metaanalyse von Wittchen et al. zu 27 weiteren europäischen Studien mit in die Ergebnisse ein. Mit einer Lebenszeitprävalenz von 11.1 bis zu 33.7 % über alle Entitäten gehören die Angststörungen zu den häufigsten psychiatrischen Krankheitsbildern. In Bezug auf die einzelnen Krankheitsbilder zeigten sich in den Stichproben der europäischen Bevölkerung die höchste Lebenszeitprävalenz für spezifische Phobien (0.8–11.1 %), dann mit absteigender Prävalenz für die soziale Phobie (0.6–7.9 %), für die GAS (0.2–4.3 %), für die Agoraphobie (0.1–10.5 %) und schließlich für die Panikstörung (0.7–3.1 %). Es zeigen sich höhere Prävalenzraten für Angststörungen bei Frauen, welche etwa doppelt so hoch sind wie bei Männern. Die höchsten Prävalenzraten finden sich in der Adoleszenz bis zu frühem Erwachsenenalter [13]. Hierbei konnte gezeigt werden, dass sich die Altersspanne der professionellen Wettbewerbsteilnahme häufig mit den Altersgipfeln für die Erstmanifestation psychischer Erkrankungen überschneidet [14, 15].

Während die Datenlage zur Prävalenz von Angststörungen in der Allgemeinbevölkerung ausreichend ist, gibt es zur Prävalenz der unterschiedlichen Angststörungen bei Leistungssportlern wenig Literatur. Schaal et al. berichten im Rahmen der von ihnen durchgeführten retrospektiven Querschnittsstudie von einer Punktprävalenz für alle psychischen Erkrankungen von 16.9 % und einer Lebenszeitprävalenz von 25.1 %. Während in dieser Metaanalyse keine Daten zur Prävalenz spezifischer Phobien erhoben wurden, wird unter den französischen Leistungssportlern die GAS mit einer Lebenszeitprävalenz von 8 % als die häufigste Angststörung dieser Kohorte angegeben. Die Prävalenz dieser Angststörung ist dabei nicht höher als das Vorkommen in der französischen Allgemeinbevölkerung. Es zeigte sich eine für Sportlerinnen höhere Wahrscheinlichkeit, unter mehr als einer psychischen Erkrankung zu leiden, als für ihre männlichen Kollegen. Hierbei ist die Lebenszeitprävalenz für Angststörungen für Sportlerinnen höher als für Sportler. Eine Ausnahme stellt die soziale Phobie dar, deren Lebenszeitprävalenzrate zwischen den Geschlechtern ähnlich ist. In Bezug auf die verschiedenen Sportarten berichten die Autoren, dass die Prävalenz der GAS bei Sportarten mit besonderem Fokus auf Ästhetik höher ist als bei Hochrisikosportarten [13].

In einer internetbasierten Selbstbeurteilung unter 224 australischen Leistungssportlern berichteten 14.7 % der Teilnehmer Symptome einer sozialen Phobie, 7.1 % Symptome einer GAS und 4.5 % Symptome einer Panikstörung. Während die Punktprävalenz der GAS in etwa der Punktprävalenz der Kohorte der französischen Sportler entspricht, bilden die erhobenen Symptompravalenzen ebenfalls ungefähr die Punktprävalenzen der verschiedenen Angststörungen in der australischen Gesellschaft ab [11].

Im Rahmen weiterer Querschnittstudien fanden Junge et al. niedrigere Punktprävalenzen für Symptome einer GAS bei schweizerischen U-21-Profifußballern [16]. Bei den deutschen Profifußballerinnen lag die Punktprävalenz für für Symptome einer GAS bei 8.3 % [17].

Im Rahmen weiterer epidemiologischer Studien wurden häufig anstatt DSM- oder ICD-basierter Diagnosesysteme unspezifischere Screeninginstrumente für psychische Beeinträchtigungen angewendet, z. B. der General Health Questionnaire 12 (GHQ-12) Anwendung. Im GHQ-12 wird durch einen Cut-off-Wert in der Kategorie Angst/Depression die weitere Notwendigkeit einer depressions- und angststörungsspezifischen weiteren Abklärung angezeigt. In einer Studie mit 607 aktiven, professionellen Fußballspielern erreichten 38 % der Teilnehmer den Cut-off-Wert für Angst/Depression [18]. Eine Metaanalyse aus 9 Studien und 2895 Leistungssportlern zeigte ebenfalls eine Punktprävalenz von 33.6 % der Teilnehmer, welche den Cut-off-Wert für Angst/Depression erreichten. Bei ehemaligen Leistungssportlern lag die Prävalenz mit 26 % niedriger [14].

Zusammenfassend lässt sich ein weiterer Bedarf an methodologisch hochwertigen epidemiologischen Studien feststellen. Insbesondere existieren keine Untersuchungen zur Prävalenz von Wettbewerbsangst, Verletzungsfurcht und Wiederverletzungsangst. Es finden sich Hinweise dafür, dass Angststörungen sowohl in der Allgemeinbevölkerung als auch unter Leistungssportlern häufig sind. Die Prävalenzraten scheinen insgesamt etwas höher im Vergleich mit denen der entsprechenden Allgemeinbevölkerung. Unterschiede in den untersuchten Studien ergeben sich am ehesten durch die unterschiedliche Methodik, unterschiedliche Diagnosekriterien sowie kulturelle Unterschiede. Leistungssportlerinnen scheinen häufiger von Angststörungen betroffen zu sein und häufiger unter weiteren komorbiden Störungen zu leiden. Eine häufige Angststörung bei Sportlern ist die GAS. Diese scheint in Abhängigkeit von der Sportart in unterschiedlicher Häufigkeit aufzutreten. Die Prävalenzraten für Angststörungen sind im mittleren Lebensalter am höchsten.

23.4 Ätiopathogenese

In den vergangenen Jahrzehnten wurden diverse Modelle aufgestellt, um die Beziehung zwischen sportbezogener Angst und deren Beziehung zur erbrachten Leistung herzustellen.

Umgekehrte-U-Hypothese nach Yerkes und Dodson: Gemäß der Umgekehrten-U-Hypothese nach Yerkes und Dodson führt eine geringe Erregung bzw. Angst zu einem Abfall der Leistung, wobei eine Steigerung der Angst die Leistung bis zu einem bestimmten Punkt verbessern kann. Ist dieser Punkt überschritten, fällt die Leistung wieder ab [6, 8, 19].

Hullsche Triebtheorie: Die Triebtheorie nach Hull besagt, dass eine lineare Beziehung zwischen situationsspezifischer Zustandsangst und Leistung besteht. So würde stärkere Angst immer zu einer höheren Leistung führen [6, 8, 20].

Umkehr-Theorie nach Apter. Gemäß dieser Theorie ist es von der individuellen Bewertung des Angstlevels abhängig, ob sich die Erregung positiv oder abträglich auf die Leistung auswirkt [6, 8], sodass auch höchste Erregung positive Effekte haben könnte [46, 47].

Konzeptuelles Modell der sportbezogenen Leistungsangst nach Smith und Smoll. Hierbei handelt es sich um ein frühes, komplexeres Modell. Im Rahmen einer Wettbewerbssituation finden kognitive Bewertungen eines wahrgenommenen Ungleichgewichtes zwischen situationsspezifischen Anforderungen und vorhandenen Ressourcen statt. Ebenso werden die Konsequenzen verschiedener Situationen und deren subjektive Bedeutung für den Sportler eingeschätzt. Diese Bewertungen nehmen wiederum Einfluss auf das physiologische Erregungsniveau, welches durch kognitive und körperliche Aspekte der wettbewerbsbezogenen Eigenschaftsangst und vorhandene Copingstrategien mitbeeinflusst wird. Genauso, wie die beschriebenen Variablen Einfluss auf die sportliche Leistung nehmen, stellt die erbrachte Leistung einen weiteren Faktor dar, der sich in Zukunft ebenfalls auf die kognitive Bewertung und das physiologische Erregungsniveau bei weiteren Wettbewerbssituationen auswirkt [8, 1, 21].

Multidimensionale Angsttheorie nach Martens et al.: Martens et al. beschreiben, dass die kognitiven Aspekte sportbezogener Zustandsangst in einer negativen Beziehung zur Leistung stehen. Die körperlichen Aspekte der sportbezogenen Zustandsangst stehen hinge-

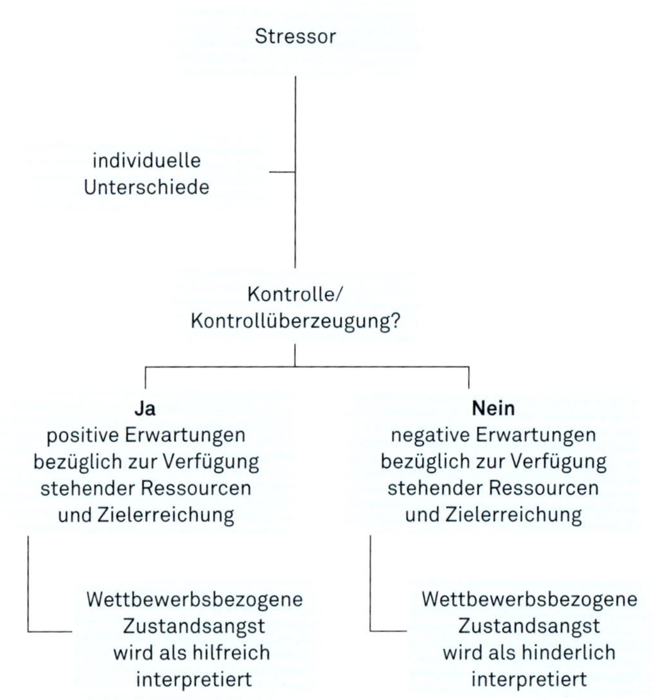

Abbildung 23-1: Darstellung der Umkehr-Theorie adaptiert nach Apter und nach Mellalieu et al. [5].

gen in einem Verhältnis zur Leistung, welches durch eine umgekehrte U-Kurve beschrieben werden kann [8, 22].

Katastrophen-Theorie nach Hardy und Parfitt: Gemäß dieser Theorie stehen die somatischen Aspekte der Angst in einer umgekehrt-U-förmigen Beziehung zur Leistung. Diese Beziehung gilt, solange sich die kognitiven Aspekte der Zustandsangst auf einem niedrigen Niveau befinden. Steigt die Besorgnis jedoch weiter an, bricht die Leistung bei Erreichung einer bestimmten Grenze der körperlichen Aktivierung zusammen [8, 23, 24].

Modell der Individuellen Zonen Optimalen Funktionierens (IZOF) nach Hanin: Hanin geht davon aus, dass jeder Sportler eine optimale Zone für Angst hat, in der die besten Leistungen erreicht werden können (individual zones of optimal functioning, IZOF). Im Gegensatz zur Umgekehrten-U-Hypothese wird die Spitzenleistung nicht bei einer mittleren Angst auf einem gedachten Angstkontinuum erreicht. Befindet sich der Sportler außerhalb seiner IZOF, nimmt die Leistung ab [8, 24, 25].

23.5 Symptomatologie

Leistungssportler mit sportbezogener Angst können eine Vielzahl an Symptomen zeigen. Häufig kommt es zur Konsultation, wenn die auftretenden Ängste zu einer deutlichen Leistungseinbuße im Vergleich zu den eigentlichen Kompetenzen führen. Die Angstsymptome, welche vor, während oder nach einem Wettbewerb auftreten, können sich auf der kognitiven, behavioralen, emotionalen oder physiologischen Ebene äußern [6, 12]. Auch kann über Schlafstörungen als Symptom anhaltender Angst geklagt werden. Gemäß einer Metaanalyse von Rice et al. ist es im Bereich des Leistungssports wahrscheinlich, dass v.a. Frauen sowie Patienten jüngeren Alters von symptomatischer Angst berichten. Ein weiterer

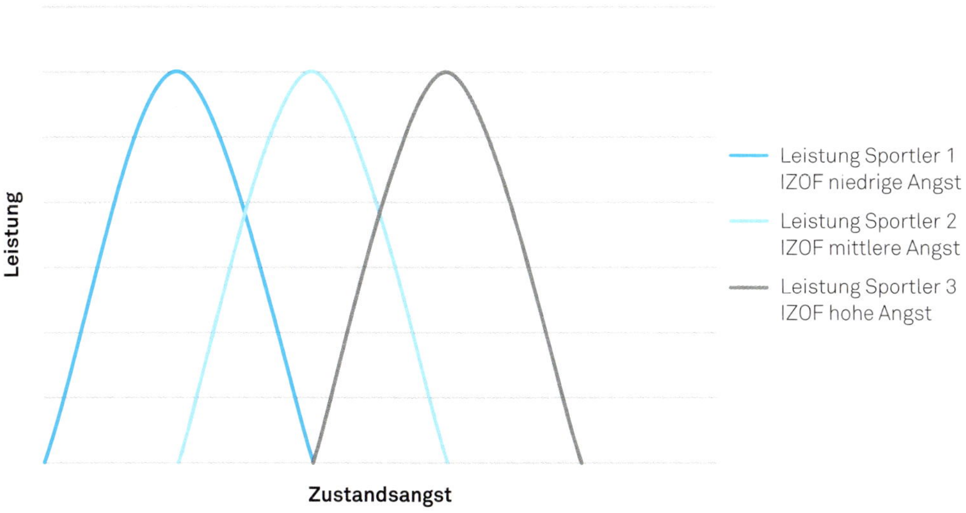

Abbildung 23-2: Die Individuellen Zonen Optimalen Funktionierens (IZOF), adaptiert nach Hänsel et al. [24].

wesentlicher Risikofaktor scheinen kürzlich erlittene negative Lebenserfahrungen (Adverse Life Events) zu sein [15]. Es ist zu betonen, dass die Grenze, zwischen pathologischer sportbezogener Angst bzw. Furcht und dem situationsangemessenen Erleben des Affektes in Extremsituationen fließend ist. So stellt das Empfinden von Furcht beim Ausüben einer Extremsportart eine evolutionär gesehen durchaus adaptive Emotion dar.

23.6 Differenzialdiagnostik

In Bezug auf die Differenzialdiagnostik von Angst im Leistungssport gilt es zunächst zu beachten, dass es in der Bevölkerung zum einen eine Tendenz gibt, Leistungssportler zu idealisieren, während sich unter Athleten eine Neigung zeigt, Zeichen von Schwäche zu minimieren bzw. zu verheimlichen (s. Kap. 3). Dies darf Therapeuten nicht dazu veranlassen, die Bedeutung etwaiger Symptome zu unterschätzen, wobei erschwerend hinzukommt, dass auch funktionale Verhaltensweisen im Leistungssport zeitweise Symptomen psychischer Erkrankungen ähneln können [26]. So kann beispielsweise die Erregung vor einem Wettkampf den Symptomen einer Panikstörung ähneln, die eingespielten Rituale in der Wettbewerbsvorbereitung einer Zwangsstörung (s. Kap. 24) und eine hochspezialisierte Diät einer Essstörung (s. Kap. 28). Die psychiatrische Abklärung sollte daher unter Berücksichtigung körperlicher und Umgebungsfaktoren vor dem Hintergrund eines biopsychosozialen Modelles erfolgen. Während in diesem Abschnitt nicht ausführlich auf die Differenzialdiagnostik der Angststörungen nach ICD-10/DSM-5 eingegangen werden soll, werden im Folgenden psychometrische Instrumente zur Messung sportbezogener Angst vorgestellt. Tabelle 23-3 gibt dennoch einen prägnanten und nicht abschließenden Überblick über Krankheiten, welche bei der differenzialdiagnostischen Abklärung von Angstsymptomen bedacht werden sollten.

Zur allgemeinen Diagnostik und Schweregradeinschätzung sollten bei von Angststörungen betroffenen Sportlern die üblichen Fragebögen verwendet werden. So bieten sich zur allgemeinen Diagnostik von Angststörungen beispielsweise das SKID-I-Interview, das Mini-International Neuropsychiatric Interview (MINI), die Hamilton-Angst-Skala

Tabelle 23-2: Angst, unterteilt in verschiedene physiologische Symptomgruppen und beispielhafte Symptome auf kognitiver, emotionaler und behavioraler Ebene, adaptiert nach Weidt et al. 2012 [12]

Physiologische Symptome	Kognitionen	Emotion	Verhalten
Kardiovaskuläre Symptome: Palpitationen, Tachykardie, Brustschmerz	Mit meinem Herzen stimmt etwas nicht.	Angst vor Herzversagen	Puls kontrollieren, in der Notfallmedizin vorstellen, Schonverhalten
Respiratorische Symptome: Atemnot, Tachypnoe	Ich bekomme keine Luft.	Erstickungsangst	Hyperventilieren, tieferes Atmen, Arzt aufsuchen
Gastrointestinale Symptome: Übelkeit, Erbrechen, Diarrhöe, Appetitverlust	Mein Magen ist nicht in Ordnung.	Angst vor Kontrollverlust, Scham	Zu Hause bleiben, Arzt aufsuchen, Kontakt vermeiden, bestimmte Nahrungsmittel vermeiden
Dissoziative Symptome: Derealisations- und Depersonalisationserleben, Kribbeln, Konzentrationsstörungen, Schwindel, Zittern	Ich falle in Ohnmacht. Ich flippe aus. Ich habe einen Hirntumor/Schlaganfall.	Angst vor Kontrollverlust, Angst „verrückt zu werden", Scham	Kontakt vermeiden, Arzt aufsuchen

(HAM-A) und das Beck-Angst-Inventar (BAI) an. Für die Diagnostik bzw. Verlaufsbeobachtung von sozialen Phobien existieren die Liebowitz Social Anxiety Scale (LSAS), die Social Interaction Anxiety Scale (SIAS) und die Social Phobia Scale (SPS). Für die GA steht der Penn State Worry Questionnaire (PSWQ) und für die Panikstörung und die Agoraphobie die Panik- und Agoraphobie-Skala (PAS) zur Verfügung. Darüber hinaus gibt es eine Vielzahl von spezifischen Fragebögen, welche auf die jeweilige Phobie ausgerichtet sind.

Um verschiedene Aspekte sportbezogener Angst abzubilden, existieren mittlerweile einige testpsychologische Werkzeuge. In Antwort auf die Differenzierung von Zustands- und Eigenschaftsangst durch Spielberger wurde 1970 das State Trait Anxiety Inventory (STAI) entwickelt. Der Test dient als Selbstbeurteilungsinstrument zur Differenzierung und Quantifizierung von Eigenschafts- und Zustandsangst, welches allerdings nicht spezifisch auf Sportler zugeschnitten ist. Um die Intensität der kognitiven und physiologischen Angstreaktion der wettbewerbsbezogenen Zustandsangst sowie das Selbstvertrauen eines Sportlers zu messen wurde das Competitive State Anxiety Inventory (CSAI) von Martens et al. entwickelt, welches mittlerweile in einer zweiten Version (CSAI-2) vorliegt [42]. Die Trait-Version des CSAI-2, das Competitive Trait Anxiety Inventory-2 (CTAI-2), und die Sports Anxiety Scale [44, 45] wurden entwickelt, um eigenschaftsbezogene Wettbewerbsangst in mehreren Dimensionen abbilden zu können [5].

Im deutschsprachigen Raum stehen mit dem WAI-S und dem WAI-T zwei Selbstrating-Instrumente zur Messung der wettkampfbezogenen Angst zur Verfügung [43]. Das WAI-S besteht aus 12 Items, aus denen drei Skalenwerte be-

Tabelle 23-3: Orientierende, nicht vollständige Zusammenschau von Differenzialdiagnosen aus verschiedenen Fachdisziplinen, adaptiert nach Weidt et al. 2012 [6] und Patel et al. 2010 [12]

Endokrinologisch/ Neoplastisch	Neurologisch	Psychische Erkrankungen	Weitere
Hyperthyreose	Epilepsie	affektive Störungen	Asthma bronchiale
Hypothyreose	Enzephalitis	Psychosen	chronisch obstruktive Lungenerkrankung (COPD)
Hyperparathyreoidismus	demenzielle Entwicklung	substanzbezogene Störungen	Porphyrien
Hypoglykämie	Multiple Sklerose	Schlafstörungen	Larynxerkrankungen
Cushing-Syndrom	Chorea Huntington	Traumafolgestörungen	Mitralklappenprolaps
Karzinoid	Störung der Vestibularfunktion	somatoforme Störungen	nächtliche Atmungs- und Bewegungsstörungen
Hypokaliämie		Zwangsstörungen	Anaphylaxie
	Motoneuronerkrankungen	Aufmerksamkeitsdefizit- und Hyperaktivitätssyndrom (ADHS)	Medikamentennebenwirkungen
			Intoxikationen

rechnet werden können: Somatische State-Angst, Kognitive State-Angst/Besorgnis und Zuversicht/Selbstsicherheit. Das WAI-T deckt mit 14 Items folgende drei Dimensionen: Somatische Angst, Kognitive Angst/Besorgnis und Konzentrationsstörungen (Ablenkbarkeit durch äußere Reize).

23.7 Komorbiditäten

Während die Mehrheit der männlichen französischen Leistungssportler keine Komorbidität der GAS mit anderen Angststörungen zeigten, traten bei den Sportlerinnen häufiger komorbide Zwangsstörungen, Agoraphobien oder Panikstörungen auf. In dieser Kohorte zeigte sich eine Assoziation des Auftretens einer GAS mit Depressionen, Anorexia nervosa, Bulimia nervosa und weiteren, nicht näher bezeichneten Essstörungen. Als häufigster komorbider Substanzgebrauch erwies sich der Alkoholkonsum [13]. Es liegen jedoch nur sehr wenige Studien zu dieser Frage vor (s. Teil V).

23.8 Therapie

Die Behandlung eine Angststörung mit Einfluss auf Alltag und/oder Training und Wettkampf bei Athleten sollte psychiatrisch-psychotherapeutisch erfolgen, in der Regel in enger Absprache mit dem Betroffenen und dem Trainingsteam, wobei jedoch Fragen von Vertraulichkeit und der Offenlegung von Symptomen und Ängsten vorgängig thematisiert werden sollten. Eine Aufklärung der Sportler sollte die Basis der leitliniengerechten Therapie sein, und zwar nach diagnostischer Abklärung: einerseits bezüglich komorbider psychischer und körperlicher Erkrankungen und andererseits bezüglich Auswirkungen auf den Alltag und Einschränkungen durch die Angststörung im Training und Wettkampf. Diese Psychoedukation sollte folgende Inhalte abdecken:

- Angststörungen sind häufig.
- Angststörungen sind behandelbar.
- Vermeidung, Sicherheitsverhalten, Rückversicherung und übertriebene Schonung halten die Angststörung aufrecht (Teufelskreis der Angst erarbeiten).
- Angst an sich ist nicht gefährlich, kann aber die Performance beeinträchtigen und zu Fehlern und gesteigertem Risiko (Verkrampfung, Fokus auf Angst und nicht auf Performance) führen.
- Symptome von Angst in der Triade von Körper – Emotionen – Gedanken sind zu erkennen.
- Umgekehrte U-Kurve – *I don't think you're human if you don't get nervous, Sidney Crosby.* [8]: Zu wenig Erregung/Anspannung vor einem Wettkampf bewirkt reduzierte Performance, zu viel Erregung/Anspannung vor einem Wettkampf verursacht Blockaden, Fehlhandlungen, verminderte Aufmerksamkeit etc. [27, 28].
- Zusammenhang erklären zwischen basaler Angst/Anspannung, Erwartungsangst und gesteigerter Angstreaktivität bei akutem Stress.
- Information über körperliche Symptome von Angst und Stress sowie umgekehrt den Einfluss von körperlicher Aktivität auf Angst, Anspannung und Stress.
- Generelle Aufklärung über Stress- und Selbstmanagementstrategien: „Wie halte ich mich psychisch gesund?"

Im nächsten Schritt sollte ein Behandlungsplan erstellt werden, gegebenenfalls in Zusammenarbeit mit dem Trainerteam. Insbesondere bei Angststörungen nach einem Unfall oder einer Verletzung sollten spezifische Übungen im Sinne einer Kombination von Exposition und körperlichem Wiederaufbau (Physiotherapie) mit assoziiertem Propriozeptionstraining und dadurch auch Stärkung von Sicherheit und Selbstwahrnehmung geplant und durchgeführt werden.

Im Rahmen der Psychotherapie im eigentlichen Sinne werden dann individuelle Auslöser und Reaktionen auf der körperlichen, gedanklichen und emotionalen Ebene identifiziert sowie die aktuellen, meist vermeidenden oder (übertrieben) Sicherheit suchenden Verhaltensweisen beschrieben.

Aufbauend auf dem in der Psychoedukation entwickelten Teufelskreis von Angst, Vermeidung und Erwartungsangst wird dann psychotherapeutisch eine Zielhierarchisierung entwickelt. Dabei soll durch Aufsuchen der angstauslösenden Situationen gemäß Hierarchie deren „Gefährlichkeit" überprüft werden, die Angst als Gefühl erlebt und „überlebt" werden und damit die Assoziation zwischen Situation, Bewertung und Gefühl überprüft und verlernt werden.

Im Rahmen einer leitliniengerechten integrierten Behandlung sollten Psychopharmaka – wenn erforderlich – zum Einsatz kommen. Dabei haben v. a. SSRI, ((Es)Citalopram, Paroxetin, Sertralin), SNRI (Venlafaxin, gegebenenfalls auch Duloxetin), seltener auch Trizyklische Antidepressiva (Clomipramin) eine gute Evidenzbasis [29, 30]. Es gibt bisher wenig Evidenz zur Häufigkeit der Verordnung von Antidepressiva und Anxiolytika im Leistungssport [31, 32]; (s. Kap. 10). Dies deutet eher darauf hin, dass Behandler einer medikamentösen Behandlung von Angststörungen recht zurückhaltend gegenüberstehen. Da sämtliche gemäß Leitlinien empfohlenen Substanzen nicht in der Verbotsliste (Dopingliste) der WADA [33] enthalten sind, spricht aus psychiatrischer Sicht nichts dagegen, bei diagnostizierten Angststörungen mit dem Patienten nach entsprechender Aufklärung eine gemeinsame Entscheidung über eine Psychotherapie bzw. Pharmakotherapie zu treffen und bei unzureichender Wirksamkeit eine Kombination durchzuführen (s. Kap. 11). Vor einer Verordnung sollte jedoch immer die aktuelle Version der WADA-Liste überprüft werden.

Psychotherapeutisch ist die Evidenz für Behandlungen, die auf der KVT basieren, gemäß Leitlinien und vorhandener Evidenz die Therapie der ersten Wahl [29]; (s. Kap. 9). Die vorhandenen KVT-Behandlungsprogramme (z.B. für soziale Angststörungen einschließlich Leistungs- und Prüfungssituationen) können auf die spezifischen Bedürfnisse und Situationen der Sportler angepasst werden. Es gibt jedoch keine Manuale, die auf Angststörungen bei Athleten spezialisiert sind.

Es gibt einzelne, spezifisch auf Leistungssportler zugeschnittene Imaginations- und Wettbewerbsangst-Therapien, die aber bisher alle nur in kleinen, nicht replizierten Studien veröffentlicht wurden [34, 35, 36]; (s. Teil X).

Ein Bestandteil von KVT-Behandlungsprogrammen von Angststörungen sind achtsamkeitsbasierte Interventionen, z.B. auch Entspannungstrainings. In diesem Bereich gibt es eine Reihe von Publikationen, meist in kleinen Gruppen, nicht im Sinne von randomisierten kontrollierten Studien, die eine gute Wirksamkeit zeigen (z.B. [37, 38, 39]).

Möglicherweise haben Achtsamkeits- und Entspannungstrainings auch eine präventive Wirksamkeit und können zusätzlich die Leistungsfähigkeit in Hochleistungssituationen positiv beeinflussen [40, 41].

23.9 Zusammenfassung

Angst ist ein evolutionär sinnvoller Affekt, der erst in seiner pathologischen, situationsunangemessenen Zuspitzung Krankheitswert erhält. So ist mittlerweile erwiesen, dass Wettbewerbsangst auch positive Auswirkungen auf die erzielte Leistung haben kann. Angststörungen hingegen sind sowohl in der Allgemeinbevölkerung als auch unter Leistungssportlern häufig. Zur Beziehung von Angst und Leistung existieren verschiedene Theorien, wobei die Umgekehrte-U-Hypothese, die Katastrophentheorie sowie das Modell der IZOF besondere Berücksichtigung erfahren. Leistungssportlerinnen scheinen häufiger von Angststörungen betroffen zu sein und häufiger unter weiteren komorbiden psychischen Erkrankungen zu leiden. Eine häufige Angststörung bei Sportlern ist die GAS. Diese scheint in Abhängigkeit von der Sportart in unterschiedlicher Häufigkeit aufzutreten. Die Prävalenzraten für Angststörungen sind im mittleren Lebensalter am höchsten. Derzeit existieren keine Untersuchungen zur Prävalenz von Wettbewerbsangst, Verletzungsfurcht, und Wiederverletzungsangst. Bei den Sportlerinnen treten häufiger komorbide Zwangsstörungen, Agoraphobien oder Panikstörungen auf (s. Kap. 24). Ebenfalls zeigt sich eine Assoziation des Auftretens einer GAS mit Depressionen, Anorexia nervosa, Bulimia nervosa und weiteren, nicht näher bezeichneten Essstörungen (s. Kap. 21, Kap. 28). Als häufigster komorbider Substanzgebrauch erweist sich der Alkoholkonsum (s. Kap. 15). Im Rahmen einer leitliniengerechten, integrierten psychiatrisch-psychotherapeutischen Behandlung sollte zunächst eine sorgfältige differenzialdiagnostische Abklärung unter Berücksichtigung möglicher psychischer und somatischer Komorbiditäten erfolgen. Etwaige Komorbiditäten sind leitliniengerecht mitzubehandeln. Die Therapie der sportbezogenen Angst sollte – in Absprache mit den Betroffenen – auch Personen aus dem sozialen Umfeld berücksichtigen wie das Trainingsteam oder (v.a. bei jüngeren Athleten) die Familie. Spezifische Programme unterstützen Eltern von Nachwuchsathleten bei der optimalen Begleitung ihrer Kinder im Spannungsfeld zwischen Leistung und (psychischer) Gesundheit (Beispiel: https://sport.zh.ch/internet/sicherheitsdirektion/sport/de/nachwuchsfoerderungsbeauftragter/sporteltern_zh/toolbox_fuer_sporteltern.html; s. Kap. 36). Psychotherapeutisch finden besonders Ansätze der KVT Anwendung, wobei achtsamkeitsbasierte Ansätze und physiotherapeutische Behandlungsformen in die Behandlung integriert werden. Ein störungsspezifisches

Vorgehen ist zu bevorzugen, wobei bisher keine Manuale für Angststörungen bei Leistungssportlern vorliegen. Bei Erfordernis können auch Psychopharmaka wie SSRI zum Einsatz kommen.

Literatur

1. Bundesinstitut für Arzneimittel und Medizinprodukte (BfArM), Hrsg. ICD-10-GM Version 2020, Internationale statistische Klassifikation der Krankheiten und verwandter Gesundheitsprobleme, 10. Revision, German Modification, Version 2020, Mit Aktualisierung vom 01.11.2019 [Internet]. Köln: Bundesinstitut für Arzneimittel und Medizinprodukte (BfArM); [abgerufen am 16.06.2021]. Verfügbar unter: https://www.dimdi.de/
2. Spielberger CD. Theory and research on anxiety. In: Spielberger CD, editor. Anxiety and behavior. New York: Academic Press; 1966. pp. 3–20. https://doi.org/10.1016/B978-1-4832-3131-0.50006-8
3. World Health Organization; 2020. International Classification of Diseases for mortality and morbidity statistics (ICD-11). Available from: https://icd.who.int/en
4. American Psychiatric Association. Diagnostic and Statistical Manual of Mental Disorders (DSM-5®), 5th ed. Arlington, VA: American Psychiatric Publishing; 2013. https://doi.org/10.1176/appi.books.9780890425596
5. Mellalieu S, Hanton S, Fletcher D. A competitive anxiety review: Recent directions in sport psychology research. In: Hanton S, Mellalieu S, editors. Literature Reviews in Sport Psychology. Hauppauge, New York: Nova Science Publishers; 2006. pp. 1–45.
6. Patel DR, Omar H, Terry M. Sport-related Performance Anxiety in Young Female Athletes. Journal of Pediatric and Adolescent Gynecology. 2010;23(6):325–35. https://doi.org/10.1016/j.jpag.2010.04.004
7. Reardon CL. Psychiatric Comorbidities in Sports. Neurologic clinics. 2017;35(3):537–46. https://doi.org/10.1016/j.ncl.2017.03.007
8. Ford JL, Ildefonso K, Jones ML, Arvinen-Barrow M. Sport-related anxiety: current insights. Open Access J Sports Med. 2017;8:205–12. https://doi.org/10.2147/OAJSM.S125845
9. Mahoney MJ, Avener M. Psychology of the elite athlete: An exploratory study. Cognitive Therapy and Research. 1977;1(2):135–41. https://doi.org/10.1007/BF01173634
10. Cagle JA, Overcash KB, Rowe DP, Needle AR. Trait Anxiety as a Risk Factor for Musculoskeletal Injury in Athletes: A Critically Appraised Topic. 2017;22(3):26.
11. Gulliver A, Griffiths KM, Mackinnon A, Batterham PJ, Stanimirovic R. The mental health of Australian elite athletes. Journal of science and medicine in sport. 2015;18(3):255–61. https://doi.org/10.1016/j.jsams.2014.04.006
12. Weidt S, Bruhl A, Delsignore A. My patient is anxious – what's next? Praxis. 2012;101(8):523–30.
13. Schaal K, Tafflet M, Nassif H, Thibault V, Pichard C, Alcotte M, et al. Psychological balance in high level athletes: gender-based differences and sport-specific patterns. PloS one. 2011;6(5):e19007. https://doi.org/10.1371/journal.pone.0019007
14. Gouttebarge V, Castaldelli-Maia JM, Gorczynski P, Hainline B, Hitchcock ME, Kerkhoffs GM, et al. Occurrence of mental health symptoms and disorders in current and former elite athletes: a systematic review and meta-analysis. Br J Sports Med. 2019;53(11):700–6. https://doi.org/10.1136/bjsports-2019-100671
15. Rice SM, Gwyther K, Santesteban-Echarri O, Baron D, Gorczynski P, Gouttebarge V, et al. Determinants of anxiety in elite athletes: a systematic review and meta-analysis. British Journal of Sports Medicine. 2019;53(11):722–30. https://doi.org/10.1136/bjsports-2019-100620
16. Junge A, Feddermann-Demont N. Prevalence of depression and anxiety in top-level male and female football players. BMJ open sport & exercise medicine. 2016;2(1):e000087. https://doi.org/10.1136/bmjsem-2015-000087
17. Junge A, Prinz B. Depression and anxiety symptoms in 17 teams of female football players including 10 German first league teams. Br J Sports Med. 2019;53(8):471–7. https://doi.org/10.1136/bjsports-2017-098033
18. Gouttebarge V, Aoki H, Verhagen E, Kerkhoffs G. Are Level of Education and Employment Related to Symptoms of Common Mental Disorders in Current and Retired Professional Footballers? Asian journal of sports medicine. 2016;7(2):e28447. https://doi.org/10.5812/asjsm.28447

19. Yerkes RM, Dodson JD. The relation of strength of stimulus to rapidity of habit-formation. Journal of Comparative Neurology and Psychology. 1908;18(5):459–82. https://doi.org/10.1002/cne.920180503
20. Hull CL. Principles of Behavior. An Introduction to Behavior Theory. Journal of Philosophy. 1943;40(20):558–9. https://doi.org/10.2307/2019960
21. Smith RE, Smoll FL. Sport Performance Anxiety. In: Leitenberg H, editor. Handbook of Social and Evaluation Anxiety. Boston, MA: Springer US; 1990. pp. 417–54. https://doi.org/10.1007/978-1-4899-2504-6_14
22. Martens R, Vealey RS, Burton D. Competitive anxiety in sport. Champaign, IL: Human Kinetics Books; 1990.
23. Hardy L, Parfitt G. A catastrophe model of anxiety and performance. British Journal of Psychology. 1991;82(2):163–78. https://doi.org/10.1111/j.2044-8295.1991.tb02391.x
24. Hänsel F, Baumgärtner SD, Kornmann J, Ennigkeit F. Sportpsychologie. Berlin, Heidelberg: Springer; 2016. https://doi.org/10.1007/978-3-662-50389-8
25. Hanin, Y.L. Emotions and athletic performance: Individual zones of optimal functioning model. In: Smith D, Bar-Eli M, editors. Essential readings in sport and exercise psychology. Champaign, IL: Human Kinetics; 2007. pp. 55–73.
26. Reardon CL, Factor RM. Sport psychiatry: a systematic review of diagnosis and medical treatment of mental illness in athletes. Sports medicine (Auckland, NZ). 2010;40(11):961–80. https://doi.org/10.2165/11536580-000000000-00000
27. Huttermann S, Memmert D. Does the inverted-U function disappear in expert athletes? An analysis of the attentional behavior under physical exercise of athletes and non-athletes. Physiol Behav. 2014;131:87–92. https://doi.org/10.1016/j.physbeh.2014.04.020
28. Savulich G, Hezemans FH, van Ghesel Grothe S, Dafflon J, Schulten N, Brühl AB, et al. Acute anxiety and autonomic arousal induced by CO2 inhalation impairs prefrontal executive functions in healthy humans. Translational Psychiatry. 2019;9(1):296. https://doi.org/10.1038/s41398-019-0634-z
29. Bandelow B, Wiltink J, Alpers G, Benecke C, Deckert J, Eckhardt-Henn A, et al. Deutsche S3-Leitlinie Behandlung von Angststörungen. Berlin: AWMF; 2014. www.awmf.org/leitlinien.html
30. Bandelow B, Reitt M, Rover C, Michaelis S, Gorlich Y, Wedekind D. Efficacy of treatments for anxiety disorders: a meta-analysis. Int Clin Psychopharmacol. 2015;30(4):183–92. https://doi.org/10.1097/YIC.0000000000000078
31. Machnik M, Sigmund G, Koch A, Thevis M, Schanzer W. Prevalence of antidepressants and biosimilars in elite sport. Drug Test Anal. 2009;1(6):286–91. https://doi.org/10.1002/dta.49
32. Thuyne WV, Delbeke FT. Declared use of medication in sports. Clinical journal of sport medicine. 2008;18(2):143–7. https://doi.org/10.1097/JSM.0b013e318163f220
33. World Anti-Doping Agency. 2020 WADA Prohibited List [Internet]. Montreal/Canada: World Anti-Doping Agency; 03.01.2020 [abgerufen am 18.06.2021]. Available from: https://www.wada-ama.org/sites/default/files/wada_2020_english_prohibited_list_0.pdf
34. Elliott D, Polman R, Taylor J. The effects of relaxing music for anxiety control on competitive sport anxiety. Eur J Sport Sci. 2014;14 Suppl 1:296–301. https://doi.org/10.1080/17461391.2012.693952
35. Monsma E, Mensch J, Farroll J. Keeping your head in the game: sport-specific imagery and anxiety among injured athletes. J Athl Train. 2009;44(4):410–7. https://doi.org/10.4085/1062-6050-44.4.410
36. Rodriguez RM, Marroquin A, Cosby N. Reducing Fear of Reinjury and Pain Perception in Athletes With First-Time Anterior Cruciate Ligament Reconstructions by Implementing Imagery Training. J Sport Rehabil. 2019;28(4):385–9. https://doi.org/10.1123/jsr.2017-0056
37. Mohammed WA, Pappous A, Sharma D. Effect of Mindfulness Based Stress Reduction (MBSR) in Increasing Pain Tolerance and Improving the Mental Health of Injured Athletes. Front Psychol. 2018;9:722. https://doi.org/10.3389/fpsyg.2018.00722
38. Chen JH, Tsai PH, Lin YC, Chen CK, Chen CY. Mindfulness training enhances flow state and mental health among baseball players in Taiwan. Psychol Res Behav Manag. 2019;12:15–21. https://doi.org/10.2147/PRBM.S188734
39. Scott-Hamilton J, Schutte NS, Brown RF. Effects of a Mindfulness Intervention on Sports-Anxiety, Pessimism, and Flow in Competitive

Cyclists. Applied Psychology: Health and Well-Being. 2016;8(1):85–103.
40. Röthlin P, Horvath S, Birrer D, grosse Holtforth M. Mindfulness Promotes the Ability to Deliver Performance in Highly Demanding Situations. Mindfulness. 2016;7(3):727–33. https://doi.org/10.1007/s12671-016-0512-1
41. Gardner FL, Moore ZE. Mindfulness-based and acceptance-based interventions in sport and performance contexts. Current Opinion in Psychology. 2017;16:180–4. https://doi.org/10.1016/j.copsyc.2017.06.001
42. Cox RH, Martens MP, Russell WD. Measuring Anxiety in Athletics: The Revised Competitive State Anxiety Inventory-2. Journal of Sport and Exercise Psychology. 2003;25(4):519–33.
43. Brand R, Ehrlenspiel F, Graf K. Wettkampf-Angst-Inventar (WAI) – Manual zur komprehensiven Eingangsdiagnostik von Wettkampfangst, Wettkampfängstlichkeit und Angstbewältigungsmodus im Sport. Bonn: Sportverlag Strauß; 2009.
44. Smith RE, Smoll FL, Schutz RW. Measurement and correlates of sport-specific cognitive and somatic trait anxiety: The sport anxiety scale. Anxiety Research. 1990;2(4):263–80.
45. Smith RE, Smoll FL, Cumming SP, Grossbard JR. Measurement of Multidimensional Sport Performance Anxiety in Children and Adults: The Sport Anxiety Scale-2. Journal of Sport and Exercise Psychology. 2006;28(4):479–501.
46. Apter MJ. Reversal theory: Motivation, emotion and personality. Florence KY US: Taylor & Frances/Routledge; 1989.
47. Kerr JM. Motivation and Emotion in Sport – Reversal Theory, ed. Psychology Press. Florence, KY US: Taylor & Francis; 1997.

24 Zwangsstörungen

Annette Beatrix Brühl, Julia Bolsinger, Aba Delsignore, Steffi Weidt

Bilder von Leistungssportlern, die in den Momenten der Vorbereitung auf ein anstehendes Wettkampfereignis bestimmte Musik hören, Routinen durchgehen oder motorische Rituale durchführen, sind weit verbreitet. In vielen Fällen sind individuelle Sportler für ihre besonderen Gewohnheiten, beispielsweise bestimmte Bewegungen oder Gesten, das Arrangieren von Gegenständen am Spielfeldrand, das Tragen gewisser Kleidungsstücke o.Ä. bekannt. Auch drücken gewisse sportbezogene Redewendungen eine Grundstimmung aus, die teils formelhaft sind, teils auf magisch anmutende Denkinhalte oder Rituale verweisen („break a leg", „fingers crossed", „Hals- und Beinbruch" etc.). Auch das Umfeld von Sportveranstaltungen ist häufig von Ritualen, Zeremonien und „Glück bringenden" Handlungen geprägt, z.B. das Umhertragen von Team-Maskottchen, teambezogene Rituale wie „High Fives" vor Spielbeginn oder bestimmte „Glückszahlen" oder auf der Seite der Zuschauer oder Fans das Rufen von Chants oder Fangesängen oder auch ritualisierte Bekleidung. Diese Beispiele sind weit verbreitet und integraler Teil des Umfeldes von Leistungssportlern in Wettkampfsituationen. Sie stiften Sicherheit, fördern das Zusammengehörigkeitsgefühl innerhalb eines Teams und auch zwischen Team und Fans, verbreiten Zuversicht und sollen ermutigen. Nicht nur im Sport, sondern auch im Alltag gibt es einen fließenden Übergang von hilfreichen bis harmlosen Gewohnheiten, Routinen und Ritualen zu problematischen, die Leistung einschränkenden zwanghaften Verhaltensweisen mit möglichem Krankheitswert, wobei die Abgrenzung schwierig sein kann.

24.1 Epidemiologie

Es liegen nur sehr wenig gezielte Studien zur Prävalenz von Zwangsstörungen im Leistungssport im Vergleich zur Allgemeinbevölkerung vor. Die wenigen Studien, die es gibt, deuten auf eine höhere Prävalenz von Zwangsstörungen unter Leistungssportlern hin. So fand eine Studie gemäß Selbstauskunft eine Prävalenz von 5.2% für Zwangssymptome unter Leistungssportlern [1], verglichen mit 2.3% in der Allgemeinbevölkerung [1, 2, 3]. Das mittlere Ersterkrankungsalter (bzw. Erstdiagnosealter) an einer Zwangsstörung lag in jener Studie mit 14.3 Jahren in einem mit der Allgemeinbevölkerung vergleichbaren Bereich [1]. Es ist nicht klar, ob es einen Unterschied in der Geschlechtsspezifität bei Leistungssportlern im Vergleich zur Allgemeinbevölkerung gibt, in der sich kein deutlicher Geschlechtsunterschied in der Lebensspanne zeigt (früherer Erkrankungsbeginn bei Männern, insgesamt eventuell leicht erhöhte Lebenszeitprävalenz bei Frauen [2, 4, 5].

Auch zur Prävalenz von Ritualen und Zwangssymptomen ohne expliziten Krankheitswert, wie zu klinischen Zwangsstörungen liegen nur sehr wenige epidemiologische Daten zu Leistungssportlern vor. Interessant wären neben rein klinischen Fragen auch Fragen, ob es z.B. eine Sportartenspezifizität gibt und ob Unterschiede zwischen Einzel- oder Teamsportarten bestehen.

24.2 Ätiopathogenese

Es gibt verschiedene Modelle und Hypothesen zur Ätiopathogenese von Zwangsstörungen. Dabei zeigt das kognitiv-behaviorale Modell Parallelen zwischen Faktoren, die an der Entstehung und Aufrechterhaltung von Zwangsstörungen beteiligt sind, und typischen Merkmalen von Leistungssportlern auf. Unter Leistungssportlern (und hier insbesondere bei jenen, die Angst haben, im Wettkampf zu versagen) können sich die Rituale zur Vermeidung von Angstreaktionen auf andere andere Lebensbereiche ausweiten, viel Zeit im Tagesablauf einnehmen und/oder die Konzentration und die Leistungsfähigkeit beeinträchtigen, weil der Fokus sich von der Performance zu Ritualoptimierung verschiebt, und somit die Entwicklung einer Zwangsstörung unterstützen bzw. fördern.

Die Durchführung von Pre-Performance-Routinen als Bestandteil des Trainings ist im Leistungssport als positiv etabliert [6]. Beispiele hierfür können mentales Durchgehen (Imaginieren) der anstehenden Wettkampfsituation, jedoch auch Ablenkungsstrategien wie Rückwärtszählen, Buchstabieren o.Ä. zur Reduktion von Anspannung sein [7]. Diese Routinen erfüllen unter Umständen eine wichtige Funktion für den Sportler und tragen zu dessen Leistungsoptimierung bei, indem sie Nervosität reduzieren und Konzentration verbessern [8, 9, 10].

Wenn zufällig ein positives (oder auch ein negatives) Resultat nach einer Handlung oder Situation eintritt, die nicht absichtsvoll im Kontext der Pre-Performance-Routine durchgeführt wurde, kann es zu einer Verknüpfung des (Miss-)Erfolgserlebnisses mit dieser Handlung im Sinne einer Konditionierung kommen. Die Handlung oder Situation erhält dann eine Bedeutung, ihr wird ein Einfluss auf das Ergebnis zukünftiger Wettkämpfe zugeschrieben. Dies mag die unter Leistungssportlern verbreitete Durchführung von Ritualen vor dem Wettkampf (z.B. Tragen derselben Unterwäsche, einer bestimmten T-Shirt-Farbe, eines bestimmten Duschgels, das Positionieren der Getränkeflaschen in festgelegter Art und Weise, Hören eines bestimmten Liedes oder auch die Vermeidung bestimmter Dinge etc.) bedingen und aufrechterhalten. Wie im Falle der Pre-Performance-Routinen ist auch bei Ritualen ein positiver Effekt auf die Performance nachgewiesen; dies vermutlich primär durch verbessertes Selbstbewusstsein und vermehrte Selbstwirksamkeit [11]. Hierzu passend scheint die subjektive Bedeutung der Rituale größer zu sein, wenn das Event eine größere Bedeutung hat oder wenn eine höhere Unsicherheit besteht [9]. Demgegenüber scheinen Rituale häufig keine signifikante Erleichterung der Nervosität oder Wettkampfangst zu bewirken [8]. Die Prävalenz der Rituale scheint abhängig von der Sportart und insbesondere davon zu sein, ob es sich um Individual- oder Teamsportarten handelt; insgesamt ist festzuhalten, dass die meistgenutzten Rituale nicht die effektivsten im Hinblick auf Performancesteigerung zu sein scheinen [8]. Hieraus mag sich, angesichts der somit nicht optimal eingesetzten Energie- und Zeitressourcen, ein erster Anhalt für einen potenziellen Krankheitswert von ausgeprägten Ritualen ableiten. Zudem besteht eine Korrelation von sowohl abergläubischen Credos als auch Verhaltensweisen mit Parametern von Zwangserkrankungen [12].

Daher ist es für die Diagnostik essenziell, zwischen (leistungsfördernden) Pre-Performance-Routinen oder Ritualen ohne Krankheitswert und (leistungsmindernden) Zwangsgedanken oder -handlungen mit Krankheitswert aufgrund der beeinträchtigten Leistungsfähigkeit oder negativer Auswirkungen auf andere Lebensbereiche zu differenzieren. Eine schematische Darstellung der angenommenen Ätiopathogenese findet sich in Abbildung 24-1.

Basierend auf den geringen epidemiologischen Daten und den noch weniger vorhandenen Längsschnitt- bzw. Entwicklungsstudien ist die Frage offen, wie Rituale mit der Entwicklung der Karriere eines Leistungssportlers zeitlich zusammenhängen, insbesondere

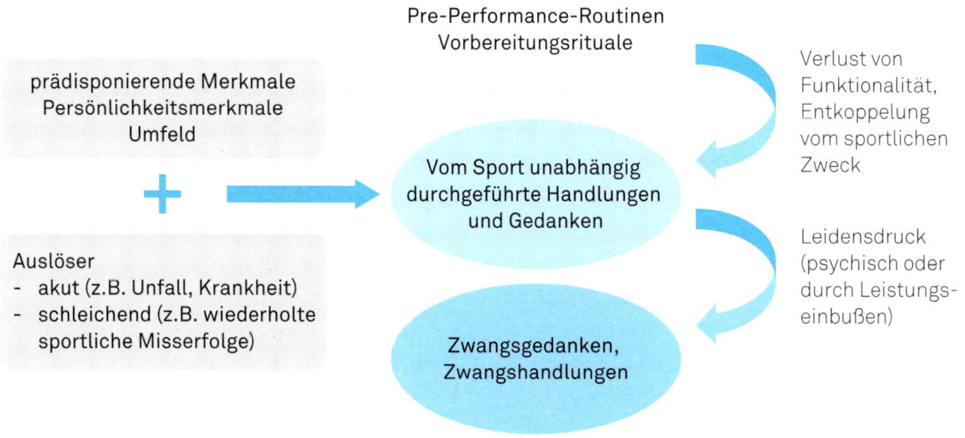

Abbildung 24-1: Schema: Ätiologie der Entstehung von Zwangsstörungen bei Leistungssportlern.

wichtigen Eckpunkten wie Wettkämpfen, entscheidenden Erfolgen oder Niederlagen, wegweisenden Entscheidungen, Verletzungen etc. Weiterhin stellt sich die Frage, inwieweit gewisse Persönlichkeitsmerkmale wie Gewissenhaftigkeit (conscientiousness), Perfektionismus und auch Zwanghaftigkeit (obsessive compulsive personality traits), die bei Leistungssportlern häufiger sind [13], einerseits mit einer erhöhten Prävalenz von Zwangssymptomen und Zwangsstörungen im dimensionalen Sinne assoziiert sind (z.B. [14]) und andererseits funktional und unterstützend in der Sportlerkarriere sein können [15]; (s. Kap. 27). Dies könnte für ein besseres Verständnis der Ätiopathogenese und insbesondere auch im Hinblick auf die Prävention durch Unterstützung der Leistungssportler in vulnerablen Phasen bedeutend sein.

24.3 Symptomatologie

Definitionsgemäß zeichnen sich Zwangserkrankungen durch Leitmerkmale aus, die über kulturelle Grenzen und eine gewisse Zeitdauer hinweg in stabiler Weise zu beobachten sind. Hierbei treten einerseits unangenehme Gedanken, Vorstellungen und Handlungsimpulse auf, die sich dem Bewusstsein aufdrängen, andererseits werden ritualisierte Gedanken- und Handlungsketten durchgeführt, die zumeist mit dem Ziel ausgeführt werden, die aversiven Intrusionen abzuwehren oder zu neutralisieren [16]. Diese Handlungen oder Gedanken werden weder als angenehm empfunden noch dienen sie der Erfüllung praktisch nützlicher Aufgaben (Abgrenzung zu mindestens initial als positiv empfundenen Verhaltensweisen im Rahmen von Suchterkrankungen). In der allgemeinen Definition dienen Zwangsgedanken und -handlungen der „Vorbeugung gegen ein objektiv unwahrscheinliches Ereignis", welches den Betroffenen Schaden bringen oder bei denen sie selbst Unheil anrichten könnten [17]. Im speziellen Falle von Leistungssportlern bietet sich eine Definitionserweiterung auf ein nicht zwangsläufig unwahrscheinliches, jedoch vom Leistungssportler gefürchtetes Ereignis an, wie insbesondere ein Scheitern in Wettkampfsituationen oder einer Verletzung. Wenige Daten sind vorhanden bezüglich der spezifischen Inhalte von Zwangsgedanken und -handlungen bei Leistungssportlern und insbesondere der Frage, ob eine stärkere inhaltliche Fokussierung auf sportbezogene Themen im Gegensatz zu den in der Allgemeinbevölkerung häufigen Zwangsthemen vorliegt.

24.4 Diagnostik und Differentialdiagnostik

Die Diagnosestellung einer Zwangserkrankung bei Leistungssportlern sollte grundsätzlich – ebenso wie in der Allgemeinbevölkerung – anhand eines SKID unter Berücksichtigung der ICD-10-Checkliste bzw. der DSM-5-Kriterien sowie unter Verwendung der etablierten Diagnostikskalen erfolgen (Yale-Brown Obsessive-Compulsive Scale, Y-BOCS; AMDP-Modul zur Erfassung von Zwangssymptomen (AMDP = Association of Methodology and Documentation in Psychiatry); Y-BOCS Selbsteinschätzungsversion; Obsessive Compulsive Inventory – Revised, OCI-R; Hamburger Zwangsinventar – Kurzform, HZI-K) [16].

Zusätzlich zu berücksichtigen und möglicherweise die Diagnosestellung beeinflussend ist in der Population der Leistungssportler, dass im Vergleich zur Allgemeinbevölkerung gewisse Persönlichkeitsmerkmale und Verhaltensmuster häufiger vorliegen, die einerseits die Entwicklung einer Zwangsstörung begünstigen, andererseits in ihrer klinischen Präsentation den Symptomen einer Zwangsstörung ähneln können (s. Kap. 27). So kann das Vorliegen von Persönlichkeitsmerkmalen wie Perfektionismus oder Gewissenhaftigkeit eine klare Diagnose erschweren [1], zudem verzögern Faktoren wie Geheimhaltung und auch Scham in Bezug auf die als nicht sinnvoll erkannten, aber dennoch als nötig empfundenen Verhaltensweisen die Kontaktaufnahme mit Spezialisten, die Diagnosestellung und Therapie. Die genannten Persönlichkeitsmerkmale können sich hierbei sowohl vor- als auch nachteilig auf die Leistungsfähigkeit wie auch im Hinblick auf die psychische Erkrankung auswirken [18, 19].

Anhaltspunkte für Persönlichkeitsunterschiede zwischen erfolgreichen Athleten und Nichtathleten sind mehrfach dokumentiert und bereits im Jugendalter festzustellen [20]. Es ist bei Leistungssportlern jedoch zu differenzieren zwischen möglichen spezifischen Charaktereigenschaften einerseits und psychosozialen Anpassungen an die speziellen Rahmenbedingungen des Leistungssportes andererseits [21]. Zur Prävalenz der ebenfalls abzugrenzenden zwanghaften Persönlichkeitsakzentuierungen oder -störungen bei Leistungssportlern liegen keine Daten vor [21].

Ebenso gelten gewisse abergläubische Überzeugungen, Rituale sowie die Hyperfokussierung auf gewisse (für den Leistungssportler in besonderem Maße relevante) Lebensbereiche wie Ernährung oder Gewicht in dieser Population als normal [1, 22], Rituale und Aberglaube werden hierbei (wie auch oben dargelegt) als möglicherweise hilfreich und leistungsfördernd angesehen (z. B. Gefühl der Kontrolle angesichts von nicht beeinflussbaren Unsicherheiten wie Wetter, Gegner, Publikum) [23]. Auch strenge Regelabläufe oder repetitive, wenig flexible Tagesstrukturen sind typisch für Leistungssportler und werden auch in diesem Setting gefördert – in diesem Kontext sei nochmals betont, dass repetitive Routinen, sofern sich daraus kein Leidensdruck und keine Funktionseinschränkung ergeben, nicht als pathologisch einzuordnen sind [21]. Hinweise auf einen Krankheitswert solcher Rituale und gegebenenfalls eine sich entwickelnde Zwangsstörung sind vermehrte Inflexibilität, Zunahme der investierten Zeit pro Tag (mehr als 1 h pro Tag [24]), eine Ausbreitung auf Lebensbereiche außerhalb des Sports [18] sowie vermehrte negative Gefühle bei Weglassen der Rituale [23]. Zu diskutieren wäre, ob im spezifischen Falle von Leistungssportlern bereits das Auftreten negativer Konsequenzen von Ritualen/Handlungen im Bereich des Leistungssportes (wie das Überschreiten von Zeitgrenzen mit entsprechenden Strafregelungen) ein Kriterium für eine pathologische Entwicklung sein könnte. Abzugrenzen sind zudem die Krankheitsbilder Sportsucht und Essstörungen sowie differentialdiagnostisch auch Angsterkrankungen (s. Kap. 23, Kap. 28, Kap. 30).

24.5 Komorbiditäten

Es liegen nur wenige Daten zu Komorbiditäten von Zwangsstörungen bei Leistungssportlern vor. Genannt werden aus dem Bereich zusätzlich vorliegender psychischer Erkrankungen, affektive Störungen (insbesondere Angst und Depression), Störungen der Impulskontrolle sowie Substanzabhängigkeiten [2]. Dies deckt sich in weiten Teilen mit den für die Allgemeinbevölkerung genannten Komorbiditäten, wobei hier Ess- und körperdysmorphe Störungen zusätzlich erwähnt sind (s. Kap. 29). Zudem werden für die Allgemeinbevölkerung dermatologische Komorbiditäten (Trichotillomanie, Folgeerkrankungen von Waschzwängen) sowie neurologische Begleiterkrankungen (Störungen der Basalganglien, Chorea Huntington) genannt [16]. Dass insbesondere Letztere in diagnostizierbaren Stadien mit dem Betreiben einer aktiven Karriere als Leistungssportler schwer vereinbar ist und daher im Falle des Leistungssportes weniger relevant ist, dürfte evident sein.

24.6 Therapie

Grundsätzlich gelten für die Therapie von Zwangserkrankungen bei Leistungssportlern die auch für die Allgemeinbevölkerung gültigen Leitlinien. Bei der Indikationsstellung für eine Therapie ist im Falle von Leistungssportlern natürlich insbesondere der Zusammenhang der Erkrankung mit dem Sportverhalten zu beachten. Hierbei ist einerseits eine Auslösung, Aufrechterhaltung oder Verschlimmerung der Erkrankung durch den Leistungssport denkbar, andererseits eine Milderung der Symptomatik durch den Sport oder auch, dass Zwangsstörung und Leistungssport unabhängig voneinander bestehen [23]. Nach psychiatrischer Abklärung und differenzierter Diagnostik ist die interdisziplinäre Therapieplanung unter Berücksichtigung des Umfeldes wichtig. Dabei kann mit Einverständnis des betroffenen Sportlers eine Zusammenarbeit zwischen psychiatrisch-psychotherapeutischen Fachpersonen mit u.a. Trainern/Coaches, Physiotherapeuten und anderen wichtigen Vertrauenspersonen aus dem sportlichen Umfeld sinnvoll sein. Zur Planung einer wirksamen Therapie gehört die sorgfältige Erarbeitung eines individuell angepassten Erklärungsmodells (s. Abbildung 24-1), auf deren Basis konkrete Interventionen definiert werden können.

Zu beachten ist der Zusammenhang zwischen der Zwangserkrankung bzw. in inverser Form deren Therapie und der sportlichen Leistung, da dieser einen erheblichen Effekt auf die Therapiemotivation und damit deren Erfolg haben wird. Denkbar sind einerseits potenzielle negative Effekte der Therapie auf die Leistung [21], wenn beispielsweise eine Verunsicherung aufgrund wegfallender, das Selbstbewusstsein stärkender Rituale oder eine starke Konzentration auf das Unterlassen von Zwangshandlungen der unbedingten Fokussierung auf den sportlichen Erfolg entgegenstehen. Wenngleich vor jeder Verordnung von Psychopharmaka und anderen Medikamenten die WADA-Liste der als Doping klassifizierten Substanzen überprüft werden sollte, sind nach aktuellem Stand die in den Leitlinien empfohlenen Medikamente zur Behandlung von Zwangsstörungen nicht als solche klassifiziert (s.u.) und sollten daher nicht aus Angst vor solchen Effekten einem Athleten nicht empfohlen oder gar verweigert werden (s. Kap. 11). Weiterhin sind erwünschte positive Effekte der Therapie auf die sportliche Leistungsfähigkeit bei Verbesserung der zu therapierenden Situation denkbar [21]. In jedem Falle sollten die genannten Zusammenhänge dem Therapeuten bewusst sein und nach Möglichkeit mit dem Leistungssportler thematisiert werden, um die Therapieadhärenz zu fördern und medizinische Ergebnisse wie auch sportliche Leistungsfähigkeit zu optimieren.

Bezüglich der Pharmakotherapie von Zwangsstörungen sei – wie allgemein im Leistungssport – auf die Antidopingliste der WADA verwiesen [25]. Dieser ist zu entnehmen, dass die leitliniengemäß bei der Therapie von Zwangserkrankungen empfohlenen Substanzen (SSRI oder Clomipramin, [16]) ohne Einschränkung eingesetzt werden können. Obwohl (nach Ausschluss von Bupropion und Amineptin als potenziell leistungssteigernde Substanzen im Jahr 2003) Antidepressiva uneingeschränkt bei Leistungssportlern eingesetzt werden können, liegen die Verschreibungszahlen dieser Medikamente um ein Vielfaches unter der in der Allgemeinbevölkerung [26, 27], so dass man vermuten kann, dass Unterdiagnose und Untertherapie bei Leistungssportlern eine Rolle spielen und daher die Therapeuten zu einer leitliniengerechten Behandlung auch mit Psychopharmaka ermutigt werden sollten (s. Kap. 10).

Bezüglich der psychotherapeutischen Behandlung von Zwangserkrankungen scheint im Bereich des Leistungssportes angesichts von gewissen Grundvoraussetzungen des Lebensstils die leitliniengemäß einzusetzende KVT gut geeignet (s. Kap. 9). So sind Synergieeffekte der im Alltag eines Leistungssportlers wie auch in der Herangehensweise der KVT einzusetzenden Faktoren denkbar: individuelle Zielsetzung, transparentes Vorgehen, gestufte Konfrontation mit zwangsauslösenden Situationen bei gleichzeitiger Unterlassung von Ritualen und Bewältigung auftretender emotionaler Reaktionen, Erhöhung der Selbstwirksamkeit [18, 28]. Wie oben erwähnt ist es auch bei Leistungssportlern unerlässlich, dass die Therapie individuell relevante Aspekte des individuell erarbeiteten Ätiologiemodells miteinbezieht (z. B. Erkennen und Bearbeiten von leistungs- oder krankheitsfördernden Prägungen im biografischen Kontext, Identifizierung von aufrechterhaltenden Bedingungen, Miteinbezug des familiären Umfeldes).

24.7 Prävention

Das Thema der Prävention von Zwangserkrankungen bei Leistungssportlern ist bis anhin noch nicht Gegenstand verbreiteter Forschungsdaten. Angesichts der obenstehenden Ausführungen erscheint es plausibel, dass Leistungssportler aufgrund von Charaktereigenschaften, Lebensstil und möglicherweise auch Umfeld gewisse prädisponierende Faktoren für die Entwicklung von Zwangsstörungen aufweisen. Diese möglichst früh zu erkennen und, wo möglich, zu mildern oder zu eliminieren, könnte eine sinnvolle Maßnahme der Primärprävention sein, wenngleich Zahlen dazu fehlen. Zudem scheint es indiziert, vulnerable Phasen in der individuellen Karriere eines Leistungssportlers in Hinblick auf persönliche Entwicklung wie auch anstehende Hürden oder Leistungstests zu identifizieren und in diesen eine adäquate Begleitung zu etablieren. Ein weiterer wichtiger Schritt wäre sicherlich die Entstigmatisierung von Zwangsstörungen durch Psychoedukation der (potenziell) Betroffenen wie auch des Umfeldes sowie durch die Ahndung von Mobbing oder Hänseleien unter Kollegen, Konkurrenten und in der öffentlichen Wahrnehmung.

Literatur

1. Cromer L, Kaier E, Davis J, et al. OCD in college athletes. Am J Psych. 2017;174(6):595–7. https://doi.org/10.1176/appi.ajp.2017.16101124
2. Ruscio AM, Stein DJ, Chiu WT, Kessler RC. The epidemiology of obsessive-compulsive disorder in the National Comorbidity Survey Replication. Mol Psychiatry. 2010;15(1):53–63. https://doi.org/10.1038/mp.2008.94
3. Goodman WK, Grice DE, Lapidus KAB, Coffey BJ. Obsessive-compulsive disorder. Psychiatr Clin N Am. 2014;37:257–67. https://doi.org/10.1016/j.psc.2014.06.004
4. Dell'Osso B, Benatti B, Hollander E, et al. Childhood, adolescent and adult age at onset and related clinical correlates in obsessive-compulsive disorder: a report from the International College of Obsessive-Compulsive Spec-

trum Disorders (ICOCS). Int J Psychiatry Clin Pract. 2016;20(4):210–7.

5. Mathes BM, Morabito DM, Schmidt NB. Epidemiological and Clinical Gender Differences in OCD. Curr Psychiatry Rep. 2019;21(5):36.
6. Cohn PJ. Preperformance routines in sport. Theoretical support and practical applications. The Sport Psychologist. 1990;4(3): 301–12. https://doi.org/10.1123/tsp.4.3.301
7. Thatcher J, Day M, Rahman R. Sports and Exercise Psychology. Exeter: Learning Matters Ltd; 2011.
8. Bleak JL, Frederick CM. Superstitious behavior in sport: Levels of effectiveness and determinants of use in three collegiate sports. Journal of Sport Behavior. 1998; 21(1): 1–15.
9. Schippers MC, van Lange PAM. The psychological benefits of superstitious rituals in top sport: A study among top sportspersons. Journal of Applied Social Psychology. 2006;36(10), 2532–53.
10. Ofori PK, Biddle S, Lavallee D. The role of superstition among professional footballers in Ghana. Athletic Insight's Writings. 2012;14:117–27.
11. Damisch L, Stoberock B, Mussweiler T. Keep your fingers crossed!: How superstition improves performance. Psychological Science. 2010; 21(7):1014–20. https://doi.org/10.1177/0956797610372631
12. Frost RO, Krause MS, McMahon M, et al. Compulsivity and superstitiousness. Behaviour Research and Therapy. 1993;31(4):423–5. https://doi.org/10.1016/0005-7967(93)90101-Y
13. Roberts R, Woodman T. Personality and performance: moving beyond the Big 5. Curr Opin Psychol. 2017;16:104–8.
14. Egan SJ, Wade TD, Shafran R. Perfectionism as a transdiagnostic process: A clinical review. Clin Psychol Rev. 2011;31(2):203–12.
15. Allen MS, Greenlees I, Jones M. Personality in sport: a comprehensive review. International Review of Sport and Exercise Psychology. 2013;6(1):184–208.
16. Kordon A, Lotz-Rambaldi W, Muche-Borowksi C, et al. S3-Leitlinie Zwangsstörungen (AWMF – Registernummer 038/017) [Internet]. Berlin: Deutsche Gesellschaft für Psychiatrie und Psychotherapie, Psychosomatik und Nervenheilkunde e.V. (DGPPN). [abgerufen am 21.02.2020]. Verfügbar unter: https://www.dgppn.de/_Resources/Persistent/29d7ea6c2c635d3626ddaf70eabf31386b9bbda8/S3-Leitlinie%20Zwangsst%C3%B6rungen%20Langversion%20Endversion%2014%2005%202013.pdf
17. https://www.icd-code.de/suche/icd/code/F42.-.html?sp=Szwang; zuletzt aufgerufen am 21.02.2020, 10:22h.
18. Stillman MA, Brown T, Ritvo E, Glick ID. Sport psychiatry and psychotherapeutic intervention, circa 2016. International Review of Psychiatry. 2016;28(6):1–9. https://doi.org/10.1080/09540261.2016.1202812
19. Allen MS, Laborde S. The Role of Personality in Sport and Physical Activity. Current Directions in Psychological Science. 2014;23(6):460–5.
20. Hauck ER, Blumenthal JA. Obsessive and compulsive traits in athletes. Sports Medicine. 1992;14(4):215–27. https://doi.org/10.2165/00007256-199214040-00001
21. Reardon CL, Hainline B, Aron CM, et al. Mental health in elite athletes: International Olympic Committee consensus statement. British Journal of Sports Medicine. 2019;53: 667–99. https://doi.org/10.1136/bjsports-2019-100715
22. Burger JM, Lynn A. Superstitious behavior among American and Japanese professional baseball players. Basic and Applied Social Psychology. 2005;27:71–6. https://doi.org/10.1207/s15324834basp2701_7
23. Reardon CL. Psychiatric comorbidities in sports. Neurol Clin. 2017;35(3):537–46. https://doi.org/10.1016/j.ncl.2017.03.007
24. Reardon CL, Factor RM. Sport Psychiatry. A systematic review of diagnosis and medical treatment of mental illness in athletes. Sports Met. 2010;40(11):961–80. https://doi.org/10.2165/11536580-000000000-00000
25. Stiftung Antidoping Schweiz. Dopingliste 2020 [Internet]. Bern: Antidoping Schweiz; 2020 [abgerufen am 16.06.2020]. Verfügbar unter: https://www.antidoping.ch/sites/default/files/dopingliste_2020_de_web.pdf
26. Machnik M, Sigmund G, Koch A, Thevis M, Schänzer W. Prevalence of antidepressants and biosimilars in elite sport. Drug testing and analysis. 2009;1(6):286–91. https://doi.org/10.1002/dta.49
27. Van Thuyne W, Delbeke FT. Declared use of medication in sports. Clin J Sport Med. 2008; 18:143–7. https://doi.org/10.1097/JSM.0b013e318163f220
28. Lakatos A, Reinecker H. Kognitive Verhaltenstherapie bei Zwangsstörungen: Ein Therapiemanual. Göttingen: Hogrefe; 2016. https://doi.org/10.1026/02673-000

25 Schmerz und Schmerzstörungen

Pia-Maria Wippert, Roland von Känel

Schmerzen sind die weitaus häufigste Ursache eines Arztbesuchs, so auch in der Sportmedizin. Im klinischen Alltag wird dem Schmerz eine Warn- und Schutzfunktion bei drohendem oder bereits eingetretenem Gewebeschaden zugeschrieben. Dieser Gewebeschaden hat zwar psychische Auswirkungen, und die Schmerzwahrnehmung wird von psychischen und sozialen Faktoren beeinflusst, im Allgemeinen kann der Schmerz aber eher auf eine somatische Ursache zurückgeführt und behandelt werden.

Im Unterschied hierzu spielen bei komplexen Schmerzstörungen ab einer Dauer von mindestens 3 Monaten psychische und soziale Faktoren eine bedeutsamere, manchmal sogar die hauptsächliche Rolle. Durch diese Faktoren wird ein Ausmaß an Beeinträchtigung erreicht, welches mit funktionellen Einschränkungen im Alltag einhergeht, insbesondere auch im sportlichen Alltag. Das Erleben von Schmerz als Symptom wird damit zum eigenständigen Schmerzleiden mit negativen Auswirkungen auf der emotionalen, kognitiven, körperlichen und beobachtbaren Verhaltensebene und qualifiziert am ehesten für eine Diagnose der Kategorie chronische primäre Schmerzen [1] gemäß ICD-11.

Für Leistungssportler dürften chronische sekundäre (muskuloskelettale) Schmerzen am problematischsten sein, wobei in der Sportpsychiatrie und -psychotherapie vermutlich am häufigsten chronische primäre muskuloskelettale Schmerzen gesehen werden [2]. Letztlich ist für den schmerzassoziierten Distress aber die subjektive Beeinträchtigung relevant und weniger, ob der Schmerz medizinisch erklärbar ist oder nicht. Unterschätzt werden zudem physiologische Anpassungsleistungen durch einen veränderten (Gewebs-)Metabolismus und der trainingsinduzierten Botenstoffsekretion (u.a. Endorphine [3]). Der „Circulus Vitiosus"-Schmerz wird bei Sportlern folglich weiter verschärft und umso relevanter wird die Betrachtung von Schmerz als ein multifaktorielles, biopsychosoziales Geschehen [4].

Chronische Schmerzen gehen immer mit erheblichen Trainingsausfallzeiten und Wettkampfverlusten sowie einer Karrierestagnation einher, was den Leistungssportler psychisch, im unmittelbaren sozialen Umfeld und ökonomisch belasten kann. Auch wenn chronische Schmerzen nicht zum Karriereende führen müssen, sind sie potenziell existenzgefährdend und können einen Athleten in seinem Selbstverständnis stark verunsichern. Aus diesen Gründen können Sportler mit chronischen Schmerzen von einer interdisziplinären Versorgung durch Sportärzte, Physiotherapeuten, Sportpsychiater und -psychotherapeuten und Trainerstab profitieren. Insbesondere bei Sportlern mit komplexen Schmerzstörungen können Psychiatrie bzw. Sportpsychiatrie und -psychotherapie in Diagnostik und Psychotherapie einen wichtigen Beitrag leisten.

25.1 Definition

Die IASP (International Association for the Study of Pain) definiert Schmerz als „eine unangenehme sensorische und emotionale Erfahrung, die mit tatsächlichen oder potenziellen Gewebeschäden verbunden ist oder in Bezug auf solche Schäden beschrieben wird". Schmerz wird also stets subjektiv erlebt, geht mit (meist) negativen Gefühlen wie Angst und Hilflosigkeit einher und kann auch ohne Gewebeschaden auftreten („es fühlt sich nur so an, als sei etwas kaputt").

Für Mediziner und Therapeuten sind Schmerzprobleme eine besondere Herausforderung, wenn sie sich nicht unmittelbar einem organischen Korrelat zuordnen lassen, das leitliniengerecht erfolgreich behandelt werden kann. Findet sich keine somatische Ursache, so droht, dass somatische Norm- und Zufallsbefunde als mögliche Schmerzursachen überbewertet werden. So können Patienten auf der Suche nach somatischen Schmerzursachen durch Untersuchungen zur Ausschlussdiagnostik, durch nicht indizierte Eingriffe und Therapien iatrogen geschädigt und die Schmerzen dadurch chronifiziert werden [5].

Im klinischen Kontext werden akuten Schmerzen primär eine Warn- und Schutzfunktion bei drohendem oder bereits eingetretenem Gewebeschaden zugeschrieben. Eine sinnvolle Therapie der Schmerzen und der Schmerzursache kann die Beschwerden meist innerhalb relativ kurzer Zeit reduzieren, bei einer Sportverletzung z. B. durch Schonung und Ruhigstellung. Mit zunehmender Dauer verlieren Schmerzen als Symptom den Charakter eines biologischen Warnsignals. Chronische Schmerzen, definitionsgemäß nach einer Schmerzdauer von 3 Monaten oder länger, können zu einer eigenständigen Krankheit oder – in der psychiatrischen Terminologie – zu einer „Störung" werden und gegebenenfalls eine Warnfunktion für psychosoziale Problemkonstellationen übernehmen.

Beim Prozess der Chronifizierung von Schmerzen spielen neben den „harten" biologischen Befunden wie strukturelle oder entzündliche Gewebeveränderungen, „weiche" psychosoziale Faktoren (sogenannte yellow flags [6]) eine zunehmend wichtigere Rolle. Im Gegensatz zum akuten Schmerz sind im Umgang mit chronischen Schmerzen z. B. Schonverhalten und die Annahme, dass Bewegung dem Heilungsprozess schade, längerfristig dysfunktionale Strategien.

Leider haben sich in der Psychiatrie, der Psychotherapie und der somatischen Medizin verschiedene Klassifikationssysteme für „chronische Schmerzen" entwickelt (s. Tabelle 25-1). Aus der Psychiatrie und Psychotherapie kommt die Bezeichnung „somatoform", wohingegen sich in der somatischen Medizin Begriffe wie „funktionell", „medizinisch ungeklärt", „unspezifisch", „atypisch" und „idiopathisch" durchgesetzt haben. Verschiedene Fachrichtungen und -gesellschaften haben zudem eigenständige funktionelle somatische Syndrome definiert. Dazu gehören die Fibromyalgie in der Rheumatologie, das Reizdarmsyndrom in der Gastroenterologie und der Spannungskopfschmerz in der Neurologie.

Dies hat zur Folge, dass Schmerzpatienten je nach versorgender medizinischer Fachrichtung eine andere Diagnose für ihr chronisches Schmerzproblem erhalten werden. Die mitunter „babylonisch" anmutende Verwirrung bei der Terminologie für chronische Schmerzstörungen wurde auch als Artefakt der medizinischen Spezialisierung bezeichnet [7] und schließt die Psychiatrie und Psychotherapie als medizinische Fachrichtung mit ein. So konnte gezeigt werden, dass die Diagnose Bodily Distress Syndrom nahezu alle Patienten einschließt, die ebenfalls für die Diagnose eines funktionellen somatischen Syndroms (u. a. Fibromyalgie) oder eine somatoforme Schmerzstörung qualifizieren würden [8].

Im Gegensatz zu früheren Definitionen haben aktuelle Definitionen von chronischen Schmerzstörungen das dualistische Verständnis von Schmerz entweder einzig als Folge einer organischen Pathologie oder einzig als Konsequenz von psychischen Faktoren verlassen und auch das Kriterium der „medizinischen Erklärbarkeit" aufgegeben [9]. Die eindrückliche Evidenz aus mehreren Jahrzehnten Schmerzforschung, nämlich dass sowohl biologische als auch psychosoziale Faktoren bei

Tabelle 25-1: Definitionen von chronischen Schmerzstörungen

Anhaltende somatoforme Schmerzstörung (ICD-10, F45.40)	• Andauernder, schwerer und quälender Schmerz über mind. 6 Monate; • **durch einen physiologischen Prozess oder eine körperliche Störung nicht hinreichend erklärt;** • in Verbindung mit emotionalen Konflikten oder psychosozialen Belastungen; • letzteren kommt die Hauptrolle für Beginn, Schweregrad, Exazerbation oder Aufrechterhaltung der Schmerzen zu.
Chronische Schmerzstörung mit somatischen und psychischen Faktoren (ICD-10, F45.41)	• Mindestens 6 Monate Schmerzen in einer oder mehreren anatomischen Regionen; • **ein physiologischer Prozess oder eine körperliche Störung sind Ausgangspunkt der Schmerzen;** • psychische Faktoren sind nicht die Ursache für den Schmerzbeginn, ihnen wird aber eine wichtige Rolle für Schweregrad, Exazerbation oder Aufrechterhaltung der Schmerzen zugewiesen.
Somatische Belastungsstörung mit überwiegendem Schmerz (DSM-5, 300.82; ICD-10, F45.1)	• Schmerzen sind belastend und/oder führen zu signifikanter Einschränkung in der alltäglichen Lebensführung; • mit Schmerzen verbundene **exzessive Gedanken** (z. B. Katastrophisieren), **Gefühle** (z. B. Krankheitssorgen) und/oder **Verhaltensweisen** (z. B. Zeit- und Energieaufwand); • es spielt keine Rolle, ob die Schmerzen medizinisch erklärt werden können oder nicht; • Dauer typischerweise länger als 6 Monate.
Bodily Distress Disorder (ICD-11)	• Definiert durch ein **Muster von körperlichen Symptomen** inkl. Schmerzen (muskuloskelettale, gastrointestinale, kardiopulmonale, allgemeine Symptome); • Schmerzen werden als belastend erlebt und ihnen kommt übermäßig viel Aufmerksamkeit zu, z. B. infolge wiederholter Arztbesuche; • emotionale oder verhaltensbedingte Symptome sind für die Diagnose nicht notwendig; diese sind aber häufig und können für die Behandlung wichtig sein.
Medically Unexplained Physical Symptoms (MUPS)	• Über mehrere Wochen andauernde Schmerzen, für welche der behandelnde Arzt **keine medizinische Ursache** gefunden hat oder deren Ursache weiterhin umstritten bleibt; • im Praxisalltag ist die Mehrheit der Ärzte, die den Begriff verwenden, der Meinung, dass die Schmerzen höchstwahrscheinlich aus psychologischen Gründen entstehen.
Funktionelle somatische Symptome und Syndrome (verschiedene Fachgesellschaften)	• Schmerzen, zu deren Entstehung es keine objektiv nachweisbare körperliche Ursachen benötigt von 3 bis 6 Monaten Dauer; • **gestörte Funktionsweise von Organ- und physiologischen Systemen** bei Schmerzen z. B. des muskuloskelettalen und sensorischen Systems; • begleitende Störungen im autonomen, neuroendokrinen und Immunsystem.

Chronische primäre Schmerzen (International Association for the Study of Pain, ICD-11)	• Schmerzen in einer oder mehreren anatomischen Regionen seit mehr als 3 Monaten;
	• Schmerzen sind mit erheblicher emotionaler Belastung und/oder Funktionsstörung im Alltag verbunden;
	• Schmerzen werden **nicht besser durch eine andere Erkrankung erklärt**;
	• Möglichkeit, den Schweregrad einzuteilen mit numerischen Ratingskalen von 0 bis 10 für Schmerzintensität, emotionalen Distress und Beeinträchtigung von Alltagsaktivitäten.
	• In diese Kategorie gehören:
	  • generalisiertes Schmerzsyndrom (inkl. Fibromyalgie),
	  • komplexes regionales Schmerzsyndrom (Typ 1 und Typ 2),
	  • chronische primäre Kopf- oder Mund- und Gesichtsschmerzen (chronische Migräne, chronische Spannungskopfschmerzen, Trigemino-autonome Kopfschmerzerkrankungen, temporomandibuläre Schmerzen, Syndrom des brennenden Mundes, orofaziale Schmerzen),
	  • chronische primäre viszerale Schmerzen (Thoraxschmerzen, epigastrische Schmerzen, Reizdarm, Abdominalschmerzen, Blasenschmerzen, Beckenschmerzen bei der Frau und beim Mann),
	  • chronische primäre muskuloskelettale Schmerzen (Kreuzschmerzen bzw. low back pain, zervikale Schmerzen, thorakale Schmerzen, Extremitätenschmerzen).

Chronische sekundäre Schmerzen (IASP, ICD-11)	• Zumindest zu Beginn der Schmerzstörung können die Schmerzen **auf eine Grunderkrankung** zurückgeführt werden;
	• Möglichkeit, den Schweregrad einzuteilen wie bei chronischen primären Schmerzen.
	• In diese Kategorie gehören:
	  • krebsassoziierte Schmerzen,
	  • postoperative und posttraumatische Schmerzen,
	  • neuropathische Schmerzen,
	  • sekundäre Kopf- oder Mund- und Gesichtsschmerzen,
	  • sekundäre viszerale Schmerzen,
	  • sekundäre muskuloskelettale Schmerzen.

allen chronischen Schmerzzuständen von Bedeutung sind, zeigt sich in neueren Definitionen wie „Schmerzsyndrome mit körperlichen und psychischen Faktoren" (2009 in die ICD-10 eingeführt), welche in die Psychiatriekapitel der aktuellen Klassifikationssysteme aufgenommen wurden. Dass aus klinischer Sicht das subjektive Leiden in Form von Distress und Funktionseinschränkungen oft wichtiger sind als die Schmerzursachen, zeigt sich in Definitionen wie der „somatischen Belastungsstörung" im DSM-5 bzw. der „Bodily Distress Disorder" in der ICD-11, welche die somatoformen (Schmerz)störungen im Psychiatriekapitel dieser Klassifikationssysteme ersetzt haben [8]. Für die Hausarztmedizin wurde in der ICD-11 ein „Bodily Distress Syndrom" eingeführt, welches die „medizinisch ungeklärten

Symptome bzw. Schmerzen" ersetzt. Eine Terminologie für real empfundene Körpersymptome, die dadurch definiert ist, dass etwas fehlt, ist überholt. Dies gilt umso mehr, als sich unter Fachexperten bezüglich der Einteilung von „medizinisch erklärbar" versus „medizinisch nicht erklärbar" wenig Übereinstimmung zeigt [10]. Auch bei Sportlern hat sich die Kategorisierung a) nozizeptiver Schmerz, b) neuropathischer Schmerz, c) noziplastischer/algopathischer/nozipathischer Schmerz sowie d) Schmerz mit unbekannter Ursache durchgesetzt, wobei die Kategorie c) der ICD-11 „Bodily Distress Disorder" am ehesten entspricht [11]. Sportler sind hier z. B. von muskuloskelettalen Schmerzen betroffen wie unspezifischem Rückenschmerz, Bein-, Gliederschmerzen sowie Entzündungen (Sehnen, Knochenhaut).

Außerhalb des Psychiatriekapitels wurde die eingangs erwähnte Klassifikation der IASP für „chronische primäre Schmerzen" und „chronische sekundäre Schmerzen" in die ICD-11 aufgenommen (s. Tabelle 25-1). Während chronische primäre Schmerzen unabhängig von den identifizierten biologischen oder psychischen Faktoren diagnostiziert werden können, werden chronische sekundäre Schmerzen zumindest initial als Symptom einer Grunderkrankung verstanden [1]. Vergleichbar zu den obigen Diagnosen aus den Psychiatriekapiteln ist die Diagnose der chronischen primären Schmerzen agnostisch in Bezug auf die Ätiologie und zielt darauf ab, die obsolete Dichotomie von körperlich versus psychisch aufzulösen. Obskure Begriffe wie somatoform („wie wenn es somatisch wäre, ist es aber nicht"), unspezifisch (definiert durch „etwas Abwesendes") und funktionell („Störung im Kopf" versus „Störung der Funktion") sollen damit überwunden werden [1].

Im Gegensatz dazu müssen z. B. chronische sekundäre muskuloskelettale Schmerzen von Muskeln, Knochen, Gelenken, Sehnen und assoziierten Weichteilgeweben ausgehen. Ihnen zugrunde liegen entweder eine persistierende Nozizeption durch eine lokale oder systemische Entzündung, strukturelle Schädigung, biomechanische Störung (bei Erkrankungen des Nervensystems), Störungen der Kinetik (z. B. arbeitsbedingt oder sportbedingt) oder eine tief im Gewebe lokalisierte Läsion. Die Intensität von sekundären Schmerzen muss nicht mit dem Krankheitsverlauf korrelieren. Obwohl die Grunderkrankung erfolgreich behandelt wurde, können chronische sekundäre Schmerzen bestehen bleiben und zum Hauptproblem werden [2].

Eine der ersten umfassenden internationalen Studien zeigt, dass sich 97 % aller Patienten, die in Schmerzzentren vorstellig werden, eindeutig der Kategorie chronische primäre Schmerzen oder einer der sechs Kategorien für chronische sekundäre Schmerzen zuordnen lassen [12], sodass man sich von der neuen Klassifikation eine Förderung der epidemiologischen Forschung und einen besseren Zugang zur patientenzentrierten multimodalen Schmerztherapie verspricht.

Es ist zu hoffen, dass durch die aktuellen und fortlaufenden Bestrebungen, die Klassifikation von chronischen Schmerzstörungen evidenzbasiert weiterzuentwickeln und zu vereinfachen, verschiedene Spezialisten im klinischen Alltag vermehrt eine gemeinsame Sprache finden. An die Klassifikation der IASP für chronische primäre und sekundäre Schmerzen bzw. Schmerzstörungen (inklusive des muskuloskelettalen Systems) lässt sich auch die bisherige Kategorisierung der Schmerzstörungen bei Sportlern anschließen. Die zukünftigen Erfahrungen mit der klinischen Anwendbarkeit dieses Klassifikationssystems werden zeigen, ob diese Annahme berechtigt ist. Die Anerkennung der Tatsache, dass Patienten durch chronische Schmerzen relevant beeinträchtigt sind – und zwar unabhängig von den Schmerzursachen und der medizinischen Fachrichtung –, kann den Weg für eine verbesserte interdisziplinäre und personalisierte Versorgung ebnen.

25.2 Epidemiologie

Die Prävalenz chronischer Schmerzen steigt mit zunehmendem Alter an und ist bei Frauen und bei Menschen mit niedrigerem sozioökonomischem Status höher als bei Männern bzw. Menschen mit höherem sozioökonomischem Status. Chronische Schmerzen sind häufig und die Versorgung ist unzureichend. Es mangelt an einer frühzeitigen Diagnose und dem rechtzeitigen Einleiten von adäquaten Therapiemaßnahmen, wie eine kürzlich durchgeführte Befragung in 17 europäischen Ländern ergab [13]. Nach dieser Untersuchung leiden 20 % der Erwachsenen in der Allgemeinbevölkerung unter chronischen Schmerzen, wovon ein Drittel ihre Schmerzen als schwer bezeichnet. Die Mehrheit litt seit mehr als 7 Jahren an Schmerzen. Bei über zwei Dritteln der Befragten dauerte es länger als ein Jahr, bis eine Diagnose gestellt wurde, bei 20 % sogar über 10 Jahre. In Deutschland wurden 40 % der Befragten länger als 3 Jahre vom Hausarzt behandelt, bevor sie an einen Spezialisten oder in eine Schmerzklinik überwiesen wurden. Etwa der Hälfte der Befragten wurde neben der Hausarztversorgung eine zusätzliche Therapie angeboten. Insgesamt fand nur ein Fünftel der Befragten, dass die Schmerzbehandlung ihren Erwartungen entsprach.

Für die somatoforme Schmerzstörung beträgt die Lebenszeitprävalenz 12 %, die Punktprävalenz in der Hausarztpraxis 5 bis 10 % und der Anteil in einer interdisziplinären Universitätsambulanz 25 bis 30 % [9]. Sowohl in der Hausarztmedizin als auch in der Gynäkologie und Geburtshilfe haben 10 % der Patienten eine schwere Form und weitere 20 % eine mittelschwere Form einer somatischen Belastungsstörung [14], davon ein bedeutender Anteil mit überwiegend Schmerzen. Die Häufigkeit von chronischen primären Schmerzen beträgt gemäß Schätzungen aus verschiedenen populationsbasierten Studien z. B. 3 bis 6 % für die Fibromyalgie, 4 bis 20 % für chronische Rückenschmerzen und 10 bis 20 % für den Reizdarm. Weltweit sind chronische Rückenschmerzen die häufigste Alleinursache für gelebte Jahre mit einer Behinderung, gefolgt von depressiven Störungen [4]; (s. Kap. 21).

Auch bei Leistungssportlern sind unspezifische chronische Rückenschmerzen dominant. Mit einer Jahresprävalenz von etwa 39 % (bzw. bis zu 57 % bei jüngeren Sportlern, erstes Auftreten im Mittel mit 13 Jahren) und einer Lebensprävalenz von 60 % (respektive 66 % bei jüngeren Sportlern) sind sie für einen Ausfall von 23 % der Trainingstage und 13 % der Wettkampftage pro Jahr verantwortlich [15, 16]. Die Prävalenz ist abhängig von der Sportart, den Trainingsjahren, der Trainingsexpertise sowie von sportartspezifischen Reklinations- und Rotationsbewegungen und mechanischen Lasten, wobei einige Sportarten hohe Jahresprävalenzen erreichen (Basketball 48 %, Karate 44 %, Badminton 42 %) [15]. Etwa ein Drittel der Sportler werden von Spezialisten behandelt und medikamentös versorgt. Deutlich weniger belastbare Zahlen gibt es zu den im Leistungssport ebenfalls gehäuft auftretenden Bein- und Gliederschmerzen [17] bzw. Knöchelverletzungen (Stauchung, Zerrung, Instabilität) [18]. Letztere geraten zunehmend in den Forschungsfokus. Sie haben einen Anteil von 7 % bis zu 15 % aller Sportverletzungen bei einer Rekurrenzrate von 12 bis 80 %). Chronische Beschwerden (Chronic ankle instability), was das Auftreten einer posttraumatischen Arthrose mitbedingen kann, entwickeln davon 40 % [19].

25.3 Ätiopathogenese

Ursächliche, auslösende und aufrechterhaltende Faktoren: Chronische Schmerzen werden grundsätzlich als biopsychosoziales Geschehen verstanden. Entsprechend können zu didaktischen Zwecken Ursachen und Mechanismen der Entstehung und Aufrechterhaltung einer Schmerzstörung vereinfacht in prädisponierende, auslösende und aufrechterhaltende biologische, psychische und soziale

Faktoren unterteilt werden (s. Abbildung 25-1; [20, 21]), welche in einem komplexen Zusammenspiel interagieren. Die entsprechenden Beiträge der verschiedenen Faktoren können je nach Schmerzstörung variieren. Für eine ausführliche Darstellung von verschiedenen Schmerzmodellen mit unterschiedlicher Gewichtung dieser Faktoren sei auf weiterführende Literatur verwiesen [9]. Einige wichtige Erkenntnisse für die Sportpsychiatrie und -medizin seien hier erwähnt.

Mechanismen der Schmerzprozessierung: Pathophysiologisch wird bei chronischen Schmerzstörungen von einer Störung des Zusammenspiels von peripheren und zentralnervösen Mechanismen der Schmerzprozessierung und -wahrnehmung ausgegangen. Periphere *nozizeptive* (Gewebeschädigung) und/oder *neuropathische* (Nervenschädigungen) Schmerzimpulse werden über dafür vorgesehene Nervenbahnen nach zentral fortgeleitet und dort als Schmerzempfindung erst erlebbar. In Abhängigkeit von Stress und negativen Affekten können zentralnervös absteigende Bahnen das Schmerzerleben bereits auf Höhe des Hinterhorns im Rückenmark modulieren [22]. Es ist daher nicht von einer linearen Beziehung zwischen Nozizeption und Schmerzempfindung auszugehen. Auch wenn die Nozizeption eine wesentliche Rolle spielt, liegt der Ursprung zentraler Schmerzen im gesamten zentralen Nervensystem. Bei Verletzungen im

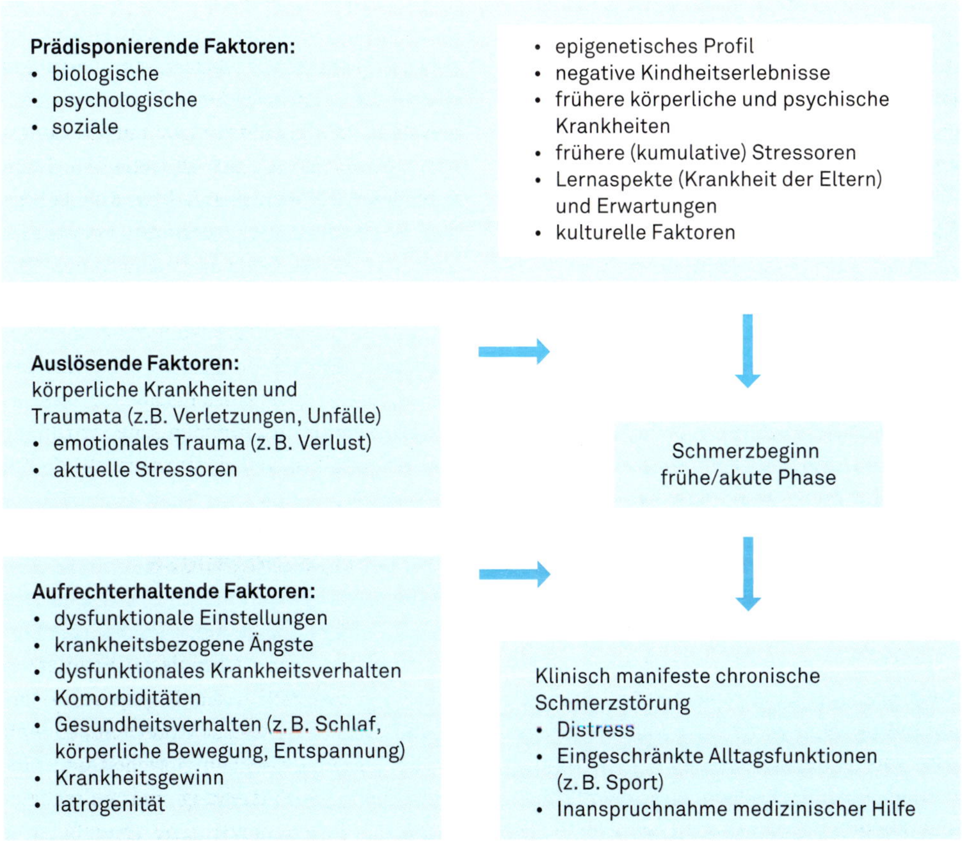

Abbildung 25-1: Ätiopathogenese von chronischen Schmerzstörungen, angelehnt an Budtz-Lilly et al. [20] und Henningsen et al. [21].

Sport kann es daher trotz vorliegender Nozizeption zu einem Ausbleiben von Schmerzen kommen. Verantwortlich sind hierfür kontextuelle (z. B. Wettkampf), affektive und kognitive Faktoren (z. B. Aufmerksamkeitsprozesse) [23]. Die Prozessierung von zeitgleich eingehenden Reizen in gleichen Hirnarealen führt zu einer Modulation der Schmerzerfahrung. Praktische Beispiele sind der Olympiasieg von Georg Hettich mit einem Kahnbeinbruch, das Spiel des Europacupfinales mit Wolfgang Weber trotz eines Wadenbeinbruchs oder der Punktsieg des Boxers Arthur Abraham trotz zweifachen Kieferbruchs.

Davon abzugrenzen sind neuropathische Schmerzen, z. B. nach Rückenmarksverletzung oder einem Hirninfarkt mit Beteiligung des Thalamus. Neuropathischer Schmerz ist bei Leistungssportlern – neben akuten Verletzungen von peripheren Nerven oder des Rückenmarkes – v. a. im Parasport ein Thema [24], wobei sich neuropathischer Schmerz und nozizeptiver Schmerz überlagern können, wenn sich Rollstuhlathleten z. B. akut verletzen oder mechanische Überlastungssyndrome entwickeln (s. Kap. 37). Neuropathischer Schmerz kann zudem auch nach Operationen von Sportverletzungen oder bei wiederholter mechanischer oder entzündlicher Reizung von peripheren Nerven auftreten, so z. B. im Ausdauersport [11].

Noziplastische Schmerzen hingegen sind auf eine veränderte nozizeptive Prozessierung im zentralen Nervensystem oder eine Erkrankung bzw. Läsion des somatosensorischen Systems zurückzuführen. Sie sind eng mit dem nachfolgend ausgeführten Konzept der zentralen Hypersensitivität verbunden und scheinen der neurophysiologische Hauptmechanismus bei chronischen primären Schmerzen zu sein [1]. In der Sportmedizin wird noch zwischen *noziplastischen* (Funktionsveränderung der nozizeptiven Pfade), *algopathischen* (pathologischer Schmerz ohne Verletzung) und *nozipathischen* (pathologischer Zustand der Nozizeption) Schmerz unterschieden. Bei Sportlern zeigen sich nicht selten Kombinationen dieser Schmerzarten wie z. B. nozizeptive Schmerzen zusammen mit neuropathischen und noziplastischen/algopathischen/nozipathischen Schmerzen und Schmerzen unbekannter Herkunft [11].

Zentrale Sensitivierung: Der Begriff der zentralen Sensitivierung steht für eine Übererregung von zentralen Neuronen mit veränderter synaptischer Aktivität und Neurotransmission als Folge einer verstärkten Signalübertragung durch spinale und supraspinale Strukturen. Die zentrale Sensitivierung manifestiert sich als Hypersensitivität bzw. Überempfindlichkeit (z. B. Hyperalgesie) gegenüber verschiedenen schädlichen Reizen (z. B. Druck und Hitze) sowie nicht schädlichen (z. B. Berührung). Während einige Experten davon ausgehen, dass eine zentrale Sensitivierung zwingend einen afferenten Input erfordert, nehmen andere an, dass ein solcher für die Manifestation einer zentralisierten Schmerzempfindung nicht notwendig ist, sondern dass diese autonom erfolgen kann [25, 26]. Demnach können bereits normale nozizeptive Stimuli ausreichen, um Schmerzen zu provozieren, solche Stimuli können aber auch gänzlich fehlen. Bei chronischen primären Schmerzen (z. B. Fibromyalgie, Reizdarm, Migräne, Rückenschmerzen) scheint die zentrale Sensitivierung ein entscheidender pathophysiologischer Prozess zu sein, weshalb diese Schmerzstörungen auch als zentrale Sensitivitätssyndrome bezeichnet werden. Eine Vielzahl von ätiopathogenetischen Faktoren für eine Schmerzstörung trägt ebenfalls zur zentralen Schmerzsensitivierung bei [26].

Im Leistungssport können chronische Entzündungsreaktionen durch mechanische Reizung zu einem andauernden Zyklus von Entzündung, Reparatur, Remodelierung und erneuter Entzündung führen und dabei die mechanischen Eigenschaften des Sehnen- und Gelenkgewebes nachhaltig verändern, einschließlich einer Reduktion bisheriger mechanischer Reizschwellen [11]. Dieser Prozess kann sich durch kontextuale Belastungen beschleunigen wie Stress im Betreuungsumfeld, mangelndes Erholungs- und Belastungsmanagement im Trainings- und Wettkampfzyklus und zu frühes RTP nach Verletzungen, z. B. aufgrund von Verbands- und Kaderbedingungen oder wirtschaftlichem Druck. Kaum erforscht sind die Wechselbeziehungen zwischen Belastungsdosis und Adaptation im sensomotorischen System und der Schmerzmatrix, welche vermutlich eine entscheidende Rolle im Prozess der Chronifizierung spielen [27].

Biografische Faktoren: In der Allgemeinbevölkerung ist gut belegt, dass frühere körperliche und psychische Schmerzerfahrungen, z. B. im Zusammenhang mit belastenden Erlebnissen in der Kindheit, für eine Schmerzstörung prädisponieren (siehe auch Konzept des schmerzanfälligen Patienten (*pain prone patient*) [22]. Da teilweise gemeinsame neurobiologische Korrelate der zentralen Schmerz- und Affektprozessierung zugrunde liegen, geht das Schmerzerleben stets auch mit dem Erleben von Stress und negativen Affekten einher [22]. Aufgrund einer biografisch geprägten erhöhten Stressreaktivität können später im Leben eintretende Stressoren (z.B. bei Beziehungskonflikten) im Sinne einer stressinduzierten Hyperalgesie eher Schmerzen auslösen und diese perpetuieren. Daran beteiligt sind die neurobiologischen Strukturen der Schmerzmatrix (anteriorer Gyrus cinguli, Insel, Amygdala, Hippocampus, Präfrontalkortex), zentrale Sensitivierungsprozesse, das Endocannabinoid-System sowie neuroendokrine, sympathische und proinflammatorische Mechanismen.

Einstellungen und Verhalten: Kumulative Einflüsse aus dem leistungssportlichen Umfeld können diese Mechanismen weiter triggern, z.B. Störungen im Biorhythmus durch wechselnde Zeitzonen (und damit einhergehende Schlafstörungen [28]), Höhenlagen, Temperaturbedingungen, Störungen in der Bindungsqualität zum Trainings- und Betreuungsstab etc. So sind beispielsweise fünf Zeitzonenwechsel innerhalb von 7 bis 10 Wochen in der Hochsaison des internationalen Wettkampfkalenders im alpinen Ski Freestyle keine Seltenheit. Wenngleich sich nicht bestätigt hat, dass Konditionierungsprozesse in bestimmten Sportarten zu einer veränderten Schmerzschwelle führen, so sind Leistungssportler oftmals toleranter gegenüber Schmerz [29], was jedoch durch kontextuale Faktoren moduliert sein kann. Auch allgemein bekannte Faktoren halten eine Schmerzstörung aufrecht wie dysfunktionale Einstellungen (z.B. Katastrophisieren, Fehlinterpretationen und Erwartungen, dass die Schmerzen sich nicht bessern), geringe Selbstwirksamkeitsüberzeugungen, Krankheitsängste und ungünstiges Schmerzverhalten mit Aufmerksamkeitslenkung auf die Schmerzregion, übermäßigem Schonen oder „Durchbeißen". In diesem Zusammenhang sind auch iatrogene Faktoren im weitesten Sinne zu nennen wie unnötige Eingriffe, nicht indizierte Therapien (einschließlich von Medikamenten und Infiltrationen) und eine schlechte Kommunikation zwischen Arzt und Patient. Im Leistungssport sollte v.a. die Gabe von Analgetika besser monitorisiert werden, die auch vom Betreuungsstab ausgegeben werden (sogenannte Betreuungskoffer), v.a. wenn keine ärztliche Betreuung vor Ort gewährleistet werden kann. Dies ist insbesondere in jüngeren Nachwuchsmannschaften der Fall, die nicht immer mit dem vollen Betreuerstab (inklusive Arzt) budgetiert sind.

25.4 Komorbiditäten

Die Koexistenz von Schmerzstörungen mit komorbiden psychischen Erkrankungen, insbesondere mit depressiven Störungen und Erkrankungen und Angststörungen ist überzufällig hoch [9] und im Leistungssport durch die zum Teil extrem hohen und immer gemeinsam auftretenden körperlichen und psychischen Belastungen erklärbar (s. Kap. 21, Kap. 23). Die Wechselwirkungen sind vielfältig und komplex. Insbesondere ist in der modernen Schmerzmedizin ein Konzept von chronischen Schmerzen als simples Äquivalent einer Depression (sogenannte larvierte Depression) überholt. Die Rate komorbider Depressionen und Angststörungen beträgt bei den verschiedenen Schmerzstörungen 30 bis 50 %. Diffuse Schmerzen scheinen mit höheren Depressionsraten einherzugehen als lokalisierte Schmerzen. Psychische Erkrankungen können das Risiko für die Erstmanifestation einer Schmerzstörung und deren Chronifizierung erhöhen und umgekehrt. Die Depression und weitere negative Affekte gehen sowohl mit einer erniedrigten Schmerzschwelle als auch einer erhöhten Bereitschaft einher, Schmerzen dem Umfeld zu kommunizieren, [22]. Zunehmend erkannt wurden die Interaktionen von Traumafolgestörungen mit chronischen Schmerzen (s. Kap. 26). Die PTBS geht in bis zu 80 % der Fälle mit Schmerzen einher und ist ebenfalls mit chronischen primären Schmerzen, wie der Fibromyalgie assoziiert.

25.5 Diagnostik

Biopsychosoziale Anamnese und weiterführende Untersuchungen: Die biopsychosoziale Anamnese [30] bildet das diagnostische Fundament für Schmerzstörungen und erlaubt nach wie vor in ungefähr 80 % der Fälle eine akkurate Diagnose. Das Symptom „Schmerz" soll in sieben Dimensionen erfasst werden, nämlich nach Lokalisation, Ausstrahlung, Qualität, Intensität, zeitlichem Ablauf und Dauer, verstärkenden und lindernden Faktoren und Begleitumständen bzw. -symptomen (sogenannte Landkarte der Beschwerden). Zusätzlich sollten die Auswirkungen der Schmerzen auf die Leistung, Stimmung, körperliche und soziale Funktion erfasst werden.

Exakt lokalisierbare Schmerzen mit dermatombezogener Ausstrahlung, die mit sensorischen Adjektiven wie „spitz" oder „bohrend" beschrieben werden und sich bei bestimmten Bewegungen verschlimmern, weisen auf eine organische Komponente hin. Demgegenüber sind multilokuläre, diffus ausstrahlende Schmerzen, die mit affektiv-getönten Adjektiven wie „fürchterlich" oder „bestrafend" beschrieben werden, sich bei Bewegung nicht verändern, auf Analgetika schlecht ansprechen und von weiteren somatischen Symptomen begleitet werden hinweisend darauf, dass psychosoziale Faktoren am Schmerzerleben und -verhalten beteiligt sein könnten [9]. Mit der Anzahl zusätzlicher körperlicher Symptome wie Schmerzen an weiteren Körperstellen, Müdigkeit, Schwindel und Verdauungsproblemen steigt die Wahrscheinlichkeit für das Vorliegen chronischer primärer bzw. noziplastischer Schmerzen. Schmerzzeichnungen [31] und einfache algometrische Verfahren [32] können die Diagnostik der beteiligten neurophysiologischen Mechanismen (nozizeptiv, neuropathisch, noziplastisch) mit wenig Aufwand ergänzen. Weitere Befunde für die Beteiligung der verschiedenen Schmerztypen beim Sportler sind in Tabelle 25-2 aufgeführt.

Biomechanische, kontextuelle und psychobiologische Faktoren: Im Sport spielt der Auslösemechanismus eine wichtige Rolle. Deshalb ist es sinnvoll, den behandelnden Ärzten Filmaufnahmen zur Verfügung zu stellen, die in bestimmten Sportarten und bei höherklassigen Verbänden und Vereinen routinemäßig angefertigt werden. Mit solchen Aufnahmen lassen sich der Verletzungssmechanismus und mögliche Komplikationen besser einschätzen. Das führt zu verbesserten Behandlungsroutinen und lässt eventuelle Ausfallzeiten eines Spielers genauer bestimmen. Athleten selbst führen ihre Schmerzen bevorzugt auf ein singuläres Ereignis zurück, insbesondere weil diffuse Schmerzen und damit einhergehende „psychisch" intendierte Probleme im Kontext unerwünscht sind. Es ist also wichtig, beitragende biomechanische, kontextuelle und psychobiologische Faktoren sorgfältig zu erfragen. Dies sind zunächst Fragen zu biologischen Faktoren (Müdigkeitszustand, Menstruationszyklus, Trainingsbelastung und Ernährung) und zur Kinetik (gegebenenfalls Aktivierung von Ausgleichskräften zum Leistungserhalt trotz gestörter kinetischer Kette [33]). Auch die Aufnahme der

Tabelle 25-2: Untersuchungsschemata für Sportler und Einteilungsformen verschiedener Schmerztypen, angelehnt an Hainline et al. 2017 [11]

	Untersuchungsschemata für Sportler und Einteilungsformen verschiedener Schmerztypen				
	Anamnese und körperliche Untersuchung	Nozizeptiver Schmerz	Entzündlicher Schmerz	Neuropathischer Schmerz	Noziplastischer, algopathischer, nozipathischer Schmerz
Schmerzeintritt					
Trauma		▲	▲	△	
schleichend		△	▲	▲	△
mit Schwellung		▲	△		
mit autonomer Dysfunktion			△	▲	▲
mit psychosozialem Stress			△		▲
Schmerzlokalisation	Anamnese und Untersuchung				
bezogen auf anatomische Strukturen		▲	△		
entlang anatomischer Linien		▲	△		
Ausstrahlung in Dermatome			▲	▲	
Ausstrahlung in die Beine				△	▲
Ausstrahlung bei Bewegung		▲			
Halbseitige Ausstrahlung					▲
Ganzseitige Ausstrahlung					▲
Schmerzverstärkende Faktoren	Anamnese				
Mechanische Belastung		▲			
Inaktivität			▲		△
Kälte				△	
Wärme			▲		

	Untersuchungsschemata für Sportler und Einteilungsformen verschiedener Schmerztypen				
Sensorische Untersuchung	Anamnese und Untersuchung				
Taubheit		△		▲	
Lokale mechanische Sensitivität		▲	△		
Generalisierte mechanische Sensitivität					▲
Lokale Wärmesensitivität			▲		
Lokale Kältesensitivität				▲	
Sensomotorische Ausfallerscheinungen				▲	△
Psychologische Faktoren	Screening, Fragebogen, Interview				
Depression, Angst oder starker Stress					▲
Katastrophisieren					▲
Vermeidung von Schmerzangst/Durchbeißen					▲
Lebensstilfaktoren					
Gestörter Schlaf/Schlafmangel					▲
Mangelernährung			△		▲
Geringes Wohlbefinden			▲		△
Biomechanik: Tests zur Kraftübertragung	Körperliche Untersuchung	▲	△		

▲ = meistens, △ = weniger häufig, kein Symbol = weniger typisch. angelehnt an Hainline et al., 2017, S. 4 [11].

Trainingsbelastungsmuster und Periodisierung von Trainingsreizen sind wesentliche Faktoren, um die Belastung allostatischer Systeme einschätzen zu können [34, 35]. Es ist bekannt, dass weniger als 8 Stunden Schlaf das Verletzungsrisiko von Leistungssportlern verdoppelt [36], da die benötigte Regeneration nicht mehr sichergestellt werden kann.

Screening und Assessment von psychosozialen Faktoren. Zur umfassenden Diagnostik gehören vertiefte Fragen nach psychosozialen Faktoren (Stress, Stimmung, schmerzbezogene Kognitionen, Erwartungshaltung) und zum sozialökonomischen Bereich (z. B. Reaktionen von Trainer und Eltern, Teamdynamik und Struktur und wirtschaftliche Implikationen der Sponsoren). Hierzu eigenen sich neben dem eigentlichen Anamnesegespräch Screenings oder Kurzchecklisten, die auf die Belange der Athleten angepasst sind und auch personalisierte Behandlungsschemata erlauben (s. Abbildung 25-2; [37, 38]). Screenings sind auch in anderen Bereichen der Behandlung von Leistungssportlern obligatorisch (z. B. Cumberland Ankle Instability Tool, CAIT). In der Allgemeinbevölkerung hingegen kommt eher ein Einsatz von Fragebogen (Psychometrie) zur Quantifizierung von Schmerzerleben und -verhalten, Funktionalität, krankheitsbezogenen Ängsten, dysfunktionalen Kognitionen, weiteren belastenden Körpersymptomen, Schlafstörungen und komorbiden affektiven und Angststörungen zur Bestätigung des klinischen Eindrucks infrage (s. Teil V).

Multidimensionale Diagnostik: Je nach Komplexitätsgrad von Schmerzstörungen ist eine multidimensionale Diagnostik angezeigt. Diese kann die Zusammenarbeit von Sportärzten, Sportpsychiatern und -psychotherapeuten, Physiotherapeuten und weiteren Schmerzspezialisten aus beteiligten Fachgebieten wie der Anästhesie, Rheumatologie, Orthopädie, Neurologie und Psychosomatik erfordern. Größere Institutionen verfügen für die fachübergreifende Diagnostik über ein interdisziplinäres Schmerzzentrum. Differenzialdiagnostisch sollten chronische primäre Schmerzen von chronischen sekundären Schmerzen unterschieden werden und psychische Erkrankungen mit dem Leitsymptom Schmerz erkannt werden (PTBS, Depression, wahnhafte Störung, zonästhetische Psychose).

25.6 Therapie

Pharmakotherapie: Der Therapieplan für chronische Schmerzstörungen orientiert sich an den diagnostisch erhobenen modifizierbaren biologischen, psychischen und sozialen Fakto-

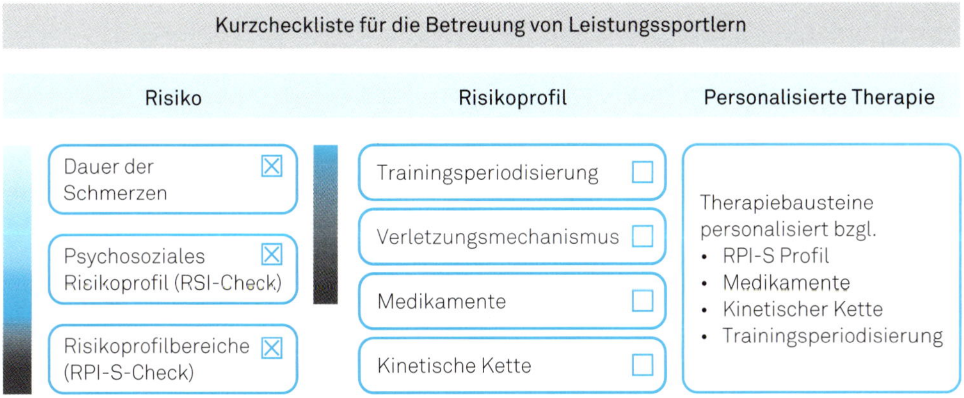

Abbildung 25-2: Kurzcheckliste für die Betreuung von Leistungssportlern. Zum Risikostratifizierungsindex RSI und Risikopräventionsindex RPI-S Screening siehe Wippert et al. [37, 38].

ren, welche zum Schmerzerleben, dem damit verbundenen Distress und den Funktionseinschränkungen beitragen. Die Behandlung von nozizeptiven und neuropathischen Schmerzen – einschließlich interventioneller Verfahren – erfolgt nach den entsprechenden Leitlinien. Für zentralisierte noziplastische Schmerzen ist das Stufenschema der WHO ungeeignet. Insbesondere raten verschiedene Fachgesellschaften davon ab, chronische primäre Schmerzen mit hochpotenten Opioidanalgetika zu behandeln, welche außerdem zu einer Schmerzsensibilisierung führen können. Für chronische primäre Schmerzstörungen wie die Fibromyalgie, den Reizdarm oder chronische Rückenschmerzen, die im Kontext der Psychiatrie und Psychotherapie gesehen werden, existieren ebenfalls Behandlungsleitlinien, einschließlich für die evidenzbasierte Pharmakotherapie, deren Darstellung den Umfang dieses Kapitels jedoch sprengen würde. Schmerzen, welche sowohl nozizeptive, neuropathische als auch noziplastische Anteile haben, stellen hohe Herausforderungen an eine rationelle Pharmakotherapie, welche Nutzen und Schaden gut gegeneinander abwägen muss.

Für die Psychopharmakotherapie von chronischen primären Schmerzstörungen lässt sich festhalten, dass die Wirksamkeit von niedrigdosierten Trizyklika (z. B. Amitryptilin 25–75 mg tgl.) und von dualen Antidepressiva (z. B. Duloxetin, Venlafaxin) in einer antidepressiv wirksamen Dosierung höher ist als diejenige von SSRI. Letztere eignen sich aber zur Behandlung einer komorbiden Angststörung. Zur Therapie einer gleichzeitig vorhandenen Depression muss das Trizyklikum höher dosiert werden (Zieldosis 150 mg) als für eine alleinige Schmerzmodulation. Das Antikonvulsivum Gabapentin hat eine Wirkung bei Fibromyalgie und die mit ihr häufig einhergehende generalisierte Angststörung. Eine sinnvolle Indikation für eine Langzeitbehandlung mit Benzodiazepinen gibt es nicht und die Datenlage zum Einsatz von atypischen Neuroleptika bei chronischen Schmerzstörungen ist gering. Zur Pharmakotherapie begleitender subjektiver Schlafstörungen eignet sich Trazadon in niedriger Dosierung [9].

Für die Anwendung von Psychopharmaka zur Schmerzbehandlung in der Sportpsychiatrie und -psychotherapie muss beachtet werden, ob die verschiedenen Medikamente auf der Verbotsliste/Dopingliste der WADA stehen und allenfalls die sportliche Leistungsfähigkeit beeinflussen (s. Kap. 10, Kap. 11). Entsprechend muss eine sorgfältige Abwägung der Vor- und Nachteile bei jedem Athleten individuell erfolgen.

Psychotherapie: In der psychotherapeutischen Schmerztherapie haben sich aufgrund von wissenschaftlicher Evidenz v. a. Techniken der KVT zur Schmerz- und Stressbewältigung durchgesetzt [39]. Diese beinhalten Psychoedukation über Schmerz, Verhalten und Stimmung, das Führen von Schmerztagebüchern, Strategien zur Entspannung (z. B. progressive Muskelrelaxation, Achtsamkeitstraining), Verhaltensaktivierung, Planung positiver Erlebnisse, effektive Kommunikation im persönlichen und beruflichen Umfeld und mit Gesundheitsfachpersonen sowie kognitive Umstrukturierung für verzerrte und maladaptive Gedanken über Schmerzen und Aufbau von Selbstwirksamkeitsüberzeugungen [40]. Als erfolgreich haben sich auch psychodynamische Behandlungsansätze erwiesen, welche z. B. auf psychische und zwischenmenschliche Probleme fokussieren, die auf negativen Erfahrungen in der Kindheit und unsicherer Bindung im Zusammenhang mit Schmerzerfahrungen und Gefühlen von Hilflosigkeit und Ausgeliefertsein gründen [41].

Multimodale Schmerztherapie: Als multimodale Schmerztherapie wird eine inhaltlich eng abgestimmte multidisziplinäre und integrative Behandlung bezeichnet, in welche somatische, körperlich und psychologisch übende sowie psychotherapeutische Verfahren eingebunden sind, wenn Einzelverfahren kein Therapieerfolg beschieden war [42]. Einen wichtigen Stellenwert haben die aktive Physiotherapie und das sportliche Training. Die Trainingseffekte sind häufig jedoch noch nicht nachhaltig genug [43], weshalb gerade daran gearbeitet wird, zu verstehen, inwiefern psychosoziale Variablen wie z.B. Depression oder Müdigkeit intendierte Trainingseffekte unterlaufen [27]. Dieses Wissen würde eine Personalisierung des Trainings erlauben. Ein weiteres Problem ist, dass Training zu Beginn durchaus schmerzhaft sein kann, und hier auch erste Hinweise auf bessere Erfolge hinsichtlich einer so auslösbaren bewegungsinduzierten Hypoalgesie (exercise induced hypoalgesia, EIH) vorliegen [11]. Schmerzhafte Erfahrungen müssen aber in der Behandlungspraxis vermieden werden, weshalb neuere Trainingskonzepte Aufmerksamkeitslenkung einschließen, um Aktivierungsmuster in den Gehirnarealen zu verändern, bisher konditionierte Schmerzspuren zu löschen und über eine bessere Funktion den nozizeptiven Input zu verringern [44]. Gerade Patienten, die eine veränderte Nozizeptivfunktion zeigen (noziplastischer/algopathischer/nozipathischer Schmerz) reagieren in der Regel besser auf solche Therapien, die auf zentrale statt auf periphere Schmerzmechanismen abzielen [11].

Die interdisziplinäre multimodale Schmerztherapie erfolgt entweder ambulant oder im stationären Rahmen. Die Therapien werden im Einzel- und Gruppensetting angeboten. Sie sollten personalisiert erfolgen und Ressourcen der Patienten berücksichtigen [45]. Dazu sind im Vorfeld Screenings zur Erfassung des individuellen Risikoprofils notwendig [37, 38, 46, 47]. Es sind mehrere Berufsgruppen beteiligt, so verschiedene ärztliche Fachrichtungen, Psychologen, Pflegefachkräfte, Physio- und Ergotherapeuten, Sozialarbeiter und weitere Spezialtherapeuten wie Sport-, Mal- und Musiktherapeuten. In regelmäßig stattfindenden Teambesprechungen werden allfällige Anpassungen im Behandlungsplan wie eine evidenzbasierte rationelle Pharmakotherapie, Behandlung von körperlichen und psychischen Komorbidiäten oder der Einbezug von Angehörigen und dem Arbeitgeber (nur nach Einwilligung durch den Patienten) beschlossen. Im leistungssportlichen Kontext ist nach Freigabe durch den Athleten ein Austausch der zum Teil täglich erhobenen Daten zu Wohlbefinden, Stimmung, Leistungskennzahlen und Ruhezeiten notwendig, damit die Behandler die engen, aber erforderlichen Rehabilitations- und RTP-Zeitfenster effektiv nutzen können. Die Schmerzmedikation muss leitliniengerecht angepasst und beobachtet werden, insbesondere im Nachwuchsleistungssport. Aufgrund einer kürzlich durchgeführten Super-Metaanalyse kann keine sichere Aussage zur Evidenz für die Wirksamkeit der interdisziplinären multimodalen Schmerztherapie für verschiedene Schmerzstörungen gemacht werden [48].

25.7 Prävention

Es wäre unrealistisch, im Leistungssport Schmerzen generell im Sinne der Primärprävention verhindern zu wollen („no pain, no gain"; s. Kap. 42). Allerdings muss das Ziel sein, eine Chronifizierung von z.B. verletzungsbedingten Schmerzen zu verhindern. Neben bekannten biologischen und biomechanischen Faktoren, haben psychosoziale Faktoren (yellow flags) und Lebensstilfaktoren (Schlaf, Ernährung) einen wesentlichen Einfluss auf die Chronifizierung einer Akutverletzung oder von unspezifischen Schmerzen im Leistungssport [37]. Frühzeitige Screenings zur Primär-, aber auch zur Sekundärprävention (Verhinderung eines Rezidivs einer Schmerzstörung) sollten in der Sportmedizin zur „Pflicht" gehören und vom Sportpsychiater und -psychotherapeuten systematisch erhoben und angegangen werden. Die Wichtigkeit einer Tertiärprävention nach einem verletzungs- bzw. schmerzbedingten Karriereende von Sportlern wird häufig unterschätzt. Unter Berücksichtigung psychosozialer Faktoren sollte ein Vorgehen besprochen werden, das es ehemaligen Leistungssportlern erlaubt, auch nach dem Karriereende und mit womöglich persistierenden Schmerzproblemen, regelmäßige sportlichen Aktivitäten zum lebenslangen Erhalt der körperlichen und psychischen Gesundheit auszuüben.

Literatur

1. Nicholas M, Vlaeyen JWS, Rief W, Barke A, Aziz Q, Benoliel R, et al. IASP Taskforce for the Classification of Chronic Pain. The IASP classification of chronic pain for ICD-11: chronic primary pain. Pain. 2019;160(1):28–37. https://doi.org/10.1097/j.pain.0000000000001390
2. Perrot S, Cohen M, Barke A, Korwisi B, Rief W, Treede RD. IASP Taskforce for the Classification of Chronic Pain. The IASP classification of chronic pain for ICD-11: chronic secondary musculoskeletal pain. Pain. 2019;160(1):77–82. https://doi.org/10.1097/j.pain.0000000000001389
3. Bender T, Nagy G, Barna I, Tefner I, Kádas E, Géher P. The effect of physical therapy on beta-endorphin levels. European Journal of Apllied Physiology. 2007;100(4):371–82. https://doi.org/10.1007/s00421-007-0469-9
4. Treede RD, Rief W, Barke A, Aziz Q, Bennett MI, Benoliel R, et al. Chronic pain as a symptom or a disease: the IASP Classification of Chronic Pain for the International Classification of Diseases (ICD-11). Pain. 2019;160(1):19–27. https://doi.org/10.1097/j.pain.0000000000001384
5. Stein C, Kopf A. Pain therapy – Are there new options on the horizon? Best Practice & Research Clinical Rheumatology. 2019;33(3):101420. https://doi.org/10.1016/j.berh.2019.06.002
6. Nicholas MK, Linton SJ, Watson PJ, Main CJ. Early identification and management of psychological risk factors („yellow flags") in patients with low back pain: a reappraisal. Physical therapy. 2011;96(5):1–17. https://doi.org/10.2522/ptj.20100224
7. Wessely S, Nimnuan C, Sharpe M. Functional somatic syndromes: one or many? The Lancet. 1999;354(9182):936–9. https://doi.org/10.1016/S0140-6736(98)08320-2
8. Fink P, Schröder A. One single diagnosis, bodily distress syndrome, succeeded to capture 10 diagnostic categories of functional somatic syndromes and somatoform disorders. Journal of Psychosomatic Research. 2010;68(5):415–26. https://doi.org/10.1016/j.jpsychores.2010.02.004
9. Kapfhammer HP. Somatoforme Störungen – somatoforme Belastungsstörung und verwandte Störungen. In: Möller HJ, Laux G, Kapfhammer HP, Hrsg. Psychiatrie, Psychosomatik, Psychotherapie. Berlin, Heidelberg: Springer. 2017. 2105–53. https://doi.org/10.1007/978-3-662-49295-6_74
10. Creed F, Henningsen P, Fink P. Medically Unexplained Symptoms, Somatisation and Bodily Distress Developing Better Clinical Services. Cambridge: Cambridge University Press; 2011. https://doi.org/10.1017/CBO9780511977862
11. Hainline B, Turner JA, Caneiro JP, Stewart M, Moseley GL. Pain in elite athletes—neurophysiological, biomechanical and psychosocial considerations: a narrative review. British Journal of Sports Medicine. 2017;51:1259–64. https://doi.org/10.1136/bjsports-2017-097890
12. Barke A, Korwisi B, Casser HR, Fors EA, Geber C, Schug SA, et al. Pilot field testing of the chronic pain classification for ICD-11: the results of ecological coding. BMC Public Health. 2018;18(1):1239. https://doi.org/10.1186/s12889-018-6135-9
13. Pain Alliance Europe. Survey on chronic pain 2017. Diagnosis, treatment and impact of pain [Internet]. Brussels: Pain Alliance Europe; c2017 [cited 2022 Feb 28]. Available from: https://www.pae-eu.eu/wp-content/uploads/2017/12/PAE-Survey-on-Chronic-Pain-June-2017.pdf
14. Kroenke K, Spitzer RL, Williams JB. The PHQ-15: validity of a new measure for evaluating the severity of somatic symptoms. Psychosomatic Medicine. 2002;64(2):258–66. https://doi.org/10.1097/00006842-200203000-00008
15. Noormohammadpour P, Rostami M, Mansournia MA, Farahbakhsh F, Shahi MHP, Kordi R. Low back pain status of female university students in relation to different sport activities. European Spine Journal. 2015;25:1196–203. https://doi.org/10.1007/s00586-015-4034-7
16. Schmidt CP, Zwingenberger S, Walther A, Reuter U, Kasten P, Seifert J, et al. Prevalence of low back pain in adolescent athletes–an epidemiological investigation. International journal of sports medicine. 2014;35(8):684–9. https://doi.org/10.1055/s-0033-1358731
17. Burrus MT, Werner BC, Starman JS, Gwathmey FW, Carson EW, Wilder RP, et al. Chronic leg

pain in athletes. American Journal of Sports Medicine. 2015;43(6):1538–47. https://doi.org/10.1177/0363546514545859
18. Doherty C, Bleakley C, Delahunt E, Holden S. Treatment and prevention of acute and recurrent ankle sprain: an overview of systematic reviews with meta-analysis. British Journal of Sports Medicine. 2017;51(2):113–25. https://doi.org/10.1136/bjsports-2016-096178
19. Doherty C, Delahunt E, Caulfield B, Hertel J, Ryan J, Bleakley C. The incidence and prevalence of ankle sprain injury: a systematic review and meta-analysis of prospective epidemiological studies. Sports Medicine. 2014; 44(1):123–40. https://doi.org/10.1007/s40279-013-0102-5
20. Budtz-Lilly A, Schröder A, Rask MT, Fink P, Vestergaard M, Rosendal M. Bodily distress syndrome: A new diagnosis for functional disorders in primary care? BMC Family Practice. 2015;16(1):180. https://doi.org/10.1186/s12875-015-0393-8
21. Henningsen P, Zipfel S, Sattel H, Creed F. Management of Functional Somatic Syndromes and Bodily Distress. Psychotherapy and Psychosomatic. 2018;87(1):12–31. https://doi.org/10.1159/000484413
22. Egle UT, Egloff N, von Känel R. Stressinduzierte Hyperalgesie (SIH) als Folge von emotionaler Deprivation und psychischer Traumatisierung in der Kindheit. Konsequenzen für die Schmerztherapie. Der Schmerz. 2016;30(6): 526–36. https://doi.org/10.1007/s00482-016-0107-8
23. Moseley GL, Arntz A. The context of a noxious stimulus affects the pain it evokes. Pain. 2007; 133(1–3):64–71. https://doi.org/10.1016/j.pain.2007.03.002
24. Tweedy SM, Beckman EM, Geraghty TJ, Theisen D, Perret C, Harvey LA, et al. Exercise and sports science Australia (ESSA) position statement on exercise and spinal cord injury. Journal of Science and Medicine in Sport. 2017; 20(2):108–15. https://doi.org/10.1016/j.jsams.2016.02.001
25. Woolf CJ. Central sensitization: implications for the diagnosis and treatment of pain. Pain. 2011;152(3):S2–15. https://doi.org/10.1016/j.pain.2010.09.030
26. Yunus MB. Editorial review: an update on central sensitivity syndromes and the issues of nosology and psychobiology. Current Rheumatology Reviews.11(2):70–85. https://doi.org/10.2174/1573397111102150702112236
27. Wippert P-M, Wiebking C. Stress and Alterations in the Pain Matrix: A Biopsychosocial Perspective on Back Pain and Its Prevention and Treatment. International Journal of Environmental Research and Public Health. 2018;15 (4):785. https://doi.org/10.3390/ijerph15040785
28. Bonvanie IJ, Oldehinkel AJ, Rosmalen JG, Janssens KAM. Sleep problems and pain: a longitudinal cohort study in emerging adults. Pain. 2016;157:957–63. https://doi.org/10.1097/j.pain.0000000000000466
29. Tesarz J, Schuster AK, Hartmann M, Gerhardt A, Eich W. Pain perception in athletes compared to normally active controls: a systematic review with meta-analysis. Pain. 2012;153(6): 1253–62. https://doi.org/10.1016/j.pain.2012.03.005
30. Adler R, Hemmeler W. Praxis und Theorie der Anamnese: der biologische, psychische und soziale Zugang zum Patienten. 3. Aufl. Stuttgart: Gustav Fischer; 1992.
31. Egloff N, Cámara RJ, von Känel R, Klingler N, Marti E, Ferrari ML. Pain drawings in somatoform-functional pain. BMC Musculoskeletal Disorder. 2012;13(1):257. https://doi.org/10.1186/1471-2474-13-257
32. Egloff N, Klingler N, von Känel R, Cámara RJ, Curatolo M, Wegmann B, et al. Algometry with a clothes peg compared to an electronic pressure algometer: a randomized cross-sectional study in pain patients. BMC Musculoskeletal Disorder. 2011;12(1):174. https://doi.org/10.1186/1471-2474-12-174
33. Karandikar N, Vargas OOO. Kinetic chains: a review of the concept and its clinical applications. Pm&R. 2011;3:739–45. https://doi.org/10.1016/j.pmrj.2011.02.021
34. Schwellnus M, Soligard T, Alonso J-M, Bahr R, Clarsen B, Dijkstra HP, et al. How much is too much? (Part 2). International Olympic Committee consensus statement on load in sport and risk of illness. British Journal of Sports Medicine. 2016;50:1043–52. https://doi.org/10.1136/bjsports-2016-096572
35. Soligard T, Schwellnus M, Alonso J-M, Bahr R, Clarsen B, Dijkstra HP, et al. How much is too much? (Part 1) International Olympic Committee consensus statement on load in sport and risk of injury. British Journal of Sports Medici-

ne. 2016;50(17):1030–41. https://doi.org/10.1136/bjsports-2016-096581
36. Milewski MD, Skaggs DL, Bishop GA, Pace JL, Ibrahim DA, Wren TA, et al. Chronic lack of sleep is associated with increased sports injuries in adolescent athletes. Journal of Pediatric Orthopaedics. 2014;34(2):129–33. https://doi.org/10.1097/BPO.0000000000000151
37. Wippert P-M, Puschmann A-K, Arampatzis A, Schiltenwolf M, Mayer F. Diagnosis of psychosocial risk factors in prevention of back pain in athletes (MiSpEx Network). BMJ Open Sports Exercise Medicine. 2017;3(1):0:e000295. https://doi.org/10.1136/bmjsem-2017-000295
38. Wippert P-M, Puschmann A-K, Drießlein D, Arampatzis A, Banzer W, Beck H, et al. Development of a Risk Stratification and Prevention Index for stratified care in chronic low back pain. Focus: yellow flags (MiSpEx Network). PAIN Reports. 2017;e623. https://doi.org/10.1097/PR9.0000000000000623
39. van Dessel N, den Boeft M, van der Wouden JC, Kleinstäuber M, Leone SS, Terluin B, et al. Non-pharmacological interventions for somatoform disorders and medically unexplained physical symptoms (MUPS) in adults. Cochrane Database Systematic Review. 2014;11:CD011142. https://doi.org/10.1002/14651858.CD011142
40. Sturgeon JA. Psychological therapies for the management of chronic pain. Psychology Research and Behavior Management. 2014;7:115–24. https://doi.org/10.2147/PRBM.S44762
41. Nickel R, Ademmer K, Egle UT. Manualized psychodynamic-interactional group therapy for the treatment of somatoform pain disorders. Bulletin of the Menninger Clinic. 2010; 74(3):219–37. https://doi.org/10.1521/bumc.2010.74.3.219
42. Arnold B, Brinkschmidt T, Casser HR, Gralow I, Irnich D, Klimczyk K, et al. Multimodale Schmerztherapie. Konzepte und Indikation. Schmerz. 2009;23(2):112–20. https://doi.org/10.1007/s00482-008-0741-x
43. Geneen LJ, Moore RA, Clarke C, Martin D, Colvin LA, Smith BH. Physical activity and exercise for chronic pain in adults: an overview of Cochrane Reviews. Cochrane Database of Systematic Reviews. 2017 (4. Art. No.: CD011279). https://doi.org/10.1002/14651858.CD011279.pub2
44. Wippert PM, de Witt Huberts J, Klipker K, Gantz S, Schiltenwolf M, Mayer F. Beschreibung und empirische Fundierung des verhaltenstherapeutischen Moduls der MiSpEx-Intervention. Der Schmerz. 2015;29(6):658–63. https://doi.org/10.1007/s00482-015-0044-y
45. Grolimund J, Grolimund S, Grosse Holtforth M, Egloff N. Wegleitung zur Planung einer personalisierten, interdisziplinären multimodalen Schmerztherapie. Der Schmerz. 2019;33(6):514–22. https://doi.org/10.1007/s00482-019-0395-x
46. Hill JC, Dunn KM, Lewis M, Mullis R, Main CJ, Foster NE, et al. A primary care back pain screening tool: identifying patient subgroups for initial treatment. Arthritis Rheum. 2008;59(5):632–41. https://doi.org/10.1002/art.23563
47. Hill JC, Whitehurst DGT, Lewis M, Bryan S, Dunn KM, Foster NE, et al. Comparison of stratified primary care managment for low back pain with current best practice (STarTBack): a randomised controlled trial. Lancet. 2011;378:1560–71. https://doi.org/10.1016/S0140-6736(11)60937-9
48. Dragioti E, Evangelou E, Larsson B, Gerdle B. Effectiveness of multidisciplinary programmes for clinical pain conditions: An umbrella review. Journal of Rehabilitation Medicine. 2018; 50(9):779–91. https://doi.org/10.2340/16501977-2377

26 Traumafolgestörungen

Judith Rohde, Birgit Kleim

Das Erleben eines psychischen Traumas, durch die WHO in der ICD-Klassifikation definiert als „ein belastendes Ereignis oder eine Situation kürzerer oder längerer Dauer, mit außergewöhnlicher Bedrohung oder katastrophenartigen Ausmaß, die bei fast jedem eine tiefe Verzweiflung hervorrufen würde", kann zu einer psychischen Erkrankung führen. Zu traumatischen Ereignissen zählen „Naturereignisse oder von Menschen verursachte Katastrophen, Kampfhandlungen, ein schwerer Unfall oder Zeuge eines gewaltsamen Todes anderer oder selbst Opfer von Folterung, Terrorismus, Vergewaltigung oder anderen Verbrechen zu sein" [1]. Eine mögliche Traumafolgestörung ist die PTBS, die nach der ICD-11-Klassifikation u.a. durch die Symptome Wiedererleben des traumatischen Ereignisses in der Gegenwart, beispielsweise in Form von Alpträumen, Vermeidung von traumabezogenen Erinnerungen und erhöhter Wachsamkeit oder gesteigerter Schreckreaktion definiert wird (vollständige Kriterien s. Tabelle 26-1). Diese Symptome führen zu einer relevanten Beeinträchtigung des Funktionsniveaus der erkrankten Person. Auch andere psychische Erkrankungen wie z.B. Anpassungsstörungen, anhaltende Trauerstörungen, komplexe PTBS [2], depressive Störungen, Angststörungen, substanzbezogene Störungen und Verhaltensstörungen können in der Folge eines traumatischen Ereignisses auftreten [3]; (s. Teil V).

Über 70 % aller Menschen weltweit haben mindestens ein traumatisches Ereignis erlebt [4]. Die Lebenszeitprävalenz einer PTBS liegt jedoch bei 3.9 % bei nicht traumaexponierten Personen bzw. bei 5.6 % bei traumaexponierten Personen [5]. Das heißt, dass die meisten

Tabelle 26-1: Symptome einer Posttraumatischen Belastungsstörung (PTBS) nach ICD-11 [2]

Definition des auslösenden traumatischen Ereignisses	• extrem bedrohliches oder erschreckendes Ereignis oder Serie von Ereignissen
Kernsymptome	• Wiedererleben in der Gegenwart in Form von lebhaften intrusiven Erinnerungen, Flashbacks oder Albträumen, typischerweise assoziiert mit starken oder überwältigenden Emotionen wie Angst oder Horror und starken physiologischen Reaktionen • Vermeidung von traumabezogenen Gedanken und Erinnerungen oder Erinnerungsanlässen • erhöhte Wachsamkeit oder gesteigerte Schreckreaktion durch anhaltendes Bedrohungserleben
Zeitkriterium	• mindestens einige Wochen
Funktionsniveau	• signifikante Beeinträchtigung des Funktionsniveaus in persönlichen, sozialen, beruflichen und anderen wichtigen Bereichen

Personen, die ein traumatisches Ereignis erlebt haben, nicht an einer PTBS erkranken. Die Folgen eines Traumas für eine Person hängen von Risiko- bzw. Schutzfaktoren sowie auch von bestimmten, das Ereignis selbst und die posttraumatische Phase betreffenden Faktoren ab. Wichtige Risikofaktoren (mit absteigender Relevanz) sind beispielsweise fehlende soziale Unterstützung, weitere gegenwärtige Belastungsfaktoren, Schwere des Traumas, andere aversive Kindheitsereignisse, geringe Intelligenz und geringer sozioökonomischer Status [6]. Eine wesentliche Rolle für die Entstehung einer PTBS spielt der peritraumatisch subjektiv erlebte Kontrollverlust [7]. Das Auftreten von traumatischen Hirnverletzungen während des Traumas stellt weiterhin einen Risikofaktor für die spätere Erkrankung an einer PTBS dar [8]. Häufig remittieren die PTBS-Symptome innerhalb von einigen Wochen bis Monaten, jedoch kommt es in ca. einem Drittel der Fälle zu einem chronischen Verlauf [9].

26.1 Epidemiologie und Komorbiditäten

Traumafolgestörungen bei Leistungssportlern sind bislang nur wenig untersucht worden. Jedoch beschreiben Aron und Kollegen in einem Review eine höhere Rate an PTBS und anderen Traumafolgestörungen unter Leistungssportlern als in der Allgemeinbevölkerung [10, 11]. So zeigen professionelle und semiprofessionelle Tänzer und Athleten deutlich erhöhte PTBS-Prävalenzen im Vergleich zur Allgemeinbevölkerung [12, 13]. Auch Symptome einer akuten Belastungsreaktion kommen häufig vor, beispielsweise bei 23 bis 45 % der Sportler am Tag nach einer körperlichen Verletzung [14], wobei hier anzumerken ist, dass dieser Symptomkomplex in der ICD-11 nicht mehr als Diagnose aufgeführt wird. Zahlreiche Untersuchungen legen dar, dass Sportler berufsbedingt einem hohen Risiko für Sportunfälle ausgesetzt sind und es somit häufig zu Sportverletzungen kommt [15, 16, 17], was wiederum eine Ursache für vermehrte traumaassoziierte Symptome und Erkrankungen bei Leistungssportlern sein kann. Auch das Beobachten von Sportunfällen anderer stellt ein Risiko für traumaassoziierte Symptome dar [18]. Weiterhin wird darauf hingewiesen, dass allein eine körperliche Verletzung zu psychischen Symptomen führen kann. Beispielsweise konnten erhöhte PTBS-Raten nach Erleiden einer muskuloskelettalen Verletzung festgestellt werden [11]. Zudem bestehen Hinweise auf Zusammenhänge zwischen sportunfallbezogenen Gehirnerschütterungen und PTBS-Symptomen (s. Kap. 13). Als häufigste traumabezogene Symptome bei Sportlern nach Gehirnerschütterungen wurden Schlafstörungen (25.8 %) und Vermeidung ähnlicher Situationen (19.4 %) benannt [19]; (s. Kap. 31). Als weitere Ursache für vermehrte traumaassoziierte Symptome und Erkrankungen bei Leistungssportlern werden sexuelle Übergriffe durch Sportpersonal diskutiert [13]; (s. Kap. 3). Wesentlich ist zudem, gegebenenfalls früher erlebte traumatische Ereignisse zu berücksichtigen, da diese einerseits mit einem höheren Risiko für weitere traumatische Ereignisse und andererseits mit einem höheren Risiko für die Entstehung von traumabezogenen Symptomen einhergehen. So konnte festgestellt werden, dass ein früheres Trauma (z. B. aversive Kindheitserfahrungen wie das Erleben von häuslicher Gewalt, Misshandlung oder Vernachlässigung) zu einem höheren Risiko für die Entstehung einer Traumafolgestörung nach beispielsweise einer Sportverletzung führen kann [20]. In einer anderen Arbeit wird berichtet, dass Sportlerinnen, die in der Vergangenheit körperlichen Missbrauch erlebt haben, ein höheres Risiko für Sportverletzungen haben als Athletinnen ohne Missbrauchserfahrungen. Das Risiko für nicht mit Sport assoziierte Verletzungen ist höher bei Sportlerinnen mit sexuellem Missbrauch in der Traumaanamnese [21]. Auch bestehen Zusammenhänge zwischen dem Erleben aversiver Kindheitserfahrungen und der späteren Anfälligkeit für Somatisierungen und Verhaltensstörungen bei Leistungssportlern [22]. Als weitere mögliche Folge eines belastenden Ereignisses gilt Übertraining [13]; (s. Kap. 20). In der Folge von Sportverletzungen auftretende schwierige Rehabilitationsverläufe, Zurückhaltung beim Training und suboptimale Performance können Anzeichen für emotionalen Stress und Copingschwierigkeiten sein [11]. Als atypisches Zeichen einer PTBS lässt sich auch das Zögern bei Physiotherapie werten, was wiederum die Heilung von Verletzungen verzögern kann [23]. Weiterhin kann beispielsweise das Dissoziieren eine von Leistungssportlern bewusst eingesetzte Skill zur Verbesserung von sportlichen Leistungen unter Hochstress sein [24]. Gleichzeitig steht das Auftreten von Dissoziationen im Zusammenhang mit Traumaexposition und Traumaschwere [25], weswegen hier auf die Unterscheidung ein besonderes Augenmerk gelegt werden sollte.

Die Berücksichtigung sportspezifischer Aspekte bei der Diagnostik scheint notwendig, z. B. eine Verschlechterung der sportlichen Leistung, vermehrte somatische Beschwerden und/oder sportbezogene Vermeidung. Aufgrund der höheren PTBS-Raten bei Leistungssportlern werden ein routinemäßiges Screening und/oder ein Screening nach dem Erleben von traumatischen Ereignissen einschließlich Sportunfällen sowie zur Identifikation von Risikofaktoren eine Untersuchung von aversiven Kindheitserfahrungen empfohlen [10].

26.2 Diagnostik

Wie auch in der neuen S3-Leitlinie der Deutschsprachigen Gesellschaft für Psychotraumatologie für die PTBS empfohlen, soll die Diagnostik einer PTBS nach den gültigen ICD-Kriterien (s. Tabelle 26-1) und mit Unterstützung von psychometrischen Tests und PTBS-spezifischen, SKIDs erfolgen. Bei positiver Traumaananamnese wird die Durchführung eines Screenings empfohlen [26].

Zur Erhebung von Symptomen von Traumafolgestörungen gibt es verschiedene Fragebögen und Interviews. Zum Screening und auch für das Therapiemonitoring eignet sich beispielsweise der Primary Care Posttraumatic Stress Disorder Screening Questionnaire (PC-PTSD, dt. Version), welcher aus vier Ja-Nein-Fragen besteht und ab drei Ja-Antworten eine weitere Diagnostik empfiehlt [27]. Auch dafür geeignet ist die Posttraumatic Symptom Scale 10 (PTSS-10, dt. Version [28]). Etwas ausführlicher lassen sich die Symptome als Selbstbeurteilungsskalen mit der Impact of Event Scale – Revised (IES-R, dt. Version [29]), der Posttraumatic Diagnostic Scale (PDS-5, [35]) und der Posttraumatic Stress Disorder Checklist for DSM-5 (PCL-5, deutsche Version [30]) erheben. Als Goldstandard für die Diagnostik einer PTBS gilt jedoch das strukturierte Interview Clinician Administered PTSD Scale (CAPS-5, dt. Version [31]). Erlebte Traumata in der Kindheit können mit den Fragebögen Adverse Childhood Experiences Questionnaire (ACE, dt. Version [32]) und Childhood Trauma Questionnaire (CTQ, dt. Version [33]) erfasst werden. Der ACE erhebt mit 10 Ja-Nein-Fragen mögliche Kindheitstraumata. Der CTQ erfasst mit 28 Fragen die Skalen emotionaler Missbrauch, körperlicher Missbrauch, sexueller Missbrauch, emotionale Vernachlässigung, körperliche Vernachlässigung mit jeweils dem Schweregrad der Traumatisierung. Zur Erhebung einer Komplexen Posttraumatischen Belastungsstörung kann der International Trauma Questionnaire (ITQ) verwendet werden (dt. Version [34]).

26.3 Therapie

In der Therapie einer PTBS wird in der S3-Leitlinie der Deutschsprachigen Gesellschaft für Psychotraumatologie die traumafokussierte Psychotherapie als Behandlung der ersten Wahl empfohlen. Diese Behandlung fokussiert auf die Verarbeitung der Erinnerung an das traumatische Ereignis und/oder seiner Bedeutung und soll allen Patienten mit PTBS angeboten werden. Sowohl verschiedene Varianten der traumafokussierten kognitiven Verhaltenstherapie (tf-KVT) wie prolongierte Exposition, KVT, kognitive Therapie nach Ehlers und Clark, narrative Expositionstherapie und Kombinationen aus expositionsbasierten und kognitiven Ansätzen als auch die Therapieform des Eye Movement Desensitization and Reprocessing (EMDR, Desensibilisierung und Verarbeitung durch Augenbewegung) kommen infrage und sind nichttraumafokussierten Verfahren überlegen. Auch adjuvante Verfahren wie Ergo-, Kunst-, Musik-, Körper-, Bewegungs- oder Physiotherapie können angeboten werden. Eine Psychopharmakotherapie sollte nicht primär oder alleinig eingesetzt werden, kann aber auf Patientenwunsch trotz geringerer Wirksamkeit im Vergleich zur traumafokussierten Psychotherapie erfolgen. Es sollten jedoch nur Sertralin, Paroxetin oder Venlafaxin angeboten werden. Der Einsatz von Benzodiazepinen wird nicht empfohlen [26].

Literatur

1. World Health Organization. The ICD-10 Classification of Mental and Behavioural Disorders: Diagnostic criteria for research. Genf: World Health Organization; 1993.
2. World Health Organization. International Classification of Diseases for mortality and morbidity statistics (ICD-11). Genf: World Health Organization; 2020. Available from: https://icd.who.int/browse11/l-m/en#!
3. Green JG, McLaughlin KA, Berglund PA, Gruber MJ, Sampson NA, Zaslavsky AM, et al. Childhood adversities and adult psychiatric disorders in the national comorbidity survey replication I: associations with first onset of DSM-IV disorders. Arch Gen Psychiatry. 2010; 67(2):113–23.
4. Kessler RC, Aguilar-Gaxiola S, Alonso J, Benjet C, Bromet EJ, Cardoso G, et al. Trauma and PTSD in the WHO World Mental Health Surveys. Eur J Psychotraumatol. 2017;8 Suppl 5: 1353383. https://doi.org/10.1080/20008198.2017.1353383
5. Koenen KC, Ratanatharathorn A, Ng L, McLaughlin KA, Bromet EJ, Stein DJ, et al. Posttraumatic stress disorder in the World Mental Health Surveys. Psychol Med. 2017;47 (13):2260–74. https://doi.org/10.1017/S0033291717000708
6. Brewin CR, Andrews B, Valentine JD. Meta-analysis of risk factors for posttraumatic stress disorder in trauma-exposed adults. J Consult Clin Psychol. 2000;68(5):748–66. https://doi.org/10.1037/0022-006X.68.5.748
7. Dekel S, Mandl C, Solomon Z. Shared and unique predictors of post-traumatic growth and distress. J Clin Psychol. 2011;67(3):241–52. https://doi.org/10.1002/jclp.20747
8. Yurgil KA, Barkauskas DA, Vasterling JJ, Nievergelt CM, Larson GE, Schork NJ, et al. Association between traumatic brain injury and risk of posttraumatic stress disorder in active-duty Marines. JAMA Psychiatry. 2014;71(2):149–57. https://doi.org/10.1001/jamapsychiatry.2013.3080
9. Kessler RC, Sonnega A, Bromet E, Hughes M, Nelson CB. Posttraumatic stress disorder in the National Comorbidity Survey. Arch Gen Psychiatry. 1995;52(12):1048–60. https://doi.org/10.1001/archpsyc.1995.03950240066012
10. Aron CM, Harvey S, Hainline B, Hitchcock ME, Reardon CL. Post-traumatic stress disorder (PTSD) and other trauma-related mental disorders in elite athletes: a narrative review. Br J Sports Med. 2019;53(12):779–84. https://doi.org/10.1136/bjsports-2019-100695
11. Bateman A, Morgan KAD. The Postinjury Psychological Sequelae of High-Level Jamaican Athletes: Exploration of a Posttraumatic Stress Disorder-Self-Efficacy Conceptualization. J Sport Rehabil. 2019;28(2):144–52. https://doi.org/10.1123/jsr.2017-0140
12. Thomson P, Jaque SV. Posttraumatic Stress Disorder and Psychopathology in Dancers. Med Probl Perform Art. 2015;30(3):157–62. https://doi.org/10.21091/mppa.2015.3030
13. Thomson P, Jaque SV. Visiting the Muses: Creativity, Coping, and PTSD in Talented Dancers and Athletes. American Journal of Play. 2016;8 (3)363–78.
14. Wiseman T, Foster K, Curtis K. Mental health following traumatic physical injury: an integrative literature review. Injury. 2013;44(11):1383–90. https://doi.org/10.1016/j.injury.2012.02.015

15. Kerr ZY, Marshall SW, Dompier TP, Corlette J, Klossner DA, Gilchrist J. College Sports-Related Injuries - United States, 2009-10 Through 2013-14 Academic Years. MMWR Morb Mortal Wkly Rep. 2015;64(48):1330-6. https://doi.org/10.15585/mmwr.mm6448a2
16. Soligard T, Steffen K, Palmer-Green D, Aubry M, Grant ME, Meeuwisse W, et al. Sports injuries and illnesses in the Sochi 2014 Olympic Winter Games. Br J Sports Med. 2015;49(7):441-7. https://doi.org/10.1136/bjsports-2014-094538
17. Steffen K, Moseid CH, Engebretsen L, Soberg PK, Amundsen O, Holm K, et al. Sports injuries and illnesses in the Lillehammer 2016 Youth Olympic Winter Games. Br J Sports Med. 2017;51(1):29-35. https://doi.org/10.1136/bjsports-2016-096977
18. O'Neill D. Injury Contagion in Alpine Ski Racing: The Effect of Injury on Teammates' Performance. Journal of Clinical Sport Psychology. 2008:2:278-92. https://doi.org/10.1123/jcsp.2.3.278
19. Brassil HE, Salvatore AP. The frequency of post-traumatic stress disorder symptoms in athletes with and without sports related concussion. Clin Transl Med. 2018;7(1):25.
20. Cloitre M, Stolbach BC, Herman JL, van der Kolk B, Pynoos R, Wang J, et al. A developmental approach to complex PTSD: childhood and adult cumulative trauma as predictors of symptom complexity. J Trauma Stress. 2009;22(5): 399-408. https://doi.org/10.1002/jts.20444
21. Timpka T, Janson S, Jacobsson J, Dahlstrom O, Spreco A, Kowalski J, et al. Lifetime history of sexual and physical abuse among competitive athletics (track and field) athletes: cross sectional study of associations with sports and nonsports injury. Br J Sports Med. 2019;53(22): 1412-7.
22. Kaier E, Cromer L, Johnson M. Perceptions of mental illness stigma: comparison of athletes to nonathlete Peers. Journal of College Student Development. 2015;56(7):735-9. https://doi.org/10.1353/csd.2015.0079
23. Putukian M, Echemendia RJ. Psychological aspects of serious head injury in the competitive athlete. Clin Sports Med. 2003;22(3):617-30, xi. https://doi.org/10.1016/S0278-5919(02)00100-X
24. Thomson P, Kibarska L, Jaque S. Comparison of dissociative experiences between rhythmic gymnasts and female dancers. International Journal of Sport and Exercise Psychology. 2011;9:238-50. https://doi.org/10.1080/1612197X.2011.614850
25. Carlson EB, Dalenberg C, McDade-Montez E. Dissociation in Posttraumatic Stress Disorder Part I: Definitions and Review of Research Psychological Trauma: Theory, Research, Practice, and Policy. 2012;4(5):479-89.
26. Schäfer I, Gast U, Hofmann A, Knaevelsrud C, Lampe A, Liebermann P, et al. S3-Leitlinie Posttraumatische Belastungsstörung 2019. Verfügbar unter: https://www.awmf.org/leitlinien/detail/ll/155-001.html. https://doi.org/10.1007/978-3-662-59783-5
27. Schäfer I, Schulze, C. Deutsche Version des Primary Care Posttraumatic Stress Disorder screening questionnaire. Universität Hamburg; 2010. Verfügbar unter: https://zep-hh.de/wp-content/uploads/2015/05/PC_PTSD.pdf
28. Schüffel W, Schade B, Schunk T. A Brief Inventory to investigate Stress-Reactions: Posttraumatic Symptom Scale (PTSS-10) by Raphael, Lundin and Weisaeth. Marburg/Lahn: Philipps University Clinic; 1996. Available from: http://psydok.psycharchives.de/jspui/bitstream/20.500.11780/1023/1/artikel.pdf
29. Maercker A, Schützwohl M. Erfassung von psychischen Belastungsfolgen: Die Impact of Event Skala-revidierte Version (IES-R). Diagnostica. 1998;44:130-41.
30. Kruger-Gottschalk A, Knaevelsrud C, Rau H, Dyer A, Schafer I, Schellong J, et al. The German version of the Posttraumatic Stress Disorder Checklist for DSM-5 (PCL-5): psychometric properties and diagnostic utility. BMC Psychiatry. 2017;17(1):379. https://doi.org/10.1186/s12888-017-1541-6
31. Schnyder U, Moergeli H. German version of Clinician-Administered PTSD Scale. J Trauma Stress. 2002;15(6):487-92. https://doi.org/10.1023/A:1020922023090
32. Wingenfeld K, Schafer I, Terfehr K, Grabski H, Driessen M, Grabe H, et al. The reliable, valid and economic assessment of early traumatization: first psychometric characteristics of the German version of the Adverse Childhood Experiences Questionnaire (ACE). Psychother Psychosom Med Psychol. 2011;61(1):e10-4.
33. Klinitzke G, Romppel M, Hauser W, Brahler E, Glaesmer H. The German Version of the Childhood Trauma Questionnaire (CTQ): psychometric characteristics in a representative sam-

ple of the general population. Psychother Psychosom Med Psychol. 2012;62(2):47–51.

34. Cloitre M, Shevlin M, Brewin CR, Bisson JI, Roberts NP, Maercker A, Karatzias T, Hyland P. The International Trauma Questionnaire: Development of a self-report measure of ICD-11 PTSD and Complex PTSD. Acta Psychiatrica Scandinavica. 2018;138(6):536–46. Verfügbar unter: https://psychologie.uzh.ch/dam/jcr:ad-66be44-4cd9-44c3-9911-488253de04cc/ITQ%20-%20Fragebogen.pdf

35. Wittmann L, Dimitrijevic A, Ehlers A, Foa EB, Kessler H, Schellong J, Burgmer M. Psychometric properties and validity of the German version of the Post-Traumatic Diagnostic Scale for DSM-5 (PDS-5). European Journal of Psychotraumatology. 2021;12(1):1965339.

27 Persönlichkeit und Persönlichkeitsstörungen

Antonia Bendau, Jens Plag, Andreas Ströhle

Im Kontext des Leistungssports scheinen bestimmte Persönlichkeitszüge und -ausprägungen charakteristisch für Athleten zu sein. Besonders häufige bzw. besonders ausgeprägte Persönlichkeitseigenschaften im Bereich des Leistungssports sind Extraversion, Gewissenhaftigkeit, Perfektionismus, Mental Toughness und Dark Triad, Typ-D-Persönlichkeit sowie die athletische Identität. Die Persönlichkeitseigenschaften wirken teilweise funktional und sind mit einer verbesserten Leistung, einem adaptiveren Umgang mit Stressoren und einem höheren allgemeinen Funktionsniveau assoziiert. Gleichzeitig können sie aber auch dysfunktional die Leistung und das Leben der Sportler beeinträchtigen. Ein gehäuftes Auftreten manifester, diagnostizierter Persönlichkeitsstörungen im Leistungssport ist bisher nicht ausreichend belegt. In einzelnen Studien fand sich aber ein auffällig häufiges Vorkommen von zwanghaften und narzisstischen Persönlichkeitsstörungen.

27.1 Persönlichkeit und Persönlichkeitsdimensionen

Auch wenn der Begriff „Persönlichkeit" alltagssprachlich häufig verwendet wird, unterscheidet sich die ihm zugeschriebene Bedeutung interindividuell und zwischen verschiedenen Forschungsansätzen. Eine eindeutige, umfassende und allgemeingültige Definition ist dementsprechend nicht möglich. Zusammenfassend lässt sich die Persönlichkeit eines Individuums aber als ein Komplex aus Charakteristika im Denken, Fühlen und Handeln beschreiben, der die Reaktionen auf die meisten Situationen im Leben maßgeblich beeinflusst [1]. Es wird angenommen, dass sich die Persönlichkeit einer Person in jüngeren Jahren herausbildet und dann in der Regel ab dem späteren Jugendalter relativ stabil über verschiedene Kontexte und die Lebensspanne hinweg besteht.

In der Forschung wird das umfangreiche Konstrukt der Persönlichkeit in der Regel auf einzelne empirisch erfassbare Dimensionen bzw. Facetten (sogenannte Traits) reduziert. Die Ausprägungen dieser Traits ergeben dann gemeinsam ein Persönlichkeitsprofil. Im Folgenden werden verschiedene dieser persönlichkeitsbezogenen Konstrukte in ihren Zusammenhängen mit Leistungssport betrachtet.

In den vergangenen Jahrzehnten gab es viele Bestrebungen, typische Muster in den Persönlichkeitsprofilen von Leistungssportlern zu identifizieren. Hierbei fand sich aber kein einzelner konkreter Persönlichkeitstyp bzw. Trait, der Sportler eindeutig von anderen Menschen unterscheidet [1]. Teils ergaben sich allerdings besondere Befundmuster, die zwischen Leistungssportlern und anderen Menschen oder zwischen verschiedenen Sportarten wie Team- und Individualsport oder Risikosport und anderen Sportarten herausgearbeitet werden konnten. Diese Persönlichkeitszüge sowie ihre Zusammenhänge mit der sportlichen Leistung werden im Folgenden übersichtsartig dargestellt.

Big Five und Sensation Seeking: Die fünf bekanntesten und am häufigsten beforschten

Persönlichkeitsdimensionen werden als die Big Five bezeichnet. Diese umfassen Gewissenhaftigkeit, Verträglichkeit, Extraversion, Offenheit für neue Erfahrungen und Neurotizismus [1, 2]; (s. Abbildung 27-1). Teils wird auch die Klassifizierung nach Eysenck [3] herangezogen, die sich insbesondere auf die beiden Persönlichkeitsdimensionen Neurotizismus (im Sinne einer emotionalen Instabilität) und Extraversion konzentriert.

Junge Leistungssportler zeigten in einer Studie im Vergleich zu Nichtathleten signifikant höhere Werte in Gewissenhaftigkeit, die wiederum positiv mit Leistung assoziiert war [4]. Auch die Extraversion ist tendenziell bei Leistungssportlern höher ausgeprägt als in der Allgemeinbevölkerung, Neurotizismus dagegen geringer – beides hilfreiche Eigenschaften, um gute Leistungen auch in stressbehafteten Wettbewerbssituationen abzurufen [1]. Teamsportler wiesen zudem im Schnitt höhere Werte in Extraversion auf als Ausdauersportler. In einer anderen Studie zeigten Teamsportler signifikant höhere Werte in Verträglichkeit und Soziotropie (Tendenz, andere Menschen zu unterstützen und gleichzeitig auf sie angewiesen zu sein), während Individualsportler in Gewissenhaftigkeit und Autonomie (Fokus auf Individualität, das eigene körperliche Funktionsniveau und Kontrolle über die Umwelt) stärker ausgeprägt waren [5].

In einem Vergleich von Risikosportarten (Paragliding, Skispringen, Motocross etc.), anderen Sportarten (Schwimmen, Segeln, Ru-

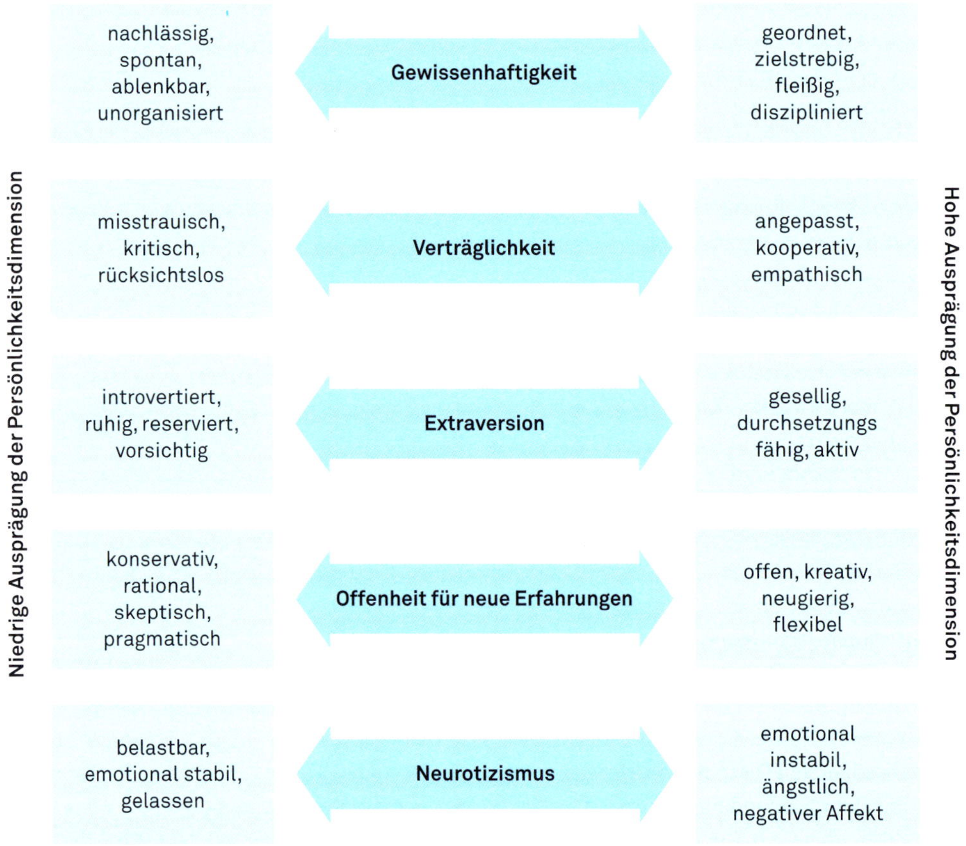

Abbildung 27-1: Big Five Persönlichkeitsdimensionen, angelehnt an Owen [1] und Rhodes und Smith [2].

dern, Nordic Ski etc.) und einer Kontrollgruppe zeigten Risikosportler die höchsten Werte in emotionaler Stabilität (geringer Neurotizismus), Extraversion und Gewissenhaftigkeit [6]. An zweiter Stelle folgten die Sportler aus Nichtrisikosportarten. Bezüglich der Offenheit für neue Erfahrungen waren dagegen die Nichtrisikosportler etwas höher als die Risikoathleten ausgeprägt. Die Kontrollgruppe der Nichtathleten wies im Schnitt in allen vier Persönlichkeitsdimensionen die geringsten Werte auf.

In einer Studie mit Bogenschützen und Beschleunigungsrennfahrern wiesen die Profis im Schnitt geringere Neurotizismuswerte auf als die Amateure [7]. Außerdem zeigten Rennfahrer im Vergleich zu Bogenschützen verstärkt Sensation Seeking. Dieses Konstrukt geht auf Zuckerman [8] zurück und beschreibt die Tendenz, nach aufregenden, neuen und intensiven Eindrücken und Erfahrungen zu suchen und dafür gegebenenfalls Risiken in Kauf zu nehmen. Entsprechend geht diese Persönlichkeitseigenschaft mit einem höheren Verletzungsrisiko einher [9]. Gleichzeitig kann in Risikosportarten eine hohe Ausprägung in Sensation Seeking adaptiv wirken, indem sie beispielsweise beim Klettern mit einer weniger aversiven Wahrnehmung eines sportspezifischen Stressors einhergeht [9]. Neben Sensation Seeking zeichnen sich Sportler in gefährlichen Extremsportarten – z. B. Base Jumping – insbesondere durch hohe Werte in Durchhaltevermögen, Risikobereitschaft, Resilienz und Selbstständigkeit aus [10].

Ultramarathonläufer, die am sechstägigen Marathon des Sables in der Sahara-Wüste teilnahmen, hoben sich im Vergleich zur Normstichprobe (Athleten aus verschiedenen Sportarten) durch signifikant höhere Werte in Extraversion und Offenheit für neue Erfahrungen hervor [11].

In einer Stichprobe mit knapp 500 Sportlern aus verschiedenen Disziplinen ging Neurotizismus mit dem Vorhandensein weniger adaptiver und ineffizienter Copingstrategien einher (z. B. emotionale Vermeidung und mangelnde Problemorientierung), während die anderen vier Dimensionen Extraversion, Verträglichkeit, Gewissenhaftigkeit und Offenheit mit der Auswahl geeigneter Strategien assoziiert waren [12]. Zudem sagte Neurotizismus eine höhere subjektiv wahrgenommene Intensität eines Stressors sowie ein geringeres Gefühl von Kontrolle über den Stressor vorher. Verträglichkeit ging dagegen mit einer geringer eingestuften Stressor-Intensität sowie einem höheren Kontrollempfinden einher.

In einer sehr großen Querschnittstudie mit über 19 000 Teilnehmern war regelmäßiges Training mit weniger Neurotizismus, Ängstlichkeit und Depression sowie mit einer ausgeprägteren Extraversion und mehr Sensation Seeking assoziiert [13]. Zusammenfassend wirkt Neurotizismus bei Sportlern meist maladaptiv und ist oft schwächer ausgeprägt als in der Allgemeinbevölkerung. Verträglichkeit, Gewissenhaftigkeit, Offenheit und Extraversion sind dagegen meist stärker ausgeprägt und wirken in der Regel eher funktional und adaptiv.

Mental Toughness: Das Persönlichkeitskonstrukt der Mental Toughness (MT, Mentale Stärke) wird häufig als ein entscheidendes Charakteristikum von erfolgreichen Athleten – insbesondere im Leistungsssport – angesehen [14]. Trotz zahlreicher Studien zur MT fehlt bisher eine konkrete Definition ihrer Bestimmungsstücke [14]. Im Allgemeinen wird darunter häufig die Fähigkeit verstanden, besonders zielstrebig, fokussiert, selbstbewusst und kontrolliert auch unter Druck den Anforderungen von Trainings und Wettbewerben gerecht zu werden.

Auf der Verhaltensebene zeichnet sich die MT durch ein großes Durchhaltevermögen aus. So ging beispielsweise bei australischen Footballspielern eine höhere MT mit einer besseren Ausdauer bei einem aeroben Fitnesstest einher [15]. Wurde zusätzlich Müdigkeit induziert, traten allerdings andere Eigenschaften wie z. B. die allgemeine Fitness der Sportler in den Vordergrund [16]. Bei Ausdauersportlern zeigten sich positive Zusammenhänge von MT mit höherem Alter, männlichem Geschlecht, größerer sportbezogener Zufriedenheit und höheren Platzierungen [17]. Ultramarathonläufer berichteten im Schnitt signifikant höhere MT-Werte als andere Sportler [11].

In einer Studie mit Fußballspielerinnen in Island wiesen diejenigen in der Nationalmannschaft im Vergleich zu Spielerinnen der 1. und 2. Liga im Schnitt eine höhere MT, mehr Selbstvertrauen, eine bessere Entspannungsfähigkeit in Wettbewerbssituationen und weniger Ängstlichkeit und Besorgnis auf [18]. Bei Triathleten zeigte sich, dass auch bei statistischer Kontrolle für Geschlecht und Erfahrung eine größere MT mit signifikant kürzeren Bestzeiten einherging [19]. Zudem bestanden bei Triathleten neben einer besseren objektiven Leistung auch positive Zusammenhänge mit der subjektiven Leistungsbewertung sowie mit kognitiver und emotionaler Kontrolle, die für Leistung und Flow-Erleben wichtig sind [20]. Auch im Tennis war eine höhere MT mit einer besseren Leistung in Tennismatches assoziiert [21]. In einer Studie mit Mixed-Martial-Arts-Athleten zeigten Profisportler im Schnitt höhere Werte in den MT-Komponenten Selbstvertrauen, positive Kognitionen und Zielstrebigkeit als Semiprofis und Amateure [22]. Gewinner der Nationalmeisterschaft im Elite-Kickboxen in Tunesien zeigten im Schnitt eine höhere MT als die Verlierer [23].

Neben der sportlichen Leistung ist eine höhere MT auch mit positiven Faktoren außerhalb des Sportkontextes assoziiert wie mit einer besseren Schlafqualität und einem höheren psychologischen Funktionsniveau [24]. In einer Längsschnittstudie mit jugendlichen Spitzenathleten zeigte sich MT als ein „Puffer", der bei einem hohen Stresslevel einen Anstieg von depressiven und anderen Belastungssymptomen abmildern konnte [25]. Mental Toughness kann also als ein Resilienzfaktor gegen Stress verstanden werden.

Im Sportkontext scheint die MT nicht nur für die Einzelleistung, sondern auch im Teamsport relevant zu sein. So zeigte sich beispielsweise in einem Radsportexperiment bei einer geringen MT das Phänomen des sozialen Faulenzens [26]. Probanden mit einer geringen MT zeigten in einer Gruppensituation, in der sie ihre individuelle Leistung nicht für erkennbar hielten, eine geringere Anstrengung als in einer Einzelbedingung. Bei einer hoch ausgeprägten MT wurde dagegen in der Gruppe die gleiche Leistung erbracht wie in der Einzelbedingung.

In retrospektiven Interviews mit internationalen Leistungssportlern aus verschiedenen Disziplinen kristallisierten sich verschiedene Faktoren als relevant für die Entwicklung der MT im Langzeitverlauf heraus: ein motivierendes Klima, individuelle Bezugspersonen, ein unterstützendes Umfeld, Selbstvertrauen, ein „unersättliches" Erfolgsstreben und internale Motivation [27]. In semistrukturieren Interviews mit paralympischen Sportlern erwies sich insbesondere die Bewältigung von enormen körperlichen und psychischen Rückschlägen in einem unterstützenden Umfeld als Nährboden für MT-Charakteristika [28]; (s. Kap. 37). Vorbestehende Unterschiede in MT könnten zudem beeinflussen, wie ausgeprägt eine Person Sport betreibt. So reduzierte eine ausgeprägte MT die Kluft zwischen geplanter und tatsächlich ausgeübter sportlicher Aktivität [29].

Bei männlichen jugendlichen Athleten zeige sich das Konstrukt der emotionalen Intelligenz als ein Mechanismus, über den MT-Verhaltensweisen generiert wurden, beispielsweise bessere und erfolgreichere Copingstrategien [30]. Interventionsprogramme, die die emotionale Intelligenz fördern, könnten also möglicherweise zu einer Verbesserung der MT genutzt werden. Bei Basketballspielern konnte durch ein Achtsamkeitstraining im Vergleich zur Kontrollgruppe emotionale Intelligenz, MT und Achtsamkeit verbessert werden [31].

In Interviews mit Elitehöhenbergsteigern zeigte sich die Relevanz von MT, um in Extremsituationen wachsam zu sein und rationale, flexible Entscheidungen zu treffen. Erfolgreiche Bergsteiger zeichnen sich zudem durch die Akzeptanz von Grenzen, Beherrschung und die Bereitschaft aus, eigene Ziele für andere zu opfern [32]; (s. Teil VII). Hierbei zeigt sich aber auch die potenzielle Gefahr einer zu ausgeprägten MT: Bergsteiger, die als „too tough" charakterisiert wurden, zeigten sich übertrieben kompetitiv und zielbesessen und trafen eher fehlerhafte Entscheidungen. In der Bewertung des Konstruktes MT sollte also die schmale Linie zwischen adaptiven Durchhalten und maladaptivem Überstrapazieren berücksichtigt werden.

Teils wird der Begriff der Hardiness synonym zu MT verwendet, während andere ihn als ein abgrenzbares Konstrukt betrachten [33]. Hardiness wird durch die drei Kerncharakteristika Commitment, Kontrolle und Herausforderung definiert und zeigte in vergangenen Studien ähnliche positive Effekte im Sinne eines leistungssteigernden Resilienzfaktors wie MT [50].

Typ-D-Persönlichkeit: Das Konstrukt der Typ-D-Persönlichkeit (TDP) stammt ursprünglich aus der Forschung zu Risikofaktoren für Herzerkrankungen und wurde inzwischen in verschiedenen Bereichen der Persönlichkeitsforschung bis hin zum Leistungssport integriert [34, 35]. Die TDP wird definiert durch erhöhte Werte in negativer Affektivität (Tendenz, negative Emotionen zu erleben) und sozialer Inhibition (Tendenz, Emotionen und Verhaltensweisen in sozialen Interaktionen zu unterdrücken). Diese beiden Subkomponenten sind zwar verwandt mit den Big-Five-Dimensionen Neurotizismus und Extraversion, aber die TDP ist dennoch ein von den Big Five abgrenzbares Konstrukt. In einer Studie mit Sportlern in Großbritannien [34] war eine ausgeprägte TDP mit mehr wahrgenommenem Stress, maladaptiven Copingstrategien, einer schlechteren Leistung in einem Zirkeltraining sowie einem geringeren Selbstbewusstsein assoziiert. Zudem weist die TDP auch über den Sportkontext hinaus viele Zusammenhänge mit ungünstigen psychologischen, sozialen und gesundheitlichen Variablen auf. Entsprechend scheint es sinnvoll, Typ-D-Persönlichkeitsmuster bei Leistungssportlern zu erfassen und mit geeigneten Interventionen zu bearbeiten.

Dark Triad: Das aus der allgemeinen Persönlichkeitspsychologie stammende Konzept der Dark Triad (Dunkle Triade, DT; [36]) wurde in den vergangenen Jahren erstmals auch im Sportkontext untersucht [37]. Die DT setzt sich aus den drei Persönlichkeitsdimensionen Machiavellismus, subklinischem Narzissmus und Psychopathie zusammen (s. Abbildung 27-2). Machiavellismus wird charakterisiert durch manipulative, ichbezogene, unmoralische und berechnende Tendenzen und korreliert negativ mit den Big-Five-Dimensionen Verträglichkeit und Gewissenhaftigkeit. Subklinischer Narzissmus beschreibt selbstverherrlichende, dominante sowie von Größenerleben und Egozentrik geprägte Persönlichkeitszüge und korreliert negativ mit Verträglichkeit und positiv mit Extraversion und Offenheit. Unter dem Begriff der Psychopathie werden fehlende Empathie, Impulsivität, Abenteuerlust, Furchtlosigkeit und Kaltblütigkeit zusammengefasst. Alle drei Dimensionen zeichnen sich durch eigennützige, rücksichtslose Einstellungen und Verhaltensweisen aus und sind entsprechend meist als problematisch und sozial unverträglich zu bewerten, wobei sie häufig auf andere Menschen auf den ersten Blick positiv und charismatisch wirken („Sieger-Typ"). Die DT ist mit dem Konzept der MT verknüpft und lässt sich in Teilen gewissermaßen als eine ungünstig gesteigerte Form einzelner Bestimmungsstücke der MT verstehen [38].

In einer Querschnittstudie mit iranischen Erwachsenen fanden Sabouri et al. [37] positive Korrelationen aller drei Dimensionen der DT mit intensiver körperlicher Aktivität sowie mit MT, die ebenfalls positiv mit physischer Aktivität korrelierte. Dieses Ergebnismuster wurde von den Autoren als mögliche Erklärungsgrundlage dafür gewertet, dass erfolgreiche Leistungssportler oft gleichzeitig tough und skrupellos sein können.

Subklinischer Narzissmus lässt sich weitergehend in grandiosen Narzissmus (Kennzeichen: Exhibitionismus, fehlender Anstand, Dominanz) und vulnerablen Narzissmus (negative

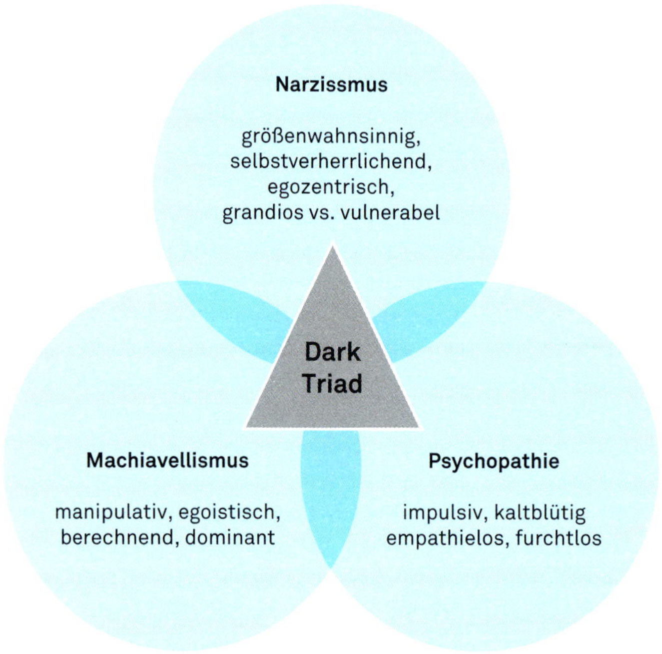

Abbildung 27-2: Die drei Komponenten der Dark Triad, angelehnt an Paulhus und Williams [36] und Sabouri et al. [37].

Affektivität, Misstrauen, Egoismus, Aufmerksamkeits- und Anerkennungsbedürfnis) unterteilen [39]. Während grandioser Neurotizismus häufig mit einer ausgeprägteren MT und darüber vermittelt mit weniger depressiven Symptomen einhergeht, erhöht vulnerabler Narzissmus mittels entgegengesetzter Merkmale indirekt das Risiko für eine depressive Symptomatik. Narzissmus ist also nicht per se eine negative Persönlichkeitseigenschaft, sondern kann auch adaptive Effekte entfalten – insbesondere bei einer ausgeprägten „grandiosen" Komponente. Papageorgiou et al. [38] postulierten Narzissmus als eine Brücke zwischen prosozialen und „dunklen" Seiten der Persönlichkeit und forderten dementsprechend eine Betrachtung der Persönlichkeit als dynamisches Kontinuum anstatt einer starren Kategorienbildung von Adaptivität und Maladaptivität. Die DT ist bei Leistungssportlern oft besonders ausgeprägt und kann ihre Leistung im Sportkontext sowie in anderen Lebensbereichen sowohl begünstigen als auch dysfunktional wirken.

Perfektionismus: Die leistungsbezogene Persönlichkeitseigenschaft Perfektionismus wird durch eine enorm hohe Zielsetzung und ein starkes, ehrgeiziges Leistungsstreben charakterisiert und wurde im Sportkontext in den vergangenen Jahren ebenso häufig wie kontrovers diskutiert [40]. Teils wird Perfektionismus äußerst positiv im Sinne eines die Leistung verbessernden, adaptiven Traits betrachtet, während andere in ihm ein dysfunktionales Hindernis sehen, das durch „Haften" an Details unnötige Energie kostet, Sportler überlastet, an Fortschritten hindert und zu Symptomen von Angst und Burnout führen kann.

Perfektionismus kann in drei Dimensionen differenziert werden, je nachdem ob perfektionistische überhöhte Ansprüche an sich selbst (eigenorientiert) oder andere (fremdgerichtet) gestellt oder als von außen auferlegt empfunden werden (sozial vorgegeben) [41]. Eigenorientierter Perfektionismus wirkt stark motivierend und leistungssteigernd, stellt aber auch einen Risikofaktor für psychische Beschwerden sowie Übertraining und suchthaftes Sportverhalten dar [41, 42, 43]; (s. Kap. 20; Kap. 30). Sozial vorgegebener Perfektionismus gilt als der problematischste Perfektionismustrait und weist Zusammenhänge mit verschiedenen pathologischen Auswirkungen wie Depression, Suizidgedanken und suchthaftem Sportverhalten auf. Fremdgerichteter Perfektionismus ist dagegen in der Regel weniger mit persönlichen psychischen Schwierigkeiten, sondern stärker mit interpersonellen Konflikten assoziiert.

Über die drei Perfektionismustraits hinaus gilt es außerdem zu betrachten, inwiefern sich eine Person im Sportkontext vor anderen darstellen möchte. Wenn Leistungssport v. a. betrieben wird, um anderen ein Bild von Perfektion zu suggerieren und die Sportler sich dadurch von der bestätigenden Rückmeldung anderer Menschen abhängig machen, trägt dies zu einem ungesunden Sportverhalten (z. B. obsessivem Sporttreiben) und psychischen Beeinträchtigungen wie einem geringen Selbstwertgefühl, Angst und Depression bei [42]; (s. Teil V). Zudem scheint es relevant, ob athletischer Perfektionismus primär durch das Streben nach Erfolg (funktionaler, mit stärkerem Selbstwert assoziiert) oder durch die Angst vor Misserfolg (dysfunktionaler, mit Angst assoziiert) entsteht.

Zusammenfassend lässt sich festhalten, dass Perfektionismus bei Leistungssportlern sowohl positiv als auch negativ wirken kann. Entsprechend ist es wichtig, perfektionistische Züge sowie die Rollen des sozialen und sportlichen Umfeldes in ihrer Entwicklung und Aufrechterhaltung zu beobachten und diesen gegebenenfalls mit geeigneten Maßnahmen zu begegnen.

Athletische Identität: Der Begriff der Identität ist genau wie das Konzept der Persönlichkeit nur schwer greifbar und sehr variabel definiert. Mit Blick auf die sogenannte athletische Identität scheint aber zumindest eine Erläuterung dieses Teilaspektes der Identität sinnvoll. Die athletische Identität beschreibt, inwiefern sich ein Individuum in der Sportlerrolle sieht, diese erfüllen möchte und nach externer Bestätigung dafür durch andere sucht und ist gewissermaßen mit Perfektionismus verwand [44, 45]. Eine ausgeprägte athletische Identität ist mit besseren Leistungen und einem höheren sportbezogenen Commitment assoziiert [45]. Sie birgt aber auch Risiken wie Übertraining, suchthaftes Sportverhalten und den Gebrauch leistungssteigernder Substanzen sowie Depression und andere psychische Erkrankungen, wenn die Identifikationsgrundlage z. B. aufgrund von Verletzungen bedroht wird [45].

Aggression: Eine Reihe weiterer markanter Persönlichkeitseigenschaften zeigt Zusammenhänge mit Leistungssport, darunter auch Aggression [46]. Aggressive Tendenzen sind in athletischen Stichproben in der Regel höher ausgeprägt als in der Allgemeinbevölkerung und gehen im Sportkontext mit positiven Effekten wie mehr körperlicher Energie, Risikobereitschaft und Durchhaltevermögen einher. In einem Übermaß kann aggressives Verhalten durch regelwidriges Verhalten, interpersonelle Konflikte oder Verletzungen aber auch negative Konsequenzen bewirken.

27.2 Persönlichkeitsstörungen

Von einer Persönlichkeitsstörung wird dann gesprochen, wenn bestimmte Persönlichkeitseigenschaften (Muster im Denken, Fühlen und Handeln) so ausgeprägt sind, dass sie der Person selbst und/oder ihrem Umfeld schaden und außerdem spätestens seit dem frühen Erwachsenenalter zeitstabil über verschiedene Bereiche hinweg bestehen [1, 47]. Im Gegensatz zu anderen psychischen Erkrankungen liegen hinsichtlich Persönlichkeitsstörungen und ihrer Prävalenz bei Sportlern kaum Befunde vor.

Eine einzelne Studie mit 101 ägyptischen Leistungssportlern aus verschiedenen Team- und Individualsportarten ergab, dass mehr als die Hälfte der Sportler mindestens eine Persönlichkeitsstörung aufwies (54.5 %) und 12.9 % sogar mehrere – diagnostiziert mittels des SKID-II

[44]. Am häufigsten vertreten waren zwanghafte Persönlichkeitsstörungen (16.8 %), emotional instabile Persönlichkeitsstörungen (Borderline; 15.8 %) und narzisstische Persönlichkeitsstörungen (6.9 %). Die Prävalenzraten wirken sehr hoch und sollten vor weitergehenden Interpretationen durch weitere Studien überprüft werden. Es gibt zudem bisher kaum systematische Prävalenzschätzungen für Persönlichkeitsstörungen in der Allgemeinbevölkerung – insbesondere keine aus Ägypten als Referenz. In einer Metastudie über verschiedene westliche Länder hinweg zeigte sich eine mittlere Prävalenzrate von 12.2 % für mindestens eine Persönlichkeitsstörung und die zwanghafte Persönlichkeitsstörung trat wie in der Studie mit den ägyptischen Leistungssportlern mit 4.3 % am häufigsten auf [48]. Borderline- (1.9 %) und die narzisstische Persönlichkeitsstörung (1.23 %) folgten erst einige Rangplätze später. Es lässt sich allerdings nicht schlussfolgern, ob die Prävalenzen in der ägyptischen Studie eher spezifisch für den Sportkontext oder spezifisch für Ägypten oder Korrelate anderer Faktoren sind.

Auch in einer nordamerikanischen Studie der National Collegiate Athletic Association [49] zeigten sich aber die zwanghafte und die narzisstische als die häufigsten Persönlichkeitsstörungen bei Collegesportlern. Es fällt auf, dass die häufigsten Persönlichkeitsstörungen im Sportkontext gewissermaßen Extremformen typischer Persönlichkeitseigenschaften von Leistungssportlern darstellen wie beispielsweise Perfektionismus und Gewissenhaftigkeit (zwanghafte Persönlichkeitsstörung), Größenerleben und Rücksichtslosigkeit (narzisstische Persönlichkeitsstörung) und Sensation Seeking, Impulsivität, Aggressivität und Risikobereitschaft (emotional-instabile Persönlichkeitsstörung – vom Impulsiven- oder Borderline-Typus).

Eine Interpretationsmöglichkeit dieser Befunde ist, dass Leistungssport Menschen mit diesen Persönlichkeitseigenschaften bzw. -störungen besonders anzieht, weil er eine Plattform für Aufmerksamkeit, eine Steigerung des Selbstwerts oder auch für das Ausleben von zwanghaftem Verhalten bietet [40, 44]. Gleichzeitig kann auch der sportbezogene Leistungskontext gerade bei Sportlern, deren Karriere bereits in der Kindheit beginnt, die Ausbildung bestimmter Persönlichkeitsstile oder -störungen begünstigen (s. Kap. 36). Da Persönlichkeitsstörungen mit massiven Schwierigkeiten auf verschiedenen intra- und interpersonellen Ebenen einhergehen, sollten betroffene Sportler entsprechende professionelle Unterstützung erhalten, idealerweise im Rahmen einer evidenzbasierten psychotherapeutischen Behandlung (KVT, Schematherapie oder gegebenenfalls Dialektisch-Behaviorale Therapie (DBT)) (s. Kap. 9).

27.3 Zusammenfassung

Es gibt Hinweise darauf, dass sich Leistungssportler in bestimmten Persönlichkeitseigenschaften von der Allgemeinbevölkerung unterscheiden. Zudem scheinen einige Persönlichkeitsdimensionen zwischen verschiedenen sportlichen Disziplinen sowie im Zusammenhang mit sportlicher Leistung zu variieren. Diese Persönlichkeitscharakteristika beziehen sich besonders häufig auf den Umgang mit Stressoren sowie Motivation und Zielstrebigkeit. Die Persönlichkeitsdimensionen können sowohl funktional als auch dysfunktional die sportliche Leistung sowie die allgemeine Funktionsfähigkeit und Gesundheit der Sportler beeinflussen. So können z. B. auch bestimmte Persönlichkeitseigenschaften bzw. -merkmale im Leistungssport einen Vorteil darstellen während sie nach Karriereende zu einer Beeinträchtigung führen. Die Ergebnisse sind allerdings oft mit einem gewissen Vorbehalt zu interpretieren aufgrund methodischer Einschränkungen der Studien (meist korrelative Querschnittstudien und verzerrungsanfällige Selbstberichtfragebogen), teils widersprüchlicher Befunde und der Reduktion der Persön-

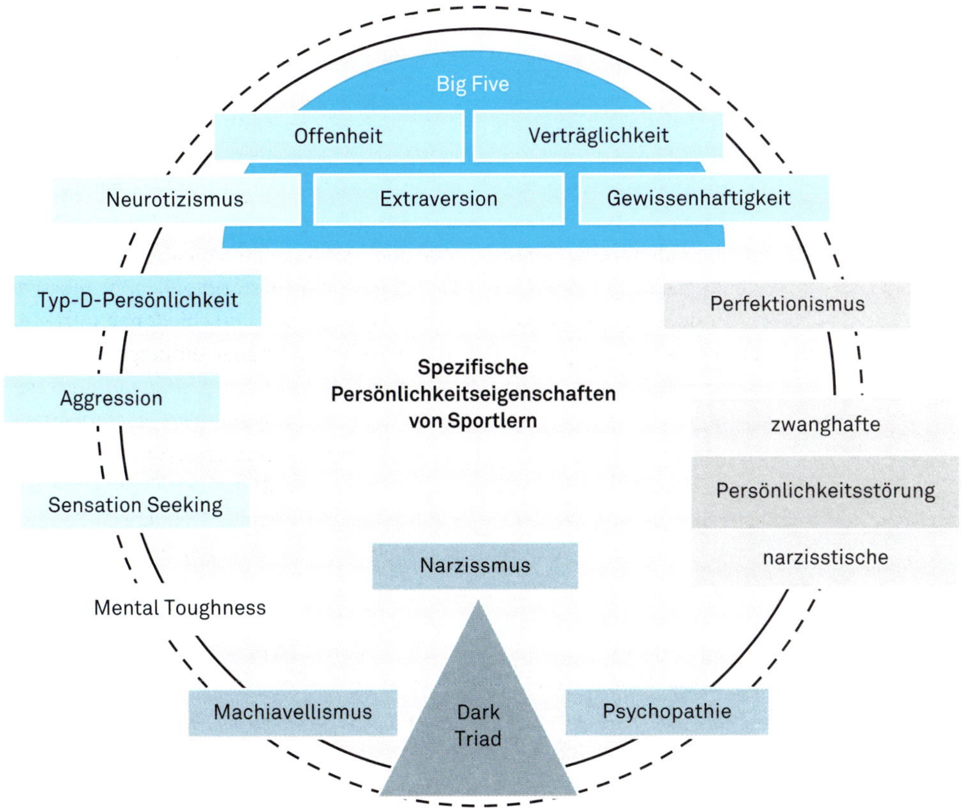

Abbildung 27-3: Übersichtsartige Darstellung verschiedener Persönlichkeitskonstrukte, die Zusammenhänge mit Leistungssport aufweisen (und häufig auch untereinander korrelieren).

lichkeit auf einzelne stark vereinfachte Dimensionen bzw. sehr spezifische Stichproben aus einzelnen Disziplinen. Erste Ergebnisse weisen auf ein vermehrtes Vorkommen von Persönlichkeitsstörungen – insbesondere der zwanghaften und der narzisstischen – bei Leistungssportlern hin, aber müssen ebenfalls durch weitere Studien überprüft werden.

Die Untersuchung von Persönlichkeitsstrukturen und -störungen bei Athleten ist nicht nur aus forschungstheoretischer Sicht, sondern auch für die Praxis relevant. Ein Verständnis dafür, welche Persönlichkeitseigenschaften bei Leistungssportlern besonders ausgeprägt sind und inwiefern diese funktional oder dysfunktional wirken, kann eine bessere Unterstützung der Sportler durch spezifische Interventionen, das soziale Umfeld, Trainer oder auch psychiatrisch und -psychotherapeutisches Personal erleichtern. Hierbei sollten die Leistungssportler jedoch nicht auf ihre Rolle im sportlichen Kontext reduziert werden, sondern auch in ihrer Funktionsfähigkeit in anderen Lebensbereichen gefördert werden.

Literatur

1. Owen B. The athletic personality and personality disorders. In: Currie A, Owen B, editors. Sports psychiatry. Oxford: Oxford University Press; 2016. pp. 97–106. https://doi.org/10.1093/med/9780198734628.003.0007
2. Rhodes RE, Smith NEI. Personality correlates of physical activity: a review and meta-analysis.

Br J Sports Med. 2006;40(12):958–65. https://doi.org/10.1136/bjsm.2006.028860
3. Eysenck HJ, Nias DKB, Cox DN. Sport and personality. Adv Behav Res Ther. 1982;4(1):1–56. https://doi.org/10.1016/0146-6402(82)90004-2
4. Malinauskas R, Dumciene A, Mamkus G, Venckunas T. Personality traits and exercise capacity in male athletes and non-athletes. Percept Motor Skills. 2014;118(1):145–61. https://doi.org/10.2466/29.25.PMS.118k13w1
5. Nia ME, Besharat MA. Comparison of athletes' personality characteristics in individual and team sports. Procedia Soc Behav Sci. 2010;5:808–12. https://doi.org/10.1016/j.sbspro.2010.07.189
6. Kajtna T, Tušak M, Barić R, Burnik S. Personality in high-risk sports athletes. Kinesiology. 2004;36(1):24–34.
7. Cohen R, Baluch B, Duffy LJ. Personality differences amongst drag racers and archers: implications for sport injury rehabilitation. J Exerc Rehabil. 2018;14(5):783–90. https://doi.org/10.12965/jer.1836350.175
8. Zuckerman M. The psychophysiology of sensation seeking. J Pers. 1990;58(1):313–45. https://doi.org/10.1111/j.1467-6494.1990.tb00918.x
9. Frenkel MO, Brokelmann J, Nieuwenhuys A, Heck RB, Kasperk C, Stoffel M, Plessner H. Mindful sensation seeking: an examination of the protective influence of selected personality traits on risk sport-specific stress. Front Psychol. 2019;10:1719. https://doi.org/10.3389/fpsyg.2019.01719
10. Monasterio E, Mei-Dan O, Hackney AC, Lane AR, Zwir I, Rozsa S, Cloninger CR. Stress reactivity and personality in extreme sport athletes: the psychobiology of BASE jumpers. Physiol Behav. 2016;167:289–97. https://doi.org/10.1016/j.physbeh.2016.09.025
11. Goddard K, Roberts CM, Anderson L, Woodford L, Byron-Daniel J. Mental toughness and associated personality characteristics of Marathon des Sables athletes. Front Psychol. 2019;10:2259. https://doi.org/10.3389/fpsyg.2019.02259
12. Kaiseler M, Polman RC, Nicholls AR. Effects of the Big Five personality dimensions on appraisal coping, and coping effectiveness in sport. Eur J Sport Sci. 2012;12(1):62–72. https://doi.org/10.1080/17461391.2010.551410
13. Moor MHM De, Beem AL, Stubbe JH, Boomsma DI, Geus EJC De. Regular exercise, anxiety, depression and personality: a population-based study. Prev Med. 2006;42(4):273–9. https://doi.org/10.1016/j.ypmed.2005.12.002
14. Liew GC, Kuan G, Chin NS, Hashim HA. Mental toughness in sport. German J Exerc Sport Res. 2019;49:381–94. https://doi.org/10.1007/s12662-019-00603-3
15. Gucciardi DF, Peeling P, Ducker KJ, Dawson B. When the going gets tough: mental toughness and its relationship with behavioural perseverance. J Sci Med Sport. 2016;19(1):81–6. https://doi.org/10.1016/j.jsams.2014.12.005
16. Giles B, Goods PS, Warner DR, Quain D, Peeling P, Ducker KJ, Gucciardi DF. Mental toughness and behavioural perseverance: a conceptual replication and extension. J Sci Med Sport. 2018;21(6):640–5. https://doi.org/10.1016/j.jsams.2017.10.036
17. Zeiger JS, Zeiger RS. Mental toughness latent profiles in endurance athletes. PLoS ONE. 2018;13(2):e193071. https://doi.org/10.1371/journal.pone.0193071
18. Kristjánsdóttir H, Jóhannsdóttir KR, Pic M, Saavedra JM. Psychological characteristics in women football players: skills, mental toughness, and anxiety. Scand J Psychol. 2019;60(6):609–15. https://doi.org/10.1111/sjop.12571
19. Jones MI, Parker JK. An analysis of the size and direction of the association between mental toughness and Olympic distance personal best triathlon times. J Sport Health Sci. 2019;8(1):71–6. https://doi.org/10.1016/j.jshs.2017.05.005
20. Meggs J, Chen MA, Koehn S. Relationships between flow, mental toughness, and subjective performance perception in various triathletes. Percept Motor Skills. 2019;126(2):241–52. https://doi.org/10.1177/0031512518803203
21. Cowden RG. Competitive performance correlates of mental toughness in tennis: a preliminary analysis. Percept Motor Skills. 2016;123(1):341–60. https://doi.org/10.1177/0031512516659902
22. Chen MA, Cheesman DJ. Mental toughness of mixed martial arts athletes at different levels of competition. Percept Motor Skills. 2013;116(3):905–17. https://doi.org/10.2466/29.30.PMS.116.3.905-917
23. Slimani M, Miarka B, Briki W, Cheour F. Comparison of mental toughness and power test performances in high-level kickboxers by com-

petitive success. Asian J Sports Med. 2016;7(2):e30840. https://doi.org/10.5812/asjsm.30840
24. Brand S, Kalak N, Gerber M, Clough PJ, Lemola S, Sadeghi Bahmani D, Holsboer-Trachsler E. During early to mid adolescence, moderate to vigorous physical activity is associated with restoring sleep, psychological functioning, mental toughness and male gender. J Sports Sci. 2017;35(5):426–34.
25. Gerber M, Best S, Meerstetter F, Walter M, Ludyga S, Brand S, Gustafsson H. Effects of stress and mental toughness on burnout and depressive symptoms: a prospective study with young elite athletes. J Sci Med Sport. 2018;21(12):1200–5. https://doi.org/10.1016/j.jsams.2018.05.018
26. Haugen T, Reinboth M, Hetlelid KJ, Peters DM, Høigaard R. Mental toughness moderates social loafing in cycle time-trial performance. Res Q Exerc Sport. 2016;87(3):305–10. https://doi.org/10.1080/02701367.2016.1149144
27. Connaughton D, Wadey R, Hanton S, Jones G. The development and maintenance of mental toughness: perceptions of elite performers. J Sports Sci. 2008;26(1):83–95. https://doi.org/10.1080/02640410701310958
28. Powell AJ, Myers TD. Developing mental toughness: lessons from paralympians. Front Psychol. 2017;8:1270. https://doi.org/10.3389/fpsyg.2017.01270
29. Hannan TE, Moffitt RL, Neumann DL, Thomas PR. Applying the theory of planned behavior to physical activity: the moderating role of mental toughness. J Sport Exerc Psychol. 2015;37(5):514–22. https://doi.org/10.1123/jsep.2015-0074
30. Cowden RG. Mental toughness, emotional intelligence, and coping effectiveness: an analysis of construct interrelatedness among high-performing adolescent male athletes. Percept Motor Skills. 2016;123(3):737–53. https://doi.org/10.1177/0031512516666027
31. Ajilchi B, Amini HR, Ardakani ZP, Zadeh MM, Kisely S. Applying mindfulness training to enhance the mental toughness and emotional intelligence of amateur basketball players. Australas Psychiatry. 2019;27(3):291–6. https://doi.org/10.1177/1039856219828119
32. Crust L, Swann C, Allen-Collinson J. The thin line: a phenomenological study of mental toughness and decision making in elite high-altitude mountaineers. J Sport Exerc Psychol. 2016;38(6):598–611. https://doi.org/10.1123/jsep.2016-0109
33. Coulter TJ, Mallett CJ, Gucciardi DF. Understanding mental toughness in Australian soccer: perceptions of players, parents, and coaches. J Sports Sci. 2010;28(7):699–716. https://doi.org/10.1080/02640411003734085
34. Borkoles E, Kaiseler M, Evans A, Ski CF, Thompson DR, Polman RC. Type D personality, stress, coping and performance on a novel sport task. PloS ONE. 2018;13(4):e196692. https://doi.org/10.1371/journal.pone.0196692
35. Denollet J. Type D personality. In: Gellman MD, Turner JR, Hrsg. Encyclopedia of behavioral medicine. New York: Springer; 2013. pp. 2014–18.
36. Paulhus DL, Williams KM. The dark triad of personality: narcissism, machiavellianism, and psychopathy. J Res Pers. 2002;36(6):556–63. https://doi.org/10.1016/S0092-6566(02)00505-6
37. Sabouri S, Gerber M, Bahmani DS, Lemola S, Clough PJ, Kalak N, Brand S. Examining Dark Triad traits in relation to mental toughness and physical activity in young adults. Neuropsychiatr Dis Treat. 2016;12:229–35.
38. Papageorgiou KA, Denovan A, Dagnall N. The positive effect of narcissism on depressive symptoms through mental toughness: narcissism may be a dark trait but it does help with seeing the world less grey. Eur Psychiatry. 2019;55:74–9. https://doi.org/10.1016/j.eurpsy.2018.10.002
39. Papageorgiou KA, Benini E, Bilello D, Gianniou FM, Clough PJ, Costantini G. Bridging the gap: a network approach to Dark Triad, Mental Toughness, the Big Five, and perceived stress. J Pers. 2019;87(6):1250–63. https://doi.org/10.1111/jopy.12472
40. Hendawy HM, Baron DA, Sei-Eldawla A. Prevalence of psychiatric disorders and coping processes in a sample of Egyptian competitive athletes. Kairo: Faculty of Medicin, Ain Shams University; 2012. 60–2.
41. Hill AP, Robson SJ, Stamp GM. The predictive ability of perfectionistic traits and self-presentational styles in relation to exercise dependence. Pers Individ Dif. 2015;86:176–83. https://doi.org/10.1016/j.paid.2015.06.015
42. Hill AP, Appleton PR. The predictive ability of the frequency of perfectionistic cognitions, self-oriented perfectionism and socially prescribed perfectionism in relation to symptoms of burnout in youth rugby players. J Sports Sci. 2011;29:695–703. https://doi.org/10.1080/02640414.2010.551216

43. Miller KJ, Mesagno C. Personality traits and exercise dependence: exploring the role of narcissism and perfectionism. Int J Sport Exerc Psychol. 2014;12:368–81. https://doi.org/10.1080/1612197X.2014.932821
44. Hendawy HMFM, Awad EAA. Personality and personality disorders in athletes. In: Baron DA, Reardon CL, Baron SH, Hrsg. Clinical sports psychiatry: an international perspective. Chichester, West-Sussex: Wiley-Blackwell; 2013. pp. 53–64. https://doi.org/10.1002/9781118404904.ch6
45. Horton RS, Mack DE. Athletic identity in marathon runners: functional focus or dysfunctional commitment? J Sport Behav. 2000;23(2):101–20.
46. Burton RW. Aggression and sport. Clin Sports Med. 2005;24(4):845–52. https://doi.org/10.1016/j.csm.2005.03.001
47. American Psychiatric Association. Diagnostic and statistical manual of mental disorders (DSM-5®). Washington: APA Publishing; 2013. https://doi.org/10.1176/appi.books.9780890425596
48. Volkert J, Gablonski TC, Rabung S. Prevalence of personality disorders in the general adult population in Western countries: systematic review and meta-analysis. Br J Psychiatry. 2018;213(6):709–15. https://doi.org/10.1192/bjp.2018.202
49. NCAA Division III. Student-athlete mental well-being. Indianapolis: National Collegiate Athletic Association; 2016.
50. Sheard M. A cross-national analysis of mental toughness and hardiness in elite university rugby league teams. Percept Mot Skills. 2009;109(1):213–23.

28 Gestörtes Essverhalten und Essstörungen

Robin Halioua, Andrea Wyssen, Yannis Karrer, Sibylle Matter Brügger, Gabriella Milos, Simone Munsch

Im Leistungssport gehören gestörtes Essverhalten und Essstörungen zu den häufigsten psychischen Erkrankungen. Besonders in den Sportarten, in denen ein niedriges Gewicht einen Wettbewerbsvorteil mit sich bringt, zeigen sich entsprechend hohe Prävalenzzahlen. Der Druck ein bestimmtes Gewicht oder eine vorgegebene Körpernorm zu erfüllen, führt bei Sportlern zu einer Veränderung des Essverhaltens, das sich entlang eines Kontinuums von kontrolliertem, bedarfsadaptiertem Essen hin zu gestörtem Essverhalten und klinisch manifesten Essstörungen darstellen lässt. Die körperlichen wie auch psychischen Auswirkungen sind mitunter massiv und lassen sich unter dem Begriff des RED-S zusammenfassen, welches mit oder auch ohne gestörtem Essverhalten kombiniert auftreten kann. Obwohl Essstörungen in der Allgemeinbevölkerung bekannt und gut untersucht sind, lassen sich die Befunde nicht ohne Weiteres auf den Leistungssport übertragen. Die Behandlung von Leistungssportlern erfordert ein spezifisches Wissen, welches sowohl die verschiedenen Umgebungs- und Entstehungsfaktoren als auch die körperlichen und psychischen Anforderungen des Leistungssports berücksichtigt (s. Kap. 3).

28.1 Epidemiologie

Essstörungen sind psychische Erkrankungen, die durch eine schwere Störung des Essverhaltens (u. a. starke Restriktion der Nahrungsaufnahme, mangelnde Flexibilität des Essverhaltens, Kontrolldurchbrüche beim Essen) gekennzeichnet sind. Ist das Essverhalten zwar auffällig, die Diagnosekriterien einer Essstörung jedoch nicht erfüllt, so spricht man von einem gestörten Essverhalten. Essstörungen und gestörtes Essverhalten sind oft assoziiert mit einer Körperbildproblematik. Die Lebenszeitprävalenz von Essstörungen liegt in der Allgemeinbevölkerung in der Schweiz bei 5.3 % für Frauen und 1.5 % für Männer [1]. Für andere europäische Länder liegen ähnliche Zahlen vor [2]. In Stichproben von Leistungssportlern zeigen sich deutlich höhere Prävalenzen von bis zu 20 % [3, 4, 5]; (s. Abbildung 28-1).

Besonders betroffen sind Sportler in Disziplinen, in denen ein niedriges Körpergewicht und ein niedriger Körperfettanteil vorteilhaft sind, sogenannte gewichtssensitive Sportarten.

Die Bulimia nervosa (BN) und insbesondere die Restkategorie „Andere näher bezeichnete Fütter- und Essstörungen“ treten im Leistungssport wesentlich häufiger auf als in der Allgemeinbevölkerung und machen den Hauptteil der diagnostizierten Essstörungen im Leistungssport aus. Die Anorexia nervosa (AN) hingegen ist im Leistungssport nicht häufiger als in der Allgemeinbevölkerung.

28.2 Symptomatologie

Die intensive gedankliche Beschäftigung mit Essen, Figur und Gewicht stellt ein zentrales Merkmal einer Essstörung dar und bestimmt nicht selten große Teile des Alltags. Inhaltlich findet sich dabei eine selektive Aufmerksam-

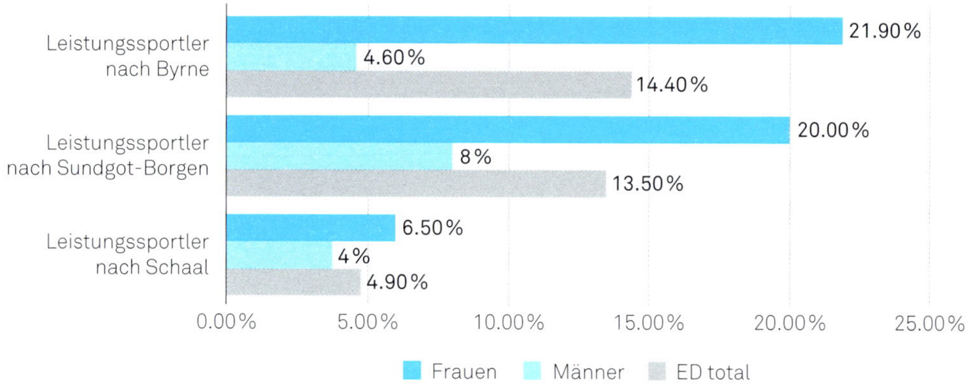

Abbildung 28-1: Prävalenz von Essstörungen im Leistungssport, basierend auf Sundgot-Borgen und Torstveit [3], Byrne und McLean [4] sowie Schaal et al. [5].

keitszuwendung zu nahrungs-, figur- und gewichtsbezogenen Themen, die wahrscheinlich auf deren erhöhte emotionale Bedeutung im Wertesystem von Betroffenen herrührt [6]. Im sportlichen Kontext kann es vorkommen, dass die fehlende Aufmerksamkeit seitens des Trainerstabs oder der ausbleibende Wettkampferfolge ebenfalls dem zu hohen Körpergewicht zugeschrieben wird. Dichotomes Denken kann sich in der Aufteilung in „gute" und „schlechte" Lebensmittel, in der Selbstwahrnehmung als Gewinner oder Verlierer oder im Versuch der rigiden Verfolgung von Diät- und Trainingsplänen finden, die der Abwendung katastrophisierender Phantasien dienen. Es ist zu beachten, dass gerade im sportlichen Kontext eine Beschäftigung mit nahrungs- und körperbezogenen Themen normal ist und der Leistungssteigerung dient. Diese funktionelle Beschäftigung unterscheidet sich jedoch deutlich von den vorherrschenden oft verzerrten Kognitionen im Rahmen einer Essstörung, die durch ihre einengende, starre und den Alltag durchdringende Natur (z.B. ausufernde Grübelprozesse) geprägt ist und zu der nur wenig kritische Distanz eingenommen werden kann. Ein im Kontext von Essstörungen beschriebenes Phänomen ist die Verschmelzung von Gedanken an die Nahrungsaufnahme und an Körperideale mit der eigenen Körperwahrnehmung, was zu einer Verzerrung der Selbstwahrnehmung führt (Thought-Shape-Fusion) [7].

Sportler sind nicht nur mit den Schönheitsidealen der Gesellschaft konfrontiert, sondern auch mit dem vorherrschenden Körperideal der jeweiligen Sportart [8]. So unterliegen Sportlerinnen sowohl dem allgemeinen gesellschaftlichen Schlankheitsideal als auch dem sportartspezifischen Druck, schlank zu sein [9]. In der Forschungsliteratur gibt es Untersuchungen, die Sportlern sowohl eine höhere als auch eine tiefere Körperzufriedenheit attestieren, sodass hierzu noch weitere Forschung nötig ist [10]. Es scheint jedoch so, dass sich die Körperunzufriedenheit weniger auf das Aussehen bezieht, sondern auf die körperbedingte Leistungsfähigkeit. Ein gezügeltes Essverhalten scheint hierbei der Entwicklung einer Körperunzufriedenheit bei Sportlern vorauszugehen, was einen wesentlichen Unterschied zu den herkömmlichen Modellen der Allgemeinbevölkerung darstellt [10].

Körperbild

Als Körperbild definiert man die psychische Repräsentation des eigenen Körpers und der eigenen Figur sowie die Gefühle, Gedanken und das Verhalten, die mit dieser Repräsentation einhergehen [11]. Sie lässt sich auf störungstypische Informationsverarbeitungsprozesse gegenüber dem eigenen Körper zurückführen und in eine perzeptive, kognitiv-affektive und eine verhaltensbezogene Komponente unterteilen [12]. Es kommt zur Überschätzung der eigenen Körpermasse (perzeptive Komponente), dem Empfinden von Ekel oder Ablehnung gegenüber dem eigenen Körper (kognitiv-affektive Komponente) oder einer übertriebenen Beschäftigung oder Vernachlässigung in Bezug auf den eigenen Körper (verhaltensbezogene Komponente) [12].

Bei Essstörungen findet sich typische Verhaltensweisen, die zu einer Gewichtsreduktion oder Gewichtsstabilisierung auf niedrigem Niveau eingesetzt werden. Im Englischen wird hierbei von „dietary restraint and restriction“ gesprochen, was häufig verwechselt wird. Unter „dietary restraint“ werden selbstauferlegte Diätregeln verstanden, die zu einer Begrenzung der aufgenommenen Nahrungsmittel führen sollen, unabhängig davon, ob dies am Ende auch tatsächlich gelingt. Im Deutschen spricht man von einem gezügelten Essverhalten. Das restriktive Essverhalten hingegen meint die tatsächliche Begrenzung der Nahrungsmenge oder -vielfalt. Beim restriktiven Essverhalten kommt es beispielsweise zum Auslassen von Mahlzeiten, Verzicht von hochkalorischen Nahrungsmitteln, Verwendung von Appetitzüglern, Verwendung von Lightprodukten, vermehrtem oder reduziertem Trinken, Vermeiden von Essen in Gesellschaft oder Verzicht von Kohlenhydraten oder Fetten. Es kann aber auch zu Essanfällen kommen.

Essanfall: die übermäßige und unkontrollierte Nahrungszufuhr innerhalb eines bestimmten Zeitraumes. Kennzeichen sind:

- eine übergroße Nahrungsmenge (im Vergleich zu einer normalen Mahlzeit);
- Nahrungsmittel mit einer hohen Schmackhaftigkeit (hoher Fett- und Zuckergehalt), die außerhalb eines Essanfalles vermieden werden;
- eine variierende Kalorienzahl (unter kontrollierten Bedingungen im Mittel bei ca. 3 000 bis 4 500 kcal [13]);
- ein Kontrollverlust (zuverlässigstes Maß in der diagnostischen Bewertung von Essanfällen; die Größe der verzehrten Nahrungsmenge hingegen ist zweitranging [14]);
- ein Auftreten nachmittags oder abends und wenn die Person allein ist;
- ein Auftreten unmittelbar oder auch geplant und entsprechend vorbereitet [15].

Weiterhin kann ein kompensatorisches Verhalten beobachten werden.

Kompensatorisches Verhalten: Verhaltensweisen, welche die Nahrungsmittelaufnahme verhindern oder die Kalorienverbrennung fördern sollen. Dazu gehören:

- restriktives Essverhalten,
- das sogenannte Purging (abführende Maßnahmen, Erbrechen oder das Herbeiführen von Durchfall durch den Gebrauch von Laxanzien),
- die Einnahme von Medikamenten wie Appetitzüglern, Diuretika oder Schilddrüsenhormonen,
- vermehrte und außertrainingsplanmäßige körperliche Aktivität (gerade im sportlichen Kontext häufig) sowie
- das Gewichtmachen (d.h. der schnell herbeigeführte Gewichtsverlust vor dem Wiegen) durch heißes Baden/Duschen, Saunieren oder den Gebrauch von Sweat-Suits [16].

Klinische Essstörungen: Die AN ist eine Essstörung, bei der es durch eine eingeschränkte Nahrungsaufnahme zu einem deutlichen Gewichtsverlust und somit zu Untergewicht kommt. Der Gewichtsverlust wird durch verschiedene Maßnahmen wie eingeschränkte Nahrungsaufnahme, Erbrechen, exzessive körperliche Aktivität oder Einnahme von Diuretika und Abführmittel erreicht. Das niedrige Körpergewicht wird im Verlauf der Erkrankung gehalten oder es wird versucht, noch weiter an

Gewicht zu verlieren. Viele Betroffene scheinen den Gewichtsverlust und das niedrige Körpergewicht nicht adäquat wahrnehmen zu können und leiden an einer großen Angst vor einer Gewichtszunahme. Bei der AN lässt sich ein restriktiver und ein Binge-Eating/Purging-Typus unterscheiden. Beim restriktiven Typus wird der Gewichtsverlust in erster Linie durch Diäten, Fasten und/oder übermäßige körperliche Aktivität erreicht. Beim Binge-Eating/Purging-Typus leiden die Betroffenen an wiederkehrenden Essanfällen (Binge) und nachfolgendem kompensatorischem Verhalten wie selbst herbeigeführtes Erbrechen oder Missbrauch von Laxanzien und Diuretika [17]. Sowohl in der ICD-10, der ICD-11 als auch im DSM-5 wird der BMI als Standardreferenz für die Einschätzung des Gewichtskriteriums empfohlen. Während im ICD-10 ein BMI von unter 17.5 kg/m^2 oder ein Körpergewicht mindestens 15 % unter dem zu erwartenden Körpergewicht genannt wird, wird im DSM-5 von einem signifikant niedrigen Gewicht gesprochen. Im ICD-11 erfüllen Erwachsene mit einem BMI unter 18.5 kg/m^2 und Kinder/Jugendliche unterhalb des 5. BMI-Altersperzentils das Gewichtskriterium [17]. Im Unterschied zum ICD-10 und DSM-IV-TR, die beide eine Störung der Hypothalamus-Hypophysen-Gonaden-Achse als notwendiges Diagnosekriterium enthalten, entfällt dieses Kriterium im DSM-5 und in der ICD-11.

Die BN ist charakterisiert durch wiederholte Heißhungerattacken, bei denen große Mengen an Nahrungsmitteln in häufig sehr kurzer Zeit konsumiert werden. Anschließend erfolgen kompensatorische Maßnahmen, welche eine Gewichtszunahme verhindern sollen. Am häufigsten ist hierbei ein Erbrechen kurz nach den Heißhungerattacken. Während der Essanfälle erleben die Betroffenen einen Kontrollverlust, sodass sie nicht mit dem Essen aufhören oder die Art und Menge der Nahrungsmittel bestimmen können. Nach den Essanfällen dominieren häufig negative Gefühle wie Schuld, Scham, Wut oder Trauer. Bei besonders starker Ausprägung wird der gesamte Tagesablauf durch die wiederkehrenden Zyklen von Essen und Erbrechen bestimmt. Die kompensatorischen Maßnahmen schließen neben dem bereits erwähnten Erbrechen den Missbrauch von Laxanzien, Diuretika oder anderen Medikamenten ein, können aber auch durch eine Reduktion der Nahrungsmittel oder einen willentlich gesteigerten Kalorienverbrauch durch vermehrte körperliche Betätigung charakterisiert sein. Auch bei Patienten mit einer BN liegt eine Körperbildstörung vor. Betroffene leiden an einer Körperunzufriedenheit und der Überzeugung, zu dick zu sein, und sind entsprechend bestrebt, an Gewicht zu verlieren. Die wiederkehrenden Essanfälle führen in den meisten Fällen jedoch zu einer Gewichtszunahme, was die Körperunzufriedenheit weiter verstärkt. Dies führt auch dazu, dass außerhalb der Essanfälle meistens eine restriktive, kalorienarme Ernährungsweise praktiziert wird, um das angestrebte Schlankheitsideal zu erreichen.

Die Binge-Eating-Störung (BES) ist im sportlichen Kontext bisher kaum untersucht, soll hier jedoch trotzdem kurz erwähnt werden. Sie ist charakterisiert durch wiederkehrende Essanfälle ohne kompensatorische Maßnahmen. Wie bei der BN werden während der Essanfälle innerhalb kurzer Zeit große Mengen an Nahrungsmitteln verzehrt und auch bei der BES erleben Betroffene einen Kontrollverlust. Im Gegensatz zur BN bestehen bei der BES aber keine kompensatorischen Maßnahmen, sodass Betroffene meist übergewichtig sind. Die BES wurde im DSM-5 und in der ICD-11 als eigenständige Diagnose aufgenommen.

Die atypischen und nicht näher bezeichneten Essstörungen stellen sowohl in der Allgemeinbevölkerung als auch im Leistungssport die Mehrzahl der Fälle von Essstörungen dar. In der ICD-10 beinhalten die atypischen Essstörungen die subsyndromalen Essstörungen der atypischen AN sowie atypischen BN. Daneben finden sich noch die Essanfälle bei sonstigen psychischen Erkrankungen, das Erbrechen bei sonstigen psychischen Erkrankungen sowie die sonstigen und nicht näher bezeichneten Essstörungen. Im DSM-IV-TR wurden die atypische AN und BN unter den nicht näher bezeichneten Essstörungen (eating disorder not otherwise specified, EDNOS) klassifiziert. Mit der Revision und Herausgabe des DSM-5 sowie der ICD-11 wurden die Kriterien der Essstörungen überarbeitet und weniger restriktiv gestaltet.

Es ist wichtig zu verstehen, dass die atypischen Essstörungen sich bezüglich Verlauf der Erkrankung und Prognose kaum von den spezifischen Essstörungen unterscheiden. Bekanntlich wechseln Betroffene im Verlauf ihrer Erkrankung häufig zwischen den Essstörungen. So findet sich ein häufiger Übergang von einer AN in eine BN oder von einer spezifischen in eine atypische Essstörung.

28.3 Ätiopathogenese

Neben den allgemeinen Risikofaktoren für die Entwicklung einer Essstörung bestehen bei Sportlern zusätzlich spezifische Risikofaktoren, die durch das sportliche Umfeld des Athleten oder die Sportart selbst bedingt sind. Der Begriff des Risikofaktors ist an dieser Stelle etwas irreführend, da er dazu verleitet, einen kausalen Zusammenhang anzunehmen. Tatsächlich jedoch gibt es kaum longitudinale Untersuchungen an Sportlern, sodass zum aktuellen Zeitpunkt keine gesicherten Risikofaktoren genannt werden können. Nichtsdestotrotz gibt es genügend Untersuchungen, die es erlauben, ein vorläufiges Erklärungsmodell für die Ursachen, Entstehung und Entwicklung von Essstörungen bei Sportlern zu erstellen. Als Grundlage hierfür soll das soziokulturelle Modell nach Petrie und Greenleaf dienen, welches anhand von aktuellen Forschungsergebnissen und klinischen Erfahrungen umfangreich überarbeitet und ergänzt wurde [18].

Sportspezifische Risikofaktoren: Im Gegensatz zum Breitensport ist der Leistungssport durch die Grundsätze des Gewinnens und der Leistungssteigerung geprägt, die im Leistungssport angesichts der Konkurrenz bei nationalen und internationalen Wettkämpfen zum Imperativ werden [19]; (s. Kap. 3). Während der Breitensport als Freizeitbeschäftigung in den Lebensalltag integriert wird, bildet der Leistungssport ein eigenständiges Sozialsystem, das wenig Raum für die Ausbildung einer Alternative zum Rollenbild des Sportlers übriglässt. Da die Karriere der Spitzensportler bereits im Kindes- und Jugendalter beginnt, sind sie früh dem herrschenden Leistungs- und Siegesdruck ausgesetzt und werden anhand der erbrachten sportlichen Leistung verglichen und selektioniert. Der Wettkampferfolg verleiht innerhalb des Systems Leistungssport sozialen Status und trägt somit wesentlich zum Selbstwert des Sportlers bei. Aufgrund der hohen und v. a. frühen Vereinnahmung durch den Leistungssport und der mangelnden Alternativen zur athletischen Identität kann die sportliche Leistung als Maß für die Bewertung des eigenen Selbstwertes herangezogen werden [20]; (s. Kap. 27). Eine sportliche Niederlage kann in der Folge verallgemeinert werden zu der Aussage, als Mensch versagt zu haben. Da der Körper in der Funktion des Leistungserbringers wesentlich zum sportlichen Erfolg beiträgt, spielen auch die Möglichkeiten der Körpermodifikation im Dienste der Leistungssteigerung eine wesentliche Rolle. Dass das Leistungsniveau in der Entwicklung eines gestörten Essverhaltens ein wesentlicher Einflussfaktor ist, zeigt sich an den deutlich erhöhten Prävalenzzahlen im Leistungssport im Vergleich zum Freizeitsport [3, 4, 5].

Die Prävalenz von Essstörungen in gewichtssensitiven Sportarten im Leistungssport ist sowohl bei männlichen als auch weiblichen Sportlern deutlich höher als in anderen Sportarten. Die Körperzusammensetzung (Verhältnis von Fett- zu Muskelmasse) und das Körpergewicht sind generell zwei wichtige Faktoren für die sportliche Leistungsfähigkeit von Sportlern. In den sogenannten gewichtssensitiven Sportarten kommt ihnen jedoch eine besondere Bedeutung zu, da sie die Wettkampfteilnahme oder den Wettkampferfolg wesentlich beeinflussen.

Tabelle 28-1: Gewichtssensitive Sportarten

ästhetische Sportarten	Ästhetik und somit das Aussehen ist Teil der Gesamtwertung durch die Punktrichter; Beispiele: Tanzen, Eiskunstlaufen, Kunstturnen.
Gewichtsklassesportarten	Das Körpergewicht wird durch die verschiedenen Gewichtsklassen vorgeschrieben; Beispiele: Rudern, Ringen, Judo.
Ausdauersportarten	Ein niedrigeres Körpergewicht verbessert die sportliche Leistungsfähigkeit; Beispiele: Langstreckenlauf, Radrennfahren.
Antigravitationssportarten	Ein niedrigeres Körpergewicht verbessert die sportliche Leistungsfähigkeit; Beispiele: Skispringen, Klettern.

Eine besseres Verhältnis von Kraft zu Körpergewicht führt häufig zu einer erhöhten sportlichen Leistungsfähigkeit [21]: Die Muskelmasse beeinflusst sowohl die Kraft als auch das Körpergewicht, wohingegen das Körperfett hauptsächlich Einfluss auf das Körpergewicht nimmt. Aus diesem Grund versuchen viele Sportler, einen geringen Körperfettanteil zu erreichen, da sich dies positiv auf das Verhältnis von Kraft zu Körpergewicht auswirkt. Da ein niedriges Körpergewicht für die sportliche Leistung und den Wettkampferfolg entscheidend ist, sind Sportler einem erhöhten Druck ausgesetzt, Körperfett zu verlieren. Verschiedene Studien konnten zeigen, dass Sportler in gewichtssensitiven Disziplinen ein stark erhöhtes Schlankheitsbestreben aufweisen und gewichtsregulierende Maßnahmen wie Erbrechen, reduzierte Flüssigkeitsaufnahme, vermehrtes Sporttreiben sowie Diuretika und Laxanzien anwenden, um das Körpergewichts zu reduzieren [16, 22].

Die hohe und frühe Vereinnahmung durch den Leistungssport hat eine ebenso frühe und ausgeprägte Internalisierung des im Leistungssport geltenden Wertesystems zur Folge. Innerhalb dieses Bedeutungsraumes nimmt das sportbezogene soziale Umfeld (Trainer, Teamkollegen, Eltern) eine moderierende Funktion ein und kann sowohl Schutz- als auch Risikofaktor sein (s. Kap. 42). Trainer nehmen im Leben von Sportlern eine wichtige Rolle ein, da sie sowohl als Kontroll- als auch Bewertungsinstanz fungieren. Sie sind für das Training verantwortlich und entscheiden über die Spielzeit, die Mannschaftsauswahl und Wettkampfteilnahme. Sportler sind entsprechend bestrebt, die Vorgaben und Anforderungen von Trainern zu erfüllen. Studien konnten zeigen, dass negative Bemerkungen bezüglich Gewicht und Aussehen sowie die direkte Aufforderung, an Gewicht zu verlieren, von Seiten des Trainerstabes mit ungesunden gewichtsregulierenden Maßnahmen bei Sportlern assoziiert sind [18]. Dabei basierte die Aufforderung zum Gewichtsverlust bei der Hälfte der Trainer alleinig auf dem Aussehen der Sportler [23]. Ebenfalls als besonders belastend werden negative Bemerkungen von Familienmitgliedern oder Teamkollegen wahrgenommen.

Die Beziehung zwischen den einzelnen Sportlern innerhalb eines Teams wird durch das Spannungsfeld der Kooperation und Konkurrenz beeinflusst. Sowohl in Einzel- als auch Mannschaftssportarten bilden die Teamkollegen eine Interessensgemeinschaft, die in Kooperation auf gemeinsame sportliche Ziele hinarbeitet. Gleichzeitig jedoch ist die Beziehung durch Konkurrenz geprägt, da die Sportler untereinander in einem Wettbewerb um die

Mannschaftsauswahl oder um verschiedene Spielpositionen stehen. Negative Äußerungen von Teamkollegen bezüglich Ernährung, Gewicht und Figur können von Sportlern als sehr belastend erlebt werden und sind deshalb als mögliche wichtige Risikofaktoren zu nennen [24]. Ebenfalls zu bedenken ist die Möglichkeit, dass gewichtsregulierende Maßnahmen nachgeahmt werden, falls diese bei Teamkollegen initial zu sportlichen Erfolgen führen [18].

Negative Kommentare über Körper, Aussehen und Gewicht können nicht nur aus dem sportlichen, sondern auch aus dem familiären Umfeld des Sportlers stammen. In der Allgemeinbevölkerung stellen negative Kommentare aus dem nahen Umfeld einen potenten Risikofaktor dar und auch bei Sportlern scheint der Druck, Gewicht zu verlieren, häufig aus dem familiären Umfeld zu stammen. Die klinische Praxis zeigt, dass Eltern mit hohen Erwartungen an die sportliche Leistungsfähigkeit ihrer Kinder diese zu gewichtsregulierenden Maßnahmen motivieren oder sie sogar aktiv initiieren können, sollten sie das Gefühl haben, dass die Leistungsfähigkeit und der Wettkampferfolg vom Gewicht des Kindes abhängt.

Ein wissenschaftlich belegtes Erklärungsmodell zur Entstehung und Aufrechterhaltung von gestörtem Essverhalten und Essstörungen im Leistungssport existiert bislang nicht. Das Modell in Abbildung 28-2 basiert entsprechend auf einem heuristischen Konzept und wurde anhand aktueller Forschungsergebnisse und klinischer Erfahrung erstellt. Es erhebt nicht den Anspruch einer transdiagnostischen Gültigkeit und muss als vorläufig gelten, solange es keiner wissenschaftlichen Prüfung unterzogen wurde.

Wie bereits erwähnt, bildet der Leistungssport ein eigenständiges Sozialsystem, das wenig Raum für die Ausbildung einer Alternative zum Rollenbild des Sportlers übriglässt. Es kommt zur hohen Identifikation mit dem Wertesystem des Leistungssports und der Ausbildung einer athletischen Identität: Die sportliche Leistung wird in der Folge ein wichtiges Maß für die Bewertung des Selbst. Da die Körperzusammensetzung für die sportliche Leistungsfähigkeit entscheidend ist, kommt es zu einer Überbewertung von Körper, Gewicht und Essen, die für sich betrachtet noch nicht pathologisch, sondern für den sportlichen Erfolg notwendig ist. Ein kontrolliertes Essverhalten ist sogar vielfach erforderlich, um ein gewisses Leistungsniveau zu erreichen; in diesem Sinne kann auch von einer bedarfsgerechten und optimierten Ernährungsweise gesprochen werden. Dem Essen kommt an dieser Stelle die Funktion der Leistungsoptimierung zu: Die Ernährung dient nicht mehr nur der Sättigung des Hungergefühls. Um den Anforderungen der Leistungsoptimierung zu genügen, wird die Ernährungsweise einer kognitiven Restriktion unterworfen und folgt bestimmten Regeln. So kann eine Quantifizierung der Makronährstoffe und eine entsprechende Mahlzeitenplanung erfolgen. Der ganze komplexe Prozess wird im Leistungssport meist von einer Fachperson (Ernährungsexperte/in) begleitet. Im sportlichen Kontext wird eine kontrollierte Ernährungsweise also durchaus beabsichtigt und darf nicht per se als pathologisch betrachtet werden, auch wenn der Übergang in ein gezügeltes und gestörtes Essverhalten fließend und nicht immer klar abzugrenzen ist. Für die Klinik ist es deshalb wichtig zu verstehen, welche Faktoren den Übergang von einem kontrollierten Essverhalten in ein gestörtes Essverhalten einleiten können.

Die Körperzusammensetzung lässt sich durch ein kontrolliertes Essverhalten maßgeblich beeinflussen. So kann es sein, dass ein Gewichtsverlust initial eine Steigerung der sportlichen Leistungsfähigkeit bewirkt und zu einem sportlichen Erfolgserlebnis führt. Der Erfolg wirkt sich positiv auf die athletische Identität aus und bekräftigt die Überbewertung von Körper, Gewicht und Essen. Dies führt wiederum zu einer Aufrechterhaltung des kontrollierten Essverhalten und verleitet zu der Überzeugung, dass ein niedriges Gewicht oder ein geringer Körperfettanteil eine

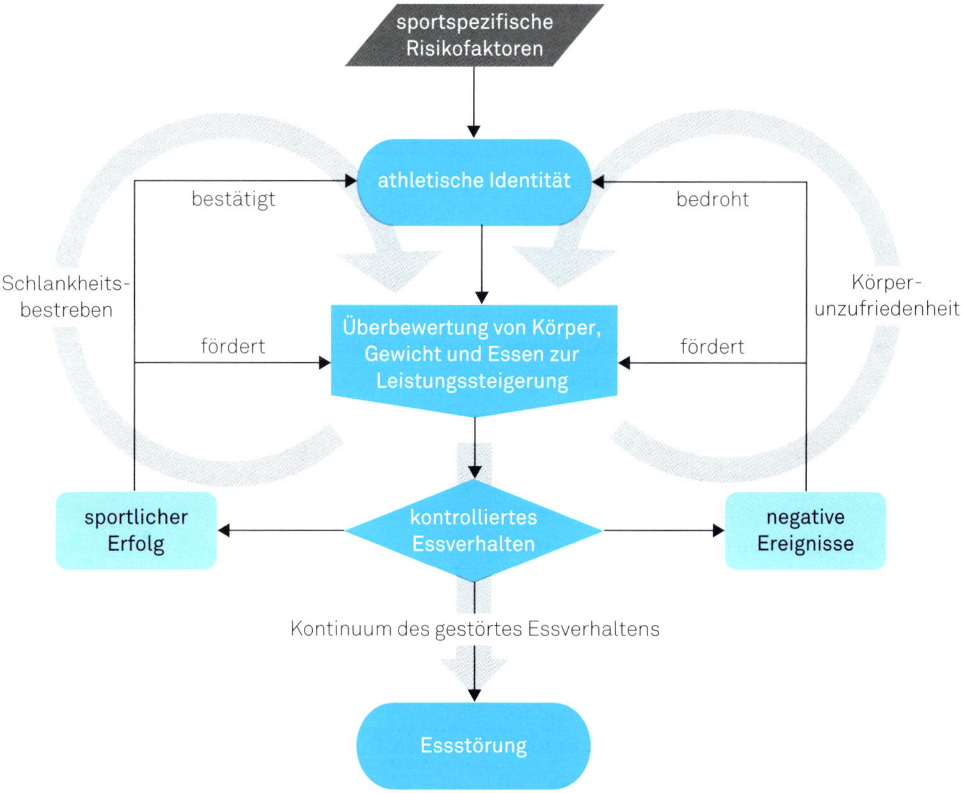

Abbildung 28-2: Modell zur Entstehung gestörten Essverhaltens und Essstörungen im Leistungssport.

hohe Relevanz für den sportlichen Erfolg haben. Diese Überzeugung stellt einen wesentlichen Risikofaktor für die Ausbildung einer Essstörung bei Sportlern dar und entspricht dem in der Forschung bekannten Schlankheitsbestreben (Drive for Thinness) [4, 25, 26].

Durch die hohe Identifikation mit dem Wertesystem des Leistungssports und der Ausbildung einer athletischen Identität stellen Niederlagen eine Bedrohung für den Selbstwert dar, da es ja sportlicher Erfolg ist, der innerhalb des Systems Leistungssport sozialen Status verleiht und somit wesentlich zum Selbstwert und Selbstverständnis als Sportler beiträgt. Aufgrund der mangelnden Alternative zur athletischen Identität kann eine sportliche Niederlage ein Versagen als Mensch bedeuten (s. Kap. 27). Da der Körper in der Funktion des Leistungserbringers wesentlich zum sportlichen Erfolg beiträgt, kann eine Art Dichotomisierung erfolgen, die den Körper in Erfolg oder Versagen aufteilt und entsprechenden Modifikationen unterwirft [27]. Dieser Mechanismus ist im Modell als Körperunzufriedenheit dargestellt, wobei sich im sportlichen Kontext die Unzufriedenheit weniger auf das Aussehen als auf die Leistungsfähigkeit bezieht. Wird nun die athletische Identität durch negative Ereignisse wie sportliche Niederlagen, Verletzungen, abnehmende Leistungsfähigkeit oder auch Krankheiten bedroht, so kann dies zu gegenregulatorischen körpermodifizierenden Maßnahmen führen, mit denen bei früheren Gelegenheiten sportliche Erfolge erzielt werden konnten. In extremen Fällen kann es zu der erwähnten Dichotomisierung des Körpers kommen. Bei einem Versagen des Körpers wird nun versucht, diesen mit entsprechenden Maßnahmen zu disziplinieren.

Kalorienrestriktion, vermehrtes Training, extreme Diätformen und Trainingsexzesse sollen den Körper zu höchster Leistungsfähigkeit zwingen [27]. Da die entsprechenden Maßnahmen häufig den gegenteiligen Effekt haben und durch ungenügendes Erholungsmanagement zu erniedrigter Leistungsfähigkeit führen, verschlimmert sich die Ausgangslage der Sportler mehr und mehr, was letztendlich in einem Teufelskreis endet.

In der Praxis ist zu beobachten, dass bei Sportlern nicht unbedingt der Wunsch vorliegt, einem Schönheitsideal zu entsprechen, sondern die Leistungsoptimierung im Vordergrund steht. Diese kann jedoch im Verlauf eine dysfunktionale Auseinandersetzung und verzerrte Wahrnehmung des eigenen Körpers mit sich bringen, sodass es zur eigenständigen Körperbild- und Essstörung kommt, die vom ursprünglichen Kontext der Leistungsoptimierung losgelöst ist. Das ausgeprägte Streben nach Leistungsfähigkeit und nach Schlankheit sowie die Unzufriedenheit mit dem „versagenden" Körper können sich gegenseitig verstärken und dazu beitragen, dass sich bei Leistungssportlern das ursprünglich leistungsoptimierte, kontrollierte Essverhalten zu einem gestörten Essverhalten oder zu einer Essstörung entwickelt.

28.4 Gewichtsmanagement

Das Gewichtsmanagement im Leistungssport ist äußerst komplex, erfordert Spezialwissen und fällt deshalb Fachpersonen für Sporternährung zu. Dieser Abschnitt soll deshalb nur einen Überblick über die Strategien des Gewichtsmanagements liefern, damit dysfunktionale Strategien, gestörtes Essverhalten und das Risiko für die Entwicklung eines RED-S schneller und besser erkannt werden können.

Der Energiebedarf eines Sportlers verändert sich in Abhängigkeit zum jeweiligen Trainingszyklus und wird den jeweiligen Anforderungen angepasst. Das Körpergewicht und die Körperzusammensetzung können im Lauf des Trainingsjahres periodisiert werden und sind regelmäßig zu kontrollieren, um allfällige Abweichungen zu detektieren und entsprechende Maßnahmen einzuleiten. Obwohl sich die Ernährung in Abhängigkeit des jeweiligen Trainingszyklus unterscheidet, bleibt eine ausreichend hohe Energiezufuhr für den Erhalt wichtiger physiologischer Systeme sowie der sportlichen Leistungsfähigkeit entscheidend. Gerade im Leistungssport ist es deshalb ratsam, sich mit dem Konzept der Energieverfügbarkeit vertraut zu machen.

Die Energieverfügbarkeit bei Sportlern wird definiert, als die Energie, die dem Körper nach der sportlichen Betätigung noch zur Verfügung bleibt:

Energieverfügbarkeit = Kalorieneinnahme – Kalorienverbrauch durch Sport

Die Energieverfügbarkeit versteht sich hierbei als Input für das physiologische System des Körpers [28].

Hiervon zu unterscheiden ist die **Kalorienbilanz**, die sich aus der Kalorieneinnahme und dem gesamten Kalorienverbrauch des Körpers berechnet:

Kalorienbilanz = Kalorieneinnahme – gesamter Kalorienverbrauch

Hierbei sind die wichtigen physiologischen Systeme bereits eingeschlossen. Eine neutrale Kalorienbilanz sagt jedoch noch wenig über den tatsächlichen Kalorienbedarf des Körpers aus, da der Kalorienverbrauch durch Drosselung verschiedener physiologischer Systeme reduziert werden kann.

Für Sportler ist es deshalb ratsam, eher mit dem Konzept der Energieverfügbarkeit statt mit der Kalorienbilanz zu planen. Die Energieverfügbarkeit wird in Kalorien pro Kilogramm fettfreier Masse (FFM) angegeben, da der Kalorienverbrauch wesentlich von der fettfreien Masse bestimmt wird. Bei einem Wert von 45 kcal/kg FFM pro Tag wird bei jungen, gesunden Sportlern eine Energiebilanz von 0 erreicht, der Bedarf der physiologischen Systeme ist dabei bereits eingerechnet.

Energieverfügbarkeit einer 55 kg schweren Sportlerin mit einem Körperfettanteil von 20 %, die 2000 kcal pro Tag verzehrt und 500 kcal im Training verbraucht:
FFM = 0.8 × 55 kg = 44 kg

Energieverfügbarkeit:

$$\frac{(2000 - 500)\ \text{kcal/d}}{44\ \text{kg}} = 34\ \text{kcal/kg FFM/d}$$

In diesem Beispiel bleiben der Sportlerin nach Abzug des Verbrauchs durch die Trainingseinheit noch 34 kcal pro Kilogramm FFM.

Je geringer die Energiezufuhr und/oder je höher der Energieverbrauch im Training, desto höher ist das Risiko für die Entwicklung eines RED-S. Es hat sich gezeigt, dass eine Energieverfügbarkeit von unter 30 kcal/kg FFM pro Tag in den meisten Fällen nicht ausreicht, um den Bedarf der physiologischen Systeme zu decken, und es somit zu einer Anpassung und Drosselung derselben kommt [29]. Es ist deshalb wichtig zu verstehen, dass auch bei einer angestrebten Reduktion der Fettmasse die Energieverfügbarkeit nicht unter 30 kcal/kg FFM fallen darf. Bei Leistungssportlern muss deshalb eine tägliche Energiezufuhr von ungefähr 2500 kcal für Männer und 2000 kcal für Frauen als Richtwert angesehen werden, der für den Erhalt der physiologischen Systeme nicht unterschritten werden sollte [30].

In unserem Beispiel liegt die Sportlerin mit ihrer Energieverfügbarkeit zwischen 30 und 45 kcal/kg FFM, sodass der Bedarf der physiologischen Systeme gedeckt ist, jedoch trotzdem eine negative Kalorienbilanz vorliegt (bei 45 kcal/FFM beträgt die Kalorienbilanz 0), sodass die Sportlerin an Fettmasse verlieren wird. Würde die Sportlerin ihre Kalorienzufuhr lediglich um 200 kcal pro Tag reduzieren, würde sie bereits unter den Wert von 30 kcal/FFM kommen.

Gerade bei langanhaltenden sportlichen Belastungen wie im Ausdauersport kommt es zur physiologischen Reduktion von Hungergefühlen. Auch eine kohlenhydratreiche Ernährung führt zu einer automatischen Appetitreduktion, ist jedoch für eine hohe Leistungsfähigkeit unabdingbar. Gerade Ausdauersportler laufen deshalb Gefahr, ungewollt ein RED-S zu entwickeln, da der Appetit kein zuverlässiger Indikator mehr darstellt für den Kalorienbedarf des Körpers.

Das Ziel einer Körpergewichtsreduktion sollte die Reduktion von Fettmasse bei gleichzeitigem Erhalt der Muskelmasse und sportlichen Leistungsfähigkeit sein. Der Gewichtsverlust sollte entsprechend langsam erfolgen und nicht mehr als 1% des Ausgangsgewicht pro Woche betragen [31]. Dies wird in der Praxis am einfachsten erreicht, wenn die Kalorienzufuhr um 500 kcal pro Tag reduziert wird, was in einem Kaloriendefizit von 3500 kcal pro Woche resultiert und eine Abnahme von 500 g Fettmasse pro Woche ermöglicht. Um den Abbau von Muskulatur entgegenzuwirken, empfiehlt es sich die Zufuhr von Proteinen auf 1.6 bis 2.4 g/kg Körpergewicht zu erhöhen [32]. Der Kohlenhydratverzehr sollte ebenfalls ein gewissen Mindestmaß nicht unterschreiten (5 g pro kg Körpergewicht), damit die Leistungsfähigkeit erhalten bleibt. Es wird also ersichtlich, dass die Kalorienrestriktion hauptsächlich über die Einsparung von Nahrungsfetten erreicht wird. Allerdings darf nicht vergessen werden, dass Fette für den Körper essenziell sind, sodass auch hier eine gewisse Menge nicht unterschritten werden soll (1 g pro kg Körpergewicht).

Anhand eines Beispiels soll der Kalorienbedarf einer Sportlerin für eine geplante Gewichtsreduktion ausgerechnet werden:

Beispielhafte Berechnung des Kalorienbedarfs für eine geplante Gewichtsreduktion einer Sportlerin

Die Sportlerin ist 60 kg schwer und hat einen Körperfettanteil von 25 %.
Zuerst wird die fettfreie Masse (FFM) berechnet:
FFM = 0.75 × 60 kg = 45 kg

Bei einer Energieverfügbarkeit von 45 kcal/kg FFM wird eine Energiebilanz von 0 erreicht, was bedeutet, dass die Sportlerin weder Gewicht verliert noch zunimmt.
45 kg × 45 kcal/kg FFM = 2025 kcal.

Hierzu muss der Kalorienverbrauch durch den Sport addiert werden, der sich auf 500 kcal beläuft:
2025 kcal + 500 kcal = 2525 kcal

Bei einer täglichen Kalorieneinnahme von 2525 kann die Sportlerin ihr Gewicht halten. Sie wird also weder zu- noch abnehmen. Die Sportlerin strebt einen Gewichtsverlust von 500 g pro Woche an, was einem Kaloriendefizit von 500 kcal pro Tag entspricht:
–500 kcal/d × 7 = -3500 kcal.

Da ein Kilogramm Körperfett 7000 kcal enthält, entspricht dies einem Verlust von einem halben Kilogramm Körperfett pro Woche. Dies entspricht einem Gewichtsverlust von knapp unter 1 % pro Woche.
Die tägliche Kalorieneinnahme für die geplante Gewichtsreduktion beträgt also:
2525 kcal – 500 kcal = 2025 kcal

Da die Gewichtsreduktion innerhalb einer Energieverfügbarkeit von 30 und 45 kcal/kg FFM liegen sollte, berechnen wir die Energieverfügbarkeit innerhalb der Diät:

Energieverfügbarkeit

$$\frac{(2025 - 500)\ \text{kcal/d}}{45\ \text{kg}} = 33.9\ \text{kcal/kg FFM/d}$$

Der Energiebedarf der physiologischen Systeme ist also auch während der Diät sichergestellt, sodass die Sportlerin keine große Gefahr läuft, ein RED-S zu entwickeln. Da der Wert von 30 kcal/kg FFM nicht als Cut-off fungiert, sollte die Sportlerin und das sie betreuende Team in der Phase der Gewichtsreduktion trotzdem auf Symptome eines sich entwickelnden RED-S achten.

Die Gesamtkalorienanzahl für die Diät steht fest, nun soll die Makroverteilung entsprechend den Leitlinien erfolgen (siehe Tabelle unten).

Die hier errechnete Kalorienmenge liegt leicht über der angestrebten Menge von 2025 kcal pro Tag und entspricht einem Kaloriendefizit von 400 kcal pro Tag und somit einer Fettmassenreduktion von 0.4 kg pro Woche oder 1.6 kg pro Monat.

Für die Diät sollte also im besten Fall entsprechend etwas mehr Zeit eingeplant werden. Falls dies nicht möglich ist, sollte durch zusätzlich moderates aerobes Training der Energieverbrauch erhöht werden (im Idealfall um die in diesem Beispiel fehlenden 700 kcal pro Woche).

Die Reduktion der Kalorienanzahl lässt sich am einfachsten durch eine Verringerung der Energiedichte der Nahrungsmittel erzielen. Das Ziel ist nämlich, nicht mengenmäßig weniger zu essen, sondern anders. Es sollen demnach keine Mahlzeiten ausgelassen oder die Menge pro Mahlzeit drastisch reduziert werden. Dies hätte ein Absinken des Blutzuckerspiegels und damit einen Leistungsabfall zur Folge. Durch die Reduktion des Nahrungsvolumens wird zudem zusätzlich Hunger ausgelöst. Am einfachsten gelingt die Kalorienreduktion, indem auf Süßgetränke, Alkohol oder Junk-Food verzichtet wird, da diese eine hohe Energiedichte bei geringer Nährstoffdichte aufweisen. Durch Aktivierung von Dehnungs-

Makronährstoffe	Empfehlung	Menge	Kalorienanzahl
Proteine	1.6 g/kg Körpergewicht	1.6 g × 60 = 96 g	384
Fette	1 g/kg Körpergewicht	1 g × 60 = 60 g	540
Kohlenhydrate	5 g/kg Körpergewicht	5 g × 60 = 300 g	1200
Gesamtkalorienzahl			2124

rezeptoren im Magen können Hungergefühle durch eine erhöhte Trinkmenge und ein hohes Nahrungsvolumen mit geringer Energiedichte vermindert werden [30]. Allerdings lassen sich Hungergefühle in der Diät auch dadurch nicht gänzlich vermeiden.

28.5 Relatives Energiedefizit-Syndrom (RED-S)

Sportler mit einem gestörten Essverhalten sind von den gleichen körperlichen Folgen betroffen wie Betroffene aus der Allgemeinbevölkerung. Der Leistungssport stellt jedoch eine besondere Herausforderung an das physiologische System des Körpers dar, weshalb im sportlichen Kontext hauptsächlich von der Triade der sporttreibenden Frau (Female Athlete Triade) gesprochen wird, die nach einer konzeptuellen Erweiterung unbenannt wurde in das RED-S im Sport.

RED-S im Sport: Im Jahr 2014 hat das IOC in einem Consensus Statement das Syndrom der relativen Energiedefizit vorgestellt, welches ein breiteres Verständnis für den damaligen Begriff der Female Athlete Triade ermöglichen sollte [33]. Hierbei wurde argumentiert, dass die klinische Manifestation einer zu geringen Energieverfügbarkeit nicht auf die drei bisherigen Entitäten der Triade beschränkt bleibt, sondern sich als Syndrom mit weitreichenden Auswirkungen auf verschiedene physiologische Systeme abbildet (s. Abbildung 28-3). Wie im vorherigen Kapitel erläutert, reicht eine Energieverfügbarkeit von unter 30 kcal/kg FFM pro Tag in den meisten Fällen nicht aus, um den Bedarf der physiologischen Systeme zu decken, was eine Anpassung und Drosselung derselben zur Folge hat [29]. Diese sind verantwortlich für die zahlreichen Funktionseinschränkungen in den verschiedenen physiologischen Systemen, die unter dem Begriff des RED-S zusammengefasst sind. Der Wert von 30 kcal/kg FFM darf hierbei nicht als exakter Schwellenwert verstanden werden, da dieser individuell leicht darüber oder darunter liegen kann [34].

Es ist wichtig zu verstehen, dass ein RED-S auch ohne gestörtes Essverhalten oder Essstörungen auftreten kann. Entscheidend für die Entwicklung des RED-S ist die zu geringe Energieverfügbarkeit, unabhängig von der Ursache. Eine zu geringe Energieverfügbarkeit kann bereits nach 5 Tagen zu einer Störung der pulsatilen GnRH-Ausschüttung (GnRH: Gonadotropin-Releasing-Hormon) führen, was über die dadurch gestörte Ausschüttung von LH zu Irregularitäten im Menstruationszyklus und letztendlich einer Amenorrhö führen kann [35, 36]. Die Amenorrhö definiert hierbei das Ausbleiben der Menstruation über einen Zeitraum länger als 90 Tage und entspricht dem Endpunkt eines Spektrums an möglichen Zyklusstörungen, die durch die hormonellen Veränderungen infolge der zu geringen Energieverfügbarkeit ausgelöst werden. Es handelt sich dabei um eine sekundäre, funktionelle hypothalamische Amenorrhö. Auch die stark erniedrigten Leptinspiegel wirken sich negativ auf die Produktion der Sexualhormone aus. Die hormonellen Veränderungen beschränken sich nicht nur auf das reproduktive System, sondern umfassen auch eine Störung der Schilddrüsenhormone (Hypothyreoidismus), Veränderungen der appetitregulierenden Hormone (erniedrigte Leptin- und Oxytocin-Spiegel, erhöhte Ghrelin-und Peptid-YY-Spiegel) eine Erhöhung von GH, welche wahrscheinlich durch die Erniedrigung vom insulinartigen Wachstumsfaktor 1 (insulin-like growth factor 1, IGF-1) und einer erhöhten GH-Resistenz ausgelöst werden, sowie erhöhte Cortisol-Spiegel [37, 38, 39, 40]. Viele dieser hormonellen Veränderungen dienen wahrscheinlich der Einsparung von Kalorien, damit diese dem Körper für überlebenswichtige Funktionen zur Verfügung stehen [41, 42]. Die geringe Energieverfügbarkeit wirkt sich ebenfalls negativ auf die Knochengesundheit aus, insbesondere bei weiblichen Sportlerinnen. So weisen Sportlerinnen mit einer Oligomenorrhö/Amenorrhö oder einer geringen Energieverfügbarkeit eine verringerte Knochendichte, eine veränderte Knochenmikrostruktur, erhöhte Knochenbiomarker sowie ein erhöhtes Frakturrisiko auf im Vergleich zu Sportlerinnen mit einer adäquaten Energieverfügbarkeit und einer Eumenorrhö [43]. Neben dem Östrogenmangel ist die geringe Energieverfügbarkeit dabei ein eigenständiger Risikofaktor. Östrogen spielt im Knochenstoffwechsel eine wichtige Rolle, da es Osteoklasten hemmt und Osteoblasten zu aktivieren mag, und somit dem Knochenabbau entgegensteuert [44]. Die geringe Energieverfügbarkeit wirkt wahrscheinlich über die verschiedenen Veränderungen in den hormonellen Systemen (Wachstumshormone, Cortisol, Schilddrüsenhormone) auf den Knochenstoffwechsel ein. Dabei sind die gesundheitlichen Konsequenzen besonders besorgniserregend, da der Verlust der Knochenmasse irreversibel zu sein scheint und dies v.a. bei jugendlichen Athleten eine deutlichen Reduktion der maximalen Knochenmenge (peak bone mass) bewirkt, welche bei Frauen in der Regel mit 19.5 Jahren und bei Männern bei 20.5 Jahren erreicht wird [45, 46].

Das RED-S scheint ebenso einen Einfluss auf das kardiovaskuläre System zu haben. So sind die funktionelle hypothalamische Amenorrhö und der Östrogenmangel bei jungen Sportlern mit verfrühten atherosklerotischen Gefässveränderungen assoziiert [47]. Ebenso fanden sich bei Sportlerinnen mit einer Amenorrhö eine endotheliale Dysfunktion und veränderte Lipidprofile, auch können diese neben tiefere Herzfrequenzen und systolische Blutdruckwerte Veränderungen im Renin-Angiotensin-Aldosteron-System aufweisen [48, 49]. Auswirkungen auf das Immunsystem sind ebenfalls beschrieben und beinhalten eine erhöhte Krankheitsanfälligkeit und das gehäufte Auftreten von Schmerzen [50]. Hierbei seien besonders das gehäufte Auftreten von Infektionen im oberen Respirationstrakt erwähnt [51].

Obwohl diesbezüglich noch nicht viele Studien vorliegen, liegt es nahe, dass eine länger anhaltende geringe Energieverfügbarkeit zu einer reduzierten sportlichen Leistung führt [43]. So ist denkbar, dass Beeinträchtigungen in der Proteinbiosynthese oder der Glykogenspeicherung eine optimale Anpassung an Trainingsreize erschweren und die Erhöhung des Verletzungs- und Erkrankungsrisikos die Trainingsroutine beeinträchtigen [50, 52, 53].

28.6 Diagnostik und Differenzialdiagnostik

Die Diagnose eines RED-S ist herausfordernd, da sich bislang keine spezifischen Marker bestimmen lassen. Zumindest in der Theorie ließe sich ein Energiedefizit leicht über eine zu geringe Energieverfügbarkeit ausrechnen. In der Praxis gestaltet sich dies deutlich schwieriger, da für die Berechnung der Energieverfügbarkeit kein standardisiertes Protokoll vorliegt, die Erfassung der täglichen Kalorieneinnahme durch die Sportler einer hohen Ungenauigkeit unterworfen ist und auch der jeweilige Kalorienverbrauch durch das Training stark variieren kann. Aus diesem Grund spielen die klinischen Auswirkungen einer zu geringen Energieverfügbarkeit in der Diagnostik eine zentrale Rolle. Hierzu stehen neben der Anamnese und der körperlichen Untersuchung verschiedene Screening-Fragebögen, Biomarker und apparative Untersuchungen zur Verfügung.

Anamnese und körperliche Untersuchung: In der jährlichen Kontrolluntersuchung sollten Sportler nach möglichen Symptomen einer zu geringen Energieverfügbarkeit befragt und untersucht werden (s. Kap. 6). Findet sich hierbei eine Komponente des RED-S, so sollte eine weiterführende Abklärung gegebenenfalls durch das Hinzuziehen von Spezialisten erfolgen. Jede Sportlerin sollte nach ihrer Menstruation und den Gebrauch von hormoneller Kontrazeption gefragt werden. Eine Veränderung des Menstruationszyklus erfordert zwingend eine weiterführende Abklärung der anderen Komponenten des RED-S. Die im Rahmen des RED-S vorkommende sekundäre funktionelle

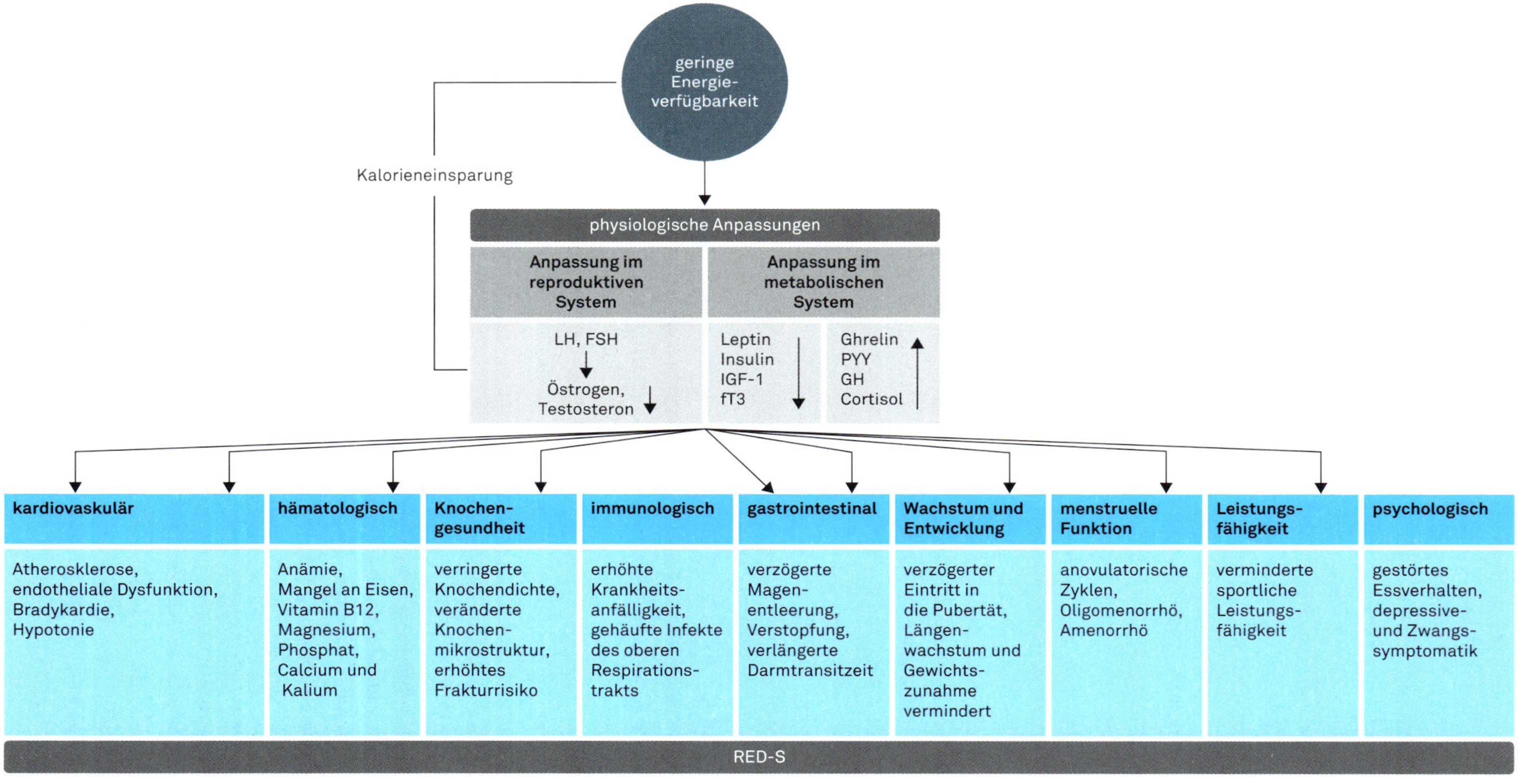

Abbildung 28-3: Relatives Energiedefizit-Syndrom (RED-S) im Sport. LH: luteinisierendes Hormon, FSH: follikelstimulierendes Hormon, IGF-1: insulinartiger Wachstumsfaktor 1 (insulin-like growth factor 1), fT3: freies Trijodthyronin, PYY: Peptid YY, GH: growth hormon/Wachstumshormon.

Amenorrhö ist eine Ausschlussdiagnose, deren genaue Abklärung durch den entsprechenden Facharzt erfolgen sollte. Bei männlichen Sportlern ist analog nach den Symptomen eines Testosteronmangels zu fragen. Dabei finden sich häufig Erschöpfung, Verlust von Kraft und Muskelmasse, verringerte Libido und Potenz, verstärktes Schwitzen sowie eine Verminderung der Körperbehaarung. Sportler sollten ebenfalls nach Zeichen der Bradykardie wie Schwindel und Benommenheitsgefühlen sowie Palpitationen in Ruhe und in Aktivität gefragt werden. Der Blutdruck sollte ebenfalls gemessen und ein EKG durchgeführt werden. Eine tiefe Herzfrequenz und ein niedriger Blutdruck können bei trainierten Sportlern durchaus physiologisch sein, sind aber ebenfalls Zeichen einer geringen Energieverfügbarkeit und müssen in Gesamtkontext interpretiert werden. Im Gegensatz zur Bradykardie des RED-S lässt sich die sportinduzierte Bradykardie bei sportlicher Belastung nicht mehr nachweisen. Gastrointestinale Symptome wie Völlegefühl, Verstopfung oder Durchfall kommen im Rahmen des RED-S häufig vor und sollten gezielt exploriert werden. Muss ein Sportler aufgrund von Krankheiten gehäuft Trainingseinheiten absagen, so kann dies ein Zeichen einer reduzierten Immunabwehr mit erhöhter Krankheitsanfälligkeit im Rahmen eines RED-S sein. Ebenso gestaltet es sich mit einer erhöhten Verletzungsanfälligkeit, die auf verschiedene Ursachen wie eine verringerte Koordination, Konzentration aber auch Regeneration und Überlastung zurückzuführen sind. Im Besonderen sind hier Stressfrakturen zu nennen, die umgehend eine weiterführende Abklärung der Knochengesundheit erfordern. Bei jugendlichen Sportlern sollten die Entwicklung anhand von Wachstums- und Gewichtskurven kontrolliert werden. Bei der körperlichen Untersuchung ist ebenfalls auf Zeichen forcierten Erbrechens zu achten. Hierbei finden sich häufig Zahnschmelzerosionen, Parotisschwellungen oder das Russell's Sign (Schwielen an den Fingerknöcheln und auf dem Handrücken). Da Sportler häufig über eine hohe Muskelmasse verfügen, ist der BMI kein zuverlässiges Maß für die Einschätzung der Energieverfügbarkeit. Gewichtsschwankungen, die nicht im Einklang mit dem jeweiligen Trainingszyklus stehen, ein niedriger BMI (< 18.5 kg/m^2) oder ein starker und rascher Gewichtsverlust sind jedoch definitive Warnsignale, die einer weiteren Abklärung bedürfen.

Screening-Fragebögen: Screening-Fragebögen können im Rahmen der jährlichen ärztlichen Kontrolluntersuchung ergänzend eingesetzt werden. Sie eigenen sich ebenfalls sehr gut zur Erfassung und Risikoabschätzung gefährdeter Sportler und sollten niederschwellig angewandt werden.

Seit 2014 steht ein validierter Fragebogen „Low Energy Availability in Females Questionnaire" (LEAF-Q) zur Verfügung, der zum Screening des RED-S bei weiblichen Athleten eingesetzt werden kann. Es ist ein Selbstbeurteilungsfragebogen, der auf den klinischen Symptomen der zu geringen Energieverfügbarkeit beruht. Der Fragebogen dient nicht zur Erfassung von gestörtem Essverhalten, sondern der Identifizierung von Sportlern, bei denen das Risiko einer zu geringen Energieverfügbarkeit besteht [54]. Er sollte demnach möglichst immer um Screening-Fragebögen für ein gestörtes Essverhalten ergänzt werden. Hierzu stehen verschiedene Fragebögen zur Verfügung, die dabei helfen dieses zu erfassen. Fragebögen wie der Eating Disorder Examination-Questionnaire (EDE-Q) oder der Eating Disorder Inventory (EDI) gelten beide als internationale Standardverfahren zur mehrdimensionalen Erfassung der Essstörungspsychopathologie. Sie enthalten jeweils verschiedene Subskalen, die auch einzeln verwendet werden können. Es handelt sich dabei jedoch nicht um spezifische Fragebögen zur Erfassung gestörten Essverhaltens bei Sportlern, auch wenn sie in der Forschung bereits mehrfach hierfür verwendet wurden. Da sich die Essstörungspathologie von Sportlern von derjenigen der Allgemeinbevölkerung unterscheiden kann, empfiehlt es sich, speziell für Sportler entwickelte Fragebögen zu benutzen. Hier bieten sich sowohl der Female Athlete Screening Tool (FAST) als auch der Brief Eating Disorder in Athletes Questionnaire (BEDA-Q, s. Abbildung 28-4) an. Beide sind für weibliche Sportler validiert, liegen zurzeit jedoch noch nicht in einer deutschen Version vor [55, 56]. Für männliche Sportler existieren aktuell noch keine validierten Fragebögen.

Biomarker: Da die Anzeichen und Symptome des RED-S mitunter schwer zu erkennen sind und einige differenzialdiagnostische Überlegungen nach sich ziehen, würde die Verwendung validierter Biomarker zur Einschätzung des Energiestatus die Diagnostik wesentlich erleichtern. Risikosportler würden so deutlich schneller erkannt und könnten von einer frühen Intervention profitieren. Als Biomarker werden aktuell u.a. Leptin, Ghrelin, Triiodthyronin (T3), IGF-1 und Cortisol gehandelt. In der Forschungsliteratur finden sich widersprüchliche Ergebnisse, sodass zum aktuellen Zeitpunkt keine abschließende Empfehlung für die klinische Praxis ausgesprochen werden kann [39]. Leptin scheint bei einer geringen Energieverfügbarkeit erniedrigt, Ghrelin erhöht zu sein. Allerdings finden sich keine Cut-off-Werte, die ein Energiedefizit zuverlässig diagnostizieren ließen. fT3 scheint v.a. bei Sportlerinnen mit Irregularitäten im Menstruationszyklus erniedrigt zu sein, bei männlichen Sportlern findet sich hingegen keine Veränderung. Eine Verminderung von IGF-1 scheint bei Frauen mit einer ge-

Brief Eating Disorder in Athletes Questionnaire

I feel extremely guilty after overeating

☐ always ☐ usually ☐ often ☐ sometimes ☐ rarely ☐ never

I am preoccupied with the desire to be thinner

☐ always ☐ usually ☐ often ☐ sometimes ☐ rarely ☐ never

I think that my stomach is too big

☐ always ☐ usually ☐ often ☐ sometimes ☐ rarely ☐ never

I feel satisfied with the shape of my body

☐ always ☐ usually ☐ often ☐ sometimes ☐ rarely ☐ never

My parents have expected exellence of me

☐ always ☐ usually ☐ often ☐ sometimes ☐ rarely ☐ never

As a child, I tried very hard to avoid dissappointing my parents and teachers

☐ always ☐ usually ☐ often ☐ sometimes ☐ rarely ☐ never

Are you trying to lose weight now?

☐ yes ☐ now

Have you tried to lose weight?

☐ yes ☐ now

If yes, how many times have you tried to lose weight?

☐ 1–2 ☐ 3–5 ☐ > 5 times

Abbildung 28-4: Brief Eating Disorder in Athletes Questionnaire (BEDA-Q) [50].
Antworten werden wie folgt gewichtet: 3, always; 2, usually; 1, often; 0, sometimes; 0, rarely; and 0, never; umgekehrt bewertete Items werden entgegengesetzt gewichtet.

ringen Energieverfügbarkeit assoziiert zu sein, für Männer liegen hierzu keine Daten vor.

Auch wenn zum aktuellen Zeitpunkt noch keine Richtwerte für die Diagnostik vorliegen, können Biomarker das klinische Bild ergänzen und sollten deshalb bei Laboruntersuchungen in Betracht gezogen werden.

Apparative Diagnostik: Die apparative Diagnostik ergänzt die Anamnese und die klinische Untersuchung und spielt v.a. in der Diagnostik der Osteoporose eine wichtige Rolle. Daneben kann sie zur genauen Erfassung der Körperzusammensetzung oder des Grundumsatzes genutzt werden.

Mittels Dual-Röntgen-Absorptiometrie (DXA) lässt sich neben der Knochendichte und -masse auch die Zusammensetzung des gesamten Körpers bestimmen. Dies ermöglicht die Berechnung der FFM, die für den Grundumsatz verantwortlich ist. Da eine Osteoporose im konventionellen Röntgenbild erst bei einem Knochendichteverlust von 20 bis 30 % festzustellen ist, eignet sie sich nicht zu deren Früherfassung. Mittels DXA-Messung wird die Knochendichte (BMD) bestimmt und anhand alters- und geschlechtsspezifischen Normen verglichen. Die Abweichungen hiervon werden in T- und z-Werten angegeben. Für die Diagnostik von Sportlern sind hierbei die z-Werte entscheidend, da sie den Vergleich mit altersspezifischen Normwerten angeben. Ein z-Score von > –1.0 wird bei Sportlern von der ACSM (American College of Sports Medicine) als niedrig eingestuft.

Bei Sportlern mit mindestens einem hohen oder mindestens zwei moderaten Risikofaktoren sollte eine Knochendichtemessung durchgeführt werden [57]; (s. Tabelle 28-2).

Eine Blutentnahme sollte mindestens einmal jährlich während der Kontrolluntersuchung durchgeführt werden, um das klinische Bild zu ergänzen. Bei einem RED-S findet sich häufig eine Anämie, Elektrolytveränderungen, Eisen- und Vitamin-B12-Mangel, eine erniedrigte Nüchternglukose, erhöhte Cholesterin- und Leberwerte, erniedrigte fT3- bei normalen fT4- und TSH-Werten. Daneben sind routinemäßig Nierenwerte, CRP, Gesamteiweiß, Calicum und Phosphat zu bestimmen. Bei der Osteoporosediagnostik sollte zusätzlich Vitamin D, Parathormon und gegebenenfalls Osteocalcin und Prokollagen Typ 1 N-terminales Pro-

Tabelle 28-2: Risikofaktoren zur klinischen Einschätzung des Osteoporoserisikos bei Sportlern

Faktoren mit hohem Risiko	Faktoren mit moderatem Risiko
Diagnostizierte Essstörung	Gestörtes Essverhalten aktuell oder in der Vergangenheit über mind. 6 Monate
BMI ≤ 17.5 kg/m² oder Gewichtsverlust von ≥ 10 % in einem Monat	BMI zwischen 17.5 und 18.5 kg/m² oder Gewichtsverlust zwischen 5 und 10 % in einem Monat
Menarche ≥ im Alter von 16 Jahren	Menarche im Alter zwischen 15 und 16 Jahren
Oligomenorrhö mit weniger als 6 Menstruationen im Jahr	Oligomenorrhö mit aktuell zwischen 6 und 8 Menstruationen im Jahr
2 Stressfrakturen/reaktionen in der Vergangenheit, aktuelle Stressfraktur/reaktion (Femurhals, Sakrum, Becken) oder atraumatische Fraktur	Stressfraktur/reaktion in der Vergangenheit
Früherer z-score > –2 (mind. 1 Jahr nach der letzten Messung)	

peptid (P1NP) bestimmt werden. Liegt eine Oligo- oder Amenorrhö vor, so sind zusätzlich LH, FSH, humanes Choriongonadotropin (hCG) Prolactin, Estradiol, Testosteron (total und freies) sowie DHEA zu bestimmen.

Im Rahmen des RED-S kommt es zur Reduktion des Grundumsatzes oder Ruhestoffwechsels (resting metabolic rate, RMR). Dieser lässt sich mithilfe der indirekten Kalorimetrie messen und mit einem theoretischen, ausgerechneten Wert vergleichen. Ist der gemessene Wert dabei deutlich kleiner als der durch eine Formel ermittelte Wert, so spricht dies für eine geringe Energieverfügbarkeit. Die Differenz zwischen dem gemessenen und dem ermittelten Wert entspricht der Kalorieneinsparung durch die physiologischen Maßnahmen. Die Messung des Ruhestoffwechsels mittels indirekter Kalorimetrie erfordert jedoch Zeit und ist kompliziert. Zum aktuellen Zeitpunkt liegen jedoch keine zuverlässigen Formeln zur Berechnung des Ruhestoffwechsels vor. Formeln, welche den FFM nicht berücksichtigen, unterschätzen dabei den RMR [58].

Differenzialdiagnostik: Neben funktionellen Strategien der Gewichtsregulation zur sportlichen Leistungssteigerung müssen weitere psychische wie körperliche Erkrankungen, die mit Veränderungen des Körpergewichts einhergehen, differenzialdiagnostisch in Betracht gezogen werden. Besonders bei einem Gewichtsverlust sollte die Möglichkeit einer körperlichen Ursache abgeklärt werden. Eine der wichtigsten Differenzialdiagnosen stellt hierbei die Zöliakie dar, die sich klinisch neben einer Gewichtsabnahme und einer Verzögerung des Längenwachstums auch mit einem gestörten Essverhalten präsentieren kann [59]. Neben den chronisch entzündlichen Darmerkrankungen ist auch an eine endokrinologische Ursache zu denken. Eine seltene, jedoch wichtige differenzialdiagnostische Erkrankung ist die Achalasie, die in ihrer ausgeprägten Form mit einem Gewichtsverlust und Erbrechen nach Nahrungsaufnahme einhergeht. Aufgrund der begleitenden Dysphagie weigern sich Betroffene in schweren Fällen, häufig Nahrung zu sich zu nehmen, was den Eindruck erwecken könnte, es handle sich um eine AN [60]. Daneben sind verschiedene Tumorerkrankungen, infektiöse Erkrankungen sowie psychische Erkrankungen zu erwägen. Eine Veränderung des Essverhaltens kann beispielsweise bei der depressiven Störung vorkommen, die sowohl eine Verminderung als auch eine Steigerung zu ihren Symptomen zählt (s. Kap. 21). Zudem können bei der emotional-instabilen Persönlichkeitsstörung Essanfälle als dysfunktionale Gefühlsregulationsstrategien auftreten.

28.7 Therapie

Die Behandlung eines gestörten Essverhaltens bzw. einer Essstörung sowie eines RED-S erfordert ein multiprofessionelles Team aus Ärzten verschiedener Fachrichtungen, Psychotherapeuten, Ernährungsberatern, Trainern und anderweitigen Betreuern und lässt sich in die Phasen der Risikostratifizierung, Behandlung und Return-to-Play-Entscheidung unterteilen (s. Abbildung 28-5).

Nach Screening und Diagnostik erfolgt die Risikostratifizierung, bei der das individuelle Risiko für den Sportler anhand seiner Gesamtsituation abgeschätzt wird. Zusammen mit den

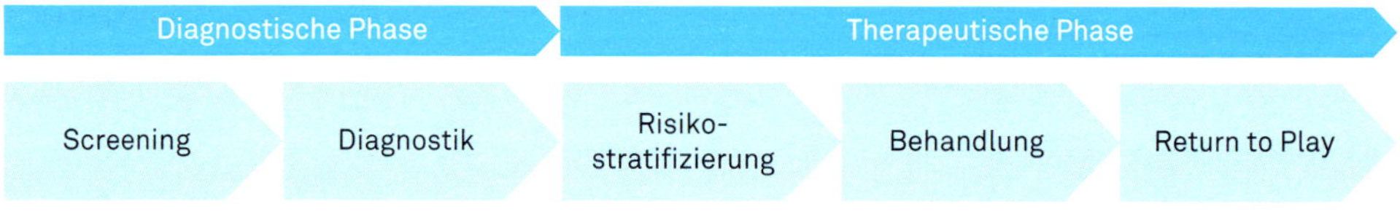

Abbildung 28-5: Diagnostische und therapeutische Phase von RED-S und Essstörungen.

involvierten Betreuern bzw. Trainern, Therapeuten und – im Falle von jugendlichen Sportlern – auch Eltern und gegebenenfalls Lehrpersonen wird das weitere Prozedere geplant und festgelegt. Oftmals muss hierbei über eine Begrenzung der Teilnahme an Training und Wettkampf entschieden werden, da diese eine ernsthafte Gefahr für die Gesundheit des Sportlers darstellen oder den Therapieprozess stark erschweren können. Zur Risikostratifizierung dienen v. a. die Risikobewertungsmodelle des IOC und der Konsenserklärung der Female Athlete Triad Coalition [57, 61]. Für männliche Sportler existieren bislang noch keine eigenen Risikobewertungsmodelle (s. Abbildung 28-6 und Abbildung 28-7).

Das so ermittelte Risiko entscheidet über die Sportteilnahme.

Sobald ein RED-S mit oder ohne gestörtem Essverhalten festgestellt wurde, sollten entsprechende Behandlungsschritte eingeleitet werden. Eine wirksame Behandlung muss sowohl das unmittelbare Problem des relativen Energiemangels als auch dessen häufig multifaktoriellen Ursachen adressieren. Ernährungsberatung und -monitoring sind ausreichende Interventionen für viele Sportler, hauptsächlich dann, wenn das RED-S die Folge eines unbeabsichtigten Unteressens oder eines beabsichtigten Gewichtsverlusts ohne gestörtes Essverhalten ist. Ein gestörtes Essverhalten und eine klinisch manifeste Essstörung bedürfen jedoch einer psychiatrisch-psychotherapeutischen Behandlung. In einem Behandlungsvertrag sollten gegenseitige Verpflichtungen, Therapieziele und Voraussetzungen für eine Rückkehr zur aktiven Sportteilnahme festgelegt werden. Dies ermöglicht es, die Rahmenbedingungen der Therapie für eine längere Zeit festzulegen und bei Missverständnissen oder Konflikten auf die schriftlich festgehaltenen Vereinbarungen zurückzugreifen.

Die Bedeutung einer frühzeitigen Intervention kann nicht genug betont werden, denn nur durch eine Normalisierung des Körpergewichts lassen sich beispielsweise Zyklusstörungen und Osteoporose erfolgreich behandeln. Frauen mit einer Amenorrhö im Rahmen eines RED-S weisen im Jahr einen Knochenmasseverlust von 2 bis 3 % auf, was besonders bei jugendlichen Sportlerinnen verheerende Auswirkungen hat, da die sog. Peak-Bone-Mass erst mit 19 Jahren erreicht wird [62]. In der Regel braucht es ungefähr eine Gewichtszunahme von 1 bis 4 kg um eine Wiederaufnahme der Menstruation zu erreichen [63]. Die physiologischen Systeme erholen sich unterschiedlich schnell, sobald die Energieverfügbarkeit wieder hergestellt ist. Die Veränderungen im metabolischen System reagieren innerhalb von Tagen bis Wochen, während die Wiederherstellung im reproduktiven System mit Wiederaufnahme der Menstruation mehrere Monate bis zu einem Jahr in Anspruch nehmen kann [64]. Veränderungen der Knochenstruktur dauern mehrere Jahre, wobei zum aktuellen Zeitpunkt nicht klar ist, ob die RED-S assoziierten Veränderungen vollständig reversibel sind [45]. Das Ziel der Behandlung ist, die Energieverfügbarkeit zu erhöhen, sei es durch die Erhöhung der Nahrungsmittelaufnahme, durch eine Reduktion des Energieverbrauchs oder einer Kombination aus beiden Strategien. Individuelle Präferenzen, der aktuelle Trainingszyklus und natürlich die klinische Ausprägung geben hier den Rahmen vor. Gerade bei Sportlern, die sich in der Wettkampfphase befinden (bei niedrigem und moderatem Risiko), mag eine Reduktion des Trainingsvolumens ungünstig sein, sodass stattdessen eine Erhöhung der Kalorieneinnahme zu bevorzugen ist [57]. Wenn jedoch ein ausgeprägtes kompensatorisches Verhalten durch exzessives Training vorhanden ist, so sollte dieses das primäre Ziel von therapeutischen Interventionen sein, da sich hierdurch der Energieverbrauch wirksam reduzieren lässt. Eine Erhöhung der Kalorieneinnahme sollte graduell erfolgen und mit einer Steigerung der Kalorienzahl von 20 bis 30 % beginnen. Dies ermöglicht eine Gewichtszunahme von ungefähr 0.5 kg alle 7 bis 10 Tage [63]. Die Energieverfügbarkeit sollte

Risikofaktoren	niedriges Risiko = je 0 Punkte	moderates Risiko = je 1 Punkt	hohes Risiko = je 2 Punkte
geringe Energieverfügbarkeit mit oder ohne gestörtem Essverhalten/Essstörung	keine Ernährungseinschränkung	Ernährungseinschränkungen; gestörtes Essverhalten (aktuell oder in der Vergangenheit)	Diagnostizierte Essstörung (aktuell oder in der Vergangenheit)
niedriger BMI	BMI ≥ 18.5 **oder** ≥ 90 % des zu erwartenden Gewichts **oder** stabiles Gewicht	BMI 17.5 < 18.5 **oder** < 90 % des zu erwartenden Gewichts **oder** 5 < 10 % Gewichtsverlust pro Monat	BMI ≤ 17.5 **oder** < 85 % des zu erwartenden Gewichts **oder** ≥ 10 % Gewichtsverlust pro Monat
verzögerte Menarche	Menarche < im Alter von 15 Jahren	Menarche im Alter von 15 < 16 Jahren	Menarche ≥ im Alter von 16 Jahren
Oligomenorrhö und/oder Amenorrhö	> 9 Menstruationen pro Jahr (aktuell oder in der Vergangenheit)	6–12 Menstruationen pro Jahr (aktuell oder in der Vergangenheit)	< 6 Menstruationen pro Jahr (aktuell oder in der Vergangenheit)
geringe Knochendichte	Z-score ≥ −1.0	Z-score −1.0 < −2.0	Z-score ≤ −2.0
Stressfraktur/-reaktion	Keine	1	≥ 2 oder ≥ 1 Hochrisiko (Femurhals, Sakrum, Becken)
Gesamtrisiko	___ Punkte +	___ Punkte +	___ Punkte =
			___ Punkte

Abbildung 28-6: Risikostratifizierung Female Athlete Triad Coalition [57].
Die Summation der Punktezahl der jeweiligen Spalten (niedriges Risiko, moderates Risiko und hohes Risiko) ergibt das kumulative Risiko.

Gesamtrisiko	niedriges Risiko	moderates Risiko	Hohes Risiko
Punktzahl	0–1 Punkt	2–5 Punkte	≥ 6 Punkte **oder** AN mit BMI < 16 **oder** BN mit Purging > 4-mal pro Woche
Sportteilnahme	uneingeschränkte Teilnahme an Training und Wettkämpfen	vorläufige/eingeschränkte Teilnahme an Training und Wettkämpfen	kein Wettkampf kein Training

Abbildung 28-7: Risikostratifizierung Female Athlete Triad Coalition [57].
Das Gesamtrisiko aus Abbildung 28–7 entscheidet über die Sportteilnahme.
AN: Anorexia nervosa, BN: Bulimia nervosa, BMI: Body-Mass-Index.

hierbei mindestens 45 kcal/FFM/d betragen. Die Gewichtszunahme soll durch wöchentliches Wiegen überprüft werden [57].

Ein gestörtes Essverhalten und eine klinisch manifeste Essstörung bedürfen einer zusätzlichen psychiatrisch-psychotherapeutischen Behandlung. Abhängig von der medizinischen oder psychischen Stabilität kann eine stationäre Therapie indiziert sein, in den meisten Fällen wird eine ambulante Behandlung jedoch den angemessenen Therapierahmen darstellen. Zur Diagnostik und Behandlung von Essstörungen bestehen S3-Leitlinien der AWMF.

Besonders zu Beginn aber auch im Verlauf der Behandlung besteht häufig eine ausgeprägte Ambivalenz bezüglich der Essstörung. Zwar leiden die Sportler mitunter stark unter den negativen Auswirkungen der Essstörung wie einem reduzierten sportlichen Leistungsvermögen und den damit verbundenen Konsequenzen für die sportliche Karriere, allerdings besitzt die Essstörung auch nicht unerhebliche positive Aspekte, über die zu Beginn der Therapie von Seiten der Sportler teilweise kaum gesprochen wird. Gewichtsregulierende Maßnahmen entsprechen häufig dem motivationalen System von Sportlern, welches ein niedriges Gewicht oder einen geringen Fettanteil als besonders relevant für den sportlichen Erfolg einstuft. Aufgrund der Ambivalenz und einer möglichen Chronifizierung der Essstörung sind Motivationsstrategien zur Förderung der Therapiebereitschaft besonders wichtig. Eine schwach ausgeprägte Veränderungsbereitschaft ist mit einem geringen Behandlungserfolg und einer höheren Abbruchrate assoziiert.

In der Psychotherapie sollte dem Sportlern die Möglichkeit gegeben werden, die Ursprünge, Hintergründe und aufrechterhaltenden Faktoren seiner Essstörung in ein individuelles Erklärungsmodell einzuordnen. Als Basis für das Erklärungsmodell kann das bereits beschriebene Entstehungsmodell (s. Abbildung 28-3) fungieren, da es bereits die Besonderheiten des Leistungssports beinhaltet. Besonders zu bedenken ist die häufig frühe und durchdringende Internalisierung des Wertesystems des Leistungssports, die einen wesentlichen Einfluss auf die Entwicklung und Regulierung des Selbstwertes eines Sportlers hat. Sportler weisen häufig ein Selbstbild auf, welches sich hauptsächlich an den Idealen des Leistungssports misst und wenig Raum lässt für ein alternatives Selbstkonzept außerhalb des Sozialsystems Leistungssport (s. Kap. 3). Die sportliche Leistung fungiert hierbei als wichtiges Maß für die Bewertung des Selbst, eine sportliche Niederlage kann demzufolge ein Versagen als Mensch bedeuten. Die Identitätsexploration und -entwicklung sowie die Förderung und Herausbildung von alternativen Rollenbildern kann somit ebenfalls zentraler Inhalt der Therapie sein. Dies ist nicht immer ganz unproblematisch, da sich der Sportler in einem sportlich geprägten Sozialraum bewegt, in dem verschiedene Akteure entsprechende Rollenerwartungen an den Sportler herantragen. So kann es zu interpersonellen Konflikten kommen, wenn die Rollenerwartungen durch den Sportler nicht mehr erfüllt, sondern hinterfragt oder infrage gestellt werden. Es empfiehlt sich deshalb, bereits zu Beginn der Therapie die wechselseitigen Einflüsse der Akteure abzuklären und somit in der Therapie auch Kontextfaktoren zu berücksichtigen (s. Kap. 8). Besonders zu erwähnen sind hierbei Eltern und Geschwister, aber auch Trainer und Mannschaftskollegen.

Pharmakotherapie der Osteopenie/Osteoporose: Die orale Applikation von Östrogen-Gestagen-Präparaten ist bei der postmenopausalen Osteoporose seit langem etabliert, zeigt aber bei der prämenopausalen Osteoporose im Rahmen des RED-S keine Effekte. Hintergrund sind die unterschiedlichen Pathomechanismen der Osteoporose bei Patientinnen mit Essstörungen, die sich nicht allein durch den Östrogenmangel erklären lassen. Während bei der postmenopausalen Osteoporose sowohl Knochenresorption als auch Knochenanbau gesteigert sind, zeigt sich bei einem RED-S ein verminderter Knochenanbau bei gesteigerter

Resorption. Das exogen verabreichte synthetische Ethinylestradiol führt zu einer zusätzlichen Reduktion der Bildung von IGF-1 in der Leber, was wahrscheinlich dem antiresorptiven Effekt des Östrogens entgegenwirkt. Aus diesem Grund empfiehlt sich eine transdermale Applikation von natürlichem Östrogen, da hierdurch der First-Pass-Effect der Leber umgangen wird. Damit lässt sich ein weiterer Verlust von Knochendichte verhindern, eine vollständige Erholung der Knochendichte ist hierdurch jedoch nicht möglich. Bei Patientinnen, die jünger als 15 Jahre sind, empfiehlt sich eine transdermale Substitution von Östrogenen in allmählich ansteigender Dosierung. Eine transdermale Applikation von natürlichem Östrogen mit sequenziellem Gestagen sollte bei über 15-Jährigen durchgeführt werden, falls sie an einer chronifizierten Form der AN leiden und die Amenorrhö seit einem Jahr besteht [65]. Zusätzlich ist auf eine tägliche Calicumeinnahme von 1000 bis 1300 mg und einen Vitamin-D-Spiegel zwischen 32 bis 50 ng/ml zu achten.

Pharmakotherapie der Essstörungen: Aktuell ist lediglich der SSRI Fluoxetin für die Behandlung der BN zugelassen, allerdings nur in Verbindung mit einer Psychotherapie. Die wirksame Dosis ist jedoch höher als bei der Behandlung der Depression und liegt bei 60 mg/d. Er hat einen direkt antibulimischen Effekt und reduziert Essanfälle und kompensatorische Maßnahmen. Für die Pharmakotherapie der AN ist zurzeit kein Medikament zugelassen.

In der klinischen Praxis werden neben Fluoxetin auch andere Antidepressive und bei Bedarf Antipsychotika in der Behandlung von Essstörungen eingesetzt. Die Antipsychotika dienen v.a. der Reduktion von Anspannungszuständen und dem quälenden Gedankenkreisen um essstörungsbezogene Themen. Die Antipsychotika führen bei der AN nicht zu einer Gewichtszunahme und lassen sich entsprechend auch nicht dafür einsetzen.

Der selektive Noradrenalin-Dopamin-Wiederaufnahme-Hemmer (SNDRI) Bupropion ist sowohl bei der AN als auch bei der BN kontraindiziert, da das Risiko für das Auftreten von epileptischen Anfällen erhöht wird.

28.8 Return-to-Play-Entscheidung

Die Return-to-Play-Entscheidung wird anhand eines dreischrittigen Entscheidungsmodells getroffen (s. Abbildung 28-8; [66]).

Der erste Schritt im Entscheidungsprozess ist die Bewertung des Gesundheitszustands des Sportlers anhand von biologischen, psychischen und sozialen Befunden und Faktoren. Der aktuelle Gesundheitszustand trägt wesentlich zum Teilnahmerisiko bei. Verschiedene Faktoren müssen dabei berücksichtigt werden: Das Alter und Geschlecht beeinflusst die Beurteilung dahingehend, dass es einen Unterschied macht, ob es sich um eine 15-jährige Sportlerin in der Adoleszenz handelt, die ihre Peak bone mass noch nicht erreicht hat oder um einen 20-jährigen Sportler mit abgeschlossenem Längenwachstum. Mithilfe der körperlichen Untersuchung und der apparativen Diagnostik soll beurteilt werden, ob und in welchem Ausmaß noch Erscheinungen einer zu geringen Energieverfügbarkeit vorliegen. Gerade bei gestörtem Essverhalten und klinischen Essstörungen ist der Grad der spezifischen Psychopathologie zu prüfen, vorhandene und in der Therapie erlernte Copingstrategien zu beurteilen und zu klären, ob sich zugrundeliegende Entstehungsmechanismen und aufrechterhaltende Faktoren verändert haben. Anschließend soll die Genesung auf ihre Situations- und Zeitstabilität hin geprüft werden. Die persönliche Krankengeschichte sowie die Familienanamnese vervollständigen die klinische Beurteilung.

Im zweiten Schritt soll das Partizipationsrisiko beurteilt werden, welches neben dem aktuellen Gesundheitsstatus wesentlich von den

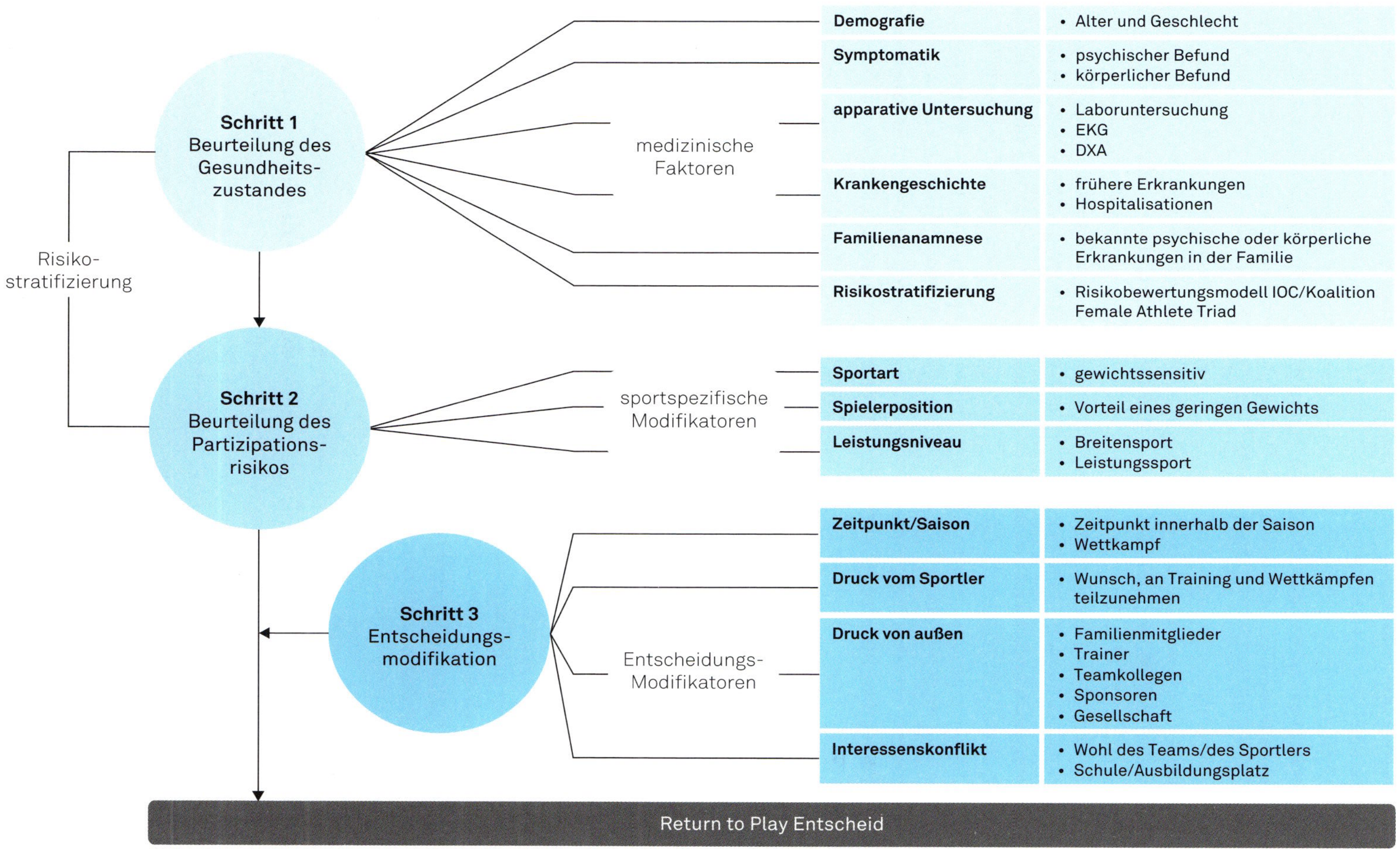

Abbildung 28-8: Entscheidungsmodell Return to Play, adaptiert nach Mountjoy et al. [43], De Souza et al. [57] sowie Creighton et al. [66]. EKG: Elektrokardiografie, DXA: Dual-Röntgen-Absorptiometrie, IOC: Internationales Olympic Committee.

sportspezifischen Risikofaktoren beeinflusst wird (u. a. geringes Gewicht oder geringer Körperfettanteil als sportlicher Vorteil). In Mannschaftssportarten ist zudem zu beurteilen, ob für die Spielposition ein geringes Gewicht ein Vorteil ist und ob der Sportler gegebenenfalls eine andere Position übernehmen kann. Beim Cheerleading beispielsweise ist ein geringes Gewicht für die Position des Flyers wichtiger als für die Position der Base. Das Leistungsniveau ist ebenfalls zu berücksichtigen, da ein hohes Leistungsniveau für die Entwicklung einer Essstörung einen Risikofaktor darstellt.

In einem dritten Schritt sollen die Entscheidungsmodifikatoren beurteilt werden. Darunter versteht man Faktoren, die einen Einfluss auf den bisherigen Entscheidungsprozess nehmen und ihn gegebenenfalls auch ändern. Es stellt sich also die Frage, ob Faktoren vorhanden sind, die zu einer Veränderung der Entscheidung führen, die getroffen worden wäre, wenn nur der Gesundheitsstatus und das Partizipationsrisiko berücksichtigt worden wären. Besteht beispielsweise ein erheblicher Druck von Athleten, Trainern oder Sponsoren? Hängt mit der Entscheidung möglicherweise auch die Zukunft der eigenen Funktion als Mannschaftsarzt zusammen? Verliert der Sportler möglicherweise sein/ihr Aufgebot für das Kader oder verliert sie gar ihren Ausbildungsplatz, da dieser an das Mannschaftsaufgebot gekoppelt ist? Solche Entscheidungsmodifikatoren müssen kritisch hinterfragt werden und ebenfalls in die Gesamtbeurteilung eingebettet werden.

28.9 Verlauf

Es existieren nur wenige Untersuchungen zum Verlauf von gestörtem Essverhalten oder Essstörungen im Leistungssport. Studien aus der Allgemeinbevölkerung zeigen, dass der Verlauf von Essstörungen häufig chronisch ist und sich über mehrere Jahre erstreckt, wobei es sowohl bei der AN als auch bei der BN zu Rückfällen kommen kann.

Die Karriere von Sportlern im Leistungssport ist auf eine kurze Zeitdauer beschränkt, sodass der Verlauf von gestörtem Essverhalten und Essstörungen sowohl während der Karriere als auch nach Karriereende betrachtet werden sollte.

Bisherige Studien legen nahe, dass Essstörungen während einer aktiven Karriere im Leistungssport einen ähnlichen Verlauf zeigen wie in der Allgemeinbevölkerung und Spontanremissionen ebenso selten sind [26, 67]. Gestörtes Essverhalten jedoch ist einer größeren Variabilität unterworfen und mit möglichen Übergängen in ein gesundes Essverhalten (50 %) als auch in klinisch manifeste Essstörungen (ca. 11 %) verbunden [67].

Es gibt bislang nur eine Studie, welche den Verlauf von gestörtem Essverhalten und Essstörungen von Sportlern (n = 193) nach deren Karriereende untersucht hat. Insgesamt wiesen ca. 30 % der Sportler nach dem Karriereende ein gestörtes Essverhalten auf. Die Untersuchung zeigte weiter, dass von 13 Sportlerinnen mit einer klinisch manifesten Essstörung über die Hälfte 6 Jahre nach dem Karriereende asymptomatisch waren und 6 Sportlerinnen an einer subklinischen Form litten. Nur eine Sportlerin erfüllte nach wie vor die Diagnosekriterien einer Essstörung. Obwohl die Ergebnisse aufgrund der niedrigen Fallzahlen vorsichtig zu interpretieren sind, lässt sich vermuten, dass sich der Verlauf von Essstörung bei Sportlern nicht wesentlich von demjenigen in der Allgemeinbevölkerung unterscheidet [68].

28.10 Prävention

Untersuchungen in der Allgemeinbevölkerung zur Prävention von Essstörungen legen nahe, dass v. a. Interventionsprogramme erfolgreich waren, die einen interaktiven und multimodalen Ansatz verfolgten und an Risikogruppen gerichtet waren [69].

Es sind bislang wenig empirische Erkenntnisse zu Präventionsprogrammen bei Sportlern im Leistungssport publiziert worden (s. Kap. 42). Erste Ergebnisse weisen jedoch darauf hin, dass Prävention und Frühintervention auch bei dieser spezifischen Gruppe von Individuen in Bezug auf die Entwicklung einer Essstörungspathologie wirksam sind [70]. Präventionsprogramme für Sportler sollen helfen, die Risikofaktoren und hier im Besonderen die sportspezifischen Risikofaktoren und deren Auswirkungen zu minimieren. Wie im Entstehungsmodell beschrieben, schafft der Sozialraum des Leistungssports eine Kultur, die unter der Maxime der Leistungssteigerung Körpermodifikationen vorantreibt und wenig Raum für die Entwicklung alternativer Rollenbilder zulässt. In diesem Kontext ist es das Ziel eines Präventionsprogramms, gesündere Normen in Bezug auf Körperform und -gewicht, Selbstkonzept und Selbstwert von Sportlern zu implementieren.

Die Prävention, Früherkennung und Frühintervention von gestörtem Essverhalten sind aufgrund des langwierigen und zu Chronifizierung neigenden Verlaufs in Verbindung mit der hohen Mortalitätsrate bei Essstörungen gerade in Hochrisikopopulationen äußerst wichtig. Aufgrund der frühen und durchdringenden Internalisierung des Wertesystems des Leistungssports, die einen wesentlichen Einfluss auf die Entwicklung und Regulierung des Selbstwertes der Sportler ausübt, ist ein systemischer Ansatz besonders wichtig, der die jeweiligen Sozialpartner (Trainer, Teamärzte, Eltern, Lehrer) einbezieht. Die Sportler sollen zur Ausbildung von alternativen Rollenbildern gefördert und zur kritischen Auseinandersetzung mit dem selbstwertgekoppeltem Leistungsimperativ angeregt werden. Die Verbindung zwischen niedrigem Körpergewicht und sportlichem Erfolg soll durch alternative Fokuslegung seitens des Trainerstabes abgeschwächt werden. Sollten doch gewichtsregulierende Maßnahmen zur Leistungssteigerung notwendig sein, so sollten diese professionell begleitet und überwacht werden. Die Kontrolle des Körpergewichts sollte auf ein notwendiges Minimum begrenzt und negative Äußerungen hinsichtlich des Körpergewichts gänzlich unterlassen werden. Es braucht eine Aufklärung von Sportlern, Trainern aber auch Eltern und Lehrern über bedarfsgerechte Ernährung, funktionelles Gewichtsmanagement wie auch über Entstehung und Erscheinungsbild von gestörtem Essverhalten und klinisch manifesten Essstörungen. Die genannten Inhalte sollten am besten in interaktiver Form und über verschiedene Medien erfolgen [71, 72].

Literatur

1. Mohler-Kuo M, Schnyder U, Dermota P, Wei W, Milos G. The prevalence, correlates, and help-seeking of eating disorders in Switzerland. Psychological medicine. 2016;46(13):2749–58. https://doi.org/10.1017/S0033291716001136
2. Keski-Rahkonen A, Mustelin L. Epidemiology of eating disorders in Europe: prevalence, incidence, comorbidity, course, consequences, and risk factors. Current opinion in psychiatry. 2016;29(6):340–5. https://doi.org/10.1097/YCO.0000000000000278
3. Sundgot-Borgen J, Torstveit MK. Prevalence of eating disorders in elite athletes is higher than in the general population. Clinical journal of sport medicine. 2004;14(1):25–32. https://doi.org/10.1097/00042752-200401000-00005
4. Byrne S, McLean N. Elite athletes: effects of the pressure to be thin. J Sci Med Sport. 2002;5(2): 80–94. https://doi.org/10.1016/S1440-2440(02)80029-9
5. Schaal K, Tafflet M, Nassif H, Thibault V, Pichard C, Alcotte M, et al. Psychological balance in high level athletes: gender-based differences and sport-specific patterns. PloS one. 2011; 6(5):e19007. https://doi.org/10.1371/journal.pone.0019007
6. Lovell DM, Williams JMG, Hill AB. Selective processing of shape-related words in women with eating disorders, and those who have recovered. British Journal of Clinical Psychology. 1997;36(3):421–32. https://doi.org/10.1111/j.2044-8260.1997.tb01249.x
7. Wyssen A, Debbeler LJ, Meyer AH, Coelho JS, Humbel N, Schuck K, et al. Cognitive Distortions Associated with Imagination of the Thin

Ideal: Validation of the Thought-Shape Fusion Body Questionnaire (TSF-B). Frontiers in Psychology. 2017;8(2194). https://doi.org/10.3389/fpsyg.2017.02194
8. Petrie TA, Greenleaf CA. Eating Disorders in Sport: From Theory to Research to Intervention. Handbook of Sport Psychology: John Wiley & Sons, Inc.; 2007. 352–78. https://doi.org/10.1002/9781118270011.ch16
9. Byrne S, McLean N. Eating disorders in athletes: a review of the literature. Journal of science and medicine in sport. 2001;4(2):145–59. https://doi.org/10.1016/S1440-2440(01)80025-6
10. Stoyel H, Slee A, Meyer C, Serpell L. Systematic review of risk factors for eating psychopathology in athletes: A critique of an etiological model. European eating disorders review. 2020; 28(1):3–25. https://doi.org/10.1002/erv.2711
11. Steinfeld B, Bauer A, Waldorf M, Hartmann AS, Vocks S. Diagnostik der Körperbildstörung. Psychotherapeut. 2017;62(3):164–82. https://doi.org/10.1007/s00278-017-0188-6
12. Tuschen-Caffier B. Körperbildstörungen. In: Herpertz S, Zwaan M, Zipfel S, Hrsg. Handbuch Essstörungen und Adipositas. Berlin, Heidelberg: Springer; 2015. S. 141–7. https://doi.org/10.1007/978-3-642-54573-3_18
13. Wolfe BE, Baker CW, Smith AT, Kelly-Weeder S. Validity and utility of the current definition of binge eating. The International journal of eating disorders. 2009;42(8):674–86. https://doi.org/10.1002/eat.20728
14. Legenbauer T, Vocks S. Manual der kognitiven Verhaltenstherapie bei Anorexie und Bulimie. 2014. https://doi.org/10.1007/978-3-642-20385-5
15. Fairburn CG, Marcus MD, Wilson GT. Cognitive-behavioral therapy for binge eating and bulimia nervosa: A comprehensive treatment manual. Binge eating: Nature, assessment, and treatment. New York, NY, US: Guilford Press; 1993. 361–404.
16. Kiningham RB, Gorenflo DW. Weight loss methods of high school wrestlers. Medicine and science in sports and exercise. 2001;33(5):810–3.
17. Diagnostic and statistical manual of mental disorders: DSM-5™, 5th ed. Arlington, VA, US: American Psychiatric Publishing, Inc.; 2013. xliv, 947-xliv.
18. Petrie TA, Greenleaf C. Eating disorders in sport. The Oxford handbook of sport and performance psychology. Oxford library of psychology. New York, NY, US: Oxford University Press; 2012. 635–59. https://doi.org/10.1093/oxfordhb/9780199731763.013.0034
19. Georg A. Die Soziologie des Hochleistungssports. Sozialwissenschaftlicher Fachinformationsdienst soFID. 2008.
20. Gugutzer R. Sport. In: Gugutzer R, Klein G, Meuser M, Hrsg. Handbuch Körpersoziologie. Band 2, Forschungsfelder und Methodische Zugänge. Wiesbaden: Springer Fachmedien; 2017. S. 303–17. https://doi.org/10.1007/978-3-658-04138-0_22
21. Currie A. Sport and eating disorders – understanding and managing the risks. Asian J Sports Med. 2010;1(2):63–8. https://doi.org/10.5812/asjsm.34864
22. Filaire E, Rouveix M, Pannafieux C, Ferrand C. Eating Attitudes, Perfectionism and Body-esteem of Elite Male Judoists and Cyclists. J Sports Sci Med. 2007;6(1):50–7.
23. Kerr G, Berman E, Souza MJD. Disordered Eating in Women's Gymnastics: Perspectives of Athletes, Coaches, Parents, and Judges. Journal of Applied Sport Psychology. 2006;18(1):28–43. https://doi.org/10.1080/10413200500471301
24. Bratland-Sanda S, Sundgot-Borgen J. Eating disorders in athletes: Overview of prevalence, risk factors and recommendations for prevention and treatment. European journal of sport science. 2013;13:499–508. https://doi.org/10.1080/17461391.2012.740504
25. Thiemann P, Legenbauer T, Vocks S, Platen P, Herpertz S. Validierung einer deutschen Version des ATHLETE Fragebogens für Hochleistungssportlerinnen. Zeitschrift für Sportpsychologie. 2014;21:23–37. https://doi.org/10.1026/1612-5010/a000111
26. Krentz EM, Warschburger P. A longitudinal investigation of sports-related risk factors for disordered eating in aesthetic sports. Scandinavian journal of medicine & science in sports. 2013;23(3):303–10. https://doi.org/10.1111/j.1600-0838.2011.01380.x
27. Busanich R, McGannon KR, Schinke RJ. Comparing elite male and female distance runner's experiences of disordered eating through narrative analysis. Psychology of Sport and Exercise. 2014;15(6):705–12. https://doi.org/10.1016/j.psychsport.2013.10.002
28. Loucks AB, Kiens B, Wright HH. Energy availability in athletes. Journal of sports sciences.

2011;29 Suppl 1:7–15. https://doi.org/10.1080/02640414.2011.588958
29. Loucks AB. Energy balance and body composition in sports and exercise. Journal of sports sciences. 2004;22(1):1–14. https://doi.org/10.1080/0264041031000140518
30. Schek A. Gewichtsmanagement im Leistungssport. Leistungssport. 2017;47:6–11.
31. Garthe I, Raastad T, Refsnes P, Koivisto A, Sundgot-Borgen J. Effect of Two Different Weight-Loss Rates on Body Composition and Strength and Power-Related Performance in Elite Athletes. International journal of sport nutrition and exercise metabolism. 2011;21:97–104.
32. Hector AJ, Phillips SM. Protein Recommendations for Weight Loss in Elite Athletes: A Focus on Body Composition and Performance. Int J Sport Nutr Exerc Metab. 2018;28(2):170–7. https://doi.org/10.1123/ijsnem.2017-0273
33. Mountjoy M, Sundgot-Borgen J, Burke L, Carter S, Constantini N, Lebrun C, et al. The IOC consensus statement: beyond the Female Athlete Triad – Relative Energy Deficiency in Sport (RED-S). British journal of sports medicine. 2014;48(7):491–7. https://doi.org/10.1136/bjsports-2014-093502
34. De Souza MJ, Koltun KJ, Strock NCA, Williams NI. Rethinking the concept of an energy availability threshold and its role in the Female Athlete Triad. Current Opinion in Physiology. 2019;10:35–42. https://doi.org/10.1016/j.cophys.2019.04.001
35. Loucks AB, Thuma JR. Luteinizing hormone pulsatility is disrupted at a threshold of energy availability in regularly menstruating women. The Journal of clinical endocrinology and metabolism. 2003;88(1):297–311. https://doi.org/10.1210/jc.2002-020369
36. Filicori M, Tabarelli C, Casadio P, Ferlini F, Gessa G, Pocognoli P, et al. Interaction between menstrual cyclicity and gonadotropin pulsatility. Hormone research. 1998;49(3–4):169–72. https://doi.org/10.1159/000023166
37. Allaway HC, Southmayd EA, De Souza MJ. The physiology of functional hypothalamic amenorrhea associated with energy deficiency in exercising women and in women with anorexia nervosa. Hormone molecular biology and clinical investigation. 2016;25(2):91–119. https://doi.org/10.1515/hmbci-2015-0053
38. Ihle R, Loucks AB. Dose-response relationships between energy availability and bone turnover in young exercising women. Journal of bone and mineral research. 2004;19(8):1231–40. https://doi.org/10.1359/JBMR.040410
39. Logue D, Madigan SM, Delahunt E, Heinen M, Mc Donnell SJ, Corish CA. Low Energy Availability in Athletes: A Review of Prevalence, Dietary Patterns, Physiological Health, and Sports Performance. Sports medicine (Auckland, NZ). 2018;48(1):73–96. https://doi.org/10.1007/s40279-017-0790-3
40. Misra M. Neuroendocrine mechanisms in athletes. Handbook of clinical neurology. 2014;124:373–86. https://doi.org/10.1016/B978-0-444-59602-4.00025-3
41. Jasienska G. Energy metabolism and the evolution of reproductive suppression in the human female. Acta biotheoretica. 2003;51(1):1–18. https://doi.org/10.1023/A:1023035321162
42. Wade GN, Jones JE. Neuroendocrinology of nutritional infertility. American journal of physiology Regulatory, integrative and comparative physiology. 2004;287(6):R1277–96. https://doi.org/10.1152/ajpregu.00475.2004
43. Mountjoy M, Sundgot-Borgen JK, Burke LM, Ackerman KE, Blauwet C, Constantini N, et al. IOC consensus statement on relative energy deficiency in sport (RED-S): 2018 update. British journal of sports medicine. 2018;52(11):687–97. https://doi.org/10.1136/bjsports-2018-099193
44. Lambrinoudaki I, Papadimitriou D. Pathophysiology of bone loss in the female athlete. Annals of the New York Academy of Sciences. 2010;1205:45–50. https://doi.org/10.1111/j.1749-6632.2010.05681.x
45. Keen AD, Drinkwater BL. Irreversible bone loss in former amenorrheic athletes. Osteoporosis international: a journal established as result of cooperation between the European Foundation for Osteoporosis and the National Osteoporosis Foundation of the USA. 1997;7(4):311–5.
46. Baxter-Jones AD, Faulkner RA, Forwood MR, Mirwald RL, Bailey DA. Bone mineral accrual from 8 to 30 years of age: an estimation of peak bone mass. Journal of bone and mineral research. 2011;26(8):1729–39. https://doi.org/10.1002/jbmr.412
47. O'Donnell E, Goodman JM, Harvey PJ. Clinical review: Cardiovascular consequences of ovarian disruption: a focus on functional hypothalamic amenorrhea in physically active women. The Journal of clinical endocrinology and

metabolism. 2011;96(12):3638–48. https://doi.org/10.1210/jc.2011-1223
48. Rickenlund A, Eriksson MJ, Schenck-Gustafsson K, Hirschberg AL. Amenorrhea in female athletes is associated with endothelial dysfunction and unfavorable lipid profile. The Journal of clinical endocrinology and metabolism. 2005;90(3):1354–9. https://doi.org/10.1210/jc.2004-1286
49. O'Donnell E, Goodman JM, Mak S, Murai H, Morris BL, Floras JS, et al. Discordant orthostatic reflex renin-angiotensin and sympathoneural responses in premenopausal exercising-hypoestrogenic women. Hypertension. 2015;65(5):1089–95. https://doi.org/10.1161/HYPERTENSIONAHA.114.04976
50. Martinsen M, Holme I, Pensgaard AM, Torstveit MK, Sundgot-Borgen J. The development of the brief eating disorder in athletes questionnaire. Med Sci Sports Exerc. 2014;46(8):1666–75.
51. Shimizu K, Suzuki N, Nakamura M, Aizawa K, Imai T, Suzuki S, et al. Mucosal immune function comparison between amenorrheic and eumenorrheic distance runners. Journal of strength and conditioning research. 2012;26(5):1402–6. https://doi.org/10.1519/JSC.0b013e31822e7a6c
52. Tarnopolsky MA, Zawada C, Richmond LB, Carter S, Shearer J, Graham T, et al. Gender differences in carbohydrate loading are related to energy intake. Journal of applied physiology. 2001;91(1):225–30. https://doi.org/10.1152/jappl.2001.91.1.225
53. Areta JL, Burke LM, Camera DM, West DW, Crawshay S, Moore DR, et al. Reduced resting skeletal muscle protein synthesis is rescued by resistance exercise and protein ingestion following short-term energy deficit. American journal of physiology Endocrinology and metabolism. 2014;306(8):E989–97.
54. Melin A, Tornberg A, Skouby S, Faber J, Ritz C, Sjödin A, et al. The LEAF questionnaire: A screening tool for the identification of female athletes at risk for the female athlete triad. British journal of sports medicine. 2014;48(7):540–5. https://doi.org/10.1136/bjsports-2013-093240
55. McNulty KY, Adams CH, Anderson JM, Affenito SG. Development and validation of a screening tool to identify eating disorders in female athletes. Journal of the American Dietetic Association. 2001;101(8):886–92; quiz 93–4. https://doi.org/10.1016/S0002-8223(01)00218-8
56. Martinsen M, Holme I, Pensgaard AM, Torstveit MK, Sundgot-Borgen J. The development of the brief eating disorder in athletes questionnaire. Medicine and science in sports and exercise. 2014;46(8):1666–75. https://doi.org/10.1249/MSS.0000000000000276
57. De Souza MJ, Nattiv A, Joy E, Misra M, Williams NI, Mallinson RJ, et al. 2014 Female Athlete Triad Coalition Consensus Statement on Treatment and Return to Play of the Female Athlete Triad: 1st International Conference held in San Francisco, California, May 2012 and 2nd International Conference held in Indianapolis, Indiana, May 2013. British journal of sports medicine. 2014;48(4):289. https://doi.org/10.1097/JSM.0000000000000085
58. Schofield KL, Thorpe H, Sims ST. Resting metabolic rate prediction equations and the validity to assess energy deficiency in the athlete population. Experimental physiology. 2019;104(4):469–75. https://doi.org/10.1113/EP087512
59. Leffler D, Dennis M, George J, Kelly C. The interaction between eating disorders and celiac disease: An exploration of 10 cases. European journal of gastroenterology & hepatology. 2007;19:251–5. https://doi.org/10.1097/MEG.0b013e328012db37
60. Goldsmith PJ, Decadt B. Extreme achalasia presenting as anorexia nervosa. Case Rep Surg. 2012;2012:985454.
61. Mountjoy M, Sundgot-Borgen J, Burke L, Carter S, Constantini N, Lebrun C, et al. The IOC relative energy deficiency in sport clinical assessment tool (RED-S CAT). British journal of sports medicine. 2015;49. https://doi.org/10.1136/bjsports-2015-094873
62. Miller KK, Lee EE, Lawson EA, Misra M, Minihan J, Grinspoon SK, et al. Determinants of skeletal loss and recovery in anorexia nervosa. The Journal of clinical endocrinology and metabolism. 2006;91(8):2931–7. https://doi.org/10.1210/jc.2005-2818
63. Dueck CA, Matt KS, Manore MM, Skinner JS. Treatment of athletic amenorrhea with a diet and training intervention program. International journal of sport nutrition. 1996;6(1):24–40. https://doi.org/10.1123/ijsn.6.1.24
64. Arends JC, Cheung MY, Barrack MT, Nattiv A. Restoration of menses with nonpharmacologic therapy in college athletes with menstrual disturbances: a 5-year retrospective study. Int J

Sport Nutr Exerc Metab. 2012;22(2):98–108. https://doi.org/10.1123/ijsnem.22.2.98
65. Misra M, Katzman D, Miller KK, Mendes N, Snelgrove D, Russell M, et al. Physiologic estrogen replacement increases bone density in adolescent girls with anorexia nervosa. Journal of bone and mineral research. 2011;26(10):2430–8. https://doi.org/10.1002/jbmr.447
66. Creighton DW, Shrier I, Shultz R, Meeuwisse WH, Matheson GO. Return-to-play in sport: a decision-based model. Clinical journal of sport medicine. 2010;20(5):379–85. https://doi.org/10.1097/JSM.0b013e3181f3c0fe
67. Thompson A, Petrie T, Anderson C. Eating disorders and weight control behaviors change over a collegiate sport season. Journal of science and medicine in sport. 2017;20(9):808–13. https://doi.org/10.1016/j.jsams.2017.03.005
68. Thompson A. Eating Disorder Diagnosis and the Female Athlete: From College Sport to Retirement. University of North Texas Libraries: University of North Texas; 2018.
69. Cororve Fingeret M, Warren CS, Cepeda-Benito A, Gleaves DH. Eating disorder prevention research: a meta-analysis. Eating disorders. 2006;14(3):191–213. https://doi.org/10.1080/10640260600638899
70. Bar RJ, Cassin SE, Dionne MM. Eating disorder prevention initiatives for athletes: A review. European journal of sport science. 2016;16(3):325–35. https://doi.org/10.1080/17461391.2015.1013995
71. Piran N. Eating Disorders: A Trial of Prevention in a High Risk School Setting. Journal of Primary Prevention. 1999;20(1):75–90. https://doi.org/10.1023/A:1021358519832
72. Martinsen M, Bahr R, Borresen R, Holme I, Pensgaard AM, Sundgot-Borgen J. Preventing eating disorders among young elite athletes: a randomized controlled trial. Medicine and science in sports and exercise. 2014;46(3):435–47. https://doi.org/10.1249/MSS.0b013e3182a702fc

29 Muskeldysmorphie

Robin Halioua, Yannis Karrer, Simone Munsch, Andrea Wyssen

Bei der Muskeldysmorphie handelt es sich um eine Spezifizierung der körperdysmorphen Störung, bei der Betroffene unter der Befürchtung leiden, nicht genug muskulös oder definiert zu sein [1]. Die übermäßige Beschäftigung mit dem scheinbaren Mangel an Muskulatur kann mehrere Stunden pro Tag in Anspruch nehmen und ist verbunden mit ausgeprägten Kontroll- und Vermeidungsverhalten. Die Erkrankung führt zu einem Lebensstil, der durch exzessiven Sport und eine minutiös geplante Diät geprägt ist und dessen Verfolgung bei den Betroffenen einen hohen Leidensdruck und/oder Beeinträchtigungen in sozialen, beruflichen oder anderen wichtigen Funktionsbereichen verursacht [1].

29.1 Epidemiologie

In der Allgemeinbevölkerung scheint die Muskeldysmorphie eine eher seltene Störung zu sein, wobei hierzu jedoch noch keine verlässlichen Untersuchungen vorliegen und die genaue Häufigkeit in der Allgemeinbevölkerung nicht bekannt ist [2]. Als Risikopopulation gelten männliche Bodybuilder, hierbei liegen die Schätzungen für die Prävalenz zwischen 13 und 44 % [3, 4, 5]. Untersuchungen zeigen, dass besonders junge Menschen von der Muskeldysmorphie betroffen sind; das Durchschnittsalter bei Erkrankungsbeginn wird mit 19 Jahren angegeben [3, 5]. Obwohl die Muskeldysmorphie am häufigsten bei jüngeren Männern diagnostiziert wird, kann sie auch bei Frauen vorkommen, wobei auch hier Bodybuilderinnen besonders betroffen zu sein scheinen [4].

29.2 Symptomatologie

Die Muskeldysmorphie wurde als Spezifizierung der Körperdysmorphen Störung mit dem DSM-5 erstmals in die Klassifikation der psychischen Erkrankungen aufgenommen [1]. Bereits 1993 wurde sie von H. G. Pope und Kollegen als „Reverse Anorexia" beschrieben, wurde später jedoch in Muskeldysmorphie umbenannt und den körperdysmorphen Störungen zugeordnet und somit auch von den Essstörungen abgegrenzt (s. Kap. 28). Dies wird durch Daten gestützt, die Symptomen einer körperdysmorphen Störung im Vergleich zu Symptomen einer Essstörung einen stärkeren prädiktiven Wert für die Muskeldysmorphie beimessen [6] In Abbildung 29-1 sind die Kriterien der Muskeldysmorphie nach Pope et al. aufgeführt [7].

Auf der kognitiven Ebene findet sich die wiederkehrende, übermäßige Beschäftigung mit der Vorstellung, dass der eigene Körper zu klein oder nicht ausreichend muskulös gebaut ist. Die gedankliche Beschäftigung kann mehrere Stunden pro Tag in Anspruch nehmen und wird häufig als unangenehm und unkontrollierbar beschrieben. Die gedankliche Beschäftigung dreht sich hierbei sowohl um den wahrgenommenen Makel als auch um mögliche Strategien, diesen zu beseitigen, sei es nun durch Training, Ernährung oder Kaschieren. Auf der emotionalen Ebene dominieren negative Gefühle wie Angst, Ärger, Trauer, Ekel oder Scham, die bei der Auseinandersetzung/Konfrontation mit dem eigenen Körper ausgelöst werden. Auf der Verhaltensebene kann dies zu ausgeprägtem Kontroll- und Vermeidungsverhalten führen,

Diagnostische Kriterien nach Pope
Die Person ist übermäßig beschäftigt mit der Vorstellung, dass ihr Körper zu klein oder nicht ausreichend muskulös gebaut ist.
Die übermäßige Beschäftigung verursacht in klinisch bedeutsamer Weise Leiden oder Beeinträchtigungen in sozialen, beruflichen oder anderen wichtigen Funktionsbereichen, von denen mindestens 2 oder folgenden 4 Kriterien erfüllt sein müssen: • Vernachlässigung von sozialen Aktivitäten und beruflichen Verpflichtungen aufgrund der strikten Einhaltung des Trainings- und Diätregimes. • Vermeiden von Situationen, in denen der Körper von anderen gesehen wird oder Erduldung solcher Situationen nur unter großer Anspannung. • Die übermäßige Beschäftigung verursacht in klinisch bedeutsamer Weise Leiden oder Beeinträchtigung in sozialen, beruflichen oder anderen wichtigen Funktionsbereichen. • Die Person verfolgt trotz Nachweis von gesundheitlichen Schäden ihr Trainings- und Diätregime und/oder nimmt weiterhin leistungssteigernde Präparate zu sich.
Die übermäßige Beschäftigung mit dem äußeren Erscheinungsbild kann nicht besser durch Befürchtungen in Bezug auf Körperfett oder -gewicht erklärt werden, wie sie bei Personen auftreten, deren Symptomatik die diagnostischen Kriterien für eine Essstörung erfüllt.

Abbildung 29-1: Diagnosekriterien nach Pope et al. [7].

was kurzfristig eine Entlastung darstellt, längerfristig den Betroffenen im Alltag jedoch zunehmend einschränkt und letztendlich zur Aufrechterhaltung der Erkrankung beiträgt. Das Muskelaufbautraining wird exzessiv betrieben und von vielen Betroffenen als zwanghaft beschrieben [5]. Bereits geringe Abweichungen vom Trainings- oder Ernährungsplan können zu hoher Anspannung führen, sodass der soziale Handlungsspielraum von Betroffenen eingeschränkt wird. Die genannte Symptomatik und die damit einhergehenden sozialen Einschränkungen führen zu einem ausgeprägten Leiden und häufig auch zu Suizidgedanken und Suizidversuchen [8, 9].

Ein gestörtes Essverhalten ist zwar kein Diagnosekriterium der Muskeldysmorphie, jedoch haben Studien gezeigt, dass eine hohe Ausprägung der Muskeldysmorphie-Symptomatik mit gestörtem Essverhalten assoziiert ist [10]; (s. Kap. 28).

Die Beurteilung eines gestörten Essverhaltens im Rahmen der Muskeldysmorphie erfordert eine differenzierte Betrachtung, da auch im Bodybuilding eine Funktionalisierung des Essens erfolgt, die keinen Krankheitswert haben muss. Ein wichtiges Beurteilungskriterium ist hierbei der Grad der Flexibilität in der Gestaltung der Ernährung [11].

29.3 Ätiopathogenese

Für die körperdysmorphe Störung bestehen Hinweise auf genetische Komponenten, die zur Entstehung und Aufrechterhaltung beitragen. Es wurde eine familiäre Häufung von körperdysmorphen Befürchtungen gefunden, über spezifische Gene ist allerdings wenig bekannt. Das gesellschaftlich propagierte und in Medien reproduzierte Körperideal sowie dessen Internalisierung und der wahrgenommene Druck, diesem zu entsprechen, stellen bedeutsame soziokulturelle und psychosoziale Risikofaktoren dar. Die Unzufriedenheit mit dem eigenen Körper wurde lange Zeit als ein vorwiegend weibliches Problem angesehen, doch der Wandel des männlichen Körperideals hin zu einem muskulösen und definierten Körper hat auch bei den Männern zu einer Zunahme der Körperunzufriedenheit geführt. Auch das Körperideal der Frauen hat sich in den letzten Jahren hin zu einem schlanken, aber sportlich trainierten Körper gewandelt. So wurden die Gewinnerinnen des Miss-USA-Wettbewerbs in den letzten 15 Jahren immer schlanker und muskulöser [12] und auch in den sozialen Medien finden sogenannte Fitspiration-Bilder bei Frauen großen Zuspruch [12].

Ein weiterer Risikofaktor scheint eine eine hohe Identifikation mit der männlichen Geschlechterrolle zu sein [13]. Hierbei sind es v. a. positiv konnotierte Eigenschaften wie Stärke, Mut, Unabhängigkeit, Führungsstärke und Durchsetzungsvermögen, die in der westlichen Gesellschaft traditionell als männlich angesehen werden und die von beiden Geschlechtern mit einem muskulösen Körper in Verbindung gebracht werden [13]. In diesem Kontext lassen sich auch belastende Lebensereignisse wie Hänseleien oder Mobbingerfahrungen einordnen, welche zur Entwicklung eines körperbezogenen Selbstkonzeptes beitragen, das den Körper mit Schwäche und Ablehnung assoziieren lässt. Die Art der Aufmerksamkeitsfokussierung beim Betrachten des eigenen Körpers spielt sowohl bei der Entstehung als auf der Aufrechterhaltung der Muskeldysmorphie eine Rolle. Studien konnten zeigen, dass Betroffene subjektiv unzufriedenstellende Bereiche am eigenen Körper stärker fokussieren, während sie bei anderen Männern den Fokus verstärkt auf muskulöse und damit positiv bewertete Körperstellen richten [14].

Mögliches Entstehungsmodell: Es ist davon auszugehen, dass das Muskulositätsbestreben im Normalfall innerhalb eines gewissen Rahmens reguliert wird, sodass eine Kompromissbildung zwischen verschiedenen Bedürfnissen und Anforderungen möglich bleibt. Bei der Muskeldysmorphie jedoch lässt sich ein extremes Ausmaß an Muskulositätsbestreben feststellen, was darauf hindeutet, dass die Regulation nicht funktioniert. Als Grund hierfür könnte ein körperbezogenes Selbstkonzept infrage kommen, welches stark selbstabwertende Aspekte enthält und in dem der Körper als Repräsentanz für negative Lebensereignisse, Versagen, Hilflosigkeit und Schwäche gilt. Zentrale motivationale Ziele wären demnach die Überkompensation subjektiv wahrgenommener Mängel, Panzerung, Abgrenzung und Schutz gegen Außen [15]. Die kritische Selbstbetrachtung des eigenen Körpers vermag dabei sicherzustellen, dass der Körper keine Anzeichen mehr der genannten Repräsentanzen enthält und als schmächtig empfundene Bereiche des Körpers werden in der Folge stärker fokussiert und wahrgenommen. Diese selektive Aufmerksamkeit bewirkt nun aber, dass der muskulöse Körper nicht als solcher erkannt wird und in seiner Beurteilung schmächtig bleibt [14]. Dies führt zu negativen Gefühlen wie Angst, Ärger, Trauer, Ekel oder Scham, die durch Sicherheitsverhalten zu reduzieren versucht werden [16]. So werden beispielsweise Situationen, in denen der Körper von anderen gesehen werden könnte vermieden, oder der Körper wird vermehrt auf befürchtete Makel hin im Spiegel oder sonstigen reflektierenden Oberflächen kontrolliert. Das Gewichtheben wird zwanghaft praktiziert, um dem schmächtigen Körper entgegenzuwirken. Die verschiedenen Kontroll- und Vermeidungsmechanismen, die bei der Symptomatologie genauer beschrieben wurden, führen kurzfristig zu einer Linderung der negativen Gefühle und nehmen in der Folge zu [17]. Dadurch wird der Alltag der Betroffenen immer mehr eingeschränkt und es können auch keine korrigierenden Erfahrungen mehr gemacht werden. Langfristig halten sie die Störung aufrecht und führen zur sozialen Isolation und Depression, was wiederum die Muskeldysmorphie verstärkt.

29.4 Diagnostik

Die Muskeldysmorphie ist eine Erkrankung, die leicht zu übersehen ist und dementsprechend selten diagnostiziert wird, da ein muskulöser Körper und sportliche Aktivität häufig sowohl mit psychischer als auch körperlicher Gesundheit assoziiert werden. Im Rahmen der Diagnostik sollten eine detaillierte Erfassung der Kernsymptomatik sowie assoziierter Psychopathologie, u.a. Essstörungssymptomatik, Depressivität, soziale Ängstlichkeit und damit einhergehende Beeinträchtigungen und Leidensdruck erfasst werden (s. Kap. 21, Kap. 23, Kap. 28). Da es sich bei der Muskeldysmorphie um eine Spezifizierung der körperdysmorphen Störung handelt, können die semistrukturierten Interviews Body Dysmorphic Disorder Diagnostic Module (BDDDM) und The Yale-Brown Obsessive Compulsive Scale Modified for Body Dysmorphic Disorder (BDD-YBOCS) im diagnostischen Prozess eingesetzt werden [18, 19]. Zusätzlich liegen validierte Fragebögen vor, welche zur Erfassung der Körperunzufriedenheit bei Männern eingesetzt werden können, wie der Drive for Muscularity Scale (DMS) [20] oder der Male Body Attitude Scale (MBAS) [21].

2019 erschien die deutsche Übersetzung und Validierung des Fragebogens Muscle dysmorphic disorder Inventory (MDDI), der sich aktuell als einziger Fragebogen in deutscher Sprache an den Diagnosekriterien der Muskeldysmorphie orientiert und mit dem sich die diagnostisch wichtigen funktionellen Einschränkungen abbilden lassen [22].

29.5 Differenzialdiagnostik und Komorbiditäten

Sorgen hinsichtlich des Aussehens, eine zeitintensive Beschäftigung mit dem eigenen Körper, körpermodifizierende Maßnahmen und Angst vor einer negativen Bewertung hinsichtlich des Aussehens sind in der Allgemeinbevölkerung weit verbreitet, ohne die Kriterien einer psychischen Erkrankung zu erfüllen und ohne zu einer ausgeprägten Belastung und Funktionsbeeinträchtigung zu werden. Die genannten Symptome sind zentrale Merkmale der körperdysmorphen Störung und der Muskeldysmorphie, kommen jedoch auch im Rahmen anderer psychischer Erkrankungen vor, weshalb einer genauen Differenzialdiagnostik eine hohe Bedeutung zukommt.

Ein hohes Ausmaß an negativen selbstbezogenen Kognitionen wie Selbstabwertung und ein starkes Unwohlsein im eigenen Körper kann auch Teil einer depressiven Störung sein [20]; (s. Kap. 21). Bei der sozialen Angststörung kommen ebenfalls Sorgen um das Aussehen und einer negativen Bewertung diesbezüglich vor [23]; (s. Kap. 23). Bei stark ritualisierten Denk- und Verhaltensweisen im Zusammenhang mit dem Körper/Aussehen, muss auch eine Zwangsstörung differenzialdiagnostisch abgeklärt werden [24]; (s. Kap. 24). Des Weiteren muss die Differenzialdiagnostik zu den Essstörungen beachtet werden [25]; (s. Kap. 28).

Die genannten Diagnosen, welche bei der Differenzialdiagnostik berücksichtig werden müssen, können auch als komorbide psychische Erkrankungen der Muskeldysmorphie vorkommen bzw. die Muskeldysmorphie kann eine Komorbidität dieser Erkrankungen darstellen.

Es ist allgemein wenig über komorbide psychische Erkrankungen der Muskeldysmorphie bekannt. Die folgenden Angaben beruhen auf Studien mit kleinen Fallzahlen und können dabei nur ein orientierendes Bild zeichnen. Wichtig hierbei zu wissen ist jedoch, dass komorbide Erkrankungen bei der Muskeldysmorphie häufig sind und in einem Anamnesegespräch unbedingt auch nach Suizidalität gefragt werden sollte, da eine Vielzahl von Patienten mit einer Muskeldysmorphie bereits Suizidversuche in der Vergangenheit begangen haben [8, 9]; (s. Kap. 22).

Es besteht eine hohe Komorbidität zwischen der Muskeldysmorphie mit der körperdysmorphen Störung. Pope und Kollegen [9] fanden bei 86 % der Männer mit Muskelydysmorphie eine aktuell oder in der Vergangenheit vorliegende nicht muskelbezogene körperdysmorphe Störung [9]. Des Weiteren gehören depressive Störungen, Substanzgebrauchsstörungen und Angsterkrankungen zu den häufigsten komorbiden psychischen Erkrankungen [5]; (s. Teil V). Auch für gestörtes Essverhalten und Essstörungen bestehen eine hohe Komorbiditätsrate (s. Kap. 28). In einer kürzlich publizierte Metaanalyse konnte ein signifikanter Zusammenhang zwischen den Symptomen der Muskeldysmorphie und einem gestörten Essverhalten nachgewiesen werden, hierbei zeigte sich, dass eine stärkere Symptomausprägung der Muskeldysmorphie mit einer stärkeren Essstörungspathologie einherging [10].

29.6 Therapie

Bislang gibt es kaum spezifische Ansätze zur Therapie der Muskeldysmorphie und es liegen keine Leitlinien zur Behandlung vor, weshalb sich das therapeutische Vorgehen mehrheitlich an der Behandlung der körperdysmorphen Störung und der Essstörungen orientiert [11, 26, 27]; (s. Kap. 28).

Viele Betroffene suchen erst nach langjähriger Krankheitsgeschichte und zahlreichen Versuchen eine psychiatrisch-psychotherapeutische Behandlung auf. Bei Behandlungsbeginn besteht in vielen Fällen eine hohe Ambivalenz, weshalb die erste Therapiephase wesentlich der Validierung und dem Motivationsaufbau dient [27]. Nachdem ein Störungsmodell erarbeitet wurde, folgen symptomspezifische und an den aufrechterhaltenden Faktoren orientierte Interventionen. Diese können kognitions-, verhaltens- und emotionsorientiert sein (s. Kap. 9).

Ansätze der KVT fokussieren auf die Reduktion von Kontroll- und Vermeidungsverhalten, z. B. über Verhaltensexperimente wie der Expositionen mit Reaktionsverhinderung. Des Weiteren werden Spiegel- oder Videoexpositionen zur Exploration und später zum Training der Aufmerksamkeit und Wahrnehmung durchgeführt. Dies ermöglicht die Erkennung und Veränderung dysfunktionaler Verhaltens- und Aufmerksamkeitsmuster. Systematische Denkfehler (z. B. selektive Verallgemeinerung) und Wahrnehmungsverzerrungen werden so zugänglich. Bei der Erfassung von dysfunktionalen Kognitionen sollte die Fähigkeit, sich kognitiv zu distanzieren, geprüft und trainiert werden.

Bei der Muskeldysmorphie sollte auf spezifische Sicherheitsverhaltensweisen eingegangen werden, welche sich von der nicht muskelbezogenen körperdysmorphen Störung unterscheiden können, wie das exzessive Trainieren und Gewichtheben, Anabolikakonsum und rigide ungesunde Ernährungsgewohnheiten. Im Zusammenhang mit dem Gebrauch von anabolen Steroiden ist zu beachten, dass der Konsum wie auch der Entzug schwerwiegenden körperlichen Risiken (z. B. Herzerkrankungen und Schlaganfall) und psychischen Risiken (z. B. Aggression und Depression) mit sich bringen können. Darüber müssen Betroffene aufgeklärt werden (s. Kap. 16). Da der Gebrauch anaboler Steroide in der Entstehung und Aufrechterhaltung der Muskeldysmorphie eine wichtige Rolle spielen kann, ist der Umgang und v. a. die Beendigung des Konsums für die Therapie von entscheidender Bedeutung [11].

29.7 Verlauf

Der Erkrankungsbeginn scheint häufig in der Jugend oder dem frühem Erwachsenenalter zu liegen. Über die Häufigkeit der Muskeldysmorphie im Alter ist bislang wenig bekannt, in einer italienischen Studie zeigte sich jedoch, dass diejenigen mit einem hohen Risiko für die Entwicklung einer Muskeldysmorphie signifikant jünger waren als diejenigen mit niedrigem Risiko [3]. Es ist gut vorstellbar, dass v. a. bei jungen Männern die anfängliche Unsicherheit in der Ausgestaltung der eigenen Männlichkeit zu Strategien führt, welche der Kompensation und der Herstellung von Männlichkeit durch den Aufbau von Muskelmasse dient, die dann im weiteren Verlauf durch die Übernahme von alternativen, männlichen Rollenbildern wieder verlassen werden. In diesem Fall würde eine geringe Symptomausprägung bei ansonsten gut integrierter psychischer Struktur für einen selbstlimitierenden Verlauf sprechen. Diese Überlegung darf jedoch nicht darüber hinwegtäuschen, dass die Muskeldysmorphie mit einer hohen Symptomausprägung eine schwere Erkrankung mit ausgeprägtem Leidensdruck darstellt, die einen chronischen Verlauf nehmen und häufig mehrere komorbide psychische Erkrankungen zur Folge haben kann. Eine frühe Diagnose und Therapieaufnahme scheinen für einen günstigen Verlauf entscheidend, wie das Einzelfallbeispiel eines 15-jährigen Patienten mit einer hohen Ausprägung einer Muskeldysmorphie zeigt, der nach 7-monatiger Behandlung beschwerdefrei war [28].

Literatur

1. American Psychiatric Association. Diagnostic and Statistical Manual of Mental Disorders (DSM-5®). 5th ed. Arlington, VA: American Psychiatric Publishing; 2013. https://doi.org/10.1176/appi.books.9780890425596
2. Suffolk MT, Dovey TM, Goodwin H, Meyer C. Muscle dysmorphia: methodological issues, implications for research. Eat Disord. 2013;21(5):437–57. https://doi.org/10.1080/10640266.2013.828520
3. Longobardi C, Prino LE, Fabris MA, Settanni M. Muscle dysmorphia and psychopathology: Findings from an Italian sample of male bodybuilders. Psychiatry Res. 2017;256:231–6. https://doi.org/10.1016/j.psychres.2017.06.065
4. Santos Filho CAd, Tirico PP, Stefano SC, Touyz SW, Claudino AM. Systematic review of the diagnostic category muscle dysmorphia. Aust N Z J Psychiatry. 2016;50(4):322–33. https://doi.org/10.1177/0004867415614106
5. Olivardia R, Pope HG, Hudson JI. Muscle dysmorphia in male weightlifters: a case-control study. Am J Psychiatry. 2000;157(8):1291–6. https://doi.org/10.1176/appi.ajp.157.8.1291
6. Maida D, Armstrong S. The Classification of Muscle Dysmorphia. International Journal of Men's Health. 2005;4(1):73–91. https://doi.org/10.3149/jmh.0401.73
7. Pope HG, Gruber AJ, Choi P, Olivardia R, Phillips KA. Muscle Dysmorphia: An Underrecognized Form of Body Dysmorphic Disorder. Psychosomatics. 1997;38(6):548–57. https://doi.org/10.1016/S0033-3182(97)71400-2
8. Cafri G, Olivardia R, Thompson JK. Symptom characteristics and psychiatric comorbidity among males with muscle dysmorphia. Compr Psychiatry. 2008;49(4):374–9. https://doi.org/10.1016/j.comppsych.2008.01.003
9. Pope CG, Pope HG, Menard W, Fay C, Olivardia R, Phillips KA. Clinical features of muscle dysmorphia among males with body dysmorphic disorder. Body Image. 2005;2(4):395–400. https://doi.org/10.1016/j.bodyim.2005.09.001
10. Badenes-Ribera L, Rubio-Aparicio M, Sánchez-Meca J, Fabris MA, Longobardi C. The association between muscle dysmorphia and eating disorder symptomatology: A systematic review and meta-analysis. J Behav Addict. 2019;8(3):351–71. https://doi.org/10.1556/2006.8.2019.44
11. Cunningham ML, Griffiths S, Mitchison D, Mond JM, Castle D, Murray SB. Muscle Dysmorphia: An Overview of Clinical Features and Treatment Options. J Cogn Psychother. 2017;31(4):255–71. https://doi.org/10.1891/0889-8391.31.4.255
12. Bozsik F, Whisenhunt BL, Hudson DL, Bennett B, Lundgren JD. Thin Is In? Think Again: The Rising Importance of Muscularity in the Thin Ideal Female Body. Sex Roles. 2018;79(9–10):609–15. https://doi.org/10.1007/s11199-017-0886-0
13. McCreary DR, Saucier DM, Courtenay WH. The Drive for Muscularity and Masculinity: Testing the Associations Among Gender-Role Traits, Behaviors, Attitudes, and Conflict. Psychology of Men & Masculinity. 2005;6(2):83–94. https://doi.org/10.1037/1524-9220.6.2.83
14. Waldorf M, Vocks S, Düsing R, Bauer A, Cordes M. Body-oriented gaze behaviors in men with muscle dysmorphia diagnoses. J Abnorm Psychol. 2019;128(2):140–50. https://doi.org/10.1037/abn0000403
15. Tod D, Edwards C. Relationships among muscle dysmorphia characteristics, body image quality of life, and coping in males. J Sci Med Sport. 2015;18(5):585–9. https://doi.org/10.1016/j.jsams.2014.07.015
16. Grieve FG. A conceptual model of factors contributing to the development of muscle dysmorphia. Eat Disord. 2007;15(1):63–80. https://doi.org/10.1080/10640260601044535

17. Chandler CG, Derryberry WP, Grieve FG, Pegg PO. Are Anxiety and Obsessive-Compulsive Symptoms Related to Muscle Dysmorphia? International Journal of Men's Health. 2009; 8(2):143–54. https://doi.org/10.3149/jmh.080 2.143
18. Phillips KA, Feusner J. Assessment and Differential Diagnosis of Body Dysmorphic Disorder. Psychiatric Annals. 2010;40(7):317–24. https://doi.org/10.3928/00485713-201007 01-04
19. Stangier, U., Hungerbühler, R., Meyer, A., Wolter, M. Diagnostische Erfassung der Körperdysmorphen Störung Eine Pilotstudie. Der Nervenarzt 2000; 71(11):876–84. https://doi.org/ 10.1007/s001150050678
20. Rawana JS, Morgan AS, Nguyen H, Craig SG. The relation between eating- and weight-related disturbances and depression in adolescence: a review. Clin Child Fam Psychol Rev. 2010; 3(3):213–30. https://doi.org/10.1007/s10567-010-0072-1
21. Tylka TL, Bergeron D, Schwartz JP. Development and psychometric evaluation of the Male Body Attitudes Scale (MBAS). Body Image. 2005;2(2):161–75. https://doi.org/10.1016/j.bo dyim.2005.03.001
22. Zeeck A, Welter V, Alatas H, Hildebrandt T, Lahmann C, Hartmann A. Muscle Dysmorphic Disorder Inventory (MDDI): Validation of a German version with a focus on gender. PLoS ONE. 2018;13(11):e0207535. https://doi.org/ 10.1371/journal.pone.0207535
23. Titchener K, Wong QJJ. A weighty issue: explaining the association between body mass index and appearance-based social anxiety. Eat Behav. 2015;16:13–6. Available from: http://www. sciencedirect.com/science/article/pii/S14710 15314001457 https://doi.org/10.1016/j.eatbeh. 2014.10.005
24. Phillips KA, Kaye WH. The relationship of body dysmorphic disorder and eating disorders to obsessive-compulsive disorder. CNS Spectr. 2007;12(5):347–58. https://doi.org/10.1017/S1 092852900021155
25. Kollei I, Schieber K, Zwaan M de, Svitak M, Martin A. Body dysmorphic disorder and nonweight-related body image concerns in individuals with eating disorders. Int J Eat Disord. 2013;46(1):52–9. https://doi.org/10.1002/eat. 22067
26. Brunhoeber S. Kognitive Verhaltenstherapie bei körperdysmorpher Störung: Ein Therapiemanual mit CD-ROM. Göttingen: Hogrefe; 2009.
27. Hartmann AS, Grocholewski A, Buhlmann U. Körperdysmorphe Störung. 1. Aufl. Göttingen: Hogrefe;2019.https://doi.org/10.1026/02669-000
28. Murray SB, Griffiths S. Adolescent muscle dysmorphia and family-based treatment: a case report. Clin Child Psychol Psychiatry. 2015;20(2): 324–30. https://doi.org/10.1177/135910451452 1639

30 Suchthaftes Sportverhalten und Sportsucht

Flora Colledge, Marc Walter

Körperliche Inaktivität stellt heutzutage ein dringendes Problem dar. Zahlreiche Interventionen und Maßnahmen werden unternommen, um Personen zu Bewegung und Sport hinzuführen (s. Teil XII, Kap. 51). Das Ziel ist es, eine Gewöhnung an die positiven Aspekte von körperlicher Aktivität zu erreichen, sodass langfristig regelmäßige Bewegung ohne externe Motivation durchgeführt wird. In seltenen Fällen kann körperliche Aktivität jedoch exzessiv ausgeführt werden und einen Suchtcharakter annehmen. William Glasser beschrieb Bewegung 1976 als „positive Sucht", als eine Verhaltensweise, die angestrebt werden soll [1]. Doch seine Kriterien – dass Bewegung nicht anstrengend sein sollte und dass Fortschritte wahrgenommen und genossen werden sollten, ohne dabei unter Druck zu setzen – ähneln den Kriterien für eine Suchterkrankung in keiner Weise. Seine Ideen fielen allerdings mit den ersten Hinweisen darauf zusammen, dass Bewegung und Sport so rigide und exzessiv getrieben werden könnten, dass dieses Verhalten als „klassische" Sucht gelten könnte [2].

Erste Hinweise und Fallstudien: In den 1970er Jahren erschienen die ersten Studien, die von Personen berichteten, welche große Mühe hatten, ihr gewohntes Trainingspensum zu reduzieren oder zu pausieren. Nachdem Frederik Baekeland über Studienteilnehmende, die sich weigerten, eine Sportpause zu machen [3], berichtet hatte, konkretisierte Morgan 1979 den Begriff „exercise addiction" [4]. Zum ersten Mal wurden Parallelen zu substanzgebundene Suchtsymptomen gezogen, darunter Entzugssymptome und die Weiterführung der Aktivität trotz Bewusstsein der negativen Konsequenzen (s. Kap. 15). Weitere psychisch belastende Symptome wie soziale Isolation [5] und zwanghafte Verhaltensweisen [6] wurden ebenfalls dokumentiert.

In diversen Fallstudien wurden diese Symptome vertieft beschrieben. Mehrere Autoren berichten von Personen, die trotz schwerwiegender Verletzungen wie Ermüdungsbrüchen ihren Trainingsumfang nicht reduzierten und nur minimal anpassten [7, 8, 9]. Entzugssymptome wie Reizbarkeit, depressive- und Suizidgedanken fallen ebenfalls ins Bild [10]. Betroffene Personen denken an ihr nächstes Training und versuchen, Bewegung so oft wie möglich in den Alltag zu integrieren [11, 12]. Gewisse Studien betonen allerdings auch, dass der Grat zwischen leidenschaftlichem Sporttreiben und einer möglichen Sportsucht schmal ist [13]. Dabei wird eine Sportsuchtgefährdung nicht durch das Trainingspensum definiert (was bei ambitionierten Profi- und Amateursportlern in der Regel sehr hoch ist), sondern durch das Ausmaß an psychischen Symptomen, welche eine direkte Folge des Trainingspensums sind [14]; (s. Kap. 20). Physiologische Erscheinungen wie Erschöpfung, Krankheit oder Verletzung gehören dann zum Symptomcluster, wenn sie – teilweise trotz ärztlichem Rat – ignoriert werden und das Training weitergeführt wird [6]. Die ersten Studien befassten sich fast ausschließlich mit nicht professionellen Ausdauersportlern; in der deutschsprachigen Literatur wird sogar von einer „Laufsucht" berichtet [15]. In den letzten 10 Jahren wurden Untersuchungen ebenfalls mit Mannschaftsportlern durchgeführt, wobei diese jedoch noch immer eher selten sind [16].

30.1 Definition und Epidemiologie

Sportsucht gilt bis dato noch nicht als anerkannte Krankheit. In der bevorstehenden ICD-11 wird sie nicht unter den psychischen und Verhaltensstörungen aufgrund von Suchtverhalten klassifiziert; auch im DSM-5 wird sie nicht unter den substanzungebundenen Suchterkrankungen aufgeführt [17]. Verhaltenssüchte sind allgemein in beiden Klassifikationssystemen nur gering, nämlich als Spielsucht und Internet Gaming, vertreten (s. Kap. 33). Weitere mögliche Verhaltenssüchte wie Sexsucht oder Kaufsucht fehlen hingegen [18]. Der Hauptgrund dafür ist die laufende Diskussion rund um die korrekte Kategorisierung möglicher psychischer Erkrankungen, welche eine ungesunde Form einer prinzipiell unbedenklichen Verhaltensweise sind [19]. Sport und Bewegung gehören zu den am häufigsten empfohlenen Aspekten eines gesunden Lebens, weshalb sie nicht unnötig „pathologisiert" werden sollen [20]; (s. Teil XII, Kap. 51). Im Fall von suchthaftem Sportverhalten wird jedoch anerkannt, dass es sich bei einigen Personen tatsächlich um eine problematische Verhaltensweise handelt. Wie diese einzustufen ist, ist allerdings noch zu klären [21].

Eine breite, aber eher oberflächliche Evidenzlage zum Phänomen suchthaften Sportverhaltens und der Sportsucht hat sich in den letzten 20 Jahren etabliert. Die vielen Querschnittstudien in diesem Bereich zeigen Zusammenhänge zwischen exzessivem Sporttreiben und dem männlichen Geschlecht [22], Gesundheitsproblemen [17] und einem negativen Selbstwertgefühl [23]. Sie sind jedoch nicht nur mit Einzelsportarten assoziiert, da auch Mannschaftsportler betroffen zu sein scheinen [16]. Untersuchungen weiterer psychischer Erkrankungen und Symptome wie Depressionen, Angststörungen und ADHS sind seltener, was die Etablierung eines Krankheitsbilds erschwert. Es gibt jedoch Hinweise darauf, dass Sportsuchtgefährdung mit höheren Depressions- und Angstwerten korreliert ist [24, 25, 26]; (s. Kap. 21, Kap. 23).

Diese Evidenzlage befasst sich allerdings weder mit einer grundlegenden Untersuchung von betroffenen Personen noch mit der Etablierung eines klinisch-psychiatrischen Profils. Solche Schritte sind für die Entwicklung einer Definition der Sportsucht jedoch von großer Bedeutung, da eine Übertragung der Kriterien substanzgebundener Süchte auf substanzungebundene Verhaltenssüchte als unangemessen zu betrachten ist [27]. Mehrere Forschungsgruppen heben die Wichtigkeit hervor, Verhaltenssüchte als ausgeprägte, differenzierbare psychische Erkrankungen zu verstehen [19]. Modelle wie das Interaction of Person-Affect-Cognition-Experience (I-PACE) beinhalten neben suchtart-unspezifischen Komponenten wie Reizreaktivität und Kontrollverlust Elemente, welche den relevanten Verhaltensweisen angepasst werden können [28]. Konkret formuliert geht es hierbei um Verhaltensweisen, welche durch kognitive und affektive Reize beeinflusst werden. Die Verhaltensweisen sind bei den diversen Verhaltenssüchten unterschiedlich, können aber dennoch als suchtartiges Verhalten in diesen größeren Kontext eingebettet werden.

Modelle wie das I-PACE sind allerdings noch nicht etabliert. So basierten die Instrumente, welche in den letzten Jahrzehnten zur Messung von Sportsuchtgefährdung eingesetzt wurden, häufig auf unterschiedlichen Kriterien für substanzgebundene Süchte [2]. Diese atheoretische Herangehensweise hat als Folge, dass Fragebogen bestimmte Items beinhalten, die sich nicht auf empirische Untersuchungen, sondern auf Hypothesen abstützen [29]. Ein geläufiger Kritikpunkt der bereits bestehenden Evidenzlage ist, dass geschätzte Prävalenzraten selbst zwischen homogenen Stichproben stark schwanken; es scheint beispielsweise unplausibel, dass über 40 % der Fitnessstudiobesucher unter einer bewegungsbezogenen psychischen Erkrankung leiden [30]. Solche fragwürdigen Ergebnisse können weiterhin auf die unzureichende Trennschärfe einiger Items aus diversen Messinstrumenten zurückgeführt werden, welche schlecht zwischen ambitionierten Sportlern und sportsüchtigen Personen unterscheiden [31]. Hinzu kommt, dass die Prävalenzraten bei Männern und Frauen zwischen den verschiedenen Messinstrumenten variieren [32]. Ohne Kontext bleibt es unmöglich, eine Aussage darüber zu treffen, ob Bewegung aufgrund eines ungesunden Verhältnisses im Mittelpunkt des Lebens steht oder weil sie Ziele verfolgt, welche mit dem sozialen und beruflichen Alltag ohne große Probleme vereint werden können. Die Ergebnisse dieser fragebogenbasierten Studien liefern Evidenz dafür, dass es Personen geben könnte, die ein problematisches Verhältnis zu Bewegung haben; Aussagen über Prävalenzraten müssen jedoch vorsichtig getroffen werden.

30.2 Ätiopatogenese und Symptomatologie

Generell wird das Forschungsfeld dadurch eingeschränkt, dass die große Mehrheit der bisherigen Studien ein Querschnittdesign aufweist [31], was Aussagen über die Ätiologie und den Krankheitsverlauf unmöglich macht. Kontrollierte Längsschnittstudien fehlen in der Untersuchung der Sportsucht. Als eine weitere Evidenzquelle können derzeit wenige qualitative Studien aufgeführt werden, die grundsätzlich Einblicke in die Faktoren, Symptome und Prozesse erlauben und damit suchthaftes Sportverhalten und eine Sportsucht als Erkrankungsbild untermauern könnten. In diesen Studien werden viele klassische Suchtsymptome erwähnt. Die Teilnehmenden berichten von einer Toleranzentwicklung [10, 33], was zu einem gesteigerten Trainingspensum führt, vernachlässigen Kontakte [34] und berufliche Verpflichtungen [11, 13]. Sie führen das Training fort, obwohl sie um die negativen Folgen wissen [35], und leiden unter Entzugssymptomen [33, 36, 37], wenn sie pausieren müssen. Weitere Symptome, welche den substanzgebundenen Suchtsymptomen weniger ähneln, sind ein rigides Denkmuster [11, 36], ein schlechtes Gewissen, wenn das geplante Trainingspensum nicht absolviert werden kann [12, 38] und ein Fokus auf das eigene Körperbild [39, 40, 41]; (s. Kap. 29). Solche Faktoren entsprechen denen im bereits erwähnten I-PACE Modell, welches die Relevanz von sport- und bewegungsspezifischen Symptomen als Teil einer Definition von Sportsucht betont.

Die Kriterien im DSM-5 für substanzgebundene Süchte befinden sich in Tabelle 30-1 (s. Kap. 15). In der qualitativen Literatur zum Thema suchthaftes Sportverhalten und Sportsucht können Parallelen für alle Symptome gefunden werden. Diese Ausnahmen sind Beispiele verhaltensspezifischer Aktivitäten, welche vermutlich mit anderen sport- und bewegungsspezifischen Symptomen ersetzt werden müssten, um ein angemessenes Diagnoseprofil zu erstellen. Trotzdem ist zu erkennen, dass die meisten dieser der Symptome auch bei sportsuchtgefährdeten Personen auftreten, was für eine Einstufung als Verhaltenssucht spricht.

Zusammengefasst bietet derzeit noch folgende Aussage zur klinischen Relevanz von Sportsucht ein weniger umstrittenes Statement zum Phänomen: „Die klinische Relevanz von Sportsucht ist immer dann gegeben, wenn das Sport- oder Bewegungsverhalten die persönliche Entwicklung des Betroffenen langfristig und maßgeblich beeinträchtigt, behindert oder unterdrückt." [42]

30.3 Differenzialdiagnostik und Komorbiditäten

Auffallend ist die Tatsache, dass gewisse Symptome, die in Zusammenhang mit suchthaftem Sportverhalten und der Sportsucht berichtet

Tabelle 30-1: Kriterien der substanzgebundenen Sucht nach DSM-5 in Anlehnung an Soyka und Baumgärtner [57].

1	Wiederholter Konsum, welcher zu einem Versagen in der Erfüllung wichtiger Verpflichtungen in den Bereichen Arbeit, Schule oder zu Hause führt.
2	Wiederholter Konsum, obwohl dieser zu einer physischen Schädigung führt.
3	Wiederholter Konsum trotz wiederkehrender sozialer oder interpersoneller Probleme.
4	Toleranzentwicklung, welche durch eine verminderte Wirkung oder erforderliche Dosissteigerung gekennzeichnet ist.
5	Entzugssymptome bei Nichtkonsum der Substanz oder Vermeidung von Entzugssymptomen durch erneuten Substanzkonsum.
6	Höherer Konsum oder länger andauernder Konsum als ursprünglich geplant (**Kontrollverlust**).
7	Anhaltender Wunsch, die Substanz zu konsumieren, oder erfolglose Versuche der Kontrolle des Konsums.
8	Erhöhter Zeitaufwand für die Beschaffung und den Konsum der Substanz sowie längere Dauer einer Erholung von der Wirkung nach Substanzkonsum.
9	Vernachlässigung wichtiger Aktivitäten oder Reduktion von Aktivitäten zugunsten des Substanzkonsums.
10	Fortgesetzter Konsum trotz Kenntnis der negativen gesundheitlichen Folgen (körperlich oder psychisch).
11	Ausgeprägtes Verlangen oder starker Drang, die Substanz zu konsumieren (Craving).

werden, ebenfalls Symptome sind, welche bei gestörtem Essverhalten und Essstorungen auftreten (s. Kap. 28). Dies stellt einen der Hauptkritikpunkte der Konzeptualisierung exzessiver Bewegung als Verhaltenssucht dar. Bestimmte Forschungsgruppen berichten, dass es keine Evidenz dafür gibt, dass suchthaftes Sportverhalten und Sportsucht eine eigenständige psychische Erkrankung ist [37]. 30 bis 48 % der Personen, die an einer Essstörung (hauptsächlich AN und BN) erkrankt sind, geben an, rigide und umfangreiche Bewegungsgewohnheiten zu haben [43]. Bei Personen mit AN wird ein schneller Gewichtsverlust erzielt; bei BN gehört Bewegung zu den kompensatorischen Strategien, welche nach Essanfällen eingesetzt werden können [44]. Generell scheinen anorektische Personen häufiger zu exzessiver Bewegung zu tendieren. Laut einer Studie zeigten 38 % der magersüchtigen Probanden Merkmale zwanghaften Trainings, wohingegen nur 22 % der an BN erkrankten Personen ein solches Verhalten aufwiesen [45]. Des Weiteren zeigen vielen Personen mit Essstörungen suchtartige und zwanghafte Persönlichkeitsmerkmale, welche ein rigides und starres Bewegungsprogramm begünstigen [46]. Dass suchthaftes Sportverhalten und die Sportsucht zu den Zwangsstörungen anstatt zu den Suchtstörungen gehören könnte, wurde ebenfalls diskutiert; allerdings sind sich die meisten Forscher einig, dass impulsives Handeln ebenfalls ein entscheidendes Element bei sportsuchtgefährdeten Person ist, was gegen ein Klassifizierung als reine Zwangsstörung sprechen würde [2, 43]; (s. Kap. 24).

Bamber und Cockerill berichteten nach einer Untersuchung von 174 Frauen, dass sie keine Hinweise darauf identifizieren konnten, dass „Sportsuchtgefährdung" ohne eine Essstörung als psychisch kritisch einzustufen sei [37]. Weitere Forscher stimmen mit diesem Fazit überein [47]. Der Standpunkt ist jedoch nicht weitverbreitet. Mehrere Studien konnten Symptome von Essstörungen bei ihren sportsuchtgefährdeten Probanden ausschließen [48]. Die Tatsache, dass es Personen gibt, die sich ohne einen Fokus auf das Gewicht exzessiv bewegen oder die Bewegung als Maßnahme zum Gewichtsverlust im Rahmen einer Essstörung einsetzen, wird durch die vermutete Unterscheidung zwischen primärer und sekundärer Sportsucht erklärt [49].

Eine *primäre* Sportsucht ist als eigenständige psychische Diagnose zu verstehen – hierbei wird Bewegung als Endzweck gesehen und weiterhin getrieben, um die durch die Bewegung entstehenden positiven Effekte zu erhalten – wobei diese bei einer fortgeschrittenen Sportsucht möglicherweise nicht mehr oder nur schwer abrufbar sind. Als neurobiologisches System wird hier vermutlich besonders das sogenannte Belohnungssystem eine entscheidende Rolle spielen, dass bei allen Suchtphänomenen entscheidend dafür ist, dass das Suchtverhalten aufrechterhalten wird [50]. Eine *sekundäre* Sportsucht kann als Komorbidität oder Begleitsymptom bei anderen psychischen Erkrankungen verstanden werden. Bewegung wird als Mittel zum Zweck gesehen, sei dieser Zweck eine ungesunde Gewichtsabnahme, die Kompensation eines Essanfalls, oder die Linderung einer anderen psychischen Erkrankung wie Depressionen oder ADHS (s. Kap. 21, Kap. 28, Kap. 32). Suchthaftes Sportverhalten und Sportsucht kann also als psychische Erkrankung und als Begleitsymptom erscheinen; entscheidend sind die psychischen Beschwerden bzw. die psychische Erkrankung der betroffenen Person [6]. Wie bei psychischen Erkrankungen und anderen komorbiden Suchterkrankungen wird die Selbstmedikationshypothese als bedeutsam für die Entstehung einer sekundären Suchtproblematik angenommen [51]. Dabei ist zuerst die psychische Erkrankung vorhanden und die Bewegung wird als sekundärer Bewältigungsversuch gewählt, um die Emotionen und Gefühle besser regulieren zu können, negative Emotionen zu reduzieren und die Stimmung zu verbessern.

Diese Einteilung ist allerdings schematisch und idealtypisch zu verstehen. Charakteristisch bei allen Abhängigkeitserkrankungen – so auch bei der primären wie der sekundären Sportsucht – ist das Phänomen, dass die Sucht, wenn sie nur schwer genug ausgeprägt ist, die jeweilige Person gewissermaßen unter ihre Kontrolle bringt. Die Abhängigkeit bekommt einen hohen Krankheitswert und führt als Abhängigkeitserkrankung im engeren Sinn zu Folgeschäden: zu biologischen (Entzugssymptome, Toleranz) und psychosozialen (interpersonelle Konflikte, soziale Probleme).

Zwei weitere, nicht offiziell anerkannte Erkrankungen liegen an der Schnittstelle zwischen Sportsucht und anderen psychischen Erkrankungen. Unter einer Anorexia athletica versteht man das Streben nach exzessivem Gewichtsverlust, um die sportliche Leistung zu verbessern [52]; (s. Kap. 6, Kap. 28). Während dieses Ziel bei anorektischen und sportsüchtigen Personen nicht im Vordergrund steht, weil sie eher selten Leistungssport treiben, wird eine Anorexia athletica primär bei Leistungssportlern identifiziert. Sportarten, bei denen das Gewicht eine Rolle spielt (Langstreckenlauf, Gymnastik, Kampfsportarten) stellen ein erhöhtes Risiko dar. Eine Muskeldysmorphie bezieht sich auf ein verzerrtes Körperbild, was dazu führt, dass Personen, die bereits muskulös sind, eine noch muskelösere Körperform anstreben [53]; (s. Kap. 29). Ein intensives Kraftaufbauprogramm wird demzufolge eingesetzt. Bei beiden psychischen Erkrankungen handelt es sich nicht um eine primäre Sportsucht, sie werden jedoch auch in Zusammenhang mit sekundärer Sportsucht selten diskutiert. Dies könnte daran liegen, dass beide Erkrankungen als ungesunde Folgen von Sport angesehen werden, anstatt als Folgen einer psychischen Erkrankung wie die AN. Möglich bleibt allerdings, dass verbesserte Untersuchungen des suchthaften Sportverhaltens und der Sportsucht dazu führen könnten, dass beide Störungen zukünftig zur sekundären Sportsucht gezählt werden.

30.4 Therapie

Aufgrund erheblicher Mängel in der Evidenzlage für suchthaftes Sportverhalten und der Sportsucht sowie der Tatsache, dass das Phänomen noch nicht in den Krankheitskompendien aufgeführt wird, gibt es keine Praxisstandards für die Therapie [42]. Gewisse Kliniken, v.a. diejenigen, die sich auf Essstörungen oder Verhaltenssüchte spezialisiert haben, bieten therapeutische Intervention für exzessives Sporttreiben an. Empfohlen werden Ansätze der KVT, welche die betroffenen Personen dabei unterstützen sollen [54], ihre rigiden Trainingspläne zu reduzieren, irrtümliche Glaubenssätze aufzudecken und zu korrigieren und alternative Strategien der Affektregulation zu finden (s. Kap. 9). Medikamentöse Behandlungsformen werden derzeit untersucht, klinische Evidenz dafür fehlt allerdings bisher. Interessanterweise wurde in einer Fallstudie von einer an Parkinson erkrankten Person berichtet, dass diese nach einer Behandlung mit Dopamin Sportsuchtsymptome entwickelte. Als die medikamentöse Behandlung beendet wurde, verschwanden die Symptome [55]. In der Entstehung und Aufrechterhaltung von substanzgebundenen Süchten ist die Rolle von Dopamin gut etabliert [56]; die Relevanz für den suchtartigen Charakter von Bewegung bleibt noch abzuwarten.

30.5 Ausblick

Es konnte bereits in mehreren Studien belegt werden, dass viele suchtbezogene Symptome bei exzessivem Sporttreiben zu erkennen sind. Obwohl eine klare Differenzierung von essgestörtem Verhalten noch fehlt, ist berechtigterweise anzunehmen, dass Sportsucht als eigenständige psychische Erkrankung einzustufen ist, und hier am besten als Verhaltenssucht und -störung (s. Kap. 33). Nun ist eine systematische Untersuchung von betroffenen Personen erforderlich, um Symptome zu kategorisieren und allfällige psychische Komorbiditäten zu identifizieren. Hierdurch können Therapieansätze, die den spezifischen psychischen, aber auch physiologischen Zustand von betroffenen Personen ansprechen, konzipiert und geprüft werden.

Literatur

1. Glasser W. Positive addiction. Oxford, England: Harper & Row; 1976. xi, 159–xi.
2. Berczik K, Szabó A, Griffiths MD, Kurimay T, Kun B, Urbán R, et al. Exercise Addiction: Symptoms, Diagnosis, Epidemiology, and Etiology. Subst Use Misuse. 2012;47(4):403–17. https://doi.org/10.3109/10826084.2011.639120
3. Baekeland F. Exercise deprivation: Sleep and psychological reactions. Arch Gen Psychiatry. 1970;22(4):365–9. https://doi.org/10.1001/archpsyc.1970.01740280077014
4. Morgan WP. Negative Addiction in Runners. The Physician and Sportsmedicine. 1979;7(2): 55–77.https://doi.org/10.1080/00913847.1979.11948436
5. Sachs ML, Pargman D. Running addiction. In: Sachs ML, Buffone GW, editors. Running Therapy. Lincoln, Nebraska: University of Nebraska Press; 1984. pp. 231–52.
6. Veale DMWC. Exercise Dependence. Br J Addict. 1987;82(7):735–40. https://doi.org/10.1111/j.1360-0443.1987.tb01539.x
7. Griffiths M. Exercise Addiction: A Case Study. Addiction Research. 1997;5(2):161–8. https://doi.org/10.3109/16066359709005257
8. Spieker MR. Exercise dependence in a pregnant runner. J Am Board Fam Pract. 1996;9 (2):118–21.
9. Godoy IRB, Malavolta EA, Lundberg JS, da Silva JJ, Skaf A. Humeral stress fracture in a female CrossFit athlete: a case report. BMC Musculoskelet Disord. 2019;20(1):150. https://doi.org/10.1186/s12891-019-2532-1
10. Bamber D, Cockerill IM, Rodgers S, Carroll D. „It's exercise or nothing": a qualitative analysis of exercise dependence. Br J Sports Med.

2000;34(6):423–30. https://doi.org/10.1136/bjsm.34.6.423
11. Kotbagi G, Muller I, Romo L, Kern L. Pratique problématique d'exercice physique: un cas clinique. Annales Médico-psychologiques, revue psychiatrique. 2014;172(10):883–7. https://doi.org/10.1016/j.amp.2014.10.011
12. Anandkumar S, Manivasagam M, Kee VTS, Meyding-Lamade U. Effect of physical therapy management of nonspecific low back pain with exercise addiction behaviors: A case series. Physiother Theory Pract. 2018;34(4):316–28. https://doi.org/10.1080/09593985.2017.1394410
13. Szabo A. Addiction, Passion, or Confusion? New Theoretical Insights on Exercise Addiction Research From the Case Study of a Female Body Builder. Europe's journal of psychology. 2018;14(2):296–316. https://doi.org/10.5964/ejop.v14i2.1545
14. Cockerill IM, Riddington ME. Exercise dependence and associated disorders: A review. Couns Psychol Q. 1996;9(2):119–29. https://doi.org/10.1080/09515079608256358
15. Stoll O. Endogene Opiate, Runner's High und Laufsucht. Aufstieg und Niedergang eines Mythos. Leipziger Sportwissenschaftliche Beiträge. 2014;28(1):102–21.
16. Lichtenstein MB, Larsen KS, Christiansen E, Støving RK, Bredahl TVG. Exercise addiction in team sport and individual sport: Prevalences and validation of the exercise addiction inventory. Addiction Research & Theory. 2014;22(5):431–7. https://doi.org/10.3109/16066359.2013.875537
17. Nogueira A, Molinero O, Salguero A, Marquez S. Exercise Addiction in Practitioners of Endurance Sports: A Literature Review. Front Psychol. 2018;9:1484. https://doi.org/10.3389/fpsyg.2018.01484
18. Grant JE, Chamberlain SR. Expanding the definition of addiction: DSM-5 vs. ICD-11. CNS Spectr. 2016;21(4):300–3. https://doi.org/10.1017/S1092852916000183
19. Kardefelt-Winther D, Heeren A, Schimmenti A, van Rooij A, Maurage P, Carras M, et al. How can we conceptualize behavioural addiction without pathologizing common behaviours? Addiction. 2017;112(10):1709–15. https://doi.org/10.1111/add.13763
20. Billieux J, Schimmenti A, Khazaal Y, Maurage P, Heeren A. Are we overpathologizing everyday life? A tenable blueprint for behavioral addiction research. Journal of behavioral addictions. 2015;4(3):119–23. https://doi.org/10.1556/2006.4.2015.009
21. Lichtenstein MB, Hinze CJ, Emborg B, Thomsen F, Hemmingsen SD. Compulsive exercise: links, risks and challenges faced. Psychol Res Behav Manag. 2017;10:85–95. https://doi.org/10.2147/PRBM.S113093
22. Dumitru D, Dumitru T, Maher AJJoPE, Sport. A systematic review of exercise addiction: examining gender differences. 2018;18(3):1738–47.
23. Demetrovics Z, Kurimay T. [Exercise addiction: a literature review]. Psychiatr Hung. 2008;23(2):129–41.
24. Weinstein A, Maayan G, Weinstein Y. A study on the relationship between compulsive exercise, depression and anxiety. Journal of behavioral addictions. 2015;4(4):315–8. https://doi.org/10.1556/2006.4.2015.034
25. Mayolas-Pi C, Simon-Grima J, Penarrubia-Lozano C, Munguia-Izquierdo D, Moliner-Urdiales D, Legaz-Arrese A. Exercise addiction risk and health in male and female amateur endurance cyclists. Journal of behavioral addictions. 2017;6(1):74–83. https://doi.org/10.1556/2006.6.2017.018
26. Levit M, Weinstein A, Weinstein Y, Tzur-Bitan D, Weinstein A. A study on the relationship between exercise addiction, abnormal eating attitudes, anxiety and depression among athletes in Israel. Journal of behavioral addictions. 2018;7(3):800–5. https://doi.org/10.1556/2006.7.2018.83
27. Ko C-H, Yen J-Y. Commentary on: Are we overpathologizing everyday life? A tenable blueprint for behavioral addiction research. Excessive behaviors are not necessarily addictive behaviors. Journal of behavioral addictions. 2015;4(3):130–1. https://doi.org/10.1556/2006.4.2015.015
28. Brand M, Wegmann E, Stark R, Müller A, Wölfling K, Robbins TW, et al. The Interaction of Person-Affect-Cognition-Execution (I-PACE) model for addictive behaviors: Update, generalization to addictive behaviors beyond internet-use disorders, and specification of the process character of addictive behaviors. Neurosci Biobehav Rev. 2019;104:1–10.
29. Kardefelt-Winther D. Commentary on: Are we overpathologizing everyday life? A tenable blueprint for behavioral addiction research. Problems with atheoretical and confirmatory

research approaches in the study of behavioral addictions. Journal of behavioral addictions. 2015;4(3):126–9.
30. Cook B, Karr TM, Zunker C, Mitchell JE, Thompson R, Sherman R, et al. Primary and secondary exercise dependence in a community-based sample of road race runners. J Sport Exerc Psychol. 2013;35(5):464–9. https://doi.org/10.1123/jsep.35.5.464
31. Colledge F, Buchner UG, Schmidt A, Walter M. Does exercise addiction exist? A brief review on current measurement tools and future directions. Mental Health and Addiction Research. 2019;4:1–4. https://doi.org/10.15761/MHAR.1000181
32. Weik M, Hale BD. Contrasting gender differences on two measures of exercise dependence. Br J Sports Med. 2009;43(3):204–7. https://doi.org/10.1136/bjsm.2007.045138
33. Vitale C, Santangelo G, Verde F, Amboni M, Sorrentino G, Grossi D, et al. Exercise dependence induced by pramipexole in Parkinson's Disease-a case report. Mov Disord. 2010;25(16):2893–4. https://doi.org/10.1002/mds.23323
34. Bamber DJ, Cockerill IM, Rodgers S, Carroll D. Diagnostic criteria for exercise dependence in women. Br J Sports Med. 2003;37(5):393–400. https://doi.org/10.1136/bjsm.37.5.393
35. Long C, Smith J. Treatment of Compulsive Over-exercising in Anorexia Nervosa: A Case Study. Behav Cogn Psychother. 1990;18(4):295–306. https://doi.org/10.1017/S0141347300010399
36. Johnston O, Reilly J, Kremer J. Excessive exercise: From quantitative categorisation to a qualitative continuum approach. 2011;19(3):237–48.
37. Bamber D, Cockerill IM, Carroll D. The pathological status of exercise dependence. Br J Sports Med. 2000;34(2):125–32. https://doi.org/10.1136/bjsm.34.2.125
38. Cox R, Orford J. A qualitative study of the meaning of exercise for people who could be labelled as ‚addicted' to exercise –can ‚addiction' be applied to high frequency exercising? Addiction Research & Theory. 2004;12(2):167–88. https://doi.org/10.1080/1606635310001634537
39. Long CGJJoMH. Assessment and managem ent of eating disordered patients who overexercise: A four-year follow-up of six single case studies. 1995;4(3):309–16.
40. Warner R, Griffiths MD. Addiction. A qualitative thematic analysis of exercise addiction: An exploratory study. International Journal of Mental Health and Addiction. 2006;4(1):13–26. https://doi.org/10.1007/s11469-006-9000-5
41. Kolnes L-J, Rodriguez-Morales L. The meaning of compulsive exercise in women with anorexia nervosa: An interpretative phenomenological analysis. Mental Health and Physical Activity. 2016;10:48–61. https://doi.org/10.1016/j.mhpa.2015.12.002
42. Kleinert J. Sport- und bewegungsbezogene Therapieempfehlungen. In: Bilke-Hentsch O, Wölfling K, Batra A, Hrsg. Praxisbuch Verhaltenssucht. Stuttgart: Georg Thieme Verlag; 2014. S. 187–9.
43. Meyer C, Taranis L, Goodwin H, Haycraft E. Compulsive exercise and eating disorders. European eating disorders review: the journal of the Eating Disorders Association. 2011;19(3):174–89. https://doi.org/10.1002/erv.1122
44. Mond JM, Calogero RM. Excessive exercise in eating disorder patients and in healthy women. Aust N Z J Psychiatry. 2009;43(3):227–34. https://doi.org/10.1080/00048670802653323
45. Brewerton TD, Stellefson EJ, Hibbs N, Hodges EL, Cochrane CE. Comparison of eating disorder patients with and without compulsive exercising. Int J Eat Disord. 1995;17(4):413–6. https://doi.org/10.1002/1098-108X(199505)17:4<413::AID-EAT2260170414>3.0.CO;2-0
46. Dalle Grave R, Calugi S, Marchesini G. Compulsive exercise to control shape or weight in eating disorders: prevalence, associated features, and treatment outcome. Compr Psychiatry. 2008;49(4):346–52. https://doi.org/10.1016/j.comppsych.2007.12.007
47. Keski-Rahkonen A. Exercise dependence–a myth or a real issue? European Eating Disorders Review. 2001;9(4):279–83. https://doi.org/10.1002/erv.429
48. Zmijewski CF, Howard MO. Exercise dependence and attitudes toward eating among young adults. Eating Behaviors. 2003;4(2):181–95. https://doi.org/10.1016/S1471-0153(03)00022-9
49. Veale D. Does primary exercise dependence really exist?. In Annett J, Cripps B, Steinberg H. Exercise addiction: Motivation for participation in sport and exercise. Leicester, UK: British Psychological Society; 1995. 1–5.

50. Soyka M, Batra A, Heinz A, Moggi F, Walter M. Suchtmedizin. Amsterdam: Elsevier Health Sciences; 2018.
51. Gouzoulis-Mayfrank E, Walter M. Psychische Störungen und Suchterkrankungen: Diagnostik und Behandlung von Doppeldiagnosen. Stuttgart: Kohlhammer Verlag; 2013.
52. Sudi K, Ottl K, Payerl D, Baumgartl P, Tauschmann K, Muller W. Anorexia athletica. Nutrition. 2004;20(7-8):657-61. https://doi.org/10.1016/j.nut.2004.04.019
53. Leone JE, Sedory EJ, Gray KA. Recognition and treatment of muscle dysmorphia and related body image disorders. Journal of athletic training. 2005;40(4):352-9.
54. Weinstein A, Weinstein Y. Exercise Addiction-Diagnosis, Bio-Psychological Mechanisms and Treatment Issues. Curr Pharm Des. 2014;20 (25):4062-9. https://doi.org/10.2174/13816128113199990614
55. Carmine V, Gabriella S, Francesca V, Marianna A, Giuseppe S, Dario G, et al. Exercise dependence induced by pramipexole in Parkinson's Disease—A Case Report. Mov Disord. 2010;25 (16):2893-4. https://doi.org/10.1002/mds.23323
56. Volkow ND, Wang GJ, Fowler JS, Tomasi D. Addiction circuitry in the human brain. Annu Rev Pharmacol Toxicol. 2012;52:321-36. https://doi.org/10.1146/annurev-pharmtox-010611-134625
57. Soyka M, Baumgärtner G. Zur Problematik der Schweregradeinteilung für Suchterkrankungen im neuen DSM-5. Schweiz Arch Neurol Psychiatr. 2015;166(02):45-50.

31 Schlafstörungen

Heide Baumann-Vogel, Annette Beatrix Brühl, Martin Hatzinger, Steffi Weidt

Der Schlaf ist für diverse physiologische Funktionen essenziell und spielt insbesondere bei Leistungssportlern als regenerative Phase nach hohen körperlichen und psychischen Beanspruchungen eine wichtige Rolle. Auch wenn Schlaf lebensnotwendig ist und die meisten Menschen bis zu einem Drittel ihres Lebens in einem schlafenden Zustand verbringen, bleibt die genaue biologische Funktion weiterhin Gegenstand intensiver Forschung [1]. Eine Schlafdeprivation wirkt sich auf die Gesamtheit menschlicher Leistungen aus. Betroffen sind u. a. neurokognitive, immunologische (z. B. Erhöhung proinflammatorischer Zytokine) und physiologische Prozesse. Die weitreichende Reduktion der Leistungsfähigkeit durch Schlafdeprivation kann bis hin zu einer reduzierten Lebenserwartung führen [2]. Schlaf und damit auch Schlafdeprivation wirkt sich zudem auf neurometabolische Funktionen aus [3] und reguliert den emotionalen und motivationalen Zustand des Gehirns [4]. Es werden ihm regenerative Eigenschaften auf neuronaler Ebene, des Gewebes (z. B. durch Ausschüttung von Wachstumshormonen während des Tiefschlafs) und des immun- und endokrinen Systems zugeschrieben [2, 5]. Neuere Konzepte gehen davon aus, dass während des Schlafs bestimmte Metaboliten eliminiert werden [6, 7, 8]. Schlaf beeinflusst kognitive Prozesse wie die Gedächtniskonsolidierung auch von motorischen Gedächtnisinhalten und Lernprozessen sowie die synaptische Plastizität [2, 9], welche für das Training bei Leistungssportlern von Bedeutung sind. Auf der Verhaltensebene ist Schlaf ein reversibler Zustand mit einer zumindest partiellen Abkopplung von der Umwelt und reduzierten Fähigkeit zur Reaktion auf externe Stimuli [10].

31.1 Ätiopathogenese

Für das Verständnis von Schlafstörungen sind die Mechanismen der Schlafregulation von Bedeutung. Nach dem Zwei-Prozess-Modell von Borbely sind homöostatische und rhythmisch-zirkadiane Faktoren für die Schlafregulation notwendig. Der homöostatische Druck baut sich während der Wachzeit auf und während des Schlafes wieder ab. Der rhythmische Faktor ist für die Zirkadianität zuständig und gibt den optimalen Zeitraum vor, in dem geschlafen wird [11, 12]. Die Zirkadianität kann wiederum durch unterschiedliche Faktoren beeinflusst werden. Zu diesen zählen u. a. Lichteinfluss und hormonelle Veränderung mit beispielsweise einer Aktivierung der Cortisol-Stressachse nach übermäßiger körperlicher Beanspruchung.

Die meisten Erwachsenen benötigen 7 bis 9 Stunden Schlaf in der Nacht [13, 14, 15]. Das Schlafbedürfnis und der Chronotyp (Frühaufsteher versus Spätzubettgeher) kann individuell deutlich differieren. Gerade für Leistungssportler wichtige Fähigkeiten wie Entscheidungsfindung, Reaktionszeit, Koordination und Feinmotorik können durch eine zu geringe Schlafdauer beeinträchtigt werden. Aufgrund der erhöhten regenerativen Anforderungen für den Körper, benötigen Sportler wahrscheinlich mehr Schlaf verglichen mit Nichtsportlern, und prominente Spitzensportler berichten in der Tat von täglichen Schlafdauern von 10 bis 12 Stunden (z.B. Roger Federer). Trotzdem erhalten Leistungssportler unterschiedlicher Sportarten zu wenig Schlaf [13, 16]. Ein Schlafdefizit kann zu einer Verschlechterung der sportlichen Leistung führen. Dabei muss zwischen akutem und chronischem Schlafdefizit unterschieden werden. Ein akuter Schlafentzug kann zu einer erhöhten Herzfrequenz und einem erhöhten Sauerstoffverbrauch führen, was im Sinne einer möglichen Kompensationsstrategie zum Erhalt der Leistung interpretiert werden könnte. Chronischer partieller Schlafentzug führt zu einer Abnahme der Leistungsfähigkeit [2]. Umgekehrt kann sich eine Schlaferweiterung über mehrere Nächte in einer Leistungsverbesserung zeigen.

Die Schlafeffizienz wird als der prozentuale Anteil der Schlafdauer an der für den Schlaf vorgesehenen Zeit bezeichnet. Eine Schlafeffizienz von unter 85 % wird zumeist als quantitatives Kriterium für das Vorliegen einer Insomnie definiert [17]. Bei Leistungssportlern kann die Schlafeffizienz auf Werte unter 85 % sinken [18].

Auch wenn sich wenige Studien mit dem Unfallrisiko bei Sportlern im Rahmen von Schlafstörungen befassen, gibt es eine Vielzahl von Daten, die zeigen, dass Schlafstörungen bei anderen Subgruppen (z.B. im Militär) zu mit Müdigkeit assoziierten Unfällen und Verletzungen führen. Bei jüngeren Sportlern scheint ein chronisches Schlafdefizit mit einem höheren Unfallrisiko einherzugehen [19]. In einer größeren Studie mit 340 Leistungssportlern konnte gezeigt werden, dass das Risiko, während der Sportausübung Verletzungen zu erleiden, bei einer Schlafdauer von mehr als 8 Stunden Schlaf pro 24 Stunden um 61 % reduziert werden konnte [20]. Die Rolle von akutem Schlafentzug ist derzeit ungewiss [21].

Mit Sport assoziierte Gehirnerschütterungen sind häufig und die Dunkelziffer aufgrund nicht gemeldeter Unfälle hoch (s. Kap. 13). Schlafstörungen treten gehäuft nach mit Sport assoziierten Gehirnerschütterungen auf. Insomnie und Tagesschläfrigkeit sind umgekehrt unabhängig assoziiert mit einem erhöhten Risiko von Gehirnerschütterungen bei Sportlern [22].

Intrinsische Faktoren (z.B. hormonelle Einflüsse mit sportinduzierter Cortisolausschüttung und Ängste) sowie extrinsische Faktoren, zu denen u.a. notwendige Reisen, Meetings, Medienanlässe im Rahmen von Wettkämpfen und ungünstige Trainingszeiten zählen, beeinflussen den Schlaf während der Trainingsphasen sowie vor und nach Wettkämpfen. Ein zu hoher Cortisolspiegel nach einem Wettkampf bei Schwimmern wurde beispielsweise für eine reduzierte Schlafeffizienz verantwortlich gemacht [18]. Viele Leistungssportler können Empfehlungen für einen optimalen Schlaf während der Trainingsphase oder während des Wettkampfs nicht nachkommen; so ist es Leistungssportlern oftmals während der Trainingsphase und in der Nacht vor Wettkämpfen nicht möglich, über 7 Stunden totale Schlafzeit oder über 85 % Schlafeffizienz zu erzielen [18].

Gestützt durch Metaanalysen konnte gezeigt werden, dass eine Reduktion der totalen Schlafzeit in der Nacht vor dem Wettkampf zumeist durch eine verzögerte Zubettgehzeit verursacht wurde. Der häufigste Grund für Schlafstörungen vor dem Wettkampf scheinen Ängste und Gedanken hinsichtlich des anstehenden Wettkampfes. Stresshormone können sich ungünstig auf den Schlaf auswirken. Individualleistungssportler sind prädestiniert, stärkere Ängste zu entwickeln, da sie die psychische Last nicht mit Teammitgliedern teilen können und zumeist abhängiger von der Beurteilung durch Schiedsrichter sind. Angststörungen scheinen häufiger bei weiblichen Leistungssportlern aufzutreten (s. Kap. 23). Morgendliches Training vor oder um 7 h ist mit einer verringerten totalen Schlafenszeit verbunden mit zumeist fehlenden adäquaten kompensatorisch vorgezogenen Zubettgehzeiten. Eine ausgeprägte Zunahme des Trainingsumfangs über 25 % wirkt sich ebenfalls negativ auf die Schlafeffizienz und totale Schlafzeit aus, was entsprechend auf eine negative Adaptation auf den Trainingsumfang hinweisen könnte (s. Kap. 20). Eine deutliche Zunahme des Trainingsausmaßes kann bei Auftreten nächtlicher Schmerzzustände und Nykturie nach Rehydrierungsversuchen ebenfalls zu einem fragmentierten Schlaf führen [18].

Interview mit Kariem Hussein, Arzt und Leistungssportler/Leichtathlet

1. Herr Hussein, in einem Vortrag haben Sie einmal gesagt, in Vorbereitungsphasen auf einen Wettkampf leben Sie nach dem Motto „Train, eat, sleep – repeat". Was meinen Sie damit?

Es beschreibt in einfachen Worten, welches die Prioritäten eines Leistungssportlers sind. Ein Trainingsreiz, in welcher Intensität und in welchem Umfang auch immer, braucht genügend Erholungszeit, um einen Benefit durch das Training zu erzielen. Die wichtigsten Erholungsmaßnahmen sind Essen und Schlafen. Dabei genießt der Schlaf den höchsten Stellenwert.

2. Sie haben gerade die Wichtigkeit des Schlafes erwähnt. Warum ist das für Sie und im Leistungssport aus Ihrer Sicht wichtig?

Im Schlaf geschehen für den Leistungsaufbau wichtige Prozesse wie Regenerationsprozesse, Wachstumshormonausschüttungen, neuronale Lernprozesse – sprich psychomotorische Prozesse – werden im Schlaf verarbeitet, das Immunsystem erholt sich und noch vieles mehr. Um nach einem Trainingsreiz in eine Superkompensation zu kommen – sprich um eine Leistungssteigerung zu erreichen –, braucht es genügend Erholung, und da spielt der Schlaf die größte Rolle.

3. Wie viele Stunden Schlaf benötigen Sie ungefähr, um wirklich fit zu sein für den Wettkampf?

Nach meiner Erfahrung benötige ich im Trainingsaufbau einen regelmäßigen qualitativ hochwertigen und quantitativ ca. achtstündigen Schlaf.

Rund um den Wettkampf herum ist der Schlaf nicht das Entscheidendste. Über einen Zeitraum von ein paar Wochen ist der Körper durch Hormonausschüttungen wie Adrenalin trotz geringer Erholung fähig, Hochleistungen zu erbringen. Die Phasen davor sind entscheidender – da muss die Schlafqualität stimmen.

5. Gab es schon Situationen, in denen der Schlaf schwierig war? Was haben Sie gemacht in einer solchen Situation?

In stressigen Phasen wie in der Wettkampfphasen oder Prüfungsphasen war zu Beginn bei mir die Einschlafphase schwierig.

Daraufhin habe ich eine Schlafhygiene ausgearbeitet. Ich schalte mein Handy um 21:00 Uhr ab, schaue wenig TV – wenig Blaulicht vor dem Schlaf – und habe mich durch gewisse Ankersetzung so konditioniert, dass das Schlafzimmer explizit zum Schlafen da ist. Dadurch wurde ich mit der Zeit alleine durch Betreten des Zimmers schon müde.

6. Bei internationalen Wettkämpfen müssen Sie auch Zeitzonenwechsel verkraften. Wie genau machen Sie das?

Ich arbeite mit der Regel „pro Stunde Zeitdifferenz – einen Tag Anpassungszeit". Konkret bedeutet dies, dass bei einem Zeitzonenwechsel von sechs Stunden eine Anreise vorab zum Zielort von mindestens sechs Tagen eingeplant wird. Zusätzlich supplementiere ich dann teilweise auch abends das Schlafhormon Melatonin, um den Körper auf die jeweilige Zeitzone einzustellen.

Wir danken Herrn Hussein herzlich für das Interview.

31.2 Epidemiologie und Diagnostik

Schlafstörungen werden gemäß der dritten Edition der Internationalen Klassifikation der Schlafstörungen (International Classification of Sleep Disorders, ICSD-3) in folgende Gruppen unterteilt: Insomnien, schlafbezogene Atemstörungen, zentrale Störungen mit Hypersomnie (klinisch mit exzessiver Tagesschläfrigkeit), zirkadiane Schlaf-Wach-Störungen, Parasomnien, mit Schlaf assoziierte Bewegungsstörungen und andere isolierte Schlafstörungen. Die Insomnie ist die am häufigsten berichtete Schlafstörung bei Leistungssportlern.

Die facettenreichen Anforderungen an Leistungssportler hinsichtlich Frequenz und Intensität bei insgesamt hohem Trainingspensum, Ängsten vor Wettkämpfen, Reisen im Rahmen nationaler und internationaler Wettkämpfe und eine mögliche Prädisposition für Schlafstörungen bilden demnach einen Nährboden für Schlafstörungen: verursachend wie auch perpetuierend.

Unabhängig von dem Vorliegen eines möglichen Schlafdefizits bei Sportlern können weitere Schlaferkrankungen auftreten, welche die Schlafqualität beeinflussen. Es liegen nur wenige Studien zu Schlafstörungen und deren Prävalenz spezifisch bei Leistungssportlern vor. Schlafstörungen bei Leistungssportlern, die bislang oftmals unbeachtet und nicht diagnostiziert wurden, werden zunehmend erkannt und adressiert. Demnach scheinen sie häufig aufzutreten – wobei die Prävalenz zumeist sportartspezifisch untersucht wurde und nur bedingt generalisierbar ist.

So ist beispielsweise von einer höheren Prävalenz von schlafbezogenen Atemstörungen bei Sportarten auszugehen, die gehäuft Risikofaktoren für ein obstruktives Schlafapnoe-Syndrom aufweisen (hoher BMI, breiter Nackenumfang, männliches Geschlecht).

In einer Gruppe von 107 professionellen Eishockeyspielern litt 1 von 4 Spielern an beeinträchtigenden Schlafproblemen. In eben dieser Studie konnte hinsichtlich Schlafstörungen gezeigt werden, dass eine gezielte Beratung und eine individuelle Behandlung eine signifikante Verbesserung der Schlafqualität bewirkten [23]. In einer Subgruppe von Collegefootballspielern wurde über eine Prävalenz mit Schlaf assoziierter Atemstörungen von 8 % berichtet [24].

31.3 Symptomatologie

Insomnien sind definiert als persistierende Schwierigkeit mit der Schlafinitiation, -dauer, -konsolidation oder -qualität, die trotz adäquater Voraussetzungen für einen optimalen Schlaf bestehen und die zu einer Beeinträchtigung am Tag führen (ICSD-3). Zu den Beeinträchtigungen tagsüber zählen manifeste Müdigkeit, emotionale Dysregulation, psychomotorische oder neuropsychologische Leistungseinbußen. Die Insomnie kann als ein Hyperarousal angesehen werden, bei welcher die physiologische Transition von Wach- zu Schlafzustand durch ein kognitives Arousal und ein Aufmerksamkeitsbias mit Fokus auf schlafbezogene Probleme gestört ist [25, 26, 27].

Über eine hohe Prävalenz von Symptomen einer Insomnie bei Leistungssportlern mit einer verlängerten Schlaflatenz, einer höheren Schlaffragmentation, einem nicht erholsamen Schlaf und einer exzessiven Tagesmüdigkeit wurde berichtet. Diese Symptome weisen allerdings einen großen Unterschied zwischen verschiedenen Sportarten auf. Angaben zur Prävalenz der Insomnie-Symptome variieren [25]. Zwei Hauptkategorien sind identifizierbar, welche mit Sport assoziierte insomnische Symptome verursachen können: Kognitiver/psychophysiologischer Arousal vor dem Schlaf und ein trainings- und wettkampfassoziiertes Schlafdefizit mit gleichzeitig verminderter Schlafqualität [25].

31.4 Therapie

Die European Sleep Research Society und das American College of Physicians empfehlen als Erstlinientherapie eine kognitive Verhaltenstherapie bei chronischen Insomnien (KVT-I) (s. Kap. 9). Die Grundaspekte dieser Therapie können bei Leistungssportlern auch ohne klassische Insomniebeschwerden eingesetzt werden [28]. Eine KVT-I beinhaltet schlafhygienische Maßnahmen (z. B. Informationen über die Wichtigkeit genügenden Schlafes mit regelmäßigen Bettzeiten, die Wirkung von Koffein, Alkohol, Licht und Sport auf den Schlaf; optimale Schlafzimmerumgebung), Relaxationstechniken (z. B. progressive Relaxation nach Jacobson, Meditation, Autogenes Training), Stimuluskontrolltherapie, Schlafrestriktion, kognitive Therapien zur Reduktion der Rumination über den Schlaf mit Reduktion von falschen Vorstellungen und Erwartungen bezogen auf den Schlaf, Stress und Ängsten, Verhaltenstherapie mit regelmäßigen Bettzeiten und Routine. Auch computerbasierte Therapien sind verfügbar (z. B. Sleepio) [29].

Unter schlafhygienische Maßnahmen werden verschiedene Maßnahmen subsummiert, die notwendig für einen normalen Nachtschlaf mit ganztägiger Wachheit sind (s. Tabelle 31-1). Wenige Studien haben den Effekt schlafhygienischer Maßnahmen bei Leistungssportlern untersucht. Die Resultate konnten jedoch eine Zunahme der Schlafdauer mit verbesserter subjektiver Schlafdauer und Schlafeffizienz zeigen – allerdings ohne Verbesserung objektiver Schlafparameter [30]. Es liegen derzeit keine Untersuchungen zur Pharmakotherapie von Insomnien bei Sportlern vor. Benzodiazepine und Benzodiazepinrezeptoragonisten bergen die Gefahr einer Toleranzentwicklung und Abhängigkeit (s. Kap. 10). Zusätzlich besteht eine Evidenz für negative Effekte auf die kognitive Leistung am nächsten Tag. Eine Langzeittherapie ist wie in der Allgemeinbevölkerung nicht empfohlen. Auch für andere Substanzgruppen wie Antihistaminika, Antipsychotika und Melatonin liegen insbesondere für die Langzeittherapie keine Empfehlungen vor [31]. Hinsichtlich des Einsatzes medikamentöser Therapien ist ferner auf gemäß der WADA verbotene Substanzklassen (einige Betäubungsmittel) zu achten [32]; (s. Kap. 11).

31.5 Zusammenfassung

Für gemäßigte sportliche Aktivitäten ist die Bidirektionalität von Schlaf und Sport eine verbreitete Annahme. Eine aktive Lebensführung mit moderater sportlicher Aktivität verbessert den Schlaf [33, 34]. Ein verbesserter Schlaf begünstigt bessere sportliche Leistungen [35]. Gemäßigte sportliche Aktivität mit Berücksichtigung schlafhygienischer Aspekte verbessert den Schlaf. Der Leistungssport nimmt eine Sonderrolle ein. Der besondere Stellenwert des Schlafs bei Leistungssportlern scheint psychoedukative Maßnahmen hinsichtlich des Schlafes von Leistungssportlern und mit diesen

Tabelle 31-1: Schlafhygienische Maßnahmen. Quelle: Pitts 2020; zit. n. UCSD Center for Pulmonary and Sleep Medicine 2017 [36].

Geh erst zu Bett, wenn du müde bist. Wenn du nicht müde bist, bleibe nicht im Bett liegen!
Regelmäßige Bettzeiten/Routine und Rituale zur Entspannung
Versuche, jeden Tag möglichst zur gleichen Zeit aufzustehen (inkl. Wochenende und Ferien)!
Versuche, jede Nacht eine ganze Nacht Nachtschlaf zu erhalten ohne Schlafzeiten tagsüber; wenn ein nap nötig ist, nicht > 30 Minuten und nicht nach 3 Uhr mittags!
Das Bett sollte ausschließlich zum Schlafen und Intimität genutzt werden.
Vermeide Koffein (insbesondere nach dem Mittagessen)!
Vermeide Alkohol (insbesondere direkt vor dem Zubettgehen)!
Rauche nicht, nutze kein Nikotin!
Vermeide intensives Training direkt vor dem Zubettgehen (hochintensives Training führt zu einer Cortisolausschüttung, was den Schlaf stört)!
Das Schlafzimmer sollte ruhig und dunkel sein, eher zu kühl, als zu warm.
Weitere Empfehlung: Training vor 7 Uhr führt häufig zu Schlafmangel.

zusammenarbeitenden Berufsgruppen bereits prophylaktisch zu rechtfertigen. Bei der Erstellung von Trainingsplänen ist es ratsam, auf eine genügend lange totale Schlafzeit zu berücksichtigen. Wenn der Verdacht einer Schlafstörung besteht, ist eine weitere Diagnostik einschließlich der Erfassung möglicher Komorbiditäten indiziert, woraufhin gegebenenfalls eine schlafstörungsspezifische Behandlung eingeleitet werden sollte. Mit einem individuellen Behandlungskonzept sollten neben stressreduzierenden Maßnahmen und psychoedukativen Ansätzen Komorbiditäten wie Angststörungen ebenso störungsspezifisch berücksichtigt werden (s. Kap. 23).

Literatur

1. Zhang L, Jones CR, Ptacek LJ, Fu YH. The genetics of the human circadian clock. Adv Genet. 2011;74:231–47. https://doi.org/10.1016/B978-0-12-387690-4.00007-6
2. Malhotra RK. Sleep, recovery, and performance in sports. Neurol Clin. 2017;35(3):547–57. https://doi.org/10.1016/j.ncl.2017.03.002
3. Halson SL, Juliff LE. Sleep, sport, and the brain. Prog Brain Res. 2017;234:13–31. https://doi.org/10.1016/bs.pbr.2017.06.006
4. Mu P, Huang YH. Cholinergic system in sleep regulation of emotion and motivation. Pharmacol Res. 2019;143:113–8. https://doi.org/10.1016/j.phrs.2019.03.013
5. Porkka-Heiskanen T. Sleep homeostasis. Curr Opin Neurobiol. 2013;23(5):799–805. https://doi.org/10.1016/j.conb.2013.02.010
6. Kang JE, Lim MM, Bateman RJ, Lee JJ, Smyth LP, Cirrito JR, Fujiki N, Nishino S, Holtzman DM. Amyloid-beta dynamics are regulated by orexin and the sleep-wake cycle. Science. 2009;326(5955):1005–7. https://doi.org/10.1126/science.1180962
7. Xie L, Kang H, Xu Q, Chen MJ, Liao Y, Thiyagarajan M, et al. Sleep drives metabolite clearance from the adult brain. Science. 2013;342(6156):373–7. https://doi.org/10.1126/science.1241224
8. Iliff JJ, Wang M, Liao Y, Plogg BA, Peng W, Gundersen GA, et al. A paravascular pathway facilitates CSF flow through the brain parenchyma and the clearance of interstitial solutes, including amyloid β. Sci Transl Med. 2012;4(147):147ra111. https://doi.org/10.1126/scitranslmed.3003748
9. Frank MG. The mystery of sleep function: current perspectives and future directions. Rev Neurosci. 2006;17(4):375–92. https://doi.org/10.1515/revneuro.2006.17.4.375
10. Carskadon MA, Dement WC. Chapter 2 – Normal human sleep: an overview. In: Kryger MH, Roth T, Dement WC, editors. Principles and practice of sleep medicine. 5th ed. St. Louis: Elsevier Saunders; 2011. pp. 16–26. https://doi.org/10.1016/B978-1-4160-6645-3.00002-5
11. Borbély AA, Wirz-Justice A. Sleep, sleep deprivation and depression. A hypothesis derived from a model of sleep regulation. Hum Neurobiol. 1982;1(3):205–10.
12. Borbély AA, Daan S, Wirz-Justice A, Deboer T. The two-process model of sleep regulation: a reappraisal. J Sleep Res. 2016;25(2):131–43. https://doi.org/10.1111/jsr.12371
13. Vitale KC, Owens R, Hopkins SR, Malhotra A. Sleep hygiene for optimizing recovery in athletes: review and recommendations. Int J Sports Med. 2019;40(8):535–43. https://doi.org/10.1055/a-0905-3103
14. Mukherjee S, Patel SR, Kales SN, Ayas NT, Strohl KP, Gozal D, et al. American Thoracic Society ad hoc Committee on Healthy Sleep. An Official American Thoracic Society statement: the importance of healthy sleep. Recommendations and future priorities. Am J Respir Crit Care Med. 2015;191(12):1450–8.
15. Klerman EB, Dijk DJ. Age-related reduction in the maximal capacity for sleep--implications for insomnia. Curr Biol. 2008;18(15):1118–23. https://doi.org/10.1016/j.cub.2008.06.047
16. Lastella M, Roach GD, Halson SL, Sargent C. Sleep/wake behaviours of elite athletes from individual and team sports. Eur J Sport Sci. 2015;15(2):94–100. https://doi.org/10.1080/17461391.2014.932016
17. Edinger JD, Bonnet MH, Bootzin RR, Doghramji K, Dorsey CM, Espie CA, et al. American Academy of Sleep Medicine. Derivation of research diagnostic criteria for insomnia: report of an American Academy of Sleep Medicine Work Group. Sleep. 2004;27(8):1567–96. https://doi.org/10.1093/sleep/27.8.1567
18. Roberts SSH, Teo WP, Warmington SA. Effects of training and competition on the sleep of elite athletes: a systematic review and meta-analy-

sis. Br J Sports Med. 2019;53(8):513–22. https://doi.org/10.1136/bjsports-2018-099322
19. Luke A, Lazaro RM, Bergeron MF, Keyser L, Benjamin H, Brenner J, et al. Sports-related injuries in youth athletes: is overscheduling a risk factor? Clin J Sport Med. 2011;21(4):307–14. https://doi.org/10.1097/JSM.0b013e3182218f71
20. Rosen P von, Heijne AI, Frohm A. Injuries and associated risk factors among adolescent elite orienteerers: a 26-week prospective registration study. J Athl Train. 2016;51(4):321–8. https://doi.org/10.4085/1062-6050-51.5.01
21. Gao B, Dwivedi S, Milewski MD, Cruz AI Jr. Lack of sleep and sports injuries in adolescents: a systematic review and meta-analysis. J Pediatr Orthop. 2019;39(5):e324–e33. https://doi.org/10.1097/BPO.0000000000001306
22. Raikes AC, Athey A, Alfonso-Miller P, Killgore WDS, Grandner MA. Insomnia and daytime sleepiness: risk factors for sports-related concussion. Sleep Med. 2019;58:66–74. https://doi.org/10.1016/j.sleep.2019.03.008
23. Tuomilehto H, Vuorinen VP, Penttilä E, Kivimäki M, Vuorenmaa M, Venojärvi M, Airaksinen O, Pihlajamäki J. Sleep of professional athletes: underexploited potential to improve health and performance. J Sports Sci. 2017;35(7):704–10. https://doi.org/10.1080/02640414.2016.1184300
24. Dobrosielski DA, Nichols D, Ford J, Watts A, Wilder JN, Douglass-Burton T. Estimating the prevalence of sleep-disordered breathing among collegiate football players. Respir Care. 2016;61(9):1144–50. https://doi.org/10.4187/respcare.04520
25. Gupta L, Morgan K, Gilchrist S. Does elite sport degrade sleep quality? A systematic review. Sports Med. 2017;47(7):1317–33. https://doi.org/10.1007/s40279-016-0650-6
26. Espie CA, Broomfield NM, MacMahon KM, Macphee LM, Taylor LM. The attention-intention-effort pathway in the development of psychophysiologic insomnia: a theoretical review. Sleep Med Rev. 2006;10(4):215–45. https://doi.org/10.1016/j.smrv.2006.03.002
27. Riemann D, Nissen C, Palagini L, Otte A, Perlis ML, Spiegelhalder K. The neurobiology, investigation, and treatment of chronic insomnia. Lancet Neurol. 2015;14(5):547–58. https://doi.org/10.1016/S1474-4422(15)00021-6
28. Halson SL. Sleep monitoring in athletes: motivation, methods, miscalculations and why it matters. Sports Med. 2019;49(10):1487–97. https://doi.org/10.1007/s40279-019-01119-4
29. Anderson KN. Insomnia and cognitive behavioural therapy-how to assess your patient and why it should be a standard part of care. J Thorac Dis. 2018;10 Suppl 1:94–102. https://doi.org/10.21037/jtd.2018.01.35
30. Van Ryswyk E, Weeks R, Bandick L, O'Keefe M, Vakulin A, Catcheside P, Barger L, Potter A, Poulos N, Wallace J, Antic NA. A novel sleep optimisation programme to improve athletes' well-being and performance. Eur J Sport Sci. 2017;17(2):144–51. https://doi.org/10.1080/17461391.2016.1221470
31. Riemann D, Baglioni C, Bassetti C, Bjorvatn B, Dolenc Groselj L, Ellis JG, et al. European guideline for the diagnosis and treatment of insomnia. J Sleep Res. 2017;26(6):675–700. https://doi.org/10.1111/jsr.12594
32. World Anti-Doping Agency. Code international standard: prohibited list 2021 [Internet]. Montreal/Canada: World Anti-Doping Agency; Januar 2021 [cited 2020 Oct 03]. Available from: https://www.wada-ama.org/en/content/what-is-prohibited
33. Watson AM. Sleep and athletic performance. Curr Sports Med Rep. 2017;16(6):413–8. https://doi.org/10.1249/JSR.0000000000000418
34. Fullagar HH, Skorski S, Duffield R, Hammes D, Coutts AJ, Meyer T. Sleep and athletic performance: the effects of sleep loss on exercise performance, and physiological and cognitive responses to exercise. Sports Med. 2015;45(2):161–86. https://doi.org/10.1007/s40279-014-0260-0
35. Brand S, Beck J, Gerber M, Hatzinger M, Holsboer-Trachsler E. Evidence of favorable sleep-EEG patterns in adolescent male vigorous football players compared to controls. World J Biol Psychiatry. 2010;11(2 Pt 2):465–75. https://doi.org/10.3109/15622970903079820
36. Pitts J. How Much Sleep Do I Need to Recover From Training? Sports Recovery Series #5 [Internet]. Bloomfield: Centeno-Schultz Clinic; c2020 [cited 2022 Feb 9]. Available from: https://centenoschultz.com/sleep-hygiene/

32 Aufmerksamkeitsdefizit-/ Hyperaktivitätsstörung (ADHS)

Xaver Berg, Anna Buadze, Michael Colla

Hyperaktivität, Unaufmerksamkeit und Impulsivität definieren ein Erkrankungsbild, welches heute allgemein als ADHS bezeichnet wird. ADHS ist in der Kinder- und Jugendpsychiatrie und -psychotherapie die häufigste neuropsychiatrische Erkrankung, persistiert bei knapp der Hälfte der Betroffenen in unterschiedlicher Ausprägung ins Erwachsenenalter und kann mit erheblichen Einschränkungen in mehreren Lebensbereichen einhergehen [1]; (s. Kap. 36).

Im Bereich des Leistungssports wird seit einiger Zeit vermutet, dass unter Leistungssportlern eine erhöhte Inzidenz der Erkrankung vorherrscht. Diese Hypothese wird u. a. mit dem erhöhten Bewegungsdrang der Betroffenen und einer inzwischen bekannten Reduktion der ADHS-Symptomatik durch Sport begründet. Es verwundert somit nicht, dass in den letzten Jahren einige namhafte Spitzensportler (u. a. Michael Phelps, Simone Biles) mit ihrer ADHS-Diagnose an die Öffentlichkeit getreten sind.

Die zwei anerkannten Klassifikationssysteme DSM und ICD betiteln ADHS unterschiedlich:

Das DSM-5 (2013) verwendet den Begriff ADHS und unterscheidet 3 verschiedene Präsentationsformen der Erkrankung: prädominant unaufmerksam, prädominant hyperaktiv-impulsiv, Mischtypus.

Die ICD, welche durch die WHO herausgegeben wird, betitelt ADHS in der aktuellen 10. Ausgabe (ICD-10) als einfache Aktivitäts- und Aufmerksamkeitsstörung unter dem Oberbegriff der hyperkinetischen Störungen.

In der ICD-11 wird eine Angleichung der ADHS Klassifikation an die DSM-5 geschehen, welche in der Literatur häufiger Verwendung findet.

32.1 Epidemiologie

ADHS ist eine der häufigsten psychischen Erkrankungen des Kindes- und Jugendalters mit Prävalenzraten von 5.3 bis 7.2% [2, 3]. In ca. zwei Drittel der Fälle kommt es im Krankheitsverlauf zu einer (Teil-)Remission der Symptomatik, sodass im Erwachsenenalter ca. 2.5% aller erwachsenen Menschen an ADHS in unterschiedlicher Symptomausprägung leiden [4]. Wiederholt auffallende Unterschiede in publizierten Prävalenzraten lassen sich dabei am ehesten auf methodische Unterschiede der jeweiligen Studien, z. B. in der Art des Klassifikationssystems (DSM vs. ICD), sowie der Quelle der erhobenen Daten (Selbst- vs. Fremdbewertung) zurückführen [2].

ADHS kann Auswirkungen auf das Leben von Betroffenen haben, welche einer sportlichen Karriere im Weg stehen: Kinder mit ADHS können motorische Defizite wie Dysbalance, gestörte Fein- und Grobmotorik aufweisen, weshalb eine sportliche Teilhabe schon früh erschwert sein kann [5]. Zudem kann die sportliche Leistungsfähigkeit von Sportlern mit ADHS durch eingeschränkte Fokussierung, vermindertes Selbstbewusstsein, erniedrige Frustrationstoleranz und die für ADHS typischen Komorbiditäten (affektive Störungen, Suchterkrankungen etc.) eingeschränkt sein [6, 7].

Trotz dieser umschriebenen potenziellen negativen Auswirkungen von ADHS auf sportliche Leistung sprechen veröffentlichte Prävalenzraten bemerkenswerterweise für eine leicht höhere Prävalenz von ADHS bei jungen Sportlern im Vergleich zur Allgemeinbevölkerung: Poysophon und Rao gaben in einem systematischen Literaturreview 2018 ADHS-Raten von 4.2 bis 8.1 % in der Eigen- oder Fremdanamnese bei 15- bis 19-jährigen Sportlern an [8]. Hierfür könnten unterschiedliche Gründe verantwortlich sein:

Zum einen könnten Personen mit ADHS wegen ihres erhöhten Bewegungsdranges häufiger sportlich aktiv sein [9]. Regelmäßige sportliche Aktivität kann zudem die Symptome und Komorbiditäten von ADHS reduzieren: Sportler mit ADHS scheinen somit einen Selektionsvorteil gegenüber Gesunden zu genießen, da sie besonders von Sport profitieren könnten [10, 11]. Im Gegensatz zu negativen Erlebnissen im Klassenzimmer und im akademischen Umfeld scheinen die Kinder mit ADHS positives Feedback eher durch Sport zu erhalten, weshalb ein verstärkter Fokus auf sportliche Erfolge entstehen kann [12]. Leistungssportler mit ADHS könnten durch eine inhärent erhöhte Impulsivität Vorteile genießen, wenn sie z. B. schnell auf eine Aktion des Gegners oder auf eine veränderte Situation im Wettkampf reagieren müssen (ein Vorteil, welcher unter einer medikamentösen Therapie zum Teil verloren gehen kann) [13, 14]. Zudem sind in der Literatur Persönlichkeitseigenschaften von Personen mit ADHS beschrieben worden, welche eine gewisse Ähnlichkeit zu den Persönlichkeitsmerkmalen von Sportlern aufweisen (z. B. Novelty Seeking Behaviour und Reward Dependence) [15]; (s. Kap. 27).

32.2 Ätiopathogenese

Umweltfaktoren: ADHS gilt inzwischen als „neurodevelopmental disorder" mit einer hohen Heredität: Nicht nur weisen Verwandte ersten Grades von ADHS-Patienten ein 2- bis 8-fach erhöhtes Risiko für ADHS auf, sondern es zeigt sich darüber hinaus, dass bei 10 bis 35 % aller Patienten mit ADHS auch ein Eltern- oder Geschwisterteil von der Erkrankung betroffen sein kann [16, 17]. Eine somatische Ursache der pathognomonischen Symptomtrias aus Unaufmerksamkeit, Hyperaktivität und Verhaltensstörung vermutete bereits Still 1902 [18]. Seither wurden einige genetische Prädispositionen sowie Umweltrisiken in Bezug auf einen potenziellen Kausalzusammenhang mit der Entstehung eines ADHS diskutiert. Hierbei stellte es sich jedoch oftmals schwierig dar, Ursache und Wirkung der Erkrankung zu differenzieren: So wurde beispielsweise gezeigt, dass Rauchen während der Schwangerschaft mit einem 2- bis 4-fach erhöhtem ADHS-Risiko des Kindes assoziiert ist. In einer Studie von Thapar et al. 2009 konnte jedoch nachgewiesen werden, dass nach erfolgter Eizellspende eine Nikotinexposition des Fetus nicht mit einem erhöhten Risiko für ADHS einherging [19]. Kindern, welche auf natürlichem Wege gezeugt wurden, litten nach pränataler Nikotinexposition hingegen vermehrt an ADHS. Es liegt somit die Vermutung nahe, dass Rauchen in der Schwangerschaft oftmals eine Folge einer ADHS-Erkrankung der Schwangeren ist, was zu einer erhöhten Inzidenz der Erkrankung bei den Nachkommen führen kann. Der Konsum von Nikotin wäre in dem Fall nicht der ursprünglich vermutete Grund eines ADHS, sondern dessen Folge. Gleichermaßen verhält es sich mit Frühgeburtlichkeit und niedrigem Geburtsgewicht: Beide Faktoren sind für Betroffene mit einer erhöhten Rate an ADHS verbunden, können jedoch auch Folgen erhöhter fetaler Aktivität (Gewicht) oder der Lebensweise in Bezug auf Suchtmittelkonsum der Eltern sein [20]. Postnatal stehen sowohl dysfunktionale psychosoziale Beziehungsstile als auch eingeschränkte sozioökonomische Faktoren in Verdacht, die Entwicklung eines ADHS (vornehmlich hierbei Störungen der Aufmerksamkeit) zu begünstigen [21]. Bei einem niedrigen Einkommen der Eltern in jungen Jahren (< 5) wird zudem diskutiert, dass inadäquate Erziehungsstile, Substanzexposition (s.o.) und Malnutrition eine wichtige Rolle in der Entstehung eines ADHS spielen. Bei der erwähnten Fehlernährung sind es v.a. künstliche Farb- und Konservierungsstoffe, bei welchen es Hinweise auf eine Assoziation zu ADHS gibt, wohingegen früher postulierte Zusammenhänge von ADHS mit Phosphat, Zucker oder Milch sich eher nicht bestätigten [22].

Insgesamt wird davon ausgegangen, dass Umweltfaktoren eine nur untergeordnete Rolle für die Entstehung eines ADHS spielen: Etwa 78 % der phänotypischen Varianz der Symptomatik wird durch genetische Faktoren erklärt [16].

Pathophysiologie: Als Grundlage der Pathophysiologie des ADHS wird eine Neurotransmitterstörung v.a. der Katecholamine Dopamin und Noradrenalin vermutet („Katecholamin-Hypothese" [23]):

Noradrenalin wird zerebral u.a. im Locus coeruleus produziert, welcher mit dem präfrontalen Kortex (PFC) in Verbindung steht [24]. Dort finden wichtige Exekutivfunktionen wie Priorisierung, Organisation und Selbstkontrolle statt [25]. Der dorsolaterale präfrontale Kortex ist zudem die Hirnregion, welche wohl maßgeblich an der Steuerung menschlicher Bewegung, Kognition und emotionaler Verarbeitungsprozeße beteiligt ist [26]. Da eine Vielzahl insbesondere aktivierender neuronaler Bahnen (vermittelt via Noradrenalin, Dopamin, Acetylcholin etc.) dorthin projizieren, wird vermutet, dass der PFC bei Menschen mit ADHS ein Aktivierungsdefizit aufweist [26].

Dopamin wird im ventralen Tegmentum und in der Pars compacta der Substantia nigra synthetisiert. Die Substantia nigra ist Ausgangspunkt zweier wichtiger Systeme, welche bei ADHS gestört sein können: Das mesolimbische System über den Nucleus accumbens spielt eine tragende Rolle im Prozess von Belohnung und Motivation [27], das mesostriatale bzw. nigrostriatale System hingegen führt zum Neostriatum (Nucleus caudatus und Putamen) und ist wichtig für das Aufrechterhalten von Aufmerksamkeit [28].

Über Störungen des mesolimbischen Systems könnte die Aversion gegen nicht unmittelbar erfolgende Belohnungen [29] erklärt werden, welche bei Menschen mit ADHS typisch ist. Pathologien im mesostriatalen bzw. nigrostriatalen System hingegen könnten erklären, wieso bei ADHS die Aufmerksamkeitsspanne verkürzt ist.

Genetik: Die Genetik des ADHS gestaltet sich komplex und ist noch nicht gänzlich verstanden. Anfang der 1990er Jahre wurde noch eine autosomal-dominante Vererbung angenommen, wohingegen heute bekannt ist, dass es kein sogenanntes „major gene" gibt, welches die Ausprägung der Erkrankung maßgeblich bestimmt [30]. Vielmehr kennt man heute eine Vielzahl verschiedener Gene, welche in unterschiedlichem Ausmaß nicht nur das Auftreten und den Subtyp der Erkrankung beeinflussen, sondern wahrscheinlich auch das Ansprechen der Symptomatik auf medikamentöse Interventionen mitbestimmen [31]. Zwillingsstudien zeigen Konkordanzraten für das ADHS bei monozygoten Paaren, welche bei 50 bis 80 % liegen [32, 33].

Aufgrund der bekannten Wirksamkeit von Stimulanzien bei der Behandlung der Symptomatik des ADHS wurde schon früh eine Störung des monoaminergen Neurotransmitterhaushaltes (Noradrenalin, Dopamin etc.) des Gehirns als Ursprung der Erkrankung vermutet. Gerade genetische Polymorphismen bei Dopamin-Rezeptoren und -transportern wurden daher intensiv untersucht, v.a. das Dopaminrezeptor-D4-Gen (DRD4-Gen) sowie das Dopamintransporter-1-Gen (DAT-1-Gen) [34, 35]:

Ein häufig diskutierter, mit dem Auftreten von ADHS assoziierter Polymorphismus des DRD4-Gens ist eine 48 Basenpaar lange Sequenz, welche je nach vorliegender Mutation unterschiedlich häufig wiederholt wird. Dies wird als variable number tandem repeat (VNTR) bezeichnet wird. Es ist diskutiert worden, ob diese Mutation zu einer subsensitiven D4-Rezeptor-Variante führen kann, wovon v.a. das Frontalhirn betroffen wäre, welches viele D4-Rezeptoren aufweist [36].

Dopamintransporter entfernen Dopamin wieder aus dem synaptischen Spalt und beenden somit die Wirkung dieses Neurotransmitters. In SPECT Untersuchungen (single photon emission computed tomography) wurde bei Patienten mit ADHS u.a. eine erhöhte DAT-Dichte im Striatum nachgewiesen. Zunächst postulierte Befunde, welche eine Normalisierung der DAT-Dichte unter Behandlung mit Methylphenidat beschrieben, werden inzwischen kritisch hinterfragt [37].

32.3 Komorbiditäten

Im Kindesalter stehen v.a. oppositionelle Störungen (ca. 50 %) sowie Störungen des Sozialverhaltens (30 bis 50 %) als Komorbiditäten im Vordergrund [38]; (s. Kap. 36). Depressive Störungen (15 bis 20 %) und Angststörungen (bis zu 25 %) entwickeln sich zeitlich gesehen häufig nach der ADHS-Symptomatik und können sowohl intrinsisch (genetisch) als auch extrinsisch (durch Umweltfaktoren, z.B. Schulversagen) oder sozial-interaktionelle Schwierigkeiten) begründet sein [39]; (s. Kap. 21, Kap. 23). Bei jedem vierten Kind mit ADHS liegt zudem eine Lernstörung (z.B. Legasthenie, isolierte Rechenstörung), bei jedem dritten Kind mit ADHS eine Tic-Störung vor [17, 40]. Somatische Diagnosen kommen im Sinne von Atopien (Asthma, Neurodermitis etc.) und Allergien genauso häufig vor [41].

Im Erwachsenenalter stehen affektive Erkrankungen (unipolare Depression bis zu 70 %, bipolare affektive Störung bis zu 16 %) und Angststörungen (GAS 8 %, Panikstörung 8.9 %) im Vordergrund [35, 42]. Ebenso ist das Risiko, eine Abhängigkeitserkrankung zu entwickeln, bei Personen mit ADHS stark erhöht [43]: Zur missbräuchlichen Anwendung kommen hierbei vorwiegend Alkohol und Cannabis, gefolgt von Stimulanzien, Kokain und Halluzinogenen [35, 44]; (s. Kap. 15). Zudem konsumieren Personen mit ADHS mehr und früher Nikotin als die Allgemeinbevölkerung [45].

Wichtig zu betonen ist, dass durch eine Behandlung von ADHS mit Stimulanzien keine erhöhten Abhängigkeitsraten entstehen [46]. In ersten Studien zeigten sich Hinweise für die Annahme, dass sich das Risiko, als Erwachsener mit ADHS eine Substanzgebrauchsstörung zu entwickeln, durch eine suffiziente Therapie mit Stimulanzien im Kindesalter reduzieren ließ [47]. Diese Befunde konnten jedoch in einer neueren Metaanalyse [48] nicht mehr bestätigt werden.

Die neusten Metaanalysen zeigen ein etwa doppelt so hohes Risisko für Adipositas bei ADHS-Betroffenen im Vergleich zur Allgemeinbevölkerung [49].

32.4 Diagnostik und Symptomatologie

Die Diagnostik eines ADHS verläuft nach klinischen Merkmalen: Je nach verwendetem Diagnosesystem (ICD-10, DSM-5) gelten unterschiedliche diagnostische Kriterien. Da in der Literatur überwiegend die DSM-Klassifikation verwendet wird und sich die WHO mit dem Erscheinen der ICD-11 an die Definition des DSM-5 angleichen wird, soll hier nur auf die Kriterien des DSM-5 eingegangen werden:

Das DSM kennt insgesamt 18 verschiedene klinische Symptome eines ADHS, welche sich in die Bereiche Unaufmerksamkeit (9 Symptome) sowie Hyperaktivität (5 Symptome) und Impulsivität (4 Symptome) aufteilen. Ein vorwiegend hyperaktiv-impulsives Erscheinungsbild wird definiert über das Vorliegen von mindestens 5 bzw. 6 Symptomen aus dem entsprechenden Bereich bei Erwachsenen bzw. Kindern, wohingegen das vorwiegend unaufmerksame Erscheinungsbild über das Vorliegen von mindestens 5 bzw. 6 Symptomen aus dem entsprechenden Bereich bei Erwachsenen

Tabelle 32-1: ADHS-Erscheinungsformen mit korrespondierendem Symptom-Cluster.

	Symptome von Hyperaktivität und Impulsivität	Symptome von Unaufmerksamkeit
prädominant hyperaktiv-impulsiv	≥ 5 bzw. ≥ 6 bei Kindern	
prädominant unaufmerksam		≥ 5 bzw. ≥ 6 bei Kindern
Mischtyp	≥ 5 bzw. ≥ 6 bei Kindern	≥ 5 bzw. ≥ 6 bei Kindern

bzw. Kindern definiert wird. Ein kombiniertes Erscheinungsbild bedingt ein zeitgleiches Erfüllen der diagnostischen Kriterien beider Erscheinungsbilder (hyperaktiv-impulsiv sowie unaufmerksam), siehe Tabelle 32-1.

Um als Störung klassifiziert zu werden, muss die bestehende Symptomatik in einem zum Alter und Entwicklungsstand des Patienten unangemessenen Ausmaß als auch situationsübergreifend vorliegen. Ebenso ist – unabhängig vom Klassifikationssystem – eine Einschränkung des Lebens in mindestens zwei unabhängigen Bereichen (z. B. Schule, Beruf oder Sozialleben) Teil des Krankheitsbildes. Seit Inkrafttreten des DSM-5 ist für eine Diagnose ein Vorliegen der Symptomatik vor dem 12. Lebensjahr nötig (ICD-10: vor dem 7. Lebensjahr). Das gleichzeitige Vorliegen einer Autismus-Spektrum-Störung stellt kein Ausschlusskriterium für ADHS mehr dar. Schlussendlich darf die vorliegende Symptomatik nicht durch eine andere somatische oder psychiatrische Diagnose (z. B. Konzentrationsstörung durch Epilepsie oder depressive Episode) erklärbar sein.

Im klinischen Alltag bieten sich Screening-Tools in Form von Fragebögen (ADHS-SB (ADHS-Selbstbeurteilungsskala), CAARS-S (Conners Adult ADHD Rating Scales) etc.) zur aktuellen Symptomatik bei Erwachsenen sowie WURS-k (Wender Utah Rating Scale) zur retrospektiven Abfrage von Symptomen im Kindesalter an, wenn der Verdacht auf ein Vorliegen eines ADHS besteht. Nützlich für die Diagnostik können ebenso halbstrukturierte Interviews sein (z. B. Wender-Reimherr-Interviews).

Die diagnostischen Kriterien der Klassifikation von ADHS gemäß dem DSM-5 sind in Tabelle 32-2 aufgeführt.

ADHS ist weniger ein kategoriales als ein dimensionales Krankheitsbild: Die Symptome sind hierbei extreme Ausprägungen kontinuierlich verteilter Merkmalsdimensionen. In verschiedenen Entwicklungsstufen bemerkt man im Allgemeinen eine altersabhängige Symptomveränderung: Ist in der Schulzeit gerade die Hyperaktivität in Form ausgeprägter Sitzunruhe auffallend, wandelt sich der erhöhte Bewegungsdrang oftmals im Verlauf der Adoleszenz zum Erwachsenenalter hin zu einer inneren Ruhelosigkeit und Ungeduld der Betroffenen [34]. Ebenso steigt die Aufmerksamkeitsspanne entwicklungsbedingt auch bei vorliegender ADHS-Erkrankung im Verlauf der Kindheit und Jugend an, wie auch impulsives Verhalten im Allgemeinen in höherem Alter besser steuerbar wird: Im Fall von ADHS jedoch persistieren teils massive Funktionseinschränkungen im Alltag.

32.5 Therapie

Die Therapie des ADHS gestaltet sich multimodal und umfasst sowohl psycho- und soziotherapeutische, psychoedukative als auch medikamentöse Maßnahmen. Mit fortschreitender Schwere der klinischen Präsentation und damit des Leidensdruckes der Betroffenen kommt der pharmakologischen Intervention eine zu-

Tabelle 32-2: ADHS Diagnosekriterien nach DSM-5.

Unaufmerksamkeit (9)	Hyperaktivität (5)	Impulsivität (4)
Nichtbeachten von Einzelheiten oder Flüchtigkeitsfehler	Akathisie/Zappeln mit Händen und Füßen	Beantwortung von Fragen vor deren Beendigung
Schwierigkeit, Aufmerksamkeit länger aufrecht zu erhalten	situationsinadäquates Aufstehen	kann häufig nur schwer warten, an der Reihe zu sein
mangelndes Zuhören	unruhiges Herumlaufen/exzessives situations-inadäquates Klettern, innere Unruhe (Erwachsene)	häufiges Stören bzw. Unterbrechen von anderen (Gespräche etc.)
Umsetzung von Anweisungen anderer unvollständig, unvollständiges Durchführen von Arbeiten	Schwierigkeiten mit ruhigen Beschäftigungen	
Organisationsdefizite (Arbeiten/Aufgaben)	„getriebener" Habitus	
Vermeidung oder Abneigung gegen längere geistige Anstrengungen, häufiges Verlieren von Gegenständen für Aufgaben (Werkzeuge/Schulmaterialien etc.)	häufiges übermäßiges Reden	
Ablenkbarkeit durch externe Reize		
Vergesslichkeit bei Alltagstätigkeiten		
Häufiger Verlust von Gegenständen, welche für Aufgaben relevant sind		

nehmende Rolle zu. Bei leichten Ausprägungsformen des ADHS v.a. im Schulalter kann mit einer alleinigen psychosozialen (einschließlich psychotherapeutischen) Behandlung eine adäquate Unterstützung angeboten werden, wohingegen bei Erwachsenen – nach der aktuellen Evidenzlage – bereits bei moderater Ausprägung der Symptomatik zu einer primären Pharmakotherapie geraten werden sollte (S3).

Psychoedukation: Zunächst gilt es, den Patienten umfassend über das vorliegende Erkrankungsbild (Störungswissen) sowie die möglichen Behandlungsoptionen (Änderungswissen) aufzuklären. Dadurch kann im Sinne eines „informed consent" eine Behandlungsplanung mit dem Patienten gemeinsam durchgeführt werden. Da ADHS eine chronische Erkrankung und die Behandlung somit eine längerfristige ist, kann durch gute Aufklärungsarbeit eine erhöhte Adhärenz erreicht werden. Wichtige Aufklärungspunkte der Psychoedukation können sein [50]:

- Vermittlung eines adäquaten Krankheitsverständnisses

- Zieltransparenz: Welches Behandlungsziel besteht und warum?
- Mitteltransparenz: Wie soll das Behandlungsziel erreicht werden?
- Beziehungstransparenz: Welche Erwartungen bestehen, welche Rolle soll durch den Therapeuten eingenommen werden?

Es ist möglich, die Psychoedukation auch als eigenständiges Therapieangebot zu begreifen: Hierzu gibt es seit 2009 ein Gruppenprogramm von D'Amelio et al., welches wöchentliche Sitzungen von je ca. 120 Minuten vorsieht und Themen wie Selbstbild, Selbstwert, Stressmanagement etc. beinhaltet. Neben Informationsvermittlung sollen Strategien zur Selbstregulation sowie eine längerfristige Behandlungsmotivation und schlussendlich auch eine emotionale Entlastung der Gruppenteilnehmer durch den direkten Austausch erreicht werden [35, 51].

Psychotherapie: Inzwischen gibt es eine Vielzahl psychotherapeutischer Behandlungen des ADHS, welche meist Ansätze der KVT verfolgen und kognitive, operante und Techniken zur Selbstkontrolle enthalten. Ziel der Interventionen ist u. a., Alltagsschwierigkeiten über funktionale Verhaltensanalysen zu entschlüsseln (z. B. SORKC-Modell). Hierbei sollen auslösende sowie aufrechterhaltende Faktoren und Folgen der schwierigen Situationen erkannt werden [34, 50]. Schließlich sollen neue Strategien erlernt werden, um herausfordernde Situationen besser bewältigen zu können. Die Wirksamkeit verhaltenstherapeutischer Interventionen bei Erwachsenen mit ADHS wurde in einer Metaanalyse von Knouse et al. 2017 durch eine Reduktion der Kernsymptomatik sowie eine Erhöhung des Funktionsniveaus bestätigt [52]. Philipsen et al. zeigten ferner 2015 in einer multizentrischen Studie, dass ein kombinierter Therapieansatz von psychotherapeutischer Intervention und Methylphenidat die ADHS-Symptomatik erwachsener Patienten effektiver reduzieren kann als ein monotherapeutischer Ansatz [53].

32.6 Pharmakotherapie des ADHS

Die medikamentöse Intervention bei ADHS verläuft nach den von National Institute for Health and Care Excellence (NICE) aufgestellten Guidelines durch Stimulanzien (Methylphenidat, Amphetamin und Derivate) und Nicht-Stimulanzien (Atomoxetin, atypische Antipsychotika etc.): Bei Erwachsenen sollen Methylphenidat oder Lisdexamphetamin verwendet werden. Werden diese Substanzen nicht vertragen oder weisen eine nur insuffiziente Wirkung auf, wird ein Wechsel zu Atomoxetin empfohlen. Als Alternativpräparate werden in der Literatur Bupropion, Guanfacin und Clonidin genannt [54].

Stimulanzien: Stimulanzien stellen in Bezug auf Symptomreduktion und Verträglichkeit effektive Medikamente für die Behandlung des ADHS dar [55]. Hierbei wird zwischen Präparaten auf Methylphenidat- und Amphetamin-Basis unterschieden. Beide gehören zu der Gruppe der Phenylethylamine und stellen somit Sympathomimetika dar. Ihre strukturelle Verwandtschaft zu den Monoaminen Dopamin und Noradrenalin lässt erste Rückschlüsse auf die Wirkungsweise zu: So führen beide zu einer vermehrten Verfügbarkeit von u. a. Dopamin und Noradrenalin in der neuronalen Signaltransduktion.

Stimulanzien liegen als kurz- und langwirksame Präparate vor. Aufgrund des verringerten Missbrauchsrisikos, einer positiven Beeinflussung emotionaler Zustände sowie etwaig verbesserter Einnahmeadhärenz spricht derzeit viel für eine bevorzugte Verordnung retardierter Präparate.

Stimulanzien können bei dem ADHS sowohl die Aufmerksamkeit steigern als auch Impulsivität und Hyperaktivität reduzieren. Unerwünschte Arzneimittelwirkungen können u. a. Insomnie, erhöhte Irritabilität, Kopfschmerzen, gastrointestinale Symptome, verringerter Appetit und geringfügig erhöhter Blutdruck sowie eine erhöhte Herzfrequenz sein (ca. 3 mmHg bzw. 2–3bpm) [55, 56].

Methylphenidat: Methylphenidat (MPH) erzeugt seine vorrangig dopaminerge Wirkung präsynpatisch einerseits indirekt über eine Inhibition des Rücktranssports von Dopamin durch die Hemmung von DAT und durch eine Hemmung des enzymatischen Dopaminabbaus durch Monoaminoxidasen. Andererseits führt MPH direkt zu einer Sequestrierung präformierter Dopamingranula in Nervenendigungen, zusätzlich wird ein direkter Agonismus von MPH an postsynaptischen D1-Rezeptoren angenommen [35].

Die in geringerem Ausmaß vorliegende Wirkung von MPH auf den Noradrenalinhaushalt liegt zum einen an einer Hemmung von kortikalen Noradrenalintransportern (welche relativ unspezifisch als Substrat auch Dopamin transportieren), zum anderen wurde eine Blutflusssteigerung im Locus coeruleus (dem Produktionsort von Noradrenalin im Gehirn) nach Gabe von MPH festgestellt.

Nach oraler Aufnahme und erfolgter enteraler Resorption wird MPH hepatisch über die Carboxylesterase CES1 zu Ritalinsäure abgebaut. Da kaum Cytochrome P450 (CYP) in dem Prozess beteiligt sind, sind Arzneimittelinteraktionen eher selten zu beobachten.

Bekannte langwirksame MPH-Präparate sind z. B. Methylphenidat OROS (Concerta®), in welchem MPH unretardiert in einer osmotisch wirksamen Kapsel vorliegt. Diese garantiert eine kontinuierliche Abgabe der Dosis über den Tag hinweg. Zudem liegt eine gleichmäßige, eingipfelige Serumkonzentrationskurve vor, welche Rebound-Effekte (Nachlassen der Wirkung mit anschließendem Unwohlsein) verhindern kann. Zusätzlich gibt es mit Dexmethylphenidat XR (Fokalin® XR) langwirksame, rein rechtsdrehende Präparate. Die D-Isomere sind in der Aktivität den L-Isomeren von MPH überlegen (Isomere = chemische Verbindungen gleicher Summenformel, aber unterschiedlicher Struktur). Klassische unretardierte Präparate haben nur eine eingeschränkte Berechtigung in der individuellen Therapieplanung für Patienten und werden im deutschsprachigen Raum für Erwachsene v. a. off-label eingesetzt. Sie bergen gerade bei Zweckentfremdung und alternativen Applikationswegen durch rasches Anfluten die Gefahr eines Rauschgefühls und somit bei Missbrauch das Risiko einer Abhängigkeitsentwicklung. Bei regelrechtem, indikationskonformem Gebrauch wurde bislang bei keinem Stimulans die Gefahr eine Abhängigkeitsentwicklung nachgewiesen.

Amphetamine: Amphetamine haben ähnliche Effekte auf die Signaltransduktion im Gehirn wie MPH: Über eine Hemmung von präsynaptischen Noradrenalin- und Dopamintransportern wird indirekt eine erhöhte synaptische Konzentration der betroffenen Botenstoffe erreicht. Zudem gelangt Amphetamin – im Gegensatz zu MPH – ins Zellinnere und löst dort direkt eine Dopaminausschüttung über Aktivierung des vesikulären Monoamintransporters 2 (VMAT-2) aus. Im Gegensatz zu MPH hat Amphetamin zusätzlich eine serotonerge Wirkung über die Hemmung von Serotonintransportern.

Der Abbau von Amphetamin geschieht hepatisch unter Einfluss von CYP2D6, wodurch Arzneimittelinteraktionen häufiger sind als bei MPH.

In Bezug auf Amphetamine gibt es neben Dexamphetamin (Attentin®) ein Prodrug in Form von Lisdexamphetamin (LDX, Elvanse®). LDX ist ein langwirksames Präparat, welches nach enteraler Resorption zur Aktivierung zunächst durch enzymatische Prozesse in Erythrozyten in Lysin und Dexamphetamin (aktiver Metabolit) gespalten werden muss. Da LDX ein inaktives Prodrug darstellt, ist die Missbrauchsgefahr aufgrund der verzögerten Anflutungsgeschwindigkeit gemindert.

Weitere Präparate: Neben den Stimulanzien stehen weitere Nicht-Stimulanzien zur Behandlung von ADHS zur Auswahl, welche im Allgemeinen auch auf den Neurotransmitterhaushalt der Monoamine abzielen.

Die bekannteste Alternative zu Stimulanzien, welche seit 2014 auch eine Zulassung für die Behandlung von Erwachsenen erfahren hat, ist der Noradrenalin Reuptake Inhibitor Atomoxetin. Dieser erwies sich als ebenfalls effektiv in der Symptombekämpfung von ADHS, wenn auch in der Effektstärke teils den Stimulanzien unterlegen. Unerwünschte Wirkungen können u.a. in Form von Leberwerterhöhungen, temporärer Übelkeit und sexuellen Funktionsstörungen auftreten. Insgesamt zeigte sich Atomoxetin weniger gut verträglich als die alternativen Stimulanzien [55]. Um jedoch die unerwünschten Wirkungen zu minimieren, sollte eine nur schrittweise Eindosierung auf die Zieldosis erfolgen.

Das in den NICE-Guidelines bei Kindern und Jugendlichen als Alternativpräparat beschriebene Guanfacin stellt einen Abkömmling des Antihypertensivums Clonidin (alpha2-Adrenorezeptor-Agonist) dar. In Studien zeigte sich eine Überlegenheit der Effektstärke im Vergleich zu Atomoxetin, jedoch eine Unterlegenheit gegenüber Stimulanzien [57]. Eine Bedeutung dieser Substanzgruppen im Erwachsenenalter ist derzeit eher unklar.

Neben der alleinigen Inhibition der noradrenergen Wiederaufnahme können auch kombinierte Wiederaufnahmehemmer verwendet werden. Wirksamkeit zeigten hierbei die Antidepressiva Bupropion (ebenfalls zur Gruppe der Amphetamine zählend, Inhibition von Noradrenalin- und Dopamin) ebenso wie Venlafaxin und Duloxetin (beide inhibieren den Rücktransport von Serotonin und Noradrenalin), welche gerade bei komorbiden Depressionen oder Angststörungen Vorteile bieten können.

32.7 Pharmakotherapie bei Leistungssportlern

Die medikamentöse Therapie von ADHS mit Stimulanzien gilt in der Allgemeinbevölkerung als nebenwirkungsarm und gut toleriert. Bei Leistungssportlern hingegen gibt es die Diskussion, ob nicht auf Stimulanzien verzichtet werden sollte [59]; (s. Kap. 10). Grund hierfür ist zum einen ein potenziell leistungssteigernder Effekt durch Stimulanzien [59, 60, 61, 62]: Die WADA verbietet die Nutzung von Stimulanzien während Wettkämpfen (s. Kap. 11). Nur bei Vorliegen einer „therapeutic use exemption“ (TUE) dürfen diese eingenommen werden. Zum anderen werden potenziell gesundheitsschädliche Nebenwirkungen durch die Medikamente bei Personen mit hohem körperlichem Leistungspensum befürchtet.

Nach dem Bekanntwerden von Dopingfällen mit Amphetaminen in der zweiten Hälfte des 20. Jahrhunderts wurden einige Studien durchgeführt, um die Auswirkungen von Stimulanzien auf die allgemeine körperliche Leistungsfähigkeit zu überprüfen [60, 61]. Es konnte gezeigt werden, dass sich bei gesunden Sportlern ohne ADHS nach der peroralen Einnahme von 15 mg Dexedrin pro 70 kg Körpergewicht im Vergleich zu einer Placebogabe nicht nur Muskelkraft und Beschleunigungsleistung, sondern auch die anaerobe Kapazität und Laktattoleranz verbesserten. Die Einnahme erfolgte vor einer Trainingseinheit [61]. Zudem konnte gezeigt werden, dass Fahrradfahrer ohne ADHS nach der Gabe von Stimulanzien bei wärmeren Außenbedingungen bei erhöhter Körperkerntemperatur eine höhere Leistung über einen längeren Zeitraum erbringen konnten, ohne zusätzlichen Stress zu verspüren [62, 63]; (s. Kap. 10). Es ist nicht auszuschließen, dass auch Leistungssportler mit ADHS Vorteile gegenüber unmedizierten Sportlern genießen können. Bislang fehlen jedoch Studien, welche die Effekte von Stimulanzien bei Sportlern mit ADHS untersuchen. Zudem gibt es Erfahrungsberichte von Leistungssportlern, dass sie durch die medikamentöse ADHS-Therapie an Impulsivität verlören und somit im Wettkampf berechenbarer werden, was auf bestimmten Positionen (z.B. Point Guard im Basketball) einer Leistungseinschränkung entspricht. Ebenso sind Sportler mit ADHS wahrscheinlich durch einen geringeren Fokus bei Spielen und im Training sowie oppositionellem Verhalten und geringer

Frustrationstoleranz [6] gesunden Sportlern gegenüber inhärent benachteiligt. Eine leitliniengerechte Therapie der vorliegenden Erkrankung, welche auch eine medikamentöse Intervention beinhalten kann, ist selbstverständlich auch bei den betroffenen Athleten bei dem entsprechenden Leidensdruck indiziert (s. Kap. 8). Ein wichtiger Forschungsgegenstand bleibt hierbei, inwieweit die Leistungsfähigkeit von Sportlern mit ADHS durch Stimulanzien verändert werden kann. Gänzlich anders verhalten sich in dieser Beziehung die ebenfalls zur Anwendung kommenden Nicht-Stimulanzien (z. B. Atomoxetin): Von einer Leistungssteigerung ist bei diesen Substanzen eher nicht auszugehen. Aus diesem Grunde stellen sie durchaus eine sinnvolle Alternative in der Anwendung bei Leistungssportlern dar.

Neben den potenziell leistungssteigernden Effekten der Stimulanzien werden immer wieder auch möglicherweise letale Nebenwirkungen bei Sportlern befürchtet [59]. Hierzu zählen u. a. eine Begünstigung der Entstehung eines plötzlichen Herztodes sowie eine erhöhte Neigung zur Entstehung der Hitzekrankheit.

Sudden Cardiac Death (SCD): Der plötzliche Herztod ist eine der häufigsten Todesursachen bei Leistungssportlern [64]. Aufgrund der Blutdruck- sowie Herzfrequenz steigernden Wirkung von Stimulanzien wird ein Zusammenhang von SCD und dem Gebrauch von Stimulanzien diskutiert. Bislang gibt es jedoch keinen Hinweis auf eine Korrelation von leitlinienkonformer Medikation mit Stimulanzien bei Sportlern mit ADHS und dem plötzlichen Herztod. Vielmehr wiesen Perrin et al. bereits 2008 nach, dass Sportler, welche Stimulanzien einnehmen, signifikant seltener an SCD versterben als Sportler ohne eine Behandlung mit Stimulanzien [65]. Ebenso konnten Liu et al. in ihrer Metaanalyse 2019 keine Korrelation zwischen SCD/Arrhythmien, zerebralen Insulten, Herzinfarkten sowie dem Tod jeglicher Ursache und dem Gebrauch von Stimulanzien nachweisen [66]. Eine elektrokardiografische Untersuchung vor der Etablierung einer Therapie mit Stimulanzien wird in den Leitlinien nicht grundsätzlich empfohlen [67], sollte bei Sportlern jedoch in Betracht gezogen werden.

Hitzekrankheit: Die Hitzekrankheit stellt bei Sportlern ebenfalls eine häufige Todesursache dar. Sie ist Folge einer Dysfunktion der körpereigenen Thermoregulation [68]. Bei steigender Körperkerntemperatur steigt das Risiko hitzebedingter Folgeschäden. Die Hitzekrankheit beginnt mit Ödemen und Ausschlägen und endet potenziell tödlich mit dem Hitzschlag bei Körpertemperaturen über 40 °C [68]. Watson et al. haben gezeigt, dass bei erhöhten Außentemperaturen von 30 °C eine Gruppe Fahrradfahrer unter Einfluss von Bupropion 600 mg signifikant mehr Leistung über längere Zeit erbringen konnte als eine Kontrollgruppe, welche ein Placebo erhielt [63]; (s. Kap. 10). Bei 18 °C Außentemperatur zeigte sich kein signifikanter Unterschied zwischen den beiden Gruppen. Durch eine Vigilanz sowie einen die Muskelkraft steigernden Effekt wird hierbei der körpereigenen Reaktion bei Überhitzung entgegengewirkt, wodurch die Gefahr einer Überhitzung des Körpers steigen kann [59]. Dies sollte besonders beachtet werden, wenn sportliche Großveranstaltungen vermehrt auch in Wüstenregionen stattfinden (siehe Leichtathletik-WM 2019 in Doha).

32.8 Exkurs: Sport in der Therapie des ADHS

Sport und Bewegung können eine simple und effektive Unterstützungstherapie in der Behandlung eines infantilen und adulten ADHS sein (s. Teil VII, Teil XII, Kap. 51): So stellten Choi et al. 2015 fest, dass eine Gruppe medikamentennaiver Adoleszenten bei einer 6-wöchigen Kombinationstherapie mit Methylphenidat und aerobem Training (3-mal pro Woche 90 Minuten) im Vergleich zu einer Kontrollgruppe, welche stattdessen regelmäßig Psychoedukation (12 Sessions) erhielt, eine signifikant bessere Symptomreduktion sowie weniger Wiederholungsfehler bei Testaufgaben zeigte [26]. Zudem erhöhte sich die Hirnaktivität in der Sportgruppe im rechten dorsolateralen präfrontalen Kortex (DLPFC), wobei die Veränderung invers mit Symptomabnahme korrelierte. Eine Hirnaktivitätsveränderung konnte in der Psychoedukationsgruppe nicht nachgewiesen werden. Qin Xiang et al. fassten in einem systematischen Review 2017 insgesamt 30 Studien zur Untersuchung von Sport als Therapie bei ADHS zusammen: Hierbei zeigte sich, dass sowohl Kurzinterventionen (z. B. 30 Minuten Laufband) als auch Langzeitinterventionen (z. B. 15 Wochen lang, 5-mal pro Woche 40 Minuten high intensity) positive Ergebnisse in Bezug auf Kognition, Verhalten und Kernsymptomatik zeigten, wobei moderate bis intensive Trainingsprogramme den deutlichsten Effekt hatten [58]. Hoza et al. kamen in ihrer Publikation 2016 ebenso zu dem Ergebnis, dass Sport als adjuvante Therapie sowohl Kernsymptome von ADHS und Exekutivfunktionen, aber auch motorische Fähigkeiten verbessern kann [10]. Zudem könnten sich positive Effekte auf das Sozialleben einstellen. Schlussendlich könnten sich durch regelmäßige Sporteinheiten auch Komorbiditäten von ADHS (z. B. Angsterkrankungen, Depression) reduzieren [11].

Literatur

1. Fayyad J, Sampson NA, Hwang I, Adamowski T, Aguilar-Gaxiola S, Al-Hamzawi A, Andrade LH, Borges G, de Girolamo G, Florescu S, Gureje O, Haro JM, Hu C, Karam EG, Lee S, Navarro-Mateu F, O'Neill S, Pennell BE, Piazza M, Posada-Villa J, Ten Have M, Torres Y, Xavier M, Zaslavsky AM, Kessler RC. WHO World Mental Health Survey Collaborators. The descriptive epidemiology of DSM-IV Adult ADHD in the World Health Organization World Mental Health Surveys. Atten Defic Hyperact Disord. 2017;9(1):47–65.
2. Polanczyk GV, Willcutt EG, Salum GA, Kieling C, Rohde LA. ADHD prevalence estimates across three decades: an updated systematic review and meta-regression analysis. Int J Epidemiol. 2014;43(2):434–42. https://doi.org/10.1093/ije/dyt261
3. Thomas R, Sanders S, Doust J, Beller E, Glasziou P. Prevalence of attention-deficit/hyperactivity disorder: a systematic review and meta-analysis. Pediatrics. 2015;135(4):e994–1001. https://doi.org/10.1542/peds.2014-3482
4. Simon V, Czobor P, Bálint S, Mészáros A, Bitter I. Prevalence and correlates of adult attention-deficit hyperactivity disorder: meta-analysis. Br J Psychiatry. 2009;194(3):204–11. https://doi.org/10.1192/bjp.bp.107.048827
5. Ziereis S, Jansen P. Effects of physical activity on executive function and motor performance in children with ADHD. Res Dev Disabil. 2015; 38:181–91. https://doi.org/10.1016/j.ridd.2014.12.005
6. White RD, Harris GD, Gibson ME. Attention deficit hyperactivity disorder and athletes. Sports Health. 2014;6(2):149–56. https://doi.org/10.1177/1941738113484679
7. Lebrun F, MacNamara À, Rodgers S, Collins D. Learning From Elite Athletes' Experience of Depression. Front Psychol. 2018;9:2062. https://doi.org/10.3389/fpsyg.2018.02062
8. Poysophon P, Rao AL. Neurocognitive Deficits Associated With ADHD in Athletes: A Systematic Review. Sports Health. 2018;10(4):317–26. https://doi.org/10.1177/1941738117751387
9. Stewman CG, Liebman C, Fink L, Sandella B. Attention Deficit Hyperactivity Disorder: Unique Considerations in Athletes. Sports Health. 2018;10(1):40–6. https://doi.org/10.1177/1941738117742906
10. Hoza B, Martin CP, Pirog A, Shoulberg EK. Using Physical Activity to Manage ADHD Symptoms:The State of the Evidence. Curr Psychiatry Rep. 2016;18(12):113. https://doi.org/10.1007/s11920-016-0749-3
11. Kiluk BD, Weden S, Culotta VP. Sport participation and anxiety in children with ADHD. J Atten Disord. 2009;12(6):499–506. https://doi.org/10.1177/1087054708320400
12. Parr JW. Attention-deficit hyperactivity disorder and the athlete: new advances and understanding. Clin Sports Med. 2011;30(3):591–610. https://doi.org/10.1016/j.csm.2011.03.007
13. Pujalte GGA, Maynard JR, Thurston MJ, Taylor WC, 3rd, Chauhan M. Considerations in the Care of Athletes With Attention Deficit Hype-

ractivity Disorder. Clin J Sport Med. 2019;29 (3):245–56. https://doi.org/10.1097/JSM.0000000000000508
14. Conant-Norville DO, Tofler IR. Attention deficit/hyperactivity disorder and psychopharmacologic treatments in the athlete. Clin Sports Med. 2005;24(4):829–43, viii. https://doi.org/10.1016/j.csm.2005.05.007
15. Perroud N, Hasler R, Golay N, Zimmermann J, Prada P, Nicastro R, et al. Personality profiles in adults with attention deficit hyperactivity disorder (ADHD). BMC Psychiatry. 2016;16:199. https://doi.org/10.1186/s12888-016-0906-6
16. Faraone SV, Perlis RH, Doyle AE, Smoller JW, Goralnick JJ, Holmgren MA, et al. Molecular genetics of attention-deficit/hyperactivity disorder. Biol Psychiatry. 2005;57(11):1313–23. https://doi.org/10.1016/j.biopsych.2004.11.024
17. Semrud-Clikeman M, Biederman J, Sprich-Buckminster S, Lehman BK, Faraone SV, Norman D. Comorbidity between ADDH and Learning Disability: A Review and Report in a Clinically Referred Sample. Journal of the American Academy of Child & Adolescent Psychiatry. 1992;31(3):439–48.
18. Lange KW, Reichl S, Lange KM, Tucha L, Tucha O. The history of attention deficit hyperactivity disorder. Atten Defic Hyperact Disord. 2010;2(4):241–55. https://doi.org/10.1007/s12402-010-0045-8
19. Thapar A, Rice F, Hay D, Boivin J, Langley K, van den Bree M, et al. Prenatal smoking might not cause attention-deficit/hyperactivity disorder: evidence from a novel design. Biol Psychiatry. 2009;66(8):722–7. https://doi.org/10.1016/j.biopsych.2009.05.032
20. Sciberras E, Mulraney M, Silva D, Coghill D. Prenatal Risk Factors and the Etiology of ADHD-Review of Existing Evidence. Curr Psychiatry Rep. 2017;19(1):1. https://doi.org/10.1007/s11920-017-0753-2
21. Russell G, Ford T, Rosenberg R, Kelly S. The association of attention deficit hyperactivity disorder with socioeconomic disadvantage: alternative explanations and evidence. J Child Psychol Psychiatry. 2014;55(5):436–45. https://doi.org/10.1111/jcpp.12170
22. Mattes JA, Gittelman R. Effects of artificial food colorings in children with hyperactive symptoms. A critical review and results of a controlled study. Arch Gen Psychiatry. 1981; 38(6):714–8. https://doi.org/10.1001/archpsyc.1981.01780310114012
23. Faraone SV, Biederman J. Neurobiology of attention-deficit hyperactivity disorder. Biol Psychiatry. 1998;44(10):951–8. https://doi.org/10.1016/S0006-3223(98)00240-6
24. Arnsten AFT, Steere JC, Hunt RD. The Contribution of α2-Noradrenergic Mechanisms to Prefrontal Cortical Cognitive Function: Potential Significance for Attention-Deficit Hyperactivity Disorder. Archives of General Psychiatry. 1996;53(5):448–55. https://doi.org/10.1001/archpsyc.1996.01830050084013
25. Yuan P, Raz N. Prefrontal cortex and executive functions in healthy adults: a meta-analysis of structural neuroimaging studies. Neurosci Biobehav Rev. 2014;42:180–92. https://doi.org/10.1016/j.neubiorev.2014.02.005
26. Choi JW, Han DH, Kang KD, Jung HY, Renshaw PF. Aerobic exercise and attention deficit hyperactivity disorder: brain research. Med Sci Sports Exerc. 2015;47(1):33–9. https://doi.org/10.1249/MSS.0000000000000373
27. Volkow ND, Wang GJ, Kollins SH, Wigal TL, Newcorn JH, Telang F, et al. Evaluating dopamine reward pathway in ADHD: clinical implications. JAMA. 2009;302(10):1084–91. https://doi.org/10.1001/jama.2009.1308
28. Carlstedt RA. Handbook of Integrative Clinical Psychology, Psychiatry, and Behavioral Medicine: Berlin, Heidelberg: Springer; 2009.
29. Sonuga-Barke EJ. Psychological heterogeneity in AD/HD--a dual pathway model of behaviour and cognition. Behav Brain Res. 2002;130(1–2):29–36. https://doi.org/10.1016/S0166-4328(01)00432-6
30. Demontis D, Walters RK, Martin J, Mattheisen M, Als TD, Agerbo E, et al. Discovery of the first genome-wide significant risk loci for attention deficit/hyperactivity disorder. Nat Genet. 2019; 51(1):63–75. https://doi.org/10.1038/s41588-018-0269-7
31. Behavioral Neuroscience of Attention Deficit Hyperactivity Disorder and Its Treatment. Berlin, Heidelberg: Springer-; 2012.
32. Coolidge F, Thede L, Young S. Heritability and the comorbidity of ADHD with behavioral disorders and executive functions deficits: A preliminary investigation. Developmental Neuropsychology. 2000;17:273–87. https://doi.org/10.1207/S15326942DN1703_1

33. Martin N, Scourfield J, McGuffin P. Observer effects and heritability of childhood attention-deficit hyperactivity disorder symptoms. Br J Psychiatry. 2002;180:260–5. https://doi.org/10.1192/bjp.180.3.260
34. Stieglitz RD, Hofecker-Fallahpour M. ADHS im Erwachsenenalter. Göttingen: Hogrefe; 2012.
35. Krause J, Krause HK, Tress W. ADHS im Erwachsenenalter. 4. Aufl. Stuttgart: Klett-Cotta; 2018.
36. Ptácek R, Kuzelová H, Stefano GB. Dopamine D4 receptor gene DRD4 and its association with psychiatric disorders. Med Sci Monit. 2011;17(9):RA215–20. https://doi.org/10.12659/MSM.881925
37. Wang GJ, Volkow ND, Wigal T, Kollins SH, Newcorn JH, Telang F, et al. Long-term stimulant treatment affects brain dopamine transporter level in patients with attention deficit hyperactive disorder. PLoS One. 2013;8(5):e63023. https://doi.org/10.1371/journal.pone.0063023
38. Lehmkuhl MDJFG. Aufmerksamkeitsdefizit-/Hyperaktivitätsstörung (ADHS). Göttingen: Hogrefe; 2013.
39. Pliszka SR. Comorbidity of attention-deficit/hyperactivity disorder with psychiatric disorder: an overview. J Clin Psychiatry. 1998;59 Suppl 7:50–8.
40. Comings DE. Tourette syndrome and human behavior. Duarte, CA, US: Hope Press; 1990.
41. Chen MH, Su TP, Chen YS, Hsu JW, Huang KL, Chang WH, et al. Comorbidity of Allergic and Autoimmune Diseases Among Patients With ADHD. J Atten Disord. 2017;21(3):219–27. https://doi.org/10.1177/1087054712474686
42. Kessler RC, Adler L, Barkley R, Biederman J, Conners CK, Demler O, et al. The prevalence and correlates of adult ADHD in the United States: results from the National Comorbidity Survey Replication. Am J Psychiatry. 2006;163(4):716–23. https://doi.org/10.1176/ajp.2006.163.4.716
43. Biederman J, Faraone SV, Spencer T, Wilens T, Norman D, Lapey KA, et al. Patterns of psychiatric comorbidity, cognition, and psychosocial functioning in adults with attention deficit hyperactivity disorder. Am J Psychiatry. 1993;150(12):1792–8. https://doi.org/10.1176/ajp.150.12.1792
44. Biederman J, Wilens T, Mick E, Milberger S, Spencer TJ, Faraone SV. Psychoactive substance use disorders in adults with attention deficit hyperactivity disorder (ADHD): effects of ADHD and psychiatric comorbidity. Am J Psychiatry. 1995;152(11):1652–8. https://doi.org/10.1176/ajp.152.11.1652
45. Milberger S, Biederman J, Faraone SV, Chen L, Jones J. ADHD is associated with early initiation of cigarette smoking in children and adolescents. J Am Acad Child Adolesc Psychiatry. 1997;36(1):37–44. https://doi.org/10.1097/00004583-199701000-00015
46. Barkley RA, Fischer M, Smallish L, Fletcher K. Does the treatment of attention-deficit/hyperactivity disorder with stimulants contribute to drug use/abuse? A 13-year prospective study. Pediatrics. 2003;111(1):97–109. https://doi.org/10.1542/peds.111.1.97
47. Wilens TE, Faraone SV, Biederman J, Gunawardene S. Does stimulant therapy of attention-deficit/hyperactivity disorder beget later substance abuse? A meta-analytic review of the literature. Pediatrics. 2003;111(1):179–85. https://doi.org/10.1542/peds.111.1.179
48. Humphreys KL, Eng T, Lee SS. Stimulant medication and substance use outcomes: a meta-analysis. JAMA Psychiatry. 2013;70(7):740–9. https://doi.org/10.1001/jamapsychiatry.2013.1273
49. Cortese S, Moreira-Maia CR, St Fleur D, Morcillo-Penalver C, Rohde LA, Faraone SV. Association Between ADHD and Obesity: A Systematic Review and Meta-Analysis. Am J Psychiatry. 2016;173(1):34–43. https://doi.org/10.1176/appi.ajp.2015.15020266
50. Gerhard W. Lauth W-RM. ADHS bei Erwachsenen. Göttingen: Hogrefe; 2009.
51. D'Amelio R, Retz W, Rösler M. Psychoedukation bei ADHS im Erwachsenenalter. München: Elsevier Urban & Fischer Verlag; 2008.
52. Knouse LE, Teller J, Brooks MA. Meta-analysis of cognitive-behavioral treatments for adult ADHD. J Consult Clin Psychol. 2017;85(7):737–50. https://doi.org/10.1037/ccp0000216
53. Philipsen A, Jans T, Graf E, Matthies S, Borel P, Colla M, et al. Effects of Group Psychotherapy, Individual Counseling, Methylphenidate, and Placebo in the Treatment of Adult Attention-Deficit/Hyperactivity Disorder: A Randomized Clinical Trial. JAMA Psychiatry. 2015;72(12):1199–210.
54. Catalá-López F, Hutton B, Núñez-Beltrán A, Page MJ, Ridao M, Macías Saint-Gerons D, et

al. The pharmacological and non-pharmacological treatment of attention deficit hyperactivity disorder in children and adolescents: A systematic review with network meta-analyses of randomised trials. PLoS One. 2017;12(7):e0 180355.
55. Cortese S, Adamo N, Del Giovane C, Mohr-Jensen C, Hayes AJ, Carucci S, et al. Comparative efficacy and tolerability of medications for attention-deficit hyperactivity disorder in children, adolescents, and adults: a systematic review and network meta-analysis. Lancet Psychiatry. 2018;5(9):727–38.
56. Castells X, Blanco-Silvente L, Cunill R. Amphetamines for attention deficit hyperactivity disorder (ADHD) in adults. Cochrane Database Syst Rev. 2018;8:CD007813. https://doi.org/10.1002/14651858.CD007813.pub3
57. Bello NT. Clinical utility of guanfacine extended release in the treatment of ADHD in children and adolescents. Patient Prefer Adherence. 2015;9:877–85. https://doi.org/10.2147/PPA.S73167
58. Ng QX, Ho CYX, Chan HW, Yong BZJ, Yeo WS. Managing childhood and adolescent attention-deficit/hyperactivity disorder (ADHD) with exercise: A systematic review. Complement Ther Med. 2017;34:123–8. https://doi.org/10.1016/j.ctim.2017.08.018
59. Reardon CL, Factor RM. Considerations in the Use of Stimulants in Sport. Sports Med. 2016; 46(5):611–7. https://doi.org/10.1007/s40279-015-0456-y
60. Smith GM, Beecher HK. Amphetamine sulfate and athletic performance. I. Objective effects. J Am Med Assoc. 1959;170(5):542–57.
61. Chandler JV, Blair SN. The effect of amphetamines on selected physiological components related to athletic success. Med Sci Sports Exerc. 1980;12(1):65–9.
62. Roelands B, Hasegawa H, Watson P, Piacentini MF, Buyse L, De Schutter G, et al. The effects of acute dopamine reuptake inhibition on performance. Med Sci Sports Exerc. 2008;40(5):879–85. https://doi.org/10.1249/MSS.0b013e3181659c4d
63. Watson P, Hasegawa H, Roelands B, Piacentini MF, Looverie R, Meeusen R. Acute dopamine/noradrenaline reuptake inhibition enhances human exercise performance in warm, but not temperate conditions. J Physiol. 2005;565(Pt 3):873–83. https://doi.org/10.1113/jphysiol.2004.079202
64. Koester MC. A Review of Sudden Cardiac Death in Young Athletes and Strategies for Preparticipation Cardiovascular Screening. J Athl Train. 2001;36(2):197–204.
65. Perrin JM, Friedman RA, Knilans TK, Group BBW, Surgery SoCaC. Cardiovascular monitoring and stimulant drugs for attention-deficit/hyperactivity disorder. Pediatrics. 2008;122 (2):451–3. https://doi.org/10.1542/peds.2008-1573
66. Liu H, Feng W, Zhang D. Association of ADHD medications with the risk of cardiovascular diseases: a meta-analysis. Eur Child Adolesc Psychiatry. 2019;28(10):1283–93. https://doi.org/10.1007/s00787-018-1217-x
67. National Guideline Centre (UK), editor. Attention deficit hyperactivity disorder: diagnosis and management. London: National Institute for Health and Care Excellence (UK); 14 March 2018. Last updated: 13 September 2019.
68. Howe AS, Boden BP. Heat-related illness in athletes. Am J Sports Med. 2007;35(8):1384–95. https://doi.org/10.1177/0363546507305013

33 Glücksspiel- und Computerspielsucht

Raoul Bitar, Marcus Herdener, Matthias Vonmoss

Durch die klassischen und die sozialen Medien bekommen wir immer wieder voyeuristische Einblicke in das Privatleben von Leistungssportlern. Wir lesen deshalb, dass Tiger Woods sexsüchtig ist, dass das Glücksspiel speziell bei ehemaligen Spitzensportlern immer wieder zu tragischen Schicksalen geführt hat oder dass Fußballer sehr viel Zeit beim Computerspiel verbringen: Manchmal so viel, dass sich beispielsweise der Coach des FC Southampton, Ralph Hasenhüttl, Anfang 2019 genötigt sah, seinen Spielern vor Auswärtsspielen zu verbieten, sich im Teamhotel ins WLAN einzuloggen. Er befand, dass er aktiv werden müsse, um seinen Schützlingen zu helfen, da es sich dabei nicht um ein kleines Problem handle. Was Hasenhüttl meinte, ist die schwierige und heikle Unterscheidung zwischen „normalem“ repetitivem Verhalten und pathologischem Suchtverhalten, das schwere psychosoziale Konsequenzen nach sich ziehen kann.

Verhaltenssüchte oder auch stoffungebundene Süchte sind Verhaltensweisen, die von den Betroffenen nicht mehr richtig kontrolliert werden können und daher pathologische Züge annehmen [1]. Phänomenologisch erinnern die Verhaltenssüchte an die substanzgebundenen Suchterkrankungen, wobei sich das Verhalten nicht auf den wiederholten Konsum einer Substanz, sondern vielmehr auf die übermäßige Umsetzung einer spezifischen Verhaltensweise bezieht (s. Kap. 15). Verhaltenssüchte umfassen also ein potenziell weites Spektrum von Verhaltensweisen, wobei insbesondere die Abgrenzung zum „normalen“, gegebenenfalls auch enthusiastischen oder exzessiven Verhalten ohne Suchtcharakter oft schwierig ist.

Der nachfolgend beschriebene Typ der Verhaltensdevianzen ergibt sich aus der den normalen Rahmen verlassenden Umsetzung genuiner oder überlebensnotwendiger Aktivitäten (Hypersexualität bzw. Satyriasis/Nymphomanie, Esssucht). Diese werden in der Öffentlichkeit wie auch der Fachwelt seit geraumer Zeit als spezifische und allenfalls pathologische Verhaltensauffälligkeiten wahrgenommen und – nicht zuletzt auch im Rahmen der gängigen Diagnosemanuale – weitgehend eigenständig klassifiziert (sexuelle Funktionsstörungen, Essstörungen; s. Kap. 28). Verhaltenssüchte im engeren Sinne sind solche, die auf gesellschaftlichen und technologischen Wandlungen basieren und sich im Laufe der Zeitgeschichte, teils auch erst der letzten Jahrzehnte, entwickelt, verbreitet und etabliert haben.

33.1 Definition

Die wohl älteste und bekannteste Verhaltenssucht, die als solche auch im gesellschaftlichen Diskurs eine Art Prototypenrolle einnimmt [2], ist die Glücksspielsucht. Die Anfänge des Glücksspiels (beispielsweise in Form von Würfeln oder Münzenwerfen) reichen bis weit in die Antike zurück und basieren auf der Idee, dass der Zufall und nicht die individuellen Fähigkeiten über Erfolg und Misserfolg entscheiden. Dadurch werden starke kurzzeitige Belohnungseffekte hervorgerufen. In Folge des Strebens nach einer Repetition dieser Belohnungseffekte wiederholt sich das zugehörige Verhalten oder der Drang dazu, bis allenfalls zunehmender Kontrollverlust über dieses Verhalten und zusätzliche psychosoziale Probleme auftreten. Diese phänotypische Ähnlichkeit von Verhaltenssüchten und Substanzgebrauchsstörungen einschließlich der Folgen für die Betroffenen führte dazu, dass sich das Konzept der Verhaltenssucht bereits früh in diversen Kulturen assimilierte und die Gesellschaft dessen gewahr wurde.

Die Fachwelt hingegen zeigte sich gegenüber dem Verhaltenssuchtkonstrukt lange Zeit ambivalent, was nicht zuletzt auch mit der Nomenklatur und der medizinhistorischen Herleitung zu tun hatte. So etablierte sich – nachdem die Amerikanische Psychiatrische Vereinigung APA 1980 das Diagnosemanual DSM-III publiziert hatte – der Terminus *Abhängigkeit* in der Psychiatrie und Psychotherapie insbesondere im Zusammenhang mit der *Substanzabhängigkeit* im Rahmen der neu geschaffenen Diagnosekategorie der *Substanzstörungen* [3]; (s. Kap. 15). Der Kategorienname an sich sowie die Prägung durch den zuvor anderweitig klassifizierten Alkoholismus führten dazu, dass die Abhängigkeit mit einem starken Fokus auf die Substanz per se sowie die körperliche Symptomatik (Toleranzentwicklung, Entzugssymptome) und weniger mit den psychologischen Effekten wie dem Verlangen und dem Kontrollverlust assoziiert wurde [4]. Substanzungebundene Verhaltensmuster oder Abhängigkeiten gehörten damals nicht in diese Kategorie und wurden deshalb anderen abnormen Verhaltensweisen zugerechnet und anderweitig klassifiziert.

Die gesellschaftsrelevanten Veränderungen in den ersten beiden Jahrzehnten des neuen Millenniums (insbesondere die neuen technologischen Möglichkeiten) führten dazu, dass sich neue, substanzfreie aber gesundheitspolitisch relevante Verhaltensweisen – beispielsweise das exzessive Computer- und Online-Glücksspiel oder die übermäßige Internetnutzung (Social Media, Einkauf, Pornokonsum) – zu etablieren begannen, denen auch die inzwischen mehrfach revidierten und gängigen Diagnosekriterien kaum mehr gerecht wurden. Zeitgleich wies die Studienlage zunehmend darauf hin, dass zwischen den bekannten substanzgebundenen und den vermuteten substanzungebundenen Abhängigkeiten neben den phänotypischen auch genetische, neurologische sowie persönlichkeitsspezifische und soziale Ähnlichkeiten bestehen [6, 7].

Das 2013 durch die APA publizierte DSM-5 trägt dieser Thematik aktuell insofern Rechnung, als das das Kapitel Substanzstörungen in Substance-Related and Addictive Disorders umbenannt und um eine erste konkrete Verhaltenssucht, das Glücksspiel, erweitert wurde. Zudem wurde die sogenannte Internet Gaming Disorder (IGD, Störung durch Spielen von Internetspielen, sinngemäß Computerspielsucht [3]) in den Abschnitt der noch weiter zu beforschenden Störungen aufgenommen. Andere Verhaltenssüchte werden im DSM-5 (noch) nicht erwähnt. Auch die neu geplante ICD-11 der WHO wird aller Voraussicht nach erstmals eine eigenständige Kategorie von Verhaltenssüchten aufweisen, wobei dort neben den expliziten Diagnosen *Glücks- und Computerspielstörung* auch eine undefinierte Restkategorie „Andere spezifische Störungen aufgrund von Verhaltenssüchten" Eingang finden dürfte.

Basierend auf der aktuellen Fachliteratur und dem gegenwärtigen Wissen bezüglich der Diagnosemanuale fokussiert dieses Kapitel daher primär auf die Glücksspiel- respektive die Computerspielsucht (nachfolgend der Einfachheit halber unter dieser Nomenklatur geführt). Für die eingangs erwähnte Sexsucht bei Leistungssportlern existieren unseres Wissens Status quo keine erwähnenswerten wissenschaftlichen Publikationen ebenso wie für die Porno- oder Kaufsucht, zwei weitere oft in der Populärliteratur erwähnte Verhaltenssucht-Kandidaten.

Eine weitere exzessive Verhaltensweise, die oft im Zusammenhang mit dem Sport genannt wird, ist der Sportzwang, also das exzessive Sporttreiben (s. Kap. 30). Diese sogenannte Sportsucht wurde bislang in keinem Diagnosemanual definiert und kaum erforscht, verdeutlicht aber die Schwierigkeit der Abgrenzung zwischen „gesundem" und „pathologischem" Verhalten [8]. Während Sport per se gemeinhin als gesund betrachtet wird, gilt das übermäßige Sporttreiben in vielerlei Hinsicht als ungesund und wird häufig mit Körperschema- und Essstörungen assoziiert [9]; (s. Kap. 28, Kap. 29). Beim Leistungssport wiederum sind Ehrgeiz und Trainingsfleiß unabdingbare Erfolgskomponenten – deren Klassifizierung als gesund oder krankhaft ist aber oft schwierig. Die diesbezügliche Fachdiskussion ist lanciert [8, 10], soll an dieser Stelle aber nicht weiterverfolgt werden.

33.2 Epidemiologie

Glücksspielsucht: Die Lebenszeitprävalenz der Glücksspielsucht variiert je nach Studie zwischen 0.1 und 6.5 % [11, 12], wobei die Prävalenz für Personen mit subklinischem Problemverhalten ca. 2- bis 3-mal so hoch eingeschätzt wird [11]. Da sowohl die Angebotsvielfalt (Automaten, Lotterien, Sportwetten, Onlinegambling) als auch der Umsatz der kommerziellen Glücksspielindustrie in den vergangenen Jahren stetig auf bis zuletzt 400 Millarden US-Dollar pro Jahr zugenommen hat [11], ist derzeit kaum von einer Abnahme der Prävalenzdaten auszugehen.

Männer erkranken in der Allgemeinbevölkerung zwei- bis dreimal häufiger als Frauen [13]. Auch bei Sportlern und Leistungssportlern scheinen Männer häufiger betroffen zu sein [14, 15, 16]. In den letzten knapp zwei Jahrzehnten verdichten sich die Hinweise, wonach die Prävalenzraten im Leistungssportbereich für die Glücksspielsucht leicht höher sind als in den jeweiligen leistungssportfreien Vergleichskohorten [17]. Die konkreten Prävalenzdaten sind sehr unterschiedlich und variieren je nach Studie und der spezifisch untersuchten Personengruppe (beispielsweise Universitätsstudenten im Allgemeinen versus studentische Sportler bei Weiss und Loubier [18], Collegesportlern bei Kerber [19], Sportlern in Europa bei Grall-Bronnec et al. [20]).

Computerspielsucht: Verlässliche epidemiologische Daten bezüglich der Computerspielsucht sind rar. Die wenigen vorhandenen Prävalenzangaben zeigen deutliche Abweichungen, die vermutlich meist auf unterschiedlichen Studiendesigns respektive Auswahlkriterien wie Diagnosedefinition, Untersuchungssetting oder Zielpopulation (Alter, Region) beruhen [21, 23]. Insgesamt lassen die vorliegenden Studien sowohl im Jugend- [23] als auch im Erwachsenenalter [24, 25] eine Prävalenz von ca. 3 bis knapp 5 % vermuten.

Der Zusammenhang zwischen Leistungssport und problematischem Computerspiel wurde unseres Wissens bisher einzig in der Studie von Hakansson, Kentta und Akesdotter [14] untersucht, gemäß der die Leistungssportler keine höheren Prävalenzraten als die Normalpopulation aufweisen. Interessanterweise zeigte sich in derselben Studie aber ein geschlechtsspezifisch bedingter moderat erhöhter Zusammenhang zwischen Leistungssport und der Glücksspielsucht.

33.3 Ätiopathogenese

Für das grundlegende Krankheitsverständnis der Verhaltenssüchte im Allgemeinen eignet sich das biopsychosoziale Denkmodell [26], wobei die diesbezügliche Forschung – speziell auch im Hinblick auf den Leistungssport – bei der Glücksspielsucht deutlich weiter entwickelt ist als bei der Computerspielsucht.

Glücksspielsucht: Gemäß einem umfassenden Review von Shaffer und Martin [27], der die Resultate aus diversen Familien- und Zwillingsstudien zusammenfasst, spielt die Genetik bei Abhängigkeitserkrankungen im Allgemeinen und der Glücksspielsucht im Speziellen eine zentrale Rolle. Überdies gilt gemeinhin das männliche Geschlecht als markanter Risikofaktor der Glücksspielsucht [28], wobei noch nicht abschließend geklärt ist, welchen Teil dabei das Geschlecht an sich und welchen Teil vielmehr damit verbundene soziodemografische Faktoren ausmachen [27].

Auf der individuellen Ebene korrelieren v.a. psychiatrische Komorbiditäten und dabei insbesondere die komorbiden Substanzkonsumstörungen stark mit der Entwicklung einer Glücksspielsucht [28]; (s. Kap. 15). So liegt die Lebenszeitprävalenz mindestens einer weiteren psychischen Erkrankung bei über 96%. Dreiviertel der Glücksspielsüchtigen hatten bereits mindestens eine psychische Erkrankung, bevor es zur Entwicklung der Glücksspielsucht kam [28]. Weitere oft genannte individuelle Risikofaktoren sind Impulsivität [27], ein ausgeprägtes Sensation und Novelty Seeking [29, 30, 31], Defizite in der Entscheidungsfindung [32, 33, 34] sowie kognitive Verzerrungen [35, 36, 37, 38], die dazu führen, dass Siegchancen, Spielergebnisse, Wahrscheinlichkeiten und Kontrollgefühle verzerrt wahrgenommen werden.

Auf der sozialen Ebene gelten das Umfeld im Laufe der Sozialisierung [27, 28] sowie Faktoren wie die elterliche Kontrolle, Delinquenz, Glücksspieleinstiegsalter und der aktuelle sozioökonomische Status [39] als relevante Faktoren im Hinblick auf die Glücksspielsucht.

Die spezifische leistungssportbezogene Ätiopathogenese wurden bisher nur rudimentär untersucht. Gemäß einem breit angelegten narrativen Review von Derevensky et al. [17] ist die erwähnte erhöhte Glücksspielsuchtprävalenz in den Leistungssportlern großteils auf die vergleichsweise hohe Repräsentation junger Männer mit hoher Kompetitivität, einer hohen Impulsivität und grundsätzlich erhöhtem Risikoverhalten zurückzuführen.

Patienten, die vor der Glücksspielproblematik aktive Leistungssportler gewesen sind, berichten oft, dass nach einer Verletzung oder einem anderen abrupten Unterbrechen der Karriere oder nach dem Ende der Laufbahn ein Gefühl des Unausgefülltseins bzw. eine große innere Leere entstanden sei (s. Kap. 38). Glücksspiel würde die entstandene Lücke kurzfristig füllen. Gemäß Curry und Jiobu [40] sind gemeinsame Hauptmotivatoren bei Glücksspielern und Sportlern der Konkurrenzkampf und die extrinsische Belohnung. Wenn Leistungssportlern ersteres nicht mehr möglich ist und das dem Sport inhärente hohe Arousal plötzlich entfällt, kommt den Betroffenen ein wesentlicher Teil ihrer Leistungsmotivation abhanden, der anhand des Glücksspiels vermeintlich kompensiert werden soll.

Computerspielsucht: Neurobiologisch prädisponierende Faktoren der Computerspielsucht wurden bisher vornehmlich in wenigen Zwillingsstudien untersucht, die insgesamt auf eine leichte Heritabilität hinweisen [41]. Spezifische Gene, die mit der Vererbbarkeit zu tun haben könnten, sind bisher aber nicht bekannt [41]. Neuere Reviews [42, 43] lassen vermuten, dass es eine neurobiologische Fundierung geben könnte, wobei speziell präfrontale und limbische Strukturen involviert zu sein scheinen.

Bezüglich der individuellen Risikofaktoren sind neben den bekannten psychiatrischen Komorbiditäten Depression, Angsterkrankungen und ADHS (s. Teil V) speziell Einsamkeit, Schüchternheit, Ängstlichkeit, Unsicherheit, Selbstwertprobleme, eine geringe Selbstwirksamkeitserwartung, Impulsivität, Neugierverhalten und eine niedrige Stresstoleranz relevante Risikofaktoren [44, 45, 46].

Diese Faktoren zeigen sich auch im Umgang mit der sozialen Umwelt, wobei v.a. Ausgrenzungserfahrungen und wenig bzw. schlechte soziale Beziehungen als spezifische Risikofaktoren für die Computerspielsucht vermutet werden [45, 47].

Anders als das Glücksspiel basiert das Computerspiel nicht auf dem Zufall, sondern – im Gegenteil – auf individuellen Fähigkeiten und Fertigkeiten. Das bedeutet auch, dass dem Leistungssport inhärente Erfolgsfaktoren wie Leistungsstreben, Ehrgeiz, Kontrolle und Perfektionismus einem höheren Computerspiellevel dienlich sind. Die Suche nach kurzweiliger, actionreicher, ortsungebundener und vergleichsweise günstiger Ablenkung oder Stressbewältigung in der im Leistungssport wichtigen und deshalb auch großzügig vorhandenen Frei-, Erholungs- oder Vorbereitungszeit dürften Gründe dafür sein, dass sich das Computerspiel unter Leistungssportlern großer Beliebtheit erfreut – und zwar gleichermaßen bei Einzel- und Teamsportlern [14].

33.4 Diagnostik und Differenzialdiagnostik

Die große diagnostische Schwierigkeit bei den Verhaltenssüchten zusätzlich zur Findung geeigneter Kriterien ist die Abgrenzung zwischen exzessivem und pathologischem Verhalten. Bei der Diagnostik empfiehlt es sich deshalb, sowohl die spezifischen qualitativen Suchtkriterien als auch verhaltenssuchtspezifische Eigenheiten zu berücksichtigen – bei der Glücksspielsucht beispielsweise die finanziellen Einbußen, bei der Computerspielsucht die konkreten Nutzungszeiten.

Glücksspielsucht: Die Glücksspielsucht wird sowohl im DSM-5 [3] als auch in der geplanten ICD-11 [4] den Suchterkrankungen zugerechnet, nachdem sie in den beiden Vorgängerversionen DSM-IV und ICD-10 jeweils noch bei den Impulskontrollstörungen eingeordnet worden war. Die spezifischen Diagnosekriterien in beiden Diagnosemanualen implizieren Kriterien zur Spielkontrolle, der Vernachlässigung anderer Beschäftigungen sowie den negativen Konsequenzen des Glücksspiels. Im DSM-5 werden zusätzlich noch die aus den Substanzgebrauchsstörungen bekannten Kriterien der Toleranzentwicklung und der Entzugserscheinungen sowie weitere Kriterien zur Spielmotivation (Zusammenhang mit Emotionen und Gefühlen, finanzielle Aspekte) aufgeführt (s. Kap. 15).

Computerspielsucht: Die Kriterien der Computerspielsucht sind im DSM-5 neu explizit im Abschnitt der noch weiter zu beforschenden Störungen aufgeführt, und zwar als Internet Gaming disorder. Sie basieren primär auf den bereits bestehenden Kriterien zur Diagnostik des pathologischen Glücksspiels und der Substanzabhängigkeiten. Da in den letzten Jahren die sogenannte E-Sport-Branche boomte und kompetitive Gaming-Aktivitäten vielerorts als Sport bzw. sogar Leistungssport interpretiert werden, kann es gut sein, dass diese Kriterien im Verlauf noch weiter spezifiziert werden, wobei besonders den Kriterien Kontrollverlust und negative Konsequenzen eine große Bedeutung zukommen dürfte. Die ICD-11-Kriterien der Computerspielstörung entsprechen denen der Glücksspielstörung.

Bezüglich Leistungssports stellt sich insbesondere die Frage, wie stark ein Kontrollverlust und/oder eine veränderte Priorisierung der Aktivitäten ausfallen können, ohne dass die eigentliche sportliche Leistung davon tangiert wird. Diese negativen Konsequenzen können entweder direkt spürbar sein – beispielsweise führt spielbedingter Schlafmangel zu weniger Konzentration und somit zu Leistungseinbußen in Training und Wettkampf – oder aber auch indirekt wirken (s. Kap. 31): So lenken finanzielle Probleme davon ab, sich auf den Sport zu fokussieren. Da Formschwankungen zum Sport gehören, oft Nuancen zwischen Erfolg und Misserfolg stehen und beispielsweise finanzielle Einbußen im gutbezahlten Leistungssport weniger wahrgenommen werden, kann es durchaus sein, dass zwar bereits eine Verhaltenssucht vorhanden ist, die negativen Konsequenzen als solche aber erst verzögert wahrgenommen werden.

33.5 Symptomatologie und Verlauf

Glücksspielsucht: Der Verlauf der Glücksspielsucht ist variabel mit episodischen und chronischen Verläufen. Die Erkrankung beginnt meist in der Jugend, wobei Männer früher mit dem Glücksspiel beginnen und in der Regel auch vergleichsweise jünger erkranken [48, 49].

Frauen hingegen beginnen erst später mit dem Spielen [27], zeigen eine schnellere Progredienz der Erkrankung (Telescoping-Phänomen) [50, 51] und entwickeln rascher eine Abhängigkeit [27]. Während Frauen häufiger nicht strategische, auf Glück basierende Spiele (z.B. Glücksspielautomaten oder Lotterie) favorisieren, bevorzugen Männer strategische, kompetitive Spiele wie Poker oder Sportwetten [52, 53, 54]. Diese Verteilung der Spielpräferenz scheint bei Sportlern ähnlich zu sein [15, 16].

Die Glücksspielsucht geht per Definition mit signifikanten Einschränkungen der sozialen und beruflichen Fähigkeiten einher [55]. Die Betroffenen sind beeinträchtigt durch intrusive Gedanken und einem starken Verlangen nach Glücksspiel [52]. Im Leistungssport erschweren solche Gedanken eine Fokussierung auf den Sport und spielen eine wichtige Rolle in Drucksituationen, speziell bei der Entstehung von Versagensängsten, dem sogenannten Choking [56]. Im Vergleich zur Allgemeinbevölkerung haben Menschen mit einer Glücksspielsucht vermehrt Suizidgedanken und ein erhöhtes Suizidrisiko [57, 58, 59]. Verlässliche Daten zum Suizidrisiko spezifisch bei Sportlern mit Glücksspielsucht gibt es aktuell nicht (s. Kap. 22).

Ein wichtiges und spezifisches Phänomen bei der Glücksspielsucht ist das Nachjagen von Verlusten [60]. „Loss chasing" passiert, wenn Spieler nach Verlusten nicht aufhören zu spielen, sondern die Verluste zu kompensieren versuchen und um immer höhere Einsätze spielen. Gerade im Leistungssport, in dem Spitzensportler oft sehr gut verdienen, hat Geld manchmal einen vermeintlich anderen Wert, was sich auch auf die Wetteinsätze beziehen kann. Umgekehrt kann es aber auch sein, dass größere Verluste aus genau dem gleichen Grund lange Zeit nicht wahrgenommen werden. Studien dazu gibt es bisher keine.

Neben psychischen Symptomen findet man im Verlaufe der Erkrankung bei Menschen mit einer Glücksspielsucht auch häufig körperliche Symptome wie Bluthochdruck, Übergewicht und Insomnie, die wiederum die Leistungsfähigkeit von Sportlern negativ beeinflussen können [61, 62, 63].

Computerspielsucht: Computerspiele werden eingeteilt in Online- und Offline-Spiele. Offline-Spiele werden meist allein gespielt und haben ein definiertes Ende. Online-Spiele dagegen werden meist mit andern zusammen gespielt und haben kein definiertes Spielende. Die meisten Spieler scheinen Online-Spiele zu bevorzugen [64]. Ob dies auch für Sportler zutrifft, ist unklar. Es ist aber zu vermuten, dass insbesondere der kompetitive Wettstreit mit andern eine wichtige Rolle spielen dürfte.

Ein zentrales, für sich alleinstehend jedoch nicht prädiktives Symptom bei der Computerspielsucht ist dasjenige der hohen Spielzeit [65, 66]. Auch wenn die Spieler nicht direkt an der Konsole sitzen, beschäftigen sie sich gedanklich mit dem Spiel und vernachlässigen so anderweitige Beschäftigungen oder Verpflichtungen [66, 67]. Ohne das Spielen können aber Entzugssymptome einsetzen, meistbeschrieben sind dabei Unruhe, Gereiztheit und Stimmungstiefs [65, 66]. Auch wenn es für Leistungssportler diesbezüglich kaum Daten gibt, kann davon ausgegangen werden, dass die Konzentrationsfähigkeit und eine emotionale Ausgeglichenheit wichtige Faktoren für gute Leistungen im Training und Wettkampf sind [68, 69].

Neben psychischen Symptomen zeigen Menschen mit einer Computerspielsucht im Verlaufe ihrer Erkrankung auch häufig körperliche Symptome wie Gewichtveränderungen, trockene oder angespannte Augen, Kopfschmerzen, Rückenschmerzen, das Karpaltunnelsyndrom und Abgeschlagenheit. Ursache dafür ist häufig die Vernachlässigung elementarer biologischer Bedürfnisse wie Essen, Schlaf und Hygiene [67, 70].

33.6 Komorbiditäten

Glücksspielsucht: Begleitend zur Glücksspielsucht zeigen sich häufig weitere psychische Erkrankungen [71]. In einer großen amerikanischen Haushaltsbefragung mit über 43000 Teilnehmern zeigten Petry et al. [71], dass Personen mit einer Glücksspielsucht eine komorbide Lebenszeitprävalenz von 50% für affektive Erkrankungen, 41% für Angsterkrankungen und 61% für Persönlichkeitsstörungen aufweisen (s. Teil V). In Bezug auf substanzbezogene Störungen zeigten sich in derselben Studie ebenfalls sehr hohe Komorbiditäten; 73% der Personen mit einer Glücksspielsucht verzeichneten zudem eine Alkoholerkrankung, 38% eine andere Substanzgebrauchsstörung und 60% eine Nikotinabhängigkeit [71]; (s. Kap. 15).

Computerspielsucht: Diverse Studien versuchten im Laufe der letzten Jahre die Komorbiditäten der Computerspielabhängigkeit zu erfassen. Dabei zeigte sich, dass die Computerspielsucht in der Regel mit anderen psychischen Erkrankungen einhergeht [21, 72, 73]. Die dabei fast unisono meistgenannten sind Depressionen, Angsterkrankungen (insbesondere soziophobe Störungen) und ADHS [21], wobei ein neueres Review von Gonzalez-Bueso et al. [73] für all diese Erkrankungen Komorbiditätszahlen zwischen 75 und 90% nennt und gleichzeitig darauf hinweist, dass die Frage nach der Kausalität aufgrund ausbleibender valider Längsschnittstudien bisher nicht näher geklärt werden konnte. Auch die Impulsivität an sich [21], selbstverletzendes Verhalten und gesteigerte Suizidalität [74] und der pathologische Substanzkonsum (v.a. Alkohol, Nikotin und Cannabis [72]) werden wiederholt als häufige Komorbiditäten der Computerspielabhängigkeit genannt.

Der auffällige gemeinsame komorbide Nenner der beiden Verhaltenssüchte sind die Depression, die Angsterkrankungen und der Substanzkonsum, wobei Depressionen und Ängste auch spezifisch bei Leistungssportlern verbreitet sind [75]; (s. Kap. 21, Kap. 23). In Bezug auf den Substanzgebrauch dürfte sich dieser bei den Leistungssportlern aufgrund der Anti-Doping-Bestimmungen vermutlich eher auf die legalen Substanzen beschränken (s. Kap. 11, Kap. 15). Verlässliche Daten dazu sind uns aber nicht bekannt.

33.7 Therapie

Glücksspielsucht: Nach aktueller Lage ist die KVT das bewährteste Verfahren zur Behandlung der Glücksspielsucht [76]; (s. Kap. 9). Studien weisen darauf hin, dass eine KVT zur Behandlung die Symptomlast und die Spielfrequenz verringern und die finanziellen Verluste reduzieren kann [77]. Die KVT ist strukturiert, gibt Richtung, beinhaltet Übungen sowie klare Zielsetzungen. Zudem ist Selbstständigkeit ein wichtiger Bestandteil. Aufgrund dieser Parallelen zum Sport stellt die KVT eine günstige Therapiewahl für Leistungssportler dar.

Die motivierende Gesprächsführung zeigt sich ebenfalls als effektives Verfahren, anhand dessen die Spielfrequenz und die finanziellen Verluste reduziert werden können [78, 79, 80]. Die empathische, patientenzentrierte Grundhaltung [81] ist gerade bei der herausfordernden Population der Leistungssportler hilfreich beim Aufbau einer tragfähigen Beziehung.

Gegenwärtig gibt es von der Food and Drug Administration (FDA) keine zugelassenen psychopharmakologischen Behandlungsoptionen bei der Glücksspielsucht [76]. Trotzdem scheint eine psychopharmakologische Behandlung häufig sinnvoll. Zum einen, um die häufig auftretenden Komorbiditäten zu behandeln [71], zum anderen scheinen gewisse Medikamente unabhäging von eventuellen Komorbiditäten das Verlangen nach Spielen und Spielverhalten per se zu reduzieren [82]. Als erfolgreichste Medikamentengruppe bei der Behandlung der Glücksspielsucht erwiesen sich bisher die Opioid-Antagonisten [83]. Dies gilt insbesondere auch dann, wenn die Patienten gleichzeitig unter einer Alkoholproblematik leiden [84]. Studien mit SSRI verzeichnen oft hohe Dropout-Raten, beträchtliche Placebo-Effekte [83, 85] und ergeben wenig Hinweise auf eine Wirksamkeit [83, 86]. Die Stimmungsstabilisatoren Lithium und Topiramat zeigen in Studien ebenfalls unterschiedliche Ergebnisse, haben aber eventuell einen positiven Einfluss bei Patienten mit komorbider bipolarer Störung [87, 88, 89]; (s. Kap. 18). Neuroleptika scheinen keinen positiven Einfluss auf die Behandlung zu haben [83].

Computerspielsucht: Auch wenn es bereits mehrere Studien zur Behandlung der Computerspielsucht gibt, so mangelt es – v. a. aufgrund methodologischer Schwierigkeiten (Diagnosekriterien, Probandensamples, Komorbiditäten, Studiendesigns) – bislang an Daten, auf Basis derer eine evidenzbasierte Behandlung durchgeführt werden könnte [90, 91]. Es gibt erste Hinweise, dass die KVT hilfreich bei der Behandlung der Computerspielsucht sein könnte [43], wobei sich die Ansätze oft an der Behandlung der stoffgebundenen Abhängigkeiten orientieren [47, 90].

Die medikamentösen Therapieversuche in den bisher publizierten Studien zur Computerspielsucht fokussieren primär auf der psychopharmakologischen Behandlung der komorbiden psychischen Störung und Erkrankung [91]. Dabei zeigen sowohl Antidepressiva (speziell Bupropion und Esicitalopram [92, 93]) als auch MPH [94] in ersten Studien eine Reduktion der Computerspielsymptomatik, wobei diese in keiner der vorliegenden Studien eindeutig von der hintergründigen Depressions-, Angst- oder ADHS-Symptomatik getrennt werden kann (s. Kap. 21, Kap. 23, Kap. 32).

Bei Sportlern mit einer Computerspielsucht ist es zudem wichtig, die begleitenden körperlichen Symptome wie Rückenschmerzen oder ein Karpaltunnelsyndrom konsequent zu behandeln, da sonst längere Trainings- und Wettkampfpausen entstehen könnten, welche zur weiteren Chronifizierung der Erkrankung beitragen würden [67, 70].

33.8 Prävention

Verhaltenssüchte scheinen spezifisch auch in der Gruppe der Leistungssportler ein großes Thema zu sein [95]. Sportmediziner und Betreuer von Sportprogrammen sollten daher in allen Sportarten und auf allen Leistungsniveaus Präventionsmaßnahmen anbieten [96]. Sportler sollten deshalb routinemäßig auch bezüglich ihres Glücksspiel- und Computerspielverhaltens befragt werden, denn so kann ein Bewusstsein für mögliche Erkrankungen durch solche Aktivitäten geschaffen werden. Zudem sollten den Sportlern niederschwellige Informationen, Edukationsprogramme und Beratungen angeboten werden. Diese könnten ihnen helfen, ihr Wissen bezüglich Suchterkrankungen zu erweitern und so Stigmatisierungsgedanken oder die Angst vor Bloßstellungen reduzieren. Zuletzt würde durch eine nachdrückliche Gesundheitspolitik der Sportvereine mehr Bewusstsein für die Verhaltenssüchte als Erkrankungen entstehen.

Literatur

1. Wirtz MAH. Dorsch – Lexikon der Psychologie. 19. Aufl. Bern: Hogrefe; 2020. https://doi.org/10.1024/85914-000
2. James RJ, Tunney RJ. The need for a behavioural analysis of behavioural addictions. Clin Psychol Rev. 2017;52:69–76. https://doi.org/10.1016/j.cpr.2016.11.010
3. APA. Bd. 5, Diagnostic and statistical manual of mental disorders (DSM-5). Arlington: American Psychiatric Association; 2013.
4. World Health Organization; 2020. International Classification of Diseases for mortality and morbidity statistics (ICD-11). Available from: https://icd.who.int/en.
5. Robinson SM, Adinoff B. The classification of substance use disorders: historical, contextual, and conceptual considerations. Behav Sci. 2016;6(3):18. https://doi.org/10.3390/bs6030018
6. Mann K, Fauth-Buhler M, Higuchi S, Potenza MN, Saunders JB. Pathological gambling: a be-

havioral addiction. World Psychiatry. 2016;15 (3):297–8. https://doi.org/10.1002/wps.20373
7. Petry NM. Should the scope of addictive behaviors be broadened to include pathological gambling? Addiction. 2006;101 Suppl 1:152–60. https://doi.org/10.1111/j.1360-0443.2006.01593.x
8. Nogueira A, Molinero O, Salguero A, Márquez S. Exercise addiction in practitioners of endurance sports: a literature review. Front Psychol. 2018;9:1484–1484. https://doi.org/10.3389/fpsyg.2018.01484
9. Di Lodovico L, Dubertret C, Ameller A. Vulnerability to exercise addiction, socio-demographic, behavioral and psychological characteristics of runners at risk for eating disorders. Compr Psychiatry. 2018;81:48–52. https://doi.org/10.1016/j.comppsych.2017.11.006
10. Szabo A. Addiction to exercise: a symptom or a disorder. New York: Nova Science Publishers; 2010.
11. Abbott M. The epidemiology and impact of gambling disorder and other gambling-related harm. Discussion paper for the 2017 WHO Forum on alcohol, drugs and addictive behaviours; 26–28 June 2017; Geneva.
12. Calado F, Griffiths MD. Problem gambling worldwide: an update and systematic review of empirical research (2000–2015). J Behav Addict. 2016;5(4):592–613. https://doi.org/10.1556/2006.5.2016.073
13. Welte JW, Barnes GM, Wieczorek WF, Tidwell MC, Parker J. Gambling participation in the U.S. – results from a national survey. J Gambl Stud. 2002;18(4):313–37. https://doi.org/10.1023/A:1021019915591
14. Hakansson A, Kentta G, Akesdotter C. Problem gambling and gaming in elite athletes. Addict Behav Rep. 2018;8:79–84. https://doi.org/10.1016/j.abrep.2018.08.003
15. Huang JH, Jacobs DF, Derevensky JL, Gupta R, Paskus TS. A national study on gambling among US college student-athletes. J Am Coll Health. 2007;56(2):93–9. https://doi.org/10.3200/JACH.56.2.93-100
16. Richard J, Derevensky J, Paskus T. Trends in gambling behaviours among NCAA college student-athletes: a comparison of 2004, 2008, 2012 and 2016 NCAA survey data. J Gambl Issues. 2018;41:73–100.
17. Derevensky JL, McDuff D, Reardon CL, Hainline B, Hitchcock ME, Richard J. Problem gambling and associated mental health concerns in elite athletes: a narrative review. Br J Sports Med. 2019;53(12):761–6. https://doi.org/10.1136/bjsports-2019-100668
18. Weiss S, Loubier S. Gambling habits of athletes and nonathletes classified as disordered gamblers. J Psychol. 2010;144:507–21. https://doi.org/10.1080/00223980.2010.503248
19. Kerber CS. Problem and pathological gambling among college athletes. Ann Clin Psychiatry. 2005;17(4):243–7. https://doi.org/10.1080/10401230500295388
20. Grall-Bronnec M, Caillon J, Humeau E, Perrot B, Remaud M, Guilleux A, Bouju G, et al. Gambling among European professional athletes. Prevalence and associated factors. J Addict Dis. 2016;35(4):278–90. https://doi.org/10.1080/10550887.2016.1177807
21. Darvesh N, Radhakrishnan A, Lachance CC, Nincic V, Sharpe JP, Ghassemi M, Tricco AC, et al. Exploring the prevalence of gaming disorder and Internet gaming disorder: a rapid scoping review. Syst Rev. 2020;9(1):68. https://doi.org/10.1186/s13643-020-01329-2
22. Sussman CJ, Harper JM, Stahl JL, Weigle P. Internet and video game addictions: diagnosis, epidemiology, and neurobiology. Child Adolesc Psychiatr Clin N Am. 2018;27(2):307–26. https://doi.org/10.1016/j.chc.2017.11.015
23. Fam JY. Prevalence of internet gaming disorder in adolescents: a meta-analysis across three decades. Scand J Psychol. 2018;59(5):524–31. https://doi.org/10.1111/sjop.12459
24. Feng W, Ramo DE, Chan SR, Bourgeois JA. Internet gaming disorder: trends in prevalence 1998–2016. Addict Behav. 2017;75:17–24. https://doi.org/10.1016/j.addbeh.2017.06.010
25. Ferguson CJ, Coulson M, Barnett J. A meta-analysis of pathological gaming prevalence and comorbidity with mental health, academic and social problems. J Psychiatr Res. 2011;45(12):1573–8. https://doi.org/10.1016/j.jpsychires.2011.09.005
26. Uchtenhagen AA. Stoffgebundene versus stoffungebundene Süchte. Suchtmagazin. 2011;2011(3):12–4.
27. Shaffer HJ, Martin R. Disordered gambling: etiology, trajectory, and clinical considerations. Annu Rev Clin Psychol. 2011;7:483–510. https://doi.org/10.1146/annurev-clinpsy-040510-143928

28. Kessler RC, Hwang I, LaBrie R, Petukhova M, Sampson NA, Winters KC, Shaffer HJ. DSM-IV pathological gambling in the National Comorbidity Survey Replication. Psychol Med. 2008; 38(9):1351–60. https://doi.org/10.1017/S0033291708002900
29. Adan A, Forero DA, Navarro JF. Personality traits related to binge drinking: a systematic review. Front Psychiatry. 2017;8:134. https://doi.org/10.3389/fpsyt.2017.00134
30. Nower L, Derevensky JL, Gupta R. The relationship of impulsivity, sensation seeking, coping, and substance use in youth gamblers. Psychol Addict Behav. 2004;18(1):49–55. https://doi.org/10.1037/0893-164X.18.1.49
31. Pantalon MV, Maciejewski PK, Desai RA, Potenza MN. Excitement-seeking gambling in a nationally representative sample of recreational gamblers. J Gambl Stud. 2008;24(1):63–78. https://doi.org/10.1007/s10899-007-9075-3
32. Brevers D, Bechara A, Cleeremans A, Noel X. Iowa Gambling Task (IGT): twenty years after – gambling disorder and IGT. Front Psychol. 2013;4:665. https://doi.org/10.3389/fpsyg.2013.00665
33. Ciccarelli M, Griffiths MD, Nigro G, Cosenza M. Decision making, cognitive distortions and emotional distress: a comparison between pathological gamblers and healthy controls. J Behav Ther Exp Psychiatry. 2017;54:204–10. https://doi.org/10.1016/j.jbtep.2016.08.012
34. Goudriaan AE, Oosterlaan J, Beurs E de, Brink W van den. Decision making in pathological gambling: a comparison between pathological gamblers, alcohol dependents, persons with Tourette syndrome, and normal controls. Brain Res Cogn Brain Res. 2005;23(1):137–51. https://doi.org/10.1016/j.cogbrainres.2005.01.017
35. Delfabbro P, King D. On finding the C in CBT: the challenges of applying gambling-related cognitive approaches to video-gaming. J Gambl Stud. 2015;31(1):315–29. https://doi.org/10.1007/s10899-013-9416-3
36. Ejova A, Delfabbro PH, Navarro DJ. Erroneous gambling-related beliefs as illusions of primary and secondary control: a confirmatory factor analysis. J Gambl Stud. 2015;31(1):133–60. https://doi.org/10.1007/s10899-013-9402-9
37. Goodie AS, Fortune EE. Measuring cognitive distortions in pathological gambling: review and meta-analyses. Psychol Addict Behav. 2013;27(3):730–43. https://doi.org/10.1037/a0031892
38. Yakovenko I, Hodgins DC, el-Guebaly N, Casey DM, Currie SR, Smith GJ, Schopflocher DP, et al. Cognitive distortions predict future gambling involvement. Int Gambl Stud. 2016; 16(2):175–92. https://doi.org/10.1080/14459795.2016.1147592
39. Welte JW, Barnes GM, Tidwell MC, Hoffman JH. The prevalence of problem gambling among U.S. adolescents and young adults: results from a national survey. J Gambl Stud. 2008;24(2):119–33. https://doi.org/10.1007/s10899-007-9086-0
40. Curry TJ, Jiobu RM. Do motives matter? Modeling gambling on sports among athletes. Sociol Sport J. 1995;12(1):21–35. https://doi.org/10.1123/ssj.12.1.21
41. Tereshchenko S, Kasparov E. Neurobiological risk factors for the development of Internet addiction in adolescents. Behav Sci. 2019;9(6) https://doi.org/10.3390/bs9060062
42. Weinstein AM. Computer and video game addiction – a comparison between game users and non-game users. Am J Drug Alcohol Abuse. 2010;36(5):268–76. https://doi.org/10.3109/00952990.2010.491879
43. Young KS, Brand M. Merging theoretical models and therapy approaches in the context of Internet gaming disorder: a personal perspective. Front Psychol. 2017;8:1853–1853. https://doi.org/10.3389/fpsyg.2017.01853
44. Brand M, Laier C, Young KS. Internet addiction: coping styles, expectancies, and treatment implications. Front Psychol. 2014;5:1256–1256. https://doi.org/10.3389/fpsyg.2014.01256
45. Şalvarlı Şİ, Griffiths MD. Internet gaming disorder and its associated personality traits: a systematic review using PRISMA guidelines. Int J Mental Health Addict. 2019. https://doi.org/10.1007/s11469-019-00081-6
46. Wang J-L, Sheng J-R, Wang H-Z. The association between mobile game addiction and depression, social anxiety, and loneliness. Front Public Health. 2019;7:247–247. https://doi.org/10.3389/fpubh.2019.00247
47. Te Wildt BT. Diagnostik und Therapie der Internetabhängigkeit. Rehabilitation. 2018;57(5): 321–33. https://doi.org/10.1055/s-0043-124392
48. Ibáñz A, Blanco C, Sáiz-Ruiz J. Neurobiology and genetics of pathological gambling. Psychi-

atr Ann. 2002;32:181–5. https://doi.org/10.3928/0048-5713-20020301-07
49. Shaffer HJ, Hall MN, Vander Bilt J. Estimating the prevalence of disordered gambling behavior in the United States and Canada: a research synthesis. Am J Public Health. 1999;89(9):1369–76. https://doi.org/10.2105/AJPH.89.9.1369
50. Grant JE, Odlaug BL, Mooney ME. Telescoping phenomenon in pathological gambling: association with gender and comorbidities. J Nerv Ment Dis. 2012;200(11):996–8. https://doi.org/10.1097/NMD.0b013e3182718a4d
51. Tavares H, Zilberman ML, el-Guebaly N. Are there cognitive and behavioural approaches specific to the treatment of pathological gambling? Can J Psychiatry. 2003;48(1):22–7. https://doi.org/10.1177/070674370304800105
52. Grant JE, Kim SW. Demographic and clinical features of 131 adult pathological gamblers. J Clin Psychiatry. 2001;62(12):957–62. https://doi.org/10.4088/JCP.v62n1207
53. Hing N, Breen H. Profiling lady luck: an empirical study of gambling and problem gambling amongst female club members. J Gambl Stud. 2001;17(1):47–69. https://doi.org/10.1023/A:1016640332005
54. Lesieur HR, Rosenthal RJ. Pathological gambling: a review of the literature (prepared for the American Psychiatric Association task force on DSM-IV committee on disorders of impulse control not elsewhere classified). J Gambl Stud. 1991;7(1):5–39. https://doi.org/10.1007/BF01019763
55. Soberay A, Faragher JM, Barbash M, Brookover A, Grimsley P. Pathological gambling, co-occurring disorders, clinical presentation, and treatment outcomes at a university-based counseling clinic. J Gambl Stud. 2014;30(1):61–9. https://doi.org/10.1007/s10899-012-9357-2
56. Oudejans RR, Kuijpers W, Kooijman CC, Bakker FC. Thoughts and attention of athletes under pressure: skill-focus or performance worries? Anxiety Stress Coping. 2011;24(1):59–73. https://doi.org/10.1080/10615806.2010.481331
57. Blaszczynski A, Farrell E. A case series of 44 completed gambling-related suicides. J Gambl Stud. 1998;14(2):93–109. https://doi.org/10.1023/A:1023016224147
58. Feigelman W, Gorman BS, Lesieur H. Examining the relationship between at-risk gambling and suicidality in a national representative sample of young adults. Suicide Life Threat Behav. 2006;36(4):396–408. https://doi.org/10.1521/suli.2006.36.4.396
59. Petry NM, Kiluk BD. Suicidal ideation and suicide attempts in treatment-seeking pathological gamblers. J Nerv Ment Dis. 2002;190(7):462–9. https://doi.org/10.1097/00005053-200207000-00007
60. Lesieur HR. The chase: career of the compulsive gambler. Oxford: Anchor; 1977.
61. Black DW, Shaw M, McCormick B, Allen J. Pathological gambling: relationship to obesity, self-reported chronic medical conditions, poor lifestyle choices, and impaired quality of life. Compr Psychiatry. 2013;54(2):97–104. https://doi.org/10.1016/j.comppsych.2012.07.001
62. Germain C, Vahanian A, Basquin A, Richoux-Benhaim C, Embouazza H, Lejoyeux M. Brief report: coronary heart disease: an unknown association to pathological gambling. Front Psychiatry. 2011;2:11. https://doi.org/10.3389/fpsyt.2011.00011
63. Parhami I, Siani A, Rosenthal RJ, Fong TW. Pathological gambling, problem gambling and sleep complaints: an analysis of the National Comorbidity Survey: Replication (NCS-R). J Gambl Stud. 2013;29(2):241–53. https://doi.org/10.1007/s10899-012-9299-8
64. Smohai M, Urban R, Griffiths MD, Kiraly O, Mirnics Z, Vargha A, Demetrovics Z. Online and offline video game use in adolescents: measurement invariance and problem severity. Am J Drug Alcohol Abuse. 2017;43(1):111–6. https://doi.org/10.1080/00952990.2016.1240798
65. Chappell D, Eatough V, Davies M, Griffiths M. EverQuest —It's just a computer game right? An interpretative phenomenological analysis of online gaming addiction. Int J Mental Health Addict. 2006;4:205–16. https://doi.org/10.1007/s11469-006-9028-6
66. Griffiths M. Diagnosis and management of video game addiction. New Dir Addict Treat Prev. 2008;12:27–41.
67. Porter G, Starcevic V, Berle D, Fenech P. Recognizing problem video game use. Aust N Z J Psychiatry. 2010;44(2):120–8. https://doi.org/10.3109/00048670903279812
68. Cona G, Cavazzana A, Paoli A, Marcolin G, Grainer A, Bisiacchi PS. It's a matter of mind! Cognitive functioning predicts the athletic performance in ultra-marathon runners. PLoS

One. 2015;10(7):e132943. https://doi.org/10.1371/journal.pone.0132943
69. Seiler S. What is best practice for training intensity and duration distribution in endurance athletes? Int J Sports Physiol Perform. 2010; 5(3):276–91. https://doi.org/10.1123/ijspp.5.3.276
70. Peng W, Liu M. Online gaming dependency: a preliminary study in China. Cyberpsychol Behav Soc Netw. 2010;13(3):329–33. https://doi.org/10.1089/cyber.2009.0082
71. Petry NM, Stinson FS, Grant BF. Comorbidity of DSM-IV pathological gambling and other psychiatric disorders: results from the National Epidemiologic Survey on Alcohol and Related Conditions. J Clin Psychiatry. 2005;66(5):564–74. https://doi.org/10.4088/JCP.v66n0504
72. Burleigh TL, Griffiths MD, Sumich A, Stavropoulos V, Kuss DJ. A systematic review of the co-occurrence of gaming disorder and other potentially addictive behaviors. Curr Addict Rep. 2019;6(4):383–401. https://doi.org/10.1007/s40429-019-00279-7
73. Gonzalez-Bueso V, Santamaria JJ, Fernandez D, Merino L, Montero E, Ribas J. Association between Internet gaming disorder or pathological video-game use and comorbid psychopathology: a comprehensive review. Int J Environ Res Public Health. 2018;15(4). https://doi.org/10.3390/ijerph15040668
74. Steinbuchel TA, Herpertz S, Kulpmann I, Kehyayan A, Dieris-Hirche J, Te Wildt BT. Internet addiction, suicidality and non-suicidal self-harming behavior – A systematic review. Psychother Psychosom Med Psychol. 2018;68(11):451–61.
75. Reardon CL, Hainline B, Aron CM, Baron D, Baum AL, Bindra A, Engebretsen L, et al. Mental health in elite athletes: International Olympic Committee consensus statement (2019). Br J Sports Med. 2019;53(11):667–99.
76. Nautiyal KM, Okuda M, Hen R, Blanco C. Gambling disorder: an integrative review of animal and human studies. Ann N Y Acad Sci. 2017;1394(1):106–27. https://doi.org/10.1111/nyas.13356
77. Cowlishaw S, Merkouris S, Dowling N, Anderson C, Jackson A, Thomas S. Psychological therapies for pathological and problem gambling. Cochrane Database Syst Rev. 2012;11:CD8937. https://doi.org/10.1002/14651858.CD008937.pub2
78. Carlbring P, Jonsson J, Josephson H, Forsberg L. Motivational interviewing versus cognitive behavioral group therapy in the treatment of problem and pathological gambling: a randomized controlled trial. Cogn Behav Ther. 2010; 39(2):92–103. https://doi.org/10.1080/16506070903190245
79. Diskin KM, Hodgins DC. A randomized controlled trial of a single session motivational intervention for concerned gamblers. Behav Res Ther. 2009;47(5):382–8. https://doi.org/10.1016/j.brat.2009.01.018
80. Petry NM, Weinstock J, Morasco BJ, Ledgerwood DM. Brief motivational interventions for college student problem gamblers. Addiction. 2009;104(9):1569–78. https://doi.org/10.1111/j.1360-0443.2009.02652.x
81. Miller WR, Rollnick S, Moyers TB, Evans P, Brunell M, Gallup J. Motivational interviewing: helping people change. New York: Guilford; 2013.
82. Heinz A, Romanczuk-Seiferth N, Potenza MN, Hrsg. Gambling disorder. Cham: Springer International Publishing; 2019. https://doi.org/10.1007/978-3-030-03060-5
83. Bartley CA, Bloch MH. Meta-analysis: pharmacological treatment of pathological gambling. Expert Rev Neurother. 2013;13(8):887–94. https://doi.org/10.1586/14737175.2013.814938
84. Grant JE, Kim SW, Hollander E, Potenza MN. Predicting response to opiate antagonists and placebo in the treatment of pathological gambling. Psychopharmacology (Berl). 2008;200(4):521–7. https://doi.org/10.1007/s00213-008-1235-3
85. Grant JE, Odlaug BL, Schreiber LR. Pharmacological treatments in pathological gambling. Br J Clin Pharmacol. 2014;77(2):375–81. https://doi.org/10.1111/j.1365-2125.2012.04457.x
86. Black DW, Arndt S, Coryell WH, Argo T, Forbush KT, Shaw MC, Allen J, et al. Bupropion in the treatment of pathological gambling: a randomized, double-blind, placebo-controlled, flexible-dose study. J Clin Psychopharmacol. 2007;27(2):143–50. https://doi.org/10.1097/01.jcp.0000264985.25109.25
87. Berlin HA, Braun A, Simeon D, Koran LM, Potenza MN, McElroy SL, Hollander E, et al. A double-blind, placebo-controlled trial of topiramate for pathological gambling. World J Biol Psychiatry. 2013;14(2):121–8. https://doi.org/10.3109/15622975.2011.560964

88. Brito AM de, Almeida Pinto MG de, Bronstein G, Carneiro E, Faertes D, Fukugawa V, Tavares H, et al. Topiramate combined with cognitive restructuring for the treatment of gambling disorder: a two-center, randomized, double-blind clinical trial. J Gambl Stud. 2017;33(1): 249–63.
89. Hollander E, Pallanti S, Allen A, Sood E, Baldini Rossi N. Does sustained-release lithium reduce impulsive gambling and affective instability versus placebo in pathological gamblers with bipolar spectrum disorders? Am J Psychiatry. 2005;162(1):137–45. https://doi.org/10.1176/appi.ajp.162.1.137
90. King DL, Delfabbro PH, Griffiths MD, Gradisar M. Assessing clinical trials of Internet addiction treatment: a systematic review and CONSORT evaluation. Clin Psychol Rev. 2011;31 (7):1110–6. https://doi.org/10.1016/j.cpr.2011.06.009
91. Zajac K, Ginley MK, Chang R, Petry NM. Treatments for Internet gaming disorder and Internet addiction: a systematic review. Psychol Addict Behav. 2017;31(8):979–94. https://doi.org/10.1037/adb0000315
92. Han DH, Renshaw PF. Bupropion in the treatment of problematic online game play in patients with major depressive disorder. J Psychopharmacol. 2012;26(5):689–96. https://doi.org/10.1177/0269881111400647
93. Song J, Park JH, Han DH, Roh S, Son JH, Choi TY, Lee YS, et al. Comparative study of the effects of bupropion and escitalopram on Internet gaming disorder. Psychiatry Clin Neurosci. 2016;70(11):527–35. https://doi.org/10.1111/pcn.12429
94. Han DH, Lee YS, Na C, Ahn JY, Chung US, Daniels MA, Renshaw PF, et al. The effect of methylphenidate on Internet video game play in children with attention-deficit/hyperactivity disorder. Compr Psychiatry. 2009;50(3):251–6. https://doi.org/10.1016/j.comppsych.2008.08.011
95. Reardon CL, Factor RM. Sport psychiatry: a systematic review of diagnosis and medical treatment of mental illness in athletes. Sports Med. 2010;40(11):961–80. https://doi.org/10.2165/11536580-000000000-00000
96. Miller TW, Adams JM, Kraus RF, Clayton R, Miller JM, Anderson J, Ogilvie B. Gambling as an addictive disorder among athletes: clinical issues in sports medicine. Sports Med. 2001;31 (3):145–52. https://doi.org/10.2165/00007256-200131030-00001

VI
Psychische Gesundheit im Leistungssport über die Lebenszeit

34 Sportpsychiatrie und -psychotherapie: Ethische Aspekte und Recht

Carlos Gonzalez Hofmann, Sibylle Matter Brügger, Paul Hoff, Uli Hemmeter,
Malte Christian Claussen

Wenn man die Sportpsychiatrie und -psychotherapie im Tätigkeitsgebiet der Sportmedizin betrachtet, kann man sich die Frage nach dem Selbstverständnis stellen, mit dem die Sportmedizin sich der Leistungsförderung von Sportlern widmet und wie sich die Sportpsychiatrie und -psychotherapie hierbei positioniert (s. Kap. 1). Im Leistungssport hat sich die Sportpsychologie als Fachgebiet für die psychische Leistungsförderung nebst den Mentaltrainern etabliert. Auf den ersten Blick ergibt sich sowohl daraus als auch durch den traditionellen Ansatz der Psychiatrie und Psychotherapie, keine Gesunden zu behandeln, keine Notwendigkeit für eine Beteiligung der Sportpsychiatrie und -psychotherapie an der Leistungsförderung von Sportlern. Eine erfolgreiche psychiatrisch-psychotherapeutische Behandlung kann durch die Behebung von leistungsmindernden, behandlungsbedürftigen, psychischen Beschwerden und Erkrankungen, gewissermaßen leistungsfördernd sein (s. Kap. 3, Teil IV, Kap. 42). Dies kann auch durch eine daraus resultierende gesündere Lebensführung, ein besseres Stressmanagement oder eine höhere Resilienz geschehen, wäre jedoch eher Nebeneffekt und nicht primär beabsichtigte Leistungsförderung. Die Methoden, die fachspezifisch einsetzbar wären, um gezielt die Leistung zu fördern, erfordern einen medizinethischen Diskurs. Dies gilt für die TMS ebenso wie für die verschiedenen Methoden zum Schlafentzug. Ohne die kritische Auseinandersetzung mit Methoden, Zielen, ethischen Aspekten und beruflichem Selbstverständnis droht dem Fach der Sportpsychiatrie und -psychotherapie eine inhaltliche Zerreißprobe.

Während der Einsatz von körperlichen Testmethoden zur Selektion von Leistungssportlern gängige und allseits akzeptierte Praxis ist, stellt die Selektion von Sportlern durch psychometrische Methoden wiederum ein potenzielles Problem dar. Zum einen droht durch eine Untersuchung auf bestehende oder potenzielle psychische Beschwerden und Erkrankungen eine Stigmatisierung und das Verwehren oder Erschweren des Zugangs zum Leistungssport (s. Kap. 6). Zum anderen könnten auf diesem Weg gegebenenfalls früher bereits vorbestehende oder sich in Entwicklung befindliche psychische Erkrankungen erkannt und behandelt werden. Eine sichere Abgrenzung, ab wann und welche Diagnostik überhaupt der Persönlichkeit wertvolle Hinweise ergibt (z. B. auf die Zusammenstellung von Mannschaften und auf die Zuweisung bestimmter Aufgaben) und ab wann sich daraus psychopathologisch bedeutsame Auffälligkeiten ablesen lassen (z. B. bezüglich des „Dark factor" der Persönlichkeit [1]), wird nicht möglich sein (s. Kap. 27). Je weniger stigmatisierend das sportliche Umfeld und die Öffentlichkeit sind und je mehr Transparenz gegenüber Sportlern besteht, desto weniger Schwierigkeiten können sich aus entsprechender Diagnostik ergeben.

Zentraler Aspekt des Leistungssports ist der sportliche Erfolg. Je populärer der Sport, desto mehr spielen finanzielle Aspekte eine Rolle. Da sportlicher und wirtschaftlicher Erfolg in einer engen Beziehung zueinanderstehen, kann es leicht dazu kommen, dass dem Erfolg alles andere untergeordnet wird. Für Sportler, Funktionäre und Betreuer wie auch Sportpsychiater und -psychotherapeuten gilt es, persönlich Position zu beziehen. Dies kann man auf die Frage zuspitzen: Ethik oder Erfolg? Welche praktische Brisanz in dieser Frage liegt, kann man am Beispiel der Geisterspiele in der deutschen Fußballbundesliga zu Zeiten der Corona-Pandemie erkennen.

Das Wesen medizinischer Ethik ist die Auseinandersetzung mit Werten und den sich daraus ergebenden Fragestellungen, die sich meist als Dilemma präsentieren und somit häufig keine einfache Lösung zulassen. Bereits in den 1990er Jahren entwickelten Tom Beauchamp und James Childress auf den Grundlagen der klassischen hippokratischen Ethik vier medizinethischen Grundprinzipien (s. Abbildung 34-1), die zum Abwägen und zur Entscheidungsfindung dienen [2]. Eine wichtige Ergänzung finden diese Aspekte in dem Prinzip der Menschenwürde, welches zugleich Grundlage jeglichen ethischen oder medizinethischen Handelns sein sollte. Diese Grundsätze gelten auch für den Sportpsychiater und -psychotherapeuten bei Fragen der Sportethik.

Ethische Leitlinien finden sich in Ärztegelöbnissen und der Charta bzw. der Deklaration von Helsinki des Weltärztebundes (World Medical Association, WMA) wieder und basieren grundsätzlich auf dem hippokratischen Eid (Hippokrates von Kos, um 400 v. Chr.). Die darin formulierten ethischen Grundsätze sollen beim Umgang mit Dilemmata in der Medizin helfen. In der Europäischen Berufsordnung für Ärzte heißt es explizit im Art. 5 Abs. 1: „Für die ärztliche Tätigkeit bedarf es nicht nur fachlicher, sondern auch ethischer Voraussetzungen. [3]"

Entscheidend ist, anhand ethischer Grundsätze keinen starren Handlungskatalog zu entwickeln, sondern eine Haltung, also eine innere, auf Werten beruhende Grundeinstellung, mit der man einerseits in der Lage ist, prinzipientreu zu handeln, andererseits aber auch der jeweils individuellen Situation entsprechend angemessen beraten oder entscheiden kann. Neben den medizinethischen Erwägungen sind auch Aspekte der Sportethik zu berücksichtigen, nämlich das sogenannte „Fairplay".

Vier medizinethische Grundprinzipien	
Autonomie	respect for autonomy
Schadensminderung	nonmaleficence
Fürsorge	beneficende
Gleichheit	justice

Abbildung 34-1: Vier medizinethische Grundprinzipien nach Beauchamp und Childress [2].

34.1 Umgang mit Risiken und Schadensfolgen

Ein hohes Grundrecht eines jedes Menschen ist das Recht auf Selbstbestimmung. Aus diesem Recht leitet sich auch das Recht auf Krankheit oder Verletzung ab. Diesem Umstand ist Rechnung zu tragen, wenn man die hohe Bereitschaft vieler Sportler berücksichtigt, durch die erfolgreiche Ausübung des Leistungssports Schäden für die Gesundheit in Kauf zu nehmen – bis hin zu einer Verkürzung der Lebenserwartung (s. Fallbeispiel 1; s. Kap. 3).

Robert M. Goldman beschrieb diesen Umstand 1984 (sogenanntes Goldman-Dilemma [4]). Wie bereits erwähnt, ist es die Aufgabe des Sportpsychiaters und -psychotherapeuten, eine medizin- und sportethische Haltung zu entwickeln, um eine kompetente und auch konsistente Beratung oder Behandlung anbieten und durchführen zu können. Dies schließt die Haltung zu besonderen Risiken der verschiedenen Sportarten (z. B. chronische traumatische Enzephalopathie sowie Todesfälle beim Boxsport) ebenso ein, wie die Haltung zu Extrem- oder Risikosportarten sowie Vollkontakt-Kampfsportarten wie dem Ultimate Fighting.

Gleiches gilt für die Frage nach der Rückkehr in den Trainings- und Wettkampfbetrieb nach erfolgter Kopfverletzung (Concussion Management und RTP; s. Kap. 13). Stehen doch die Sportler unter einem ebenso hohen Leistungs- und Erfolgsdruck wie die Trainer und Funktionäre. Es erfordert sowohl Fingerspitzengefühl als auch Konsequenz, um Sportler keinem unnötigen Risiko auszusetzen, wenn es z.B. um die Rückkehr von Sportlern während eines Wettkampfs (wie z.B. im Falle des deutschen Fußballern Christoph Kramer, der im Finale der Fußball-WM 2014, eine Commotio cerebri erlitt) oder während der Saison geht.

Es gibt bei nahezu allen psychischen Beschwerde- und Erkrankungsbildern die Möglichkeit festzustellen, wann es aus medizinischen Gründen zwingend geboten ist, die Schonung oder auch eine Auszeit zu empfehlen. Wenn es jedoch um die Frage geht, ab wann es bereits vor Erreichen dieser zwingenden Gründe sinnvoll ist, Schonung oder Auszeit zu empfehlen, kann auch hier wieder nur auf fließende Grenzen und die Notwendigkeit der individuellen und situativen Prüfung verwiesen werden, die auch Persönlichkeitsmerkmale und vorhandene Copingstrategien umfasst (s. Fallbeispiel 2). Gleiches gilt für die Frage, ab wann ein vorzeitiges Karriereende zu empfehlen ist (s. Kap. 38). Das Problem der fließenden Grenzen und der dadurch erschwerten Grenzziehung gilt es als Realität anzuerkennen und ebenso das grundsätzliche Dilemma in der Abwägung verschiedener Güter unter medizinethischer Betrachtung.

Fallbeispiel 1: Ausdauersportlerin (28 Jahre)

Eine 28-jährige Ausdauersportlerin (Duathlon und Triathlon) kommt zur jährlichen sportärztlichen Untersuchung. Die Athletin fühlt sich gesund und leistungsfähig, beklagt aber immer wieder langsam heilende Verletzungen. Dieses Jahr ist die Menstruation komplett ausgeblieben. In den vorherigen Jahren war diese zumindest während der Trainingspause und der wettkampffreien Zeit wieder da. Die Athletin fühlt sich aber wohl damit, sie sieht es für sich als Erleichterung. Die Sportlerin wurde seit längerem und wiederholt auf die damit verbundenen verminderten körperlichen Funktionen und langfristigen Risiken aufmerksam gemacht. Sie leidet nicht an einer Essstörung, hat jedoch ein niedriges Körpergewicht. Beim Laufen ist dies ein Vorteil. Eine durchgeführte Knochendichtemessung zeigt eine Verminderung gegenüber der Messung vor 2 Jahren. Zudem ist sie mit Trainingsumfängen von mehr als 20 Std. pro Woche und zusätzlicher Teilzeitarbeit übermäßig ausgelastet.

34.2 Rollenkonflikte

Bei der Versorgung von Sportlern im Leistungssport gibt es ein gemeinsames Interesse, den sportlichen Erfolg, allerdings auch Unterschiede, basierend auf dem jeweiligen Rollenbild. Steht der Sportpsychiater und -psychotherapeut in einem direkten Vertragsverhältnis mit einem Verband und Verein, nimmt er automatisch eine andere Rolle gegenüber einem Sportler ein, als wenn er sich unabhängig von diesen Strukturen um das Wohl von Sportlern kümmert. Bei einem in die Strukturen eingebetteten Vertragsverhältnis kann der Sportpsychiater und -psychotherapeut in einen Loyalitätskonflikt geraten, wenn es z.B. um Schweigepflicht und psychische Beschwerden und Erkrankungen geht. Der Sportpsychiater und -psychotherapeut sollte sich mit dieser Problematik grundsätzlich auseinandersetzen, da er als Arzt im Rahmen der ärztlichen Schweigepflicht mit sehr persönlichen Aussagen der Patienten und somit Kenntnissen über deren Handlungen, Einstellungen und Haltungen sowie mit deren Krankheit und dem Umgang mit ihr vertraut ist. Andererseits bestehen insbesondere im Leistungssport hohe Erwartungen an die Sportler, sowohl im Hinblick auf die zu erbringende Leistung wie auch im Hinblick auf eine möglichst transparente und offene Kommunikation mit dem Trainerteam, aber auch mit der Öffentlichkeit (s. Kap. 3). Hier ist es Aufgabe des Sportpsychiaters und -psychotherapeuten, eine sehr sensible Vermittlerrolle zwischen den verschiedenen Anspruchsgruppen einzunehmen, ohne dass er die Anliegen und die notwendige Versorgung des Sportlers als Patienten vernachlässigt. Wenn es um das Wohl des Sportlers als Patient geht, sollte zwischen dem Sportpsychiater und -psychotherapeuten und dem organisierten Umfeld (Verband, Verein) keine zu große Nähe bestehen im Sinne einer Unabhängigkeit von Verbänden und Vereinen bezüglich der Rolle als Behandler.

Bedingt vergleichbar ist der mögliche Rollenkonflikt, wenn es um die Behandlung Minderjähriger geht und ein minderjähriger Sportler andere Vorstellungen oder Bedürfnisse hat als die Eltern (s. Kap. 36). Auch wenn das Patientenwohl – insbesondere bei Minderjährigen – oberstes Gebot ist, so sind doch die Wirklichkeit emotionaler Verflechtungen innerhalb des familiären Umfeldes sowie die soziale Dynamik der Leistungssportstrukturen (soziales Umfeld, Strukturgeber, Leistungserwartung) zu akzeptieren und in die Behandlung einzubeziehen. Mehr noch als bei erwachsenen Leistungssportlern kommt hier dem Sportpsychiater und -psychotherapeuten eine Vermittlerrolle zu.

Ein Rollenkonflikt kann auch intrapersonell stattfinden, wenn die ethischen Prinzipien des Fairplay mit jenen der Selbstbestimmung kollidieren, z. B. nach erfolgtem Doping durch einen Sportler. Die Behandlung des Dopings überführter Leistungssportler ist ein gutes Beispiel dafür, wie wichtig und hilfreich die medizinethischen Aspekte von Beauchamp und Childress sind, um eine persönliche Haltung zu entwickeln, auf der dann die Behandlung aufbauen kann (siehe Fallbeispiel 3). Nur wenn ein Sportpsychiater und -psychotherapeut sich frühzeitig seiner Rolle und Haltung bewusst ist und diese auch nach außen trägt, können Schwierigkeiten im Umgang mit Sportlern und deren Umfeld vermieden oder zumindest minimiert werden.

Fallbeispiel 2: Synchronschwimmerin (13 Jahre)

Eine 13-jähige Synchronschwimmerin kommt zu einer sportmedizinischen Untersuchung. Sie trainiert ca. 20 Stunden pro Woche und ist eine gute Schülerin einer Sportklasse. Die Trainingseinheiten dauern bis zu 4, manchmal auch 5 Stunden. Erst nach detailliertem Nachfragen zeigt sich, dass es im Training kaum Pausen gibt, um etwas zu trinken; etwas zu essen ist gar nicht möglich. Wiederholt wird ihr dabei übel und sie erbricht sich auf dem WC. Schmerzen und Tränen gehören für sie ebenso zum Training. Eine Folgeuntersuchung zeigt ein gereiztes Hüftgelenk mit schmerzhafter Bewegungseinschränkung. Dieses wird bei Dehnübungen an Land regelmäßig über die Schmerzgrenze hinweg gedehnt. Die junge Sportlerin wird im Training deutlich über ihre individuellen Grenzen hinweg belastet. Damit wird zugunsten des sportlichen Erfolgs eine langfristig psychische und körperliche Schädigung bewusst in Kauf genommen. Die Sportlerin wünscht sich Erfolg, kann jedoch nicht selbst über die Trainingsgestaltung entscheiden. Verweigerung würde dazu führen, dass sie aus dem Team fällt und die Sportart faktisch nicht mehr ausüben kann. Bei einer Einmischung der Eltern droht dieselbe Konsequenz. Es bleibt die Option, sich für eine Änderung der Trainingsbedingungen einzusetzen, bei welchen die individuelle Gesundheit der Sportlerin berücksichtigt wird.

34.3 Erfolg oder Ethik?

Eingangs wurde bereits die Frage nach Erfolg oder Ethik aufgeworfen. Wenn Leistungssportler nicht nur aus persönlichen Motiven bereit sind, für den Erfolg gesundheitliche Beeinträchtigungen in Kauf zu nehmen (Goldman-Dilemma), sondern es auch in der Bevölkerung große Anerkennung für Sportler gibt, die krank oder verletzt Wettkämpfe bestehen, dann zeigt dies die große Herausforderung im Umgang mit Schmerzen, Verletzungen oder Erkrankungen. Für viele Leistungssportler gehört das physiologische Warnsignal Schmerz zum Alltag (s. Kap. 25). Den Schmerz zu überwinden kann im Training wie auch im Wettkampf zu mehr Leistung anspornen (z. B. beim Runner's High), jedoch auch dazu führen, dass dem Warnsignal keine Beachtung mehr geschenkt wird oder es – weil als störend empfunden wird – durch schmerzstillende Medikamente reduziert oder abgestellt wird. Leistungssportler bewegen sich hier auf einem schmalen Grat, da entstehende Verletzungen ebenso wie bereits bestehende durch unveränderte Beanspruchung erheblich zunehmen können. Gleiches gilt für körperliche wie psychische Erkrankungen. Im Gegensatz zum Sportarzt, der eine körperliche Erkrankung und Verletzung diagnostiziert, behandelt und einen Trainingsplan aufstellt, um eine möglichst optimale körperliche Funktion wiederherzustellen, ist der Sportpsychiater und -psychotherapeut v. a. mit der Haltung und Einstellung zur vorliegenden körperlichen Erkrankung und deren Behandlung betraut. Neben der Behandlung einer psychischen Erkrankung besteht die Rolle des Sportpsychiaters und -psychotherapeuten darin, dass er mit dem Patienten eine Haltung zu seiner Erkrankung und zum Umgang damit entwickelt. Dies betrifft auch den Umgang mit einer körperlichen Erkrankung, speziell einer Verletzung oder auch einem Nachlassen der Leistungsfähigkeit bei relativ jungen Sportlern oder im Rahmen auch des physiologischen Alterungsprozesses. Wenn man den Aussagen einzelner ehemaliger Leistungssportler glauben darf, dass erst das Nachlassen der körperlichen Leistungsfähigkeit mit zunehmendem Lebensalter zu Doping geführt hat, ist es um so wichtiger, auch diesen Aspekt in Beratung und Behandlung einzubeziehen (s. Kap. 16).

Bei Frauen wiederum sollten leistungssportbedingte Auswirkungen auf Fertilität und Schwangerschaft früh thematisiert werden, v. a. bei gewichtsbezogenen Sportarten. Der Sportpsychiater und -psychotherapeut kann unter normalen Umständen einen Sportler nicht vor sich selbst schützen bezüglich eines rücksichtslosen Umgangs mit seiner Gesundheit unter Inkaufnahme höchster Risiken für Gesundheit und Leben. Es sollte jedoch als Pflichtaufgabe verstanden werden, auf diese Umstände und die psychischen und sozialen Folgen ausdrücklich hinzuweisen.

34.4 Schutz besonderer Gruppen

Werden in der Gesellschaft schon psychische Beschwerden und Erkrankungen stigmatisiert, so ist die Gefahr der Stigmatisierung im Leistungssport noch ausgeprägter (s. Kap. 3). Anders lässt sich nicht erklären, warum nur wenige aktive und ehemalige Leistungssportler sich öffentlich zu ihren psychischen Beschwerden bekennen. Nicht, dass dies zwingend erforderlich wäre, allerdings sollte es auch keinem Tabu unterliegen, dessen Bruch zu Sanktionen führt. Nur wenigen Leistungssportlern ist es gelungen, sich in der Öffentlichkeit z. B. zu Depressionen oder ADHS zu bekennen, ohne dass dies zu erkennbaren Nachteilen führte. Auffallend ist dabei, dass die meisten dieser Sportler Einzelsportarten betrieben. Dies deutet darauf hin, dass der Stigmatisierungsdruck in Mannschaftssportarten deutlich höher zu sein scheint. Wenn man dies berücksichtigt, ist es umso wichtiger abzuwägen, wann Sportler sich wem gegenüber bezüglich eines psychiatrischen Beschwerdebildes offenbaren und auch in welchem Umfang. Der Sportpsychiater und -psychotherapeut hat hier insbesondere die individuelle Belastung des Leistungssportlers zu berücksichtigen – im Hinblick auf die zur Verfügung stehenden Entscheidungsmöglichkeiten. Während z. B. Psychiater und Psychotherapeuten sowie psychotherapeutisch tätige Psychologen von Berufs wegen einer Schweigepflicht unterliegen, gilt dies für den sportlichen Betreuerstab nicht. Auch wenn man davon ausgehen darf, dass Trainer Vertrauliches für sich behalten, kann eine unbedachte Bemerkung einer Sportkarriere gleichermaßen schaden wie allfällige Folgen, wenn psychische Beschwerden und Erkrankungen ignoriert werden. Wenn Sportler sich überlegen oder gegebenenfalls aus der Situation heraus gezwungen sind, sich bezüglich einer psychischen Gesundheitseinschränkung zu äußern, sollten die möglichen und die wahrscheinlichen Konsequenzen bedacht und therapeutisch vorgesprochen werden. Während Einzelfälle bekannt sind, bei denen es zu einer deutlichen Entlastung von Leistungssportlern durch das psychiatrische Coming-out kam (z. B. bei der Skifahrerin Lindsey Vonn 2012), ist in der Sport- bzw. Medienlandschaft doch meist Gegenteiliges zu beobachten (z. B. beim Fußballer Andreas Biermann 2009). Ähnliches lässt sich beim Coming-out bei einer gleichgeschlechtlichen sexuellen Orientierung beobachten (z. B. beim Schwinger Curdin Orlik 2020 bzw. beim Footballspieler Michael Alan Sam 2014). Im Sinne der Schadensminderung sowie der Fürsorge steht ein Sportpsychiater und -psychotherapeut besonders in der Verantwortung bezüglich der Beratung betroffener Leistungssportler ob, in welchem Umfang, wann und wie ein Outing sinnvoll oder möglich sein und welche Folgen und Risiken bestehen (z. B. Diskriminierung).

Eine besondere Situation ergibt sich bei dem Verdacht auf sexuelle Belästigung und sexuellen Missbrauch, insbesondere bei minderjährigen Sportlern. Hier ist auf die besondere Schutzbedürftigkeit Minderjähriger und die Schadensminderung für die Betroffenen zu achten (s. Kap. 36). Je höher die Leistungsstufe der Sportler ist, desto mehr bewegen sie sich in einem zunehmend engen und wenig durchlässigen Sozialsystem mit Abhängigkeiten. Dies stellt ein potenzielles Risiko für sexuelle Übergriffe dar – aber auch für das Verschweigen solcher Übergriffe, nicht nur seitens der Täter, sondern auch seitens der Opfer [22]. Im Verdachtsfall, also wenn sich Verhaltensänderungen oder psychpathologische Auffälligkeiten bei Kindern ergeben, hat der Sportpsychiater und -psychotherapeut gleichermaßen umsichtig wie zielführend selbigem nachzugehen, ohne dabei die Grenzen der persönlichen Integrität der minderjährigen Sportler zu verletzen. Es gilt, weder aus Übervorsicht einem Verdacht nicht nachzugehen noch (z. B. zum Zwecke der Verdachtsklärung), Druck auszuüben oder auf unangemessene Weise eine Öffentlichkeit dafür zu schaffen.

Nicht weniger anspruchsvoll ist, bei Kindern und Jugendlichen, die Leistungssport treiben, die Reifeentwicklung zu berücksichtigen. Dies kann bedeuten, bei einer möglichen oder drohenden kognitiven oder emotionalen Überforderung des Nachwuchsssportlers eine Maßnahme zu empfehlen, die bei einer gut laufenden, hoffnungsvollen Karriere zu einer Rückstufung oder auch einem Karriereende führen kann. Gegenüber dem Respekt vor der Autonomie eines minderjährigen Patienten haben bei ethischen Abwägungen – abhängig von der Reife der Patienten – die Prinzipien Schadensminderung und Fürsorge in der Regel Vorrang (siehe Fallbeispiel 2).

34.5 Grenzziehungen

Der Mensch sucht im Verständnis von Dingen und Zusammenhängen gerne einfache Erklärungen und klare Unterscheidungsmerkmale. Dies erleichtert die Orientierung, ermöglicht Verständnis, gibt Sicherheit. Auch wenn man in einigen Punkten klare Unterscheidungsmerkmale finden kann, so gibt es – spätestens bei näherer Betrachtung – doch meist Grauzonen bzw. fließende Übergänge. Auf den Begriff der Grauzone stößt man v. a. im Zusammenhang mit rechtlichen Aspekten oder Regelungen. Es liegt in der Verantwortung der Betreuer und Behandler, sich über mögliche Grauzonen und deren Bedeutung Klarheit zu verschaffen. Dies gilt insbesondere, wenn es um das Dopingreglement geht (s. Kap. 11). Das bewusste Ausnutzen von Graubereichen durch Ärzte leistet der illegalen Leistungsförderung Vorschub und sollte weder aus juristischen noch aus ethischen Erwägungen in Betracht gezogen werden.

Fließende Grenzen finden sich auch im Bereich Beratung, Coaching und Psychotherapie (s. Kap. 9). Je nach fachlicher Qualifikation können die verschiedenen Bereiche ausgefüllt werden. Aus Beratung kann Coaching werden und aus Coaching Psychotherapie. Hier gilt es für jede Berufsgruppe, die Grenzen der eigenen Kompetenz zu erkennen und zu wahren: zum Wohle der Athleten (s. Kap. 3). Da es allerdings fließende Grenzen gibt, beispielsweise bei dem Thema Angst und Wettkampf, bedarf es einer praktischen und ethischen Orientierungshilfe (s. Kap. 23). Während Wettkampfängstlichkeit keiner Psychotherapie bedarf, gehört die Wettkampfangst[15], mindestens bei mittelschwerer Ausprägung, in die Hände von Psychotherapeuten [5]. Neben der Frage nach dem Vorliegen eines klar definierten psychischen Beschwerdebildes kann die Bezugnahme auf die medizinethischen Kriterien von Beauchamp und Childress weiterhelfen, v. a. durch Bezugnahme auf das Prinzip der Schadensminderung. Zudem sollte gegenüber Sportlern Transparenz über Qualifikationen, Kompetenzen und Versorgungsalternativen geschaffen werden. Es gilt einerseits, eine Unterversorgung durch unsachgemäße Maßnahmen (z. B. Coaching statt Therapie) durch beispielsweise Kompetenzüberschreitung zu vermeiden, andererseits aber auch eine Psychiatrisierung von Beschwerden, die zwar psychischer Natur sind, jedoch keiner Therapie bedürfen (s. Kap. 8).

Besondere Bedeutung hat das Abwägen ethischer Aspekte beim Umgang mit Leistungssportlern, deren Erkrankungsbild stark in Verbindung mit der betriebenen Sportart steht. Dies gilt insbesondere für ein gestörtes Essverhalten und Essstörungen im Sinne eines Untergewichts bzw. relativer Energiedefizienz (s. Kap. 28). Während Essstörungen im Allgemeinen bereits zu den eher schwer behandelbaren psychischen Erkrankungen gehören, wird die Behandlung durch das Ausüben von Leistungssport erschwert. Bei Sportarten wie Langstreckenlauf, Skispringen oder Reitsport (Jockeys) ergeben sich durch geringeres Körpergewicht in einem gewissen Maß Vorteile im Wettkampf. Während Sportarten aus diesem Grund durchaus das Risiko bieten, ein gestörtes Essverhalten und eine Essstörung zu entwickeln, suchen sich wiederum auch Menschen mit gestörtem Essverhalten eben diese Sportarten aus. Dabei spielt bewusstes oder unbewusstes Coping eine Rolle, wobei es schwer sein wird zu beurteilen, in welchem Umfang das Coping dann noch als adaptiv betrachtet werden kann. Von therapeutischer Seite gilt es abzuwägen, inwieweit die Unterstützung von essgestörten Sportlern im Sinne der Schadensminderung geboten ist bzw. ob durch die therapeutische Unterstützung eines maladaptiven Copings ein psychisches Beschwerde- und Erkrankungsbild gefördert oder verfestigt wird. Die Frage, der nachzugehen ist, lautet: Was stellt sich als das geringere Übel dar, also welche Konsequenzen ergeben sich, wenn die Leistungssportkarriere mit gestörtem Essverhalten fortgesetzt wird, und welche, wenn der Ausstieg aus dem störungsfördernden Sportumfeld angegangen wird?

Wenn es um die Frage nach selbstschädigendem Verhalten im Zusammenhang mit Leistungssport geht, müssen auch die gesundheitsschädlichen Auswirkungen von Sport diskutiert werden. Besonders deutlich lässt sich dies am Beispiel der Kopfverletzungen erörtern (s. Kap. 13). Während Kopfverletzung in zahlreichen Sportarten (z. B. American Football, Eishockey, Fußball) wiederholt auftreten [6, 7, 8], aber zumindest teilweise vermieden werden kön-

15 In der Sportpsychologie wird die individuelle, spezifische Neigung, sportliche Wettkampfsituationen als belastend oder bedrohlich einzuschätzen als Wettkampfängstlichkeit bezeichnet. Im Unterschied dazu ist Wettkampfangst als akute, emotionale, kognitive und vegetative Reaktion auf eine bedrohliche oder als solche wahrgenommene Wettkampfsituation definiert [9]; (s. Kap. 23).

nen, so gehören diese grundsätzlich zu den Effekten von Vollkontakt-Kampfsportarten wie Boxen. Dass Gewalteinwirkungen – insbesondere bei Wiederholung – zu mittelfristigen, teilweise aber auch dauerhaften Schädigungen des Gehirns führen, ist hinlänglich bekannt. Aus therapeutischer Sicht stellt sich die Frage, inwieweit es verantwortet werden kann, Sportler dabei zu unterstützen, sich selbst schwere Schädigungen zuzufügen (bzw. zufügen zu lassen). Ob und welche Schutzmaßnahmen getroffen werden, obliegt den Verantwortlichen in den jeweiligen Sportverbänden und nicht den Ärzten. Dafür ist es jedoch umso wichtiger, auch hier eine Haltung zu entwickeln, um der adäquaten Versorgung von Leistungssportlern ebenso gerecht zu werden wie der Grundhaltung, Gesundheit zu schützen. Eine klare Grenze zwischen den Aspekten des Respekts vor der Autonomie der Sportler und dem Prinzip der Schadensminderung wird man nur schwer finden können. Dies gilt insbesondere bei wirtschaftlichen Erwägungen der Hauptverantwortlichen, beispielsweise bei der Weiterführung von Fußballspielen in den Profi- und Amateurligen aus finanziellen Gründen, trotz bekannter, möglicherweise großer Gesundheitsgefahren.

34.6 Doping und Leistungsoptimierung

Ein besonderes Spannungsfeld ergibt sich immer dann, wenn es um die Optimierung der Leistungsfähigkeit im Sport geht, speziell im Spitzensport. Obwohl die WADA Doping genau definiert und verbotene Substanzen und Methoden exakt auflistet, gibt es immer eine Grauzone, in die man gleichermaßen absichtlich wie auch unabsichtlich geraten kann (s. Kap. 11, Kap. 16). Ein Beispiel ergibt sich aus der Möglichkeit der experimentellen Therapie an sich, insbesondere bei der Behandlung mit Stammzellen. Hier sei auf die Behandlung eines spanischen Profifußballers verwiesen, dem wegen wiederholter Knieverletzungen das Karriereende drohte. Eine experimentelle Stammzellbehandlung führte zu einer Wiederherstellung der Spielfähigkeit [10].

Für Ärzte ergibt sich die Fragestellung, ob der Einsatz einer leistungsfördernden Substanz oder Methode, die nicht auf der Dopingliste steht, vereinbar ist mit dem medizinethischen Aspekt der Schadensminderung einerseits, dem sportethischen Prinzip des Fairplay andererseits. Wenn die Leistung erst durch entsprechende Substanzen und Methoden erbracht wird und nicht aus sich selbst heraus, würde ein Verbot einer derartigen Substanz oder Methode dazu führen, dass bei einem Verzicht die Leistung auf das alte Niveau sänke. Sportler würden möglicherweise lernen, dass der sportliche Erfolg wesentlich auf der Einnahme von Substanzen beruhe. Dies kann dann zu einer Verschiebung der Wirksamkeitserwartung von der Selbstwirksamkeit auf die Substanzwirksamkeit führen und den Weg zum Einsatz unerlaubter Mittel ebnen. In der Vermeidung dieses – letztlich pathologischen Lernprozesses – liegt u.a. die ärztliche Verantwortung, wenn es darum geht, nicht zu schaden. Es ist dabei unerheblich, ob es sich um Förderung der Leistungsfähigkeit oder der Regeneration handelt. Während in der Öffentlichkeit Doping v.a. mit der unerlaubten Steigerung der Leistungsfähigkeit verbunden wird, so betreffen Dopingpraktiken doch ebenso die Beschleunigung der Regeneration. Auch hier besteht die ärztliche Verantwortung in dem Umstand, Schaden von Sportlern abzuwenden, die durch Nebenwirkungen unerlaubter Methoden entstehen können, wie auch darin, keine problematischen Lernerfahrungen zu fördern.

Aufgrund der Fortschritte in der apparativen Medizin gilt es, auch technische Methoden zur Leistungsförderung zu betrachten. Dass mittels transkranieller Magnetstimulation (TMS) Einfluss auf die Stimmung genommen werden kann, ist ebenso bekannt wie Effekte auf das motorische System, z.B. im Rehabilitationsbereich [11]. Es ist lediglich eine Frage der Zeit, bis versucht werden wird, sich solche Effekte als Möglichkeit zur Leistungsoptimierung dienlich zu machen, auch bei Wettkampfveranstaltungen. Es bedarf einer Sensibilisierung der Ärzteschaft, insbesondere von psychiatrisch-psychotherapeutischer Seite, um frühzeitig Fehlentwicklungen zu vermeiden.

Als problematischste Form des Dopings ist die Manipulation am Genom zu betrachten. Die Gene sind das höchstpersönliche Gut eines Menschen. Gene zum Zwecke der Heilung von schweren Erkrankungen zu manipulieren (sogenannte Gen-Therapie), ist medizinethisch verantwortbar, nicht hingegen die Manipulation zum Zwecke der Leistungsoptimierung. Neben der unerlaubten Vorteilsschaffung im Leistungssport besteht nicht nur das Risiko von nicht überblickbaren Nebenwirkungen und Langzeitfolgen, sondern auch die Gefahr, eine Art unnatürlichen Idealathleten, einen Übermenschen anzustreben oder zu entwickeln. Da Genmanipulationen zugleich patentrechtlich geschützt werden, droht bei patentierter Genmanipulation quasi die Enteignung des Menschen in seinem höchstpersönlichen Gut. Dies kann allein schon aus ethischen Erwägungen keine Zustimmung finden – und mit der Würde des Menschen nicht vereinbar sein.

Es ist im Kontext der Sportlerbetreuung hochproblematisch, wenn Sportler von sich aus zu unerlaubten Substanzen und Methoden greifen, zum Zweck der Leistungsoptimierung oder der Regenerationsbeschleunigung. Wird dies von Ärzten unterstützt oder gar initiiert, so ist dies ethisch inakzeptabel. Gleiches gilt für staatlich gefördertes Doping. Doping ist mit den medizinethischen Prinzipien unvereinbar und sollte es auch aus dem Selbstverständnis des Berufs heraus sein. Dies ergibt sich aus den oben genannten Erwägungen ebenso wie aus der rechtlichen Situation. Eine ethische Herausforderung ergibt sich aus der Problematik, dass Leistungssportler, die des Dopings überführt und gesperrt wurden, behandlungsrelevante Depressionen entwickeln können. Hier stellt sich für den Sportpsychiater und -psychotherapeuten die ethische Frage, ob man den Patienten behandelt, wenn man aus ethischen Gründen gegen Doping ist – oder lehnt man es ab?

Ergänzend zum Aspekt der Leistungsoptimierung sollte noch die Behandlung von psychischen Erkrankungen mit als Dopingmittel gelisteten Substanzen erwähnt werden. Hier bietet sich die Behandlung des ADHS als Beispiel an (s. Kap. 32).

Die Behandlung von ADHS-Symptomen mit Stimulanzien kann sich als zweischneidiges Schwert darstellen. Da die Effekte von Stimulanzien auf die unterschiedlichen ADHS-Domänen oft nicht gleichmäßig sind, kann es passieren, dass zwar die emotionale Selbstregulation und Aufmerksamkeit gebessert werden, zugleich aber gegebenenfalls auch die Hyperaktivität reduziert wird. Dies kann für bestimmte Bereiche (z.B. Aufmerksamkeit) eine Leistungsoptimierung mit sich bringen, allerdings auf Kosten von einer Leistungsminderung in anderen Bereichen (z.B. Hyperaktivität, Impulsivität). Hier sind insbesondere die Bedürfnisse der Sportler bezüglich Wohlbefinden und Beschwerdelinderung einerseits mit den Anforderungen an die Leistungsfähigkeit andererseits abzuwägen.

Fallbeispiel 3: Bodybuilder (18 Jahre)

Ein 18-jähriger Bodybuilder (Wettkampf) bittet in der Praxis um Überprüfung seiner Blutwerte. Beim ersten Gespräch berichtet er, dass er wissen möchte, ob er gesund sei. Im Verlauf gibt er offen zu, dass er nach einem ausgefeilten Plan Anabolika einnehme. Er wünscht, dass sein Gesundheitsstatus mit Blutkontrollen regelmäßig überprüft wird. Die Anabolika würde er selbst besorgen und entsprechend eines Plans einnehmen. Bei normalen Blutwerten gäbe es quasi grünes Licht für zusätzliche Dopingmittel oder höhere Dosierungen und damit auch potenziell zusätzlichen, langfristigen Schaden. Andererseits würde ein Monitoring stattfinden, das helfen könnte, Schaden abzuwenden.

34.7 Sportpsychiatrische und -psychotherapeutische Versorgung

Zum Zeitpunkt der Erstellung dieses Lehrbuches der Sportpsychiatrie und -psychotherapie kann eine unzureichende sportpsychiatrische und -psychotherapeutische Versorgung im Leistungssport allgemein postuliert werden (s. Kap. 3). Es besteht diesbezüglich eine Ungleichheit zwischen den zahlreichen, oft spezialisierten Abklärungs- und Behandlungsangeboten in der Medizin (Beispiel Arbeitsmedizin) und der Versorgungsrealität von Leistungssportlern. Dies ist auf verschiedene Ursachen zurückzuführen: Sei es ein struktureller Mangel, eine lange Zeit zu geringe Aufmerksamkeit durch das Fach Psychiatrie und Psychotherapie oder die Stigmatisierung psychischer Beschwerden und Erkrankungen in der Öffentlichkeit. Umgekehrt sollte die Versorgung von Leistungssportlern – insbesondere bei finanzkräftigen Verbänden und Vereinen – nicht dazu führen, dass Ressourcen dem Leistungssport zusätzlich zur Verfügung gestellt werden, die dann an anderer Stelle fehlen bzw. dass eine Überdiagnostik stattfindet im Sinne der quartären Prävention (s. Kap. 42).

Gleiches gilt für den Einsatz von Forschungsmitteln. Man kann zwar möglicherweise Erkenntnisse aus der Forschung im Leistungssportbereich auch in der allgemeinen medizinischen Versorgung nutzvoll einsetzen, jedoch sollte dabei bedacht werden, dass es im modernen Leistungssport schnell um wirtschaftliche Interessen und Ansehen geht. Was in Hinblick darauf den Verantwortlichen nutzbringend ist, muss deswegen nicht gleich der allgemeinen medizinischen Versorgung zugängig gemacht werden oder hilfreich sein.

34.8 Psychiatrische Diagnostik

Der Bereich der psychiatrischen Diagnostik birgt, je weiter die Forschung voranschreitet und je leistungsstärker Computer und z. B. Auswertungssoftware werden, die Gefahr der Herstellung absoluter Transparenz der Psyche von Leistungssportlern (s. Kap. 6). Werden psychometrische Verfahren eingesetzt, wird bereits mit dem einfachsten Screeninginstrument die Psyche vermessen. Dies gilt für testpsychologische Leistungsdiagnostik ebenso wie für Persönlichkeitsdiagnostik oder die Erhebung von psychischen Beschwerden oder Erkrankungsbildern. Anhand weniger Informationen über Interessen und Verhaltensweisen kann bereits jetzt mit einer relativ hohen Wahrscheinlichkeit etwas über die Persönlichkeit ausgesagt werden. Während Leistungssportler möglicherweise individuell, unter Wahrung der Diskretion, für sich selbst (z. B. für eine bessere Wettkampfvorbereitung) daraus Nutzen ziehen können und Akzeptanz für die psychometrische Transparenz haben, werden Sportler immer mehr zu unpersönlichen Erfüllungsgehilfen von Verbänden und Vereinen, wenn diese auf die Daten Zugriff haben und die Leistungsoptimierung maximal ausreizen, ohne Rücksicht auf die Individualität zu nehmen. Bereits heute werden immer mehr Daten erhoben wie z. B. Bewegungsprofile, um diese statistisch nach signifikanten Zusammenhängen zu durchsuchen und diese nutzbar zu machen (sogenannte Big Data). Was für die körperliche Diagnostik bereits immer mehr zur Normalität wird, droht bei der psychischen Diagnostik zu einem gravierenden Eingriff in die Persönlichkeitsrechte von Sportlern zu werden. Wenn der Respekt vor der Autonomie der Sportler und das Gebot der Schadensminderung nicht bloße Lippenbekenntnisse sein sollen, dann gilt es hier, auch unter Berücksichtigung des Rechts auf informationelle Selbstbestimmung, klare Regeln aufzustellen, um die Persönlichkeitsrechte und die Würde der Athleten zu wahren und auch auf diesem Weg mögliche negative psychische Auswirkungen abzuwenden. Letztlich gilt dies für die gesamte Medizin.

Ähnlich verhält es sich mit den biophysiologischen Untersuchungsmethoden, beispielsweise der Gendiagnostik. Wenngleich heute meist hohe Standards und gesetzliche Regelungen bestehen bezüglich der Beratung über die Bedeutung und mögliche Auswirkungen von Gendiagnostik durch humangenetische Beratungsstellen, ist es doch eine mögliche künftige Entwicklung, dass Sportler oder auch der Nachwuchs auf für den Leistungssport oder bestimmte Sportarten günstige Genprofile gescreent und dementsprechend selektiert werden. Schwieriger ist der Umgang mit Gendiagnostik dann, wenn eine mögliche Manipulation der Gene im Sinne des Gendopings aufgedeckt werden soll. Dies gilt auch, wenn vermeintlich harmloses Biohacking[16] vorliegt, im Sinne einer Genmanipulation ohne Auswirkungen auf Leistungsparameter, z. B. aus ästhetischen Gründen. Auch die genetischen Informationen unterliegen dem Recht auf informationelle Selbstbestimmung.

Während der Einsatz von körperlichen Testmethoden zur Selektion von Sportlern gängige und allseits akzeptierte Praxis ist, stellt die Selektion von Leistungsportlern durch psychometrische Methoden wiederum ein potenzielles Problem dar. Zum einen droht durch eine Untersuchung auf bestehende oder potenzielle psychische Beschwerden und Erkrankungen Stigmatisierung und das Verwehren oder Erschweren des Zugangs zum Leistungssport, zum anderen könnten auf diesem Weg gegebenenfalls früher bereits vorbestehende oder sich in Entwicklung befindliche psychische Erkrankungen erkannt und behandelt werden. Eine sichere Abgrenzung, ab wann die Diagnostik der Persönlichkeit wertvolle Hinweise, z. B. auf die Zusammenstellung von Mannschaften und die Zuweisung bestimmter Aufgaben, gibt und ab wann sich daraus psychopathologisch bedeutsame Auffälligkeiten ablesen lassen, wird nicht möglich sein. Je weniger stigmatisierend das sportliche Umfeld und die Öffentlichkeit sind und je mehr Transparenz gegenüber Sportlern besteht, desto weniger Probleme können sich aus entsprechender Diagnostik ergeben.

34.9 Genderperspektive und -aspekte

Ein weiteres ethisches Spannungsfeld im Leistungssport ist das der Geschlechtsidentität (s. Kap. 35). Im Sport bedarf es üblicherweise einer Grenzziehung zwischen den Geschlechtern, um etwaige Bevor- oder Benachteiligungen aufgrund der Unterschiede in Körperbau und Physiologie zu vermeiden. Traditionell wird zwischen männlichem und weiblichem Geschlecht unterschieden. Im Rahmen der zunehmenden gesellschaftlichen Anerkennung davon abweichender Geschlechtsidentitätskonzepte, greifen diese einfachen Einteilungen nicht mehr. Intersexualität ist ein Thema, welches gesellschaftlich mehr Aufmerksamkeit erhalten hat, seit in manchen Ländern offiziell ein drittes Geschlecht („unbestimmt") neben den klassischen Zuordnungen Mann und Frau eingeführt wurde. Ein Beispiel ist die Frage, wieviel Testosteron mit dem Verständnis von Frau als Leistungssportlerin vereinbar ist. So geriet die Leichtathletin Caster Semenya 2019 in den Blickpunkt der Öffentlichkeit, weil ihre Testosteronwerte genetisch bedingt oberhalb des vorgegebenen Grenzwerts lagen. Aufgrund eines Wettbewerbsvorteils durch die Wirkung von Testosteron wurde der Ausschluss von Wettkämpfen durch den Internationalen Leichtathletikverband International Association of Athletics Federations (IAAF; im Oktober 2019 umbenannt in World Athletics) auferlegt, sofern der Testosteronspiegel mit-

16 Biohacking ist ein experimenteller biologischer, chemischer oder technischer Eingriff in Organismen (Zellen, Organe) als meist individuelle Körpermodifikation mit dem Ziel der ästhetischen oder funktionellen Veränderung bzw. Verbesserung.

tels Hormoneinnahme nicht gesenkt wird. Die IAAF begründete dies damit, dass die Sportlerin zu den „biologisch männlichen Athleten mit weiblichen Geschlechtsidentitäten" gehöre. Das Schweizer Bundesgericht bestätigte dieses Vorgehen im September 2020. Besondere Relevanz aus medizinethischer Sicht hat die Aufforderung, mittels medikamentöser Behandlung den Testosteronwert künstlich zu senken. Man spricht hier von „inversem Doping", welches im Gegensatz zum klassischen Doping die Leistung nicht (unerlaubt) steigern, sondern erhöhte Werte senken und auch damit die Leistungsfähigkeit drosseln soll. Dieses inverse Doping soll der Chancengleichheit, also der Fairness dienen.

Es wäre allerdings aus Abwägung zur Gleichbehandlung zu klären, ob Fairness nicht darin besteht, dass bei allen Sportlern der Testosteronwert gleich hoch zu sein hat. Eine solche künstliche Anpassung, gegebenenfalls auch im Sinne einer Zufuhr von Testosteron, um den Wert nach oben zu korrigieren, ist ethisch nicht tragbar, da das Prinzip der Schadensminderung nicht mit der medizinischen Behandlung von Gesunden vereinbar ist. Hier ist auch zu berücksichtigen, dass der Leistungssport im Allgemeinen Aufmerksamkeit auf sich zieht und Leistungssportler oft zu Vorbildern er- oder verklärt werden. Die Auswirkungen auf das Verständnis von „gesund", „normal" oder „erwünscht" in Bezug auf die Physiologie des Menschen und seiner Fähigkeiten wären schwerwiegend. Die WMA hat sich hierzu klar positioniert und betrachtet die Behandlung eines natürlich erhöhten Testosteronspiegels bei einer Frau als unethisch und rät ausdrücklich davon ab [12, 14].

In einem ähnlichen Zusammenhang ist der Wunsch nach Geschlechtsumwandlung oder -anpassung (Transition) zu sehen. Hier kann die psychiatrisch-psychotherapeutische Expertise gefragt sein. Aus Fairness werden in fast allen Sportarten die Wettkämpfe von Männern und Frauen getrennt (klassische Ausnahme ist der meist männlich dominierte Motorsport) oder nach festen Regeln in gemischten Mannschaften durchgeführt (Beispiel Mixed Teams im Tennis). Die Akzeptanz einer größeren Vielfalt an Geschlechtsidentitäten wiederum steht im Konflikt mit diesem klassischen System. Selbst bei einer verhältnismäßig einfachen Sachlage wie der Geschlechtsumwandlung von Mann zu Frau oder umgekehrt stellt sich die Frage nach den Auswirkungen auf die Leistungsfähigkeit, also nach etwaigen Vor- oder Nachteilen. Ein weiterer Punkt, der in der Beratung von Sportlern, die eine Transition wünschen, eine Rolle spielt, ist das Abwägen zwischen entlastenden Effekten auf die Psyche durch die Herstellung einer, dann als ichsynton erlebten Körperlichkeit und möglichen Belastungen durch unzureichende Akzeptanz des sozialen Umfeldes bzw. der Öffentlichkeit.

34.10 Erweiterte medizinische Grundprinzipien

Neben den von Beauchamp und Childress aufgeführten vier medizinethischen Prinzipien Autonomie, Schadensminderung, Fürsorge und Gleichheit sollten diese – immer unter Bezugnahme auf das Prinzip der Menschenwürde und dies insbesondere im Leistungssport – durch das Prinzip der Transparenz ergänzt werden (s. Abbildung 34-2). Aufgrund der zahlreichen potenziellen und tatsächlichen ethischen Spannungsfelder gilt es, eine eigene Haltung zu entwickeln und sowohl diese als auch die Auswirkungen von Entscheidungen mit ihren Vor- und Nachteilen offen und klar zu kommunizieren. Gleiches gilt für die eigene Rolle bzw. die bestehenden Auftragsverhältnisse. Transparenz erst schafft die Chance zum Vertrauensaufbau und Vertrauenserhalt auf dem Fundament der Menschenwürde. Bei jeder Anwendung eines medizinethischen Aspekts ist dieser mit dem Prinzip der Menschenwürde in Bezug zu setzen, insbesondere, da die medizinethischen Aspekte keinen Selbstzweck darstellen, sondern Ausgestaltungen der Menschenwürde sein sollen.

Medizinethische Grundprinzipien				
Autonomie	Schadens-minderung	Fürsorge	Gleichheit	Transparenz
Menschenwürde				

Abbildung 34-2: Medizinethische Grundprinzipien.

Recht Richtlinien und Regularien im Leistungssport

Medizin unterliegt (wie nahezu alle Bereiche der Gesellschaft) der Regulation durch Gesetze, Verordnungen und Verträge. Zusätzlich haben in der Medizin Richtlinien, Leitlinien sowie Statuten und Berufsordnungen von Ärztegesellschaften rechtliche Bedeutung. Im Leistungssport kommen zudem die Statuten und Reglements der Sportverbände zum Tragen. Was für Ärzte im Allgemeinen gilt, betrifft insbesondere auch Sportpsychiater und -psychotherapeuten. Allerdings kommt nicht jeder rechtlichen Regelung die gleiche Bedeutung zu. Recht ist üblicherweise hierarchisch organisiert und wird im Sinne der Normenhierarchie angewendet.

Das bedeutet, dass Normen des höher stehenden Rechts über jenen der unteren Stufen stehen und dass ihre Normen Vorrang haben. Zudem gilt üblicherweise das Subsidaritätsprinzip, welches bedeutet, dass in der höher stehenden Instanz nur etwas geregelt wird, wenn es in der tiefer stehenden nicht geregelt ist.

Zu beachten ist, dass die Kenntnis über das geltende Recht vom Staat vorausgesetzt wird. Es liegt in der sogenannten Holschuld des Bürgers (also auch des Sportpsychiaters und -psychotherapeuten), eigenverantwortlich und eigeninitiativ das erforderliche Rechtswissen einzuholen. Umgekehrt liegt es in der sogenannten Bringschuld des Gesetzgebers, Gesetze und Verordnungen öffentlich zugänglich zu machen und über Änderungen zu informieren. Dabei gilt der Grundsatz für jeden Bürger: Unkenntnis schützt vor Strafe nicht!

34.11 Behandlungsvertrag

Grundlage jeder ärztlichen und damit auch sportpsychiatrisch-psychotherapeutischen Handlung ist ein bestehender Behandlungsvertrag. Dieser kommt üblicherweise durch die Anmeldung des Patienten beim Behandler und eine Unterschrift zustande. Dies gilt im Allgemeinen. Im Besonderen, also beispielsweise bei einem Zusammenarbeits- oder Anstellungsvertrag eines Sportpsychiaters und -psychotherapeuten mit einem Verband oder Verein, kann dies von der administrativen Seite her auch anders geregelt werden, nämlich im Sinne einer Dienstleistung, die ein Verband oder Verein anbietet. Auch in diesem Fall gilt der Behandlungsvertrag als ein persönlicher Vertrag zwischen Behandler und Patient und hat nur bei jeweiliger Einwilligung Rechtskraft. Üblich ist die Schriftform des Behandlungsvertrags. Er dient u.a. dazu, dass ein ärztlicher Eingriff in die körperliche Integrität des Patienten, z.B. durch Blutentnahme oder Medikamentengabe, aufgrund der Einwilligung des Patienten nicht strafbar erfolgt. Man spricht von Körperverletzung auf Einwilligung. Im Falle besonderer Umstände bedarf der Behandlungsvertrag keiner Schriftform, nämlich in Notfallsituationen. Dort kann bei bestehendem Bewusstsein der notleidenden Person der Behandlungsvertrag entweder mündlich erfolgen (z. B. durch „Bitte helfen Sie mir!“) oder durch die stillschweigende Einwilligung in eine offensichtlich erforderliche Hilfeleistung. Diese äußert sich dadurch, dass die medizinische Hilfeleistung nicht aktiv abgelehnt oder abgewehrt wird. Bei bewusstlosen Personen wird die stillschweigende Einwilligung als gegeben vorausgesetzt, es greift dann die sogenannte Geschäftsführung ohne Auftrag.

34.12 Minderjährige Sportler

Der Behandlungsvertrag setzt die Geschäftsfähigkeit der zu behandelnden Person voraus. Kinder unter 7 Jahren sind generell geschäftsunfähig. Ab dem 7. Lebensjahr besteht eine beschränkte Geschäftsfähigkeit, die alters- und reifeabhängig langsam zunimmt. Erste rechtlich relevante Belange greifen meist erst ab dem 14. Lebensjahr. Im Rahmen der elterlichen Sorge haben diese, dem Entwicklungsstand entsprechend, Fragen zur Gesundheit zu besprechen und soweit möglich Einvernehmen zu erzielen. Abhängig von der Reife des Kindes kann in der Regel ab dem 16. Lebensjahr von der Fähigkeit zur Einwilligung in eine medizinische Behandlung ausgegangen werden. Hier hat der Behandler jedoch zu prüfen, ob die Reife des jugendlichen Patienten ausreicht, um die medizinischen Sachverhalte angemessen zu verstehen und dementsprechend zu entscheiden. Dies kann sich z. B. auf die Behandlung mit Medikamenten beziehen. Je nach Risikoprofil des Medikaments kann der Einbezug der Eltern verfechtbar sein (z. B. bei milden, meist pflanzlichen Medikamenten) oder aber dringend geboten sein (z. B. bei Neuroleptika). Entscheidungen sind bei Jugendlichen oft im Spannungsfeld zwischen zunehmender Rechtsfähigkeit und Selbstbestimmung des Jugendlichen und dem Sorgerecht bzw. der Sorgepflicht der Eltern zu treffen (s. Kap. 36). Bei Unklarheiten, z. B. wenn ein jugendlicher Sportler ein Antidepressivum benötigt, jedoch nicht wünscht, dass die Eltern dies erfahren, sollte Rat bei einem Fachanwalt für Medizinrecht eingeholt werden.

34.13 Berufspflichten und Patientenrechte

Ärzten sind (wie auch anderen Gesundheitsberufen) Berufspflichten auferlegt, wobei diese bei Ärzten am umfangreichsten sind. Zudem haben Patienten Rechte gegenüber den Behandlern. Besondere Rechte des Patienten sind das Recht auf freie Arztwahl sowie das Recht auf eine unabhängige Zweitmeinung. Medizinisches Fachpersonal – insbesondere Ärzte und somit auch Sportpsychiater und -psychotherapeuten – sind, wie jeder Bürger, zur medizinischen Hilfeleistung im Notfall verpflichtet (Hilfeleistungspflicht). Aufgrund der besonderen Expertise wird diese Verpflichtung allgemein gegenüber der Bevölkerung als höher angesehen (Garantenpflicht), weswegen unterlassene Hilfeleistung durch Ärzte härter bestraft wird als bei Nichtärzten. Der Behandler unterliegt in seinem Handeln der Sorgfaltspflicht. Er hat gewissenhaft und mit der gebotenen Sorgfalt zu arbeiten. Dies bedeutet, dass er sein Wissen auf dem neuesten Stand zu halten hat, nur Fähigkeiten geltend macht, über die er tatsächlich verfügt, und einen sachkundigen Kollegen hinzuzieht, wenn seine Kenntnisse für eine Untersuchung oder Behandlung nicht ausreichen. Er hat sich an geltende (verbindliche) Richtlinien zu halten, Leitlinien (fachliche Empfehlungen) und auch Erkenntnisse aufgrund evidenzbasierter Medizin (EBM) zu berücksichtigen und er darf v. a. nicht tätig werden, wenn er dem Patienten damit schadet. Der Patient wiederum hat ein Anrecht darauf, dass die Heilbehandlung sorgfältig durchgeführt wird.

Jeder Arzt hat die Pflicht, Patienten über sein Handeln aufzuklären (Aufklärungspflicht). Dies bezieht sich auf etwaige Folgen bei der Entscheidung für oder gegen eine bestimmte Untersuchung oder Behandlung sowie auf die zu erwartenden konkreten Wirkungen und Nebenwirkungen von Medikamenten. Besonderes Augenmerk im Leistungssport liegt bei der Aufklärung über den Status einer Medikation bezüglich der Dopingregularien, aber auch über mögliche negative Auswirkungen auf die Leistungsfähigkeit (z.B. Sedierung durch ein schlafförderndes Antidepressivum; s. Kap. 10, Kap. 11). Die Pflicht zur Aufklärung beruht nicht allein einseitig auf einer ärztlichen Berufspflicht, sondern auch auf dem Recht auf informationelle Selbstbestimmung des Patienten. Man spricht bei erfolgter Aufklärung von einer informierten Einwilligung. Neben den Inhalten der Behandlung bezieht die Aufklärungspflicht die Aufklärung über entstehende Kosten ein.

Eine besondere Bedeutung wird dem ärztlichen Berufsgeheimnis, der Schweigepflicht, beigemessen. Ärzte nehmen gegenüber Patienten eine besondere Vertrauensstellung ein. Sie haben über alle Informationen, die sie vom Patienten erhalten, uneingeschränkte Verschwiegenheit zu wahren. Der Patient hat wiederum das ausdrückliche Recht auf Vertraulichkeit. Der Bruch der Schweigepflicht kann mit Freiheitsentzug geahndet werden und auch zivilrechtliche Folgen haben. Teilt z.B. ein Sportpsychiater und -psychotherapeut ohne oder gegen eine Absprache mit dem Sportler dem Trainer die psychiatrische Diagnose des Sportlers mit und wird der Sportler aus diesem Grund nicht mehr eingesetzt und erleidet dadurch finanzielle Einbußen, so kann dieser Schaden dem Sportpsychiater oder -psychotherapeut gegenüber geltend gemacht werden. Während bei Leistungssportlern meist eine hohe Akzeptanz dafür besteht, dass der Sportarzt dem Trainerstab konkrete Informationen zur körperlichen Gesundheit übermittelt, verhält es sich bei der psychischen Gesundheit genau umgekehrt. Ist der Sportpsychiater und -psychotherapeut außerhalb der Verbands- oder Vereinsstrukturen tätig, so muss jede Mitteilung an Dritte, auch an den Trainerstab, mittels Schweigepflichtsentbindung geregelt werden. Sicherheit für Sportler und Sportpsychiater und -psychotherapeuten bietet die Verschriftlichung der Schweigepflichtsentbindung, gegebenenfalls mit Konkretisierungen. Wenn der Sportpsychiater und -psychotherapeut in die Verbands- oder Vereinsstruktur eingebunden ist, kann der Verband oder Verein als Teil des Anstellungsvertrags mit dem Sportler auf die gleiche Art des Informationsaustauschs wie mit den Sportärzten abzielen und eine entsprechende Schweigepflichtsentbindung als Voraussetzung für den Vertrag festlegen. Da der Sportler frei entscheiden kann, den Vertrag zu unterschreiben oder dies zu unterlassen, ist dieses Vorgehen rechtlich korrekt. Ob es der Offenheit des Sportlers gegenüber dem Sportpsychiater und -psychotherapeuten dient, ist allerdings anzuzweifeln.

Sein Handeln hat jeder Arzt, so auch der Sportpsychiater und -psychotherapeut, aufgrund der Dokumentationspflicht zu dokumentieren. Die Dokumentation der Behandlung dient dabei nicht nur der Therapie, sondern ist zugleich eine Art Rechenschaftsbericht gegenüber dem Patienten und den Leistungserbringern. Außerdem kann die korrekte Dokumentation der Behandlung den dokumentierenden Behandler im Falle eines Rechtsstreits schützen, z.B. wenn es um die erfolgte Aufklärung über Nebenwirkungen eines Medikamentes geht oder dessen Auswirkungen in Hinblick auf die Antidopingregularien.

Die Dokumentation ist – gemäß der jeweils geltenden nationalen Gesetzgebung – über einen längeren Zeitraum aufzubewahren, meist über 10 Jahre nach Behandlungsabschluss (Aktenaufbewahrungspflicht). Auch dies dient sowohl der Rechenschaft des Arztes als auch dem Selbstschutz. Zudem ermöglicht es dem Patienten, seinem Recht auf Akteneinsicht nicht nur während der Behandlung nachzugehen, sondern auch zu einem späteren Zeitpunkt.

Eine Sonderrolle nimmt das Thema Meldungen bestimmter Sachverhalte ein, da es sowohl Meldepflichten als auch Melderechte gibt. Eine

Meldepflicht gestattet dem Arzt den Bruch der Schweigepflicht aufgrund gesetzlicher Regelungen. Inhalte der Meldepflicht sind in der Regel die Meldung von bestimmten übertragbaren Krankheiten (gegebenenfalls bereits bei Krankheitsverdacht), bei akuter Gefährdung von Kindeswohl und bei der Planung einer schwerwiegenden Straftat (z. B. Mord). In der sportpsychiatrischen und -psychotherapeutischen Praxis dürfte am ehesten das Thema Kindeswohlgefährdung zum Tragen kommen. Während bei einer akuten Gefährdung von einer Meldepflicht ausgegangen wird, besteht für einen Verdachtsfall ein Melderecht. Auch das Führen von Fahrzeugen unter Einfluss von Alkohol oder anderen Rauschmitteln fällt unter das Melderecht, nicht jedoch unter die Meldepflicht.

Eine der besonderen Herausforderungen in der ärztlichen Behandlung im Leistungssport ist – unter Berücksichtigung der vorgängig aufgeführten Berufspflichten – der Umgang mit dem Recht auf Krankheit. Dieses Recht gründet auf dem Recht auf Selbstbestimmung und bezieht sich sowohl auf das Recht, eine Untersuchung bzw. Behandlung abzulehnen, als auch auf das Recht dadurch krank oder verletzt zu bleiben. Hier sei auf das bereits erläuterte Goldman-Dilemma verwiesen, aber auch auf die besonderen Risiken der Extremsportarten. Die Selbstbestimmung eines Sportlers ist zu respektieren, zugleich ist mit gebotener Sorgfalt seitens des Sportpsychiaters und -psychotherapeuten aufzuklären und dies entsprechend zu dokumentieren.

Neben den Berufspflichten der Ärzte bestehen im Behandlungsverhältnis auch für Patienten besondere Pflichten. Als sogenannte Patientenpflichten wird einerseits die Pflicht zur Eigenverantwortung gezählt (bei Minderjährigen abhängig von der Reife), andererseits die Mitwirkungspflicht (auch: Schadensminderungspflicht). Dies bedeutet, dass von Patienten gefordert wird, dass sie im Rahmen der Möglichkeiten alles unternehmen, um einen Behandlungserfolg zu unterstützen oder zur Gesunderhaltung beizutragen, und alles unterlassen, was einen Behandlungserfolg behindern oder verzögern kann. Auf diese Patientenpflichten kann auch im Zusammenhang mit dem Recht auf Krankheit hingewiesen werden. Faktisch gilt es, immer eine Güterabwägung vorzunehmen und die etwaigen Konsequenzen sachlich aufzuführen.

34.14 Doping

Die Behandlung mit Medikamenten und der Gebrauch von Methoden, die eine unzulässige Leistungssteigerung ermöglichen, bezeichnet man allgemein als Doping (s. Kap. 11, Kap. 16). Im rechtlichen Sinne besteht Doping in dem Sachverhalt des unerlaubten Einsatzes einer als Dopingmittel durch die WADA verbotenen Substanz oder Methode. Die WADA selbst definiert Doping als das Vorliegen eines oder mehrerer gemäß dem Anti-Doping-Code formulierten Verstöße gegen die Anti-Doping-Bestimmungen. Dies bezieht z. B. das Fernbleiben von angeordneten Dopingkontrollen ein [14]. Medikamente bzw. Wirkstoffe, die zu einer unzulässigen Leistungssteigerung führen, sind auf der Liste verbotener Substanzen der WADA aufgeführt. Jeder Arzt im Leistungssport, so auch der Sportpsychiater und -psychotherapeut, hat sich im Rahmen der Sorgfaltspflicht über die aktuell geltenden Dopingregularien zu informieren und den Sportler dementsprechend bei der Auswahl der Behandlungsmethoden aufzuklären. Für manche Medikamente gibt es die Möglichkeit für eine TUE. Diese Ausnahmebewilligung bezieht sich in der Regel nur auf den Einsatz im Training und nicht im Wettkampf (Beispiel: Methylphenidat bei ADHS).

Über nationale Gesetze wird die strafrechtliche Bewertung von Doping im Sinne der Verbreitung, Verschreibung und Anwendung von Dopingmitteln geregelt. Verstöße gegen entsprechende Gesetze können mit Freiheitsstrafen geahndet werden [15, 16, 17]. Neben dieser strafrechtlichen Dimension gibt es auch zivilrechtliche, berufsrechtliche [17] und sportrechtliche Dimensionen.

Die zivilrechtliche ergibt sich aus möglichen Schadensersatzansprüchen durch Schäden, die Sportler durch ärztliches Doping erleiden können. Dies gilt grundsätzlich unabhängig davon, ob der Sportler vom Doping wusste, in es einwilligte oder es sogar einforderte.

Inwieweit berufsrechtliche Regelungen zum Tragen kommen, hängt sehr von der jeweils geltenden nationalen Berufsordnung ab, die sich die Ärztegesellschaften bzw. Fachgesellschaften selbst geben. Da die Ärztegesellschaften über die Zulassung als Arzt entscheiden, können Verstöße gegen Berufsordnungen (sogenanntes Standesrecht) bis zum Entzug der Arztzulassung führen.

Die sportrechtliche Dimension ergibt sich durch die Statuten und Regularien der Sportverbände. Dort wird der Arzt, wenn er nicht explizit als solcher benannt wird, dem Betreuerstab der Sportler zugeordnet. Verstöße gegen die Vorgaben für Betreuer können zum Ausschluss von der Teilnahme an Wettkämpfen führen bzw. zum Ausschluss der mitbetroffenen Sportler, solange sich diese von dem ausgeschlossenen Arzt behandeln lassen. Neben nationalen Gesetzen bestehen darüber hinaus internationale Abkommen wie die UNESCO-Konvention gegen Doping (als erster weltumspannender, völkerrechtlicher Vertrag gegen Doping [18]), die Antidoping-Konvention des Europarats [19] und insbesondere die Antidopingregeln der WADA (s. Kap. 11). Rechtlich verbindlich sind zudem die Regelungen nach dem jeweiligen Verbandsrecht wie z. B. dem des IOC [20] oder des Weltfußballverbands (Fédération Internationale de Football Association, FIFA) [21].

34.15 Inverses Doping

Eine besondere rechtliche Situation ist beim sogenannten inversen Doping zu beachten. Während es hierzu zurzeit weder eine gesetzliche Regelung noch eine Rechtsprechung gibt, ist bei der rechtlichen Beurteilung der Grundsatz zu beachten, dass es nicht statthaft ist, einen gesunden bzw. nicht krankhaften Zustand medikamentös zu behandeln. Eine Inrechnungstellung der Behandlung einer Person ohne Krankheit kann von Leistungsträgern grundsätzlich abgelehnt und möglicherweise formal als Abrechnungsbetrug gewertet werden. Als prominentes Beispiel für das Thema inverses Doping sei hier der bereits oben genannte Fall der intersexuellen Leichtathletin Caster Semenya aus Südafrika erwähnt [13], die wegen eines natürlich erhöhten Testosteronspiegel von der IAAF nur Startrecht an Wettkämpfen erhalten soll, wenn der Testosteronwert gesenkt wird (s. Kap. 35). Eine entsprechende Behandlung müsste von der Zulassung der Medikamente her grundsätzlich off label erfolgen, da es bislang keine Medikamente gibt, die für die gezielte Senkung des Testosteronspiegels zugelassen sind und eine dementsprechende Indikation aufweisen.

Wenn das Ziel sich nicht allein auf einen Serumspiegel bezieht, sondern auch ein besonderer Effekt dadurch eintreten soll, nämlich eine Reduzierung der zuvor erbrachten höheren Leistung, dann ist der Medikamenteneinsatz im Sinne einer experimentellen Therapie durchzuführen. Hierunter versteht man ein Behandlungsverfahren, welches von einer Standardtherapie abweicht. Eine wirksame Standardtherapie darf nicht vorenthalten werden und es gilt die möglichen Auswirkungen einer experimentellen Therapie gegenüber einer Nichtbehandlung abzuwägen, insbesondere hinsichtlich gegebenenfalls unbekannter Risiken und Nebenwirkungen. Es gilt dabei eine besondere Sorgfalts- und Aufsichtspflicht. Üblicherweise ist eine Zweitmeinung einzuholen. Die Therapie wird abgebrochen, wenn sich abzeichnet, dass sie nutzlos ist oder das Risiko-Nutzen-Verhältnis nicht vertretbar ist.

Sinn und Zweck einer experimentellen Therapie ist üblicherweise, also bei schwerer Krankheit und sonst fehlenden Alternativen, schwere Folgen für die Gesundheit abzuwenden. Darauf kann bei der Behandlung einer gesunden Normalvariante jedoch nicht abgestellt werden. Ärzte, die sich dennoch entschließen, inverses Doping durchzuführen, nehmen hohe Haftungsrisiken auf sich. Es gäbe zwar die Möglichkeit, ein verfügbares Antiandrogen (z.B. Cyproteron) einzusetzen, welches jedoch lediglich eine Zulassung für die Behandlung von Hirsutimus, androgenetischer Alopezie und androgenbedingter Akne und Seborrhoe hat. Die möglichen unerwünschten Effekte des Präparats (z.B. Gewichtszunahme, gedrückte Stimmung) stellen unter sportlichen Gesichtspunkten eine Benachteiligung dar und unter rechtlicher Betrachtung eine juristisch relevante Schädigung, die zivilrechtliche Forderungen nach sich ziehen kann.

Literatur

1. Loshaken M, Hilbig BE, Zettler I. The dark core of personality. Psycholocial review. 2018;125 (5):656–88. https://doi.org/10.1037/rev0000111
2. Beauchamp TL, Childress JF. Principles of biomedical ethics. Oxford: Oxford University Press; 1979.
3. Europäische Konferenz der Ärztekammern CEOM: Europäische Berufsordnung für Ärzte, Art. 5 Abs. 1; 1987.
4. Goldman RM, Bush PJ, Platz R. Death in the Locker Room: Steroids & Sports. South Bend: Icarus; 1984.
5. Brand, R: Sportpsychologie – Lehrbuch – Basiswissen Psychologie. Wiesbaden: VS Verlag; 2010.
6. Pellman EJ, Powell JW, Viano DC, Casson IR, Tucker AM, Feuer H, et. Al. Concussion in professional football: epidemiological features of game injuries and review of the literature--part 3. Neurosurgery. 2004;(1):81–94; discussion 94–6. https://doi.org/10.1227/01.NEU.0000097267.54786.54
7. Ruhe A, Gänsslen A, Klein W: The incidence of concussion in professional and collegiate ice hockey: are we making progress? A systematic review of the literature. Br J Sports Med. 2014;48(2):102–6. https://doi.org/10.1136/bjsports-2012-091609
8. Levy ML, Kasasbeh AS, Baird LC, Amene C, Skeen J, Marshall L: Concussions in soccer: a current understanding. World Neurosurg. 2012;78(5):535–44. https://doi.org/10.1016/j.wneu.2011.10.032
9. Martens R, Healey RS, Burton D: Competetive Anxiety in Sport; Champaign, IL: Human Kinetics Publishers; 1990.
10. Paton D, Alvarez J: Patellar tendinopathy rehabilitation after stem cells treatment of an elite footballer; Conference: XXVII Isokinetic Medical Group Conference – Football Medicine Outcomes – Are we winning? Barcelona; 2018.
11. Nakazawa K, Obata H, Nozaki D, Uehara S, Celina P. „Paralympic Brain". Compensation and Reorganization of a Damaged Human Brain with Intensive Physical Training. Sports. 2020;8(4):46. https://doi.org/10.3390/sports8040046
12. World Medical Assiciation: Press release – WMA urges physicians not to implement IAAF rules on classifying women athletes; 25.04.2019.
13. Ärzte Zeitung, Hrsg. Fall Semenya – Kein inverses Doping betreiben! Berlin: Springer Medizin; 09.05.2019 [abgerufen am 24.02.2022]. Verfügbar unter: https://www.aerztezeitung.de/Panorama/Kein-inverses-Doping-betreiben-254404.html.
14. World Anti-Doping Agency. 2015 WADA Prohibited List [Internet]. Montreal/Canada: World Anti-Doping Agency; 2015 [abgerufen am 19.06.2021]. Available from: https://www.wada-ama.org/sites/default/files/resources/files/wada-2015-prohibited-list-en.pdf
15. Bundesversammlung der Schweizerischen Eidgenossenschaft. Bundesgesetz 415.0 vom 17. Juni 2011 über die Förderung von Sport und Bewegung (Sportförderungsgesetz, SpoFöG) [Internet]. Bern: Bundeskanzler, Bundeshaus; 2019 [abgerufen am 24.04.2022]. Verfügbar unter: https://fedlex.data.admin.ch/filestore/fedlex.data.admin.ch/eli/cc/2012/460/20130101/de/pdf-a/fedlex-data-admin-ch-eli-cc-2012-460-20130101-de-pdf-a.pdf
16. Bundesministerium der Justiz und für Verbraucherschutz, Bundesamt für Justiz. Gesetz gegen Doping im Sport (Anti-Doping-Gesetz), Art. 4 [Internet]. Berlin: Bundesministerium der Justiz und für Verbraucherschutz, Bundesamt für Justiz; 10.12.2015 [abgerufen am 19.06.2021].

Verfügbar unter: https://www.gesetze-im-internet.de/antidopg/BJNR221010015.html
17. Nationalrat. Bundesgesetzblatt für die Republik Österreich. Bundesgesetz zur Verhinderung von Doping im Sport (Anti-Doping-Bundesgesetz 2021 - ADBG 2021) [Internet]. Wien: Bundesministerium für Digitalisierung und Wirtschaftsstandort; 2021 [abgerufen am 24.04.2022]. Verfügbar unter: https://www.ris.bka.gv.at/Dokumente/BgblAuth/BGBLA_2020_I_104/BGBLA_2020_I_104.pdfsig
18. UNESCO, Hrsg. International Convention against Doping in Sport 2005 [Internet]. Paris: UNESCO; 19 October 2005 [abgerufen am 19.06.2021]. Verfügbar unter: http://portal.unesco.org/en/ev.php-URL_ID=31037&URL_DO=DO_TOPIC&URL_SECTION=201.html
19. Council of Europe/Conseil de l'Europe, Hrsg. Übereinkommen gegen Doping, Sammlung Europäischer Verträge - Nr. 135 [Internet]. Straßburg/Strasbourg: Council of Europe/Conseil de l'Europe; 16.11.1989 [abgerufen am 19.06.2021]. Verfügbar unter: https://www.coe.int/en/web/conventions/full-list?module=treaty-detail&treatynum=135
20. International Olympic Commitee IOC. Olympic Charter in force as from 17 July 2020. Lausanne: International Olympic Committee; 08.08.2021 [abgerufen am 19.06.2021]. Verfügbar unter: https://stillmed.olympic.org/media/Document%20Library/OlympicOrg/General/EN-Olympic-Charter.pdf
21. Féderation International de Football Association. FIFA-Statuten. Zürich: FIFA; 2021 [abgerufen am 02.01.2022]. Verfügbar unter: https://digitalhub.fifa.com/m/d5421a0dac6ceba/original/FIFA-Statuten-2021.pdf
22. Palzkill B. Sexualisierte Gewalt im Sport. In: Menrath I, Granacher U, Kriemler S, Hrsg. Pädiatrische Sportmedizin. Berlin: Springer; 2021. 193–9.

35 Gender und Leistungssport

Laura Marianne Wild, Ute Habel

Am 19.08.2009 gewann die südafrikanische Mittelstreckenläuferin Caster Semenya die Goldmedaille im 800-m-Lauf der Frauen bei der Leichtathletik-WM in Berlin. Wegen des maskulinen Aussehens und der tiefen Stimme der damals 18-jährigen Sportlerin wurden schnell Zweifel an der „Weiblichkeit" Semenyas laut, die eine weit überlegene sportliche Leistung zeigte. Die Frage, ob es sich bei der Sportlerin nicht doch um einen „Mann" handeln könne, wurde nach dem Olympiasieg der Südafrikanerin medial kontrovers diskutiert [1]. Die IAAF ordnete einen medizinischen Test zur Überprüfung des Geschlechts der Sportlerin an. Es wurde ein ungewöhnlich hoher Androgenspiegel bei Caster Semenya festgestellt, woraufhin die IAAF der Sportlerin vorrübergehend die Starterlaubnis in der Leistungsklasse der Frauen entzog. Im Mai 2011 führte die IAAF die sogenannten Hyperandrogenism Regulations ein, welche besagen, dass sogenannte hyperandrogene Frauen, d.h. Frauen, deren Körper mehr Testosteron produziert als allgemeinhin üblich, das körpereigene Testosteron medizinisch herunterregulieren müssen, um weiterhin in der Leistungsklasse der Frauen antreten zu dürfen [2, 3]. Die erklärte Intention der IAAF war es, durch die Hyperandrogenism Regulations den Wettbewerbsvorteil, welcher hyperandrogenen Frauen allgemeinhin unterstellt wurde, auszugleichen und somit weiterhin Chancengleichheit bei Wettbewerben zu gewährleisten. Auch das IOC passte im Nachgang des beschriebenen Falles 2012 seine Regelungen zum Umgang mit Hyperandrogenismus an [4].

Dutee Chand, einer hyperandrogenen indischen Sprinterin, entzog die IAAF im August 2014 ebenfalls die Starterlaubnis bei internationalen Wettbewerben. Als Begründung wurde angeführt, dass sie gegen die implementierten Hyperandrogenism Regulations der IAAF verstoße. Entsprechend der implementierten Regularien wurde Dutee Chand auferlegt, ihr körpereigenes Testosteronlevel auf ein für Frauen übliches Niveau anzupassen, wenn sie weiterhin in der Leistungsklasse der Frauen antreten wolle. Die Sportlerin erhob Einspruch und zog 2015 vor den Internationalen Sportgerichtshof CAS (Court of Arbitration for Sport). Dieser setzte die Hyperandrogenism Regulation der IAAF im Juli 2015 vorerst außer Kraft mit dem Verweis, dass zunächst wissenschaftliche Evidenz für die Hypothese, dass Hyperandrogenämie einen signifikanten Wettbewerbsvorteil innerhalb der Leistungsklasse der Frauen darstelle, erfasst werden solle [5].

Indem der CAS im Mai 2019 eine Klage Caster Semenyas abwies, bestätigte er letztendlich jedoch die neu implementierten Regularien der IAAF. Sportlerinnen, die einen natürlichen Testosteron-Grenzwert von 5 Nanomol pro Liter Blut überschreiten, dürfen seither bei internationalen Wettkämpfen nur dann teilnehmen, wenn sie ihren natürlichen Testosteronspiegel mindestens 6 Monate vor dem Wettkampf unter diesen Grenzwert senken. Entsprechend aktuellem Stand gilt diese Vorgabe nur für Sprinterinnen über die Distanzen von 400 m bis zu einer Meile, da entsprechend der Auffassung der IAAF für diese Gruppe ein signifikanter Wettbewerbsvorteil durch Hyperandrogenämie nachgewiesen wurde [6, 7]. Die beschriebenen Vorgaben wurden international kontrovers diskutiert [8]. Ebenso wurden Zweifel an der Belastbarkeit der zugrunde liegenden Untersuchung laut [9]. Einige interpretieren die Regularien als diskriminierend. Andere begrüßen sie und betonen, dass nur durch derartige Regularien Chancengleichheit und „Fairness" im Sport gewährleistet werden könne. Unabhängig von der inhaltlichen Bewertung veranschaulichen die Vorgaben der IAAF, welche komplexen Fragen durch die im Sport etablierten binären Geschlechterzuschreibungen aufgeworfen werden. (s. Kap. 34).

35.1 Historische Aspekte

Seit den 1970er Jahren wird in der Geschlechterforschung zwischen dem binären biologischen Geschlecht (Sex) und dem sozialen Geschlecht (Gender) eines Menschen unterschieden. Während man sich in Zusammenhang mit Sex immer auf biologische Aspekte wie chromosomale, physiologische und hormonelle Unterschiede zwischen Männern und Frauen bezieht, ist mit Gender die soziale und geschlechtsspezifische Rollenzuschreibung eines Menschen als „Mann" oder „Frau" bzw. als „Junge" oder „Mädchen" gemeint. Genderaspekte betreffen insofern immer die gesellschaftlich geprägten Rollenerwartungen an Männer und Frauen, die unabhängig vom jeweiligen biologischen Geschlecht sind. Allerdings nehmen die gesellschaftlichen Erwartungen und Rollenbilder schon früh auf die Entwicklung eines Kindes Einfluss. Aspekte des Sex können insofern kaum separiert untersucht werden. Jedes Individuum stellt letztlich ein Produkt der Interaktion von Sex und Gendereinflüssen dar.

Geschlecht als Leistungsklasse im Sport: Das Geschlecht eines Menschen spielt für Teilhabe und Erfolg in vielen Bereichen unserer modernen Gesellschaft eine zentrale, wenn auch tendenziell kleiner werdende Rolle. Der Sport und insbesondere der Leistungssport stellen hierbei jedoch eine Ausnahme dar. In keinem anderen Gesellschaftsbereich gibt es bis heute eine derartig selbstverständliche und sozial akzeptierte Unterteilung und Bewertung nach Geschlechtsaspekten, die von allen Beteiligten allgemeinhin als legitimiert empfunden wird [5]. Das Geschlecht bildet im Sport traditionell eine Personenkategorie, mit deren Hilfe Leistungsklassen unterteilt und sportliche Wettkämpfe organisiert werden. Eine Geschlechtszugehörigkeit ist somit im Umkehrschluss Eingangsvoraussetzung für die Teilhabe an Sport und sportlichen Wettbewerben.

Traditionsgemäß werden die Leistungen von Sportlern innerhalb einer Disziplin im Rahmen sportlicher Wettkämpfe verglichen. Um hierbei Fairness und Chancengleichheit herzustellen, müssen zunächst jedoch möglichst homogene Vergleichsgruppen generiert werden. Mittels aufwendiger Regelwerke legen die Sportverbände insofern für jede sportliche Disziplin eigens fest, unter welchen Bedingungen und in welchen Vergleichsgruppen Sportler im sportlichen Wettkampf antreten dürfen. Wettbewerbe zwischen Sportlern unterschiedlichen Geschlechts werden in den meisten sportlichen Disziplinen als unfair erachtet. Als Grund werden die biologischen Unterschiede zwischen den Geschlechtern angeführt. Männern wird eine größere sportliche Leistungsfähigkeit unterstellt. Sie gelten als stärker, schneller und kräftiger als Frauen. Folglich gibt es nur wenige Disziplinen, in denen Männer und Frauen gegeneinander antreten. Meistens werden im Sport geschlechterhomonyme Wettbewerbsklassen definiert [5, 10].

Geschichte der Geschlechtsüberprüfungen im Sport: Die binäre Wettkampfstruktur im Sport setzt eine eindeutige Geschlechtszuordnung der Teilnehmer voraus. Wird diese inkorrekt getroffen, scheint aus Perspektive der Sportverbände die Chancengleichheit im Wettbewerb in Gefahr. Diese bis heute regelmäßig angeführte Argumentation verdeutlicht, dass es sich bei der Geschlechtszugehörigkeit im Sport um ein Kriterium der Leistungsklassifizierung handelt [10]. Seit den 1960er Jahren wurden daher Bemühungen unternommen, insbesondere den Zugang zu der als leistungsschwächer geltenden Frauenklasse zu schützen. Zum Zweck der Geschlechteridentifizierung wurden in den 1960er Jahren sogenannte „Geschlechtsüberprüfungen" implementiert und erstmals bei den Leichtathletik-Europameisterschaften 1966 durchgeführt [5]. Die Umsetzung erfolgte durch Ärzte, welche die äußeren Geschlechtsmerkmale der Sportlerinnen begutachteten und danach sogenannte „Weiblichkeitszertifikate" ausstellten. Nach Einführung der Geschlechtsüberprüfung beendeten einige Sportlerinnen aus dem osteuropäischen Raum ihre Karrieren [11, 12]. In Folge von Protesten der Teilnehmerinnen griffen Sportverbände ab Mitte der 1960er Jahre auf andere Methoden als die Inspektion der äußeren Geschlechtsmerkmale zurück, um das biologische Geschlecht von Sportlerinnen, die in der Frauenklasse an den Start gingen, zu verifizieren. Bei den Olympischen Spielen in Mexiko im Jahr 1968 mussten sich erstmals alle Sportlerinnen einem Labortest zur Chromosomenanalyse unterziehen. In den darauffolgenden drei Jahrzehnten, von 1968 bis 1998, wurden bei den Olympischen Spielen regelhaft genetische Tests durchgeführt. Die Teilnahme war alternativlos für alle antretenden Sportlerinnen, wenn diese nicht disqualifiziert werden wollten [11].

Die verpflichtenden Geschlechtstests wurden von vielen Menschen als diskriminierend wahrgenommen, da sich ihnen ausschließlich Frauen unterziehen mussten. Alle Frauen, insbesondere jedoch Frauen, deren Physis und Leistungsniveau nicht den gesellschaftlichen Vorstelllungen von „Weiblichkeit" entsprachen, schienen unter Generalverdacht, Betrügerinnen zu sein. Insbesondere betraf dies in den 1960er Jahren viele sowjetische Sportlerinnen, die als sehr maskulin und nicht dem westeuropäischen weiblichen Rollenbild entsprechend wahrgenommen wurden [13]. Einige osteuropäische Sportlerinnen wurden medial sogar bezichtigt „Mannsweiber" und keine „echten Frauen" zu sein. Beispielsweise traf dieser Vorwurf die Sportlerinnen Tamara und Irina Press. Die Schwestern hatten gemein, dass sie außerordentlich leistungsstark waren, nicht dem westeuropäischen Schönheitsideal entsprachen und damals den Weltrekord in ihrer jeweiligen Disziplin hielten [13, 14]. Zusammenfassend führte sportliche Leistungsstärke innerhalb der Kategorie der Frauen häufig dazu, dass das Geschlecht der Protagonistinnen angezweifelt wurde.

Die Erkenntnis, dass das binäre Geschlechtermodell angesichts der geschlechtlichen Vielfalt nicht replizierbar ist, verbreitete sich in den 1990er Jahren zunehmend auch im Sport. Die IAAF und das IOC hielten dennoch lange an der verbindlichen Geschlechtsidentifizierung fest. Nachdem im Verlauf der 1990er Jahre jedoch immer mehr Sportverbände auf die Durchführung von Geschlechterüberprüfungen verzichteten, schloss sich schließlich auch das IOC an und verzichtete im Rahmen der olympischen Sommerspiele im Jahr 2000 in Sydney erstmals auf die flächendeckende Durchführung von Geschlechtstests bei Sportlerinnen [15]. Bis heute werden keine verpflichtenden Geschlechtsverifikationen mehr durchgeführt. Sowohl das IOC als auch die IAAF behalten sich jedoch weiterhin vor, in besonderen Einzelfällen die Geschlechterzugehörigkeit von Sportlerinnen zu überprüfen.

35.2 Intersexualität

Am Beispiel der Geschlechtsüberprüfungen wird deutlich, dass phänotypische Beurteilungen oder genetische Tests dem Anspruch einer eindeutigen Geschlechtsklassifizierung im Sport nicht gerecht werden. Konfliktpotenzial besteht insbesondere darin, dass das biologische Geschlecht (Sex) mit dem sozialen Geschlecht (Gender) gleichgesetzt wird [15]. Die Geschlechterüberprüfungen hatten insofern mehrfach zur Folge, dass Intersexuelle, also Sportlerinnen, deren genotypisches und phänotypisches Geschlecht nicht übereinstimmt, stigmatisiert und vom Wettkampf ausgeschlossen wurden. Die polnische Sprinterin Ewa Kłobukowska beispielsweise, welche 1964 eine olympische Goldmedaille gewann und die zuvor etablierten Geschlechtsüberprüfungen immer bestanden hatte, musste in Folge der eingeführten Chromosomentests ihre Karriere aufgeben [10].

Nachdem das IOC seit 1999 auf flächendeckende Geschlechtsüberprüfungen verzichtet hat, wurden nur noch in Einzelfällen genetische Tests durchgeführt. Im Verlauf der Jahre erfolgten weitere Anpassungen der Regularien, die einer moderneren Geschlechterdefinition gerecht werden sollten. Im Jahr 2011, in dem auch die südafrikanische Sprinterin Caster Semenya mit überlegenen sportlichen Leistungen in der Leichtathletik brillierte, führte die IAAF mit den Hyperandrogenism Regulations eine Testosteron-Obergrenze für Sportlerinnen, die in der Frauenkategorie an den Start gehen wollten, ein [2]. Zur Geschlechtsbestimmung wurden zunehmend Aspekte wie der Hormonstatus und weniger der genetische Karyotyp berücksichtigt. Intersexuellen Sportlerinnen wird heutzutage, anders als zu Zeiten der genetischen Karyotypisierung von 1968 bis 1998, grundsätzlich die Teilhabe am Sport innerhalb der Leistungsklasse der Frauen gewährt. Die IAAF hat diesbezügliche Regularien implementiert, welche definieren, wer in sportlichen Wettbewerben als „Frau" antreten darf. Faktoren wie die Genetik, der Testosteronspiegel oder die körpereigene Sensitivität für Androgene werden hierbei berücksichtigt [7]. Intersexuelle Frauen – beispielsweise mit dem Karyotyp XY und einer Androgenresistenz – werden heutzutage nicht mehr kategorisch von Wettbewerben in der Frauenklasse ausgeschlossen.

Trotz der Bemühungen der IAAF, die Komplexität des Faktors Geschlecht in ihren Regularien abzubilden, wird kontrovers diskutiert, inwieweit es überhaupt notwendig ist, die Teilhabe von hyperandrogenen Frauen im Sport einzuschränken. Ein zentrales Argument gegen die Implementierung diesbezüglicher Regularien war, dass es nicht ersichtlich sei, warum genau diese Normvarianten hervorgehoben und reglementiert werden müssen, obwohl es auch andere genetische Varianten gibt, die einen potenziellen Wettbewerbsvorteil im Sport bedingen, wie die Akromegalie im Basketball oder eine erhöhte Lungenkapazität im Ausdauersport [16]. Diese Normabweichungen werden im Sport hingenommen – anders als die, die das Gender betreffen. Tatsächlich gibt es nur wenig wissenschaftliche Evidenz für die Hypothese, dass Intersexualität einen Wettbewerbsvorteil darstellt [17]. Vielmehr gibt es Daten, die in die gegenteilige Richtung deuten. Intersexuelle Sportler scheinen beispielsweise besonders gefährdet, Opfer von Missbrauch von Macht sowie von Mobbing zu werden, wofür das IOC in einem Statement sensibilisierte [18].

Es wurden insofern immer wieder Positionen laut, welche ein losgelöstes Geschlechterkonzept für den Sport, ein sogenanntes „Athlete Gender", forderten sowie allgemeinhin mehr Forschung in Hinblick auf leistungsfördernde Faktoren im Sport [19].

35.3 Psychische Gesundheit und Erkrankungen

Eine von Schaal et al. 2011 veröffentlichte Studie deutet darauf hin, dass die Prävalenz psychischer Beschwerden und Erkrankungen im Leistungssport nicht höher als in der Allgemeinbevölkerung ist [20]. Die Arbeitsgruppe wertete jährliche Untersuchungen von französischen Leistungssportlern aus, entsprechend derer 20.2% der Frauen und 15.1% der Männer psychische Symptome und Beschwerden angaben.

Erwartungsgemäß variierte das Beschwerdebild abhängig vom Geschlecht, zeigte aber interessanterweise eine Wechselwirkung mit der jeweiligen Sportart. Entsprechend der je nach Geschlecht unterschiedlichen Prävalenzen psychischer Erkrankungen in der Allgemeinbevölkerung waren auch bei den Leistungssportlerinnen generalisierte Angsterkrankungen, Essstörungen oder Depressionen häufiger als bei den männlichen Sportlern. Zudem fielen geschlechtsspezifische Unterschiede innerhalb der diversen Sportarten auf.

Innerhalb des Spektrums der Essstörungen beispielsweise waren in der untersuchten Kohorte genderspezifische Unterschiede vorhanden (s. Kap. 28). Bei Frauen wurden Essstörungen am häufigsten innerhalb des Rennsports (14 %), bei Männern hauptsächlich im Kampfsport (7 %) diagnostiziert. Insgesamt waren Essstörungen bei weiblichen Leistungssportlern verbreiteter als bei männlichen Sportlern [20].

Auch Sundgot-Borgen und Torstveit beschrieben in einer Studie aus dem Jahr 2004 geschlechtsspezifische Unterschiede bezüglich der Prävalenz von Essstörungen im Sport. Entsprechend ihrer Auswertungen war die Prävalenz von gestörtem Essverhalten und Essstörungen bei männlichen Leistungssportlern bei Antigravitationssportarten am höchsten (22 %). Für Sportlerinnen gab es wiederum eine besonders hohe Prävalenz im ästhetischen Sport (42 %) [21]. Essstörungen sind im Sport, insbesondere innerhalb der gewichtsabhängigen Sportarten, weit verbreitet. Sportlerinnen scheinen hierbei eine besondere Risikogruppe darzustellen. Sie erkranken häufiger als Männer, jedoch insbesondere auch häufiger als Nichtsportlerinnen an Essstörungen [21, 22]. Vor diesem Hintergrund sind die Möglichkeiten der Prävention und Früherkennung von Essstörungen bei Frauen im Leistungssport Gegenstand aktueller Untersuchungen [23].

Sportlerinnen scheinen mehr als doppelt so häufig von Angststörungen betroffen, besonders von GAS [20]; (s. Kap. 23). Angst, insbesondere auch „Performance" assoziierte Angst, scheint bei jungen Sportlerinnen eine zentrale Rolle zu spielen [24].

35.4 Frauen im Leistungssport

Bis ins 20. Jahrhundert hinein galten Frauen entsprechend gesellschaftlichem Rollenverständnis als das „schwächere Geschlecht", dessen soziale Rolle v. a. in der Familienfürsorge bestand. Im Sport, der mit körperlicher Stärke und Wettbewerb assoziiert ist, sollten Frauen als Vertreter des „schwachen Geschlechts" lange Zeit keine zentrale Rolle spielen [25]. Lange galt die Teilhabe von Frauen am sportlichen Wettbewerb als schädlich oder unsittlich. Sicherlich hat dies mit dem gesellschaftlich geprägten Rollenbild bis zu Beginn des 20. Jahrhunderts zu tun. Nach Ende des Ersten Weltkrieges, bei dem damals in Folge gesellschaftlicher Veränderungen aufkommenden „neuen Weiblichkeitsideal", stieg die Teilhabe von Frauen im Leistungssport an [26]. Dennoch wurde vor drohendem „Fruchtbarkeitsverlust" sowie vor „Maskulinisierung" der Frauen gewarnt, welche sich sportlichen Wettkämpfen aussetzen [27]. Heutzutage haben sich Sportlerinnen in vielen sportlichen Disziplinen bewährt. Selbst bei den Olympischen Spielen hat es nach einem langsamen Start zwischen 1972 und 1990 einen stabilen Anstieg der Frauenquote gegeben. Bei den olympischen Spielen im Jahr 2012 in London war es erstmals so, dass alle teilnehmenden Teams auch Frauen inkludierten. Das erklärte Ziel des IOC ist es, bei den olympischen Spielen im Jahr 2020 einen Frauenanteil von 50 % zu verzeichnen [28].

Es darf dennoch nicht vergessen werden, dass Leitungssportlerinnen bis heute nur einen sehr kleinen Anteil der jungen Frauen ausmachen. Eine weitere Minderheit bilden Sportlerinnen, welche sich für sogenannte „Männersportarten" wie Kampfsport oder Skispringen interessieren. Die meisten Sportlerinnen finden sich im Bereich des sogenannten ästhetischen Sports wieder [29]. Zudem gibt es bis heute unterschiedliche Regelwerke für Männer und Frauen im Leistungssport, welche die genderassoziierten Leistungserwartungen bedienen (beispielsweise gibt es im Tennis für Frauen nur zwei, für Männer jedoch drei Gewinnsätze).

35.5 Ausblick

Zusammenfassend scheint die zunehmende Inklusion von Frauen in den Sport innerhalb der letzten Jahrzehnte eine begrüßenswerte Entwicklung, welche zudem zu einer Verbesserung der allgemeinen körperlichen und psychischen Gesundheit führen wird [28]. Einen weiteren Schritt nach vorne würde die erneute Auseinandersetzung mit dem Thema einer dimensionalen Geschlechterbetrachtung statt einer traditionellen binären Kategorie bedeuten. Hiermit würde man zudem die gesellschaftliche Diskussion im Hinblick auf die Rechtfertigung eines solchen Geschlechtsdimorphismus, welcher angesichts aktueller neurobiologischer Befunde infrage gestellt werden muss [30], angemessen berücksichtigen.

Literatur

1. Reschke J. Geschlechtstest bei Leichtathletik-WM XY ungelöst [Internet]. Hamburg: Spiegel Online; 20.08.2009 [abgerufen am 24.06.2021]. Verfügbar unter: https://www.spiegel.de/sport/sonst/geschlechtstest-bei-leichtathletik-wm-xy-ungeloest-a-643911.html
2. International Association of Athletics Federations (IAAF). IAAF to introduce eligibility rules for females with hyperandrogenism [Internet]. Monaco: IAAF; 12.04.2011 [cited 2021 Jun 19]. Available from https://www.worldathletics.org/news/iaaf-news/iaaf-to-introduce-eligibility-rules-for-femal-1
3. Sanchez FJ, Martinez-Patino MJ, Vilain E. The new policy on hyperandrogenism in elite female athletes is not about „sex testing". J Sex Res. 2013;50(2):112–5. https://doi.org/10.1080/00224499.2012.752429
4. International Olympic Committee (IOC). IOC Regulations on Female Hyperandrogenism [Internet]. Lausanne: IOC; 22.06.2012 [cited 2021 Jun 19]. Available from: https://stillmed.olympic.org/Documents/Commissions_PDFfiles/Medical_commission/2012-06-22-IOC-Regulations-on-Female-Hyperandrogenism-eng.pdf
5. Heckmeyer K. Geschlechterdifferenzen im Sport – Leistungsklassen, selektive Geschlechtertests und die Reproduktion weiblicher Unterlegenheit. In: Müller M, Steuerwald C, Hrsg. „Gender", „Race" und „Disability" im Sport. Von Muhammad Ali über Oscar Pistorius bis Caster Semenya. Bielefeld: Transcript Verlag; 2017. S. 25–50.
6. Fenichel P, Paris F, Philibert P, Hieronimus S, Gaspari L, Kurzenne JY, et al. Molecular diagnosis of 5alpha-reductase deficiency in 4 elite young female athletes through hormonal screening for hyperandrogenism. J Clin Endocrinol Metab. 2013;98(6):E1055–9. https://doi.org/10.1210/jc.2012-3893
7. International Association of Athletics Federations (IAAF). IAAF publishes briefing notes and Q&A on Female Eligibility Regulations. [Internet]. Monaco: IAAF; 07.05.2019 [cited 2021 Jun 19]. Available from https://www.worldathletics.org/news/press-release/questions-answers-iaaf-female-eligibility-reg
8. Karkazis K, Carpenter M. Impossible „Choices": The Inherent Harms of Regulating Women's Testosterone in Sport. Journal of Bioethical Inquiry. 2018;15(4):579–87. https://doi.org/10.1007/s11673-018-9876-3
9. Pielke R, Tucker R, Boye E. Scientific integrity and the IAAF testosterone regulations. The International Sports Law Journal. 2019;19(1):18–26. https://doi.org/10.1007/s40318-019-00143-w
10. Müller M. Geschlecht als Leistungsklasse. Der kleine Unterschied und seine großen Folgen am Beispiel der „gender verifications" im Leistungssport. Zeitschrift für Soziologie. 2006;35(5):392–412. https://doi.org/10.1515/zfsoz-2006-0505
11. Reeser JC. Gender identity and sport: is the playing field level? British Journal of Sports Medicine. 2005;39(10):695–9. https://doi.org/10.1136/bjsm.2005.018119
12. Simpson JL, Ljungqvist A, de la Chapelle A, Ferguson-Smith MA, Genel M, Carlson AS, et al. Gender verification in competitive sports. Sports Med. 1993;16(5):305–15. https://doi.org/10.2165/00007256-199316050-00002
13. Wiederkehr S. Die Furcht vor dem sowjetischen Mannweib. Die Einführung der Geschlechtertests bei Olympischen Spielen im

Kalten Krieg. In: Müller M, Steuerwald C, Hrsg. „Gender", „Race" und „Disability" im Sport. Von Muhammad Ali über Oscar Pistorius bis Caster Semenya. Bielefeld: Transcript Verlag; 2017. S. 51–75.
14. Krämer D. Mediale Praktiken des Gendering. Tamara und Irina Press im westlichen Sportdiskurs zu Zeiten des Kalten Krieges. In: Klein G, Göbel H, Hrsg. Performance und Praxis. Praxeologische Erkundungen in Tanz, Theater, Sport und Alltag. Bielefeld: Transcript Verlag; 2017. S. 191–209.
15. Martinez-Patino MJ, Vilain E, Bueno-Guerra N. The unfinished race: 30 years of gender verification in sport. Lancet. 2016;388(10044):541–3. https://doi.org/10.1016/S0140-6736(16)30963-1
16. Sudai M. The testosterone rule-constructing fairness in professional sport. J Law Biosci. 2017;4(1):181–93. https://doi.org/10.1093/jlb/lsx004
17. Jones BA, Arcelus J, Bouman WP, Haycraft E. Sport and Transgender People: A Systematic Review of the Literature Relating to Sport Participation and Competitive Sport Policies. Sports Med. 2017;47(4):701–16. https://doi.org/10.1007/s40279-016-0621-y
18. Mountjoy M, Brackenridge C, Arrington M, Blauwet C, Carska-Sheppard A, Fasting K, et al. International Olympic Committee consensus statement: harassment and abuse (non-accidental violence) in sport. Br J Sports Med. 2016;50(17):1019–29. https://doi.org/10.1136/bjsports-2016-096121
19. Harper J, Lima G, Kolliari-Turner A, Malinsky FR, Wang G, Martinez-Patino MJ, et al. The Fluidity of Gender and Implications for the Biology of Inclusion for Transgender and Intersex Athletes. Curr Sports Med Rep. 2018;17(12):467–72. https://doi.org/10.1249/JSR.0000000000000543
20. Schaal K, Tafflet M, Nassif H, Thibault V, Pichard C, Alcotte M, et al. Psychological balance in high level athletes: gender-based differences and sport-specific patterns. PLoS One. 2011; 6(5):e19007. https://doi.org/10.1371/journal.pone.0019007
21. Sundgot-Borgen J, Torstveit MK. Prevalence of eating disorders in elite athletes is higher than in the general population. Clin J Sport Med. 2004;14(1):25–32. https://doi.org/10.1097/00042752-200401000-00005
22. Smolak L, Murnen SK, Ruble AE. Female athletes and eating problems: a meta-analysis. Int J Eat Disord. 2000;27(4):371–80. https://doi.org/10.1002/(SICI)1098-108X(200005)27:4<371::AID-EAT1>3.0.CO;2-Y
23. Stewart TM, Pollard T, Hildebrandt T, Beyl R, Wesley N, Kilpela LS, et al. The Female Athlete Body (FAB) study: Rationale, design, and baseline characteristics. Contemp Clin Trials. 2017;60:63–71. https://doi.org/10.1016/j.cct.2017.06.005
24. Patel DR, Omar H, Terry M. Sport-related performance anxiety in young female athletes. J Pediatr Adolesc Gynecol. 2010;23(6):325–35. https://doi.org/10.1016/j.jpag.2010.04.004
25. Podolsky A, Ledl-Kurkowski E. Die Frau im Sport. In: Wonisch M, Hofmann P, Förster H, Hörtnagl H, Ledl-Kurkowski E, Pokan R, Hrsg. Kompendium der Sportmedizin: Physiologie, Innere Medizin und Pädiatrie. Wien: Springer 2017. S. 433–56. https://doi.org/10.1007/978-3-211-99716-1_27
26. Gieß-Stüber P. Frauen- und Geschlechterforschung im Sport. Forschungsfelder, Entwicklungen und Perspektiven. Freiburger Zeitschrift für GeschlechterStudien. 2009;15(23): 33–44.
27. Hartmann-Tews I, Luetkens-Hovemann SA. Sportstrukturen, Sportentwicklung und Inklusion in Deutschland. In: Gieß-Stüber P, Blecking D, Hrsg. Sport – Integration – Europa: Neue Horizonte für interkulturelle Bildung. Hohengehren: Schneider Verlag; 2008. S. 257–69.
28. Brown WJ, Mielke GI, Kolbe-Alexander TL. Gender equality in sport for improved public health. Lancet. 2016;388(10051):1257–8. https://doi.org/10.1016/S0140-6736(16)30881-9
29. Pfister G. Vorwort. In: Pfister G, Hrsg. Schriften der deutschen Vereinigung für Sportwissenschaft. Band 127, Frauen im Hochleistungssport. Hamburg: Deutsche Vereinigung für Sportwissenschaft e. V.; 2000. S. 7–8.
30. Clemens B et al. Predictive pattern classification can distinguish gender identity subtypes from behavior and brain imaging. Cerebral Cortex 2019 [in Druck].

36 Kinder- und Jugendpsychiatrische und -psychotherapeutische Aspekte im Leistungssport

Marc Allroggen

Das Fachgebiet der Kinder- und Jugendpsychiatrie und -psychotherapie versteht sich traditionell als entwicklungspsychiatrische Disziplin, die eng verknüpft ist mit relevanten Nachbarfächern wie (Entwicklungs-)Psychologie, (Neuro-)Pädiatrie oder Pädagogik. Hinzu kommt, dass bei Diagnostik und Behandlung psychischer Erkrankungen im Kindes- und Jugendalter einer systemischen Sichtweise eine bedeutsame Rolle zukommt, sodass stets das Kind mit seinen sozialen Bezügen und Beziehungen, aber auch den anstehenden Entwicklungsaufgaben betrachtet wird. Damit liegen eigentlich gute Voraussetzungen vor, eine bedeutsame Rolle in der Versorgung junger Leistungssportler zu spielen. Eine systematische klinische und wissenschaftliche Auseinandersetzung mit dem Thema Leistungssport hat im Bereich der Kinder- und Jugendpsychiatrie und -psychotherapie bislang aber erst ansatzweise stattgefunden, obwohl bereits vor über einem Vierteljahrhundert von Daniel Begel bedeutsame entwicklungsneurologische, -psychologische und -psychiatrische Aspekte diskutiert wurden [1]; (s. Kap. 3). Dass kinder- und jugendpsychiatrische Aspekte bislang nur ansatzweise in das – wenn auch junge – Gebiet der Sportpsychiatrie und -psychotherapie integriert wurden, überrascht insbesondere, wenn man bedenkt, dass von den knapp 24000000 Millionen Mitgliedern der Landessportbünde in Deutschland 2019 immerhin gut 7200000 Millionen Mitglieder unter 18 Jahre alt waren [2] und bereits in der Kindheit und Jugend die ersten Schritte in Richtung eines leistungsorientierten Sports durch die Sichtung und gezielte Förderung von Talenten erfolgen [3].

36.1 Kinder- und Jugendpsychiatrie und -psychotherapie und Leistungssport

Die Aufgaben einer leistungssportspezifischen Kinder- und Jugendpsychiatrie und -psychotherapie unterscheiden sich zunächst einmal nicht grundlegend von denen der Erwachsenen-Sportpsychiatrie und -psychotherapie, d.h. im Mittelpunkt steht die Diagnostik und Behandlung psychischer Erkrankungen bei Leistungssportlern sowie die Erhaltung (Prävention) der psychischen Gesundheit unter Berücksichtigung deren sportspezifischer Bedürfnisse und der Interaktion zwischen psychischen Belastungen und Erkrankungen und sportspezifischem Leistungsvermögen [4]. Darüber hinaus sollten die Sportler, ihre Familien und relevante Akteure des Sports (z.B. Trainer) aus entwicklungspsychiatrischer Perspektive beraten und unterstützt werden. Dazu gehört auch die kritische Auseinandersetzung mit Risiken, die mit dem Leistungssport verbunden sind. Dabei muss bedacht werden, dass minderjährige Leistungssportler nicht nur einen besonders hohen Schutzbedarf haben, sondern aufgrund ihrer zahlreichen Abhängigkeiten besonders gefährdet sind, ausgenutzt und überfordert oder Opfer von Missbrauch und Misshandlung zu werden (s. Kap. 3, Kap. 34). Hinzu kommt, dass in der Behandlung von minderjährigen Leistungssportlern nicht nur Erwartungen und Aufträge von Seiten des

Patienten und gegebenenfalls Verantwortlichen des Sports bestehen, sondern auch die Eltern oder andere primäre Bezugspersonen eine bedeutsame Rolle spielen. In der Praxis bedeutet dies, dass in der Behandlung von minderjährigen Leistungssportlern mehr oder weniger explizit durch die unterschiedlichen Akteure (Sportler, Eltern, Bezugspersonen im Sport) auch unterschiedliche Behandlungsaufträge vorliegen können. Kinder- und Jugendpsychiatern und -psychotherapeuten, die mit Leistungssportlern arbeiten, müssen daher auch diese besonderen Beziehungskonstellationen und zugrundeliegenden Dynamiken bewusst sein.

Sportpsychiatrie und -psychotherapie bei Kindern und Jugendlichen umfasst dementsprechend die Diagnostik und Behandlung psychischer Erkrankungen bei Kindern und Jugendlichen sowie Erhaltung (Prävention) der psychischen Gesundheit unter besonderer Berücksichtigung des Kontexts Leistungssport, der individuellen Entwicklung, der anstehenden allgemeinen und sportspezifischen Entwicklungsaufgaben, des besonderen Schutzbedarfs der Minderjährigen und des familiären Systems der Patienten.

36.2 Entwicklungspsychiatrische Aspekte bei Kindern

Für eine erfolgreiche Teilnahme am Leistungssport sind bestimmte motorische, sensorische und kognitive Fähigkeiten essenziell, die zwar regelhaft von den meisten Kindern und Jugendlichen im Laufe ihrer Entwicklung erworben werden, jedoch einer hohen Varianz in der individuellen Entwicklung unterliegen. Der Erwerb dieser Fertigkeiten ist einerseits genetisch determiniert, hängt aber auch von der entsprechenden Förderung des Kindes ab. Kinder zeigen bei entsprechenden fördernden sozialen Bedingungen eine natürliche Freude und Motivation, ihre Fähigkeiten in den oben genannten Bereichen weiter zu entwickeln und zu verbessern. In den ersten Lebensjahren werden dabei basale Fähigkeiten auf sensorischer, motorischer und kognitiver Ebene entwickelt [5]. So erwerben Kinder in den ersten Lebensjahren grundlegende motorische Fertigkeiten und können bei entsprechender Förderung im Alter von 6 Jahren in der Regel auch komplexere motorische Herausforderungen bewältigen wie Fahrradfahren, sicheres Balancieren und Klettern, Seitwärtsspringen oder Schwimmen. Ab dem Grundschulalter bestehen somit grundlegende motorische Fertigkeiten, die die Teilnahme am organisierten Sport möglich machen, ohne dass in diesem Alter die motorische Entwicklung bereits abgeschossen ist [5, 6]. Auch auf Ebene der sensorischen Entwicklung bestehen im Grundschulalter noch deutliche Unterschiede gegenüber Jugendlichen und Erwachsenen. So entspricht erst mit etwa 9 Jahren das räumliche Sehen des Kindes dem eines Erwachsenen und auch das Gesichtsfeld bei Kindern unter 10 Jahren ist noch deutlich geringer als bei Erwachsenen. Auch können Kinder erst ab einem Alter von etwa 7 Jahren die Richtung von Schallquellen sicher identifizieren [7]. Mit der beginnenden Pubertätsentwicklung in der Präadoleszenz treten dann auch zunehmend Unterschiede insbesondere im Aufbau der Muskulatur und der Kraftent wicklung bei Jungen und Mädchen auf [3, 7].

Ganz entscheidend für die Fähigkeit, am wettkampforientierten Sport teilzunehmen, ist jedoch aus entwicklungspsychiatrischer Perspektive die emotionale und die kognitive Entwicklung des Kindes. Erst ab dem Grundschulalter bestehen grundlegende Fähigkeiten der Affektkontrolle, um auch mit Niederlagen und Enttäuschungen umgehen zu können, sowie zunehmend die Fähigkeit, eigene Stärken und Schwächen differenziert wahrzunehmen, sowie Regeln, die für Mannschafts- und Wettkampfsport essenziell sind, zu verstehen und zu akzeptieren. Zwar zeigen Kinder bereits ab dem Alter von 4 Jahren Interesse an Regelspielen, aber erst ab dem Alter von 6 Jahren werden Regeln auch verstanden und akzeptiert. Allerdings fällt es Kindern bis in die Präadoleszenz noch schwer, Regeln zu generalisieren und auf unterschiedliche Situationen zu übertragen. Zudem gelingt erst ab diesem Alter bei Mannschaftsportarten ein Perspektivwechsel, der es ermöglicht, eigene kurzfristige Erfolgserlebnisse im Interesse des Mannschaftserfolges zurückzustellen [7]. Mit der zunehmend differenzierten Wahrnehmung eigener Stärken und Schwächen im mittleren Grundschulalter entwickeln Kinder zudem nicht nur ein realistisches, wenn auch noch überwiegend positives Selbstbild, sondern sie zeigen auch ein Interesse daran, wie sie auf andere wirken und vergleichen ihre (auch sportlichen) Fähigkeiten gerne mit Gleichaltrigen, wodurch sie eigene Fertigkeiten spielerisch verbessern können.

Diese kognitive Fähigkeit, sich in bestimmten Bereichen mit Gleichaltrigen messen zu wollen und zu können, stellt letztlich eine entscheidende Grundlage eines wettbewerbsorientierten Sports dar. Von tatsächlichem Leistungssport kann aber erst im Jugendalter gesprochen werden, wenn neben der ausreichenden körperlichen Reife auch Aspekte wie Siegeswille und anhaltende Motivation zum Wettbewerb vorhanden sind sowie die kognitiven Voraussetzungen, die komplexen Anforderungen von Leistungssport zu erfassen [1].

Mit der Entwicklung dieser grundlegenden Fertigkeiten sind in der Präadoleszenz aber auch erste sportspezifische Entwicklungsrisiken verbunden wie Gefühle von Frustration und Beschämung bei Niederlagen oder erlebter unzureichender Leistung. Das vermehrte Vergleichen mit anderen birgt jedoch auch weitere spezifische Risiken, z.B. bei dem Wunsch abzunehmen, was durch die Teilnahme an bestimmten, v.a. ästhetischen Sportarten gefördert werden kann (s. Kap. 28). Während dies v.a. Mädchen betrifft und zur Entwicklung von Essstörungen beitragen kann, besteht bei Jungen v.a. die Gefahr, zu viel zu trainieren, um Muskelmasse aufzubauen, was mit einem erhöhten Verletzungsrisiko einhergehen kann, aber auch mit Frustration, wenn unrealistische Erfolge ausbleiben. Gleichzeitig entsteht mit dem Aufkommen erster narzisstischer Impulse auch bei vielen Kindern eine vermehrte Sorge um den eigenen Körper und eine gesteigerte Angst vor Verletzungen, was die Freude und Motivation am Sport deutlich beeinträchtigen kann, wenn nicht adäquat auf diese Ängste eingegangen wird [7].

Organisierter Sport im Kindesalter und der Präadoleszenz sollte insbesondere die Aspekte der allgemeinen Freude an der Bewegung sowie die Förderung grundlegender motorischer und sozialer Fertigkeiten betonen, während Leistungs- und Wettbewerbskomponenten aufgrund der kognitiven Entwicklung der Kinder eine sekundäre Rolle spielen sollten.

Eine gute Begleitung von Talenten in diesem Übergang vom organisierten Sport in den Leistungssport ist unerlässlich, was aber bei Trainern im Kinderbereich die Kenntnis von entsprechenden Entwicklungsstufen und sportspezifischen Entwicklungsrisiken voraussetzt (s. Kap. 42). Dementsprechend sollte aus entwicklungspsychiatrischer Perspektive bei Kindern eher eine generelle Förderung von sportspezifischen Fähigkeiten erfolgen, indem präadoleszente Kinder möglichst viele verschiedene Sportarten probieren und daran teilnehmen. Eine frühe Spezialisierung wird eher als ungünstig angesehen, auch wenn es sein mag, dass bereits im Grundschulalter Talente für bestimmte Sportarten identifiziert werden [3, 5, 6]. Zudem sollten Kinder auch die Möglichkeit haben, andere Interessen außerhalb des Sports auszuüben, um Kontakt zu Gleichaltrigen zu wahren, eine Basis für spätere Ausgleichsaktivitäten im Leistungssport zu haben und keine einseitige Abhängigkeit vom Sport zu entwickeln [8], wodurch auch ein frühes Ausscheiden aus dem Sport möglicherweise vermieden werden kann [9].

36.3 Entwicklungspsychiatrische Aspekte bei Jugendlichen

Während bei Kindern – wie oben dargestellt – noch nicht von Leistungssport im engeren Sinn gesprochen werden kann und auch beim

Training eher Spaß an der Bewegung und die Vermittlung allgemeiner Fertigkeiten im Mittelpunkt stehen, gewinnt im Jugendalter der Leistungs- und Wettbewerbsaspekt zunehmend an Bedeutung und es kommt zu einer Intensivierung des Trainings [10]. Damit verbunden ist eine Zunahme von möglichen Belastungsfaktoren für die jugendlichen Leistungssportler, die auf unterschiedlicher Ebene eine Rolle spielen und wirksam werden, aber regelhaft miteinander interagieren [11, 12, 13]. Neben allgemeinen Entwicklungsaufgaben in diesem Alter bestehen auch sportspezifische Entwicklungsaufgaben und Herausforderungen.

Beispiele für sportspezifische Entwicklungsaufgaben Jugendlicher

- gestiegene Trainingsanforderungen,
- erhöhtes Verletzungsrisiko,
- Erwartungen an eigene Leistungen und Erfolge (und Umgang mit Misserfolgen),
- Auseinandersetzung mit Leistungs- und Erfolgserwartungen Dritter,
- Motivationsdefizite und Zunahmen außersportlicher Interessen,
- Konflikte durch Anforderungen in unterschiedlichen Bereichen (Schule, Freizeit, Partnerschaft, Familie, Sport),
- Zeitmanagement,
- Internatsunterbringung mit Abbruch bisheriger sozialer Beziehungen.

Beachtet werden muss dabei auch, dass der Beginn der gezielten Förderung von Nachwuchsleistungssportlern mit der Adoleszenz in eine sehr vulnerable Entwicklungsphase fällt, in der es zu entscheidenden und grundlegenden neuronalen Umbauprozessen kommt [14]. Aufgrund der in diesem Alter hohen Plastizität des Gehirns sind Umwelteinflüsse besonders prägend. Insbesondere von Lernerfahrungen, die in einem emotional positiv besetzten Kontext stattfinden, können Jugendliche daher profitieren. In diese Phase fällt auch eine Ablösung von primären Bezugspersonen und einer stärkeren Orientierung hin zu Gleichaltrigen. Hinzu kommt, dass auch negative Einflüsse eine besonders langfristig prägende Wirkung haben können. Wenig überraschend ist es daher, dass Kinder in dieser Altersphase häufig den organisierten Sport verlassen [10]. Tatsächlich spiegeln Untersuchungen zu den Gründen, warum Sportler den Leistungssport aufgeben, sehr deutlich die oben genannten Konfliktfelder wider. Neben Aspekten wie mangelnder Motivation oder wiederholten Verletzungen spielen auch soziale Faktoren innerhalb und außerhalb des Sports eine bedeutsame Rolle. Dazu gehören übersteigerte Erwartungen der Eltern und weniger gute Kontakte zu Gleichaltrigen innerhalb des Sports, aber auch die Bewältigung von Entwicklungsaufgaben außerhalb des Sports (z.B. Schulbesuch) oder die Orientierung hin zu anderen, nicht sportlichen Interessensgebieten [15, 16, 17]. Faktoren wie Trainingsbedingungen und Trainingsintensität, aber auch erlebter sozialer Druck und sportunabhängige Stresssituationen können zudem verantwortlich sein für die Entwicklung von Burnout-Symptomen [18].

Aus entwicklungspsychiatrischer Perspektive stellt damit v.a. die Auseinandersetzung mit eigenen Erwartungen und den Erwartungen Dritter – wobei es sich hierbei sowohl um die der Eltern als auch der Verantwortlichen im Sportkontext handeln kann – eine Herausforderung dar. Hinzu kommen die Bewältigung zunehmender Autonomiebestrebungen und die mögliche Entwicklung neuer Interessen, die nicht immer mit dem hohen Trainingspensum eines Leistungssportlers zu vereinbaren sind. Ungelöste Konflikte in den oben genannten Bereichen können nicht nur zu einem Ausscheiden aus dem Leistungssport, sondern auch zu der Entwicklung psychischer Erkrankungen führen. Dabei ist zu beachten, dass insbesondere depressive und Angststörungen möglicherweise initial nicht erkannt werden, sondern als Motivationsdefizite oder pubertäre Phase interpretiert werden (s. Kap. 21, Kap. 23).

In dieser sensiblen Phase der steigenden Autonomiebestrebungen, der Reorganisation von sozialen Beziehungen und der Entwicklung eines stabilen Selbstbildes benötigen junge Leistungssportler eine vertrauensvolle Begleitung, die dabei unterstützt, die Rolle des Leistungssports in dieser neuen psychosozialen Struktur kritisch zu reflektieren und zu verankern.

Einen bedeutsamen entwicklungspsychiatrischen Aspekt im Jugendalter stellt zudem der Umgang mit narzisstischen Krisen, aber auch mit narzisstischen Größenphantasien bei jugendlichen Leistungssportlern dar. Aus sportpsychologischer Sicht rückt die Auswirkung narzisstischer Persönlichkeitszüge insbesondere auf die Leistungsfähigkeit von Sportlern zunehmend in den Mittelpunkt [19, 20, 21], aus kinder- und jugendpsychiatrischer und -psychotherapeutischer Sicht sind v. a. Auswirkungen pathologischer narzisstischer Persönlichkeitszüge relevant für die Beziehungsgestaltung innerhalb der therapeutischen, aber auch der sportspezifischen Beziehungen der Jugendlichen [22]; (s. Kap. 27). Bei der Entstehung narzisstischer Störungen spielen sowohl genetische als auch umweltbedingte Faktoren eine Rolle. Narzisstische Störungen sind dabei von einer regelmäßig bei Jugendlichen zu beobachtenden narzisstischen Durchgangsphase zu unterscheiden, die zwar ebenfalls durch Größenfantasien und eine vermehrte Anspruchshaltung gekennzeichnet ist, aber weniger tiefgreifend und anhaltend ist als narzisstische Störungen im engeren Sinne. Zudem besteht keine ausgeprägte Abhängigkeit des Selbstwertes von positiven Rückmeldungen Dritter oder eigener realer oder fantasierter Erfolge [23]. Eine ausschließliche Fokussierung auf den Leistungssport und insbesondere das Gefühl, dass positive Beziehungsangebote und Anerkennung durch bedeutsame Bezugspersonen ausschließlich von den eigenen sportlichen Erfolgen oder der Einsatzbereitschaft abhängen, können dazu beitragen, dass sich eine narzisstische Störung entwickelt oder verfestigt. In der Folge sind Selbstwert und das eigene positive Selbstbild stark abhängig von den im Sport erbrachten Leistungen, sodass für die Betroffenen diese Erfolge auch essenziell werden. Bleiben diese Erfolge aus, kommt es zu erheblichen narzisstischen Krisen, die mit der Entwicklung von depressiven Symptomen bis hin zu suizidalen Krisen einhergehen können (s. Kap. 22). Gleichzeitig erleben sich die jugendlichen Leistungssportler durch die Erfolge und auch öffentliche und mediale Aufmerksamkeit in ihrer Grandiosität bestätigt, wodurch eine gesteigerte Anspruchshaltung gestützt wird, die sich auch auf die Beziehung nicht nur zum Arzt, sondern auch auf die zu anderen Personen auswirken kann (s. Kap. 3). Die Betroffenen sind zudem gegenüber Kritik wenig empfänglich und erleben diese schnell als kränkend, wodurch die Entwicklung neuer Fertigkeiten und Kompetenzen eingeschränkt wird. Eine narzisstische Symptomatik ist dabei nicht immer leicht zu erkennen, weil nicht bei allen Jugendlichen die grandiose Symptomatik offen zutage tritt, sondern diese teilweise auch sehr verdeckt auftreten kann und dann eher ein depressiv-rückzügliches Verhalten imponiert [24].

36.4 Psychische Erkrankungen bei jugendlichen Leistungssportlern

Zahlreiche Untersuchungen unterstreichen die Bedeutung von regelmäßiger Bewegung und Sport bei Kindern und Jugendlichen für eine gesunde körperliche und psychische Entwicklung sowie zum Aufbau sozialer Kompetenzen, aber auch als Elemente der psychotherapeutischen Behandlung [25, 26, 27, 28]; (s. Teil XII, Kap. 51). Inwieweit auch Leistungssport mit den oben beschriebenen spezifischen Entwicklungsherausforderungen tatsächlich zu einer Verbesserung der psychischen Gesundheit bei Jugendlichen beiträgt, kann nicht abschließend geklärt werden. So zeigten sich einerseits Zusammenhänge zwischen übermäßigem Training und der Entstehung von depressiven und ängstlichen Symptomen sowie vermindertem Wohlbefinden [29]; (s. Kap. 20), andererseits konnten Untersuchungen an jugendlichen Leistungssportlern im Vergleich zu anderen Jugendlichen eher eine bessere Gesundheit und Wohlbefinden feststellen [30, 31]. Allerdings muss kritisch diskutiert werden, inwieweit durch jugendliche Leistungssportler Probleme lange kompensiert oder bagatellisiert werden, bevor dann ein scheinbar unvermitteltes Ausscheiden aus dem Sport erfolgt oder psychische Erkrankungen manifest werden.

Studien zur Häufigkeit von psychischen Erkrankungen speziell bei minderjährigen Leistungssportlern liegen kaum vor (s. Kap. 4). Insgesamt ist in der Adoleszenz auch aufgrund der zahlreichen biopsychosozialen Veränderungsprozesse von einer Prävalenz von 10 % für gravierende psychische Erkrankungen auszugehen [32]. Viele Erkrankungen, die auch bei Leistungssportlern zu beobachten sind, haben in dieser Altersphase einen Häufigkeitsgipfel oder ein typisches Erstmanifestationsalter. Hierzu gehören insbesondere Essstörungen [33, 34], internalisierende Störungen [35], Substanzmissbrauch [36] sowie pathologisches Spielen [37], aber auch das Vorliegen einer ADHS wird mit exzessivem Sport in Verbindung gebracht [38]; (s. Teil V).

Insgesamt wird davon ausgegangen, dass psychische Erkrankungen bei Leistungssportlern ebenso häufig zu beobachten sind wie in der Allgemeinbevölkerung [39, 40, 41]. In einer Studie mit jüngeren Leistungssportlern in Deutschland im Alter von 12 bis 15 Jahren konnten insgesamt mit Ausnahme von Symptomen einer Somatisierungsstörung keine vermehrten psychischen Symptome im Vergleich zu Nichtsportlern gefunden werden. Allerdings zeigte sich bei Jugendlichen, die aus dem Leistungssport ausgeschieden sind, eine deutlich höhere Symptombelastung [42]. Schaal und Kollegen [43] fanden zwar bei jüngeren im Vergleich zu älteren Sportlern insgesamt vermehrt psychopathologische Auffälligkeiten, allerdings lässt sich dies nicht durchgängig für alle Erkrankungsbilder bestätigen. In unserer eigenen Studie an Leistungssportlern in Deutschland mit über 1500 Teilnehmenden berichteten 13 % der Befragten Symptome einer Depression und 10 % eine Beeinträchtigung des Wohlbefindens. Jüngere Sportler zeigten dabei zwar keine vermehrte Belastung mit depressiven Symptomen, aber ein vermindertes Wohlbefinden als ältere Sportler [35]. Auch in Bezug auf die Inanspruchnahme von psychiatrischen und psychotherapeutischen Behandlungsangeboten ergab sich kein bedeutsamer Unterschied. So berichteten 10.8 % der Leistungssportler in unserer Untersuchung, entsprechende Angebote bereits genutzt haben, speziell bei den unter 18-jährigen lag die Inanspruchnahmerate bei 10.2 % [44].

Trotz der erheblichen Belastungen und sportspezifischen Entwicklungsaufgaben kann nicht davon ausgegangen werden, dass aktive jugendliche Leistungssportler häufiger unter psychischen Erkrankungen leiden als Nichtleistungssportler. Allerdings gibt es Hinweise auf eine hohe Rate von psychischen Erkrankungen bei Jugendlichen, die den Leistungssport verlassen.

36.5 Diagnostik und Beratung

Die kinder- und jugendpsychiatrische Diagnostik bei jugendlichen Leistungssportlern unterscheidet sich zunächst einmal nicht grundlegend von der allgemeinen kinder- und jugendpsychiatrischen Diagnostik, d.h. es geht um die Erfassung der aktuellen Psychopathologie und ihrer Auswirkungen auf die sportliche Leistungsfähigkeit und das allgemeine psychosoziale Funktionsniveau (s. Teil III). Ergänzt wird die Untersuchung und Exploration des Patienten durch eine Exploration der Eltern bzw. primären Bezugspersonen sowie gegebenenfalls auch durch das Einholen von Fremdanamnesen und Fremdeinschätzungen in bedeutsamen Lebensbereichen (Schule, Sport). Es erfolgen zudem regelhaft indikationsgeleitete somatische und testpsychologische Untersuchungen, wozu häufig auch eine Intelligenz- oder Entwicklungsdiagnostik gehört.

Ein entscheidender Aspekt insbesondere bei der Arbeit mit Jugendlichen ist jedoch, dass oft eine diskrepante Wahrnehmung zwischen Patienten und deren Bezugspersonen besteht, inwieweit bestimmte Verhaltensweisen als problematisch oder gar behandlungsbedürftig zu werten sind. Dabei kann es sowohl auf Seiten des Patienten zur Bagatellisierung kommen, insbesondere wenn befürchtet wird, dass es zu einem Trainings- oder Wettkampfverbot kommen könnte (z.B. bei einer Essstörung; s. Kap. 28), aber auch bei Eltern oder Verantwortlichen im Sport kann es zur Bagatellisierung von Problemen kommen, wenn Symptome psychischer Erkrankungen z.B. im Rahmen einer Depression nicht als solche anerkannt werden, sondern als fehlender Wille oder Motivation wahrgenommen werden. Dementsprechend können auch unterschiedliche Erwartungen an den Ausgang eines diagnostischen Prozesses an den Kinder- und Jugendpsychiater und -psychotherapeuten gestellt werden, die von dem behandelnden Kinder- und Jugendpsychiater reflektiert werden müssen [45].

Die Klärung unterschiedlicher Aufträge steht daher am Anfang des Diagnostik- und Behandlungsprozesses und ist zentral für das Gelingen der gemeinsamen Arbeit.

Berücksichtigt werden muss auch, dass Ängste vor Stigmatisierung durch das Vorliegen einer psychischen Erkrankung bei Sportlern besonders ausgeprägt sein können, insbesondere wenn junge Leistungssportler bereits im Licht der Öffentlichkeit stehen oder die psychische Erkrankung als Schwäche erlebt wird und mit eigenen perfektionistischen und leistungsorientierten Ansprüchen nicht vereinbar scheint [46]; (s. Kap. 3). Dies erfordert im Anschluss an den diagnostischen Prozess häufig eine vertiefte Psychoedukation und Beratung zu den Entstehungsbedingungen der psychischen Erkrankung, den aufrechterhaltenden Bedingungen sowie dem Umgang mit der Erkrankung.

Ziel der Diagnostik sollte neben der eindeutigen Beschreibung und Erfassung der Psychopathologie v.a. die Klärung sein, inwieweit sportliche Aspekte eine ursächliche Rolle bei der Entstehung oder Aufrechterhaltung der Symptomatik spielen und zudem, welche Auswirkungen die Psychopathologie nicht nur auf das psychosoziale Funktionsniveau insgesamt, sondern auch auf die sportliche Entwicklung und Leistungsfähigkeit des jugendlichen Sportlers hat. Die Frage, ob es einen kausalen Zusammenhang zwischen dem Leistungssport und der bestehenden Psychopathologie gibt, kann die Entscheidung über die notwendigen weiteren therapeutischen und psychosozialen Maßnahmen entscheidend beeinflussen, insbesondere wenn es im Rahmen der Beratung darum geht, inwieweit auch ein Aussetzen des Trainings oder der Wettkampfteilnahme notwendig ist.

Differenzialdiagnostisch muss im Rahmen der organischen Ausschlussdiagnostik neben den allgemeinen somatischen Ursachen für psychische Erkrankungen auch an die Folgen von Schädel-Hirn-Traumata gedacht werden, die in seltenen Fällen auch zu langfristigen psychischen Erkrankungen führen können [47], sowie an mögliche Folgen eines Konsums von legalen oder illegalen leistungssteigernden Mitteln [48]; (s. Kap. 13, Kap. 15).

Im Rahmen der Diagnostik und Beratung sollte auch berücksichtigt werden, welche sportbezogenen Konsequenzen sich aus dem Vorliegen von bestimmten psychischen Erkrankungen ergeben. Dies beinhaltet nicht nur mögliche Konsequenzen aufgrund einer Medikation, sondern auch, inwiefern bestimmte psychische Erkrankungen einen Einfluss auf die sportliche Leistungsfähigkeit und motorische Fertigkeiten haben können. So finden sich regelmäßig motorische Defizite bei Menschen mit ADHS oder Autismusspektrumstörungen, die die grundlegende Fertigkeit zur Teilnahme an bestimmten Sportarten erhebliche beeinflussen können [49], und bei Kindern und Jugendlichen mit einer ADHS ist von einer erhöhten Verletzungsgefahr auszugehen [50, 51]; (s. Kap. 32).

36.6 Psychotherapeutische Aspekte

Neben der Behandlung psychischer Erkrankungen im engeren Sinne – unabhängig davon, ob sie ursächlich mit dem Leistungssport in Zusammenhang stehen oder nicht – gibt es auch sportspezifische Fragestellungen, die nicht zwingend mit dem Vorliegen einer gravierenden psychischen Erkrankung assoziiert sein müssen, aber natürlich auch Ursache oder Folge einer psychischen Erkrankung sein können. Hierzu gehören kurz- und langfristige Leistungseinbußen, die Auseinandersetzung mit Verletzungsfolgen, aber auch Konflikte mit relevanten Akteuren im Sport (Trainer, Mitspieler) oder den Rahmenbedingungen des Sports [52].

Sportspezifische Behandlungsansätze werden erst seit den letzten Jahren entwickelt und evaluiert [41, 53], wobei der bisherige Schwerpunkt der sportspezifischen Behandlungsansätze v.a. sportpsychologische Themen mit präventiven Ansätzen und allgemeiner Gesundheitsförderung zu verbinden scheint. Störungsspezifische Aspekte scheinen eine eher untergeordnete Rolle zu spielen. Bei dem Vorliegen einer bedeutsamen psychischen Erkrankung empfiehlt sich jedoch auch bei jugendlichen Leistungssportlern primär eine leitlinienorientierte Behandlung mit einem für die meisten Erkrankungsbilder im Jugendalter vorliegenden evaluierten Therapieverfahren, innerhalb dessen die besonderen Lebens- und Entwicklungsumstände jugendlicher Leistungssportler hinreichend berücksichtigt werden (s. Kap. 3, Kap. 8). Ziel sollte also eher eine Ergänzung bestehender evidenzbasierter Psychotherapien um sportspezifische Aspekte sein als die Integration psychotherapeutischer Techniken in sportpsychologische Beratungsansätze (s. Kap. 9).

Einige Aspekte erfordern dabei eine besondere Beachtung. Psychotherapie mit jugendlichen Leistungssportlern muss die unterschiedlichen Rollen, die der Patient innerhalb und außerhalb des Sports repräsentiert, adäquat berücksichtigen [52]. Dabei muss man auch bedenken, dass für jugendliche Sportler der Leistungssport eine starke identitätsstiftende Wirkung hat und es den Betroffenen selbst bei ausgeprägten Belastungen durch diesen schwer fällt, sich affektiv vom Leistungssport zu lösen [54]. Auf die möglicherweise divergierenden Behandlungsaufträge zwischen Patient und seinen wesentlichen Bezugspersonen in der Behandlung von Kindern und Jugendlichen wurde bereits eingegangen. In der Psychotherapie erweitert sich dadurch bei Kindern und Jugendlichen die lineare dyadische Beziehung zwischen Psychiater und Psychotherapeut und Patient zu einer Triade zwischen Psychiater und Psychotherapeut, Patient und Eltern und Bezugspersonen. Wenn man berücksichtigt, welche zentrale Rolle der Leistungssport für die minderjährigen Sportler einnimmt, und dass auch durch Verantwortliche im Sport noch einmal ergänzende oder abweichende Aufträge und Erwartungen in der Behandlung bestehen, wird aus der triadischen bereits eine tetradische Beziehung. Insbesondere für jugendliche Patienten ist der Umgang mit den unterschiedlichen (sportbezogenen) Erwartungen und daraus möglicherweise entstehenden Loyalitätskonflikten sowie der Diskrepanz zu eigenen Zielen eine Herausforderung. Besonders komplex kann die Situation für Jugendliche zudem werden, wenn die Eltern auch im Sportkontext eine zentrale Rolle z.B. als Trainer oder Manager des Minderjährigen spielen und somit innerhalb der tetradischen Beziehung auch noch Rollendiffusionen bestehen.

Ebenfalls von Bedeutung für die Arzt-Patienten-Beziehung sind die besonderen Erwartungen und das öffentliche Interesse gegenüber jugendlichen Leistungssportlern. Dies kann dazu führen, dass auch besondere Erwartungen an den behandelnden Kinder- und Jugendpsychiater und -psychotherapeuten adressiert werden. Insbesondere Jugendliche sind aufgrund der im Jugendalter häufig bestehenden narzisstischen Symptomatik sowie der häufig vorkommenden generellen Ambivalenz bezüglich Unterstützung hier besonders gefährdet [22, 55]. Allerdings kann die besondere Erwartungshaltung nicht nur auf Seiten des Patienten bestehen, sondern sich auch auf dessen Eltern oder Verantwortliche im Sport erweitern. Insbesondere wenn Eltern sehr starke Erwartungen bezüglich einer erfolgreichen sportlichen Karriere ihres Kindes haben, kann dies dazu führen, dass Druck ausgeübt wird, möglichst schnell Erfolge in der Behandlung zu erzielen oder gar eine Behandlung zu beenden, damit das Training wieder aufgenommen werden kann. In diesen Situationen muss der Kinder- und Jugendpsychiater und -psychotherapeut stets seine Rolle und die der unterschiedlichen Auftraggeber reflektieren, um die Gefahr, sich für spezielle Anliegen instrumentalisieren zu lassen, vermeiden zu können [55] (s. Kap. 34). Andererseits besteht aber auch die Gefahr, dass von Patienten und Familie die Verantwortung über die Entscheidung, wie mit Belastungen im Sport umgegangen werden soll, an den Therapeuten delegiert wird, ohne dass Eltern hinreichend ihrer Verantwortung als Sorgeberechtigte nachkommen [45].

Die Reflektion der unterschiedlichen Rollen und Interessen der Patienten und bedeutsamer Bezugspersonen innerhalb und außerhalb des Sports bedarf daher einer stetigen Reflektion während der Psychotherapie.

36.7 Pharmakotherapeutische Aspekte

Aus kinder- und jugendpsychiatrischer und -psychotherapeutischer Sicht müssen bei der pharmakologischen Behandlung von Minderjährigen neben den Bestimmungen der WADA und gegebenenfalls gesonderten Verboten für bestimmte Substanzen bei einzelnen Verbänden auch spezifische Zulassungsbestimmungen sowie eine von der Behandlung Erwachsener abweichende Evidenzlage für die Wirksamkeit von Psychopharmaka im Kindes- und Jugendalter berücksichtigt werden [56]; (s. Kap. 10, Kap. 11). So ist für die Behandlung von depressiven Störungen bei Minderjährigen aus der Substanzgruppe der SSRI lediglich Fluoxetin bei Kindern ab einem Alter von 8 Jahren zugelassen. Für neuere Antidepressiva und andere SSRI fehlen Zulassungen für Minderjährige sowie überwiegend auch Wirksamkeitsnachweise bei Kindern und Jugendlichen. Diese Medikamente können dementsprechend ausschließlich im Rahmen eines Off-Label-Use verordnet werden, worüber die Patienten und Sorgeberechtigten gesondert aufzuklären sind [57]. Für ältere Antidepressiva wie beispielsweise Amitryptilin besteht zwar eine Zulassung für eine Behandlung depressiver Störungen im Kindes- und Jugendalter, aufgrund des fehlenden Wirksamkeitsnachweises und des ungünstigen Nebenwirkungsprofils muss jedoch von dem Einsatz bei Minderjährigen abgeraten werden. Auch für den Bereich der Sedativa zur Behandlung von Schlafstörungen liegen vielfach keine Zulassungen für die Anwendung bei Kindern und Jugendlichen vor, ebenso fehlen weitgehend überzeugende Wirksamkeitsnachweise [58]. Unproblematisch ist die Zulassungssituation bei Medikamenten zur Behandlung der ADHS bei Minderjährigen, wobei hier v. a. Methylphenidat (MPH) von Bedeutung ist (s. Kap. 32). Aufgrund der Tatsache, dass MPH zwar außerhalb von Wettkämpfen zugelassen ist, aber nicht im Wettkampf, muss mit den Sportlern besprochen werden, ob in Wettkampfperioden nicht eine Umstellung auf beispielsweise Atomoxetin erfolgt oder inwieweit auf die Medikation verzichtet werden kann [51]. Diskutiert werden muss aber auch, inwieweit sich die Sportler durch eine Medikation in ihrer Leistungsfähigkeit eingeschränkt fühlen. So erleben sich manche Sportler beispielsweise unter einer Medikation mit MPH als verlangsamt oder weniger spontan [50]. Vor Medikation muss eine Aufklärung der Patienten und der Sorgeberechtigten über unerwünschte Wirkungen erfolgen, unter der Behandlung mit allen Psychopharmaka ist an eine regelmäßige Kontrolle insbesondere kardialer Funktionen sowie gegebenenfalls der Leber- und Nierenfunktion sowie des Blutbildes zu denken, gerade bei gesteigerter Trainingsintensität. Zudem ist die mögliche Interaktion mit anderen (legal oder auch illegal) eingenommenen (leistungssteigernden) Substanzen zu berücksichtigen und darüber aufzuklären.

Auch unabhängig von möglichen sportspezifischen Beschränkungen sollte die Pharmakotherapie bei Kindern und Jugendlichen unter strenger Nutzen-Risiko-Abwägung und orientiert an den aktuellen Leitlinien erfolgen.

36.8 Gewalt und Missbrauch im Leistungssport

Das Thema Gewalt gegenüber Leistungssportlern ist erst in den letzten Jahren international und in Deutschland auch in Zusammenhang mit der Auseinandersetzung über sexuelle Gewalt im institutionellen Kontext beachtet worden. Dabei zeigt sich, dass sowohl im organisierten Sport insgesamt als auch speziell im Leistungssport Sportler im erheblichen Ausmaß mit emotionaler, körperlicher und sexueller Gewalt konfrontiert sind [59, 60, 61]. In einer eigenen Untersuchung an Leistungssportlern in Deutschland berichteten gut 37 % der Befragten von Erfahrungen von sexueller Belästigung und sexueller Gewalt im Sportkontext, wobei die Übergriffe mehrheitlich bereits im Jugendalter stattfanden. Auch körperliche und emotionale Gewalt wurde vermehrt berichtet, letztlich gaben nur 12 % der Befragten an, noch gar nicht mit Gewalt im Sport konfrontiert worden zu sein [62, 63, 64]. Die Ereignisse, die von den Sportlern berichtet wurden, umfassten sexuell belästigendes Verhalten, aber auch sexuelle Gewalt mit Körperkontakt, körperliche Gewalt, Beleidigungen und Demütigungen bis hin zum Zwang, weiter zu trainieren, obwohl eine Verletzung vorlag. Gewalt gegenüber Jugendlichen ging dabei nicht nur von Trainern oder anderen Verantwortlichen im Sport aus, sondern auch von anderen Sportlern. Die hohe Bedeutung, die der Sport für die jugendlichen Leistungssportler hat, bestehende Abhängigkeiten von Trainern und bedeutsamen fördernden Strukturen, eine hohe Bereitschaft, gesundheitliche und persönliche Risiken in Kauf zu nehmen, sowie Gewalt begünstigende institutionelle Faktoren sind Risikofaktoren, die die Entstehung von Gewalt fördern [65, 66]; (s. Kap. 3). Kinder- und Jugendpsychiater und -psychotherapeuten müssen sich aktiv mit dieser Thematik auseinandersetzen und mögliche Gefährdungs- und Belastungssituationen bei minderjährigen Leistungssportlern aktiv ansprechen, insbesondere, da sich Präventionsansätze in vielen Bereichen des Leistungssports erst zu etablieren beginnen [67]; (s. Kap. 42).

36.9 Zusammenfassung

Eine vertiefte Auseinandersetzung mit dem Thema Leistungssport hat im Bereich der Kinder- und Jugendpsychiatrie und -psychotherapie erst ansatzweise stattgefunden, obwohl gerade bei jugendlichen Leistungssportlern besondere Entwicklungsrisiken und ein erhöhter Schutzbedarf bestehen. Als zentral kann dabei die Notwendigkeit angesehen werden, bereits bestehende Kompetenzen in der psychotherapeutischen Arbeit mit Familiensystemen sowie evaluierte psychotherapeutische und pharmakologische Behandlungsansätze um sportspezifische Aspekte zu ergänzen. Damit verbunden sollte auch eine Evaluation von sportspezifischen Behandlungsansätzen sein. Dass eine fehlende Bereitschaft bei jugendlichen Leistungssportlern besteht, auch psychiatrische und psychotherapeutische Behandlungsangebote in Anspruch zu nehmen, kann dabei aus den vorliegenden Untersuchungen nicht geschlussfolgert werden. Allerdings benötigen junge Leistungssportler so wie alle Kinder und Jugendlichen Unterstützung durch ihre Eltern und in diesem speziellen Fall auch ihre Vertrauenspersonen im Sport, um diese Angebote nutzen zu können. Dies setzt aber bei den erwachsenen Bezugspersonen auch entsprechende Kenntnisse über Entwicklungsaufgaben und Entwicklungsrisiken bei jugendlichen Leistungssportlern voraus.

Literatur

1. Begel D. An overview of sport psychiatry. Am J Psychiatry. 1992;149:606–14. https://doi.org/10.1176/ajp.149.5.606
2. Deutscher Olympischer Sportbund e.V., Hrsg. Bestandserhebung 2019 [Internet]. Frankfurt: Deutscher Olympischer Sportbund e.V.; 2019 [cited 2019 Dec 03]. Available from: www.dosb.de/de/service/download-center/statistiken/
3. Bergeron MF, Mountjoy M, Armstrong N, Chia M, Côté J, Emery CA et al. International Olympic Committee consensus statement on youth athletic development. Br J Sports Med. 2015; 49:843–51. https://doi.org/10.1136/bjsports-2015-094962
4. Glick ID, Horsfall JL. Psychiatric conditions in sports: diagnosis, treatment, and quality of life. Phys Sportsmed. 2009;37:29–34. https://doi.org/10.3810/psm.2009.10.1726
5. Patel DR, Soares N, Wells K. Neurodevelopmental readiness of children for participation in sports. Transl Pediatr 2017;6(3):167–73. https://doi.org/10.21037/tp.2017.05.03
6. Conant-Norville DO. Child and adolescent sports psychiatry in the US. Int Rev Psychiatry. 2016;28:556–63. https://doi.org/10.1080/09540261.2016.1197189
7. Brown KA, Patel DR, Darmawan D. Participation in sports in relation to adolescent growth and development. Transl Pediatr. 2017;6(3): 150–9. https://doi.org/10.21037/tp.2017.04.03
8. Stryer BK, Tofler IR, Lapchick R. A developmental overview of child and youth sports in society. Child Adolesc Psychiatr Clin N Am. 1998;7(4):697–724. https://doi.org/10.1016/S1056-4993(18)30207-4
9. Baker J, Cobley S, Fraser-Thomas J. What do we know about early sport specialization? Not much!, High Ability Studies. 2009;20:77–89.
10. Brenner JS and AAP Council on Sports Medicine and Fitness. Sports Specialization and Intensive Training in Young Athletes. Pediatrics. 2016;138(3):e20162148 https://doi.org/10.1542/peds.2016-2148
11. Bahr R. Demise of the fittest: are we destroying our biggest talents? Br J Sports Med. 2014; 48:1265–7.
12. Kristiansen E, Stensrud T. Young female handball players and sport specialisation: How do they cope with the transition from primary school into a secondary sport school? Br J Sports Med. 2017;51:58–63.
13. Ohlert J, Kleinert J. Entwicklungsaufgaben jugendlicher Elite-Handballerinnen und -Handballer. Zeitschrift für Sportpsychologie. 2014; 21(4):161–72. https://doi.org/10.1026/1612-5010/a000129
14. Konrad K, Firk C, Uhlhaas PJ. Brain development during adolescence: neuroscientific insights into this developmental period. Dtsch Arztebl Int. 2013;110(25): 425–31.
15. Enoksen E. Drop-out Rate and Drop-out Reasons Among Promising Norwegian Track and Field Athletes: A 25 Year Study. Scandinavian Sport Studies Forum. 2011;2:19–43.
16. Fraser-Thomas J, Côté J, Deakin J. Examining Adolescent Sport Dropout and Prolonged Engagement from a Developmental Perspective. J Appl Sport Psychol. 2008;20:318–33. https://doi.org/10.1080/10413200802163549
17. Nixdorf I, Frank R, Beckmann J. An Explorative Study on Major Stressors and Its Connection to Depression and Chronic Stress among German Elite Athletes. Advances in Physical Education. 2015;5:255–62. https://doi.org/10.4236/ape.2015.54030
18. Granz HL, Schnell A, Mayer J, Thiel A. Risk profiles for athlete burnout in adolescent elite athletes: A classification analysis. Psychol Sport Exerc. 2019;41:130–41. https://doi.org/10.1016/j.psychsport.2018.11.005
19. Allen MS, Greenlees I, Jones M. Personality in sport: a comprehensive review. Int Rev Sport Exerc Psychol. 2013;6:184–208. https://doi.org/10.1080/1750984X.2013.769614
20. Luchner AF, Houston JM, Walker C, Houston MA. Exploring the relationship between two forms of narcissism and competitiveness. Pers Individ Dif. 2011;51:779–82. https://doi.org/10.1016/j.paid.2011.06.033
21. Roberts R, Woodman T, Hardy L, Roberts L, Wallace HM. Psychological skills do not always help performance: The moderating role of narcissism. J Appl Sport Psychol. 2013;25:316–25. https://doi.org/10.1080/10413200.2012.731472

22. Stillman MA, Brown T, Ritvo EC, Glick ID. Sport psychiatry and psychotherapeutic intervention, circa 2016. Int Rev Psychiatry. 2016;28:614–22. https://doi.org/10.1080/09540261.2016.1202812
23. Allroggen M, Ludolph A. Entwicklungspsychopathologie narzisstischer StörungenPsychother Psychosom Med Psychol. 2011;61:453–8.
24. Allroggen M, Rehmann P, Schürch E, Morf CC, Kölch M. The Relationship Between Narcissism and Personality Traits of the Five-Factor-Model in Adolescents and Young Adults A Comparative Study. Z Kinder Jugendpsychiatr Psychother. 2018;46:516–22. https://doi.org/10.1024/1422-4917/a000588
25. Biddle SJH, Asare M. Physical activity and mental health in children and adolescents: A review of reviews. Br J Sports Med. 2011;45:886–95. https://doi.org/10.1136/bjsports-2011-090185
26. Carter T, Morres ID, Meade O, Callaghan P. The Effect of Exercise on Depressive Symptoms in Adolescents: A Systematic Review and Meta-Analysis. J Am Acad Child Adolesc Psychiatry. 2016;55:580–90. https://doi.org/10.1016/j.jaac.2016.04.016
27. Ekeland E, Heian F, Hagen KB. Can exercise improve self esteem in children and young people? A systematic review of randomised controlled trials. Br J Sports Med. 2005;39:792–8. https://doi.org/10.1136/bjsm.2004.017707
28. Felfe C, Lechner M, Steinmayr A. Sports and Child Development. PLoS ONE. 2016;11(5):e0151729. https://doi.org/10.1371/journal.pone.0151729
29. McMahon EM, Corcoran P, O'Regan G, Keeley H, Cannon M, Carli V, et al. Physical activity in European adolescents and associations with anxiety, depression and well-being. Eur Child Adolesc Psychiatry. 2017;26: 111–22. https://doi.org/10.1007/s00787-016-0875-9
30. Rosenvinge JH, Sundgot-Borgen J, Pettersen G, Martinsen M, Stornæs AV, Pensgaard AM. Are adolescent elite athletes less psychologically distressed than controls? A cross-sectional study of 966 Norwegian adolescents. Open Access J Sports Med. 2018;9:115–23. https://doi.org/10.2147/OAJSM.S156658
31. von Rosen P, Olofsson O, Väsbom S, Heijne A. Correlates of health in adolescent elite athletes and adolescents: A crosssectional study of 1016 adolescents. Eur J Sport Sci. 2019;19:707–16. https://doi.org/10.1080/17461391.2018.1552721
32. Herpertz-Dahlmann B, Bühren K, Remschmidt H. Growing up is hard—mental disorders in adolescence. Dtsch Arztebl Int. 2013;110(25):432–40.
33. Ismailova D, Gazdowska Z. Eating disorders in sport: Review of prevalence, risk factors, and studies of eating disorders in highly competing athletes. Journal of Education, Health and Sport. 2016;6(6):351–8.
34. Martinsen M, Sundgot-Borgen J. Higher Prevalence of Eating Disorders among Adolescent Elite Athletes than Controls. Med Sci Sports Exerc. 2013;45(6):1188–97. https://doi.org/10.1249/MSS.0b013e318281a939
35. Belz J, Kleinert J, Ohlert J, Rau T, Allroggen M. Risk for Depression and Psychological Well-Being in German National and State Team Athletes – Associations with Age, Gender, and Performance Level. J Clin Sport Psychol. 2018;12:160–78. https://doi.org/10.1123/jcsp.2016-0024
36. Kwan M, Bobko S, Faulkner G, Donnelly P, Cairney J. Sport participation and alcohol and illicit drug use in adolescents and young adults: A systematic review of longitudinal studies. Addict Behav. 2014;39:497–506. https://doi.org/10.1016/j.addbeh.2013.11.006
37. Håkansson A, Kenttä G, Åkesdotter C. Problem gambling and gaming in elite athletes. Addict Behav Rep. 2018;8:79–84. https://doi.org/10.1016/j.abrep.2018.08.003
38. Berger NA, Müller A, Brähler E, Philipsen A, de Zwaan M. Association of symptoms of attention-deficit/hyperactivity disorder with symptoms of excessive exercising in an adult general population sample. BMC Psychiatry. 2014;14:250. https://doi.org/10.1186/s12888-014-0250-7
39. Gulliver A, Griffiths KM, Mackinnon A, Batterham PJ, Stanimirovic R. The mental health of Australian elite athletes. J Sci Med Sport. 2015;18:255–61. https://doi.org/10.1016/j.jsams.2014.04.006
40. Reardon CL, Factor RM. Sport Psychiatry. A Systematic Review of Diagnosis and Medical Treatment of Mental Illness in Athletes. Sports Med. 2010;40: 961–80. https://doi.org/10.2165/11536580-000000000-00000
41. Rice SM, Purcell R, De Silva S, Mawren D, McGorry PD, Parker AG. The mental health of

elite athletes: A narrative systematic review. Sports Med. 2016;46:1333–53. https://doi.org/10.1007/s40279-016-0492-2
42. Brand R, Wolff W, Hoyer J. Psychological symptoms and chronic mood in representative samples of elite student-athletes, deselected student-athletes and comparison students. School Mental Health. 2003;5:166–74. https://doi.org/10.1007/s12310-012-9095-8
43. Schaal K, Tafflet M, Nassif H, Thibault V, Pichard C, Alcotte M, et al. Psychological balance in high level athletes: Gender-based differences and sport-specific patterns. PLoS ONE. 2011;6(5):1–9. https://doi.org/10.1371/journal.pone.0019007
44. Ohlert J, Sulprizio M, Rau T, Allroggen M. Nutzung sportpsychologischer, psychotherapeutischer und psychiatrischer Angebote durch deutsche Kadersportlerinnen und -sportler. Zeitschrift für Sportpsychologie. 2016;23:121–30. https://doi.org/10.1026/1612-5010/a000173
45. Tofler IR, Knapp PK, Drell MJ. The Achievement by Proxy Spectrum in Youth Sports: Historical Perspective and Clinical Approach to Pressured and High-achieving Children and Adolescents. Child Adolesc Psychiatr Clin N Am. 1998;7:803–20. https://doi.org/10.1016/S1056-4993(18)30213-X
46. Bär K-J, Markser VZ. Sport specificity of mental disorders: the issue of sport psychiatry. Eur Arch Psychiatry Clin Neurosci. 2013;263 Suppl 2: 205–10. https://doi.org/10.1007/s00406-013-0458-4
47. Ellis MJ, Ritchie LJ, Koltek M, Hosain S, Cordingley D, Chu S, et al. Psychiatric outcomes after pediatric sports-related concussion. J Neurosurg Pediatr. 2015;16(6):709–18. https://doi.org/10.3171/2015.5.PEDS15220
48. McDuff DR, Baron D. Substance use in athletes: A sports psychiatry perspective. Clin Sports Med. 2005;24:885–97. https://doi.org/10.1016/j.csm.2005.06.004
49. Van Damme T, Simons J, Sabbe B, van West D. Motor abilities of children and adolescents with a psychiatric condition: A systematic literature review. World J Psychiatr. 2015;5(3):315–29. https://doi.org/10.5498/wjp.v5.i3.315
50. Nazeer A, Mansour M, Gross KA. ADHD and Adolescent Athletes. Front Public Health. 2014;2:46. https://doi.org/10.3389/fpubh.2014.00046
51. Plener PL, Brummer D, Allroggen M, Spröber N, Kölch M, Fegert JM, et al. Aufmerksamkeitsdefizit-/Hyperaktivitätsstörung und Sport, Pharmakotherapie und Leistungssport. Nervenheilkunde. 2010;29:14–20. https://doi.org/10.1055/s-0038-1628712
52. Begel D. The Psychotherapist and the Adolescent Athlete. Child Adolesc Psychiatr Clin N Am. 1998;7:867–77. https://doi.org/10.1016/S1056-4993(18)30217-7
53. Donohue B, Gavrilova Y, Galante M, Gavrilova E, Loughran T, Scott J, et al. Controlled Evaluation of an Optimization Approach to Mental Health and Sport Performance, J Clin Sport Psychol. 2018;12:234–67.
54. Gerber M, Brand R, Antoniewicz F, Isoard-Gautheur S, Gustafsson H, Bianchi R, et al. Implicit and explicit attitudes towards sport among young elite athletes with high versus low burnout symptoms. J Sports Sci. 2019;37: 1673–80. https://doi.org/10.1080/02640414.2019.1585313
55. Calhoun JW, Ogilvie BC, Hendrickson TP, Fritz GK. The Psychiatric Consultant in Professional Team Sports. Child Adolesc Psychiatr Clin N Am. 1998;7:791–802. https://doi.org/10.1016/S1056-4993(18)30212-8
56. Grau K, Fegert JM, Plener PL. Psychopharmakologie in der Kinder- und Jugendpsychiatrie in Deutschland. Psychopharmakotherapie. 2015; 22:240–9.
57. Kölch M, Allroggen M, Fegert JM. Off-Label-Use von Psychopharmaka in der Kinder- und Jugendpsychiatrie. Ein andauerndes ethisches, medizinisches und rechtliches Problem. Nervenarzt. 2009;80:789–96. https://doi.org/10.1007/s00115-009-2727-z
58. Grau K, Plener PL. Psychopharmakotherapie bei Ein- und Durchschlafstörungen im Kindes- und Jugendalter: Eine Übersicht. Z Kinder Jugendpsychiatr Psychother. 2018;46:393–402. https://doi.org/10.1024/1422-4917/a000562
59. Alexander K, Stafford A, Lewis R. The experiences of children participating in organised sport in the UK. Edinburgh: Dunedin Academic Press, 2011.
60. Parent S, Lavoie F, Thibodeau MÈ, Hébert M, Blais M. Sexual violence experienced in the sport context by a representative sample of Quebec adolescents. J Interpers Violence. 2016;31:2666–86. https://doi.org/10.1177/0886260515580366

61. Vertommen T, Schipper-van Veldhoven N, Wouters K, Kampen JK, Brackenridge CH, et al. Interpersonal violence against children in sport in the Netherlands and Belgium. Child Abuse Neglect. 2016;51:223–36. https://doi.org/10.1016/j.chiabu.2015.10.006
62. Ohlert J, Rau T, Rulofs B, Allroggen M. Prävalenz und Charakteristika sexualisierterGewalt im Spitzensport in Deutschland. Leistungssport. 2017;47(3):44–7.
63. Ohlert J, Seidler C, Rau T, Rulofs B, Allroggen M. Sexual violence in organized sport in Germany. Ger J Exerc Sport Res. 2018;48:59–68. https://doi.org/10.1007/s12662-017-0485-9
64. Ohlert J, Vertommen T, Rulofs B, Rau T, Allroggen M. Elite athletes' experiences of interpersonal violence in organised sport in Germany, the Netherlands, and Belgium. Eur J Sport Sci. 2021;21(4):604–613. https://doi.org/10.1080/17461391.2020.1781266
65. Mountjoy M, Brackenridge C, Arrington M, Blauwet C, Carska-Sheppard A, Fasting K, et al. International Olympic Committee consensus statement: harassment and abuse (non-accidental violence) in sport. Br J Sports Med. 2016; 50:1019–29. https://doi.org/10.1136/bjsports-2016-096121
66. Allroggen M, Ohlert J, Rulofs B. Mehr Sicherheit in Sportvereinen. In: Evangelischer Pressedienst, Hrsg. Kindheitsverletzungen. Frankfurt: Gemeinschaftswerk der Evangelischen Publizistik; 2018. S. 72–81.
67. Hartmann-Tews I, Rulofs B, Feiler S, Breuer C. Zur Situation der Prävention und Intervention in Sportvereinen. In: Rulofs B, Hrsg. „Safe Sport“ – Schutz von Kindern und Jugendlichen im organisierten Sport in Deutschland: Erste Ergebnisse des Forschungsprojektes zur Analyse von Häufigkeiten, Formen, Präventions- und Interventionsmaßnahmen bei sexualisierter Gewalt. Köln: Deutsche Sporthochschule Köln; 2016. S. 18–2.

37 Sportpsychiatrische und -psychotherapeutische Aspekte im Parasport

Martina Langer, Phil Jungen, Carlos Gonzalez Hofmann

Der Begriff Leistungssport umfasst die sportliche Betätigung, bei der im Unterschied zu Breitensport und Gesundheitssport die Leistung im Wettkampf und deren Verbesserung bzw. Erhaltung durch intensives Training im Zentrum stehen (s. Kap. 3). Dies schließt grundsätzlich sowohl unversehrte Sportler als auch Sportler mit Behinderungen ein. Im Sprachgebrauch und auch in der Ausübung von Wettkampfsportarten wird der Leistungssport von Menschen mit Behinderung separiert als Behindertensport oder als Parasport. Unter einer Behinderung wird üblicherweise eine dauerhafte und gravierende Beeinträchtigung der gesellschaftlichen und wirtschaftlichen Teilhabe bzw. Teilnahme einer Person aufgrund gesundheitlicher bzw. physiologischer Einschränkungen verstanden.

Übereinkommen über die Rechte von Menschen mit Behinderungen vom 3. Mai 2008 („UN-Behindertenrechtskonvention") Art. 1 Abs. 2 [1]

„Zu den Menschen mit Behinderungen zählen Menschen, die langfristige körperliche, seelische, geistige oder Sinnesbeeinträchtigungen haben, welche sie in Wechselwirkung mit verschiedenen (gemeint sind: einstellungs- und umweltbedingte) Barrieren an der vollen, wirksamen und gleichberechtigten Teilhabe an der Gesellschaft hindern können."

Im Sprachgebrauch wird der Begriff „Behindert/e" zunehmend durch „Mensch/en mit Behinderung" ersetzt. Dieser Wandel der Begrifflichkeiten betrifft auch den Behindertensport, der korrekterweise als Sport für Menschen mit Behinderungen zu bezeichnen ist. Aus Gründen der sprachlichen Vereinfachung werden zunehmend der von der paralympischen Bewegung abgeleitete Begriff Parasport bzw. statt Behindertensportler neu Parasportler gebraucht.

Der Parasport kann auf eine mehr als hundertjährige Tradition zurückblicken, worauf nachfolgend näher eingegangen wird. Er organisiert sich im Wesentlichen im Rahmen der paralympischen Bewegung, die sich als Teil der olympischen Bewegung versteht. Äquivalent zu den Olympischen Spielen des IOC finden alle 4 Jahre die Paralympischen Spiele statt, auch Paralympics genannt. Sie sind die an die Idee der Olympischen Spiele angelehnten, globalen Sportwettbewerbe für Sportler mit Behinderung.

Ein Slogan der Paralympischen Spiele 1996 [2]

„Die olympischen Spiele sind der Ort, wo Helden gemacht werden, die paralympischen Spiele sind der Ort, zu dem Helden gehen."

37.1 Geschichte

Am 18. Oktober 1888 wurde mit der „Taubstummen Turnvereinigung Berlin" der erste Verein für Menschen mit Behinderungen gegründet [3]. Mit der sogenannten „Cripples Olympiad" fand 1911 in den USA ein erster Wettkampf für Sportler mit körperlichen Behinderungen statt. Am 29. Juli 1948, dem Eröffnungstag der Olympischen Spiele 1948 in London, organisierte Sir Ludwig Guttmann,

Rehabilitationsarzt im südenglischen Stoke Mandeville, einen Sportanlass (Bogenschießen) für Veteranen des Zweiten Weltkrieges mit Rückenmarksverletzungen. Vier Jahre später nahmen Sportler aus den Niederlanden teil, dann kamen immer mehr Sportler und Länder hinzu. 1960 wurden die ersten offiziellen „Weltspiele der Gelähmten" mit 400 Sportlern aus 23 Ländern in Rom durchgeführt. Seither hat sich die Paralympische Bewegung kontinuierlich für verschiedene Behinderungsgruppen geöffnet und die Spiele haben sich stetig vergrößert. Bei den Sommerspielen in Tokio 2021 wurden 4400 Sportler aus 158 Nationen erwartet, bei den Winterspielen 2018 in Südkorea hatten 570 Sportler aus 49 Nationen teilgenommen. Die Paralympics gehören zu den weltweit größten Sportveranstaltungen. Ein zwischen dem IOC und dem Internationalen Paralympischen Komitee (IPC) ausgehandeltes Übereinkommen von 2001 garantiert bis vorerst 2032, dass die Städte, die die olympischen Spiele ausrichten, im Anschluss auch die paralympischen Spiele veranstalten. Seit den Anfängen hat sich der Parasport sowohl quantitativ als auch qualitativ deutlich weiterentwickelt.

Auszug aus der Olympischen Charta, IOC [4]

„Die Ausübung von Sport ist ein Menschenrecht. Jeder Mensch muss die Möglichkeit zur Ausübung von Sport ohne Diskriminierung jeglicher Art und im olympischen Geist haben; dies erfordert gegenseitiges Verstehen im Geist von Freundschaft, Solidarität und Fairplay.

Jede Form von Diskriminierung eines Landes oder einer Person aufgrund von Rasse, Religion, Politik, Geschlecht oder aus sonstigen Gründen ist mit der Zugehörigkeit zur Olympischen Bewegung unvereinbar."

37.2 Exklusion und Inklusion

Wenn es um Menschen mit Behinderungen geht, stellt sich die Frage nach Exklusion oder Inklusion, so auch im Parasport. Der Ursprung des Parasports liegt in der Exklusion von Menschen mit körperlicher Behinderung vom Sport unversehrter Menschen und der sich daraus ergebenden Separation von unversehrten Sportlern bei Wettkämpfen von Sportlern mit Behinderung. Die Veranstaltung der Wettkämpfe unversehrter und Parasportler gemäß dem olympisch-paralympischen Übereinkommen von 2001 und der daraus entstandenen breiten Öffentlichkeit für den Parasport, kann als Integration verstanden werden. Es gibt vorwiegend im Freizeit- oder Breitensport auch Inklusion von Parasportlern in den Normalsport, nicht jedoch im Leistungssport. Umgekehrt kennt der Parasport zumindest vereinzelt die Inklusion von unversehrten Sportlern, beispielsweise bei Sportarten mit gemischten Teams, z.B. beim Rollstuhlbasketball. Dort dürfen auch unversehrte Sportler mit Behinderungskategorie null (ohne Behinderung) teilnehmen, allerdings nicht bei internationalen Wettkämpfen. Inklusion findet dabei auch innerhalb des Parasports statt, da Sportler unterschiedlicher Schwere von Behinderungen ein Team bilden [5]. Jeder Behinderung wird ein Punktwert von 1 (z.B. hohe Querschnittlähmung) bis 4.5 (minimal behindert) zugewiesen; ein Team darf international maximal 14 Punkte aufweisen (auf Vereinsebene 14.5) [6]. Grundsätzlich kann Parasport soziale Inklusion fördern [7].

Durch die inzwischen weltumfassende Bewegung der Integration von Menschen mit Behinderung in den Leistungssport haben sich die Anforderungen an die Leistungsanforderungen der unversehrten Sportler angenähert. Während in der Vergangenheit Parasportler bei Meisterschaften oft in verschiedenen Sportarten erfolgreich waren und Edelmetall gewinnen konnten, müssen sich Parasportler nun aufgrund zunehmender Spezialisierung und Professionalisierung meist einer Sportart widmen, um an die Weltspitze gelangen zu können. Die Weltspitze ist in fast jeder Sportart und Behinderungskategorie zwischenzeitlich sehr dicht geworden.

37.3 Behinderung und Beeinträchtigungskategorien

Parasportler treten bei den einzelnen Disziplinen in verschiedenen Behinderungskategorien an, die helfen sollen, durch Ausgleich der körperlichen Nachteile einen fairen Wettkampf zu ermöglichen. Alle paralympisch anerkannten Sportarten und deren Startklassen werden weltweit einheitlich klassifiziert und in Meisterschaften für Leistungssportler auf Welt- und Kontinentalebene organisiert. Neben den Paralympics werden z. B. auch die Leichtathletik-Weltmeisterschaften der Behinderten („World Para Athletics Championships"), die Weltspiele für Sportler mit transplantierten Organen („World Transplant Games") oder die Spiele für gehörlose Sportler („Deaflympics").

Grundsätzlich unterschieden wird zwischen stehenden und vom Rollstuhl abhängigen Parasportlern. Behinderungen können auch nach Beginn und Ursache unterschieden werden: traumabedingt (Schädigung durch Gewalt/Unfall), kongenitale Erkrankung (Spina bifida, Kleinwuchs, Zerebralparese etc.) oder erworbene Erkrankung (postoperativer Querschnitt, Herzoperation mit Ischämien etc.). Die Klassifikation der Behinderungen erfolgt entsprechend Art und Umfang nach dem IPC-Athlete-Classification-Code [8]. An paralympischen Wettbewerben sind nur Sportler teilnahmeberechtigt, die mindestens eine der folgenden zehn Beeinträchtigungskategorien dauerhaft aufweisen: Beeinträchtigung der Muskelkraft, Beeinträchtigung der passiven Beweglichkeit, Amputation oder Fehlbildung von Gliedmaßen, unterschiedliche Beinlänge, Kleinwuchs, Muskelhypertonie, Ataxie, Athetose, Beeinträchtigung der Sehfähigkeit sowie intellektuelle Beeinträchtigung [9]. Über diese Klassifikation werden Sportler in Sportklassen eingeteilt, in Abhängigkeit davon, wie sehr ihre Behinderung fundamentale Aktivitäten in jedem spezifischen Sport, jeder Disziplin beeinträchtigt. Dieses Klassifikationssystem soll der Chancengleichheit dienen, kann jedoch selbst zu einer großen Herausforderung für Parasportler werden, wenn eine Klassifikation unpassend erscheint [10].

37.4 Körperliche, psychische und soziale Herausforderungen

Der Entscheid eines Sportlers ohne Behinderung, sich dem Leistungssport zuzuwenden, erfordert ein hohes Maß an körperlicher und psychischer Belastbarkeit und entsteht in der Regel bei voller Gesundheit. Hingegen steht am Anfang einer Parasportlerkarriere ein einschneidendes Erlebnis oder eine schwerwiegende, angeborene Erkrankung mit teils erheblichen Einschränkungen in vielen, manchmal auch allen Lebensbereichen. Im Gegensatz zu unversehrten Sportlern haben sich Parasportler mit ihrer Behinderung auseinanderzusetzen, sowohl beim Sport als auch außerhalb dessen. In der Regel besteht lebenslang keine Aussicht auf Heilung oder wesentliche Linderung.

Psychische Herausforderungen: Bei angeborener Behinderung durch kongenitale Erkrankung wachsen Kinder mit körperlichen Einschränkungen bzw. anatomischen Veränderungen auf und haben über die Lebenszeit die Möglichkeit, diese Andersartigkeit gegenüber Menschen ohne Behinderung in das Selbstbild zu integrieren. Körperliche Defizite und der Umgang damit werden automatisch vertraut und es können Kompetenzen im Umgang damit entwickelt werden.

Menschen mit kongenitalen Erkrankungen erfahren mit Beginn ihres Lebens eine andere Sozialisation als nicht erkrankte Menschen und können lernen, diese Bedingungen als zunächst natürliche Gegebenheit zu akzeptieren. Mit zunehmender Reife erleben Menschen mit Behinderung die Folgen ihrer Behinderung, wie den Besuch von Sondereinrichtungen, besondere Therapienotwendigkeiten und Einschränkung spontaner Lebensäußerungen, beispielsweise in der Pubertät. Die Einschränkung von Mobilität oder Autonomie kann dazu führen, sich als Sonderfall oder Außenseiter wahrzunehmen, insbesondere im Fall von Stigmatisierung.

Für viele Parasportler steht das Trauma am Anfang ihrer Sportkarriere bzw. geht dieser voraus. Die psychischen Folgen einer möglichen nachhaltigen, psychischen Traumatisierung nach akutem körperlichem Trauma oder schwerer Krankheit, einschließlich der klassischen Symptome einer PTBS sind bei Parasportlern aber noch wenig untersucht (s. Kap. 26). Das kritische Ereignis selbst, beispielsweise Verletzung, Unfall oder Krankheit, wird als persönliche Katastrophe erlebt und überlebt. Im Idealfall gelingt es Parasportlern, diese Lebenserfahrungen zu nutzen und mentale Stärke zu entwickeln [11]. Parasportler beschreiben den nachfolgenden Copingprozess teilweise als eine Art Katharsis und in Folge als einen Impuls zu Wachstum und Selbstentwicklung. Diese Transformation wird als posttraumatisches Wachstum (post traumatic growth) beschrieben [12]. Dieses Wachstum geht über die Bewältigung der Behinderung hinaus und ist als ein andauernder, lebenslanger Prozess zu verstehen [13]. Bislang kann noch nicht näher beschrieben werden, welche Faktoren ein solches Wachstum letztlich mitentscheiden. Resilienzfaktoren wie z.B. optimistische Zukunftssicht oder Selbstwirksamkeitserwartung scheinen eine wichtige Rolle zu spielen [12]. Macdougall et al. beschreiben bei Parasportlern eine niedrigere Selbstakzeptanz und ein negativeres Körperbild im Vergleich zu unversehrten Leistungssportlern, ebenso eine größere Orientierung am Erfolg [14]. Dies muss jedoch nicht im Widerspruch zum posttraumatischen Wachstum stehen.

Menschen, die von einer durch Trauma oder Krankheit verursachten Behinderung betroffen sind, sehen sich meist mit einer für sie völlig fremden Sportkultur konfrontiert. Dies betrifft die behinderungsbedingten Besonderheiten der ausgeübten Sportart (z.B. das Sitzen in einem Rollstuhl), anfangs fehlender Peers, aber auch das mögliche Fehlen sportlicher Vorbilder. Was diese Sportler im Unterschied zu Sportlern mit angeborenen Behinderungen ausdrücklich als mit entscheidend betonen, ist das supportive Umfeld, wobei supportiv auch zugleich konfrontativ meinen kann [11].

Je nach Ausmaß der erworbenen Behinderung können zuvor als Gesunder erworbene Sportkenntnisse und Abläufe möglicherweise gar nicht oder nicht mehr vollumfänglich genutzt werden. Zu den sportspezifischen Herausforderungen im Parasport an sich zählen bei traumatisch erworbenen Behinderungen die sportliche Umorientierung sowie das Ergründen bislang nicht benötigter Fähigkeiten, Fertigkeiten und Talente. Was Parasportler nach einem „critical life event" allerdings betonen, ist, dass die einmal erlebte Akutheit des ursprünglichen traumatischen Ereignisses, dessen Radikalität und Kompromisslosigkeit, jede Herausforderung im Sportbetrieb relativiert [11].

Während Menschen mit angeborener Behinderung einen lebenslangen körperlichen, psychischen und sozialen Adaptationsprozess an die Behinderung durchlaufen, haben Menschen mit erworbener Behinderung eine auf den ersten Blick größere Anpassungsleistung in einem deutlich kürzeren Zeitraum zu durchlaufen. Auf der anderen Seite können sie aber teilweise auch auf Erfahrungen aus der Zeit vor der Behinderung bauen. Dies gilt gleichermaßen für Sportler, die während ihrer aktiven Laufbahn durch Unfall oder Krankheit eine Behinderung erleiden.

Manche erworbenen Erkrankungen, die zur Behinderung führen, entwickeln sich langsam progredient, z.B. Polyneuropathien oder Myopathien. Ein Großteil aller Querschnittlähmungen sind nicht durch einen Unfall verursacht, sondern durch spinale Ischämie oder Blutung, spontan oder auch iatrogen postoperativ, seltener durch primäre Tumoren z.B. des Nervengewebes oder lokale Manifestationen von Lymphomen oder Leukämien sowie durch bakterielle Infektionen [15]. Ähnlich der akut erworbenen Behinderung bedarf es eines Adaptationsprozesses. Die Entwicklung oder Etablierung von Copingstrategien erfolgt hier jedoch meist über einen längeren Zeitraum und es ist aufgrund medizinischer Prognosen zum Krankheitsverlauf möglich, sich auf das Szenario der körperlichen Behinderung vorzubereiten.

Die psychischen Beschwerden und Erkrankungen Behinderter unterscheiden sich grundsätzlich nicht von denen unversehrter Sportler (s. Kap. 3). Psychische Erkrankungen können bereits vor der Behinderung latent oder offen manifest vorhanden gewesen sein. Sie können aber auch Folge der Behinderung selbst sein [16]. Manche körperlichen Behinderungen können mit der Entwicklung chronischer Schmerzen einhergehen, die sich negativ auf den Schlaf auswirken und depressive Beschwerden verursachen können [17]. Stressbeschwerden können bei Parasportlern gehäuft vorkommen ebenso wie depressive und Angstbeschwerden [18]; (s. Teil V).

Darüber hinaus kann es auch zu durch den Tagesablauf bedingtem Schlafmangel im Leistungssport kommen, z. B. während großer internationaler Wettkampfveranstaltungen [19]; (s. Kap. 31).

Ebenso wie bei unversehrten Sportlern stellt das Karriereende auch für Parasportler eine besondere Herausforderung dar (s. Kap. 38). Als protektiver Faktor wird die Parasportleridentität angesehen, die als Prozess ständiger Weiterentwicklung der Persönlichkeit verstanden wird [20]. Die Parasportleridentität wird auch als potenzieller Ansatz für therapeutische Interventionen angesehen [21]. Allerdings gibt es nur wenige Daten zu der Identität und dem Selbstverständnis der Parasportler und es bedarf noch eingehender Forschung.

Soziale Herausforderungen: Leistungssportler bilden eine Subkultur [22]. Die Ausrichtung des Alltags auf den Leistungssport an sich, Leistung und Erfolg im Besonderen sowie die Besonderheiten der zeitlichen und sozialen Organisation im Leistungssport bis hin zu sogenannten geschlossenen Strukturen können die Bildung einer Subkultur fördern. Innerhalb von Subkulturen gelten andere Regeln, die sowohl stützen und vor Druck von außen schützen als auch selbst Druck verursachen und ausgrenzen können. Mit zunehmender öffentlicher Wahrnehmung von Erfolgen steigt letztlich auch der Druck, erfolgreich zu sein. Dies kann ein Faktor für die Entwicklung psychischer Erkrankungen sein.

Parasportler werden oft mit stereotypen Vorstellungen und Vorurteilen konfrontiert [19]. In der öffentlichen Wahrnehmung und den Medien werden Parasportler teilweise als Helden mit Behinderung („Supercrip“) wahrgenommen, wobei solche Stereotypien Unterschiede zwischen Sportler mit und ohne Behinderung fixieren und betonen [23]. Die Überhöhung von Parasportlern ist zugleich Ausdruck von Exklusion, insbesondere wenn der Erfolg „trotz Behinderung“ Anerkennung findet [24]. Menschen mit Behinderung können zudem Opfer von Mobbing werden, wobei insbesondere in Bezug auf den Parasport noch viel Forschungsbedarf besteht [25]. Im Parasport besteht grundsätzlich ein höheres Risiko, Opfer vorsätzlicher Gewalt zu werden [25, 26].

Bei erworbener Behinderung kann es zum Verlust des Arbeitsplatzes kommen oder eine Umschulung notwendig werden. Auch kann es durch eine Behinderung zur Invalidisierung kommen mit Berentung aufgrund Erwerbsunfähigkeit. Neben den Auswirkungen auf das Arbeitsleben und das soziale und Wohnumfeld wirken sich Behinderungen auch auf die Ausübung von Sport aus. Dies gilt unabhängig davon, ob es bereits vor der Behinderung zur Ausübung von Sport kam oder nicht, und führt zur Teilhabe an einem neuen sportlichen Umfeld. Für Parasportler mit erworbener Behinderung besteht das neue sportliche Umfeld ungewohnter Weise aus ebenfalls behinderten Sportlern. Es ist ein Umfeld mit einer neuen Art von Vergleich und Wettkampf gegeneinander, in dem zugleich eine neue Art des Miteinanders entstehen kann. Dies kann helfen, Akzeptanz für den Umgang mit der Behinderung und mentale Stärke zu entwickeln [11]. Parasportler mit angeborener Behinderung erleben häufig Unterstützung aus dem direkten sozialen Umfeld (Familie, Freunde). Dies kann sich ebenfalls positiv auf die Entwicklung mentaler Stärke auswirken [11]. Ungeachtet dessen darf die Förderung von Autonomie nicht vernachlässigt werden.

Während im Leistungssport unversehrter Sportler im Rahmen der Professionalisierung eine Vielzahl an Sportlern vom Leistungssport leben können, ist es die Ausnahme, dass ein Leistungssportler mit Behinderung vom Sport leben kann. Der sportliche Marktwert im Sinne des Sponsorings ist derzeit vernachlässigbar. Im deutschsprachigen Raum sind nur einzelne Weltklasse-Athleten als Profisportler erfolgreich. Der Parasport war für die Medien und den Werbemarkt bisher weitgehend uninteressant, wobei zumindest den Paralympics und vereinzelt auch einzelnen Parasportlern medial etwas mehr Aufmerksamkeit gewidmet wird [27]. Die soziale Dimension von Behinderung erfasst nicht nur die Frage nach Chancengleichheit oder sozialer Benachteiligung, sie wird aber vorwiegend in diesen Zusammenhängen wahrgenommen [28]. Charakteristisch hierfür sind die oft für die Bedürfnisse der Parasportler unzureichend ausgestatteten Sportanlagen oder die logistischen Herausforderungen für die Teilnahme an Wettkämpfen [19].

Körperliche Herausforderungen: Parallel zur Professionalisierung des Leistungssports kann eine Ästhetisierung desselben beobachtet werden. Dies kann sich bis hin zu perfektionistischen Körperschemata beobachten, die medienwirksam inszeniert werden. Während zu pathologischen Ausformungen bei unversehrten Leistungssportlern Studien vorliegen, kann über mögliche Gemeinsamkeiten oder Unterschiede bei Parasportlern bislang keine Aussage getroffen werden.

Parasportler haben sich mit lebenslangen Behinderungen auseinanderzusetzen, die aufgrund von Krankheitsprogress, Alterung bzw. Verschleiß oder Komplikationen zunehmen können. Auch kann es zu Verletzungen innerhalb oder außerhalb des Leistungssports kommen, die aufgrund vorbestehender Behinderung noch drastischere Auswirkungen haben können gegenüber unversehrten Sportlern [26, 29, 30]. Verletzungen variieren stark in Abhängigkeit von der Art der körperlichen Behinderung [31, 32, 33]. Parasportler weisen im Vergleich mit unversehrten Leistungssportlern zudem ein hohes Risiko für Erkrankungen auf, wie Erhebungen von drei Paralympics aufzeigen, auch im direkten Vergleich von einzelnen Sportarten [34, 35]. Abhängig von der Art der Behinderung kommt es gehäuft zu Erkrankungen der Atemwege, der Haut und des Unterhautgewebes (z. B. Dekubitus) sowie des Verdauungssystems [36]. Parasportler melden sich meist an dem Tag bei ihren Teamärzten, an dem Krankheitsbeschwerden auftreten, und die meisten Erkrankungen an Wettkämpfen führen nicht zu Ausfalltagen [37].

Verletzungen des Rückenmarks können mit autonomen Funktionsstörungen kommen, die durch Auswirken auf Atmung, Kreislauf, Blase, Verdauungsfunktion, Sexualfunktion und Temperaturregulation nicht nur die Lebensqualität, sondern auch die Leistungsfähigkeit beeinträchtigen können [38]. Eine besondere Herausforderung für Leistungssportler mit Querschnittlähmung stellen Blasen- und Darmmanagement dar, insbesondere an Wettkampftagen. Die intermittierende Selbstkatheterisierung, die fehlende Innervation der ableitenden Harnwege, ein verändertes Schwitzen und Durstgefühl führen bei von einem Querschnitt betroffenen Sportlern häufig zu Harnwegsinfektionen. Hinzu kommt die Notwendigkeit der täglichen manuellen Darmausräumung. Diese beispielhaften Themen sind ein Teil des Alltags von Parasportlern, müssen tagtäglich in der Planung mitberücksichtigt und dürfen keinen einzigen Tag vernachlässigt werden.

Muskuloskelettale Asymmetrien führen zu Fehlbelastungen mit entsprechenden Überbeanspruchungen. Ein Beispiel sind Beinamputierte, die im Alltag das gesunde Bein stärker als das Prothesenbein belasten, und bei denen der Leistungssport dann zu einer starken Beanspruchung der gesunden Strukturen führt. Eine häufige psychophysische Komorbidität ist der mit einer Behinderung einhergehende, meist chronische Schmerz [39, 40]; (s. Kap. 25). Kontinuierlicher Schmerz stellt eine Dauerbelastung dar und kann eine mögliche Ursache von depressiven Störungen und Suizidalität sein [41]; (s. Kap. 21, Kap. 22). Auch gehen zahlreiche Parasportarten (z. B. Rollstuhlbasketball, Fußball für Sehbehinderte, alpine Wintersportarten) mit einem erhöhten Risiko für Kopfverletzungen bzw. Concussion einher [42]; (s. Kap. 13).

Bei einigen Sportarten kommen technische Hilfsmittel wie Beinprothesen oder Rollstühle zum Einsatz, die für die Ausübung von Parasport unerlässlich sein können. Um sowohl die Leistungsfähigkeit zu verbessern als auch die Unfall- und Verletzungsgefahr zu reduzieren, werden Rollstühle oder Beinprothesen für den Parasport stetig weiterentwickelt und den Anforderungen der einzelnen Sportarten angepasst [43, 44]. Während durch Regelwerke für eine gewisse Gleichheit bezüglich des Einsatzes der Hilfsmittel gesorgt wird, kann – abhängig von den wirtschaftlichen Verhältnissen – durch den nicht einheitlichen Zugang zu den modernsten Hilfsmitteln Ungleichheit und somit eine gewisse Wettbewerbsverzerrung entstehen [45].

Zusammenfassung: Sport und Bewegung kann zur Verbesserung der psychischen Verfassung beitragen; dies gilt auch für den Parasport (s. Teil XII, Kap. 51). Er kann das Wohlbefinden steigern, Selbstsicherheit fördern sowie zur Entwicklung der Persönlichkeit und der Identität beitragen. Erfolg im Sport kann als Selbstergänzungsobjekt verstanden werden, also als etwas im Außen Angeeignetes, das dazu beiträgt, sich vollständig zu fühlen. Im Parasport kann dieser Aspekt sich v. a. auf die (unbewusste) Kompensation der Behinderung beziehen. Dies kann möglicherweise erklären, warum Parasportler im Vergleich zu unversehrten Sportlern deutlich stärker erfolgsbezogen denken und nach Meisterschaft in ihrer Sportart streben [14].

37.5 Prävention

Im Leistungssport beginnt Prävention im organisierten Umfeld der Sportler und sollte stets neben den Sportlern auch Trainer, Eltern minderjähriger Sportler und Funktionäre miteinschließen (s. Kap. 3, Kap. 42). Während Leistungssport grundsätzlich mit Risiken für die Gesundheit einhergeht, ist Sport an sich bereits ein Instrument der Prävention [46]; (s. Teil XII, Kap. 51). Hierzu gibt es auch Fallbeispiele im Parasport, bei denen das sportliche Training zu einer Steigerung der Lebensqualität und einem Rückgang von Angst und depressiven Beschwerden führte [47].

Ausgeprägter chronischer Stress, unzureichendes Coping und ungenügende Erholung vom Stress gehen mit der Entwicklung depressiver Beschwerden einher [48]; (s. Kap. 21). Dementsprechend sind Maßnahmen zur Stressreduktion und die Vermittlung von Copingstrategien geboten. Über die allgemeinen Empfehlungen zur Prävention psychischer Erkrankungen im Leistungssport hinaus sollten bestehende Copingerfahrungen von Parasportlern gefördert und – wenn erforderlich – ergänzt werden. Die Bewältigung extremer Anforderungen kann als Chance zur Weiterentwicklung erlebt werden. Parasportler identifizieren ihren Aufstieg meist als eine Folge ihrer mentalen Stärke [19]. Im Umgang mit Parasportlern sollten die körperlichen Behinderungen weder ein Tabu darstellen noch sollten Parasportler auf ihre Behinderung reduziert werden.

Ein konsequentes Schmerzmanagement kann das Risiko vor schmerzbedingten psychischen Beanspruchungsfolgen (z. B. Schlafstörung, Depression) reduzieren helfen (s. Kap. 25). Über mögliche psychische Risiken im Kontext von akuten und chronischen Schmerzen ist aufzuklären und ein Problembewusstsein zu fördern. In diesem Zusammenhang ist die Prävention körperlicher Beschwerden und Erkrankungen oder Komplikationen zugleich Prävention psychischer Beschwerden und sollte auch unter diesem Gesichtspunkt verstanden werden. Wie auch bei Sportlern ohne Behinderung ist auch bei Parasportlern auf die Belastungssteuerung zu achten, um körperliche Überbeanspruchung oder Übertraining zu vermeiden [49, 50]; (s. Kap. 20). Behinderungsspezifische wie auch individuelle Besonderheiten sind dabei besonders zu berücksichtigen. Die alltäglichen Herausforderungen wie die Trainingsprogramme werden von Parasportlern eher mit emotionsfokussierten Strategien angegangen, weniger problemorientiert [19]. Bei Sportlern, die täglichem Stress ausgesetzt sind, kann die Reduktion der Trainingslast dazu beitragen, Verletzungen, Ermüdung oder Burnout zu reduzieren [51].

Ein weiterer wichtiger Aspekt der Prävention ist die Planung des Ausstiegs aus dem Leistungssport und die gegebenenfalls erforderliche Begleitung dabei (s. Kap. 38). Bei Parasportlern mit erworbener Behinderung ist besondere Sensibilität im Umgang mit einem ungeplanten Karriereende erforderlich, z. B. aufgrund von Unfall, Verletzung oder Krankheit. Während es seitens der Öffentlichkeit manchmal zur Überhöhung von Parasportlern während der Leistungssportkarriere kommt („Supercrip", Helden, Inspiration), werden Parasportler nach Karriereende meist vorwiegend mit Diskriminationen im Lebensalltag konfrontiert [19].

Da Parasportler einem erhöhten Risiko ausgesetzt sind, Opfer von Gewalt und Missbrauch zu werden, sind Schulungen von Sportlern, Trainern, Betreuern und Familienangehörigen angezeigt [52]; (s. Kap. 42). Schulungen sind auch sinnvoll zur Risikoreduktion für Kopfverletzungen [53]. Zudem ist es sinnvoll, äquivalent zu Verletzungen und Erkrankungen systematisch psychische Beschwerden und Erkrankungen zu erheben [54].

37.6 Diagnostik

Psychische Beschwerden und Erkrankungen sind unter Leistungssportlern ebenso häufig wie in der Allgemeinbevölkerung [55]; (s. Kap. 4). Im Vergleich mit unversehrten Leistungssportlern weisen Parasportler eine niedrigere Selbstakzeptanz und ein negativer besetztes Körperbild auf, was als potenzielles Risiko für die Entwicklung psychischer Erkrankungen anzusehen ist [14]. Die Diagnostik psychischer Beschwerden und Erkrankungen bei Parasportlern unterscheidet sich grundsätzlich nicht von jener bei Sportlern ohne Behinderung (s. Kap. 6). Bei allgemeinen Assessments zum Funktionsniveau wie dem Mini-ICF-APP [56] sind die Auswirkungen der Behinderungen von jenen etwaiger psychischer Beschwerden zu unterscheiden. Gleiches gilt für den Einsatz beschwerdespezifischer Diagnostikinstrumente, z. B. bei der Erhebung von Überaktivität bei ADHS bei Parasportlern mit angeborener Querschnittlähmung. Zudem sind Anpassungen bei der Durchführung einer strukturierten Concussion-Diagnostik, wie z. B. dem SCAT-5 bzw. Child-SCAT-5 erforderlich, beispielsweise wenn es um die Überprüfung des Stands bei rollstuhlabhängigen Parasportlern oder um Sehstörungen bei sehbehinderten Parasportlern geht [53, 57, 58, 59]; (s. Kap. 13).

Die jährliche SMU bietet sich als Screening für psychische Beschwerden und Erkrankungen an. Sie sollte durch Fragen ergänzt werden, die Gesundheitsaspekte abdecken, die bei Parasportlern von besonderer Relevanz sein können [60]. Zudem sollte die SMU auch bei Parasportlern um ein psychiatrisches Basis-Assessment ergänzt werden (s. Kap. 6). Unabhängig davon sollte bei der psychiatrischen Diagnostik besonderes Augenmerk auf Schmerzen und Schlaf sowie auf mögliche Gewalterfahrungen oder Ausgrenzung gelegt werden [19, 26, 39].

37.7 Therapie

Ungeachtet von Art und Umfang körperlicher Behinderungen bedürfen auch Parasportler mit einer psychiatrischen Diagnose einer qualifizierten psychiatrisch-psychotherapeutischen Behandlung, sprich Psychotherapie, Psychopharmakotherapie oder einer Kombination beider [55, 61, 62, 63]; (s. Teil IV). Unbehandelt sind Gesundheit, Lebensqualität und sportliche Leistung gefährdet bzw. beeinträchtigt. Welchen konkreten Einfluss Art und Umfang körperlicher Behinderungen auf die Entwicklung psychischer Erkrankungen haben bzw. welcher Behandlungsansatz gegebenenfalls besser geeignet ist, ist noch nicht ausreichend untersucht.

Zu berücksichtigen ist, dass bei Parasportlern das soziale bzw. supportive Umfeld oft eine Schlüsselrolle einnimmt und in die therapeutischen Erwägungen einbezogen werden sollte. Dies meint Schlüsselfiguren wie Trainer, Betreuer, Familienangehörige und Freunde. Durch die Förderung von Kompetenzerleben und Autonomie kann die Entwicklung des posttraumatischen Wachstums im Parasportkontext gefördert werden [64].

Bei der Therapie psychischer wie körperlicher Erkrankungen sind die gegebenen Anti-Doping-Bestimmungen einzuhalten (s. Kap. 11). Bei manchen körperlichen Behinderungen bestehen Spannungsfelder zwischen speziellen behinderungsspezifischen Beschwerden und möglichem Doping, wie z. B. dem Herbeiführen der autonomen Dysreflexie (sog. Boosting) bei Querschnittlähmung mittels Herbeiführung von Schmerzen [65, 66].

Die von Parasportlern generell als notwendig erachtete pragmatische und methodische Herangehens- und Denkweise sollte in das Therapiekonzept aufgenommen werden [11]. Kognitive Verhaltenstherapie und Psychoedukation bieten sich in diesem Zusammenhang besonders als Psychotherapie an, zudem kann insbesondere bei Kindern und Jugendlichen eine Familientherapie hilfreich sein [55]; (s. Kap. 9, Kap. 36). Aufgrund der Erkenntnisse aus der Metaanalyse von Macdougall et al. sollte neben der Behandlung spezifischer Beschwerden (z. B. Depression, Zwangsstörung, ADHS) die Förderung von Selbstakzeptanz und Akzeptanz des Körperbildes in die Psychotherapie integriert werden [14]. Gleiches gilt für Selbstkonzept, Motivation, Kontrollüberzeugungen oder Anpassungs- und Bewältigungsprozesse, die Teil der individuellen Dimension von Behinderung darstellen [28]. Bereits bei Parasportlern etablierte Copingstrategien sollten gefördert und ergänzt werden. Therapeutischen Ansätze, die mit diesen Copingstrategien in Konflikt geraten können, sollten vermieden werden. Auf die Veränderung der sozialen Rolle bzw. der sozialen Wahrnehmung beim Karriereende durch andere, wie der Wegfall möglicher Überhöhungen („Supercrip“) ist in der Therapie einzugehen und sowohl neue Lebensziele als auch das Selbstbild im neuen Lebensabschnitt zu definieren [67]. Dies gilt auch für den Umgang mit möglicherweise dann wieder stärker präsenten Diskriminierungen im Lebensalltag [24].

37.8 Nachsorge

Die Nachsorge von Parasportlern aus psychiatrisch-psychotherapeutischer Sicht beinhaltet die planmäßige Nachuntersuchung einer formal abgeschlossenen Behandlung und stellt somit zugleich eine Präventionsmaßnahme dar. So ist die Nachsorge von schmerzassoziierten Schlafstörungen und Depressionen Sekundär- bzw. gezielte Prävention (s. Kap. 42). Dies kann durch geplante Kontrolltermine in größeren Abständen erfolgen, allerdings auch durch die Integration eines psychiatrischen Basis-Assessments in die jährliche SMU (s. Kap. 6). Bei manifest gewordenen psychischen Erkrankungen ist die Nachsorge wesentlicher Bestandteil des psychiatrisch-psychotherapeutischen Behandlungskonzepts und sollte das oft bedeutsame soziale Umfeld von Parasportlern mitberücksichtigen. Mögliche Rückfallrisiken sollten zwar thematisiert, jedoch nicht in den Vordergrund gerückt werden. Grundsätzlich sollte das Ziel der Nachsorge die Förderung der Selbstkompetenzen im Umgang mit psychischen Belastungsfaktoren bzw. die Stärkung von Resilienzfaktoren (z. B. Selbstwirksamkeit) sein.

37.9 Ausblick

Das medizinische Wissen, insbesondere jenes über die psychische Gesundheit und psychische Erkrankungen, im Parasport ist derzeit noch sehr begrenzt. Die Wissenslücken ziehen sich vom Beginn der Parasportlerkarriere über das Karriereende und darüber hinaus. Insbesondere minderjährigen Parasportlern wurde bislang zu wenig Aufmerksamkeit in der Parasport-Forschung gewidmet. Es fehlen auch Untersuchungen zu sportartspezifischen Erkrankungen, z. B. gestörtem Essverhalten und Essstörungen im Parasport.

Es werden verschiedene Ursachen als verantwortlich dafür angesehen: Einerseits die Stigmatisierung Behinderter als Personen mit medizinischen Problemen und damit verbunden auch psychischen Belastungen und Erkrankungen, andererseits die Idealisierung von Parasportlern als „Supercrips“ [19]. Eine Ursache mag in den gesellschaftlich häufig vorhandenen Stereotypien über Menschen mit Behinderung liegen, die in der Erforschung der psychischen Gesundheit im Parasport eine Barriere geschaffen haben [19, 68]. Gegen die stereotype Annahme, Menschen mit Behinderungen müssten gravierende emotionale Probleme inklusive psychischer Krankheitsbilder haben, wenden sich zu Recht nicht nur Parasportler.

Auch wenn der Sport ursprünglich einen exklusiven, also Menschen mit Behinderung ausschließenden Charakter hatte, so liegt im Sport doch die Chance auf Integration und Inklusion. So kann Sport auch dazu beitragen, die soziale Diskrimination und somit die Stigmatisierung von Behinderung zu reduzieren [69]. Die offensichtlichen Unterschiede zwischen Menschen mit und ohne Behinderung gilt es anzuerkennen, da die sachliche Anerkennung des Faktischen ohne stereotype Wertungen erst die Entwicklung einer pluralistischen Kultur und somit sozialen Wandel und eine umfassendere soziale Emanzipation ermöglicht [70].

Der Paraleistungssport ist – deutlich stärker als der konventionelle Leistungssport – von technischen Weiterentwicklungen betroffen. Die Weiterentwicklung von z. B. sportartspezifischen Rollstühlen oder Unterschenkelprothesen zum Zweck der Unfallreduktion und Leistungsförderung schreitet deutlich voran [43, 44]. Die fortschreitende Technologisierung des Parasports kann auch die Frage aufwerfen, ab wann noch von Menschen mit Behinderung gesprochen werden darf, die Hilfsmittel zur Ausübung von Leistungssport nutzen, und ab wann es sich um „Cyborgs“ handelt [71]. Die technologischen Fortschritte und künftigen Weiterentwicklungen im Paraleistungssport können zudem zu neuen Spaltungen führen: zwischen reichen und armen Ländern und somit zwischen den Behinderungen, die von der Technologie profitieren können, und denen, die es nicht können, bzw. von den Parasportlern, die Zugang zu modernster Technologie haben, und jenen, denen der Zugang aus wirtschaftlichen Gründen verwehrt bleibt. Auch der Aspekt des technologischen Dopings (z. B. im Fall von Rückenmarkstimulatoren) ist ein künftiges Themenfeld, welches nicht nur den Parasport an sich, sondern auch Sport- und Medizinethik tangiert (s. Kap. 34). Nicht nur die Gefahr der Exklusion von Sportlern ohne diese Technologie ist dadurch gegeben, sondern die Entwicklung des Parasports in Richtung einer exkludierenden Technologie-Show. Ein weiteres Spannungsfeld zeichnet sich da ab, wo Parasportler mit ihren medizinischen Hilfsmitteln bessere Ergebnisse zeigen als unversehrte Leistungssportler, z. B. beim Weitsprung (mit bzw. ohne Unterschenkelprothese). Diese Beispiele zeigen, dass dem Parasport generell, aber auch aus sportpsychiatrischer und psychotherapeutischer Hinsicht mehr Aufmerksamkeit geschenkt werden sollte – sowohl was den praktischen Umgang als auch den Stand des Wissens betrifft.

Literatur

1. United Nations – Department of Economic and Social Affairs Disability, editor. Convention on the Rights of Persons with Disabilities (CRPD) [Internet]. New York: United Nations. 2008 [cited 2021 Jun 24]. Available from: https://www.un.org/development/desa/disabilities/convention-on-the-rights-of-persons-with-disabilities.html
2. Steadward RD, Peterson CJ. Paralympics: Where heroes come. Edmonton, Alberta, Canada: One Shot Holdings. 1997.
3. Schiffer J. Disability Athletics. New Studies in Athletics. 2015;30(4):17–31.
4. Deutsche Olympische Akademie, Hrsg. Olympische Charta 2014 [Internet]. Berlin: Deutsche Olympische Akademie; 2014 [abgerufen am 25.02.22]. Verfügbar unter: https://www.doa-info.de/images/PDF/Olympische_Charta_2014.pdf
5. Deutscher Rollstuhl-Sportverband e.V., Hrsg. Rollstuhlbasketball – „The most exciting game on Wheels" [Internet]. Duisburg: Deutscher Rollstuhl-Sportverband e.V; c2021 [abgerufen am 24.06.2021]. Verfügbar unter: https://drs.org/basketball/
6. International Wheelchair Basketball Federation (IWBF), editor. Classification in wheelchair basketball [Internet].Mies: International Wheelchair Basketball Federation (IWBF). c2021 [cited 2022 Feb 24]. Available from: https://iwbf.org/the-game/classification/
7. Forber-Pratt AJ. Paralympic sport as a vehicle for social change in Bermuda and Ghana. Journal of Sport for Development. 2015;3(5):35–49.
8. International Paralympic Committee (IPC), editor. Athlete Classification Code – Rules, Policies, and Procedures for Athlete Classification [Internet]. Bonn: International Paralympic Committee; November 2015 [cited 2022 Feb 24]. Available from: https://www.paralympic.org/sites/default/files/document/150813212311788_Classification%2BCode_1.pdf.
9. International Paralympic Committee (IPC), editor. International Standard for Eligible Impairments [Internet]. Bonn: International Paralympic Committee; September 2016 [cited 2022 Feb 24]. Available from: https://www.paralympic.org/sites/default/files/document/161004145727129_2016_10_04_International_Standard_for_Eligible_Impairments_1.pdf.
10. Burkett B, Payton C, Van de Vliet P, Jarvis H, Daly D, Mehrkuehler C, et al. Performance Characteristics of Para Swimmers: How Effective Is the Swimming Classification System? Phys Med Rehabil Clin N Am. 2018;29(2):333–46. https://doi.org/10.1016/j.pmr.2018.01.011
11. Powell AJ, Myers TD. Developing Mental Toughness: Lessons from Paralympians. Frontiers in psychology. 2017;8:1270. https://doi.org/10.3389/fpsyg.2017.01270
12. Tedeschi RG, Calhoun LG. Posttraumatic Growth: Conceptual Foundations and Empirical Evidence. Thousand Oaks, CA: Sage Publications, Inc; 1995.
13. Tedeschi RG, Calhoun LG. Posttraumatic Growth: Conceptual Foundations and Empirical Evidence. Psychological Inquiry. 2004;15 (1):1–18. https://doi.org/10.1207/s15327965pli1501_01
14. Macdougall H, O'Halloran P, Shields N, Sherry E. Comparing the Well-Being of Para and Olympic Sport Athletes: A Systematic Review. Adapted physical activity quarterly: APAQ. 2015;32:256–76. https://doi.org/10.1123/APAQ.2014-0168
15. Schwenkreis P, Pennekamp W, Tegenthoff M. Differenzialdiagnose der akuten und subakuten nichttraumatischen Querschnittslähmungen. Dtsch Arztebl International. 2006;103 (44):2948–54.
16. Turner RJ, Lloyd DA, Taylor J. Physical disability and mental health: An epidemiology of psychiatric and substance disorders. Rehabil Psychol. 2006;51(3):214–23. https://doi.org/10.1037/0090-5550.51.3.214
17. McCracken LM, Iverson GL. Disrupted Sleep Patterns and Daily Functioning in Patients with Chronic Pain. Pain Research and Management. 2002;7:579425.
18. Badenhorst M, Runciman P, Brown JC, Swartz L, Derman WE. Promotion of Para athlete wellbeing in South Africa (the PROPEL studies): Profiles and prevalence of psychological di-

stress. J Sci Med Sport. 2021;24(7):616–21. https://doi.org/10.1016/j.jsams.2020.12.013
19. Swartz L, Hunt X, Bantjes J, Hainline B, Reardon CL. Mental health symptoms and disorders in Paralympic athletes: a narrative review. Br J Sports Med. 2019;53(12):737. https://doi.org/10.1136/bjsports-2019-100731
20. Guerrero M, Martin J. Para Sport Athletic Identity from Competition to Retirement: A Brief Review and Future Research Directions. Phys Med Rehabil Clin N Am. 2018;29(2):387–96. https://doi.org/10.1016/j.pmr.2018.01.007
21. Forber-Pratt AJ, Lyew DA, Mueller C, Samples LB. Disability identity development: A systematic review of the literature. Rehabil Psychol. 2017;62(2):198–207. https://doi.org/10.1037/rep0000134
22. Hainline B, Reardon CL. Breaking a taboo: why the International Olympic Committee convened experts to develop a consensus statement on mental health in elite athletes. Br J Sports Med. 2019;53(11):665–6. https://doi.org/10.1136/bjsports-2019-100681
23. Wolbring G, Martin B. Analysis of the Coverage of Paratriathlon and Paratriathletes in Canadian Newspapers. Sports (Basel). 2018;6(3):87. https://doi.org/10.3390/sports6030087
24. Silva CF, Howe PD. The (In)validity of Supercrip Representation of Paralympian Athletes. Journal of Sport and Social Issues. 2012; 36(2):174–94. https://doi.org/10.1177/0193723511433865
25. Tuakli-Wosornu YA, Sun Q, Gentry M, Ona Ayala KE, Doolan FC, Ottesen TD, et al. Non-accidental harms (‚abuse‘) in athletes with impairment (‚para athletes‘): a state-of-the-art review. Br J Sports Med. 2020;54(3):129–38. https://doi.org/10.1136/bjsports-2018-099854
26. Ottesen TD, Rutland EA, Naushad N, Stratton C, Ayala KE, Li X, et al. Epidemiology of unintentional and intentional injury in para athletes: A narrative review. Deutsche Zeitschrift für Sportmedizin. 2019;70:197–202. https://doi.org/10.5960/dzsm.2019.398
27. Howe P, Parker A. Celebrating imperfection: Sport, disability and celebrity culture. Celebrity Studies. 2012;3:270–82. https://doi.org/10.1080/19392397.2012.717745
28. Wegner M, Scheid V, Knoll M. Handbuch Behinderung und Sport. Schorndorf: Hofmann Verlag; 2015. 57–71.
29. Tuakli-Wosornu YA, Mashkovskiy E, Ottesen T, Gentry M, Jensen D, Webborn N. Acute and Chronic Musculoskeletal Injury in Para Sport: A Critical Review. Phys Med Rehabil Clin N Am. 2018;29(2):205–43. https://doi.org/10.1016/j.pmr.2018.01.014
30. Hirschmüller A, Cerrito A. Prävention von Erkrankungen und Verletzungen im Para-Sport. Sports Orthopaedics and Traumatology. 2021; 37(1):26–32. https://doi.org/10.1016/j.orthtr.2021.01.006
31. Fagher K, Lexell J. Sports-related injuries in athletes with disabilities. Scand J Med Sci Sports. 2014;24(5):e320–31. https://doi.org/10.1111/sms.12175
32. Weiler R, Van Mechelen W, Fuller C, Verhagen E. Sport Injuries Sustained by Athletes with Disability: A Systematic Review. Sports Med. 2016;46(8):1141–53. https://doi.org/10.1007/s40279-016-0478-0
33. Blauwet C, Lexell J, Derman W. Paralympic sports medicine: Handbook of Sports Medicine and Science. Chichester, West-Sussex, Wiley-Blackwell; 2016. 75–95. https://doi.org/10.1002/9781119045144.ch4
34. Janse Van Rensburg DC, Schwellnus M, Derman W, Webborn N. Illness Among Paralympic Athletes: Epidemiology, Risk Markers, and Preventative Strategies. Phys Med Rehabil Clin N Am. 2018;29(2):185–203. https://doi.org/10.1016/j.pmr.2018.01.003
35. Derman W, Schwellnus MP, Jordaan E, Runciman P, Van de Vliet P, Blauwet C, et al. The incidence and patterns of illness at the Sochi 2014 Winter Paralympic Games: a prospective cohort study of 6564 athlete days. Br J Sports Med. 2016;50(17):1064–8. https://doi.org/10.1136/bjsports-2016-096215
36. Derman W, Schwellnus MP, Jordaan E, Runciman P, Blauwet C, Webborn N, et al. Sport, sex and age increase risk of illness at the Rio 2016 Summer Paralympic Games: a prospective cohort study of 51 198 athlete days. Br J Sports Med. 2018;52(1):17–23. https://doi.org/10.1136/bjsports-2017-097962
37. Derman W, Schwellnus M, Jordaan E. Clinical characteristics of 385 illnesses of athletes with impairment reported on the WEB-IISS system during the London 2012 Paralympic Games. Pm r. 2014;6(8 Suppl):S23–30. https://doi.org/10.1016/j.pmrj.2014.05.016

38. Walter M, Krassioukov A. Autonomic Nervous System in Paralympic Athletes with Spinal Cord Injury. Phys Med Rehabil Clin N Am. 2018; 29(2):245–66. https://doi.org/10.1016/j.pmr.2018.01.001
39. Ehde DM, Jensen MP, Engel JM, Turner JA, Hoffman AJ, Cardenas DD. Chronic pain secondary to disability: a review. Clin J Pain. 2003;19(1):3–17. https://doi.org/10.1097/00002508-200301000-00002
40. de la Vega R, Groenewald C, Bromberg MH, Beals-Erickson SE, Palermo TM. Chronic pain prevalence and associated factors in adolescents with and without physical disabilities. Dev Med Child Neurol. 2018;60(6):596–601. https://doi.org/10.1111/dmcn.13705
41. Racine M. Chronic pain and suicide risk: A comprehensive review. Prog Neuropsychopharmacol Biol Psychiatry. 2018;87(Pt B):269–80. https://doi.org/10.1016/j.pnpbp.2017.08.020
42. Webborn N, Blauwet CA, Derman W, Idrisova G, Lexell J, Stomphorst J, et al. Heads up on concussion in para sport. Br J Sports Med. 2018; 52(18):1157–8. https://doi.org/10.1136/bjsports-2016-097236
43. Grobler L, Derman W. Sport-Specific Limb Prostheses in Para Sport. Phys Med Rehabil Clin N Am. 2018;29(2):371–85. https://doi.org/10.1016/j.pmr.2018.01.012
44. Cooper RA, Tuakli-Wosornu YA, Henderson GV, Quinby E, Dicianno BE, Tsang K, et al. Engineering and Technology in Wheelchair Sport. Phys Med Rehabil Clin N Am. 2018;29(2):347–69. https://doi.org/10.1016/j.pmr.2018.01.013
45. Marques MP, Alves ACJ. Investigating environmental factors and paralympic sports: an analytical study. Disabil Rehabil Assist Technol. 2021;16(4):414–9. https://doi.org/10.1080/17483107.2020.1780483
46. Khan KM, Thompson AM, Blair SN, Sallis JF, Powell KE, Bull FC, et al. Sport and exercise as contributors to the health of nations. Lancet. 2012;380(9836):59–64. https://doi.org/10.1016/S0140-6736(12)60865-4
47. Vita G, La Foresta S, Russo M, Vita GL, Messina S, Lunetta C, et al. Sport activity in Charcot-Marie-Tooth disease: A case study of a Paralympic swimmer. Neuromuscul Disord. 2016; 26(9):614–8. https://doi.org/10.1016/j.nmd.2016.06.002
48. Nixdorf I, Frank R, Hautzinger M, Beckmann J. Prevalence of Depressive Symptoms and Correlating Variables Among German Elite Athletes. Journal of Clinical Sport Psychology. 2013;7(4):313. https://doi.org/10.1123/jcsp.7.4.313
49. Soligard T, Schwellnus M, Alonso JM, Bahr R, Clarsen B, Dijkstra HP, et al. How much is too much? (Part 1) International Olympic Committee consensus statement on load in sport and risk of injury. Br J Sports Med. 2016;50(17): 1030–41. https://doi.org/10.1136/bjsports-2016-096581
50. Schwellnus M, Soligard T, Alonso J-M, Bahr R, Clarsen B, Dijkstra HP, et al. How much is too much? (Part 2) International Olympic Committee consensus statement on load in sport and risk of illness. Br J Sports Med. 2016;50(17): 1043–52. https://doi.org/10.1136/bjsports-2016-096572
51. Ivarsson A, Johnson U, Podlog L. Psychological predictors of injury occurrence: a prospective investigation of professional Swedish soccer players. J Sport Rehabil. 2013;22(1):19–26. https://doi.org/10.1123/jsr.22.1.19
52. Mountjoy M, Brackenridge C, Arrington M, Blauwet C, Carska-Sheppard A, Fasting K, et al. International Olympic Committee consensus statement: harassment and abuse (non-accidental violence) in sport. Br J Sports Med. 2016; 50(17):1019–29. https://doi.org/10.1136/bjsports-2016-096121
53. Weiler R, Blauwet C, Clarke D, Dalton K, Derman W, Fagher K, et al. Concussion in para sport: the first position statement of the Concussion in Para Sport (CIPS) Group Consensus statement. Br J Sports Med. 2021:1–9. https://doi.org/10.1136/bjsports-2020-103696
54. Hirschmüller A, Fassbender K, Kubosch J, Leonhart R, Steffen K. Injury and Illness Surveillance in Elite Para Athletes: An Urgent Need for Suitable Illness Prevention Strategies. Am J Phys Med Rehabil. 2021;100(2):173–80. https://doi.org/10.1097/PHM.0000000000001501
55. Reardon CL, Hainline B, Aron CM, Baron D, Baum AL, Bindra A, et al. Mental health in elite athletes: International Olympic Committee consensus statement (2019). Br J Sports Med. 2019;53(11):667–99.
56. Linden M, Baron S, Muschalla B. Mini-ICF-Rating für Aktivitäts- und Partizipationsbeeinträchtigungen bei psychischen Erkrankungen. Kurzinstrument zur Fremdbeurteilung von Ak-

tivitäts- und Partizipationsstörungen bei psychischen Erkrankungen in Anlehnung an die Internationale Klassifikation der Funktionsfähigkeit, Behinderung und Gesundheit (ICF) der Weltgesundheitsorganisation. Göttingen: Hogrefe. 2009.

57. Sport concussion assessment tool – 5th edition. Br J Sports Med. 2017;51(11):851.
58. Echemendia RJ, Meeuwisse W, McCrory P, Davis GA, Putukian M, Leddy J, et al. The Sport Concussion Assessment Tool 5th Edition (SCAT5): Background and rationale. Br J Sports Med. 2017;51(11):848–50.
59. Davis GA, Purcell L, Schneider KJ, Yeates KO, Gioia GA, Anderson V, et al. The Child Sport Concussion Assessment Tool 5th Edition (Child SCAT5): Background and rationale. Br J Sports Med. 2017;51(11):859–61.
60. Hawkeswood JP, O'Connor R, Anton H, Finlayson H. The preparticipation evaluation for athletes with disability. Int J Sports Phys Ther. 2014;9(1):103–15.
61. Stillman MA, Glick ID, McDuff D, Reardon CL, Hitchcock ME, Fitch VM, et al. Psychotherapy for mental health symptoms and disorders in elite athletes: a narrative review. Br J Sports Med. 2019;53(12):767–71. https://doi.org/10.1136/bjsports-2019-100654
62. Reardon CL. The sports psychiatrist and psychiatric medication. Int Rev Psychiatry. 2016; 28(6):606–13. https://doi.org/10.1080/09540261.2016.1190691
63. Ströhle A. Sports psychiatry: mental health and mental disorders in athletes and exercise treatment of mental disorders. Eur Arch Psychiatry Clin Neurosci. 2019;269(5):485–98. https://doi.org/10.1007/s00406-018-0891-5
64. Hammer C, Podlog L, Wadey R, Galli N, Forber-Pratt AJ, Newton M, et al. Understanding posttraumatic growth of paratriathletes with acquired disability. Disabil Rehabil. 2019;41(6): 674–82. https://doi.org/10.1080/09638288.2017.1402961
65. Mazzeo F, Santamaria S, Iavarone A. „Boosting" in Paralympic athletes with spinal cord injury: doping without drugs. Funct Neurol. 2015; 30(2):91–8.
66. Bhambhani Y, Mactavish J, Warren S, Thompson WR, Webborn A, Bressan E, et al. Boosting in athletes with high-level spinal cord injury: knowledge, incidence and attitudes of athletes in paralympic sport. Disabil Rehabil. 2010; 32(26):2172–90. https://doi.org/10.3109/09638288.2010.505678
67. Swartz L, Bantjes J, Knight B, Wilmot G, Derman W. „They don't understand that we also exist": South African participants in competitive disability sport and the politics of identity. Disabil Rehabil. 2018;40(1):35–41. https://doi.org/10.1080/09638288.2016.1242171
68. Hunt X, Braathen S, Swartz L, Rohleder P, Carew M. Withdrawn, strong, kind, but de-gendered: Non-disabled South Africans' stereotypes concerning persons with physical disabilities. Disability & Society. 2018;33. https://doi.org/10.1080/09687599.2018.1498768
69. Fagher K, Forsberg A, Jacobsson J, Timpka T, Dahlström Ö, Lexell J. Paralympic athletes' perceptions of their experiences of sports-related injuries, risk factors and preventive possibilities. Eur J Sport Sci. 2016;16(8):1240–9. https://doi.org/10.1080/17461391.2016.1192689
70. Silva CF, Howe PD. The Social Empowerment of Difference: The Potential Influence of Para sport. Phys Med Rehabil Clin N Am. 2018;29 (2):397–408. https://doi.org/10.1016/j.pmr.2018.01.009
71. Howe PD. Cyborg and Supercrip: The Paralympics Technology and the (Dis)empowerment of Disabled Athletes. Sociology. 2011;45(5):868–82.https://doi.org/10.1177/0038038511413421

38 Sportpsychiatrische und -psychotherapeutische Aspekte nach der Karriere

Petra Dallmann, Brit Wilsdorf

Leistungssportler stehen innerhalb ihres Entwicklungsprozesses vor der Herausforderung, die allgemeinen psychischen, psychosozialen und schulischen bzw. beruflichen Entwicklungsaufgaben mit den Anforderungen der sportlichen Karriere zu vereinbaren. So umfasst eine erfolgreiche Entwicklung über die Lebensspanne, dass die Sportler innerhalb der durchschnittlich 15 Jahre andauernden dualen Karriere neben der sportlichen Karriere auch die anderen Entwicklungsaufgaben meistern müssen. Der Sportleralltag ist jedoch meist vergleichbar mit dem Berufsleben eines hochrangigen Managers. So sind die Trainings- und Wochenpläne häufig so eng getaktet mit Training, Lehrgängen, Wettkämpfen, Reisezeiten und medialen Verpflichtungen und der Fokus so auf die Perfektion der sportlichen Leistungen gelegt, dass objektiv wenig Spielraum für soziale Kontakte, Hobbys und Entwicklungen im außersportlichen Bereich besteht (s. Kap. 3).

Verschiedene Stadien der Entwicklung einer sportlichen Laufbahn wurden u.a. in dem Modell von Wylleman und Lavallee [1] beschrieben, angefangen von der Auswahl und dem Erlernen einer spezifischen Sportart über die Anpassung an intensives Training und zunehmende Wettkämpfe zu dem Übergang eines Leistungssportler-Status und später einem Profi-Status mit nationalen und internationalen Wettkämpfen, einem immer enger gestrickten Zeitplan, mehr medialem Interesse, Privilegien, aber auch Pflichten bis hin zum Karriereende und dem Übergang in einen neuen Lebensbereich.

Wie in Abbildung 38-1 dargestellt, wird die sportliche Laufbahn dabei von Entwicklungen auf sportlicher sowie auf psychologischer, psychosozialer und schulischer/akademischer/beruflicher Ebene bestimmt. Zwischen diesen Entwicklungsstufen und fortlaufenden Übergängen können zudem interaktive Wechselwirkungen auftreten und auch unvorhersehbare Übergänge z.B. durch Verletzungen und Trainerwechsel hinzukommen, die sich ebenfalls stark auf die anderen Entwicklungsbereiche auswirken können. So müssen junge talentierte Sportler neben der sportlichen Karriereentwicklung z.B. auch mit Übergangsänderungen in der Pubertät fertig werden, auf psychosozialer Ebene Beziehungen und Partnerschaften aufbauen und auf akademischer und beruflicher Ebene Entscheidungen treffen. Dies alles geschieht in einem leistungssportorientierten Umfeld, in dem auch zunehmend professionelle Akteure beteiligt sind und auch Kontakte zu Medien und Politikern hinzukommen, die ihr Leben von der Mikroebene als Individualathlet bis zur Makroebene der Gesellschaft öffnen.

Die Dauer jeder Entwicklungsstufe wird dabei multifaktoriell (z.B. von der Sportart, dem Geschlecht etc.) und persönlichen Fähigkeiten beeinflusst. Die Spezialisierung erfolgt in den meisten Sportarten während der Pubertät bzw. in frühen Spezialisierungssportarten wie Gymnastik und Eiskunstlauf auch schon in der Kindheit. Von Besonderheit ist dabei auch, dass sich die fest etablierten Normen und Werte des Sportsystems bzw. der jeweiligen Sportart ebenfalls stark auf die Identitäts- und

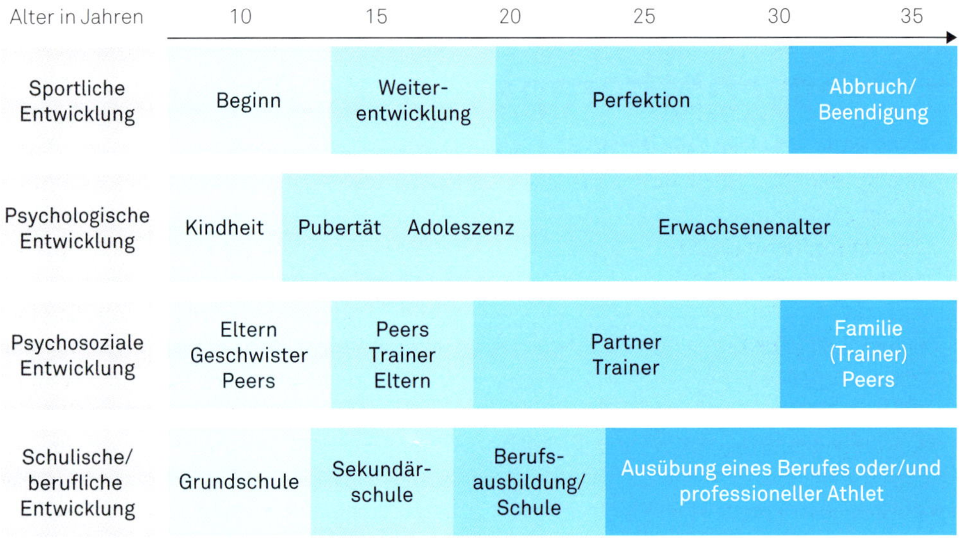

Abbildung 38-1: Entwicklungsmodell mit Übergängen im sportlichen, psychologischen, psychosozialen und schulischen bzw. beruflichen Bereich. Eigene Abbildung in Anlehnung an Wylleman und Lavallee [1].

Persönlichkeitsentwicklung auswirken können und auch in Spannung zu eigenen Bedürfnissen, z. B. von Autonomie, stehen können.

Das Karriereende und der Übergang in die nachsportliche Karriere stellen dabei eine besonders sensible und komplexe Phase dar.

38.1 Karriereende

Das Thema Karriereende im Leistungssport hat über die letzten Jahrzehnte zunehmend mehr wissenschaftliches Interesse erzeugt mit einer steigenden Anzahl an hierzu veröffentlichten Studien [2], die Ursachen, Einflussfaktoren und Auswirkungen dieses Vorgangs analysiert haben. In der Literatur finden sich zum Thema Karriereende verschiedene Begriffe. Oft wird zwischen Drop-out und Retirement, dem Rücktritt vom Leistungssport, unterschieden. Unter Drop-out versteht man das Phänomen, die sportliche Laufbahn noch vor dem Erreichen des individuellen Leistungshöhepunkts zu beenden [3, 4]. Hier handelt es sich meist um Sportler im Kindes- und Jugendalter (s. Kap. 36). Beim Retirement geht man davon aus, dass der Sportler seinen Leistungshöhepunkt bereits erreicht hat. Dieser theoretische Ansatz gestaltet sich in der Umsetzung schwierig, da die Festlegung eines individuellen Leistungszenits oft nicht möglich ist. Alfermann [3] schlägt daher vor, neutral von einem Karriereende bzw. einer Karrierebeendigung oder noch allgemeiner von einem Karriereübergang (transition) zu sprechen. Dies erscheint sinnvoll, da es sich oft um einen längeren Prozess mit Entscheidungsfindung, Umsetzung und Anpassung handelt.

Ursachen für das Karriereende: Jeder Leistungssportler muss sich irgendwann in seiner sportlichen Laufbahn mit dem Karriereende auseinandersetzen. Im Unterschied zum beruflichen Kontext gibt es im Leistungssport jedoch keine hierfür vorgeschriebene Altersgrenze. Aufgrund des natürlichen Alterungsprozesses mit Muskelabbau, zusätzlichen Verschleißerscheinungen und Verletzungen ist die sportliche Laufbahn von Natur aus endlich. Je nach Sportart variiert dieser Zeitpunkt jedoch stark, z. B. erreichen Turner diesen Punkt früher im Vergleich zu Golfspielern oder Dressurreitern.

Neben den körperlichen leistungslimitierenden Faktoren spielen psychische, berufliche, finanzielle und das sportliche Umfeld betreffende Gründe eine große Rolle.

Als wichtigsten Grund für ihre Karrierebeendigung nannten ehemalige australische Leistungssportler:

- Ausbildung/Beruf (25 %),
- Motivationsverlust (19 %),
- Alter (13 %),
- Sportpolitik (10 %),
- Verletzung (10 %),
- Abwahl (8 %),
- Leistungsabfall (6 %),
- Finanzen (4 %) und
- Rückgang der Freude (4 %) [5].

Im internationalen Vergleich können die Gründe variieren; deutsche Athleten nannten mehrheitlich berufliche Gründe, gefolgt von sportlichen Gründen (Alter, Stagnation etc.) und an dritter Stelle gesundheitliche Gründe (Verletzung, Erschöpfung etc.). Für Sportler aus Russland und Litauen waren sportliche Gründe, gefolgt von gesundheitlichen Gründen und an dritter Stelle Beziehungsgründe (Trainer, Mannschaftskameraden etc.) ausschlaggebend [6]. Kanadische Leistungssportler äußerten ähnliche Beweggründe, sie hätten genug vom Lebensstil, es sei Zeit weiterzugehen. An zweiter Stelle gaben sie an, ihre sportlichen Ziele erreicht zu haben, gefolgt von Problemen mit dem Trainerstab [7].

Um die große Anzahl an Gründen zu klassifizieren, werden verschiedene Unterteilungen vorgenommen, z. B. freiwillig versus unfreiwillig [5], geplant versus ungeplant [6].

Nach Einteilung der oben genannten Gründe in freiwillig und unfreiwillig beendeten 68 % der Sportler ihre Karriere freiwillig [5] bzw. 82 % [8]. Die Hälfte der Sportler beurteilte das Ende als schleichend, die andere Hälfte als eher abrupt. Mit diesem Thema gedanklich beschäftigt hatten sich vorher 58 % der Sportler und 39 % hatten ihre Zukunft nach dem Leistungssport genau geplant [8].

Allerdings zeigt sich diese auf den ersten Blick klare Einteilung der Beweggründe als unzureichend. Die häufig verwendete Trennung von freiwilligen versus unfreiwilligen, einem durch äußere Umstände vorgegeben Ende, muss nicht eindeutig sein. Zu den unfreiwilligen Beweggründen rechnen Autoren z. B. Verletzungen oder die Abwahl [5]. Ein Sportler mag eine Verletzung als ausreichend schwerwiegend beurteilen und auf das Risiko einer weiteren Beanspruchung verzichten, während ein anderer Sportler sich für eine Operation entscheidet und nach der Rehabehandlung erneut angreifen möchte. Aus einem Team aussortiert zu werden, mag z. B. für einen Fußballer der Grund sein aufzuhören, während ein anderer sich damit zufriedengibt, eine Liga weiter unten zu spielen. Für andere Sportarten (z. B. Skirennfahren) nimmt die Abwahl aus der Nationalmannschaft und dem damit verbundenen Teilnahmeausschluss an aufwendigen und kostenintensiven Lehrgängen dem Sportler die Chance, seine Disziplin erfolgreich weiter zu betreiben.

Eine strenge Einteilung in Kategorien ist demnach schwierig, daher sollte das Karriereende als Prozess verstanden werden. Viele Faktoren beeinflussen die Entscheidungsfindung, die in einem hohen Maß an das subjektive Erleben geknüpft sind. Das große Interesse am Verständnis der Beweggründe für das Karriereende liegt u. a. an der Beziehung zwischen diesen und dem Verlauf des Übergangprozesses.

Karriereübergang: Das Karriereende bringt eine Vielzahl an Veränderungen mit sich. Zunächst ändert sich die zuvor eng getaktete Tagesstruktur. In den meisten Fällen steht nach Wegfall des Trainings, Besprechungen, Physiotherapie etc. plötzlich viel Zeit zur Verfügung. Auch der Verlust des vorgegebenen Saisonplans mit wenig individuellem Spielraum aufgrund von Trainingslagern, Lehrgängen und Wettkämpfen kann viele Möglichkeiten eröffnen. Nach dem Abschied aus dem Leistungssport kommt es meist zudem zu einem plötzlichen Verlust vieler sozialer Kontakte mit Trainern, Mannschaftskameraden und dem erweiterten sportlichen Umfeld mit Managern, Mannschaftsärzten, Physiotherapeuten etc. Nach dem Wegfall vieler Beziehungen und Aufgaben gilt es daher, parallel zum Abschied neue zu etablieren. Es müssen neue soziale Netzwerke aufgebaut werden, der berufliche Einstieg ist zu meistern und neue Interessen und Aktivitäten müssen entwickelt werden. Ist übergangslos kein Arbeitsplatz vorhanden, kann es zusätzlich zu finanziellen Engpässen kommen. Die Anpassung der körperlichen Aktivität und der Ernährung sind zusätzliche Herausforderungen. Auf psychischer Ebene findet ein Rollenwechsel statt, bei dem möglicherweise der Selbstwert infrage gestellt wird. Im Familien- und Freundeskreis, aber auch bei der Ausbildung und Arbeit, genießt der aktive Leistungssportler ein hohes Ansehen. Bei erfolgreicher Ausübung des Sports kommt das Interesse der Öffentlichkeit in Form medialer Berichterstattung, aber auch Ehrungen und Einladungen zu verschiedensten Anlässen hinzu. Bei dieser Fülle an Aufgaben berichten viele Sportler nach dem Karriereende über Schwierigkeiten bzw. Problemen wie negative Emotionen, Verlustgefühle, Identitätskrise oder Stress bei der Anpassung an ihr Leben nach dem Sport [2]; (s. Kap. 19). Im psychosozialen Bereich wird der Lebensstil eines Sportlers vermisst und die sportbezogenen Freunde und Aktivitäten (ca. 60 % [8] bzw. 37 % [7]). Als psychische Schwierigkeiten wurden das Nichterreichen von sportlichen Zielen genannt (56 %), Ängste (39 %) und Schwierigkeiten bei der Zukunftsplanung (27 %) [8]. Aufgezählt wurden außerdem Probleme aufgrund finanzieller Schwierigkeiten (34 %) und der Belastung durch Beruf bzw. Schule (32 %) [7].

Die Karrierebeendigung wird als große Lebensveränderung wahrgenommen, die bei 46 % der Sportler in den ersten 6 bis 8 Monaten mit einer mittelmäßigen bis hohen Stressbelastung einhergeht. Trotz der Herausforderungen bewertet ein Großteil der Sportler den Übergang als positiv und ist zufrieden mit dem Leben nach dem Leistungssport [7, 8]. Die Minderheit bewertet ihren Anpassungsprozess negativ (8 bis 15 %) und ist mit ihrem Leben nach der sportlichen Karriere unzufrieden (5 bis 11 %) [7, 8]. Neben den negativen Auswirkungen steht nun mehr Zeit für Familie, Freunde und andere Interessen zur Verfügung. Die körperliche Belastung durch Training und Verletzungen fällt weg ebenso wie auch der sportliche Leistungsdruck.

Da es sich bei der Karrierebeendigung um einen Anpassungsprozess handelt, können die verschiedenen Phasen differenzierter betrachtet werden. Das psychische Befinden variiert je nach Erhebungszeitpunkt und durchläuft verschiedene Stadien. Stephan [9] identifizierte bei französischen Leistungssportlern eine erste Phase der Anpassung (1.5 Monate nach Karriereende), in der das subjektive Wohlbefinden zunächst sank. Im Vordergrund stand die Erkenntnis, dass sich die Werte und Kompetenzen am Arbeitsplatz von den während der sportlichen Karriere verinnerlichten Werten unterscheiden. Zum Zeitpunkt 5 Monate nach Karriereende steht die Vermeidung eines passiveren Lebensstils im Vordergrund. Alternative Aktivitäten und die Suche nach sozialen Netzwerken sind Ersatz für den Takt des Leistungssports. Das Wohlbefinden steigt hierbei wieder an. Nach 8 Monaten im neuen Lebensabschnitt zeigt sich nach Stephan [9] weniger Vermeidungsverhalten und mehr sportliche Aktivität. Der Sportler erlebt sich als beruflich kompetenter, es mangelt aber noch an beruflichen Zielen. In dieser Phase stabilisiert sich das Wohlbefinden. Ein Jahr nach dem Karriereende steigt das Wohlbefinden an. Das Setzen und Erreichen beruflicher Ziele wird als positiv erlebt. Die Sportler gewinnen Kontrolle über ihre Freizeit und treiben ergänzend Sport in einem selbst gewählten Rahmen. Auch bei kanadischen Sportlern fanden sich ähnliche, als hilfreich empfundene Bewältigungsstrategien mit Verlagerung des Interessenschwerpunktes, nämlich beschäftigt und sportich aktiv zu sein [7].

Wie bei allen Anpassungsprozessen ist die Dauer individuell unterschiedlich. Es gaben 23 % an, diesen nach 1 bis 2 Monaten bewältigt zu haben, ein Drittel benötigte 6 bis 12 Monate, über 2 Jahre benötigten 22 %. Zum Zeitpunkt der Erhebung (durchschnittlich 4 Jahre nach Karriereende) berichteten 23 %, immer noch nicht komplett an ihre neuen Situationen angepasst zu sein [7].

Einflussfaktoren des Übergangsprozesses: Es gibt Gründe, warum manchen Leistungssportlern der Übergang besser und schneller gelingt als anderen. Verschiedenste Variablen wurden in den letzten Jahren untersucht: Identität als Athlet, Freiwilligkeit des Karriereendes, Verletzungen/gesundheitliche Probleme, berufliche Karriere/persönliche Entwicklung, sportliche Karriereleistung, Bildungsniveau, finanzielle Lage, Selbstwahrnehmung, Kontrollerleben, Drop-out, Zeit, Beziehung zum Trainer, demografische Aspekte, Veränderungen des Lebensstils/Alltags, Bewältigungsstrategien, Planung des Karriereendes, psychosoziale Unterstützung und Teilnahme an einem Förderprogramm [2]. Die einflussreichsten Punkte werden näher erläutert.

Ist die Identität als Athlet stark ausgeprägt, wirkt sich dies negativ auf die Qualität des Karriereübergangs aus und die Sportler benötigen länger für den Anpassungsprozess [2]. Besonders stark ausgeprägt ist dieser Zusammenhang bei Sportlern, die verletzungsbedingt aus dem Sport ausscheiden [10]. Leistungssportler, die über ein Karriereende nachdenken, zeigen eine geringe ausgeprägte Identität als Sportler im Vergleich zu Sportlern, die keinerlei Rücktrittsgedanken hatten [11]. Athleten scheinen ihre Identität als Sportler schon vor einem geplanten Karriereende proaktiv zu reduzieren. Sie geben ihrer zuvor zentralen Rolle als Sportler einen zunehmend untergeordneten Stellenwert in ihrer Identitätenhierarchie und erforschen neue mögliche Rollen [12]. Aufgrund einer plötzlichen Verletzung könnte jedoch beispielsweise nicht ausreichend Zeit vorhanden sein, diesen Prozess zu durchlaufen. Ein hoher Grad an Kontrolle über das Karriereende (Freiwilligkeit) wirkt sich positiv aus [2]. Nach einem freiwilligen Karriereende zeigte sich auch eine höhere Lebenszufriedenheit [11]. Verletzungen und gesundheitliche Probleme beeinflussen den Übergang negativ und können die Anpassungszeit verlängern [2]. Die Entwicklung von Kompetenzen in anderen Lebensbereichen (z. B. eine duale Karriere), aber auch die Planung der beruflichen Zukunft erleichtern den Anpassungsprozess [2, 13]. Das Erreichen sportlicher Ziele beeinflusst den Wandel ebenfalls positiv. Zudem zeigen Sportler, die ihre Ziele erreicht haben, eine höhere Lebenszufriedenheit [2]. Probleme im Bereich Finanzen und ein niedriger Ausbildungsgrad erschweren den Übergang [2]. Eine konfliktbeladene Beziehung zum Trainer scheint eine weitere mögliche Quelle für Schwierigkeiten im Übergang zu sein [2]. Trotz Analyse verschiedenster demografischer Faktoren bleibt der Gesamtzusammenhang unklar [2]. Zudem gibt es Hinweise auf kulturelle Unterschiede hinsichtlich der Karrierebeendigung [6].

Obwohl in zahlreichen Studien untersucht, gibt es keine eindeutigen Hinweise auf die Überlegenheit einzelner Bewältigungsmechanismen, außer der Suche nach neuen Interessen und gegebenenfalls einer neuen Karriere. Häufig berichtete Verhaltensweisen waren, sich zu beschäftigen und Unterstützung durch andere zu suchen [2]. Soziale Unterstützung beeinflusst den Prozess der Karrierebeendigung positiv [2]. Dieser kann durch Familie, Freunde, den Trainer oder Mannschaftskameraden erfolgen. Leistungssportler bewerteten nach Wichtigkeit zunächst Seelenverwandte, dann Familienmitglieder und schließlich andere Freunde. Institutionen wurden an letzter Stelle genannt [7]. Die Teilnahme an einem Förderprogramm konnte Sportlern bei der Entwicklung persönlicher Kompetenzen wie Entscheidungen treffen, Kommunikation und Karriereplanung unterstützen [2].

38.2 Psychische Erkrankungen bei ehemaligen Leistungssportlern

Neben den Ursachen und dem Ablauf des Karriereendes bei Leistungssportlern steht auch das psychische Befinden ehemaliger Leistungssportler in den letzten Jahren zunehmend im Fokus zahlreicher Veröffentlichungen. Während der aktiven Laufbahn ist das Erkrankungsrisiko für Depressionen und Angststörungen ähnlich dem der Allgemeinbevölkerung [14]; (s. Kap. 4, Kap. 21; Kap. 23). Wie verhält es sich jedoch bei ehemaligen Leistungssportlern? Ein nicht gelungener Übergang in das Leben nach dem Leistungssport hinsichtlich Struktur, sozialem Netzwerk, Selbstwert und körperlicher Aktivität, anhaltender körperlicher Beschwerden durch Verletzungen und Verschleißerscheinungen, finanzielle Sorgen und Missbrauch von Medikamenten während der aktiven Laufbahn sind mögliche Risikofaktoren, die die Entwicklung psychischer Beschwerden begünstigen können (s. Kap. 15, Kap. 25). In einem Review von Mannes et al. [15] konnten die Ergebnisse von 40 Studien zusammengefasst werden. Es handelt sich jedoch bei vielen Arbeiten nicht um die klinische Diagnose einer psychischen Erkrankung nach ICD-10 oder DSM-5, nur in sechs Studien wurde die Symptomatik durch einen Psychologen oder Psychiater und Psychotherapeuten erfasst.

Depression (21 Studien) (s. Kap. 21): Insgesamt variieren die Prävalenzraten stark zwischen 4.7 und 29 % [15]. Die höchsten Raten finden sich bei ehemaligen Mitgliedern der National Football League (NFL) bzw. der National Hockey League (NHL), insbesondere wenn die Diagnostik durch einen Psychologen oder Psychiater und Psychotherapeuten bzw. ein SKID erfolgte (20 bis 29 %) [15]. In Selbstauskunftsbögen lag die Rate zwischen 4.7 und 20 % [15]. Geringere Raten fanden sich bei anderen Sportarten wie Fußball (8.5 %) [16] und verschiedenen Collegesportarten (10.4 %) [17].

Angst (6 Studien) (s. Kap. 23): Anhand von Selbstauskunftsfragebögen berichteten zwischen 8.4 und 16.2 % der ehemaligen Sportler, unter Ängsten zu leiden [15]. Ein Psychiater diagnostizierte bei 22 % ehemaliger NFL-Spielern Ängste [18].

Angst und Depression gemischt wurden von Studien mit dem GHQ untersucht, auffällige Werte zeigten sich bei 25 bis 39 % [15] der ehemaligen Sportler.

Substanzgebrauch (s. Kap. 15): Tabak wurde von 11.4 bis 15 % der ehemaligen Sportler konsumiert (4 Studien) [15]. Missbräuchlicher Alkoholkonsum zeigte sich bei 5.8 bis 39 % (14 Studien) [15]. Opioide wurden von 7 % ehemaliger NFL-Spieler [19] und 12 % ehemaliger NHL-Spieler eingenommen [20]. Bei Sportlern aus verletzungsanfälligeren Sportarten kommt es zu erhöhten Prävalenzen für Alkoholmissbrauch und Opioidgebrauch bzw. -missbrauch.

Psychische Beschwerden und Erkrankungen traten damit in ähnlicher Häufigkeit wie in der Allgemeinbevölkerung auf [15]. Verschiedene Faktoren können dieses Risiko allerdings erhöhen [15]:

Kopfverletzungen (s. Kap. 13): Obwohl einige Studien keinen signifikanten Zusammenhang zwischen Gehirnerschütterungen während der sportlichen Laufbahn und psychischen Beschwerden und Erkrankungen nach dem Karriereende aufzeigen konnten (z.B. [20]), kamen wiederum viele andere Arbeiten zu einem gegenteiligen Ergebnis; z.B. hinsichtlich Depressivität [21, 22]. Eine Dosis-Wirkungs-Beziehung scheint zu bestehen. Spieler mit 3 oder mehr Gehirnerschütterungen in der Vorgeschichte hatten eine 3-fach erhöhte Wahrscheinlichkeit für die Diagnose einer Depression verglichen mit ehemaligen Spielern ohne Gehirnerschütterungen. Bei 1 bis 2 Gehirnerschütterungen war diese Wahrscheinlichkeit um 1.5 erhöht. Opioidmissbrauch konnte ebenfalls mit Gehirnerschütterungen in Verbindung gebracht werden [19, 22].

Schmerzen/Verletzungen (s. Kap. 25): Viele Sportler leiden nach dem Ende ihrer sportlichen Karriere an den körperlichen Folgen des Leistungssports, was je nach Sportart stark variiert. Von ehemaligen NFL-Spielern klagten 93 % über Schmerzen, bei 70 % waren diese mittelgradig bis stark ausgeprägt. Opioidmissbrauch konnte damit in Verbindung gebracht werden [19]. Bei einer Untersuchung mit Sportlern aus verschiedenen Sportarten (v.a. Rugby, Fußball und Eishockey) litten 33 % unter Arthrose (durchschnittliches Alter 36.7 Jahre). Ein signifikanter Zusammenhang zeigte sich zwischen der Diagnose einer Arthrose und dem Auftreten depressiver Beschwerden und Angst [23]. Auch die Anzahl an Verletzungen bzw. Operationen während der sportlichen Laufbahn kann sich negativ auf Depressivität bzw. Ängste nach der Karriere auswirken [16, 24, 26]. **Psychosoziale Faktoren:** Psychische Beschwerden konnten mit verschiedenen psychosozialen Faktoren in Verbindung gebracht werden. Keine oder nur eine vage Zukunftsplanung für die Zeit nach der Sportkarriere und höhere Depressionswerte während der aktiven Laufbahn waren mit dem aktuellen Schweregrad der Depression assoziiert [16]; (s. Kap. 21). Eine höhere Unzufriedenheit mit der sportlichen Karriere, geringere soziale Unterstützung [24] und eine höhere Anzahl an negativen Lebensereignissen war mit Angst bzw. Depressivität verbunden [24, 25].

Insgesamt ist die Prävalenz psychischer Belastungen und Erkrankungen ähnlich der der Allgemeinbevölkerung [15]; (s. Kap. 4). Es gibt jedoch Untergruppen, bei denen die oben beschriebenen Symptome vermehrt auftreten; Leistungssportler mit Verletzungen und Gehirnerschütterungen in der Vorgeschichte, anhaltenden Schmerzen, z.B. im Rahmen einer Arthrose, und psychosozialen Belastungsfaktoren sollten besondere Aufmerksamkeit erhalten. Trotz der zunehmenden Anzahl an wissenschaftlichen Untersuchungen bleibt die Vergleichbarkeit der Ergebnisse bei einem Einsatz von 20 verschiedenen Messinstrumenten schwierig [15]. Mehr Longitudinalstudien und Studien mit gematchten Kontrollgruppen sind in der Zukunft erforderlich, um aussagekräftigere Ergebnisse zu erhalten. Untersuchungen sollten in verschiedenen Sportarten erfolgen, aktuell stammt ein großer Teil der Daten von ehemaligen NFL-Spielern. Die Vergleichbarkeit – z.B. zu vielen olympischen Sportarten – ist eingeschränkt (Profitum, Verletzungen, Gehirnerschütterungen, Opiodkonsum etc.).

38.3 Unterstützungsmöglichkeiten in der dualen Karriere und der Bewältigung des Karriereendes: Beispiele aktuell existierender Angebote in Deutschland

Unterstützungsangebote für die Förderung einer dualen Karriere werden z.B. an Olympiastützpunkten, den Eliteschulen des Sports, Partnerhochschulen, der Sportfördergruppe der Bundeswehr, der Landespolizei/Bundespolizei, den regionalen Sporthilfen, der Deutschen Sporthilfe, Landesverbänden, Spielergewerkschaften und Nachwuchsleistungszentren angeboten. Im Folgenden sollen einige der Angebote exemplarisch dargestellt werden.
Eliteschulen des Sports (EdS): An 43 EdS mit ca. 108 Haupt-, Real- und Gesamtschulen sowie Gymnasien werden derzeit mehr als 11 500 Talente gefördert in einem Verbundsystem aus Schule, Wohnen und Sport. EdS haben ein Internat und sind an Olympiastützpunkte gebunden. Ziel ist es, die duale Karriere so zu koordinieren, dass die Sportler keinen der beiden Bereiche Schule und Sport vernachlässigen müssen: Künftige Leistungssportler werden in eigens eingerichteten Sportklassen unterrichtet; ebenso besteht das Angebot für Nachhilfe. Schule und Training werden eng aufeinander abgestimmt, sodass die Zeit bestens genutzt werden kann [27].
Olympiastützpunkte (OSPs): In Deutschland existieren 17 OSPs, an denen Leistungssportler olympischer Disziplinen (Olympiakader (OK)

bis Nachwuchskader (NK) 1 der Spitzenverbände), Sportler einer paralympischen Disziplin (Bundeskader A bis C des Deutschen Behindertensportverbandes/National Paralympic Committee) oder deaflympischen Disziplin (A- und B-Kader des Deutschen Gehörlosen-Sportverbandes) Serviceleistungen aus den Gebieten Sportwissenschaft, -psychologie, -medizin, Leistungsdiagnostik, Physiotherapie, Ernährungswissenschaft und Karriereplanung in Anspruch nehmen können. Seit 2015 erhalten erfolgreiche Bundeskaderathleten (Olympiateilnehmer oder Sportler mit einem fünfjährigen Bundeskaderstatus) darüber hinaus das Anrecht, auch nach ihrer Leistungssportkarriere in sogenannten Zukunftsgesprächen von den Laufbahnberatern an den OSPs betreut zu werden [28]. In die nachsportliche Karriereplanung sollen dabei neben den regionalen Netzwerken der OSPs auch die von der Deutschen Sporthilfe entwickelten Unterstützungsmöglichkeiten integriert werden.

Deutsche Sporthilfe: Die Deutsche Sporthilfe versucht in Kooperation mit den Laufbahnberatern an den OSPs mit dem Förderbaustein „Sprungbrett Zukunft“, Wirtschaft und Spitzensportler zum beidseitigen Nutzen zusammen zu bringen und so Deutschlands Topsportler auf die Zeit nach der sportlichen Laufbahn vorzubereiten. Projekte sind beispielsweise die Kennwort-Bewerbung, Schnupperpraktika, Mentorenprogramme und eine Start-up Academy [29]. Mit diesen Angeboten des Deutschen Olympischen Sportbundes (DOSB), der OSPs und der Deutschen Sporthilfe soll das Ende der Leistungssport-Karriere auch offizieller als Bestandteil der dualen Karriere anerkannt werden.

Bundeswehr: Die Sportfördergruppe der Bundeswehr ist eine Einrichtung des Bundesministeriums der Verteidigung (BMVg) und fördert die im DOSB organisierten Sportfach-/Spitzenverbände. Derzeit werden 744 Förderplätze für Bundeskaderathleten aus den olympischen, paralympischen und nicht olympischen Sportarten bereitgestellt. Zudem werden über Individualverträge 17 zivile paralympische Bundeskaderathleten (Bundeskader A) gefördert. Als Grundvoraussetzung für eine Aufnahme gelten ein aktueller Bundeskaderstatus sowie die sportfachliche Befürwortung des Spitzenverbandes und des DOSB. Ein gemeinsames Ziel des DOSB und der Bundeswehr ist die Vereinbarkeit von Leistungssport und Beruf. Die Bundeswehr realisiert dies durch aufeinander abgestimmte Durchführung des Leistungssports, militärische Laufbahnausbildung und zivilverwertbarer (beruflicher) Möglichkeiten in der Ausbildung und im Studium. So bestehen die Möglichkeiten, im Rahmen verfügbarer zeitlicher Kapazitäten eine leistungssportgerechte Ausbildung bzw. ein Studium mit individuell angepassten Präsenzphasen parallel zum leistungssportlichen Auftrag zu starten. Auch der Erwerb von Trainerqualifikationen (bis A-Lizenz) in Kooperation mit dem Spitzenverband ist möglich [30].

Organisation und Inanspruchnahme von Unterstützungsmöglichkeiten

Das BISp bescheinigt seit 2003 – nach Initiierung der ersten strukturellen und finanziellen Maßnahmen insbesondere von Seiten des BISp und des DOSB – einen starken bis heute anhaltenden Anstieg an wahrgenommenen sportpsychologischen Betreuungsleistungen in den olympischen Sommer- und Wintersportverbänden. So betreuen heute in nahezu allen Spitzensportverbänden sportpsychologische Experten die Kadersportler und stehen teilweise auch den Trainern für ihre Arbeit beratend zur Seite. Für die (Mit-)Finanzierung sportpsychologischer Betreuungs- und Beratungsleistungen im Leistungssport stehen Spitzenverbänden bzw. den universitären Hochschulen verschiedene Verfahren und Wege zur Verfügung. So werden vom BISp, dem DOSB und den OSPs sportpsychologische Betreuungsmaßnahmen finanziell unterstützt [31].

Wenn psychiatrisch-psychotherapeutische Unterstützung notwendig ist, kann beispielsweise Kontakt zu der Beratungshotline „Seelische Gesundheit im Sport“ aufgenommen werden, die ein Kooperationsprojekt der Robert-Enke-Stiftung mit der Rheinisch-Westfälischen Technischen Hochschule (RWTH) Aachen darstellt [32] oder Kontakt zu den DGPPN-Zentren für seelische Gesundheit im Sport oder den DGPPN-Experten für Sportpsychiatrie und -psychotherapie des Referats Sportpsychiatrie der DGPPN aufgenommen werden; mittlerweile bestehen auch Anlaufstellen in der Schweiz, Österreich und Liechtenstein [33]; (s. Kap. 48).

Ohlert, Sulprizio, Rau und Allroggen [34] untersuchten die Nutzung sportpsychologischer, psychotherapeutischer und psychiatrischer Angebote von aktiven deutschen Kaderathleten und konnten eine Nutzungsrate von 48 % für die sportpsychologischen und 11 % für die therapeutischen Angebote aufzeigen. Aus den Ergebnissen interpretierten die Autoren, dass die deutschen Kaderathleten zwar bereits sportpsychologische, sportpsychotherapeutische und sportpsychiatrische Angebote wahrnehmen, dass die Akzeptanz aber in verschiedenen Gruppen (z.B. Männer, Jugendliche) noch verbesserbar ist, um im Sinne eines psychisch gesunden Leistungssports alle vorhandenen Ressourcen auszuschöpfen.

Gulliver et al. [35] untersuchten die Barrieren bezüglich der Inanspruchnahme von psychischen Gesundheitsleistungen bei jungen Sportlern (16 bis 23 Jahre) und stellten dabei v.a. vermeintliche Stigma heraus. Als zusätzliche Faktoren betonten sie ein mangelndes Wissen über entsprechende Angebote und negative Vorerfahrungen. Unterstützen könnten hingegen positive Vorerfahrungen, eine positive Einstellung und Befürwortung wichtiger Bezugspersonen und der Zugang zum Internet. Zusätzlich erscheinen aus eigener Erfahrung niedrigschwellige Angebote, eine gute Infrastruktur und eine sportsystemspezifische Vernetzung wichtige Aspekte zu sein.

Mannes et al. [15] berichteten in ihrem internationalen Review ebenfalls einen Mangel an Unterstützung, der von ehemaligen Sportlern beschrieben wurde. Kerr et al. [36] gaben beispielsweise an, dass 64 % der zuvor diagnostizierten Spieler noch immer unter Depressionen leiden. Hart et al. [37] stellten in einer Studie mit ehemaligen NFL-Spielern heraus, dass 75 % der Spieler, die vorhergehend die Diagnose einer depressiven Störung erhielten, keine Behandlung erhielten. Diese Befunde unterstützten Didehbani et al. [21], die ebenfalls feststellten, dass von den 40 % der ehemaligen NFL-Spieler, die als leicht oder mäßig depressiv eingestuft wurden, nur 17 % eine Behandlung erhielten. Prinz [16] berichtete, dass sich 39 % der Sportlerinnen während ihrer sportlichen Laufbahn psychotherapeutische Unterstützung wünschten oder benötigten, aber nur 10 % diese erhielten. Die Versorgung nach der Karriere besserte sich, hier erhielten 90 % der Studienteilnehmerinnen, von den insgesamt 20 %, die dies wünschten, Beratung oder Behandlung. Auch über 80 % der männlichen Fußballspieler berichteten über eine unzureichende Unterstützung hinsichtlich psychischer Beschwerden [38].

Um die dargestellten Versorgungslücken besser schließen zu können, sollten sowohl für Sportler während der aktiven sportlichen Laufbahn als auch für Sportler in der Übergangsphase nach Karriereende sportpsychiatrische und -psychotherapeutische Angebote mit einer niedrigen Schwelle angeboten werden, um die Hürde der Kontaktaufnahme zu senken. Zudem sollten die Angebote und Netzwerke regulär und transparent in das Leistungssportsystem integriert werden (s. Kap. 3). Da die Inanspruchnahme [35] von positiven Vorerfahrungen und der Befürwortung wichtiger Bezugspersonen profitiert, können wichtige Unterstützungen für das Karriereende präventiv bereits während der sportlichen Laufbahn getätigt werden.

Eine Unterstützung in diesen Anliegen könnte die Ende 2021 neu etablierte Website der Autorinnen – athletes-in-mind.de – darstellen. Diese soll dazu beitragen den Zugang zu den verschiedenen Angeboten zu erhöhen und

Informationen und Unterstützung sportspezifisch und niedrigschwellig verfügbar zu machen. Sportspezifische Präventionsstrategien werden vorgestellt, psychische Erkrankungen erläutert und Wege zu Unterstützungsangeboten aufgezeigt. Erfahrungsberichte von Sportlern und Trainern, die über schwierige Lebensphasen und ihren erfolgreichen Umgang damit berichten, sollen ermutigen und zur Entstigmatisierung beitragen. Bei Bedarf kann zudem eine individuelle Beratung zu passenden Hilfsangeboten erfolgen und Kontakt zu Sportpsychiatern und -psychotherapeuten hergestellt werden.

Allgemeine Anregungen und Sensibilisierungen zur Bewältigung des Karriereendes
Wie vorangegangen dargestellt, gibt es bereits einige gute Ansätze zur beruflichen dualen Karriereentwicklung. Allerdings steht hier der berufliche Aspekt im Vordergrund. In vielen anderen Ländern (z.B. den USA, Kanada, Großbritannien und Australien) gibt es seit mehreren Jahren systematische Karriere- und Ausbildungsprogramme, die nicht nur hinsichtlich beruflicher Fragen unterstützen, sondern auch Sportlern helfen, im Leistungssport erworbene Kompetenzen für den Lebensabschnitt nach der Karriere nutzbar zu machen (transferable skills) oder allgemeine psychische und soziale Fertigkeiten fördern. Dies findet im Einzelsetting wie auch in Workshops und Seminaren statt [39]. Einige Autoren vermissen in Deutschland eine institutionalisierte psychologische Nachbetreuung nach dem Karriereende und fordern, dass die bisherigen Angebote durch Zusatzangebote ergänzt werden, die noch mehr auf die psychische und psychosoziale Entwicklung fokussieren [3].

Sobald Sportler das sportliche Karriereende gedanklich in Erwägung ziehen, sollten Beratungs- und Informationsangebote zur Verfügung stehen. Viele Leistungssportler haben zum Zeitpunkt der Karrierebeendigung keinen konkreten Plan, dies kann sich negativ auf den Übergangsprozess wie auch das psychische Befinden zu einem späteren Zeitpunkt im Leben auswirken. Zusätzlich sollten in der Übergangsphase in das nachsportliche Leben niederschwellige Beratungs- und Informationsangebote zur Verfügung gestellt werden. In diesen könnte die mehrdimensionale Umorientierung unterstützt, alternative Lebensentwürfe erarbeitet werden und über die vielschichtigen Besonderheiten des Karriereendes aufgeklärt werden.

Unterstützt werden sollte auch von psychologischer und ärztlicher Seite das genaue Abtrainieren, insbesondere aufgrund von gegebenenfalls auftretenden Motivationsproblemen oder gesundheitlichen Einschränkungen. Hilfreich kann es dabei auch sein, neue Sportarten auszuprobieren, in denen z.B. weniger Vergleichswerte zu dem vorherigen Leistungsskript vorhanden sind, die Spaß bereiten oder die gut mit verletzungsbedingten Einschränkungen kompatibel sind. Noch zu wenig beachtet wird beim Thema Abtraining auch eine Aufklärung über psychosomatische Auswirkungen bei Reduktion des Sportumfanges. So kann – aufgrund der nachgewiesenen antidepressiven und anxiolytischen Effekte regelmäßigen Sporttreibens – eine plötzliche Reduktion des Trainingspensums vulnerabilisierend für depressive Syndrome sein [40]; (s. Teil XII, Kap. 51).

Hilfreich kann es auch sein, dafür zu sensibilisieren, Verletzungen und Überbelastungen auszukurieren, Essgewohnheiten an den geringeren Bewegungsumfang anzupassen und eine leistungssportunabhängige ausgeglichene Tagesstruktur aufzubauen. Wichtig sind außerdem die Themen Selbstwert und soziales Netzwerk. „Was macht mich außerhalb meiner Identität als Sportler aus und wie will ich mein soziales Netzwerk zukünftig gestalten?“

Da die Entwicklung über die Lebensspanne multidimensional verläuft und während der sportlichen Karriere von verschiedenen Berufsgruppen begleitet wird, sollte ein sehr enger interdisziplinärer und interprofessioneller Austausch und eine enge Zusammenarbeit zwischen Trainern, Laufbahnberatern, Sportärzten, Sportpsychologen, Sportpsychiatern und -psychotherapeuten bestehen. So können sich psychische Belastungen und Erkrankungen beispielsweise auch in Form von körperlichen Symptomen oder psychosomatischen Beschwerden zeigen. Durch eine interdisziplinäre und interprofessionelle Zusammenarbeit könnten Grenzfälle zwischen subklinischen und klinischen Syndromen schneller behandelt werden und durch die bessere Vernetzung könnten Hürden der Kontaktaufnahmen bzw. Stigmata reduziert werden.

Zudem sollte auch im weiteren Lebensverlauf präventiv Aufmerksamkeit auf den psychischen Gesundheitszustand gelegt werden, da viele ehemalige Leistungssportler unter chronischen Schmerzen wie Degenerationen und Schmerzsyndromen des muskuloskelettalen Systems leiden, was zu einem erhöhten Auftreten psychischer Beschwerden und Erkrankungen führt [19, 23]. Henkel et al. [41] sensibilisieren für das vermehrte Risiko des späteren Auftretens neurodegenerativer und demenzieller Erkrankungen, insbesondere nach wiederholten Schädelhirntraumata im Kontakt-, Renn- und Reitsport (s. Kap. 13).

Die EU Expert Group „Education & Training in Sport" hat nach ihrem Meeting im September 2012 Empfehlungen zusammengefasst für die Unterstützung der dualen Karriere von Leistungssportlern [42]. Darin wird ebenfalls empfohlen, eine ausgeglichene und gesunde Sportkarriere und einen guten Übergang in die nachsportliche Lebensphase zu unterstützen, um Talente nicht zu verlieren, Investitionen nachhaltig zu gestalten und eine Verantwortung für die Sportler zu übernehmen. Auch wird hervorgehoben, welche positive Unterstützung Sportler als soziale Rollenmodelle für die Gesellschaft und Wirtschaft darstellen können. Die Programme sollten dabei so ausgestaltet werden, dass sowohl individuelle Bedürfnisse berücksichtigt werden bezüglich Alter, Sportart, aktuellem Karrierestand und Finanzstatus als auch die Bereiche Sport, Ausbildung und Gesundheit. Die EU Expert Group „Education & Training in Sport" sensibilisiert zudem dafür, keine Unterschiede in der Versorgung zwischen den Geschlechtern und zwischen paralympischen und olympischen Sportarten zu machen. Sie sprechen sich dabei für eine Kombination staatlicher, kommerzieller, öffentlicher und nicht staatlicher Anbieter aus. Einen wichtigen Schritt zur Betonung der Bedeutung des Karriereendes sehen sie darin, dass das IOC in seine Bewertung der internationalen Verbände eine Bewertung der dualen Karriereprogramme aufgenommen hat. Sie sprechen sich darüber hinaus dafür aus, dass Sport-, Gesundheits- und Bildungsbehörden gemeinsam Gesundheits- und psychologische Hilfs-, Präventions- und Bildungsprogramme für Sportler in den Bereichen Lebenskompetenz, Prävention von Verletzungen, gesundes Leben, Ernährung und Erholungstechniken erstellen und etablieren.

38.4 Zusammenfassung

In den letzten Jahren befasst sich die internationale Sportpsychiatrie und -psychotherapie immer intensiver mit psychischen Erkrankungen bei Leistungssportlern und ist bemüht, die Akzeptanz psychiatrischer und psychotherapeutischer Arbeit im Feld des Sports zu verbessern und sich interdisziplinärer und interprofessioneller zu vernetzen (s. Kap. 3). Nicht nur die psychische Gesundheit des aktiven Leistungssportlers ist in den Fokus gerückt, sondern auch sein Befinden nach dem Karriereende. Zusätzlich konnten neue Erkenntnisse hinsichtlich des Übergangsprozesses gewonnen werden. Zusammenfassend kann man sagen, dass der Sportler bei seiner Karrierebeendigung vor einer Fülle an Veränderungen und Aufgaben steht, die jedoch von den meisten Sportlern gut gemeistert werden. Dieser Prozess braucht allerdings Zeit. Faktoren wie eine stark ausgeprägte Identität als Sportler, Unzufriedenheit mit der sportlichen Karriere, geringe soziale

Unterstützung und mangelnde Zukunftsplanung können den Prozess erschweren und verlängern. Ehemalige Leistungssportler leiden unter psychischen Belastungen und Erkrankungen in ähnlicher Häufigkeit wie die Allgemeinbevölkerung (s. Kap. 4, Teil V). Allerdings finden sich Faktoren, die das Auftreten psychischer Erkrankungen deutlich erhöhen, wie Schmerzen, Arthrose, wiederholte Gehirnerschütterungen und psychosoziale Gründe. Diese Gruppe der Sportler sollte eine intensivere Nachbetreuung erfahren.

So sind auf deutscher Ebene mit Unterstützung der Robert-Enke-Stiftung mit der Initiative MentalGestärkt und dem DGPPN-Referat Sportpsychiatrie und -psychotherapie beispielsweise bereits wichtige Institutionen in den interdisziplinären und interprofessionellen Feldern der Sportpsychologie und Sportpsychiatrie und -psychotherapie entstanden. Auf der anderen Seite existieren bereits viele Initiativen zur Verbesserung der beruflichen dualen Karriere u. a. des DOSB, der Deutschen Sporthilfe und der OSPs.

Zukünftig sollte auch weiterhin daran gearbeitet werden, dass vermehrt und systematisch professionelle psychiatrisch-psychotherapeutische Angebote für das Feld des Leistungssports niederschwellig und heimatnah bereitgestellt werden und kurze Wege in eine auf Leistungssport spezialisierte Therapie für die beteiligten Sportler, Trainer und Funktionäre aufgezeigt werden, die insbesondere auch für die Übergangsphase der Karrierebeendigung genutzt werden können. Ein wichtiger Aspekt stellt dabei die interdisziplinäre und interprofessionelle Vernetzung, ein verbesserter Informationstransfer der Öffentlichkeit und des Fachpublikums und die Integrierung einer fest etablierten interdisziplinären und interprofessionellen Unterstützung in der Entwicklungsphase der Karrierebeendigung dar. Neben Angeboten, die den Übergang vorbereiten und die Sportler bereits während ihrer aktiven Zeit wahrnehmen können, wären Seminare und Workshops nach Karriereende mit psychologischen und medizinischen Themen, verknüpft mit Angeboten aus dem Bereich der Laufbahnberatung eine sinnvolle Maßnahme. Bei einem Großteil der Sportler würde die Idee eines Seminares zum Thema Karriereende auf Interesse stoßen [7]. Die wichtigsten Themen aus Sicht der Sportler dafür wären finanzielle Unterstützung, Beruf/Ausbildung, Austausch mit anderen ehemaligen Leistungssportlern, Fähigkeitentransfer, Fokus auf neue Karriere/Interessen und Informationen zum Abtrainieren [7].

Literatur

1. Wylleman P, Alfermann D, Lavallee D. Career transitions in sport: European perspectives. Psychology of Sport and Exercise. 2004;5(1):7–20. https://doi.org/10.1016/S1469-0292(02)00049-3
2. Park S, Lavallee D, Tod D. Athletes' career transition out of sport: A systematic review. International Review of Sport and Exercise Psychology. 2013;6(1): 22–53. https://doi.org/10.1080/1750984X.2012.687053
3. Alfermann D. Karrierebeendigung im Sport. In: Beckmann J, Kellmann M, Hrsg. Enzyklopädie der Psychologie. Anwendungen der Sportpsychologie. Göttingen: Hogrefe; 2008. S. 499–542
4. Bußmann G. Dropout-Problematik in der Frauenleichtathletik: eine Ursachenanalyse bei C-Kader-Athletinnen. Köln: Sport & Buch Strauß; 1995.
5. Lavallee D, Grove JR, Gordon S. The causes of career termination from sport and their relationship to post-retirement adjustment among elite-amateur athletes in Australia. Australian Psychologist. 1997;32:131–135. https://doi.org/10.1080/00050069708257366
6. Alfermann D, Stambulova N, Zemaityte A. Reactions to sport career termination: A cross-national comparison of German, Lithuanian, and Russian athletes. Psychology of Sport and Exercise. 2004 5:61–75. https://doi.org/10.1016/S1469-0292(02)00050-X
7. Sinclair DA, Orlick T. Positive transition from high-performance sport. The Sport Psychologist. 1993;7:138–150. https://doi.org/10.1123/tsp.7.2.138

8. Erpič SC, Wylleman P, Zupančič M. The effect of athletic and non-athletic factors on the sports career termination process. Psychology of Sport and Exercice. 2004;5:45–59. https://doi.org/10.1016/S1469-0292(02)00046-8
9. Stephan Y. Repercussions of transition out of elite sport on subjective well-being: A one-year study. Journal of Applied Sport Psychology. 2003;15(4):354–371. https://doi.org/10.1080/714044202
10. Webb WM, Nasco SA, Riley S, Headrick B. Athlete identity and reactions to retirement from sport. Journal of Sport Behavior. 1998; 21:338–362.
11. Martin LA, Fogarty GJ, Albion MJ. Changes in athletic identity and life satisfaction of elite athletes as a function of retirement status. Journal of Applied Sport Psychology. 2014;26(1):96–110. https://doi.org/10.1080/10413200.2013.798371
12. Lally P. Identity and athletic retirement: A prospective study. Psychology of Sport and Exercise. 2007;8:85–99. https://doi.org/10.1016/j.psychsport.2006.03.003
13. Torregrosa M, Ramis Y, Pallarés S, Azócar F, Selva C. Olympic athletes back to retirement: A qualitative longitudinal study. Psychology of Sport and Exercise. 2015;21:50–56. https://doi.org/10.1016/j.psychsport.2015.03.003
14. Rice SM, Purcell R, De Silva S, Mawren D, McGorry PD, Parker AG. The Mental Health of Elite Athletes: A Narrative Systematic Review. Sports Medicine. 2016;46:1333–53. https://doi.org/10.1007/s40279-016-0492-2
15. Mannes ZL, Waxenberg LB, Cottler LB, Perlstein WM, Burrell LE 2nd, Ferguson EG, et al. Prevalence and Correlates of Psychological Distress among Retired Elite Athletes: A Systematic Review. International Review of Sport and Exercise Psychology. 2019;12(1):265–94. https://doi.org/10.1080/1750984X.2018.1469162
16. Prinz B, Dvořák J, Junge A. Symptoms and risk factors of depression during and after the football career of elite female players. BMJ Open Sport & Exercise Medicine. 2016;2(1),e000124.
17. Kerr ZY, DeFreese J, Marshall SW. Current physical and mental health of former collegiate athletes. Orthopaedic Journal of Sports Medicine. 2014;2(8). https://doi.org/10.1177/2325967114544107
18. Amen DG, Willeumier K, Omalu B, Newberg A, Raghavendra C, Raji CA. Perfusion neuroimaging abnormalities alone distinguish national football league players from a healthy population. Journal of Alzheimer's Disease. 2016;53(1): 237–41. https://doi.org/10.3233/JAD-160207
19. Cottler LB, Abdallah AB, Cummings SM, Barr J, Banks R, Forchheimer R. Injury, pain, and prescription opioid use among former national football league (NFL) players. Drug and Alcohol Dependence. 2011;116(1):188–94. https://doi.org/10.1016/j.drugalcdep.2010.12.003
20. Esopenko C, Chow TW, Tartaglia MC, Bacopulos A, Kumar P, Binns MA, et al. Cognitive and psychosocial function in retired professional hockey players. Journal of Neurology, Neurosurgery, and Psychiatry. 2017;88(6):512–19. https://doi.org/10.1136/jnnp-2016-315260
21. Didehbani N, Cullum CM, Mansinghani S, Conover H, Hart J. Depressive symptoms and concussions in aging retired NFL players. Archives of Clinical Neuropsychology. 2013,28(5):418–24. https://doi.org/10.1093/arclin/act028
22. Guskiewicz KM, Marshall SW, Bailes J, McCrea M, Harding HP, Matthews A, et al. Recurrent concussion and risk of depression in retired professional football players. Medicine and Science in Sports and Exercise. 2007;39(6):903–9. https://doi.org/10.1249/mss.0b013e3180383da5
23. Schuring N, Aoki H, Gray J, Kerkhoffs GM, Lambert M, Gouttebarge V. Osteoarthritis is associated with symptoms of common mental disorders among former elite athletes. Knee Surgery, Sports Traumatology, Arthroscopy. 2016;25:3179–85. https://doi.org/10.1007/s00167-016-4255-2
24. Gouttebarge V, Jonkers R, Moen M, Verhagen E, Wylleman P, Kerkhoffs G. The prevalence and risk indicators of symptoms of common mental disorders among current and former Dutch elite athletes. Journal of Sports Sciences. 2016;35:2148–56. https://doi.org/10.1080/02640414.2016.1258485
25. Gouttebarge V, Kerkhoffs G, Lambert M. Prevalence and determinants of symptoms of common mental disorders in retired professional rugby union players. European Journal of Sport Science. 2016;16(5):595–602. https://doi.org/10.1080/17461391.2015.1086819
26. Gouttebarge V, Frings-Dresen M, Sluiter J. Mental and psychosocial health among current and former professional footballers. Occupational Medicine. 2015;65(3):190–6. https://doi.org/10.1093/occmed/kqu202

27. Deutscher Olympischer Sportbund, Hrsg. Duale Karriere im Spitzensport. Karrierepartner Olympiastützpunkte [Internet]. Frankfurt: Deutscher Olympischer Sportbund; [abgerufen am 2019 Dec 28]. Verfügbar unter: https://www.duale-karriere.de/karriere-partner/elite schulen-des-sports/
28. Deutscher Olympischer Sportbund, Hrsg. Team Deutschland. Seitenwechsel vom Spitzensport in den Beruf [Internet]. Frankfurt: Deutscher Olympischer Sportbund; 01.09.2015 [abgerufen am 20.06.2021]. Verfügbar unter: Seitenwechsel vom Spitzensport in den Beruf – Team Deutschland
29. Stiftung Deutsche Sporthilfe, Hrsg. Athletenförderung. Sprungbrett Zukunft[Internet]. Frankfurt: Stiftung Deutsche Sporthilfe; [abgerufen am 20.06.2021]. Verfügbar unter: https://www.sporthilfe.de/athletenfoerderung/sprungbrett -zukunft/
30. Deutscher Olympischer Sportbund, Hrsg. Duale Karriere im Spitzensport. Karrierepartner Bundeswehr [Internet]. Frankfurt: Deutscher Olympischer Sportbund; [abgerufen am 20.06.2021]. Verfügbar unter: https://www.duale-karriere.de/karriere-partner/partner-in-bund-laendern/bundeswehr/
31. Bundesinstitut für Sportwissenschaft, Hrsg. Sportpsychologie für den Spitzensport. Sportpsychologische Betreuung und Beratung im deutschen Spitzensport [Internet]. Bonn: Bundesinstitut für Sportwissenschaft [abgerufen am 20.06.2021]. Verfügbar unter: https://www.bisp-sportpsychologie.de/SpoPsy/DE/Infoportal/Sportpsychologische_Betreuung_im_Spitzensport/Nachfrage2.html
32. Mental gestärkt, Hrsg. Therapiekontakt [Internet]. Köln: Deutsche Sporthochschule Köln; [abgerufen am 20.06.2021]. Verfügbar unter: http://mentalgestaerkt.apps-1and1.net/therapie/
33. Deutsche Gesellschaft für Psychiatrie Psychotherapie und Nervenheilkunde, Hrsg. Referat Sportpsychiatrie [Internet]. Berlin: Deutsche Gesellschaft für Psychiatrie Psychotherapie und Nervenheilkunde; [abgerufen am 20.06.2021]. Verfügbar unter: https://www.dgppn.de/die-dgppn/referate/sportpsychiatrie.html
34. Ohlert J, Sulprizio M, Rau T, Allroggen M. Nutzung sportpsychologischer, psychotherapeutischer und psychiatrischer Angebote durch deutsche Kadersportlerinnen und-sportler. Zeitschrift für Sportpsychologie. 2017;23(4):121–30. https://doi.org/10.1026/1612-5010/a000173
35. Gulliver A, Griffiths KM, Christensen H. Perceived barriers and facilitators to mental health help-seeking in young people: a systematic review. BMC Psychiatry. 2010;10,113.
36. Kerr Z, Marshall SW, Harding HP, Guskiewicz KM. Nine-year risk of depression diagnosis increases with increasing self-reported concussions in retired professional football players. The American Journal of Sports Medicine. 2012;40:2206–12. https://doi.org/10.1177/0363546512456193
37. Hart J, Kraut MA, Womack KB, Strain J, Didehbani N, Bartz E, Cullum CM. Neuroimaging of cognitive dysfunction and depression in aging retired national football league players. JAMA Neurology. 2013;70(3):326–35. https://doi.org/10.1001/2013.jamaneurol.340
38. Van Ramele S, Aoki H, Kerkhoffs GMMJ, Gouttebarge, V. Mental health in retired professional football players: 12-month incidence, adverse life events and support. Psychology of Sport and Exercise. 2017;28:85–90. https://doi.org/10.1016/j.psychsport.2016.10.009
39. Alfermann, D. Interventionsverfahren zur Planung und Bewältigung des Karriereendes im Leistungssport. In: Still O, Pfeffer I, Alfermann D, Hrsg. Lehrbuch Sportpsychologie. Bern: Hans Huber; 2010. S. 197–207.
40. Zschucke E, Gaudlitz K, Ströhle A. Exercise and physical activity in mental disorders: clinical and experimental evidence. Journal of Preventive Medicine and Public Health. 2013;46 Suppl 1:12–21. https://doi.org/10.3961/jpmph.2013.46.S.S12
41. Henkel K, Drangmeister A, Schneider F, Beltz E. Psychiatrische und -psychotherapeutische Versorgung von Leistungssportlern. InFo Neurologie und Psychiatrie (Schweiz). 2015;3(3):10–2.
42. EU Expert Group „Eduacation & Training in Sport“, Hrsg. EU Guidelines on Dual Careers of Athletes. Recommended Policy Actions in Support of Dual Careers in High-Performance Sport [Internet]. Brüssel: European Union; 16.11.2012 [abgerufen am 20.06.2021]. Verfügbar unter: https://ec.europa.eu/assets/eac/sport/library/documents/dual-career-guidelines-final_en.pdf

VII
Sportpsychiatrische und -psychotherapeutische Aspekte im Bergsport

Bergsport ist eine der populärsten Sportarten in den Alpenländern, sowohl bei der einheimischen Bevölkerung als auch im Rahmen des Tourismus. Dies inkludiert u.a. Wandern, Bergsteigen, Klettern, Eisklettern, Höhenbergsteigen, Skitouren und Mountainbiken. Hierbei gibt es neben einer großen Zahl an Sportlern in manchen Disziplinen bereits organisierte Wettkämpfe. Höhenexposition beim Bergsport (definitionsgemäß ab einer Höhe von 2500 m) spielt sowohl im Alpenraum, insbesondere aber bei Reisen eine wichtige Rolle. Im Folgenden sollen häufige psychische Beschwerden und Erkrankungen in Zusammenhang mit dem Bergsport und der Höhenexposition diskutiert werden.

39 Akute Bergkrankheit, Höhenhirnödem und höheninduzierte Psychose

Christian Mikutta, Katharina Hüfner, Frans van der Kallen,
Monika Brodmann Maeder

Die akute Bergkrankheit (acute mountain sickness; AMS), das Höhenhirnödem (high altitude cereberal edema; HACE) und das Höhenlungenödem (high altitude pulmonary edema; HAPE) sind die drei klassischen Ausprägungen der höhenbedingten Erkrankungen.

39.1 Akute Bergkrankheit

Bei der AMS handelt es sich um die milde Form einer gesundheitlichen Störung, die durch die höhenbedingte Hypoxämie ausgelöst wird. Da in der klinischen Untersuchung keine pathologischen Befunde erhoben werden können, basiert die Definition der Bergkrankheit auf einer subjektiven Einschätzung verschiedener Symptome und der damit verbundenen Beeinträchtigung der Leistungsfähigkeit. Bereits 1991 wurde während einer Consensus Conference im kanadischen Lake Louise der erste sogenannte Lake Louise Score entwickelt [1]. Er wurde weltweit zum am meisten verwendeten Fragebogen für die Diagnosestellung der AMS. Im Jahre 2018 wurde ein revidierter Lake Louise Score publiziert [2]; (s.Tabelle 39-1). Zusätzlich kann eine globale Beurteilung der Leistungsfähigkeit erfolgen, wobei hier gefragt wird, ob aufgrund der Symptome die geplante Aktivität bzw. der geplante Weg abgeändert oder sogar abgebrochen werden musste.

Die Diagnose AMS wird gestellt, wenn das Symptom Kopfschmerzen besteht und zusätzlich ein Score > 3 erreicht wird.

Epidemiologie: Prinzipiell treten die Symptome einer AMS frühestens 4 bis 6 Stunden nach Ankunft in der Höhe auf. Obwohl sehr anfällige Personen bereits in weniger großen Höhen symptomatisch werden können, muss generell ab einer Höhe von 2500 m ü. d. M. damit gerechnet werden. Hauptfaktoren, die sich auf die Entwicklung der Bergkrankheit auswirken, sind u. a. [3]:

- die Aufstiegsgeschwindigkeit,
- die erreichte Höhe,
- eine vorbestehende Akklimatisation und
- eine individuelle Anfälligkeit für mit Höhen assoziierte Erkrankungen.

In einer Publikation aus dem Jahre 1990 wird eine Prävalenz von akuter Bergkrankheit in den Schweizer Alpen abhängig von der Höhe der Übernachtung definiert: Auf 2850 m betrug sie generell 9 %, auf 3050 m 13 %, auf 3650 m 34 % und auf 4559 m in der Capanna Margherita über 50 % [4]. Andere neuere Forschung ergaben ähnliche Werte: Eine Untersuchung von fast 3000 Touristen in Lhasa (3600 m) ergab eine Prävalenz von 36.7 % (CI = Confidence interval: 34.6 bis 38.7 %) [5]. Wie weit Kinder und ältere Menschen betroffen sind, ist nicht sehr gut untersucht: wahrscheinlich ist die AMS bei Kindern genauso häufig wie bei Erwachsenen, bei älteren eventuell etwas seltener [6]. Die AMS ist also eine häufige Problematik ab 2500 m, und sie nimmt mit zunehmender Höhe an Häufigkeit zu.

Tabelle 39-1: Der revidierte Lake Louise Score (2018) [2]

Symptome	Schweregrad	Punkte
Kopfschmerzen	keine	0
	leichte Kopfschmerzen	1
	mittelschwere Kopfschmerzen	2
	starke, invalidisierende Kopfschmerzen	3
Gastrointestinale Symptome	keine	0
	Appetitlosigkeit oder Übelkeit	1
	mittelschwere Übelkeit oder Erbrechen	2
	starke Übelkeit oder Erbrechen, invalidisierend	3
Müdigkeit oder Schwäche	keine	0
	leichte Müdigkeit oder Schwäche	1
	mittelschwere Müdigkeit oder Schwäche	2
	starke, invalidisierende Müdigkeit oder Schwäche	3
Schwindel oder Benommenheit	kein Schwindel/Benommenheit	0
	leichter Schwindel/Benommenheit	1
	mittelschwerer Schwindel/Benommenheit	2
	starker Schwindel/Benommenheit	3

Ätiopathogenese: Alle höhenbedingten Erkrankungen werden durch den in der Höhe erniedrigten Sauerstoffpartialdruck ausgelöst. Der barometrische Druck sinkt logarithmisch mit zunehmender Höhe. Je höher eine Person steigt, desto tiefer ist also der Luftdruck und damit der Sauerstoffpartialdruck – bei gleichbleibender Sauerstoffkonzentration von 21 % in der Luft. Dadurch kommt es zu einer Hypoxämie, die dann wieder zu einem verminderten Sauerstoffangebot aller Organe führt. Noch sind die Mechanismen, die zur Entwicklung der AMS führen, nicht vollständig erforscht.

Symptomatologie: Das Hauptsymptom der AMS ist der Kopfschmerz in Kombination mit anderen Symptomen gemäß dem Lake Louise Score (s. Tabelle 39-1). Die Einschätzung betreffend Schwere der Symptome und deren Auswirkung auf die Leistungsfähigkeit sind also subjektiv und kann durch keine klinischen Befunde gestützt werden. Vor allem sagt die Sauerstoffsättigung einer Person nichts aus über das Vorhandensein oder die Schwere der Erkrankung. Bei Auftreten von neurologischen oder psychiatrischen Symptomen ist an das Vorliegen eines HACE zu denken.

Diagnostik und Differenzialdiagnostik: Die Diagnose der AMS wird anhand des Vorhandenseins von Kopfschmerzen in Kombination mit anderen Symptomen gestellt, wenn die Summe der Punkte über drei liegt [2], (s. Tabelle 39-1).

Komorbiditäten: Generell ist jeder Kopfschmerz, der ab einer Höhe von 2500 m ü. d. M. auftritt, als höhenbedingt einzustufen. Immer wieder verkennen Trekker oder Bergsteiger ihre Symptome und geben der starken Sonneneinstrahlung, dem schweren Rucksack oder der reduzierten Flüssigkeitsaufnahme bei der sportlichen Betätigung die Schuld für ihre Symptome. Diese Faktoren können sich verstärkend auf die Problematik auswirken, aber prinzipiell ist in erster Linie die Höhe Auslöser der Symptome – bis zum Beweis des Gegenteils.

Therapie: Die Behandlung der akuten Bergkrankheit ist symptomatisch. Da die Höhe ursächlich an der Entstehung beteiligt ist, werden die Symptome beim Abstieg verschwinden. Wenn die Symptomatik leicht ist, kann ein leichtes Schmerzmittel (z. B. Paracetamol oder NSAR) Abhilfe schaffen. Sind die Symptome damit nicht restlos verschwunden, sollte kein weiterer Aufstieg erfolgen. Bei schweren Symptomen oder wenn gar neurologische Symptome auftreten, muss der rasche Abstieg erfolgen: mindestens bis zu der Höhe, wo die Person beschwerdefrei war. Acetazolamid (2-mal täglich 62.5 mg bis 2-mal täglich 250 mg) kann sowohl prophylaktisch als auch therapeutisch bei leichteren Formen der AMS angewendet werden. Es unterstützt die Akklimatisation u. a. durch eine Atemstimulation. Sauerstoff verbessert die Oxygenation und lindert damit die Symptome. Eine Überdruckkammer (Gamow oder Certec Bag) erhöht während des Aufenthalts den Sauerstoffpartialdruck und behandelt so auch die höhenbedingten Erkrankungen. Wird die Person aber aus der Kammer genommen, kommen die Symptome meist rasch zurück. In sehr schweren Fällen ist eine Behandlung mit Dexamethason indiziert. Die Dosis beträgt 4 mg alle 6 Stunden [19]. Zu beachten ist, dass die orale Verabreichung beim Vorhandensein von Übelkeit oder Erbrechen nicht möglich ist und die Applikation entweder intravenös oder intramuskulär erfolgen muss.

Verlauf: Die AMS kann im besten Fall eine kurze unangenehme Episode beim Erreichen von Höhen über 2500 m sein, im schlimmsten Fall kann sich in der Höhe ein lebensgefährliches HACE oder Höhenlungenödem entwickeln. Zentral sind dabei die Früherkennung der Symptome und das korrekte Vorgehen.

Prävention: Die beste Prävention der AMS ist der langsame Aufstieg mit nur schrittweiser Erhöhung der Schlafhöhe. Aktuelle Guidelines empfehlen, die Schlafhöhe pro Nacht um nicht mehr als 300 m zu steigern und nach 3 Tagen einen Ruhetag mit Übernachtung auf der gleichen Höhe einzulegen [7]. Damit soll eine stufenweise Akklimatisation ermöglicht werden – und somit der Höhenaufenthalt zu einem unvergesslichen und guten Abenteuer. Generell gilt, dass ein Weiteraufstieg erst erfolgen soll, wenn alle Symptome verschwunden sind. Werden diese Regeln befolgt, kann die Akklimatisation fassen, und viele Personen können Höhen von 5000 bis 8000 m erreichen. Ausnahme„talente“ schaffen damit auch einen Aufstieg auf über 8000 m ohne zusätzlichen Sauerstoff. Ehrlich zu sein gegenüber sich selber hilft, für sich und seinen Körper Sorge zu tragen, und kann in den meisten Fällen eine schwere Höhenerkrankung verhindern.

39.2 Höhenhirnödem (HACE)

Das HACE ist eine akut lebensbedrohliche Erkrankung, die durch hypobare Hypoxie im Rahmen einer akuten Höhenexposition hervorgerufen wird. Es ist immer ein Notfall. Die aktuellen Forschungsergebnisse gehen davon aus, dass dem AMS-HACE-Kontinuum verschiedene Pathomechanismen zugrunde liegen [8, 9]. Viele Aspekte des Wissens über das HACE beruhen auf kleinen Studien und Fallserien, die vielfach in Übersichtsarbeiten aufgearbeitet werden.

Epidemiologie: Die Inzidenz eines HACE steigt mit zunehmender Seehöhe an, wobei ähnliche Risikofaktoren wie für die AMS beschrieben bestehen. Die in der Literatur berichteten einzelnen Werte bezüglich Inzidenzen sind sehr variable. Ein HACE tritt selten unter 4000 m auf, nie unter 2100 m [10]. In Höhen zwischen 3500 m und 5500 m scheinen HACE-Inzidenzen von 0.1 bis 2 % aufzutreten [11, 12, 13], allerdings können diese Zahlen bis auf 31 % bei sehr raschem Aufstieg zunehmen [14].

Ätiopathogenese: Der Name Höhenhirnödem beinhaltet pathophysiologische Überlegungen: Es kommt zu einer Flüssigkeitsansammlung im Gehirn. Allerdings ist der genaue Entstehungsmechanismus noch nicht vollständig geklärt. Zum einen scheint eine Undichtigkeit der Blut-Hirn-Schranke, mechanisch hervorgerufen bei einem Versagen der Autoregulation, eine Rolle zu spielen (vasogenes Ödem), bildgebend ist dies insbesondere durch Signalalterationen in der weißen Substanz im Splenium corporis callosi zu sehen [15]. Dazu past, dass nach abgelaufenem HACE Mikroblutungen besonders in dieser Region gefunden werden [16]. Durch proinflammatorische Prozesse nimmt zum einen das Kapillarleck weiter zu, zum anderen kommt es zur zytotoxischen Gehirnschwellung (zytotoxisches Ödem). Direkte neuronale Schädigungen im Rahmen der Hypoxie werden als wahrscheinlichster Mechanismus der Ataxie herangezogen (Übersicht in [17]).

Symptomatologie und Diagnostik: Ein HACE tritt meist zwischen 24 und 72 Stunden nach einem Höhengewinn auf und unterscheidet sich durch das Vorhandensein von neuropsychiatrischen Symptomen von der AMS [10, 18]. Die Diagnose HACE wird immer noch nach den auf klinischer Erfahrung beruhenden Kriterien diagnostiziert [10, 18]. Bei den meisten Patienten besteht vor eintreten des HACE eine AMS oder ein Höhenlungenödem. Immer wieder findet sich jedoch in Originalarbeiten und Übersichtsarbeiten der Hinweis, dass das Fehlen von Kopfschmerz eine HACE-Diagnose nicht ausschließt [10, 12, 18]; es ist unklar, ob dies darauf zurückzuführen ist, dass viele Bergsteiger und Arbeiter in der Höhe Kopfschmerzen bei der Befragung verschweigen, da sie ihre Unternehmung fortsetzen wollen, oder ob die Symptome tatsächlich fehlen. Klinisch stehen zwei neurologische und psychiatrische Symptomenkomplexe bei der Diagnose des HACE im Vordergrund: zum einen die Ataxie [12, 19] und zum zweiten Veränderungen des psychopathologischen Status [10]. Hierbei ist das diagnostische Problem, dass die verschiedenen Veränderungen des psychopathologischen Status, welche zur Diagnose des HACE herangezogen werden können, sehr unklar definiert sind (z.B. Teilnahmslosigkeit/Abgeschlagenheit, Delir/Verwirrtheit, Koma). Generell können Bewusstseinsstörungen qualitativ (z.B. nach der GCS) quantifiziert werden; qualitative beinhalten z.B. Verwirrtheitssyndrome beim Delir. Das Delir ist ein Zeichen einer Dekompensation der Hirnfunktion aufgrund von pathophysiologischen Stressoren wie z.B. einer Infektion, Hypoxie oder anderer Faktoren im Rahmen einer akuten körperlichen Krankheit; Diagnosekriterien sind in der ICD10/11 oder im DSM-5 zu finden [20]; (s. Kap. 14). Sowohl quantitative als auch qualitative Bewusstseinsveränderungen können ein Hinweis auf ein HACE sein. Bei jedweden Veränderungen des neuropsychiatrischen Status in der Höhe ist primär immer ein HACE in Erwägung zu ziehen – auch aufgrund der Notwendigkeit der schnellen Behandlung und des oft schweren Verlaufs.

Therapie und Verlauf: Die wichtigste und kausale Therapie ist wie bei den meisten mit Höhen assoziierten Syndromen der rasche assistierte Abstieg oder Abtransport in niedrigere Regionen. Dieses ist auch bei Verdacht auf ein HACE die Therapie der Wahl, die durch nichts ersetzt werden kann. Falls vorhanden kann während des Transports Flaschensauerstoff gegeben und/oder eine Überdruckbehandlung durchgeführt werden. Diese Maßnahmen sollten allerdings nur angewendet werden, wenn sie den Abtransport nicht verzögern [17]. Dexamethason sollte inital mit 8 mg (entweder oral oder parenteral) und dann mit 4 mg alle 6 Stunden dosiert werden [11]. Die Therapieempfehlungen gehen auf pathophysiologische Überlegungen und Fallberichte zurück, sind aber nicht evidenzbasiert. Das HACE hat eine hohe Letalität, welche wahrscheinlich ohne Abtransport bei 100 % liegt, bei raschem Abtransport zwischen 40 und 70 % [17]. Möglicherweise hängt die hohe Letalität in einigen Fällen mit einer verzögerten Diagnosestellung zusammen. Bildgebende Veränderungen und wohl auch klinische Defizite können nach einem HACE persistieren [21].

39.3 Höheninduzierte Psychose

Psychotische Symptome wie Halluzinationen, Wahn, verworrene Sprache/Gedanken in der Höhe können aufgrund einer organisch bedingten Funktionsstörung des Gehirns auch außerhalb von deliranten Syndromen auftreten (s. Kap. 14). Sie sind sie in der ICD-10 als „organisch psychotische Störung" zu klassifizieren [20]; (s. Kap. 17). Ein in der Literatur über Bergsteiger häufiger beschriebenes Beispiel ist das Dritte-Mann-Phänomen: Ein Bergsteiger hat das Gefühl, dass eine Person ihr voraus oder hinterher geht, und kann manchmal diese Person auch sehen und hören, ohne dass jemand da ist [22].

Epidemiologie: Die Häufigkeit der isolierten HAPSY ist aktuell unbekannt, da es zu dem Thema sehr wenig medizinische wissenschaftliche Literatur gibt, was im Widerspruch zu regelmäßigen Berichten in der Presse und der Bergsteigerliteratur steht (z. B. [23]). Aus Einzelfallberichten ist bekannt, dass die Symptomatik bereits auf ca. 3500 m auftreten kann mit einer mittleren Höhe des Auftretens von ca. 7000 m [24].

Ätiopathogenese: Die Ätiologie der isolierten HAPSY ist noch ungeklärt. Prinzipiell können Einflüsse wie sensorische Deprivation, Hypoxie oder Kälte zusammen mit den psychologischen Stressoren eine Rolle spielen [25, 26]. Aber auch Veränderungen des Hirnvolumens unabhängig von einem HACE [8] oder durch Hypoxie induzierte Veränderungen der Neurotransmitter könnten wichtig sein [27].

Symptomatologie und Diagnostik: Typisch für die isolierte HAPSY ist das Dritte-Mann-Phänomen. Auch andere Modalitäten der Halluzinationen sind häufig, allerdings lässt sich anhand der Phänomenologie der psychotischen Symptomatik die Diagnose nicht stellen [24]. Ein sehr kurzer Fragebogen zur Selbsteinschätzung, der High Altitude Psychosis Questionnaire (HAPSY-Q), wurde vor kurzem entwickelt und kann auch ohne medizinisches Personal direkt am Berg angewedet werden [28], wobei aktuell keine Cut-off-Werte verfügbar sind. Alternativ kann z. B. das Prodromal Questionnaire (PQ-16) verwendet werden, das etwas ausführlicher ist und einige Überlappungen mit dem HAPSY-Q zeigt, aber ebenso für diese Indikation nicht validiert ist [29]. Als Fremdrating bietet sich, wenn medizinisch geschultes Personal verfügbar ist, das Psychose Modul des Mini-International Neuropsychiatric Interview (M.I.N.I.) an [30]. Bei psychotischen Symptomen in der Höhe ist differenzialdiagnostisch immer eine organisch psychotische Symptomatik aus einem anderen Grund wie z. B. im Kontext einer Medikation von Kortison oder als Teil einer deliranten Symptomatik zu denken.

Therapie und Verlauf: Die Symptome der isolierten HAPSY verschwinden – soweit bekannt – beim Abstieg in tiefere Gegenden wieder, sind aber mit einem gehäuften Auftreten von Unfällen und Beinahe-Unfällen assoziiert, wenn aufgrund der psychotischen Symptomatik die Realität verkannt wird [24]. Eine Aufklärung über solche Symptome sollte deshalb zusammen mit einer Aufklärung über somatische höhenassoziierte Symptome vor der Tour erfolgen. Personen, bei denen man Symptome einer Psychose feststellt, dürfen nicht allein gelassen werden, ihnen dürfen keine Entscheidungen im Rahmen der Tour überlassen werden, da sie an einer gestörten Realitätskontrolle leiden. Bezüglich einer möglichen Medikation mit Antipsychotika gibt es keine Studien, sie werden nur im Ausnahmefall gegeben, wenn ein zügiger Abstieg nicht möglich ist oder um den Abstieg zu ermöglichen. Eine Deeskalation der Situation durch Realitätsprüfung [31] (z. B. durch eine Begleitperson) sollte zuerst versucht werden. Wenn der sichere Abstieg gelingt, scheint die Prognose sehr gut zu sein.

Literatur

1. Roach RC, Bärtsch P, Oelz O, Hackett PH, editors. The Lake Louise Acute Mountain Sickness Scoring System. Lake Louise AMS Scoring System Consensus Conference 1991; Lake Louise/Canada: Hypoxia and Molecular Medicine; 1991.
2. Roach RC, Hackett PH, Oelz O, Bartsch P, Luks AM, MacInnis MJ, et al. The 2018 Lake Louise Acute Mountain Sickness Score. High Alt Med

Biol. 2018;19(1):4–6. https://doi.org/10.1089/ham.2017.0164
3. Schneider M, Bernasch D, Weymann J, Holle R, Bartsch P. Acute mountain sickness: influence of susceptibility, preexposure, and ascent rate. Medicine and science in sports and exercise. 2002;34(12):1886–91. https://doi.org/10.1097/00005768-200212000-00005
4. Maggiorini M, Bühler B, Walter M, Oelz O. Prevalence of acute mountain sickness in the Swiss Alps. BMJ. 1990;301(6756):853–5. https://doi.org/10.1136/bmj.301.6756.853
5. Gonggalanzi, Labasangzhu, Nafstad P, Stigum H, Wu T, Haldorsen OD, et al. Acute mountain sickness among tourists visiting the high-altitude city of Lhasa at 3658 m above sea level: a cross-sectional study. Arch Public Health. 2016;74:23. https://doi.org/10.1186/s13690-016-0134-z
6. Pollard AJ, Niermeyer S, Barry P, Bärtsch P, Berghold F, Bishop RA, et al. Children at high altitude: an international consensus statement by an ad hoc committee of the International Society for Mountain Medicine, March 12, 2001. High altitude medicine & biology. 2001;2(3):389–403. https://doi.org/10.1089/15270290152608561
7. Luks AM, Auerbach PS, Freer L, Grissom CK, Keyes LE, McIntosh SE, et al. Wilderness medical society Practice guidelines for the prevention and treatment of acute altitude illness: 2019 update. Wilderness & environmental medicine. 2019:30(4S):S3-S18. https://doi.org/10.1016/j.wem.2019.04.006
8. Mairer K, Gobel M, Defrancesco M, Wille M, Messner H, Loizides A, et al. MRI evidence: acute mountain sickness is not associated with cerebral edema formation during simulated high altitude. PloS one. 2012;7(11):e50334. https://doi.org/10.1371/journal.pone.0050334
9. Hall DP, MacCormick IJ, Phythian-Adams AT, Rzechorzek NM, Hope-Jones D, Cosens S, et al. Network analysis reveals distinct clinical syndromes underlying acute mountain sickness. PloS one. 2014;9(1):e81229. https://doi.org/10.1371/journal.pone.0081229
10. Hackett PH, Roach RC. High altitude cerebral edema. High Alt Med Biol. 2004;5(2):136–46. https://doi.org/10.1089/1527029041352054
11. Gallagher SA, Hackett P. Acute mountain sickness and high altitude cerebral edema 2018 [Internet]. [cited 2021 Jun 20]. Available from: www.uptodate.com.
12. Wu T, Ding S, Liu J, Jia J, Dai R, Liang B, et al. Ataxia: an early indicator in high altitude cerebral edema. High Alt Med Biol. 2006;7(4):275–80. https://doi.org/10.1089/ham.2006.7.275
13. Hochstrasser J, Nanzer A, Oelz O. [Altitude edema in the Swiss Alps. Observations on the incidence and clinical course in 50 patients 1980–1984]. Schweizerische medizinische Wochenschrift. 1986;116(26):866–73.
14. Basnyat B, Subedi D, Sleggs J, Lemaster J, Bhasyal G, Aryal B, et al. Disoriented and ataxic pilgrims: an epidemiological study of acute mountain sickness and high-altitude cerebral edema at a sacred lake at 4300 m in the Nepal Himalayas. Wilderness & environmental medicine. 2000;11(2):89–93.
15. Hackett PH, Yarnell PR, Hill R, Reynard K, Heit J, McCormick J. High-altitude cerebral edema evaluated with magnetic resonance imaging: clinical correlation and pathophysiology. JAMA. 1998;280(22):1920–5. https://doi.org/10.1001/jama.280.22.1920
16. Kallenberg K, Dehnert C, Dorfler A, Schellinger PD, Bailey DM, Knauth M, et al. Microhemorrhages in nonfatal high-altitude cerebral edema. Journal of cerebral blood flow and metabolism. 2008;28(9):1635–42. https://doi.org/10.1038/jcbfm.2008.55
17. Berghold F. Höhenhirnödem. In: Berghold F, Brugger H, Burtscher M, Domej W, Durrer B, Fischer R, et al., Hrsg. Alpin- und Höhenmedizin. Berlin, Heidelberg: Springer; 2019. S. 489–500. https://doi.org/10.1007/978-3-662-56396-0_47
18. Willmann G, Gekeler F, Schommer K, Bartsch P. Update on high altitude cerebral edema including recent work on the eye. High Alt Med Biol. 2014;15(2):112–22. https://doi.org/10.1089/ham.2013.1142
19. Bird BA, Wright AD, Wilson MH, Johnson BG, Imray CH, Birmingham Medical Research Expeditionary S. High altitude ataxia--its assessment and relevance. Wilderness & environmental medicine. 2011;22(2):172–6. https://doi.org/10.1016/j.wem.2011.02.001
20. World Health Organization. ICD-10 Classifications of Mental and Behavioural Disorder: Clinical Descriptions and Disgnostic Guidelines. Geneva 1992.

21. Schommer K, Kallenberg K, Lutz K, Bartsch P, Knauth M. Hemosiderin deposition in the brain as footprint of high-altitude cerebral edema. Neurology. 2013;81(20):1776–9. https://doi.org/10.1212/01.wnl.0000435563.84986.78
22. Windsor JS. Voices in the air. Bmj. 2008; 337:a2667. https://doi.org/10.1136/bmj.a2667
23. BBC News. French climber Elisabeth Revol describes Pakistan's ‚Killer Mountain' ordeal 2018. [cited 2021 Jun 20]. Available from: https://www.bbc.com/news/world-europe-42909586.
24. Hüfner K, Brugger H, Kuster E, Dunsser F, Stawinoga AE, Turner R, et al. Isolated psychosis during exposure to very high and extreme altitude – characterisation of a new medical entity. Psychological medicine. 2018;48(11):1872–9. https://doi.org/10.1017/S0033291717003397
25. Daniel C, Lovatt A, Mason OJ. Psychotic-like experiences and their cognitive appraisal under short-term sensory deprivation. Front Psychiatry. 2014;5:106. https://doi.org/10.3389/fpsyt.2014.00106
26. Feddersen B, Ausserer H, Neupane P, Thanbichler F, Depaulis A, Waanders R, et al. Right temporal cerebral dysfunction heralds symptoms of acute mountain sickness. Journal of neurology. 2007;254(3):359–63. https://doi.org/10.1007/s00415-006-0376-8
27. Broderick PA, Gibson GE. Dopamine and serotonin in rat striatum during in vivo hypoxic-hypoxia. Metabolic brain disease. 1989;4(2):143–53. https://doi.org/10.1007/BF00999391
28. Hüfner K, Brugger H, Caramazza F, Stawinoga AE, Brodmann-Maeder M, Gatterer H, et al. Development of a Self-Administered Questionnaire to Detect Psychosis at High Altitude: The HAPSY Questionnaire. High Alt Med Biol. 2019. https://doi.org/10.1089/ham.2019.0009
29. Ising HK, Veling W, Loewy RL, Rietveld MW, Rietdijk J, Dragt S, et al. The validity of the 16-item version of the Prodromal Questionnaire (PQ-16) to screen for ultra high risk of developing psychosis in the general help-seeking population. Schizophrenia bulletin. 2012;38(6): 1288–96.
30. Sheehan DV, Lecrubier Y, Sheehan KH, Amorim P, Janavs J, Weiller E, et al. The Mini-International Neuropsychiatric Interview (M.I.N.I.): the development and validation of a structured diagnostic psychiatric interview for DSM-IV and ICD-10. The Journal of clinical psychiatry. 1998;59 Suppl 20:22–33;quiz 4–57.
31. Smailes D, Alderson-Day B, Fernyhough C, McCarthy-Jones S, Dodgson G. Tailoring Cognitive Behavioral Therapy to Subtypes of Voice-Hearing. Front Psychol. 2015;6:1933. https://doi.org/10.3389/fpsyg.2015.01933

40 Angststörungen und Traumafolgestörungen

Christian Mikutta, Katharina Hüfner, Frans van der Kallen, Monika Brodmann Maeder

40.1 Angst und Angststörungen

Angst wird gemeinhin als ein Gefühl des Bedrohtseins verstanden [1]; (s. Kap. 23). Im umfassenden Sinn ist Angst als natürliche Reaktion auf Gefahr zu verstehen, welche sich auf allen Ebenen unseres Verhaltens und Erlebens zeigt [2]. Angst ist Teil eines komplexen Systems, welches das Überleben in Gefahrensituationen ermöglichen soll.

Andererseits kann Angst zu einem ausgeprägt positiven Gefühl werden [3]. Gerade im Bergsport liegen oft reizvolle Aspekte von Angst und unkontrollierte, dysfunktionale Angstreaktionen nahe beisammen. Bildlich gesprochen befindet sich der Bergsportler häufig auf einem schmalen Grat der Angst - zwischen lustvollem Sein und bedrohter Existenz.

Epidemiologie: Die 12-Monats-Prävalenz für Angsterkrankungen wird mit knapp 15 % angegeben [2]. Frauen sind etwa doppelt so häufig betroffen wie Männer. Die häufigsten Angststörungen sind spezifische Phobien.

Im Bergsport spielt Höhenangst (Akrophobie) eine wichtige Rolle. Davon abzugrenzen ist die visuelle Höhenintoleranz (Höhenschwindel). In einer deutschen Allgemeinpopulation wurden Lebenszeitprävalenzen für visuelle Höhenintoleranz bei 28.5 % der Untersuchten gefunden, für Höhenangst bei 6.4 % [4].

Ätiopathogenese: Faktoren zu Genese, Manifestation und Aufrechterhaltung von Angststörungen sind auf verschiedenen Ebenen zu finden. Es bestehen zahlreiche Modelle zu genetischen, epigenetischen, neurobiologischen, neurochemischen, psychologischen und psychosozialen Hintergründen [5]. Es müssen stets mehrere Faktoren zusammentreffen, um ein klinisches Erkrankungsbild zu verursachen.

Symptomatologie: Aufgrund der Bedeutung im Alpinsport ist zunächst die visuelle Höhenintoleranz (vHI) zu charakterisieren. Diese betrifft etwa ein Drittel der Allgemeinbevölkerung [6]. Die Symptome von vHi sind in Tabelle 40-1 zusammengefasst.

Die Symptomatik von Angst (s. Tabelle 40-2) lässt sich aus der physiologischen Stressreaktion [7] und deren biologischer Zielsetzung ableiten: Kampf oder Flucht [8].

Zusammensetzung und Ausprägung der Symptome können je nach Situation und individuellen Bedingungen erheblich variieren.

Diagnostik und Differenzialdiagnostik: Zunächst gilt es festzustellen, ob die vorliegenden Angstsymptome als pathologisch zu werten sind. Dysfunktionale, krankhafte Angst ist von „normaler" Angst zu unterscheiden, angemessene Angst als Warnsignal zu werten und von positiv bzw. lustvoll erlebter Angst zu unterscheiden. Die Übergänge sind fließend.

Tabelle 40-1: Visuelle Höhenintoleranz

Symptomatik
• Verstärkung der physiologischen Körperschwankungen • Destabilisierung des posturalen Kontrollsystems • Schwindelgefühl • Gefühl, in die Tiefe gezogen zu werden, bzw. „Sog" nach unten

Tabelle 40-2: Symptomatik von Angst

- Erhöhte Herzfrequenz
- Palpitationen
- Blutdrucksteigerung oder -abfall
- Enge, Beklemmung, thorakaler Druck
- erhöhte Atemfrequenz, flachere Atmung, Kurzatmigkeit
- Gefühl, zu ersticken
- Mundtrockenheit, Schluckbeschwerden, Globusgefühl
- epigastrische Beschwerden, Unwohlsein, Übelkeit, Aufstoßen
- abdominelle Beschwerden, Rumoren, Meteorismus, Durchfall
- Harndrang, häufige Miktionen
- Schwitzen, Erröten, Hitzewallungen oder Kälteschauer
- Taubheitsgefühl, Kribbelparästhesien
- Muskelanspannung, Zittern, Beben
- Gefühl der Instabilität und Unsicherheit, Schwäche, weiche Knie
- Schwindel, Benommenheit
- Ohnmachtsgefühl, Angst, umzufallen
- Depersonalisation: Gefühl, von sich selbst losgelöst zu sein
- Derealisation: die Umwelt erscheint unwirklich, unvertraut, „wie in einem bösen Traum"
- Anspannung, innere Unruhe
- unangemessene Sorgen und Befürchtungen
- Furcht, Schrecken, Angst schlechthin
- Angst, die Kontrolle zu verlieren
- Angst, verrückt zu werden
- Angst, zu sterben

Tabelle 40-3: Kriterien für Angststörungen im Alpinismus

- Auftreten von Angstbeschwerden ohne adäquaten Auslöser
- unangemessen starke Angstsymptomatik
- Kontrollverlust in Bezug auf die Angstreaktion
- Symptome erzeugen einen deutlichen (subjektiven) Leidensdruck
- überzogene Ängste, Sorgen oder Befürchtungen schränken die Durchführung bestimmter alpinistischer Aktivitäten ein oder machen sie unmöglich (Vermeidungsverhalten)
- Angstsymptome sind auch außerhalb der auslösenden Situation vorhanden (Erwartungsangst)

Tabelle 40-4: Klassifikation der Angststörungen nach ICD-10

- F40 Phobische Störungen
  - F40.0 Agoraphobie
    - .00 ohne Angabe einer Panikstörung
    - .01 mit Panikstörung
  - F40.1 Soziale Phobie
  - F40.2 Spezifische Phobien (Akrophobie, Klaustrophobie, Arachnophobie, Kynophobie etc.)
- F41 Andere Angststörungen
  - F41.0 Panikstörung
  - F41.1 Generalisierte Angststörung
  - F41.2 Angst und depressive Störung, gemischt

Kriterien, nach welchen Angstphänomene als krankhaft eingestuft werden können, zeigt Tabelle 40-3.

Die Klassifikation der ICD-10 [9] folgt der Unterscheidung von objekt- bzw. situationsbezogenen (phobischen) und objektunabhängigen Ängsten (Tabelle 40-4).

Komorbiditäten: Das Komorbiditätsrisiko von Angststörungen ist hoch. Etwa 50 % der Angstpatienten leiden zusätzlich unter anderen psychischen Erkrankungen, insbesondere depressiven Erkrankungen und substanzbezogenen Störungen (s. Teil V). Rund 30 % der Patienten mit einer Angststörung weisen mehrere Angsterkrankungen auf [1]. Dies gilt grundsätzlich auch für die Höhenangst [4].

Höhenintoleranz und Therapie: Bei der vHi, welche zwar keine Angsterkrankung darstellt, aber dennoch einen Leidensdruck verursachen kann, sind folgende Gegenmaßnahmen mög-

Tabelle 40-5: Gegenmaßnahmen zur visuellen Höhenintoleranz

- kontrastreiche Objekte im (seitlichen) Blickfeld suchen (z. B. eine Person, die vorangeht)
- Konzentration auf nahe Objekte (z. B. Felswand statt Abgrund)
- Festhalten (z. B. an einer Person)
- aufrechte Kopfposition, bewusst aufrechte Wirbelsäule
- bei starker Symptomatik: hockende, sitzende oder sogar liegende Position
- wiederholte Exposition kann die Beschwerden reduzieren

Tabelle 40-6: Sofortmaßnahmen bei Höhenangst

- Gegenmaßnahmen wie bei visueller Höhenintoleranz
- Gefühl von Nähe, Sicherheit, Ruhe und Gelassenheit vermitteln
- Ablenkung (verbal, visuell; evtl. starker Sinnesreiz)
- Anwendung von einfachen Atem- und/oder Entspannungstechniken
- Wenn möglich die Situation aushalten, bis die Angstreaktion spürbar abklingt
- Wenn nötig die auslösende Situation geordnet verlassen – keine „Flucht"

lich (s. Tabelle 40-5). Geht diese in eine Angstreaktion über, sind weitere Maßnahmen zu ergreifen (s. Tabelle 40-6).

Tritt die Angstreaktion wiederholt auf und führt dies zu Einschränkungen bzw. deutlichem subjektiven Leiden, sind weiterführende therapeutische Schritte indiziert. Eine selbstgeleitete oder mit Hilfe eines Psychotherapeuten durchgeführte Expositionsbehandlung ist bei spezifischen Phobien effizient. Hinzuweisen ist auf die Entwicklung spezieller Smartphone Apps zur Selbsttherapie sowie den möglichen Einsatz von Virtual-Reality-Techniken [10].

Pharmakologisch stehen Benzodiazepine zur Behandlung akuter Angstzustände zur Verfügung [11]. Der Einsatz im Bergsport ist aufgrund häufiger Nebenwirkungen wie Beeinträchtigung von Reaktionsvermögen, Sedierung, Schwindel oder Gangataxie stark limitiert.

Langfristig werden zur Angstbehandlung v. a. antidepressive Substanzen eingesetzt, insbesondere SSRI und SNRI. Bei guter Verträglichkeit besteht unter dieser Medikation kein grundsätzlicher Einwand gegen die Ausübung bergsportlicher Aktivitäten. Mögliche Nebenwirkungen sind zu beachten.

Verlauf: Der Verlauf von Angsterkrankungen ist insgesamt als ungünstig zu bewerten [1]. Dies gilt auch für die vHi und Höhenangst [4]. Viele Angsterkrankungen neigen im Langzeitverlauf zu Schwankungen in der Ausprägung.

Prävention: Bedeutsam für die Auftretenswahrscheinlichkeit und Intensität von Angst-

Tabelle 40-7: Unspezifische Stressoren bei bergsportlicher Aktivität (Beispiele)

- Hunger
- Durst
- Kälte
- Hitze
- Müdigkeit
- Erschöpfung
- verminderter Sauerstoffgehalt der Atemluft
- sozialer Disstress
- Leistungsdruck
- Einsamkeit
- mangelhafter Trainingszustand
- Mängel in Bezug auf die Ausrüstung
- keine Aussicht auf Hilfe im Unglücksfall
- Gefühl der Überforderung
- Erwartungsangst
- niedriges Kontrollbewusstsein, Selbstzweifel
- Konsum psychotroper Substanzen (z. B. Alkohol)
- Medikamentennebenwirkungen
- inzipiente Höhenkrankheit
- diverse Grunderkrankungen oder Verletzungen

symptomen ist u.a. das aktuelle Vorhandensein von allgemeinen Stressfaktoren. Diese können zum Teil günstig beeinflusst werden. Einen Überblick über mögliche Stressoren gibt Tabelle 40-7.

Darüber hinaus können regelmäßige Bewegung und das Durchführen von Entspannungstechniken als präventive Maßnahmen gelten.

Abschließend sollen nochmals positive Aspekte von Angst hervorgestrichen werden. Wo Angst gut unter Kontrolle gebracht werden kann, ist sie Motivationsquelle [12], „Lust"-Spender [3], freundschaftlicher Begleiter [13] oder sogar ultimativer Lebenszweck. Der im April 2019 verunglückte Alpinist Hansjörg Auer hat dies wie folgt formuliert: Bergsteigen ist „[...] ein Spiel zwischen Leben und Tod – es gibt nichts Intensiveres" [36].

40.2 Traumafolgestörungen

In alpiner Umgebung können bereits geringe Zustandsveränderungen des Organismus bzw. der Umgebung zu einer ernsthaft bedrohlichen Lage führen [1]. In einer Untersuchung von Sommer et al. [15] konnte gezeigt werden, dass Schweizer Bergführer in ihrer Karriere im Schnitt mehr als zwei traumatische Erlebnisse haben. Somit scheint ein nach ICD-10 definiertes ausreichendes Trauma im Bergsport ein durchaus häufiges Ereignis (s. Kap. 26). Zusätzlich sollte die auch hohe Inzidenz von 17% von PTBS nach alpintypischen Traumata wie z.B. Lawinenunfällen erwähnt werden [16]. Gemäß der Statistik der Stiftung Alpine Rettung Schweiz kam es im Jahr 2018 zu 861 Rettungseinsätzen mit 1117 Personen, welchen erste Hilfe geleistet wurde. Es kann daher davon ausgegangen werden, dass traumatische Erlebnisse mit dem daraus resultierenden erhöhten Risiko für eine PTBS im Alpinsport häufig sind.

Epidemiologie: Die Lebenszeitprävalenz der PTBS liegt bei 4 bis 8% [17]. Diese hängt jedoch stark von dem Expositinsgrad ab. So sind Berufe mit einem hohen Expositionsrisiko wie z.B. Rettungskräfte, Soldaten oder Ärzte häufiger betroffen [18]. In Bezug auf Bergführer liegen unterschiedliche Ergebnisse vor: Eine Studie in der Schweiz zeigt trotz stark erhöhter Trauma-Inzidenz keine erhöhten Raten von PTBS-Symptomen [15]. Eine weitere Studie von britischen international agierenden Bergführern weist eine erhöhte Inzidenz von Symptomen einer PTBS mit 25% auf [19]. Für alpines Rettungspersonal liegen derzeit noch keine gesicherten Daten vor. In Medien der International Commission of Mountain Rescue (ICAR) wird das Thema jedoch vermehrt diskutiert, insbesondere bei Einsätzen, die Suizide betreffen. Auch zu anderen im Alpinsport tätigen Gruppen oder Rettern gibt es derzeit keine gesicherten Zahlen. Es sollte betont werden, dass nicht nur die direkt Betroffenen, sondern auch Retter und sogar nicht betroffene Gruppenmitglieder ein erhöhtes Risiko für eine PTBS haben. Dies konnte in einer Studie anhand der Lawinenverschütteten und deren Retter während des Einsatzes des norwegischen Militärs gezeigt werden [20].

Ätiopathogenese: Eine einheitliche Ätiologie für die PTBS konnte bis anhin noch nicht erstellt werden.

Beispielhaft sollen hier das kognitive Modell nach Ehlers und Clark, das multifaktorielle Rahmenmodell nach Maercker sowie biologische Faktoren diskutiert werden.

Ehlers und Clark [21] gehen davon aus, dass die Interpretation des traumatischen Ereignisses und dessen Konsequenzen der bedeutendste Faktor für die Entwicklung einer PTBS sind. Daher entwickelt sich dies und wenn der Patient das Trauma so verarbeitet, dass eine Bedrohung im hier und jetzt darstellt. Das traumatische Erlebnis wird nicht als zeitlich begrenztes abgeschlossenes Erlebnis wahrgenommen. Abbildung 40-1 fasst die Annahmen von Ehlers und Clark zusammen.

Maercker [22] beschreibt in seinem ätiologischen Rahmenmodell verschiedene Arten von Entstehungs- und Aufrechterhaltungsfaktoren. Das Modell liefert Erklärungsversuche, warum

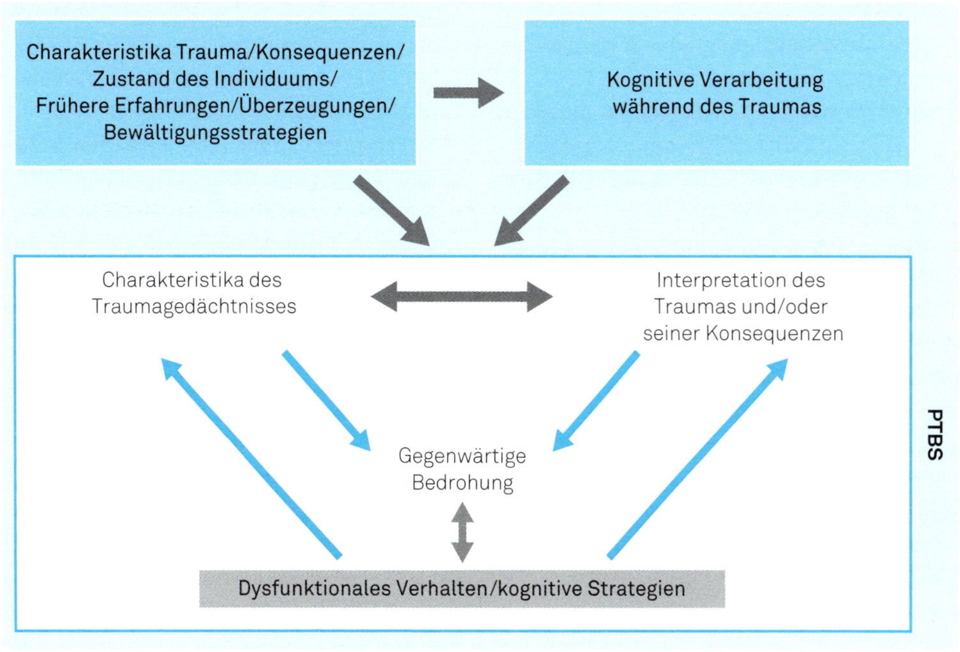

Abbildung 40-1: Entstehungsmodel der posttraumatischen Belastungsstörung (PTBS), adaptiert nach Ehlers und Clark [21].

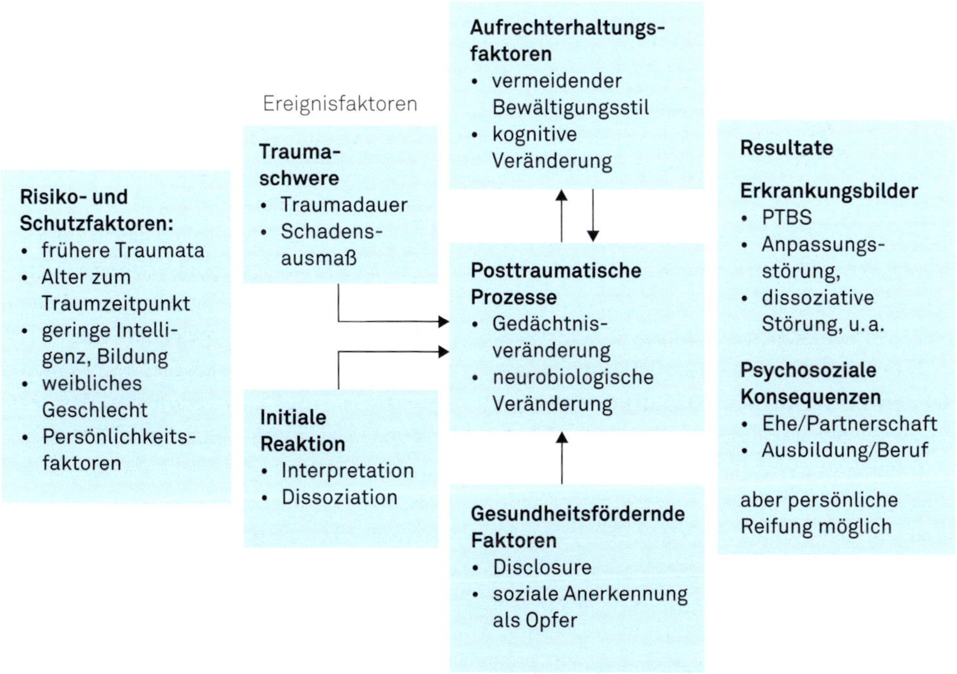

Abbildung 40-2: Rahmenmodel nach Maercker [22].

manche Menschen eine PTBS entwickeln und andere nicht. Abbildung 40-2 fasst die Einflussfaktoren zusammen.

Symptomatologie: Grundsätzlich muss für die Diagnose einer PTBS ein stattgehabtes Trauma, welches die Kriterien der ICD-10/11 erfüllt, vorhanden sein.

Die weiteren Kriterien werden in Tabelle 40-8 für die ICD-10 zusammengefasst.

Zur Diagnose einer PTBS müssen neben dem Trauma zusätzlich sowohl typische Symptome des Wiedererlebens (Intrusionen; B-Kriterien der Tabelle 40-1) als auch eines Vermeidungsverhaltens traumaassoziierter Situationen (C Kriterien der Tabelle 40-8) nachweisbar sein. Des Weiteren sollte bei der PTBS der zeitliche Verlauf beachtet werden. So treten die Symptome meist innerhalb der ersten 3 Monate nach dem Trauma auf.

Diagnostik: Peritraumatisch sollte keine gezielte Diagnostik in Hinblick auf eine PTBS erfolgen. Viele Personen entwickeln im Rahmen eines traumatischen Ereignisses zu einer unmittelbaren jedoch auch eine unspezifische Reaktion. Diese unspezifischen Reaktionen sind prognostisch ohne Bedeutung. Im Rahmen eines akuten Traumas stellen sie eine normale Reaktion auf ein außerordentliches Ereignis dar. Tabelle 40-9 fasst mögliche unmittelbare Reaktionen zusammen.

Im alpinen Raum sollte am Unfallort eine rudimentäre psychopathologische Diagnostik mit Hinblick auf Gefahren bezüglich des Abtransports erfolgen. Hier sollte insbesondere Bewusstsein (quantitativ, qualitativ), Orientierung, Auffassung, Konzentration, formaler Gedankengang, Krankheitseinsicht bei Verdacht, Halluzinationen und Suizidalität beurteilt werden [23].

Tabelle 40-8: Diagnosekriterien nach ICD-10

A	Die Betroffenen sind einem kurz- oder langhaltenden Ereignis oder Geschehen von außergewöhnlicher Bedrohung oder mit katastrophalem Ausmaß ausgesetzt, das nahezu bei jedem tiefgreifende Verzweiflung auslösen würde.
B	Anhaltende Erinnerungen oder Wiedererleben der Belastung durch aufdringliche Nachhallerinnerungen (Flashbacks), lebendige Erinnerungen, sich wiederholende Träume oder durch innere Bedrängnis Situationen, die der Belastung ähneln oder mit ihr in Zusammenhang stehen.
C	Umstände, die der Belastung ähneln oder mit ihr im Zusammenhang stehen, werden tatsächlich oder möglichst vermieden. Dieses Verhalten bestand nicht vor dem belastenden Erlebnis.
D	Entweder teilweise oder vollständige Unfähigkeit, sich an einige wichtige Aspekte der Belastung zu erinnern, oder anhaltende Symptome einer erhöhten psychischen Sensitivität und Erregung (nicht vorhanden vor der Belastung) mit zwei der folgenden Merkmale: a) Ein- und Durchschlafstörungen, b) Reizbarkeit oder Wutausbrüche, c) Konzentrationsschwierigkeiten, d) Hypervigilanz und e) erhöhte Schreckhaftigkeit.
E	Die Kriterien B, C und D treten innerhalb von 6 Monaten nach dem Belastungsereignis oder nach Ende einer Belastungsperiode auf. (In einigen speziellen Fällen kann ein späterer Beginn berücksichtigt werden. Dies sollte aber gesondert angegeben werden.)

Tabelle 40-9: Mögliche unmittelbare Reaktionen nach Trauma nach Kröger

kognitiv	Verwirrung, Sorgen, Intrusionen
emotional	Angst, Trauer, Ärger
interpersonell	Rückzug, Entfremdung, Aggression
physiologisch	Schock, Erschöpfung, Tachykardie, Schmerzen

Durch diese Primärdiagnostik können im alpinen Raum wertvolle Informationen bezüglich Abtransport-/Rückzugsmöglichkeiten gewonnen werden. Eine spezifische Diagnostik bezüglich PTBS sollte auf jeden Fall unterlassen werden. Zunächst sollte sichergestellt werden, dass eine gezielte Diagnostik mit Psychopathologie und Testverfahren frühestens nach 4 Wochen ab dem Trauma erfolgen sollte [24]. Unmittelbar nach einem traumatischen Erlebnis kann es zu einer Vielzahl an unspezifischen Symptomen kommen. Diese sind mit Ausnahme von „Red Flags" wie Suizidalität, Dissoziation oder Schlafstörung nicht als pathologisch zu betrachten. Hier ist es von großer Bedeutung, ein lückenloses Netzwerk aufzubauen, das Patienten in Anspruch nehmen können. In der Schweiz wurde mit den Care Teams und dem Nationalen Netzwerk Psychologische Nothilfe ein entsprechendes Instrument geschaffen. So kann sich der (möglicherweise zukünftige) Patient im Rahmen des „First Response" bereits über Möglichkeiten in der Tertiärversorgung bei Auftreten oder persistierenden Symptomen orientieren.

Die definitive Diagnostik sollte immer im Rahmen eines Erstgespräches mit klinischem Interview und Testdiagnostik erfolgen. Primär können semistrukturierte Interviews wie das Diagnostische Interview bei psychischen Störungen (DIPS) durchgeführt werden, um auch eventuelle Komorbiditäten aufzudecken.

Als spezifische Instrumente können die Posttraumatic Diagnostic Scale-5 (PDS-5), ein Selbstbeurteilungsinstrument, welches auf den Kriterien des DSM-5 basiert (interne Konsistenz: $\alpha = .95$, Test-Retest-Reliabilität: $r = .90$, konvergente Validität mit dem PSSI-5; $r = .85$) [25], das Posttraumatic Cognitions Inventory (PTCI: interne Konsistenz ($\alpha = .86$ bis .97), konvergente Validität mit dem PDS ($r = .57$ bis .78) [26] und die Posttraumatic Stress Disorder Symptom Scale Interview for DSM-5 (PSSI-5: (Cronbachs Alpha) der PSSI-Skalen zwischen $\alpha = .73$ und .85, Test-Retest-Reliabilität zwischen $r = .68$ und .83) verwendet werden.

Therapie: Am Unfallort im alpinen Raum steht bei einem Patienten nach erlebtem Trauma die Sicherheit der Retter und des Patienten sowie der sichere Abtransport im Vordergrund [27]. Es sollte keinesfalls eine traumaspezifische Diagnostik oder Therapie erfolgen. Vielmehr ist es wichtig, den Patienten nicht allein zu lassen. Wenn möglich sollte ein Retter die primäre Ansprechperson für den Patienten sein. Dieser sollte sich mit seiner Funktion vorstellen *(Ich bin jetzt für sie da.)* und den Patienten über das weitere Vorgehen informieren. Diese Information sollte entsprechend dem erhobenen psychopathologischen Befund angepasst erfolgen. Auch sollte dem Patienten Zeit/Raum für eine sprachlose Trauer gegeben werden, wenn dies im alpinen Raum möglich ist. Im Falle eines miterlebten Todesfalles (Kameradenabsturz, Lawinenunglück) sollte der Patient auch Informationen über den weiteren Ablauf erhalten.

Grundsätzlich sind die Symptome der akuten Belastungsreaktion nicht als pathologisch zu betrachten. Dementsprechend ist ein weiteres wichtiges Ziel, die erlebten Symptome zu normalisieren [23]. Falls eine massive Blockade, dissoziative Symptome oder Suizidgedanken vorhanden sind, kann dies mit Benzodiazepinen (möglichst kurzwirksam, möglichst niedrige Dosis) behandelt werden.

Wie bereits in der Diagnostik erwähnt sollte die spezifische Psychotherapie frühestens nach 4 Wochen nach dem Ereignis begonnen werden. Initiales Ziel der Therapie ist es, aufgetretene Beschwerden zu normalisieren, ein Störungsverständnis zu entwickeln sowie ein eventuelles Vermeidungsverhalten und Intrusionen zu modifizieren. In den Leitlinien der DGPPN werden psychotherapeutische Ansätze grundsätzlich als primäre Therapieoption angeführt [28]. Psychopharmakologische Optionen sollten nie alleine eingesetzt und der gezielten Symptomreduktion oder der akuten Krisenintervention vorbehalten bleiben [29]. Als erste allgemeine Maßnahmen gelten das Herstellen einer sicheren Umgebung, Psychoedukation und die Organisation des psychosozialen Helfersystems [30]. In der ersten Phase der Therapie sollte der Stabilisierungsbedarf abgeklärt werden. Insbesondere muss auf die Affektregulation, Umgang mit Selbst- oder Fremdgefährdung sowie das erhöhte Suchtpotenzial (Benzodiazepine) in dieser Phase geachtet werden [31]. Bei geeigneter Stabilisierung sollte danach ein traumaspezifisches Therapieverfahren angewendet werden. Hierbei soll mittels Konfrontation mit der Erinnerung an das auslösende Trauma das Ziel erreicht werden, nämlich das traumatische Ereigniss unter geschützten therapeutischen Bedingungen zu integrieren. Zentral ist die Bearbeitung traumatisch fixierter Erinnerungen und sensorischer Fragmente [32].

Im deutschsprachigen Raum sind die traumafokussierte KVT, Expositionsverfahren (z. B. die Prolonged Exposure Therapy nach Foa) und die EMDR weit verbreitet und zeigen gute Evidenz [21, 29, 33, 34]. Je nach schwere und Ausprägung der Symptomatik muss entschieden werden, ob die Behandlung stationär oder ambulant erfolgen kann.

Absolute Kontraindikationen einer Trauma-Konfrontation sind akute Suizidalität, psychotische Symptomatik oder ausgeprägte Störungen der Verhaltenskontrolle.

Neben der psychosozialen Therapie sollte auch beachtet werden, dass Sport bzw. Bewegung in der Natur positive Effekte auf die Lebensqualität von PTBS-Patienten haben [35]; (s. Teil XII, Kap. 51).

Literatur

1. Möller HJ, Laux G, Deister A, Braun-Scharm H. Psychiatrie, Psychosomatik und Psychotherapie. 5., vollst. überarb. und erw. Aufl. Stuttgart: Thieme (Duale Reihe); 2013. https://doi.org/10.1055/b-002-6253
2. Wittchen HU, Jacobi F. Angststörungen. Berlin: Robert Koch-Inst (Gesundheitsberichterstattung des Bundes, H. 21); 2004.
3. Balint M, Balint E. Angstlust und Regression. 8. Aufl. Stuttgart: Klett-Cotta; 2014.
4. Kapfhammer HP, Fitz W, Huppert D, Grill E, Brandt T. Visual height intolerance and acrophobia: distressing partners for life. Journal of neurology. 2016;263(10);1946–53. https://doi.org/10.1007/s00415-016-8218-9
5. Lahousen T, Kapfhammer HP. Anxiety disorders – clinical and neurobiological aspects. Psychiatria Danubina. 2018;30(4);479–90. https://doi.org/10.24869/psyd.2017.178
6. Huppert D, Grill E, Brandt T. Down on heights? One in three has visual height intolerance. Journal of neurology. 2013;260(2);597–604. https://doi.org/10.1007/s00415-012-6685-1
7. Selye H. The general adaptation syndrome and the diseases of adaptation. The Journal of allergy. 1946;17(6);231,289,358.
8. Cannon WB. Bodily changes in pain, hunger, fear and rage. An account of researches into the function of emotional excitement. New York: Appleton and Company; 1915. https://doi.org/10.1037/10013-000
9. Dilling H, Mombour W, Schmidt MH, Schulte-Markwort E, Hrsg. Internationale Klassifikationen psychischer Störungen. ICD-10 Kapitel V (F). Bern: Hogrefe; 2016.
10. Donker T, Cornelisz I, van Klaveren C, van Straten A, Carlbring P, Cuijpers P, et al. Effectiveness of Self-guided App-Based Virtual Reality Cognitive Behavior Therapy for Acrophobia: A Randomized Clinical Trial. JAMA psychiatry.

2019;76(7);682–90. https://doi.org/10.1001/jamapsychiatry.2019.0219
11. Kasper S, Volz HP. Psychiatrie und Psychotherapie compact. Das gesamte Facharztwissen. 3. Aufl. Stuttgart: Thieme; 2014. https://doi.org/10.1055/b-002-94106
12. Frankl VE, Handl C. Bergerlebnis und Sinnerfahrung. 2. Aufl. Innsbruck: Tyrolia-Verl; 1993.
13. Huber A. Die Angst, dein bester Freund. 1. Aufl. Salzburg: Ecowin; 2013.
14. Procter E, Brugger H, Burtscher M. Accidental hypothermia in recreational activities in the mountains: A narrative review. Scand J Med Sci Sports. 2018;28(12):2464–72. https://doi.org/10.1111/sms.13294
15. Sommer I, Ehlert U. Adjustment to trauma exposure: prevalence and predictors of posttraumatic stress disorder symptoms in mountain guides. J Psychosom Res. 2004;57(4):329–35.
16. Brugger H, Flora G, Falk M. Möglichkeiten der Selbstrettung und posttraumatische Belastungsstörungen beim Lawinenunfall. Der Notarzt. 2002;18:1–4. https://doi.org/10.1055/s-2002-20187
17. Maercker A, Forstmeier S, Enzler A, Krusi G, Horler E, Maier C, et al. Adjustment disorders, posttraumatic stress disorder, and depressive disorders in old age: findings from a community survey. Compr Psychiatry. 2008;49(2):113–20. https://doi.org/10.1016/j.comppsych.2007.07.002
18. Krutolewitsch A, Horn AB. [Posttraumatic Growth after Profession-Related Traumatization in Rescue Workers]. Psychother Psychosom Med Psychol. 2017;67(5):203–11.
19. Harkensee C, Hillebrandt D. An Occupational Health Survey of British Mountain Guides Operating Internationally. Wilderness Environ Med. 2019;30(3):236–243. https://doi.org/10.1016/j.wem.2019.03.007
20. Johnsen BH, Eid J, Løvstad T, Michelsen LT. Posttraumatic Stress Symptoms in Nonexposed, Victims, and Spontaneous Rescuers after an Avalanche. International Society for Traumatic Stress Studies. 1997;10(1):133–40. https://doi.org/10.1002/jts.2490100113
21. Ehlers A, Clark DM. A cognitive model of posttraumatic stress disorder. Behav Res Ther. 2000;38(4):319–45. https://doi.org/10.1016/S0005-7967(99)00123-0
22. Maercker A, Beauducel A, Schutzwohl M. Trauma severity and initial reactions as precipitating factors for posttraumatic stress symptoms and chronic dissociation in former political prisoners. J Trauma Stress. 2000;13(4):651–60. https://doi.org/10.1023/A:1007862217298
23. Bengel J. Psychologie in Notfallmedizin und Rettungsdienst. Berlin, Heidelberg: Springer; 2004. https://doi.org/10.1007/978-3-642-18824-4
24. Bryant RA, Harvey AG, Guthrie RM, Moulds ML. A prospective study of psychophysiological arousal, acute stress disorder, and posttraumatic stress disorder. J Abnorm Psychol. 2000; 109(2):341–4. https://doi.org/10.1037/0021-843X.109.2.341
25. Foa EB, McLean CP, Zang Y, Zhong J, Powers MB, Kauffman BY, et al. Psychometric properties of the Posttraumatic Diagnostic Scale for DSM-5 (PDS-5). Psychol Assess. 2016;28(10): 1166–71. https://doi.org/10.1037/pas0000258
26. Foa EB EA, Clark DM, Tolin DF, Orsillo SM. T. The Posttraumatic Cognitions Inventory (PTCI): Development and validation. Psychological Assessment. 1999;11:303–14. https://doi.org/10.1037/1040-3590.11.3.303
27. Brugger H, Durrer B, Adler-Kastner L, Falk M, Tschirky F. Field management of avalanche victims. Resuscitation. 2001;51(1):7–15. https://doi.org/10.1016/S0300-9572(01)00383-5
28. Schäfer I, Gast U, Hofmann A, Knaevelsrud C, Lampe A, Liebermann P, et al. S3-Leitlinie Posttraumatische Belastungsstörung. Berlin Heidelberg: Springer; 2019. https://doi.org/10.1007/978-3-662-59783-5
29. Merz J, Schwarzer G, Gerger H. Comparative Efficacy and Acceptability of Pharmacological, Psychotherapeutic, and Combination Treatments in Adults With Posttraumatic Stress Disorder: A Network Meta-analysis. JAMA psychiatry. 2019. https://doi.org/10.1001/jamapsychiatry.2019.0951
30. Foa EB. Psychosocial treatment of posttraumatic stress disorder. J Clin Psychiatry. 2000;61 Suppl 5:43–8; discussion 9–51.
31. Bisson JI, Berliner L, Cloitre M, Forbes D, Jensen TK, Lewis C, et al. The International Society for Traumatic Stress Studies New Guidelines for the Prevention and Treatment of Posttraumatic Stress Disorder: Methodology and Development Process. J Trauma Stress. 2019;32 (4):475–83.
32. Hamblen JL, Norman SB, Sonis JH, Phelps AJ, Bisson JI, Nunes VD, et al. A guide to guidelines

for the treatment of posttraumatic stress disorder in adults: An update. Psychotherapy (Chic). 2019;56(3):359–73. https://doi.org/10.1037/pst0000231
33. Foa EB, Hembree EA, Cahill SP, Rauch SA, Riggs DS, Feeny NC, et al. Randomized trial of prolonged exposure for posttraumatic stress disorder with and without cognitive restructuring: outcome at academic and community clinics. J Consult Clin Psychol. 2005;73(5):953–64.
34. Watts BV, Schnurr PP, Mayo L, Young-Xu Y, Weeks WB, Friedman MJ. Meta-analysis of the efficacy of treatments for posttraumatic stress disorder. J Clin Psychiatry. 2013;74(6):e541–50. https://doi.org/10.4088/JCP.12r08225
35. Anderson CL, Monroy M, Keltner D. Awe in nature heals: Evidence from military veterans, at-risk youth, and college students. Emotion. 2018;18(8):1195–202. https://doi.org/10.1037/emo0000442
36. Netzathleten.de, Hrsg. Interview mit Kletterer Hansjörg Auer [Internet]. München: Redaktionsbüro Derk Hoberg; 22.04.2015 [abgerufen am 28.02.2022]. Verfügbar unter: https://www.youtube.com/watch?v=Ukhyt9BeM9k&t=3s

VIII
Sportpsychiatrische und -psycho-therauetische Aspekte bei weiteren Akteuren im Leistungssport

Trainer und Schiedsrichter sind im Leistungssport ebenso Belastungen und Risiken für die psychische Gesundheit ausgesetzt. Während die psychische Gesundheit bei Sportlern mehr und mehr in den Fokus rückt, werden die Belastungen von Trainern und Schiedsrichtern im Leistungssport weiterhin kaum thematisiert und mitunter sogar vergessen. Entsprechend wenig ist über psychische Beschwerden und Erkrankungen von Trainern und Schiedsrichtern während und nach Beendigung der aktiven Laufbahn bekannt.

41 Trainer und Schiedsrichter

Alexander Schorb, Ralf Santelli, Wolfgang Aichhorn

41.1 Trainer

Trainer im Leistungssport bewegen sich auf der Bühne von nationalen und internationalen Wettbewerben. Nicht selten stehen sie selbst an vorderster Front medial im Rampenlicht und müssen öffentlich Rechenschaft abgeben. Dabei stehen sie unter einem enormen Erfolgsdruck. Selbst angesehene Trainer müssen um ihren Job fürchten, wenn sie nicht erfolgreich sind, und werden in manchen Sportarten häufig noch während der Saison entlassen, im Bereich Fußball mit zum Teil enormen Kosten für die Vereine. Längst geht es nicht mehr einfach nur um Spaß an Sport und Spiel. Trotzdem wissen erfolgreiche Trainer, dass es zugleich darum geht, sich den Spaß an Sport und Spiel zu erhalten. Unterdessen wissen diese Trainer aber auch, wie sie sich im System Sport zweckmäßig bewegen und gebotenen Ertrag erzielen können.

Was genau macht einen erfolgreichen Trainer aus? Eine britisch-australische Studie hat sich mit dieser Frage auseinandergesetzt und 14 erfolgreiche Trainer aus 11 Ländern und 10 Sportarten entsprechend befragt [1]. Demnach sind erfolgreiche Trainer Optimisten. Sie lieben ihre Arbeit, sind klar leistungsorientiert und können Emotionen gut kontrollieren. Erfolgreiche Trainer sind führungsstarke Macher mit Orientierung an konkreten und ambitionierten Zielen. Sie verhalten sich lösungsorientiert und können gut mit Stress umgehen. Herausforderungen gehen sie an, ohne zaghaft zu überlegen. Sie sind in der Lage, komplexe Strukturen handzuhaben und im Rahmen dessen an Teilzielen zu arbeiten, um das Große und Ganze voranzubringen. Erfolgreiche Trainer schätzen den Austausch mit Kollegen und bilden sich fortwährend weiter. Sie beschreiben sich als selbstsichere Entscheider. Ihr Streben gilt der Entwicklung und dem Erfolg von Sportlern, nicht zuletzt aber auch der eigenen Anerkennung. Erfolgreiche Trainer haben Führungskenntnisse und ein hohes Maß an emotionaler Intelligenz sowie sozialer Kompetenz, um anbahnende Probleme und Konflikte vorausschauend erkennen und lösen zu können. Im Umgang mit Druck, verfestigten Hierarchien und unvorhergesehenen Entwicklungen zeigen sie Widerstandsfähigkeit und Lösungskompetenz. Erfolgreiche Trainer bezeichnen ihren Führungsstil selbst als kooperativ, um mit den zum Teil hochkomplexen dynamischen Bedingungen, die oft vorliegen, zurechtzukommen und zugleich ihre Ziele zu erreichen.

Die meisten der befragten Trainer aus der Studie waren in ihrer aktiven Zeit selbst Leistungssportler. Acht von 14 hatten internationales Niveau. Die meisten der Trainer sahen ihre persönlichen Vorerfahrungen zwar nicht als notwendig an, aber als hilfreich.

Der Trainerberuf ist eine vergleichsweise junge Profession. Notwendige Qualifikationen sind kaum empirisch untersucht. Über die Professionalisierungswege ist wenig bekannt. Meist zählen bei der Einstellung von neuen Trainern deren bisherige sportliche Erfolge [2] und weniger ihre berufliche Ausbildung [3]. Häufig ist die Auswahl unsystematisch und basiert lediglich auf subjektiven Einschätzungen [4].

Fallbeispiel 1: Trainer (43 Jahre)

Ein 43-jähriger Trainer aus dem Reitsport, der in seinem Sport als aktiver Reiter selbst äußerst erfolgreich war, betreibt gleichzeitig ein Geschäftsmodell mit dem An- und Verkauf von Sportpferden. In Behandlung befindet er sich wegen einer Anpassungsstörung mit depressiver Reaktion. Im Verlauf entsteht ein massiver Konflikt mit der Frau des Geschäftspartners, die er als Trainer in keinem Fall in Obhut nehmen möchte, weil sie „völlig talentfrei" sei. Weder die Frau noch die Pferde würden von einer Zusammenarbeit profitieren. Im Gegenteil, die Pferde könnten sich mit so einer Reiterin entsprechend nicht adäquat entwickeln. Auch ein Kompromiss, die Frau auf einem anderen Pferd zu trainieren, erscheint für ihn weder zielführend noch in irgendeiner Form sportlich zu vertreten. Der Patient zeigt sich erleichtert, als sich der Geschäftspartner aus der Geschäftsführung zurückzieht und sich das Thema im Rahmen dessen als erledigt erweist.

Trainer sind grundsätzlich verantwortlich für Erfolg und Misserfolg. Auch wenn sie tatsächlich dafür nicht immer verantwortlich gemacht werden können. Bei Verletzungen von Leistungsträgern beispielsweise kann es vorkommen, dass sportliche Ziele nicht erreicht werden. Misserfolg hat in der Regel dann jedoch wirtschaftliche Konsequenzen – für alle Beteiligten. Die Trainer sind das schwächste Glied und die ersten, die bei ausbleibendem Erfolg entlassen werden. Oftmals werden sie mit hohen Gehältern abgefunden und dafür sozusagen entschädigt.

Trainer im Leistungssport müssen einem hohen Maß an Anforderungen nachkommen. Fachlich werden ihnen höchste Maßstäbe in den Bereichen Trainingsplanung und Steuerung sowie Technikvermittlung und Taktik abverlangt. Auch bei der Verarbeitung fachspezifischer Informationen, meist unter Berücksichtigung umfangreicher Daten, wird höchste Expertise erwartet. Trainer brauchen darüber hinaus ein gutes Auge und müssen wissen, wo sie entwicklungs- und ergebnisorientiert ansetzen können. Außerdem müssen sie grundlegende Fertigkeiten im Bereich Wahrnehmung und Kognition mitbringen, insbesondere was eine rasche und zielführende Informationsverarbeitung betrifft.

In den letzten Jahren sind die Aufgabenfelder noch vielschichtiger geworden. Die fachliche Kompetenz eines Trainers im sportlichen Bereich allein reicht heute bei den vielen von außen einwirkenden Anforderungen nicht mehr aus [5]. Trainer müssen entsprechend in der Lage sein, das Aufgabenspektrum im Zusammenspiel der Kräfte zu beherrschen. Zu nennen ist dabei das Zusammenspiel mit dem Verein bzw. dem Verband (Präsident, Vorstand, sportliche Leitung), das Zusammenspiel von Mitarbeitern (Trainerstab, Betreuer, Ärzte, Psychologen, Physiotherapeuten), Sportlern, Beratern, Umfeld, Ausrüstern, Technikern, Sponsoren und nicht zuletzt der Öffentlichkeit und Presse (s. Abbildung 41-1, der Wirkungsbereich des Trainers).

Ein Trainer allein kann dieses Aufgabenspektrum kaum bewältigen. Vielmehr muss er in einem Team arbeiten, delegieren und Qualitäten einer Führungskraft entwickeln, die in der Lage ist, unterschiedliche Bereiche zu integrieren und erfolgsorientiert auszurichten. Auf der anderen Seite ist es dringend erforderlich, von Vereins- bzw. Verbandsseite Unterstützung und Rückhalt zu erhalten. Dazu müssen auch die Organisationsstrukturen entsprechend ausgerichtet sein. Nicht zuletzt aber braucht der Trainer Kenntnisse und Fertigkeiten, insbesondere in Führung, Kommunikation und Coaching sowie im Umgang mit verschiedenen Personen und Persönlichkeiten. Trainer müssen emotionale Intelligenz und soziale Kompetenz mitbringen, feinfühlig sein, angemessen, klar und korrekt, um den vielschichtigen zwischenmenschlichen Herausforderungen ihres Berufes nachkommen zu können und langfristig Erfolg zu haben. In Verbindung mit den Ge-

Tabelle 41-1: Kompetenzen und Eigenschaften erfolgreicher Trainer, modifiziert nach Mallett und Lara-Bercial [1] unter Berücksichtigung von Krömer [42]

Kompetenzen und Eigenschaften erfolgreicher Trainer		
Erfahrung, sportwissenschaftliche Kenntnisse, Fachkompetenz und Methodikkompetenz, methodisch-didaktisches Wissen	Führungskenntnisse, Fachkompetenz	Persönliche Voraussetzungen, Ich-Kompetenz
Sportliche Erfahrung	Kommunikation	Leistungsorientierung
Trainingswissenschaftliche Kenntnisse	Moderation	Zielorientierung
Technikanalyse und -vermittlung	Zeitmanagement	Strukturiertheit
Taktisches Vermögen	Ökonomie	Zuversicht
Planung und Konzeption	Kompetente Mitarbeiterführung	Freude
Methodik	Kompetentes Entscheidungsverhalten	Optimismus
Didaktik	Motivationsvermögen	Affektkontrolle
Effizienz	Konfliktmanagement	Stressresistenz
	Strategisches Steuerungsvermögen	Widerstandsfähigkeit
	Medienkompetenz	Wahrnehmung und Kognition
	Kompetenzen in der Öffentlichkeitsarbeit	Komplexe Informationsverarbeitung
	Positives Auftreten im medialen Kontext	Sprachkompetenz
		Menschenkenntnis
		Einfühlungsvermögen
		Emotionale Intelligenz
		Soziale Kompetenz
		Teamfähigkeit
		Führungsstärke
		Lösungsorientierung
		Lösungskompetenz
		Handhabung komplexer Aufgaben
		Weiterbildungsbestreben und Austausch
		Netzwerkkompetenz
		Selbstvermarktung

samtanforderungen liegt es auf der Hand, dass sich auch gesundheitsbeeinträchtigende Erkrankungen einstellen können, insbesondere dann, wenn kein Raum für Auszeiten besteht und der Erholung sowie Regeneration nicht genügend Bedeutung eingeräumt wird. Aus medizinischer Sicht ist dabei eine Begleitung zur Prävention sinnvoll. Aber auch das Schaffen eines Bewusstseins, eine Reflektion und Kenntnisse von Interaktionen im personellen Bereich sowie

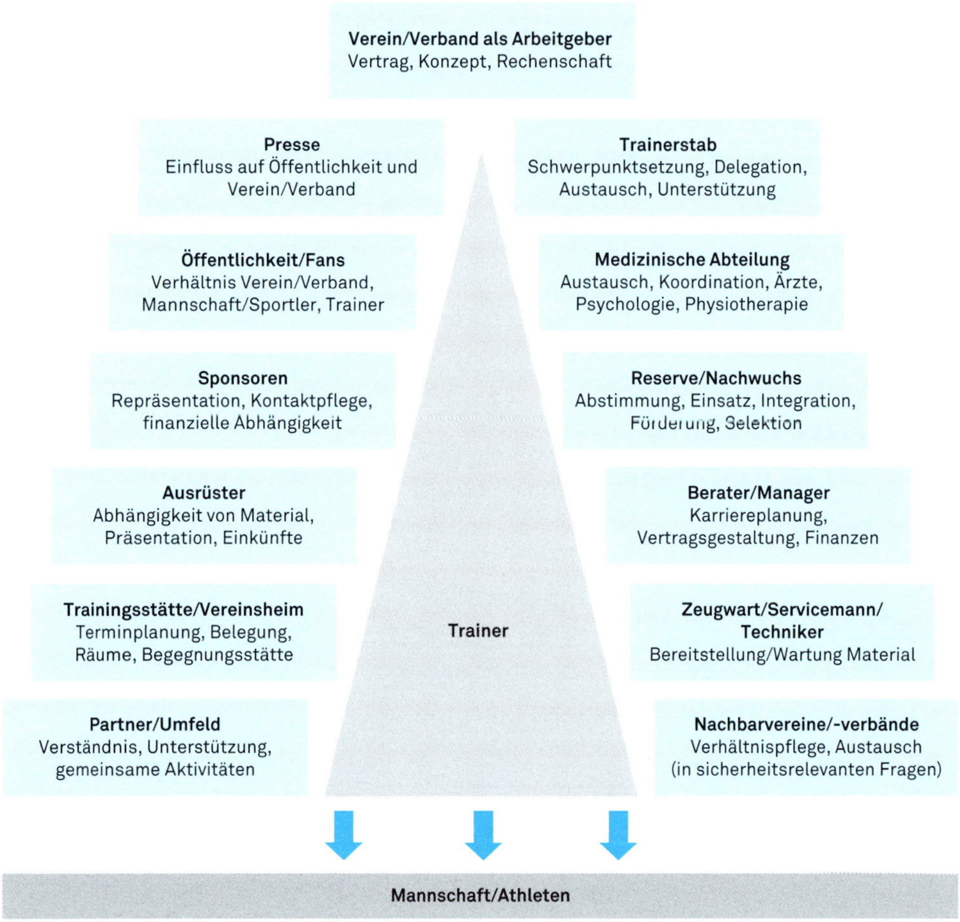

Abbildung 41-1: Der Wirkungsbereich des Trainers modifiziert nach Blumhoff [6] und Schaare [7].

interpersoneller Dynamiken ergeben Sinn. Vielerorts fehlt jedoch in Ergänzung sportpsychiatrisch-sportpsychotherapeutische Begleitung.

Nicht selten erwerben Trainer Kenntnisse und Führungskompetenzen aus dem nichtmedizinischen Bereich des Coachings, um ihrer Aufgabe gerecht zu werden.

Persönlichkeitsmodelle aus dem Coaching: Sehr verbreitet und bekannt aus dem Coaching ist das DISG-Modell. Es wurde in den 1970er Jahren von dem amerikanischen Verhaltenswissenschaftler John G. Geier entwickelt und basiert auf einer Typologie von William M. Marston aus dem Jahr 1928. Es handelt sich um eine von zahlreichen Typologien in diesem Kontext.

Die Abkürzung DISG steht für vier Grundverhaltenstendenzen:

D = dominant
I = initiativ
S = stetig
G = gewissenhaft

In der Theorie des DISG-Modells hat grundsätzlich jede Person Zugang zu allen Verhaltenstendenzen, allerdings in unterschiedlicher Ausprägung. Testverfahren auf Grundlage des DISG-Modells sind im deutschsprachigen Raum das wahrscheinlich am häufigsten eingesetzte standardisierte Verfahren zur Erstellung

Tabelle 41-2: DISG-Modell

dominant	**initiativ**
direkt	extrovertiert
ergebnisorientiert	begeistert
bestimmt	optimistisch
willensstark	ausgelassen
energisch	lebhaft
gewissenhaft	**stetig**
analytisch	ausgeglichen
reserviert	entgegenkommend
präzise	geduldig
zurückgezogen	bescheiden
systematisch	taktvoll

Tabelle 41-3: DISG-Fragebogen

dominant	**initiativ**	**stetig**	**gewissenhaft**
egozentrisch ___	enthusiastisch ___	passiv ___	Perfektionist ___
direkt ___	gesellig ___	geduldig ___	genau ___
kühn ___	beredsam ___	loyal ___	Erkunder ___
herrisch ___	impulsiv ___	voraussagbar ___	diplomatisch ___
anspruchsvoll ___	emotional ___	teamfähig ___	systematisch ___
usw.	usw.	usw.	usw.
Summe ___	Summe ___	Summe ___	Summe ___

eines Persönlichkeitsprofils im Bereich Coaching von Unternehmen.

Der DISG-Fragebogen ist als Papier- oder Onlineversion in verschiedenen Sprachen verfügbar. Der Aufbau ist in Tabelle 41-3 dargestellt. Jeweils die waagrechte Reihe soll mit 1, 2, 3 oder 4 Punkten bewertet werden. Die Eigenschaft, die am ehesten zutrifft, wird mit 4 Punkten bewertet, das Merkmal, das am wenigsten zutrifft, erhält 1 Punkt.

Nach Seiwert und Gay [8] ist das DISG-Modell ein fundiertes Instrument, anhand dessen eigene Stärken erkannt und andere Menschen besser verstanden und eingeschätzt werden können. Es ist außerdem hilfreich im Selbstmanagement sowie bei Mitarbeiterführung, Teamarbeit und Kommunikation. Insbesondere jedoch besteht Kritik wegen unzureichender Validierung, weil Erkenntnisse aus der Persönlichkeitsforschung nicht berücksichtigt und eingearbeitet werden. Es wird auch betont, dass der praktische Nutzen derartiger Typologien nicht im Verhältnis zu deren Popularität steht. Das DISG-Modell wird im Coaching insbesondere zur Selbstreflexion empfohlen. Für die Auswahl von Personal ist es nicht geeignet [9]. In der Medizin und in der psychiatrischen Krankheitslehre spielt es keine Rolle.

In der psychiatrischen Krankheitslehre sind vielmehr Psychopathologie und die Struktur der Persönlichkeit Gegenstand der Untersuchungen (s. Kap. 27). Ist die Struktur der Persönlichkeit stark eingeschränkt, spricht man von einer Persönlichkeitsstörung. Bei einer Persönlichkeitsstörung sind die Merkmale der Persönlichkeit so stark beeinträchtigt, dass Leidenszustände und Konflikte entstehen, entweder für die Betroffenen selbst oder für das Umfeld.

41.2 Burnout

Seit mehreren Jahrzehnten hat das Thema Burnout im Leistungssport zunehmendes Interesse geweckt. Die Anzahl von Burnout-Studien im Sport ist beständig gestiegen [10, 11]. Es sind v. a. Studien zu Burnout bei Trainern zu finden.

Der Begriff Burnout spiegelt die leistungsbedingte Verausgabung eines Menschen wider. Er greift das Gefühl auf, in Arbeit und Leben die persönliche Kontrolle (aufopferungsvoll) zu verlieren und darüber hinaus nur schwer das Tempo (in einer von Beschleunigung dominierten Welt) mitgehen zu können. Der Psychoanalytiker Herbert J. Freudenberger prägte 1974 erstmals den Begriff Burnout. Er verstand hierunter einen stressvoll erlebten Gefühlszustand der Erschöpfung, der aus einer Auseinandersetzung mit äußeren und inneren Anforderungen im beruflichen Alltag resultiert. Er intendierte keineswegs die Einführung einer neuen psychischen Erkrankungskategorie. Maslach und Jackson [12] erweiterten das ursprüngliche Burnoutkonzept zu einem allgemeinen arbeits- und organisationspsychologischen Konzept. Sie hoben drei grundlegende Dimensionen hervor: emotionale Erschöpfung, Zynismus und Depersonalisation sowie Leistungsunzufriedenheit.

Emotionale Erschöpfung entsteht, wenn Menschen in ihren Berufen hohe emotionale Belastungen erfahren. Sie investieren viel Arbeit, ernten aber verhältnismäßig wenig Anerkennung und Erfolgserlebnisse. Die zweite Dimension Zynismus und Depersonalisation entwickelt sich als Schutz- und Abwehrfunktion, um die (über-)fordernde Aufgabe abzuwerten und sich zu distanzieren, gegebenenfalls auch mit Verbitterung über vorherrschende Arbeitsbedingungen. Daraus ergibt sich eine verringerte Arbeitsleistung, das Erleben von Misserfolg und Leistungsunzufriedenheit [13]. Belastende exogene Faktoren sind (arbeits-)umweltbedingt wie eine unbefriedigende Aufwands-Ertrags-Balance. Darüber hinaus wirkt eine persönliche Disposition begünstigend. Dazu gehören Perfektionismus und die Unfähigkeit zur Abgrenzung.

Das Maslach-Burnout-Inventar (MBI) ist das weltweit am häufigsten in Studien eingesetzte Messverfahren zur Bestimmung des Schweregrades von (arbeitsplatzbezogenen) subjektiven Beschwerden. Daneben bestehen aber auch noch zahlreiche andere Burnout-Skalen, die insgesamt ca. 130 unterschiedliche Symptome und Beschwerden unter dem derzeitigen Burnout-Konzept vereinen. Konzeptuell bleibt ungeklärt, welche Haupt- und Nebensymptome für das Vorliegen von Burnout erfüllt sein müssen, und auch wie einzelne Schweregrade der primär subjektiv vorgetragenen Beschwerden zu definieren sind. Burnout ist keine eigenständige Diagnosekategorie und kommt in den psychiatrischen Klassifikationssystemen der Medizin (DSM-5 und ICD-10) als solche nicht vor [14]. In der ICD-10 kann Burnout bei Faktoren, die den Gesundheitszustand beeinflussen und zur Inanspruchnahme des Gesundheitswesens führen, kodiert werden. Dementsprechend kann damit das Syndrom markiert werden, ohne eine definierte Störung oder Erkrankung abzubilden. So können im Code Z.73 „Probleme verbunden mit Schwierigkeiten bei der Lebensbewältigung" vermerkt und „Burnout gleichbedeutend mit Zustand der totalen Erschöpfung" unter Z.73.0 speziell erfasst werden, auch wenn keine andere psychische Erkrankung diagnostizierbar ist [14]. Ein Consensus Statement der DGPPN differenziert Burnout als längerfristige Arbeitsüberforderung ohne diagnostischen Status einer Krankheit nach der ICD-10, aber als problemorientierten Risikozustand mit arbeitsbezogenem subjektivem Leiden. Darüber hinaus werden auch Burnout-

Beschwerden als Auslöser psychischer oder somatischer Erkrankungen und Burnout-Beschwerden als integrale oder frühe Symptome psychischer oder somatischer Krankheiten differenziert [15].

Das Kardinalsymptom von Burnout, die anhaltende emotionale Erschöpfung mit anhaltender Müdigkeit, ist der bedeutende erkrankungsrelevante Faktor bei Burnout, diagnostisch jedoch unspezifisch. Das Symptom kann im Einzelfall mehreren psychischen und auch körperlichen Erkrankungen gleichermaßen zugeordnet werden:

Depressive Störungen (s. Kap. 21): Sind die diagnostischen Kriterien einer Depression erfüllt, sollte die Diagnose auch gestellt und nicht weiter als Burnout fälschlich etikettiert werden. Das ist auch eine wesentliche Voraussetzung dafür, die Indikation für eine pharmakologische und psychotherapeutische Behandlung zu stellen. Differenzialdiagnostisch ist eine Dysthymie abzugrenzen, eine über mehrere Jahre anhaltende Verstimmung, die in ihrer Intensität variieren kann und mit teilweise erheblichem subjektivem Leiden sowie psychosozialen Behinderungen einhergeht. Auch bei einer atypischen Depression (Dysphorie, erhaltene Stimmungsreagibilität auf positive Ereignisse, Hyperphagie, Hypersomnie, bleiernes Schweregefühl in Armen und Beinen, gesteigerte interpersonelle Empfindlichkeit und Kränkbarkeit) oder einer saisonal bedingten Depression (große Überlappung zur atypischen Depression ohne besondere Empfindlichkeit gegenüber Kritik oder Ablehnung) kann das Symptom der emotionalen Erschöpfung ganz im Vordergrund stehen. Insbesondere auch hinsichtlich einer bipolaren Depression sind differenzialdiagnostische Abgrenzungen anzustellen (s. Kap. 18).

Neurasthenie: Anhaltende und quälende Klagen über gesteigerte Ermüdbarkeit nach geistiger Anstrengung oder Klagen über körperliche Schwäche und Erschöpfung nach geringsten Anstrengungen sollten differenzialdiagnostisch auch an eine Neurasthenie denken lassen. Kennzeichen können auch eine mangelnde Fähigkeit oder Effektivität bei der Bewältigung täglicher Aufgaben sein, Reizbarkeit, Freudlosigkeit, allgemeine Unsicherheit, Sorge über abnehmendes Wohlbefinden, begleitet von zwei oder mehr der folgenden Symptome: Muskelbeschwerden und -schmerzen, Schwindel, Spannungskopfschmerz, Schlafstörungen, Unfähigkeit, sich zu entspannen, Reizbarkeit und Dyspepsie. Die autonomen und psychischen Symptome sind nicht anhaltend und schwer genug, um eine spezifische Erkrankung in der Klassifikation zu erfüllen. Die Symptome sind nicht durch das Vorhandensein organischer psychischer Erkrankungen, einer depressiven Störung oder einer Angststörung zu erklären (s. Kap. 23). Entscheidende Kennzeichen sind Ermüdbarkeit und Schwäche sowie Sorge um eine verminderte geistige und körperliche Leistungsfähigkeit.

Anhaltende emotionale Erschöpfung mit anhaltender Müdigkeit kann unspezifisch auch im Rahmen folgender psychischer Erkrankungen auftreten (s. Teil V):

- Angststörungen,
- somatoforme Störungen,
- funktionelle Körpersyndrome,
- körperliche Erkrankungen.

In der Medizin sind differenzierte Untersuchungen und eine leitlinienorientierte Diagnostik erforderlich, um entsprechend fachgerecht behandeln zu können. Trainer sind oftmals belastet durch Stress und Druck. Daher ist auch die Reflektion von Beanspruchungen und Belastungen zur Prävention und Früherkennung von psychischen Erkrankungen sinnvoll. Diese kann im Rahmen einer sportpsychiatrischen und -psychotherapeutischen Begleitung erfolgen und durch psychologische Messungen zur Erholungs-Beanspruchungs-Diagnostik ergänzt werden [16, 17]. In einer Studie wird diesbezüglich grundsätzlich unterschieden zwischen hoch beansprucht und niedrig erholt, hoch beansprucht und hoch erholt, niedrig beansprucht und niedrig erholt sowie niedrig beansprucht und hoch

Tabelle 41-4: Burnout-Präventions-Fragebogen für Trainer (BPF-Trainer)

Dimensionen	Skala
Prä-Burnout	Übermüdung, somatische Beanspruchung, gestörte Pause, gestörte Freizeit
Ressource	Soziale Erholung, somatische Erholung, allgemeine Erholung, Schlaf, In-Form-sein
Burnout	Allgemeine Beanspruchung, emotionale Beanspruchung, soziale Beanspruchung, emotionale Erschöpfung, Sinnverlust, Amotivation

erholt. Bei hoch beanspruchten und niedrig erholten Trainern treten deutlich höhere Burnout-Werte auf. Dahingegen scheinen niedrig beanspruchte und hoch erholte Trainer am wenigsten burnoutgefährdet zu sein [18]. Mit dem Burnout-Präventions-Fragebogen für Trainer (BPF-Trainer) können Beanspruchungen und Belastungen frühzeitig erkannt und entsprechend vorgebeugt werden. In drei Dimensionen werden Beanspruchungen und Belastungen bei Trainern erfasst (Tabelle 41-4).

Ein Prä-Burnout, beispielsweise hervorgerufen durch anhaltende Übermüdung, dient der Früherkennung. Ressourcen helfen, um möglichen Beanspruchungen entgegenzuwirken und Erholungsstrategien zu entwickeln. Die Burnout-Skala dient zur Erfassung der Belastung.

In einer Studie über die psychischen Belastungen von Fußballtrainern konnte gezeigt werden, dass erholungsrelevante Phasen im Laufe einer Saison besonders entscheidend sind, also die Wochen während der Winter- und der Sommerpause. Es ist ebenso wichtig, langfristig wirksame Ressourcen aufzubauen, auf die im entsprechenden Fall zurückgegriffen werden kann [19].

Tabelle 41-5: Dimensionen und Funktionen im Burnout-Präventions-Fragebogen für Trainer (BPF-Trainer)

Dimensionen	Funktion
Prä-Burnout	→ Früherkennung
Ressourcen	→ Erholungsstrategien
Burnout	→ Erfassung der Belastung

Zusammenfassend ist zu sagen: Beanspruchung braucht Erholung. Es ist hilfreich zu wissen, wie man sich erholen kann. Erholung ist individualspezifisch und langfristig zu planen. Hilfreich sind die bewusste Auseinandersetzung mit dem Thema Erholung sowie die Kenntnis entsprechender Möglichkeiten. Zielführend ist eine Balance zwischen Beanspruchung und Erholung.

Regeneration und Erholung ist für Trainer und Sportler essenziell (s. Kap. 20). Ein Erfassen der Belastungs- und Erholungsphasen von Sportlern ist hilfreich, um Erkrankungen vorzubeugen und sie früh zu erkennen. Eine medizinische Frühintervention ist nur möglich, wenn im Anfangsstadium die Indikation für eine Behandlung gestellt wird. Auch im Rahmen einer laufenden Betreuung ist ein Wissen um die Ursachen hilfreich. Nicht zuletzt mindert es für alle Beteiligten – insbesondere auch für die Trainer – den Leistungsdruck, wenn die sportlichen Ziele unter den neuen Rahmenbedingungen angepasst werden.

Raedeke [20] stuft das Athleten-Burnout als ein multidimensionales Syndrom ein, welches durch emotionale und körperliche Erschöpfung, Abwertung des Sports und sportliche Leistungsunzufriedenheit charakterisiert wird [21]. Weil der Sportbereich nicht eins zu eins mit den arbeitsbezogenen Problematiken eines Betriebes zu vergleichen ist, hat Raedeke [20] die zugrundeliegenden Dimensionen umgedeutet: An Stelle der Dimension Zynismus und Depersonalisation tritt eine Abwertung des Sports bei vermindertem Leistungsstreben. Bei anhaltenden Beschwerden entwickelt der Sportler eine nega-

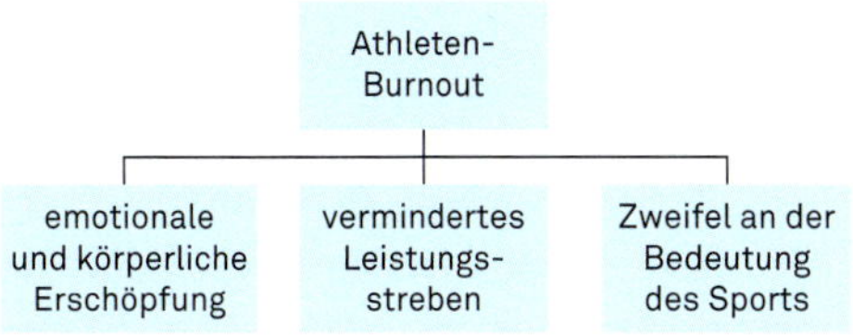

Abbildung 41-2: Athleten-Burnout, Darstellung Raedeke [21].

tive Haltung gegenüber dem Sport und distanziert sich schließlich emotional von ihm [22, 23]. Darüber hinaus ergänzt Raedeke [20] den Faktor emotionale Erschöpfung mit der körperlichen Komponente, da die körperliche Anstrengung im Sport eine wesentliche Rolle spielt. Mit einer sportlichen Leistungsunzufriedenheit entstehen Zweifel an der Bedeutung des Sports (s. Abbildung 41-2).

Eine etwas allgemeinere Definition für das Athleten-Burnout stammt von Smith [24]. Demnach handelt es sich um einen psychologischen, emotionalen und körperlichen Rückzug aus dem einst „geliebten" Sport, als Resultat zu hoher Belastungen. Bei den allgemein unspezifischen Symptomen des Burnout-Syndroms ist frühzeitig eine differenzierte sportpsychiatrische Diagnostik anzustreben, um entsprechende Krankheitsbilder anhand von gültigen Klassifikationssystemen der Medizin leitliniengerecht zu diagnostizieren und rechtzeitig behandeln zu können (s. Kap. 6).

In seltenen Fällen kann ein Trainer auch psychopathischen Strukturen ausgesetzt sein, beispielsweise von Seiten des Vorstandes eines Vereins. Im Rahmen dessen können durchaus erhebliche Schwierigkeiten auftreten.

Fallbeispiel 2: Fußballtrainer (32 Jahre)

Ein 32-jähriger Fußballtrainer wird wegen sportlicher Erfolgslosigkeit mit einer U19-Mannschaft zwei Spieltage vor Ende der Vorrunde entlassen. Er entwickelt vorübergehend eine Anpassungsstörung mit kurzer depressiver Reaktion. Bei näherer Betrachtung zeigen Führungskräfte im Verein deutliche Kennzeichen von Psychopathie. Es kommt es zu einer massiven Fluktuation von Trainer- und Funktionsstellen: Innerhalb eines Jahres verlassen mehr als 20 Trainer- und Funktionsstellen den Verein. Die depressive Reaktion des betroffenen Trainers remittiert verhältnismäßig rasch. Der Trainer bekommt mehrere Angebote und kann bereits 2 Monate nach seiner Entlassung eine neue Stelle in einem anderen Verein antreten.

Psychopathie

Psychopathie bezeichnet eine schwere Störung der Persönlichkeit, die bei Betroffenen mit dem weitgehenden Fehlen von Empathie, sozialer Verantwortung und Gewissen einhergeht. Von Psychopathie Betroffene sind auf den ersten Blick mitunter sehr charmant und verstehen es, oberflächliche Beziehungen herzustellen. Sie neigen jedoch zur Darstellung der Unwahrheit und können dabei äußerst manipulativ sein, insbesondere um persönliche Ziele zu verfolgen. Psychopathie geht häufig mit antisozialen Verhaltensweisen einher. In den psychiatrischen Klassifikationssystemen DSM-5 und ICD-10 ist Psychopathie als Diagnose nicht enthalten. Häufig kann jedoch die Diagnose einer dissozialen oder antisozialen Persönlichkeitsstörung gestellt werden, mitunter auch andere Persönlichkeitsstörungen als Komorbidität (narzisstisch, emotional instabil). Die allgemeine Prävalenz der Psychopathie liegt bei weniger als 1 % [25].

Anpassungsstörungen

Eine Anpassungsstörung ist eine Reaktion auf ein belastendes Ereignis, im Rahmen dessen depressive Reaktionen oder auch Störungen des Sozialverhaltens auftreten können (s. Kap. 19). Eine Anpassungsstörung tritt auf, wenn neue Belastungen nur schwer zu akzeptieren sind oder Betroffene sich an eine neue Lebenssituation nicht adäquat anpassen können. Eine Anpassungsstörung ist gekennzeichnet durch ein ausgeprägtes Gefühl subjektiver Betroffenheit sowie emotionaler Beeinträchtigung. Soziale Beziehungen und Leistungsfähigkeit sind vorübergehend eingeschränkt. Betroffene können einen hohen Leidensdruck entwickeln.

Auslösende Belastungen sind beispielsweise berufliche Konflikte, juristische Auseinandersetzungen, Arbeitsplatzverlust oder auch familiäre Probleme, finanzielle Schwierigkeiten, körperliche Erkrankungen oder Krankheits- und Todesfälle in der Familie oder im Bekanntenkreis. Entscheidend für die Entstehung einer Anpassungsstörung ist das subjektive Erleben der Belastung in Verbindung mit Überschreitung der individuellen Belastungsgrenze sowie der zur Verfügung stehenden Ressourcen und Bewältigungsstrategien.

Trainer sind in der Regel Erfolgsdruck ausgesetzt und müssen bei ausbleibendem Erfolg damit rechnen, entlassen zu werden. Anhaltender Druck und als Überforderung erlebter dauerhafter Stress, Frustrationen und Kränkungen bei Misserfolg sind begünstigend für die Entwicklung von Erkrankungsbildern. Als belastender Faktor kann bei Trainern ein ausgeprägter Perfektionismus hinzukommen, darüber hinaus auch ein ungesunder Lebenswandel. Mangelnde berufliche Alternativen können ebenfalls als Belastungsfaktor hinzukommen.

Trainer selbst sind oft ehemalige aktive Leistungssportler und haben gelernt, im Wettkampf mentale Stärke zu zeigen. Diese zeichnet sich durch Willensstärke aus, gepaart mit Selbstdisziplin und Durchhaltevermögen sowie dem Vermögen, Leistung dann abzurufen, wenn es um etwas geht, und dabei trotzdem ruhig und gelassen zu bleiben, fokussiert und hochkonzentriert. Ungeachtet dessen kann eine psychische Vulnerabilität bestehen oder auch eine psychische Erkrankung. Betroffene haben vielleicht jahrelang an ihrer Wettkampfpersönlichkeit gearbeitet und womöglich Einschränkungen ichstruktureller Funktionen nicht gleichermaßen weiterentwickelt, sodass sie sich in alltäglichen Situationen vielleicht eher belastet, überfordert oder angegriffen fühlen. Grundsätzlich ist es wichtig, zwischen mentaler Stärke und psychischer Gesundheit zu unterscheiden. Mentale Stärke darf nicht mit psychischer Gesundheit gleichgesetzt werden [26]; (s. Kap. 3).

Im Leistungssport ist es gang und gäbe, die eigenen Grenzen der psychischen Belastbarkeit zu verleugnen ebenso wie das Auftreten von körperlichen Schmerzen. Die Entstehung von psychischen Erkrankungen wird dadurch begünstigt. Die Sportpsychiatrie und -psychotherapie als medizinische Disziplin kann helfen, solche Zusammenhänge im Leistungssport zu erkennen und in Ergänzung von bereits bestehenden unterstützenden Strukturen zu bearbeiten. Es geht darum, psychische Beschwerden und Erkrankungen nicht nur bei Sportlern, sondern auch bei Trainern frühzeitig zu identifizieren und fachgerecht zu behandeln. Langfristig kann eine sportpsychiatrisch-psychotherapeutische Begleitung auch zur Verbesserung der Leistungen führen. Eine sportlich erfolgreiche Karriere ist auf lange Sicht in der Regel nur bei stabiler psychischer Gesundheit möglich ist. Darüber hinaus können dadurch vorzeitige Karriereabbrüche, Krisen und menschliche Katastrophen verhindert werden.

41.3 Kompetenzorientierung in der Trainerbildung

Der Kompetenzbegriff wird in der Bildungswissenschaft seit den 1960er Jahren diskutiert. Einen besonderen Aufschwung erlebte er Anfang der 2000er Jahre mit dem Aufkommen der internationalen Schulvergleichsstudien PISA (Programme for International Student Assessment) und TIMMS (Trends in International Mathematics and Science Study). Als Konsequenz der Unzufriedenheit mit dem Abschneiden erfolgte in einigen Ländern ein Umdenken in der Gestaltung von Bildungsprozessen. Zentrales Element der neuen Lernkultur ist die sogenannte Output- bzw. Outcome-Orientierung, die eine vorher bestehende Inhaltszentrierung abgelöst hat [27]. An Stelle inhaltlicher Vorgaben (Input) sollen zu erwerbende Kompetenzen der Lernenden (Output) im Fokus stehen.

Die modernen Rahmenrichtlinien orientieren sich an der klassischen Kompetenztrias von Roth [28], bestehend aus Sach-, Selbst- und Sozialkompetenz. Im Verlauf hat sich ein Diskurs entwickelt, der darauf abzielt, Kompetenz nicht nur konzeptionell begründbar, sondern auch empirisch überprüfbar zu machen.

Weiter ausdifferenziert wird die Kompetenztrias von Schaper [29] wie folgt definiert:

- Selbstkompetenz (persönlich-charakterliche Grundfähigkeiten wie z. B. moralische Urteilsfähigkeit oder Leistungsbereitschaft)
- Sach- und Methodenkompetenz (allgemeine kognitive Leistungsfähigkeit wie z. B. Problemlösungsfähigkeit oder Abstraktionsfähigkeit)
- Sozialkompetenz (kommunikative und kooperative Fähigkeiten)

Die Kompetenzorientierung hat auch Eingang in die Trainerbildung gefunden. Spätestens 2005 hat die deutsche Sportpraxis mit den Rahmenrichtlinien zur Qualifizierung (RRL) im Bereich des Deutschen Sportbundes (DSB) [30] die Weichen auf Kompetenzorientierung gestellt. In den Richtlinien heißt es, dass Handlungskompetenz Sozialkompetenz, Fachkompetenz, Methoden- und Vermittlungskompetenz sowie strategische Kompetenz einschließe. Der Kompetenzdiskurs in Sport- und Bildungswissenschaft werde fortentwickelt, sowohl konzeptionell-theoretisch als auch empirisch [31] auf Grundlage des allgemeinen Kulturwandels in der Bildungsarbeit: Orientierung am Lerngewinn und weniger an den zu vermittelnden Lerninhalten (from input to outcome) sowie weniger an Lehrprozessen als an Lernprozessen (from teaching to learning).

Kritik am Kompetenzansatz besteht im Rahmen von unscharfen Kategorien. Kompetenzbereiche können bislang nicht überschneidungsfrei operationalisiert werden. Operationalisierte Systeme aus der Medizin könnten vielleicht entsprechend modellierend Einfluss finden. Tabelle 41-6 und Tabelle 41-7 geben Übersicht über eine Auswahl zentraler Literatur aus der Trainerbildungsforschung.

Der Erwerb von Kompetenz ist ein zentrales Thema in der Trainerbildungsforschung und in der Praxis. Die Fragen nach einheitlichen Kompetenzbereichen mit theoretischer Fundierung und empirischer Überprüfbarkeit sowie die Konkretisierung auf spezifische Anforderungssituationen sind Gegenstand von Untersuchungen. Kompetenz soll weiter kategorisiert und präzisiert werden.

Kompetenzorientierung in der Trainerbildung mit Anschluss an eine wissenschaftliche, institutionelle und politische Bildungsdiskussion ist Gegenstand der Entwicklungen. Entsprechend erfolgt auch Orientierung an kompetenzorientierten Zielen in der Trainerqualifizierung von der C-Lizenz bis hin zum Diplom-Trainer.

Mit einem Entwurf zur Kompetenzorientierung im Sport (EKSpo) wird die fachspezifische Grundlage für eine methodisch-didaktische Konzeption sowie empirische Analyse von kompetenzorientierten Prozessen und deren Wirkung zur Verfügung gestellt (Qualitätsentwicklung und Qualitätsprüfung), auf der Grundlage eines bildungswissenschaftlichen Kompetenzdiskurses [31]. In der Bildungswissenschaft werden Kompetenzen von Weinert [38] als „kognitive Fähigkeiten und Fertigkeiten“, „motivationale, volitionale und soziale Bereitschaften und Fähigkeiten, die Problemlösungen in variablen Situationen [...] nutzen können“ definiert.

Der EKSpo soll den sportlichen Alltag als zentralen Ausgangspunkt zur Modellentwicklung nehmen, außerdem entsprechend den aktuellen sportwissenschaftlichen Kenntnisstand als zentrale handlungsleitende Grundlage von spezifischer Kompetenz berücksichtigen. Es sollen jedoch auch Werthaltungen, Motivation und Selbstregulation Einfluss finden.

Nach dem Kompetenzmodell des DOSB sollen Trainer im Bildungswesen stufenweise Kompetenzen entwickeln, um die vielfältigen

Tabelle 41-6: Arbeiten zu untersuchten Kompetenzbereichen nach Ptack 2018 [37]

Autor, Jahr, Titel	Themen	Kompetenzbereiche
Borggreve, 2006 [32] Sozialkompetenz von Trainern und Trainern im Spitzensport	Entwicklung eines kommunikationstheoretischen Modells zur Sozialkompetenz von Trainern im Spitzensport	Sozialkompetenz
Behm, 2008 [33] Leistungssport-Pädagogik: Sportpädagogische Ansätze für eine neue Lehr- und Lernkultur	Leistungssportpädagogik (Habilitationsschrift); u.a. Anforderungen und Kompetenzen des Trainers	Fach-, Methoden- bzw. fachlich-methodische Kompetenz, soziale bzw. sozialkommunikative Kompetenz, pädagogische-, temporale- und Selbstkompetenz
Blumhoff, 2009 [34] Soziale Kompetenzen von Fußballtrainern	Entwicklung eines Modells zur Sozialkompetenz von Fußballtrainern	Sozialkompetenz
Apitzsch, 2012 [35] Kompetenzprofile von Trainern und Sportmanagern im Leistungssport	Erstellung von Kompetenzprofilen für Sporttrainer und -manager mit Hilfe von KODE®X	Anlehnung an Roth (1971). Handlungskompetenz = Fach- und Methodenkompetenz, soziale Kompetenz, personale Kompetenz, Aktivitäts- und Handlungskompetenz
Kaß, 2013 [36] Die Trainertätigkeit im Profifußball: Eine multimethodale Anforderungsanalyse zur Optimierung des Fußball Lehrer-Lehrgangs	Prüfung des Kompetenzansatzes der DFB-Fußball-Lehrer-Ausbildung	Ausgehend von Praxismodell (Wormuth, 2008): Fachkompetenz, Vermittlungskompetenz, Sprachkompetenz, Sozialkompetenz, Medienkompetenz, Führungskompetenz, Netzwerkkompetenz, Ich-Kompetenz

Tabelle 41-7: Kategorien von Sozialkompetenz in verschiedenen Arbeiten [37]

Apitzsch 2012 [35]	Blumhoff 2009 [34]	Borggrefe 2006 [32]
Kommunikationsfähigkeit	Kommunikationsfähigkeit	Kommunikationsfähigkeit
Kooperationsfähigkeit	Kooperations- und Teamfähigkeit	Kooperationsfähigkeit
Konfliktlösungsfähigkeit	Konfliktfähigkeit	Teamfähigkeit
Beratungs- und Coachingfähigkeit	Reflexionsfähigkeit	Empathie
Problemlösungsfähigkeit	Offenheit	
Integrationsfähigkeit	Prosozialität	
Beziehungsmanagement	Grundhaltung	
Sprachgewandtheit	Empathie	

Anforderungen bewältigen zu können. Entsprechend soll Wissen und Können vermittelt werden, verbunden mit den EKSpo-Inhalten (sportwissenschaftliches und sportdidaktisches Wissen) sowie den RRL (Fachkompetenz, Methoden-/Vermittlungskompetenz, personale/sozial-kommunikative Kompetenz). Neben grundlegenden Aspekten wie Werte, Haltungen und Überzeugungen, soll insbesondere sportwissenschaftliches Wissen, methodisch-didaktisches Wissen und sozial-kommunikatives Wissen vermittelt werden (s. Abbildung 41-3).

In einem Kompetenzmodell, in dem insbesondere sozial-kommunikatives und sportwissenschaftliches Wissen vermittelt werden soll, wäre es zweckmäßig, auch sportpsychiatrisch-psychotherapeutische Kenntnisse zu behandeln. Das kann Hintergründe von zwischenmenschlichen Interaktionen betreffen und darüber hinaus das Wissen um konkrete (sportartspezifische) Erkrankungsbilder.

In Hinsicht auf die Komplexität der Erkrankungen sowie der unterschiedlich zugrunde liegenden Erkrankungsmodelle und Klassifikationssysteme sowie einer geforderten leitlinienorientierten Diagnostik ist in der Praxis das Hinzuziehen entsprechender Expertise unabdingbar.

In Betrachtung der gegenwärtigen Praxis sind Sportpsychiatrie und -psychotherapie im Leistungssport noch nicht flächendeckend verankert (s. Kap. 3). Sportpsychiatrie und -psy-

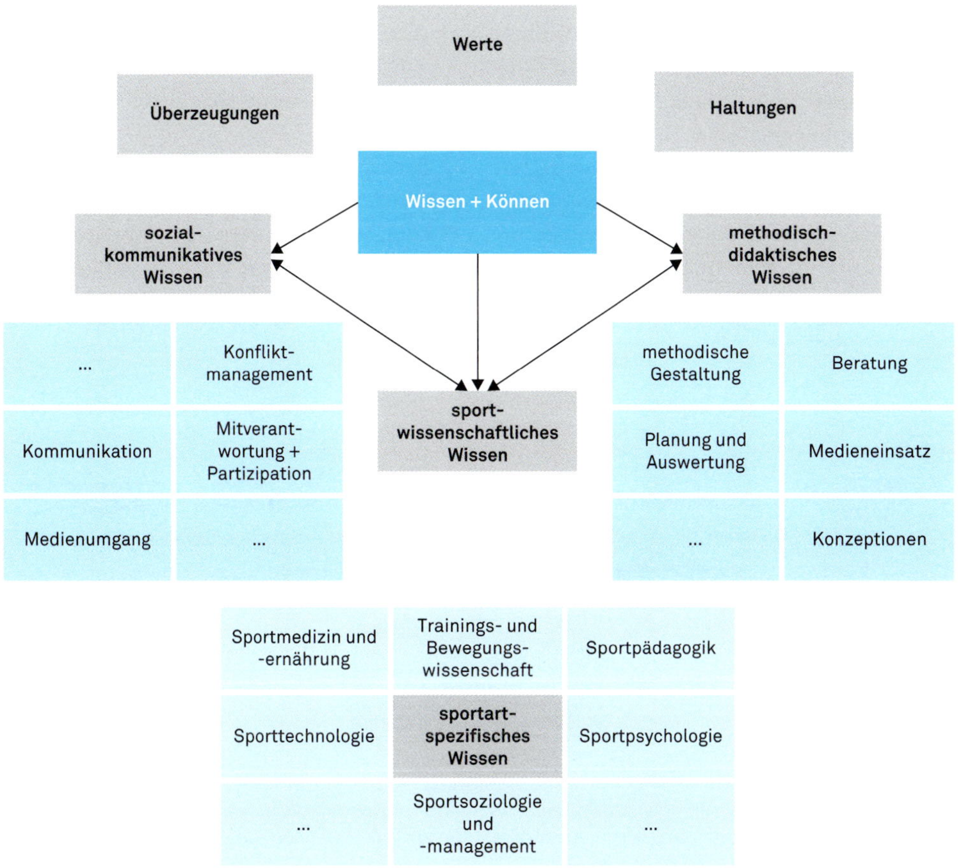

Abbildung 41-3: Wissensbereiche zu Kompetenzen von Trainern, Darstellung Sygusch et al. [31].

chotherapie sollte im Leistungssport jedoch zur Erhaltung und Wiedererlangung der psychischen Gesundheit vorgehalten werden. Gerade im Trainerbereich kann entsprechende Begleitung insbesondere zur Prävention und Früherkennung von psychischen Beschwerden und Erkrankungen (auch in Hinsicht auf die Sportler) eingesetzt werden. Zudem ist die Förderung von zwischenmenschlichen Fähigkeiten und von Wissen, wie gegebenen psychosozialen Anforderungen funktional nachgekommen werden kann, Bereiche sportpsychiatrischer und psychotherapeutischer Begleitung. Insgesamt wird unterdessen auch die Förderung von Leistung und Erfolg unterstützt.

41.4 Schiedsrichter (Ausblick)

Schiedsrichter haben die Aufgabe, Wettkämpfe zu leiten und für die Einhaltung der Regeln zu sorgen. Sportler und Trainer hingegen wollen möglichst erfolgreich sein. Dabei entsteht ein Spannungsfeld, dessen sich alle Beteiligten bewusst sein müssen. Von den Verbänden und Kommissionen werden die Schiedsrichter angehalten, die Regeln möglichst konstruktiv auszulegen, um den Wettkampf möglichst positiv zu beeinflussen [39].

Noch vor einigen Jahren sollten Schiedsrichter so weit wie möglich unauffällig agieren. Heute dagegen sollen sie eher aktive Spielleiter sein, denen es obliegt, Spielvorgänge einzuordnen, abzuwägen, Abläufe zu koordinieren, bei Konflikten zu moderieren und möglichst auf Augenhöhe zu schlichten. Moderne Schiedsrichter antizipieren im Idealfall Aktionen, erkennen Probleme frühzeitig und steuern rechtzeitig. Sie können ein Spiel „lesen" und den Spielcharakter richtig einschätzen, um dies dann in die Entscheidungen angemessen einzubringen.

Neben dem Regelwerk, das möglichst konstruktiv und mit klarer Linie ausgelegt werden soll, ist für Schiedsrichter auch die Akzeptanz als Spielleiter ein wichtiger Faktor, der vorausgesetzt wird und in Bewertungen durch das Schiedsrichterwesen und die Öffentlichkeit mit eingeht. Hierzu ist durchaus Führungskompetenz und -wissen erforderlich, aus dem ein respektvoller Umgang der Beteiligten miteinander hervorgehen soll.

Bei all diesen Anforderungen stehen die Schiedsrichter unter einem enormen Druck. Werden wie heutzutage alle Entscheidungen überdies in den Medien auch öffentlich diskutiert und kommentiert, entsteht noch mehr Druck. Außerdem werden Schiedsrichter durch

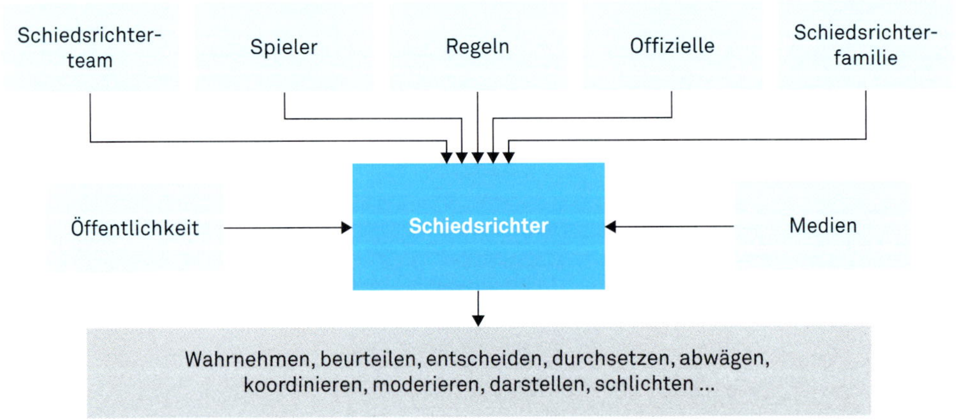

Abbildung 41-4: Einflussfaktoren auf die Schiedsrichteraufgaben heute, Darstellung Fröhlich [39].

moderne Technik und Kommunikation heute mit detaillierten Informationen über ihre Entscheidungen unmittelbar konfrontiert, sodass direkt kritische Bewertungen und Fragen daraus hervorgehen können. Die Schiedsrichter bewegen sich dabei vollkommen im Mittelpunkt. Geraten wird ihnen, möglichst offen, ehrlich und v.a. auch klug aufzutreten.

Im Fußball besteht noch ein weiteres Spannungsfeld, weil es bis in die höchsten Ligen üblich ist, dass sich Spieler, Trainer und Funktionäre lautstark über Entscheidungen der Schiedsrichter beschweren oder manchmal sogar auch abfällige Gesten zeigen. Ehemalige Spieler, die als Experten in den Medien auftreten, nehmen hierbei die Akteure in Schutz und sagen, dass dies normal sei, bei dem Druck, der auf den Beteiligten laste. Ein Schiedsrichter, der die Regeln dabei konsequent auslegt, gilt als unangemessen streng und mit weniger Fingerspitzengefühl befähigt. Zu berücksichtigen ist, dass die Schiedsrichter in solchen Situationen selbst enorm unter Druck stehen und im Stadion auch erhebliche Spannung und feindselige Stimmung aufkommen kann. Im Amateursport geschieht es sogar, dass Schiedsrichter tätlich angegriffen werden. Daher gibt es unzählige Kampagnen gegen „Schiri-Gewalt" und für einen fairen Umgang mit den Schiedsrichtern. Dem Berufssport wird hier eine Modell- und Vorbildfunktion zugewiesen.

In einigen anderen Sportarten wird hingegen größter Wert auf angemessenes Verhalten gegenüber dem Schiedsrichter gelegt. Es gilt der Kodex, dass Entscheidungen grundsätzlich nicht kommentiert oder kritisiert werden. Undenkbar wäre es, den Referee zu bedrängen oder gar anzugreifen. Es stellt sich die Frage, warum das nicht auch im Fußball so ist. Außer Frage steht, dass das Produkt Fußball und die Medien ein interessantes Thema weniger hätten.

Unterstützt werden Schiedsrichter im Schiedsrichterwesen durch Ausbildung und Coaching.

Im Fokus stehen dabei:

- Regelwerk,
- Antizipation,

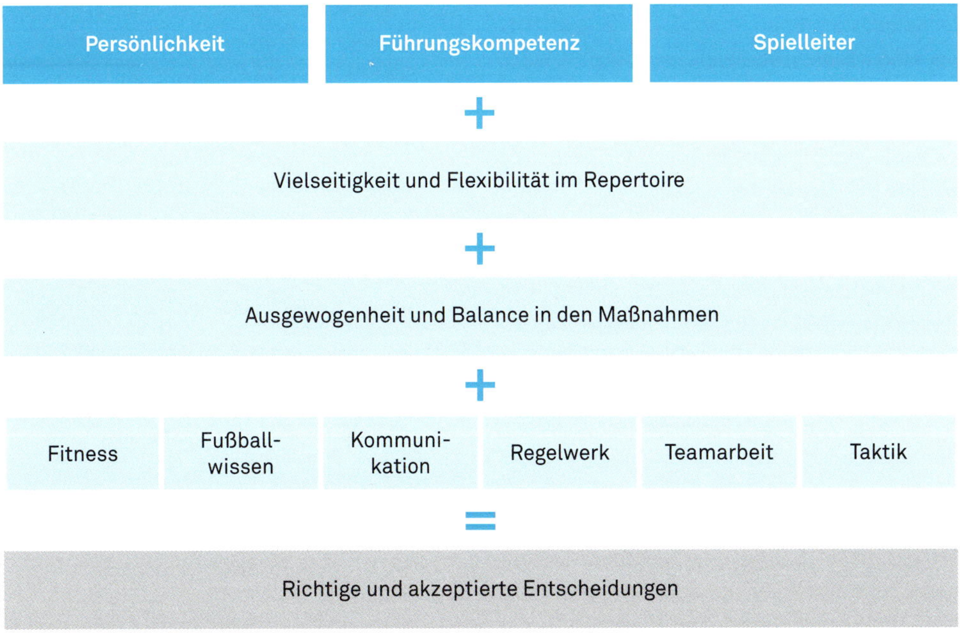

Abbildung 41-5: Der Weg zur Akzeptanz des Schiedsrichters, Darstellung Fröhlich [39].

- Ermessensspielraum,
- Vorbereitung und Strategie,
- sportartspezifische Entwicklungen,
- Präsenz,
- Kommunikation,
- Arbeit im Team und
- Fitness.

Das deutsche Schiedsrichterwesen im Fußball hat einen Weg zur Akzeptanz formuliert (s. Abbildung 41-5).

Da die Schiedsrichter bei ihren Entscheidungen trotz bester Ausbildung, Vorbereitung und engmaschigem Coaching auch menschlichem Irrtum unterliegen, sollte der offene und klare Umgang mit Fehlern zum Repertoire eines Schiedsrichters gehören, insbesondere auch, um die Akzeptanz bei Spielern, Trainern und dem Publikum zu erhöhen. Das Verhalten der Akteure dabei zu beobachten, ist ein Aspekt, der das Spiel auch wieder ein Stück weit mehr interessant machen kann.

Der prominente Fall von Babak Rafati zeigt jedoch, wie schwerwiegend und dramatisch sich Druck auch auf einen Schiedsrichter auswirken kann. Babak Rafati ist ein internationaler Schiedsrichter im Fußball, der im Jahr 2011 vor einem Bundesligaspiel einen Suizidversuch unternahm. Das Spiel musste deshalb kurzfristig abgesagt werden.

Babak Rafati hat iranische Wurzeln und machte sich als erster Bundesligaschiedsrichter mit Migrationshintergrund einen Namen. Seit 2005 pfiff er in der 1. Bundesliga, drei Jahre später auch international als FIFA-Schiedsrichter. Im Jahr 2010 beginnen Probleme. Rafati trifft auf dem Platz gravierende Fehlentscheidungen. Er steht dazu, vermisst jedoch die Unterstützung einer neu eingesetzten Führung der Schiedsrichterkommission. In den Medien wird er von Spielern wiederholt zum schlechtesten Bundesligaschiedsrichter gewählt. Fans beschimpfen ihn. Es folgt eine Nichtberücksichtigung bei internationalen Spielen. Rafati fühlt sich hintergangen und ohne Rückhalt. In der Bundesliga hat er Angst zu versagen [40]. Es folgt ein dramatischer Suizidversuch in einem Hotel. Rafati gibt später an, nicht an den Tod gedacht zu haben. Er habe nur diesen „unmenschlichen Film“ beenden wollen [41].

Nach entsprechender Genesung spricht Rafati offen über Depression. Er will das Thema enttabuisieren und mit seinen Erfahrungen anderen helfen. Auch das Thema Anlaufstelle beim Vorliegen einer Depression bei Leistungssportlern wird in diesem Zusammenhang diskutiert. Der Bedarf unabhängiger Strukturen kommt explizit zum Ausdruck, beispielsweise sportpsychiatrische und -psychotherapeutische Anlaufstellen und Netzwerke, die es mittlerweile gibt, als neutrale Hilfseinrichtungen für den Akut- und Bedarfsfall.

Literatur

1. Mallett CJ, Lara-Bercial S. Serial winning coaches: people, vision, and environment. In: Raab M, Wylleman P, Seiler R, Elbe A-M, Hatzigeorgiadis A, editors. Sport and exercise psychology research: from theory to practice. Amsterdam: Elsevier; 2016. pp. 289–322. https://doi.org/10.1016/B978-0-12-803634-1.00014-5
2. Mallett CJ, Côté J. Beyond winning and losing: guidelines for evaluating high performance coaches. Sport Psychol. 2006;20(2):213–21. https://doi.org/10.1123/tsp.20.2.213
3. Mallett CJ, Rossi T, Rynne SB, Tinning R. In pursuit of becoming a senior coach: the learning culture for Australian Football League coaches. Phys Educ Sport Pedagogy. 2016;21(1): 24–39. https://doi.org/10.1080/17408989.2015.1072508
4. Fernández-Aráoz C, Groysberg B, Nohria N. The definitive guide to recruiting in good times and bad. Harvard Business Review. 2009;5:74–84.
5. Erkenbrecher U. Psychologie im Fußball. Beiträge und Analysen zum Fußballsport VI. Tagung der dvs-Kommission Fußball vom 17.–19.11.1993 in Hennef. Sankt Augustin: Academia; 1995.
6. Blumhoff G. Der Fußballtrainer – ein Anforderungsprofil. In: Blumhoff G. Soziale Kompeten-

zen von FußballtrainerInnen. 1. Aufl. Göttingen: Cuviller; 2009. S. 12–70.
7. Schaare U. Der Kleinkram ist das alltägliche Geschäft des Amateurtrainers. Fußballtraining. 1993;11(8):3–8
8. Seiwert L, Gay F. Das 1x1 der Persönlichkeit. München: Gräfe und Unzer; 2016.
9. Eisele D. Tests in der Managementdiagnostik. Persönlichkeitstests unter der Lupe. Personalführung. 2010;10:32–41.
10. Goodger K, Gorely T, Lavallee D, Harwood C. Burnout in sport: a systematic review. Sport Psychol. 2007;21:127–51. https://doi.org/10.1123/tsp.21.2.127
11. Altfeld S, Kellmann M. Burnout bei Trainern. Z Sportpsychol. 2013;20:47–58. https://doi.org/10.1026/1612-5010/a000093
12. Maslach C, Jackson SE. Burnout in health professions: a social psychological analysis. In: Sanders GS, Suls J, editors. Social psychology of health and illness. Hillsdale: Erlbaum; 1982. pp. 227–51.
13. Burisch M. Das Burnout-Syndrom: Theorie der inneren Erschöpfung. Berlin, Heidelberg: Springer; 2006.
14. Kapfhammer HP. ÖGPB-Newsletter 5/2018. Burnout-anerkannte psychische Störung oder klärungsbedürftige Beschwerden? 2018.
15. DGPPN. Positionspapier der Deutschen Gesellschaft für Psychiatrie, Psychotherapie und Nervenheilkunde (DGPPN) zum Thema Burnout. Berlin: DGPPN; 2012.
16. Kellmann M, Kallus KW. Der Erholungs-Belastungs-Fragebogen für Sportler, Handanweisung. Frankfurt: Swets Test Services; 2000.
17. Kellmann M, Kölling S, Hitzschke B. Das Akutmaß und die Kurzskala zur Erfassung von Erholung und Beanspruchung im Sport. Hellenthal: Sportverlag Strauß; 2016. https://doi.org/10.1007/978-3-662-49411-0_21-1
18. Altfeld S, Kellmann M. Are German coaches highly exhausted? A study of differences in personal and environmental factors. Int J Sports Sci Coach. 2015;10:637–54. https://doi.org/10.1260/1747-9541.10.4.637
19. Kellmann M, Schaffran P, Hummels J. Psychische Gesundheit von Fußballtrainern: Wann wird es eng? Wiesbaden: BDFL; 2017.
20. Raedeke TD. Is athlete burnout more than just stress? A sport commitment perspective. J Sport Exerc Psychol. 1997;19(4):396–417. https://doi.org/10.1123/jsep.19.4.396
21. Raedeke TD, Smith AL. Development and preliminary validation of an athlete burnout measure. J Sport Exerc Psychol. 2001;23:281–306. https://doi.org/10.1123/jsep.23.4.281
22. Raedeke TD, Lunney K, Venables K. Understanding athlete burnout: coach perspectives. J Sport Behav. 2002;25(2):181–206.
23. Lemyre PN, Roberts GC, Stray-Gundersen J. Motivation, overtraining, and burnout: Can self-determined motivation predict overtraining and burnout in elite athletes? Eur J Sport Sci. 2007;7(2):115–26. https://doi.org/10.1080/17461390701302607
24. Smith RE. Toward a cognitive-affective model of athletic burnout. J Sport Psychol. 1986;8(1):36–50. https://doi.org/10.1123/jsp.8.1.36
25. Walter H. Emotionale Dysfunktion, Psychopathie und kognitive Neurowissenschaft. Was gibt es Neues und was folgt daraus? Der Nervenarzt. 2005;76:557–68.
26. Markser VZ, Bär K-J. Seelische Gesundheit im Leistungssport. Grundlagen und Praxis der Sportpsychiatrie. Stuttgart: Schattauer; 2019.
27. Balz E, Frohn J, Neumann P, Roth AC. Nach Kompetenzerwartungen Sport unterrichten. Sportunterricht. 2013;62(9):258–63.
28. Roth H. Pädagogische Anthropologie. Bd. II, Entwicklung und Erziehung. Grundlagen. Hannover: Schroedel; 1971.
29. Schaper N. Fachgutachten zur Kompetenzorientierung in Studium und Lehre [Internet]. Bonn: Hochschulrektorenkonferenz, Projekt nexus; 2012. Verfügbar unter: fachgutachten_kompetenzorientierung.pdf (hrk-nexus.de)
30. Deutscher Sportbund (DSB). Rahmenrichtlinien für Qualifizierung im Bereich des Deutschen Sportbundes. Frankfurt a. M.: Deutscher Sportbund; 2005.
31. Sygusch R, Muche M, Liebl S, Fabinski W, Schwind-Gick G. Das Kompetenzmodell für die Trainerausbildung. Leistungssport. 2020; 50(1):41–7.
32. Borggrefe C, Thiel A, Cachay K. Sozialkompetenz von Trainerinnen und Trainern im Spitzensport. Hellenthal: Sportverlag Strauß; 2006.
33. Behm K. Leistungssport-Pädagogik. Sportpädagogische Ansätze für eine neue Lehr- und Lernkultur. Berlin: Humboldt-Universität zu Berlin; 2008.
34. Blumhoff G. Soziale Kompetenzen von FußballtrainerInnen. 1. Aufl. Hildesheim: Cuvillier; 2009.

35. Apitzsch T. Kompetenzprofile von Trainern und Sportmanagern im Leistungssport. Köln: Deutsche Sporthochschule Köln; 2012.
36. Kaß P. Die Trainertätigkeit im Profifußball. Eine multimethodale Anforderungsanalyse zur Optimierung des Fußball-Lehrer-Lehrgangs. Köln: Deutsche Sporthochschule Köln/Psychologisches Institut; 2013.
37. Ptack R. Dissertation. Kompetenzorientierung und Aufgabenkultur in der Trainerbildung Leistungssport. Eine Differenzanalyse zwischen Ausbildungsansprüchen und Ausbildungswirklichkeit im DOSB hinsichtlich Kompetenzverständnis, Zielen und methodischer Gestaltung. Erlangen-Nürnberg: Friedrich-Alexander Universität; 2018.
38. Weinert FE, Hrsg. Leistungsmessungen in Schulen. Weinheim: Beltz; 2001.
39. Fröhlich LM. Regelwerk, klare Linie, Akzeptanz – wie und woran die Schiedsrichter arbeiten. In: Bund Deutscher Fußball-Lehrer, Hrsg. Internationaler Trainer-Kongress. Wiesbaden: BDFL; 2011. S. 28–33.
40. Lizius B, Hahn C von. Lebenslinien. Babak Rafati – Nach dem Spiel [Fernsehen]. München: Bayerischer Rundfunk; 2015.
41. Liebing M. Matchday Feature. Bundesliga. Tabuthema „Depressionen im Fußball“ – Babak Rafati kritisiert [Streaming Media]. Ismaning: DAZN; 2017.
42. Krömer U, Wohrmut F. Die Theorie ist die eine Seite, die Umsetzung die andere! Interview mit Frank Wormuth, Ausbildungsleiter der Hennes-Weisweiler-Akademie, über die acht Kompetenzen des Trainers. Fußballtraining. 2015; 11:6–14.

IX
Prävention und Förderung der psychischen Gesundheit im Leistungssport

42 Einführung in die Sportpsychiatrie und -psychotherapie: Prävention und Förderung der psychischen Gesundheit im Leistungssport

Carlos Gonzalez Hofmann, Malte Christian Claussen

Während der Schwerpunkt des ärztlichen Handelns im Alltag in der Diagnostik und der Therapie von Beschwerden und Erkrankungen begründet ist, kommt der Prävention ein ebenso hoher Stellenwert im ärztlichen Handeln zu. Prävention nimmt in der Krankheitsvermeidung im Leistungssport eine Schlüsselrolle ein [1, 2]. Sie trägt zur Aufrechterhaltung des regelmäßigen Trainingsbetriebs und zur Teilnahme an Wettkämpfen bei [3].

Prävention und Gesundheitsförderung gilt es voneinander zu unterscheiden. Beide möchten Erkrankungen vorbeugen, unterscheiden sich aber in ihrem Ansatz deutlich voneinander. Der Ansatz der Gesundheitsförderung ist auf die Befähigung zu (mehr) Selbstbestimmung über die Gesundheit sowie die Stärkung der Gesundheit gerichtet, während die Prävention auf die Vorbeugung von Krankheiten und der Verhinderung, Verzögerung oder Risikominimierung von Gesundheitsproblemen zielt [4, 5]. Beide Maßnahmen lassen sich sinnvoll ergänzen, wodurch die Wirksamkeit und Effektivität der einzelnen Intervention zunehmen kann. Die Effektivität von Konzepten für die psychische Gesundheit und Prävention psychischer Erkrankungen ist unbestritten [6]. Zudem gibt es bereits spezifische Konzepte und Programme, die auch im Sport ihre Wirksamkeit nachweislich unter Beweis gestellt haben [7, 8, 9, 10, 11].

42.1 Formen der Prävention

In der Medizin werden mehrere Formen der Prävention unterschieden, meist als Primordial-, Primär-, Sekundär-, Tertiär- und Quartärprävention bezeichnet [12]. Bei der Primordialprävention handelt es sich um gesetzgeberische oder öffentlich geförderte Maßnahmen, die allgemeine Gesundheitsrisiken reduzieren sollen, z.B. die Förderung von Gesundheitssport zur Vorbeugung von Übergewicht und Herz-Kreislauf-Erkrankungen (s. Teil XII, Kap. 51). Die Primärprävention zielt auf gesundheitliche Aufklärung ab und auf Screeningmaßnahmen in der Allgemeinbevölkerung. Die Sekundärprävention dient der Früherkennung von Erkrankungen in bestimmten Risikogruppen. Bei der Tertiärprävention wiederum stehen die Verhinderung der Verschlechterung von bestehenden Erkrankungen im Vordergrund und die Verhinderung des Wiederauftretens bereits bestehender oder stattgefundener Gesundheitsprobleme. Die Quartärprävention wird meist als Verhinderung von Überdiagnostik oder Überbehandlung verstanden, unter suchtmedizinischen Aspekten auch teilweise die Rückfallprophylaxe (s. Kap. 15).

Während sich v.a. die Sportmedizin um die Prävention von Verletzungen und körperlichen Krankheiten im Leistungssport kümmert und sich in der Versorgung von Sportlern als Präventionsmaßnahme etabliert hat, gilt es von der psychiatrisch-psychotherapeutischen Seite ein größeres Augenmerk auf dieses Thema zu lenken (s. Kap. 3). Die bisherige Betreuung von Sportlern diesbezüglich schloss in der Regel Maßnahmen der allgemeinen Förderung von Gesundheit und Wohlbefinden wie Stressregulation und Erholung ein, die auch zur Prävention psychischer Erkrankungen beitrugen. Jedoch stand dieser Bereich üblicherweise nicht im Mittelpunkt. Da es gerade im Leistungssport einer besonderen Expertise bedarf, um das Auftreten oder Wiederauftreten behandlungsbedürftiger Beschwerdebilder zu verhindern, ist die Sportpsychiatrie und -psychotherapie gefordert, entsprechende Konzepte der primären, sekundären und tertiären Prävention zu entwickeln und im Leistungssport zu etablieren.

Für die Primärprävention im Leistungssport ist es sinnvoll, die Gesamtheit der Leistungssportler als Zielpopulation zu definieren. Dies meint den Nachwuchsbereich ebenso wie aktive Leistungssportler und auch jene, die ihre aktive Laufbahn beenden oder bereits länger hinter sich haben (s. Kap. 36, Kap. 38). Bei aktiven Sportlern kann die jährliche SMU mit einem Psychiatrischen Basis-Assessment (PBA) als Maßnahme der Primärprävention betrachtet werden, zu der zumindest eine basale Überprüfung der psychischen Verfassung (inklusive des Schlafverhaltens) gehören sollte [13]; (s. Kap. 6). Bei Nachwuchsathleten entspricht die SMU der Sporttauglichkeitsuntersuchung (Preparticipation physical evaluations, PPE), die idealerweise sowohl körperliche als auch psychische Aspekte aufgreift [14].

Die Kenntnis über die sportartspezifischen Risikoprofile für die Entwicklung typischer psychischer Beschwerden bis hin zu Erkrankungsbildern oder Erkrankungen ist Voraussetzung dafür, dass Sekundärprävention (wie z.B. in der Dopingbekämpfung) gelingen kann [15]; (s. Kap. 11). Das allgemeine Dopingscreening ist als Maßnahme der Primärprävention zu verstehen. Dies beinhaltet die frühzeitige Aufklärung der Sportler [16]. Als typisches Beispiel für Tertiärprävention im Leistungssport kann die strukturierte Rückkehr in den Spielbetrieb (RTP) gesehen werden [17].

Die Früherkennung von Gesundheitsproblemen in den bestimmten Risikogruppen im Leistungssport setzt einerseits epidemiologisches Basiswissen voraus, andererseits aber auch eine sportpsychiatrische und -psychotherapeutische Expertise im Umgang mit potenziell betroffenen Sportlern und dem Umfeld [18, 19]; (s. Kap. 2). Im Rahmen der Tertiärprävention müssen Maßnahmen ergriffen werden, die dazu beitragen, eine Verschlechterung und das Wiederauftreten von Gesundheitsbeschwerden und Erkrankungen zu verhindern. Im psychiatrischen und -psychotherapeutischen Kontext kann man beispielsweise die Rückfallprophylaxe von affektiven Störungen nennen (s. Kap. 21). Der Belastungssteuerung aus sportmedizinischer und trainingswissenschaftlicher Sicht kommt dabei eine ebenso große Bedeutung zu wie der Belastungssteuerung bezüglich der psychischen Ressourcen, also eine Art psychische Belastungssteuerung. Dies beinhaltet psychoedukative Resilienzstrategien, Stressbewältigungsstrategien, eine Anpassung der Trainingsbelastung und ein regelmäßiges Belastungs- und Stressmonitoring [20, 21]. Um diesem Umstand gerecht werden zu können, bedarf es sowohl einer grundlegenden Kenntnis sportmedizinischer und trainingswissenschaftlicher Belange als auch des Austausches der professionellen Helfer mit den betroffenen Sportlern. Entsprechende Interventionen können sich auch günstig auf das Verletzungsrisiko auswirken [22]. Im Rahmen der Tertiärprävention sind die empfohlenen Maßnahmen regelmäßig zu evaluieren. Da die Reaktion auf Stress individuell unterschiedlich ist, bedarf es der Kenntnis der individuellen Belastungsgrenze einzelner Sportler, um eine effektive sportpsychiatrische und -psychotherapeutische Prävention zu gewährleisten [23].

Dem Aspekt der Quartärprävention begegnet man u.a. bei den Spitzenverbänden und -vereinen von populären Mannschaftssportarten. Während die meisten Verbände und Vereine im Leistungssport sich lediglich eines kleinen Ärzteteams mit meist einfacher Infrastruktur bedienen, leisten sich manche Spitzenclubs, z. B. der FC Barcelona in Spanien, ein eigenes medizinisches Zentrum. Die Verfügbarkeit modernster diagnostischer Apparate und Methoden birgt aber ein Risiko: Diagnosen bei Leistungssportlern werden zwar früher und umfassender diagnostiziert, aber auch zu früh und zu oft [24]. Dies kann bei manuellen Untersuchungen als unproblematisch betrachtet werden. Anders verhält es sich bei invasiver Diagnostik oder aufwendigen Bildgebungsverfahren. Es gibt dabei zahlreiche Ursachen, die zu Überdiagnostik führen können [25].

Die WHO unterscheidet seit 2000 zudem die allgemeine Prävention von der selektiven und der gezielten Prävention [12]. Während sich die allgemeine Prävention auf alle Personen einer Population bezieht, also auch Gesunde, erfolgen im Sinne einer selektiven Prävention Maßnahmen, um bei einer bestimmten Risikogruppe der Krankheitsentwicklung vorzubeugen. Als Beispiel hierfür kann auf eine Studie verwiesen werden, bei der es durch strukturierte Zusammenarbeit von Sportlern, Trainern und Therapeuten gelang, die Prävalenz von gestörtem Essverhalten und Essstörungen von 33 % auf 15 % zu reduzieren [26]; (s. Kap. 28). Die gezielte Prävention richtet sich an gefährdete und betroffene Individuen. Geschlechtsunterschieden bezüglich des Auftretens und der Ausprägung von psychischen Beschwerden und Erkrankungen ist dazu ebenso Rechnung zu tragen [27]; (s. Kap. 35).

42.2 Leistungssport

Es bedarf Präventionskonzepten, um den Umständen und Anforderungen des Leistungssports gerecht werden zu können. Hier sei u. a. auf die Strukturen der Nachwuchsförderung, das Kadersystem und die Berücksichtigung von Trainings-, Wettkampf- und Regenerationszyklen verwiesen. Auch gilt es bei Präventionskonzepten zu beachten, welche Aspekte eine Sportart aufweist, sei es intensiver Körperkontakt mit daraus resultierenden typischen Verletzungsrisiken oder auch das Risikoverhalten bei Sportarten, bei denen Sensation Seeking gehäuft auftritt [28]; (s. Kap.27). Die Durchführung von speziellem Unfallpräventionstrainings, wie in den USA bei Kindern empfohlen, ist fest zu etablieren und durch Präventionstraining für die psychische Gesundheit zu ergänzen [29].

Um gelingende Prävention zu ermöglichen, sollte auch der Aspekt des potenziellen Stigmas psychischer Beschwerden und Erkrankungen beachtet werden [30, 31]. Es gibt in der Allgemeinbevölkerung – ebenso wie im Leistungssport – noch zu viel Ablehnung oder Unsicherheit im Umgang mit psychischen Beschwerden und Erkrankungen [32]. So ist beispielsweise der Irrtum, psychische Beschwerden mit mentaler Schwäche gleichzusetzen, noch zu sehr bei aktiven und ehemaligen Sportlern und Funktionären verbreitet, wie immer wieder öffentliche Diskussionen im Leistungssport zeigen [33]; (s. Kap. 3). Wie man in der Praxis beobachten kann, gibt es sowohl unterschiedliche Mentalitäten als auch unterschiedliche zugrundeliegende Strukturen, abhängig davon, ob es sich um Einzel- oder Mannschaftssportarten handelt. Auch innerhalb der Sportarten gibt es die bezeichneten Unterschiede. Dem ist bei der Erstellung von Präventionskonzepten Rechnung zu tragen. Auf diese Aspekte und Themen des Leistungssports angepasste Ausbildungsinhalte zu Präventionskonzepten sollten Eingang in die Weiter- und Fortbildung finden [34].

Als wesentliche Bausteine eines Präventionskonzepts sind Aufklärung und Früherkennung zu nennen. Während Aufklärung auch die Allgemeinheit, also das sportinteressierte Publikum einschließt, zielt die Früherkennung auf die Leistungserbringer im Besonderen ab. Dies muss nicht allein die Sportler betreffen, sondern sollte gleichermaßen Trainer oder Schiedsrichter miteinbeziehen (s. Kap. 41). Ein

Baustein hierzu ist ein Screening psychischer Beschwerden im Rahmen der SMU [19, 35]. In der Schweiz wurde zum Einsatz WHO-5 [36]) geraten, der seit 2019 auch integraler Teil der SMU bzw. SPU geworden ist. Bei Unterschreiten des Cut-off-Wertes sollte eine weiterführende sportpsychiatrische und -psychotherapeutische Abklärung erfolgen. Die regelmäßige Durchführung von Screenings erhöht die Wahrscheinlichkeit, Fehlentwicklungen frühzeitig zu erkennen und die Trainings- oder Wettkampfbelastung so anzupassen, dass es kein unnötig erhöhtes Risiko für Verletzungen, Erschöpfung oder Burnout gibt [37].

Für die meisten Beschwerdebilder oder Risikozustände fehlen derzeit noch standardisierte und effektive Screeninginstrumente [7, 38]. Die beschriebenen Screeninginstrumente der SMU sind vielversprechende, erste Maßnahmen.

Um eine effektive Prävention in der Sportpsychiatrie und -psychotherapie gewährleisten zu können, bedarf es jährlicher sportpsychiatrischer und -psychotherapeutischer Abklärungs- und Beratungsgespräche. Sinnvoll ist es, dies durch die Integration eines PBA in die sportmedizinische Untersuchung zu erreichen, die jährlich verpflichtend erfolgen sollte [39].

Eine effektive Früherkennung erfordert eine solide Datenlage [40, 41, 42]. Es wird daher oft von einer höheren Anzahl an vorzubeugenden Ereignissen ausgegangen [43]. Je besser die Datenlage ist, desto besser können Risiken erkannt und durch gezielte Maßnahmen reduziert werden. In diesem Zusammenhang sind die Empfehlungen des IOC und der FIFA zu sehen [40, 44]. Die Datenerhebung bei Leistungssportlern stellt eine besondere Herausforderung an Planung und Auswertung dar, insbesondere bei Einzelsportarten [45]. Für eine solide Datenlage bedarf es der Evaluation von Präventionsmaßnahmen, um deren Wirksamkeit beurteilen zu können [31].

Kampagnen und Medien: Während die Früherkennung nur innerhalb des organisierten Leistungssports erfolgen kann, ist es bei der Aufklärung möglichst darüber hinaus zu wirken. Eine wichtige Rolle kommt dabei der öffentlichen Positionierung von Sportlern, Funktionsträgern, Verbänden und Fachgesellschaften zu, ebenso der Mitarbeit des Sportjournalismus. Beispielhaft sei auf Aufklärungskampagnen zu sexualisierter Gewalt im Leistungssport verwiesen [46]. Es ist nicht allein der direkt miterlebte, praktizierte Sport, der die Bevölkerung erreicht, es ist v.a. dessen Verbreitung und Kommentierung in den Medien. Insofern kann der Sportjournalismus und in einem geringeren Umfang auch der Medizinjournalismus über Aufklärung als Multiplikator für Prävention dienen. Dass dies gelingen kann, hat bereits im allgemeinen Kontext die sogenannten Anti-Suizid-Kampagne gezeigt [6, 47]; (s. Kap. 22). Im Spannungsfeld zwischen Suizidprävention und Informationsfreiheit haben sich von Gesundheitsverantwortlichen und Journalisten gemeinsam erarbeitete Leitlinien als hilfreich erwiesen [48]. Der Journalismus ist nicht nur wegen der großen Zahl an Adressaten geeignet, für eine Aufklärung in der Breite zu sorgen, sondern auch weil er sowohl sachlich Fakten präsentiert als auch persönlich, auf einer eher emotionalen Ebene, präsentieren und diskutieren oder auch kritisch hinterfragen kann [49]. Die Berichterstattung auf persönlicher und emotionaler Ebene vermag zwar die Öffentlichkeit besser anzusprechen, jedoch ist insbesondere bei dieser Medienstrategie auf den sachgemäßen Umgang mit vertraulichen Informationen von Sportlern zu achten [50].

Über den Journalismus hinaus, als wichtige Säule in einem umfassenden Präventionskonzept, müssen auch gesundheits- und sportpolitische Entscheidungsträger mit eingebunden werden. Dies darf niemals politisierend oder gar im Kontext parteipolitischer Interessen geschehen, sondern sollte im Sinne der staatlichen Aufgaben erfolgen, zum Wohle der Gesellschaft zu handeln. Die Notwendigkeit der Regelung von Präventionsmaßnahmen über Gesetze ist zu diskutieren, v.a. wenn es um das gesundheitliche

Wohl von Kindern und Jugendlichen geht, da Präventionsmaßnahmen wie RTP-Empfehlungen allein meist nicht ausreichen [51].

Auch wenn eine entsprechende Unterstützung bereits auf kommunaler Ebene hilfreich sein kann, so ist doch letztlich entscheidend, wie sehr Prävention von überregionaler oder nationaler Politik gefördert oder mitgetragen wird. Gleiches gilt für die Durchführung oder Förderung von Präventionsmaßnahmen im Sinne von Kampagnen, durch medizinische Fachgesellschaften und in Kooperation mit Sportverbänden [52]. Damit sind nationale Fachgesellschaften für Psychiatrie und Psychotherapie oder Sportmedizin ebenso gemeint wie spezifische und spezialisierte Fachgesellschaften. Entsprechende Kampagnen sollen künftig Standards entsprechen hinsichtlich Minimalanforderungen an Informationsvermittlung, Evidenzbasierung und Evaluation der getroffenen Maßnahmen [53, 54]. Präventionsprogramme sollten dabei auch immer direkt Sportler ansprechen und einbeziehen sowie praktisch und effektiv umsetzbar sein [55].

Interdisziplinarität und Interprofessionalität: Wenn Prävention im Sinne des Leistungssports gelingen soll, bedarf dies der Interdisziplinarität und Interprofessionalität [56]. Gemeint ist hier sowohl das Zusammenspiel von Sportpsychiatern und -psychotherapeuten, Sportärzten und Sportpsychologen als auch die Kooperation mit anderen professionellen Helfern wie v. a. Physiotherapeuten. Hier können Synergieeffekte geschaffen werden, wenn z. B. Sportärzte und Sportpsychologen wie auch Sportphysiotherapeuten und -masseure entsprechend sensibilisiert sind, beispielsweise durch entsprechende Weiterbildungsinhalte sowie den Austausch mit Sportpsychiatern und -psychotherapeuten. Aufgrund des Stellenwerts der psychischen Gesundheit gerade im Leistungssport ist im Interesse der Sportler wie auch der Betreuer anzustreben, dass Sportpsychiater und -psychotherapeuten zu einem wichtigen und etablierten Baustein im Gefüge der professionellen Helfer in den Strukturen des Leistungssports werden, in der Gegenwart ist dies jedoch noch nicht gegeben (s. Kap. 3).

Neben der Interdisziplinarität ist auch die Interprofessionalität weiter auszubauen [57]. Die Zusammenarbeit von Sportpsychiatern und -psychotherapeuten, Sportmedizinern und Sportpsychologen mit Trainern, anderen Betreuern (z. B. Physiotherapeuten, Funktionsträgern und Verantwortlichen von Vereinen und Verbänden) sowie den Eltern ist notwendig, um eine gesunde Umgebung für Training und Wettkampf zu schaffen und so die Gefahr von langfristigen Gesundheitsproblemen rechtzeitig zu adressieren, damit Höchstleistungen ermöglicht werden können [29, 58]. Dies trifft in gleicher Weise auf erwachsene Sportler wie auch auf Kinder und Jugendliche zu [59]; (s. Kap. 36).

Sportler: Generell muss sowohl allgemein für Prävention und die Erhaltung der psychischen Gesundheit im Leistungssport ein Bewusstsein geschaffen werden, insbesondere aber für die mögliche Entwicklung oder Zunahme psychischer Beschwerden und Erkrankungen mit steigenden Belastungen. Dies bezieht Sportler als Adressaten ausdrücklich mit ein, da das Risiko besteht, dass medizinische Empfehlungen seitens der Sportler ignoriert werden können [60, 61]. Das Bewusstsein für gesundheitserhaltende und -fördernde Faktoren, aber auch für Risikofaktoren, und zwar sowohl für körperliche als auch psychische Gesundheitsbeschwerden (z. B. das Risiko für Essstörungen bei Gewichtsregulation und -optimierung; s. Kap. 28) sollte einen Eingang finden in das Selbstverständnis von Leistungssportlern [62]. Von besonderer Bedeutung ist hierbei auch, die verschiedenen Aspekte zu berücksichtigen, die Leistungssport über die Lebensspanne mit sich bringt, also einschließlich der Zeit um das Karriereende und die Zeit danach, [38, 63]; s. Teil VI). In diesem Zusammenhang sind verschiedene Hürden zu diskutieren, die Leistungssportler überwinden müssen, um eine qualifizierte Krankheitsvorsorge bei psychischen Belastungen und Erkrankungen zu erhalten.

Einflussfaktoren und Hürden, dass Leistungssportler psychische Hilfe in Anspruch zu nehmen (nach [18]).

Hürden der Behandlung:
- Stigmatisierung: öffentlich und durch die Sportler selbst
- Wohnort in einem Land ohne qualitative und quantitative hochstehende Gesundheitsversorgung; häufig erfolgt in diesen Ländern zudem die Behandlung außerhalb von Evidenz und biomedizinischer Basis
- Seitens der Sportler: fehlendes Wissen, negative Vorerfahrungen und volle Terminkalender; Mögliche Bedenken von Sportlern, die psychischer Hilfe aufgeschlossen gegenüberstehen, betreffen ihre Wahrnehmung durch ihre Peers, Trainer und Sportmanager, wenn sie Hilfe in Anspruch nehmen.

Negative Einstellungen gegenüber einer Behandlung sind verbunden mit:
- männlichem Geschlecht,
- jüngerem Alter,
- schwarzer Hautfarbe,
- Nationalität (z.B. US-Nationalität vs. europäische),
- geringerem Maß an Offenheit,
- höherem Maß an Gewissenhaftigkeit,
- Geschlechterrollenkonflikten und/oder
- Teilhabe an Kontaktsportarten.

Faktoren, die damit einhergehen, dass sich Sportler eher Hilfe holen, sind:
- bestehender therapeutischer Kontakt,
- positive Vorerfahrungen,
- Erwartungen, von der Behandlung zu profitieren,
- erfahrene Selbstwirksamkeit durch die Suche nach einer Therapie und/oder
- positive Haltung von anderen, insbesondere von Trainern.

Positive Einstellungen sind assoziiert mit:
- Trainern als Befürworter und positiver Einstellung gegenüber psychischer Unterstützung,
- Sportlern mit starken positiven Coping-Skills,
- Akzeptanz durch Berater,
- Charaktereigenschaften des Therapeuten
  - gewohnter Umgang mit Leistungssportlern,
  - gleiches Geschlecht,
  - älter, aber noch „nah" genug am Alter der Sportler („Verstehen der Lebenssituation"),
  - geografische Nachbarschaft zu den Sportstätten.

Interventionen
Kurze psychoedukative Interventionen und Interventionen zur Entstigmatisierung verbessern das Wissen und vermindern das Stigma, reichen aber vermutlich nicht aus, damit Sportler häufiger Hilfe in Anspruch nehmen.

42.3 Versorgungsmodell

Über Aufklärung und Früherkennung hinaus sind es konkrete Maßnahmen, die zunehmend zentrales Element der Prävention werden. Das Konsensuspapier zu Concussion im Sport spricht sich für verbesserte Schutzausrüstung und Regeländerungen aus, wie z.B. dem Einsatz von Kopf- und Mundschutz im Rugby [64]; (s. Kap. 13). Die Amerikanische Ärztegesellschaft für Sportmedizin (American Medical Society for Sports Medicine, AMSSM) nimmt ähnlich Stellung und empfiehlt zudem ein angepasstes RTP-Management [17]. Folgt man der Risk Management Decision Theory (RMDT; [65]), so ist es sinnvoll, bei der strukturierten Rückkehr in Trainings- und Wettkampfgeschehen, subjektive Risikoverzerrungen und darauf basierende riskante Handlungen (Risikoentschärfungsoperator, risk defusing operator, RDO), die das Verletzungsrisiko erhöhen, durch zusätzliche Schutzausrüstung zu kompensieren [66]. Weitere Empfehlungen gibt es zum Schutz von Kindern und Jugendlichen, zur Vermeidung von Verletzungen durch Frühspezialisierung sowie bei Kontaktsportarten, z.B. die Empfehlung, Bodychecks im Eishockey erst ab 15 Jahren zuzulassen [67, 68]. Das Konsensuspapier des IOC zur RED-S empfiehlt als Präventionsmaßnahmen Fortbildungsprogramme, Regeländerungen und Empfehlungen für Trainer im Umgang mit Essverhalten, Gewicht und Körperbau bei Leistungssportlern [7]; (s. Kap. 28). Teil eines Präventionskonzepts sollte ein Entscheidungsalgorithmus sein, der auch den Umgang mit Risikoverhalten bei Verletzungen und Rekonvaleszenz beinhaltet [69]. Insgesamt bedarf es aber mehr und breiter aufgestellter Präventionsprogramme.

Der Erfolg von Präventionsmaßnahmen darf nicht allein an den vorgängig genannten Anforderungen gemessen werden, sondern auch an der Möglichkeit, Zugang zu sportpsychiatrischer und -psychotherapeutischer Versorgung zu haben. Der sportpsychiatrischen und -psychotherapeutischen Expertise kommt in einem Versorgungsmodell für die psychische Gesundheit ein großer Stellenwert zu (s. Kap. 3). Als Spezialist für die psychische Gesundheit im Leistungssport kann ein Sportpsychiater und -psychotherapeut dem gesundheitlichen Wohl der Sportler auch in der Rolle als Mental Health Officer (MHO) gerecht werden [70]; Kap. 43). Dies kann eine rein schulende, observierende und steuernde Tätigkeit sein, jedoch auch mit der Rolle als Behandler einhergehen. Modelle mit Sportpsychiatern und -psychotherapeuten als in die Strukturen integrierte MHOs könnten zudem einen zukunftsweisenden Weg darstellen. Darüber hinaus ist es sinnvoll, Fachstellen für Sportpsychiatrie und -psychotherapie bzw. für die psychische Gesundheit in den Sportverbänden und auch großen Vereinen zu etablieren, z. B. als Anlaufstellen bei Gewalt und Missbrauch gegenüber Sportlern, aber auch als beratende Stelle für gezielte Präventionsmaßnahmen.

Die Verbesserungen der psychischen Gesundheit und Anpassungen der gesamtmedizinischen Versorgung sind nicht kostenlos, d. h. keine Gratisleistungen, und eine Auseinandersetzung mit der Finanzierung dieser Maßnahmen ist geboten, einhergehend mit der Entwicklung entsprechender geeigneter Konzepte für die psychische Gesundheit. Eine Anstellung von Sportpsychiatern und -psychotherapeuten bei Vereinen und Verbänden stellt hohe Anforderungen an die Unabhängigkeit des Arztes, aber auch an die Vereine und Verbände (s. Kap. 34). Die Schaffung oder Diskussion alternativer Finanzierungsmöglichkeiten ist daher (auch aus Gründen der Unabhängigkeit) zu bedenken. Eine finanzielle Abhängigkeit würde für die Bemühungen um Gleichstellung von körperlicher und psychischer Gesundheit zumindest ein falsches Signal bedeuten. Eine Anstellung oder finanzielle Vergütung durch den Verein/die Sportverbände wäre daher erst zu überlegen, wenn die psychiatrische und -psychotherapeutische Arbeit unter Beibehaltung ihrer Unabhängigkeit erfolgen kann. Sportärzte können erfolgreich arbeiten und sind teilweise auch bei Verbänden und Vereinen angestellt. Gleiches sollte auch für Psychiater und Psychotherapeuten, respektive Sportpsychiater und -psychotherapeuten, möglich sein.

Allein der Einbezug von Sportpsychiatern und -psychotherapeuten sowie die Minderung der Hürden wird aber nichts verändern können; nötig sind weitere, grundlegendere Änderungen im Versorgungsmodell, die eine Aufklärung, Übernahme der Verantwortung und weitere Anpassungen erst möglich machen. In Tabelle 42-1 sind Stichworte für ein Versorgungsmodell im Leistungssport aufgeführt, das dem Aspekt der psychischen Gesundheit gerecht werden könnte. Ein ähnliches Modell zukünftiger sportpsychiatrischer und -psychotherapeutischer Versorgung in Sportverbänden und Sportvereinen im deutschsprachigen Raum wurde auch von Markser und Bär vorgeschlagen [71, 72]. Eine Diskussion dieser Modelle v. a. im Hinblick auf deren Umsetzbarkeit ist notwendig.

Ein verantwortlicher Umgang mit den Risiken für die psychische Gesundheit würde in manchen Sportarten vermutlich Änderungen der Regeln, Geräte und Ausrüstung zur Folge haben (müssen). Zuallererst ist aber der Sportler selbst wichtig. Es ist legitim und für eine erfolgreiche Gestaltung der Karriere notwendig,

Tabelle 42-1: Stichworte und Vorschlag für ein Versorgungsmodell im Leistungssport, das dem Aspekt der psychischen Gesundheit gerecht werden könnte.

Ebene	Maßnahme
alle	• **Aufklärung** über die psychischen Belastungen und psychische Erkrankungen sowie die Risiken für die psychische Gesundheit im Leistungssport und **Anerkennung** der Belastungen und Risiken; Ziel: **Entstigmatisierung** psychischer Beschwerden und Erkrankungen! • **Aufklärung** über Inhalte und Kompetenzen der verschiedenen Berufsgruppen (Sportpsychiater und -psychotherapeuten, psychologische Psychotherapeuten, Sportpsychologen, Mentaltrainer und weitere) in Hinblick auf die psychische Gesundheit und bei auftretenden psychischen Beschwerden und Erkrankungen, evidenzbasiert und leitlinienkonform. • **Förderung** von Maßnahmen zur Prävention und Gesundheitsförderung, zum Erhalt der (psychischen) Gesundheit über die sportliche Laufbahn und Karriere hinaus. • **Zielsetzung**: Die sportliche Laufbahn unter den Bedingungen psychischer Gesundheit sichern, durch **Akzeptanz** psychischer und sozialer wie körperlicher Belastungen und Risiken als integraler Bestandteil des Leistungssports. Sportler, die **aufgeklärt** sind, lassen ihrer psychischen Gesundheit die gleiche Aufmerksamkeit zukommen wie der körperlichen. • **Vorbereitung** auf das Karriereende.
Sportler	• **Stärkung** der Eigenverantwortung für die eigene psychische Gesundheit, nötig und „Motor" für die notwendigen, strukturellen Änderungen in den Versorgungskonzepten im Leistungssport, für eine gesamtmedizinische Versorgung und für die psychische Gesundheit. • **Sportpsychiatrische Beratung und Untersuchungen:** Regelmäßig, z. B. jährlich auf freiwilliger Basis, bei Sportlern mit bestehendem Risiko für die Entwicklung psychischer Erkrankungen verpflichtend. Ausarbeitung entsprechender Screening- und Follow-up-Instrumente für die Klinik/Praxis notwendig.
Verbände und Vereine	• Qualifizierte medizinische **Fachleute und Verantwortliche** für die psychische Gesundheit (Sportpsychiater und -psychotherapeuten) in Verbänden und Vereinen. • **Fach- und Koordinierungsstelle** für die psychische Gesundheit: Entwicklung von Konzepten zum Erhalt und qualifiziertem Umgang mit den Belastungen und Risiken für die psychische Gesundheit. • Sicherstellung einer qualifizierten und sicheren, frühen Diagnostik und dementsprechender Umgang bei Auftreten von psychischen Beschwerden und Erkrankungen wie deren Nachsorge inkl. **erkrankungsspezifischer Return-to-Play-Empfehlungen**. • Ausbildung und Schulung der verschiedenen Betreuer (z. B. Trainer, Nachwuchs- und Sportchefs) im qualifizierten Umgang mit psychischen Belastungen und Erkrankungen sowie Risiken im Leistungssport, im bzw. für den Erhalt der psychischen Gesundheit. • **Förderung** des Austausches der verschiedenen Betreuer und professionellen Helfer, z. B. durch regelmäßige, gemeinsame Austauschgefäße, Weiter- und Fortbildungen.

Ebene	Maßnahme
Sport-psychiater und -psychotherapeuten	• Qualifizierte medizinische **Fachdisziplin** für die psychische Gesundheit, in einer gesamtmedizinischen Versorgung. • Qualitätssicherung und **Weiter- und Fortbildung**. • Sportpsychiatrische und -psychotherapeutische **Spezialsprechstunden und stationäre Spezialangebote**. • **Qualitätssicherung** und Netzwerk, Sprechstunden und Kliniken.

sich intensiv dem Sport zuzuwenden. Häufig ist die intensive Zuwendung zum Sport damit verbunden, dass notwendige Erfahrungen in anderen Lebensbereichen nicht gemacht werden können. Nicht nur ist es möglich, diese Erfahrungen zu integrieren und sich – ohne den sportlichen Erfolg zu gefährden – hierzu Zeit zu nehmen, noch mehr ist dies aus verschiedenen Gründen sinnvoll. Im Sinne der Erhaltung der psychischen Gesundheit im Leistungssport ist es sogar von Vorteil, sich für eine lange, erfolgreiche Laufbahn auch anderen Bereichen zuzuwenden. Der Entwicklung der Gesamtpersönlichkeit und Sicherheit im Umgang mit verschiedenen Lebenssituationen kommt daher eine große Bedeutung zu. In gleicher Weise ist es wichtig, den Sportler vor blinder Idealisierung und Verehrung zu schützen und ihm zu helfen, hiermit umzugehen.

Ziel muss es sein, die mentalen Fähigkeiten und Stärken (Sportlerpersönlichkeit) im Einklang mit der Gesamtpersönlichkeit und der psychischen Gesundheit im Sinne der Resilienz zu entwickeln. Es darf kein Widerspruch sein, sportliche Höchstleistungen zu erzielen, die Attraktivität und Faszination des Leistungssports zu erhalten und psychisch gesund zu bleiben [71]. Die unterschiedlichen Interessen, nämlich die des Sportlers selbst, z.B. in Hinblick auf Sensation Seeking oder Selbstbestätigung, aber auch immer öffentliche und politische, sportliche und finanzielle und auch berufspolitische sind zu respektieren. Sie sind legitim, solange sie nicht zu Lasten des Sportlers gehen. Entscheidender ist eher die Frage, wie wir gemeinsam, im Sinne des Sports, mit den Belastungen und Risiken für die körperliche und psychische Gesundheit umgehen können und damit den Sportlern gleichzeitig helfen, sportlich erfolgreich zu sein. Den Preis, wenn dies nicht gelingt, zahlen am Ende die Sportler selbst.

Prävention und die Erhaltung der psychischen Gesundheit (im Leistungssport) beginnt mit der Anerkennung der Realität [71]. Das Bewusstsein und die Sensibilisierung für die Belastungen und Risiken aller Beteiligten wie auch die Wahrnehmung ihrer Verantwortung sind hierbei essenziell. Von noch viel größerer Bedeutung ist jedoch, dass Sportler aufgeklärt und bewusst selbstverantwortlich für ihre psychische Gesundheit einstehen, vom Beginn der Karriere bis über das Karriereende hinaus.

42.4 Verletzungen und Karriereende

Verletzungen und Rehabilitationsphasen sowie das Karierende gehen mit bedeutenden Belastungen und Risiken für die psychische Gesundheit einher (s. Kap. 38). Interessensvertretern (z.B. in Verbänden und Vereinen) kommt die bedeutende Aufgabe, ja fast schon Verpflichtung zu, Leistungssportler unter präventiven Gesichtspunkten beim Erhalt ihrer psychischen Gesundheit zu unterstützen [69]. Strategien, die einer positiven Rückkehr zum Sport dienen können, müssen dabei angewendet werden (Kasten 2).

Beispiele und Strategien, die eine positive Rückkehr zum Sport unterstützen könnten (nach [18]):

- Minderung der Angst vor einer erneuten Verletzung unter Verwendung von Modellierungstechniken (z.B. Imaginationsverfahren)
- Förderung von Autonomie
- Aufbau von Vertrauen
- Förderung sozialer Unterstützung
- Involvierung in den Sport, aber Vermeidung einer zu frühen Rückkehr
- „Stress-Training", wenn Verletzungen einen operativen Eingriff benötigen

Entsprechende Rahmenbedingungen sollten auch in der Vorbereitung auf das geplante wie auch auf das unerwartete Karriereende gelten. Die Bewältigung des Karriereendes und die Anpassung an die geänderten Lebensumstände nach der Karriere (z.B. die sozialen und wirtschaftlichen) stellen eine große Herausforderung für Leistungssportler dar [73, 74, 75]. Zahlreiche Studien weisen auf eine erhöhte Prävalenz psychischer Beschwerden und Erkrankungen nach der Karriere hin, wobei die Prävalenz bei einem ungeplanten Karriereende, beispielsweise durch Verletzung oder Krankheit, noch einmal höher ist [37, 76, 77, 78, 79, 80]. Dies gilt auch bei vorbestehenden psychischen Beschwerden.

Auf die Auseinandersetzung mit dem Thema Karriereende ist daher ein besonderes Augenmerk im Umgang mit Leistungssportlern zu legen und der Athlet als Leistungssportler und als Individuum wahrzunehmen [70]. Der Einbezug von ehemals selbst betroffenen Sportlern als Peers oder von erfahrenen Sportlern als Mentoren kann sich günstig auf die Vermeidung von Fehlentwicklungen auswirken [81]. Noch während der aktiven Karriere sind Sportler Schulungen anzubieten, die auf das Karriereende und die Zeit danach abzielen und die erforderlichen Kompetenzen dafür fördern [38, 82, 83]. Behandler haben Sportlern zu helfen, sich ihrer Fähigkeiten im Umgang mit der Transformation von der Leistungssportkarriere bewusst zu werden und anzuwenden sowie diese Fähigkeiten zu fördern [63]. Das Selbstbild der Sportler und verfügbare soziale Ressourcen sind dabei einzubeziehen. Gezielte Maßnahmen für eine gelingende Transition in das Leben nach der Leistungssportkarriere können effektiv helfen, Risiken für die psychische Gesundheit zu reduzieren [84]. In die Untersuchungsroutine ist die Prüfung der psychischen Gesundheit in Hinblick auf das Karriereende zu integrieren, da sich dies vorteilhaft auf Gesundheit und Wohlbefinden auswirken kann [84, 85].

42.5 Bedeutung der Trainer

Trainern kommt im Leistungssport für die Erhaltung der psychischen Gesundheit eine große Bedeutung zu, aber auch sie selbst sind Belastungen und Risiken für die Gesundheit ausgesetzt (s. Kap. 41).

Trainer spielen sowohl für die körperliche als auch für die psychische Gesundheit der Sportler eine wichtige Rolle [86, 87]. Die Entwicklung von Kompetenzen wie Einfühlungsvermögen, Sozialkompetenz, Sachkompetenz und spezielle, verhaltensbezogene Kompetenzen, kann positive Affekte bei der Ausübung des Sports fördern [88]. Sie können Sportler dabei unterstützen, Zugang zur Behandlung psychischer Beschwerden und Erkrankungen zu finden. Sie sind ein entscheidender Faktor dafür, dass sich Sportler in einem Umfeld bewegen, welches sie dazu ermutigt, Hilfe zu suchen und anzunehmen [29, 89]. Dies gilt jedoch auch umgekehrt für den Fall einer eher ablehnenden Haltung von Trainern [90]. In der Regel sorgen sich Trainer sowohl um das körperliche wie auch psychische Wohl der Sportler, verfügen aber oft nicht über Kompetenzen im Erkennen von und Umgang mit den Beschwerden [87, 91, 92]. Zugleich kann das Verhalten von Trainern Angst auslösen und die Entwicklung beispielsweise eines Burnouts fördern [93, 94].

Beim Training von Kindern und Jugendlichen ist ein Teil des Präventionsauftrags an Trainer die Belastungssteuerung während der Wachstumsphasen, um Verletzungsrisiken zu reduzieren [95, 96]. Bestehende Empfehlungen hierzu werden von Trainern jedoch nicht immer umgesetzt [97]. Dabei ist auch die Frage nach dem richtigen Zeitpunkt für die Frühspezialisierung von Bedeutung, da Frühspezialisierung das Risiko für Verletzungen und psychische Beschwerden erhöht [98, 99, 100]. Künftig sollten auch psychische Aspekte, wie Stimmungsschwankungen in der Pubertät Eingang in die Trainerausbildung finden, um mögliche Überforderungen oder Risiken bezüglich der Entwicklung möglicher psychischer Beschwerdebilder und suizidaler Krisen zu minimieren. Ebenfalls sind die Zusammenhänge zwischen nachlassendem Interesse an einer zuvor gemochten Sportart und einer Burnoutentwicklung zu beachten [68, 101]. Mit gezielten, altersangepassten Präventionsmaßnahmen, kann bei Kindern und Jugendlichen einerseits die Motivation am Sport aufrechterhalten werden und andererseits das Risiko eines frühzeitigen Abbruchs der Karriere reduziert werden [102, 103]; (s. Kap. 36).

Damit Trainer Sportler bei der Suche nach Therapie effektiv unterstützen können, müssen sie in der Lage sein, Merkmale psychischer Beschwerden und Erkrankungen erkennen zu können [104]. Dabei sollte die Unterstützung der Sportler bei der Suche nach geeigneten Therapeuten zügig erfolgen. Trainer sind dementsprechend zu schulen, insbesondere über die Bedeutung psychiatrisch-psychotherapeutischer Behandlungsmöglichkeiten, wobei dies bereits bei der Trainerausbildung erfolgen sollte [29, 105]. Erfahrene Sportler als Mentoren hinzuzuziehen, kann sich positiv auf die Kompetenzentwicklung von Trainern auswirken [106]. Geschulte Trainer können dazu beitragen, Risikozustände und Beschwerdebilder zu erkennen und dass junge Sportler die erforderliche Therapie erhalten können [107, 108]. Schulungen zu Präventionsmaßnahmen sollten als Teil der Trainertätigkeit implementiert werden, da sie die Einstellung von Trainern zu Prävention günstig beeinflussen können [89, 109]. Gut informierte Trainer können und sollten die Eltern minderjähriger Sportler, die Bedeutung der Gesundheitssorge kommunizieren [21]. Darüber hinaus sollten Trainer und Behandler zum Wohle der Sportler eng zusammenarbeiten [110].

42.6 Bedeutung der Eltern

Eltern spielen in der Betreuung, Förderung und Stabilisierung von Kindern und Jugendlichen eine zentrale Rolle [111]. Sie sind meist intensiv in die Organisation von Training und Wettkampf eingebunden und bringen oft viel Zeit dafür auf. Somit sind sie nicht nur in der klassischen Elternrolle für ihre Kinder präsent, sondern auch gewissermaßen als inoffizieller Teil des Betreuerstabs, manchmal auch offiziell [112]. Zudem spielen Eltern für die Motivationsbildung und den Umgang mit Stress von Kindern eine große Rolle [113]. Aufgrund der üblicherweise engen Beziehung zwischen Kindern und ihren Eltern, können sich letztere ein umfassenderes Bild von den jungen Nachwuchsleistungssportlern machen, als Teile des tatsächlichen Betreuerstabs. Eltern sind daher über mögliche Risiken für die Entwicklung psychischer Beschwerden und Erkrankungen aufzuklären und zu sensibilisieren (s. Kap. 34). Dies kann sich vorteilhaft auf die Sporterziehung auswirken, ebenso auf die Erziehung im Allgemeinen sowie die Beziehung zueinander [114, 115].

Durch Förderung diversifizierter, sportlicher Entwicklung kann gegenüber einer zu früh beginnenden Spezialisierung, das Risiko von Verletzungen und frühzeitigem Karriereende reduziert werden [116, 117]. Die gezielte Aufklärung und Schulung können durch Aufklärungskampagnen geschehen, sollten jedoch auch, parallel zur jährlichen SMU erfolgen. Dabei sollte auch auf Themen wie Ehrgeiz und Druck eingegangen werden. Je größer der Ehrgeiz der Kinder ist, desto wichtiger sind die Eltern als Regulatoren und Stabilisatoren. Ist der Ehrgeiz bei den Eltern größer als bei den Kindern, ist wegen des damit verbundenen hohen Drucks auf Verantwortung und Aspekte der gesunden Kindesentwicklung einzugehen [116].

Eltern können Gefahr laufen, die Karriere des Kindes in den Mittelpunkt des Familienlebens zu stellen [118]. Dies gilt auch für alters- oder reifeentsprechende Bedürfnisverschiebungen, beispielsweise im Sinne eines höheren Autonomiebedürfnisses mit zunehmender Reife. Für Eltern ist wiederum die Ablösung der Kinder durch den Sport eine emotionale Herausforderung [119]. Mangelndes Bewusstsein für psychische Gesundheit, psychische Belastungen und die Entwicklung von Schwierigkeiten und Erkrankungen sowie ungenügende oder fehlende Fürsorge der Eltern sind ein Risikofaktor für die psychische Gesundheit von Kindern und Jugendlichen [18, 44]. Umgekehrt können Eltern effektiv in die Früherkennung von Gesundheitsproblemen ihrer Kinder eingebunden werden [120]. Daher sind der frühe und konsequente Einbezug der Eltern sowie deren Schulung ein wichtiges Element im Sinne der Prävention [29, 59, 96, 121, 122]. Zudem sind Eltern im Umgang mit den besonderen Herausforderungen in ihrer Rolle im Nachwuchsleistungssport zu schulen, z. B. in der Entwicklung von Copingskills [114].

Eltern können dazu beitragen, dass junge Sportler eine positive Einstellung zur Behandlung psychischer Beschwerden und Erkrankungen entwickeln [123]. Dies kann dazu beitragen die Entwicklung psychischer Erkrankungen frühzeitig zu erkennen und entsprechend frühzeitig Maßnahmen zu ergreifen. Eltern sind von Verbands- und Vereinsseite her einzubinden, um die Sicherheit im Sport und auch für die psychische Gesundheit junger Sportler zu verbessern [37].

Literatur

1. Schwellnus M, Soligard T, Alonso J-M, Bahr R, Clarsen B, Dijkstra HP, et al. How much is too much? (Part 2) International Olympic Committee consensus statement on load in sport and risk of illness. British Journal of Sports Medicine. 2016;50(17):1043–52. https://doi.org/10.1136/bjsports-2016-096572
2. Klügl M, Shrier I, McBain K, Shultz R, Meeuwisse WH, Garza D, et al. The prevention of sport injury: an analysis of 12,000 published manuscripts. Clinical Journal of Sports Medicine. 2010;20(6):407–12. https://doi.org/10.1097/JSM.0b013e3181f4a99c
3. Hanstad DV, Rønsen O, Andersen SS, Steffen K, Engebretsen L. Fit for the fight? Illnesses in the Norwegian team in the Vancouver Olympic Games. Br J Sports Med. 2011;45(7):571–5. https://doi.org/10.1136/bjsm.2010.081364
4. Kisling LA, J MD. Prevention Strategies. StatPearls. Treasure Island (FL): StatPearls Publishing, LLC; 2020.
5. World Health Organization: The Ottawa Charter for Health Promotion – First International Conference on Health Promotion, Ottawa, 21 November 1986 [Internet]. Genf: WHO; [cited 2021 Jun 21]. Available from: https://www.who.int/healthpromotion/conferences/previous/ottawa/en/index4.html
6. Mann JJ, Apter A, Bertolote J, Beautrais A, Currier D, Haas A, et al. Suicide prevention strategies: a systematic review. Jama. 2005;294(16): 2064–74. https://doi.org/10.1001/jama.294.16.2064
7. Mountjoy M, Sundgot-Borgen J, Burke L, Ackerman KE, Blauwet C, Constantini N, et al. International Olympic Committee (IOC) Consensus Statement on Relative Energy Deficiency in Sport (RED-S): 2018 Update. Int J Sport Nutr Exerc Metab. 2018;28(4):316–31. https://doi.org/10.1123/ijsnem.2018-0136
8. Bar RJ, Cassin SE, Dionne MM. Eating disorder prevention initiatives for athletes: A review. Eur J Sport Sci. 2016;16(3):325–35. https://doi.org/10.1080/17461391.2015.1013995
9. Emery CA, Roy TO, Whittaker JL, Nettel-Aguirre A, van Mechelen W. Neuromuscular training injury prevention strategies in youth sport: a systematic review and meta-analysis. Br J Sports Med. 2015;49(13):865–70. https://doi.org/10.1136/bjsports-2015-094639

10. Sarmiento K, Mitchko J, Klein C, Wong S. Evaluation of the Centers for Disease Control and Prevention's concussion initiative for high school coaches: „Heads Up: Concussion in High School Sports“. J Sch Health. 2010;80(3):112–8. https://doi.org/10.1111/j.1746-1561.2010.00491.x
11. Centers for Disease Control and Prevention, editor.CDC's HEADS UP campaign [Internet]. Washington, D.C.:U.S. Department of Health & Human Services; [cited 2021 Jun 21]. Available from: Heads Up | HEADS UP | CDC Injury Center.
12. Obesity: preventing and managing the global epidemic. Report of a WHO consultation. World Health Organ Tech Rep Ser. 2000;894:i-xii, 1–253.
13. Ljungqvist A, Jenoure P, Engebretsen L, Alonso JM, Bahr R, Clough A, et al. The International Olympic Committee (IOC) Consensus Statement on periodic health evaluation of elite athletes March 2009. Br J Sports Med. 2009; 43(9):631–43. https://doi.org/10.1136/bjsm.2009.064394
14. Lehman PJ, Carl RL. The Preparticipation Physical Evaluation. Pediatr Ann. 2017;46(3):e85–e92. https://doi.org/10.3928/19382359-20170222-01
15. Harcourt PR, Unglik H, Cook JL. A strategy to reduce illicit drug use is effective in elite Australian football. Br J Sports Med. 2012;46(13): 943–5. https://doi.org/10.1136/bjsports-2012-091329
16. Nilsson S, Allebeck P, Marklund B, Baigi A, Fridlund B. Evaluation of a health promotion programme to prevent the misuse of androgenic anabolic steroids among Swedish adolescents. Health Promot Int. 2004;19(1):61–7. https://doi.org/10.1093/heapro/dah108
17. Harmon KG, Clugston JR, Dec K, Hainline B, Herring S, Kane SF, et al. American Medical Society for Sports Medicine position statement on concussion in sport. Br J Sports Med. 2019; 53(4):213–25. https://doi.org/10.1136/bjsports-2018-100338
18. Reardon CL, Hainline B, Aron CM, Baron D, Baum AL, Bindra A, et al. Mental health in elite athletes: International Olympic Committee consensus statement (2019). British journal of sports medicine. 2019;53(11):667–99.
19. Purcell R, Gwyther K, Rice SM. Mental Health In Elite Athletes: Increased Awareness Requires An Early Intervention Framework to Respond to Athlete Needs. Sports medicine - open. 2019;5(1):46. https://doi.org/10.1186/s40798-019-0220-1
20. Meeusen R, Duclos M, Foster C, Fry A, Gleeson M, Nieman D, et al. Prevention, diagnosis, and treatment of the overtraining syndrome: joint consensus statement of the European College of Sport Science and the American College of Sports Medicine. Med Sci Sports Exerc. 2013; 45(1):186–205.
21. Kellmann M. Preventing overtraining in athletes in high-intensity sports and stress/recovery monitoring. Scand J Med Sci Sports. 2010;20 Suppl 2:95–102. https://doi.org/10.1111/j.1600-0838.2010.01192.x
22. Ivarsson A, Johnson U, Andersen MB, Tranaeus U, Stenling A, Lindwall M. Psychosocial Factors and Sport Injuries: Meta-analyses for Prediction and Prevention. Sports medicine (Auckland, NZ). 2017;47(2):353–65. https://doi.org/10.1007/s40279-016-0578-x
23. Berger M, Bossert S, Krieg JC, Dirlich G, Ettmeier W, Schreiber W, et al. Interindividual differences in the susceptibility of the cortisol system: an important factor for the degree of hypercortisolism in stress situations? Biol Psychiatry. 1987;22(11):1327–39. https://doi.org/10.1016/0006-3223(87)90067-9
24. Friedman DJ, Khan KM. Preventing overdiagnosis and the harms of too much sport and exercise medicine. Br J Sports Med. 2019;53 (20):1314–8. https://doi.org/10.1136/bjsports-2018-100039
25. Pathirana T, Clark J, Moynihan R. Mapping the drivers of overdiagnosis to potential solutions. Bmj. 2017;358:j3879. https://doi.org/10.1136/bmj.j3879
26. Sundgot-Borgen J, Klungland M. The female athlete triad and the effect of preventive work. Medicine & Science in Sports & Exercise. 1998; 30(5):181. https://doi.org/10.1097/00005768-199805001-01028
27. Giacobbi PR Jr. Low burnout and high engagement levels in athletic trainers: results of a nationwide random sample. J Athl Train. 2009; 44(4):370–7. https://doi.org/10.4085/1062-6050-44.4.370
28. Kopp M, Wolf M, Ruedl G, Burtscher M. Differences in Sensation Seeking Between Alpine Skiers, Snowboarders and Ski Tourers. J Sports Sci Med. 2016;15(1):11–6.

29. LaPrade RF, Agel J, Baker J, Brenner JS, Cordasco FA, Côté J, et al. AOSSM Early Sport Specialization Consensus Statement. Orthop J Sports Med. 2016;4(4):2325967116644241. https://doi.org/10.1177/2325967116644241
30. Corker E, Hamilton S, Robinson E, Cotney J, Pinfold V, Rose D, et al. Viewpoint survey of mental health service users' experiences of discrimination in England 2008–2014. Acta Psychiatr Scand. 2016;134 Suppl 446:6–13. https://doi.org/10.1111/acps.12610
31. Gulliver A, Griffiths KM, Christensen H. Barriers and facilitators to mental health help-seeking for young elite athletes: a qualitative study. BMC Psychiatry. 2012;12:157. https://doi.org/10.1186/1471-244X-12-157
32. Delenardo S, Terrion JL. Suck it up: opinions and attitudes about mental illness stigma and help-seeking behaviour of male varsity football players. Canadian Journal of Community Mental Health. 2014;33(3):43–56. https://doi.org/10.7870/cjcmh-2014-023
33. Moesch K, Kenttä G, Kleinert J, Quignon-Fleuret C, Cecil S, Bertollo M. FEPSAC position statement: mental health disorders in elite athletes and models of service provision. Psychology of Sport and Exercise. 2018;38:61–71. https://doi.org/10.1016/j.psychsport.2018.05.013
34. Kersey RD, Elliot DL, Goldberg L, Kanayama G, Leone JE, Pavlovich M, et al. National Athletic Trainers' Association position statement: anabolic-androgenic steroids. Journal of athletic training. 2012;47(5):567–88. https://doi.org/10.4085/1062-6050-47.5.08
35. Casa DJ, DeMartini JK, Bergeron MF, Csillan D, Eichner ER, Lopez RM, et al. National Athletic Trainers' Association Position Statement: Exertional Heat Illnesses. J Athl Train. 2015;50(9):986–1000. https://doi.org/10.4085/1062-6050-50.9.07
36. World Health Organization. Wellbeing measures in primary health care/The Depcare project. Copenhagen, Denmark: WHO Regional Office for Europe. 1998.
37. Soligard T, Schwellnus M, Alonso JM, Bahr R, Clarsen B, Dijkstra HP, et al. How much is too much? (Part 1) International Olympic Committee consensus statement on load in sport and risk of injury. Br J Sports Med. 2016;50(17):1030–41. https://doi.org/10.1136/bjsports-2016-096581
38. Knights S, Sherry E, Ruddock-Hudson M. Investigating Elite End-of-Athletic-Career Transition: A Systematic Review. Journal of Applied Sport Psychology. 2016;28(3):291–308. https://doi.org/10.1080/10413200.2015.1128992
39. Gonzalez Hofmann C, Wyssen A, Schorb A, Allroggen M, Dallmann P, Schmidt RE, Graffius ST, Nie-bauer J, Herfert J, Fröhlich S, Scherr J, Claussen MC. Sports psychiatric and psychotherapeutic ex-amination in competitive sports. Diagnostics in the sports medicine and sports psychiatry setting: state of the art. Dtsch Z Sportmed.; 2021;72(6):307–15.
40. Bahr R, Clarsen B, Derman W, Dvorak J, Emery CA, Finch CF, et al. International Olympic Committee consensus statement: methods for recording and reporting of epidemiological data on injury and illness in sport 2020 (including STROBE Extension for Sport Injury and Illness Surveillance (STROBE-SIIS)). British journal of sports medicine. 2020;54(7):372–89. https://doi.org/10.1136/bjsports-2019-101969
41. Wilhelm M, Michaud K. Plötzliche Todesfälle von Athleten: umfassende Prävention braucht Evidenz (Les morts subites d'athlètes: la prévention complète a besoin d'évidence; Swiss Registry of Athletic Related Death: Swissregard. Ch). Swiss Sports & Exercise Medicine. 2018;66(2):36–9.
42. Finch CF, Staines C. Guidance for sports injury surveillance: the 20-year influence of the Australian Sports Injury Data Dictionary. Inj Prev. 2018;24(5):372–80. https://doi.org/10.1136/injuryprev-2017-042580
43. McCrea M, Hammeke T, Olsen G, Leo P, Guskiewicz K. Unreported concussion in high school football players: implications for prevention. Clinical journal of sport medicine. 2004;14(1):13–7. https://doi.org/10.1097/00042752-200401000-00003
44. Fuller CW, Ekstrand J, Junge A, Andersen TE, Bahr R, Dvorak J, et al. Consensus statement on injury definitions and data collection procedures in studies of football (soccer) injuries. Br J Sports Med. 2006;40(3):193–201. https://doi.org/10.1136/bjsm.2005.025270
45. Sands W, Cardinale M, McNeal J, Murray S, Sole C, Reed J, et al. Recommendations for Measurement and Management of an Elite Athlete. Sports (Basel). 2019;7(5). https://doi.org/10.3390/sports7050105

46. Mountjoy M, Brackenridge C, Arrington M, Blauwet C, Carska-Sheppard A, Fasting K, et al. International Olympic Committee consensus statement: harassment and abuse (non-accidental violence) in sport. British journal of sports medicine. 2016;50(17):1019–29. https://doi.org/10.1136/bjsports-2016-096121
47. Zalsman G, Hawton K, Wasserman D, van Heeringen K, Arensman E, Sarchiapone M, et al. Suicide prevention strategies revisited: 10-year systematic review. Lancet Psychiatry. 2016;3(7):646–59. https://doi.org/10.1016/S2215-0366(16)30030-X
48. Sinyor M, Schaffer A, Heisel MJ, Picard A, Adamson G, Cheung CP, et al. Media Guidelines for Reporting on Suicide: 2017 Update of the Canadian Psychiatric Association Policy Paper. Can J Psychiatry. 2018;63(3):182–96. https://doi.org/10.1177/0706743717753147
49. Lopez-Villegas A, Catalan-Matamoros D. The Potential of Specialized Media in Public Health: Analysis of Health-Related Content in Sports Newspapers. Int J Environ Res Public Health. 2019;16(7). https://doi.org/10.3390/ijerph16071202
50. Ribbans B, Ribbans H, Nightingale C, McNamee M. Sports medicine, confidentiality and the press. Br J Sports Med. 2013;47(1):40–3. https://doi.org/10.1136/bjsports-2011-090439
51. Bean CN, Fortier M, Post C, Chima K. Understanding how organized youth sport maybe harming individual players within the family unit: a literature review. International journal of environmental research and public health. 2014;11(10):10226–68. https://doi.org/10.3390/ijerph111010226
52. Engel GL. The need for a new medical model: a challenge for biomedicine. Science (New York, NY). 1977;196(4286):129–36. https://doi.org/10.1126/science.847460
53. Finch C. A new framework for research leading to sports injury prevention. J Sci Med Sport. 2006;9(1–2):3–9; discussion 10. https://doi.org/10.1016/j.jsams.2006.02.009
54. Breslin G, Smith A, Donohue B, Donnelly P, Shannon S, Haughey TJ, et al. International consensus statement on the psychosocial and policy-related approaches to mental health awareness programmes in sport. BMJ Open Sport Exerc Med. 2019;5(1):e000585. https://doi.org/10.1136/bmjsem-2019-000585
55. Finch CF. No longer lost in translation: the art and science of sports injury prevention implementation research. Br J Sports Med. 2011;45(16):1253–7. https://doi.org/10.1136/bjsports-2011-090230
56. Chang CJ, Putukian M, Aerni G, Diamond AB, Hong ES, Ingram YM, et al. American Medical Society for Sports Medicine Position Statement: Mental Health Issues and Psychological Factors in Athletes: Detection, Management, Effect on Performance, and Prevention-Executive Summary. Clin J Sport Med. 2020;30(2):91–5.
57. Dijkstra HP, Pollock N, Chakraverty R, Alonso JM. Managing the health of the elite athlete: a new integrated performance health management and coaching model. Br J Sports Med. 2014;48(7):523–31. https://doi.org/10.1136/bjsports-2013-093222
58. Selected issues for the adolescent athlete and the team physician: a consensus statement. Med Sci Sports Exerc. 2008;40(11):1997–2012. https://doi.org/10.1249/MSS.0b013e31818acdcb
59. Sports and children: consensus statement on organized sports for children. FIMS/WHO ad Hoc Committee on Sports and Children. Bull World Health Organ. 1998;76(5):445–7.
60. Hollis SJ, Stevenson MR, McIntosh AS, Shores EA, Finch CF. Compliance with return-to-play regulations following concussion in Australian schoolboy and community rugby union players. Br J Sports Med. 2012;46(10):735–40. https://doi.org/10.1136/bjsm.2011.085332
61. Price J, Malliaras P, Hudson Z. Current practices in determining return to play following head injury in professional football in the UK. Br J Sports Med. 2012;46(14):1000–3. https://doi.org/10.1136/bjsports-2011-090687
62. Turocy PS, DePalma BF, Horswill CA, Laquale KM, Martin TJ, Perry AC, et al. National Athletic Trainers' Association position statement: safe weight loss and maintenance practices in sport and exercise. J Athl Train. 2011;46(3):322–36. https://doi.org/10.4085/1062-6050-46.3.322
63. Stephan Y, Bilard J. Repercussions of transition out of elite sport on body image. Percept Mot Skills. 2003;96(1):95–104. https://doi.org/10.2466/pms.2003.96.1.95
64. Patricios JS, Ardern CL, Hislop MD, Aubry M, Bloomfield P, Broderick C, et al. Implementation of the 2017 Berlin Concussion in Sport Group Consensus Statement in contact and collision sports: a joint position statement from

11 national and international sports organisations. Br J Sports Med. 2018;52(10):635–41.
65. Huber O. Risky decisions: Active risk management. Current Directions in Psychological Science. 2012;21(1):26–30. https://doi.org/10.1177/0963721411422055
66. Bär AS, Huber O. Successful or unsuccessful search for risk defusing operators: Effects on decision behaviour. European Journal of Cognitive Psychology. 2008;20(4):807–27. https://doi.org/10.1080/09541440701686227
67. Jayanthi N, Pinkham C, Dugas L, Patrick B, Labella C. Sports specialization in young athletes: evidence-based recommendations. Sports Health. 2013;5(3):251–7. https://doi.org/10.1177/1941738112464626
68. Crowe LM, Anderson V, Catroppa C, Babl FE. Head injuries related to sports and recreation activities in school-age children and adolescents: data from a referral centre in Victoria, Australia. Emerg Med Australas. 2010;22(1):56–61. https://doi.org/10.1111/j.1742-6723.2009.01249.x
69. Dijkstra HP, Pollock N, Chakraverty R, Ardern CL. Return to play in elite sport: a shared decision-making process. Br J Sports Med. 2017;51(5):419–20. https://doi.org/10.1136/bjsports-2016-096209
70. Henriksen K, Schinke R, Moesch K, McCann S, Parham WD, Larsen CH, et al. Consensus statement on improving the mental health of high performance athletes. International Journal of Sport and Exercise Psychology. 2020;18(5):553–60. https://doi.org/10.1080/1612197X.2019.1570473
71. Markser VZ, Bär K-J. Seelische Gesundheit im Leistungssport. Grundlagen und Praxis der Sportpsychiatrie. Stuttgart: Schattauer; 2019.
72. Markser V, Nothnagel H, Bär K-J. Seelische Gesundheit und sportpsychiatrische Aspekte im Profifußball. Leistungssport. 2019;49(1):39–43.
73. Kuettel A, Boyle E, Christensen M, Schmid J. A cross-national comparison of the transition out of elite sport of Swiss, Danish and Polish athletes. Sport & exercise psychology review. 2018;14(1):2–22.
74. Drawer S, Fuller CW. Perceptions of retired professional soccer players about the provision of support services before and after retirement. Br J Sports Med. 2002;36(1):33–8. https://doi.org/10.1136/bjsm.36.1.33
75. Erpič SC, Wylleman P, Zupančič M. The effect of athletic and non-athletic factors on the sports career termination process. Psychology of sport and exercise. 2004;5(1):45–59. https://doi.org/10.1016/S1469-0292(02)00046-8
76. Prinz B, Dvořák J, Junge A. Symptoms and risk factors of depression during and after the football career of elite female players. BMJ Open Sport Exerc Med. 2016;2(1):e000124. https://doi.org/10.1136/bmjsem-2016-000124
77. Gouttebarge V, Jonkers R, Moen M, Verhagen E, Wylleman P, Kerkhoffs G. A prospective cohort study on symptoms of common mental disorders among Dutch elite athletes. The Physician and sportsmedicine. 2017;45(4):426–32. https://doi.org/10.1080/00913847.2017.1370987
78. Wippert P-M, Wippert J. Perceived stress and prevalence of traumatic stress symptoms following athletic career termination. Journal of Clinical Sport Psychology. 2008;2(1):1–16. https://doi.org/10.1123/jcsp.2.1.1
79. Wippert P-M, Wippert J. The effects of involuntary athletic career termination on psychological distress. Journal of Clinical Sport Psychology. 2010;4(2):133–49. https://doi.org/10.1123/jcsp.4.2.133
80. Gouttebarge V, Kerkhoffs G, Lambert M. Prevalence and determinants of symptoms of common mental disorders in retired professional Rugby Union players. European journal of sport science. 2016;16(5):595–602. https://doi.org/10.1080/17461391.2015.1086819
81. Wright CA, Wright SD. The role of mentors in the career development of young professionals. Family relations. 1987:204–8. https://doi.org/10.2307/583955
82. Lally PS, Kerr GA. The Career Planning, Athletic Identity, and Student Role Identity of Intercollegiate Student Athletes. Research Quarterly for Exercise and Sport. 2005;76(3):275–85. https://doi.org/10.1080/02701367.2005.10599299
83. Sinclair DA, Orlick T. Positive transitions from high-performance sport. The sport psychologist. 1993;7(2):138–50. https://doi.org/10.1123/tsp.7.2.138
84. Gouttebarge V, Goedhart E, Kerkhoffs G. Empowering the health of retired professional footballers: the systematic development of an After Career Consultation and its feasibility. BMJ Open Sport Exerc Med. 2018;4(1):e000466. https://doi.org/10.1136/bmjsem-2018-000466

85. Carmody S, Jones C, Malhotra A, Gouttebarge V, Ahmad I. Put out to pasture: what is our duty of care to the retiring professional footballer? Promoting the concept of the ‚exit health examination' (EHE). Br J Sports Med. 2019;53(13):788–9. https://doi.org/10.1136/bjsports-2017-098392
86. Jinna S, Adams BB. Ultraviolet radiation and the athlete: risk, sun safety, and barriers to implementation of protective strategies. Sports Med. 2013;43(7):531–7. https://doi.org/10.1007/s40279-013-0021-5
87. Valovich McLeod TC, Schwartz C, Bay RC. Sport-related concussion misunderstandings among youth coaches. Clin J Sport Med. 2007; 17(2):140–2. https://doi.org/10.1097/JSM.0b013e31803212ae
88. Strauch UG, Wäsche H, Jekauc D. Coach Competences to Induce Positive Affective Reactions in Sport and Exercise – A Qualitative Study. Sports (Basel). 2019;7(1). https://doi.org/10.3390/sports7010016
89. Castaldelli-Maia JM, Gallinaro J, Falcão RS, Gouttebarge V, Hitchcock ME, Hainline B, et al. Mental health symptoms and disorders in elite athletes: a systematic review on cultural influencers and barriers to athletes seeking treatment. British journal of sports medicine. 2019; 53(11):707–21.
90. Green M, Morgan G, Manley A. Elite rugby league players' attitudes towards sport psychology consulting. Sport & Exercise Psychology Review. 2012;8(1):32–44.
91. Kroshus E, Chrisman SP, Coppel D, Herring S. Coach support of high school student-athletes struggling with anxiety or depression. Journal of Clinical Sport Psychology. 2019;13(3):390–404. https://doi.org/10.1123/jcsp.2018-0004
92. Mazzer KR, Rickwood DJ. Teachers' and coaches' role perceptions for supporting young people's mental health: multiple group path analyses. Australian Journal of Psychology. 2015;67(1):10–9. https://doi.org/10.1111/ajpy.12055
93. Smith RE, Smoll FL, Barnett NP. Reduction of children's sport performance anxiety through social support and stress-reduction training for coaches. Journal of applied developmental psychology. 1995;16(1):125–42. https://doi.org/10.1016/0193-3973(95)90020-9
94. Cho S, Choi H, Kim Y. The Relationship between Perceived Coaching Behaviors, Competitive Trait Anxiety, and Athlete Burnout: A Cross-Sectional Study. Int J Environ Res Public Health. 2019;16(8). https://doi.org/10.3390/ijerph16081424
95. Reardon CL. The sports psychiatrist and psychiatric medication. International review of psychiatry (Abingdon, England). 2016;28(6): 606–13. https://doi.org/10.1080/09540261.2016.1190691
96. Valovich McLeod TC, Decoster LC, Loud KJ, Micheli LJ, Parker JT, Sandrey MA, et al. National Athletic Trainers' Association position statement: prevention of pediatric overuse injuries. J Athl Train. 2011;46(2):206–20. https://doi.org/10.4085/1062-6050-46.2.206
97. Fazarale JJ, Magnussen RA, Pedroza AD, Kaeding CC, Best TM, Classie J. Knowledge of and compliance with pitch count recommendations: a survey of youth baseball coaches. Sports Health. 2012;4(3):202–4. https://doi.org/10.1177/1941738111435632
98. Barynina I, Vaitsekhovskii S. The aftermath of early sports specialization for highly qualified swimmers. Fitness and Sports Review International. 1992;27(4):132–3.
99. DiFiori JP, Benjamin HJ, Brenner J, Gregory A, Jayanthi N, Landry GL, et al. Overuse injuries and burnout in youth sports: a position statement from the American Medical Society for Sports Medicine. Clin J Sport Med. 2014;24(1): 3–20. https://doi.org/10.1097/JSM.0000000000000060
100. Strachan L, Côté J, Deakin J. An evaluation of personal and contextual factors in competitive youth sport. Journal of applied sport psychology. 2009;21(3):340–55. https://doi.org/10.1080/10413200903018667
101. Goodger K, Gorely T, Lavallee D, Harwood C. Burnout in Sport: A Systematic Review. Sport Psychologist. 2007;21:127–51. https://doi.org/10.1123/tsp.21.2.127
102. Lima AB, Nascimento JV, Leonardi TJ, Soares AL, Paes RR, Gonçalves CE, et al. Deliberate Practice, Functional Performance and Psychological Characteristics in Young Basketball Players: A Bayesian Multilevel Analysis. Int J Environ Res Public Health. 2020;17(11).
103. Otis CL, Crespo M, Flygare CT, Johnston PR, Keber A, Lloyd-Kolkin D, et al. The Sony Ericsson WTA Tour 10 year age eligibility and professional development review. Br J Sports Med. 2006;40(5):464–8; discussion 8. https://doi.org/10.1136/bjsm.2005.023366

104. Biggin IJ, Burns JH, Uphill M. An investigation of athletes' and coaches' perceptions of mental illhealth in elite athletes. Journal of Clinical Sport Psychology. 2017;11(2):126–47. https://doi.org/10.1123/jcsp.2016-0017
105. Broglio SP, Cantu RC, Gioia GA, Guskiewicz KM, Kutcher J, Palm M, et al. National Athletic Trainers' Association position statement: management of sport concussion. Journal of athletic training. 2014;49(2):245–65. https://doi.org/10.4085/1062-6050-49.1.07
106. Malasarn R, Bloom GA, Crumpton R. The Development of Expert Male National Collegiate Athletic Association Division I Certified Athletic Trainers. J Athl Train. 2002;37(1):55–62.
107. Agley J, Walker BB, Gassman RA. Adaptation of alcohol and drug screening, brief intervention and referral to treatment (SBIRT) to a department of intercollegiate athletics: the COMPASS project. Health education journal. 2013;72(6):647–59. https://doi.org/10.1177/0017896912456337
108. Neal TL, Diamond AB, Goldman S, Liedtka KD, Mathis K, Morse ED, et al. Interassociation recommendations for developing a plan to recognize and refer student-athletes with psychological concerns at the secondary school level: a consensus statement. J Athl Train. 2015;50(3):231–49.
109. Maffulli N, Longo UG, Spiezia F, Denaro V. Sports injuries in young athletes: long-term outcome and prevention strategies. Phys Sportsmed. 2010;38(2):29–34. https://doi.org/10.3810/psm.2010.06.1780
110. Ardern CL, Glasgow P, Schneiders A, Witvrouw E, Clarsen B, Cools A, et al. 2016 Consensus statement on return to sport from the First World Congress in Sports Physical Therapy, Bern. Br J Sports Med. 2016;50(14):853–64. https://doi.org/10.1136/bjsports-2016-096278
111. Fredricks JA, Eccles JS. Breadth of Extracurricular Participation and Adolescent Adjustment Among African-American and European-American Youth. J Res Adolesc. 2010;20(2):307–33. https://doi.org/10.1111/j.1532-7795.2009.00627.x
112. Hedstrom R, Gould D. Research in youth sports: Critical issues status. Michigan: Michigan State University. 2004:1–42.
113. Ullrich-French S, Smith AL. Social and motivational predictors of continued youth sport participation. Psychology of sport and exercise. 2009;10(1):87–95. https://doi.org/10.1016/j.psychsport.2008.06.007
114. Harwood CG, Knight CJ. Parenting in youth sport: A position paper on parenting expertise. Psychology of sport and exercise. 2015;16:24–35. https://doi.org/10.1016/j.psychsport.2014.03.001
115. Lisinskiene A, Lochbaum M. A Qualitative Study Examining Parental Involvement in Youth Sports over a One-Year Intervention Program. Int J Environ Res Public Health. 2019;16(19). https://doi.org/10.3390/ijerph16193563
116. Myer GD, Jayanthi N, DiFiori JP, Faigenbaum AD, Kiefer AW, Logerstedt D, et al. Sports Specialization, Part II: Alternative Solutions to Early Sport Specialization in Youth Athletes. Sports Health. 2016;8(1):65–73. https://doi.org/10.1177/1941738115614811
117. Mostafavifar AM, Best TM, Myer GD. Early sport specialisation, does it lead to long-term problems? Br J Sports Med. 2013;47(17):1060–1. https://doi.org/10.1136/bjsports-2012-092005
118. Grundtner Koch CE. The adult dramaturgy of youth hockey: The myths and rituals of the „hockey family". 2012.
119. Lisinskienė A, Lochbaum M. Links between Adolescent Athletes' Prosocial Behavior and Relationship with Parents: A Mixed Methods Study. Sports (Basel). 2018;6(1). https://doi.org/10.3390/sports6010001
120. Hodson A. Too much too soon? The risk of ‚overuse'injuries in young football players. Journal of Bodywork and Movement Therapies. 1999;3(2):85–91. https://doi.org/10.1016/S1360-8592(99)80027-8
121. Courson R, Goldenberg M, Adams KG, Anderson SA, Colgate B, Cooper L, et al. Interassociation consensus statement on best practices for sports medicine management for secondary schools and colleges. J Athl Train. 2014;49(1):128–37. https://doi.org/10.4085/1062-6050-49.1.06
122. Schmidt JD, Suggs DW, Rawlins MLW, Bierema L, Miller LS, Courson R, et al. Coach, sports medicine, and parent influence on concussion care seeking intentions and behaviors in collegiate student-athletes. J Clin Transl Res. 2020;5(4):215–26.
123. DeFoor MT, Stepleman LM, Mann PC. Improving Wellness for LGB Collegiate Student-Athletes Through Sports Medicine: A Narrative Review. Sports Med Open. 2018;4(1):48. https://doi.org/10.1186/s40798-018-0163-y

43 Psychische Gesundheit im Leistungssport – Perspektive und Praxis der Sportmedizin

Johannes Scherr, Christian Schmied

Die Sport- und Bewegungsmedizin ist eine eigenständige medizinische Fachdisziplin und kann hierbei als klassisches Querschnittsfach angesehen werden, das mit einer Vielzahl anderer Fachdisziplinen und medizinischer Spezialisierungen Schnittebenen besitzt (s. Kap. 1). Hierbei kann die Sportmedizin die wissenschaftliche Tiefe und das praktische Wissen v. a. in Hinblick auf den Einfluss von Bewegung, Training und Sport sowie des Bewegungsmangels auf den gesunden und kranken Menschen jeder Altersstufe in die jeweiligen Fachdisziplinen einbringen. Nur durch das gezielte Wissen in Bezug auf die verschiedenen Belastungsnormative können hierbei auch optimale Ergebnisse im jeweiligen fachlichen Kontext erzielt werden. Aus diesem Grunde hat sich nicht nur in den englischsprachigen Regionen der Begriff „Exercise is Medicine" etabliert, da die Bewegung – ähnlich wie ein Medikament – zu positiven, evidenzbasierten Gesundheitseffekten führt, aber entsprechend auch adäquat dosiert werden sollte, um die besten Effekte zu erreichen (s. Teil XII, Kap. 51).

Hierbei steht Bewegung in jeglicher Hinsicht im Fokus. Sowohl der Bewegungsmangel, der in unserer modernen Gesellschaft immer mehr um sich greift, als auch die Betreuung von Freizeitsportlern bis hin zum Leistungssportler stehen im Fokus der Sport- und Bewegungsmedizin. Somit umfasst diese sowohl die Möglichkeiten zur therapeutischen und rehabilitativen Nutzung von Sport sowie der Vorbeugung, Erkennung und Behandlung sowie Rehabilitation von Sportverletzungen und mit Sport assoziierten Schäden.

Bei der Betreuung von Sportlern kommt dem Sportmediziner hierbei häufig eine besondere Rolle zu. Dieser ist hierbei die primäre Ansprechperson für medizinische Aspekte jeglicher Art. In jüngster Vergangenheit ist auch die Kenntnis erwachsen, dass dies neben körperlichen Aspekten auch die psychische Gesunderhaltung beinhaltet, welche für die Leistungsfähigkeit des Sportlers eine entscheidende Rolle spielt. Hierbei muss der Sportarzt dafür Sorge tragen, dass einerseits ein optimales medizinisches Ergebnis in möglichst kurzer Zeit erreicht wird, aber andererseits es zu möglichst wenig unerwünschten Wirkungen kommt, die die sportliche Leistungsfähigkeit einschränken – und dabei sind noch die verbotenen (da leistungssteigernden) Substanzen und Methoden zu berücksichtigen, die mit einem Verstoß gegen die Anti-Doping-Regeln einhergehen würden (s. Kap. 11).

Eine der Fachdisziplinen, die in den vergangenen Jahren immer mehr an Bedeutung in Bezug auf Sport und Sportmedizin gewonnen hat, ist die Psychiatrie und Psychotherapie. Hier konnte gezeigt werden, dass das Zusammenspiel zwischen körperlichem und psychischem Wohlbefinden sehr eng ist. So konnten sowohl psychische Eigenschaften als auch Risikofaktoren für Verletzungen bei Sportlern identifiziert werden. Vice versa können Verletzungen aber auch als Stressoren wirken und somit das psychische Wohlbefunden eines Sportlers stark in Mitleidenschaft ziehen. Dies wiederum kann negative Auswirkungen auf die Rekonvaleszenz, Rehabilitation und die Rückkehr zum Sport haben [1, 2].

Neben diesem Wissen sollte der Sportarzt auch ein besonderes Augenmerk auf mit Wettkampfsport assoziierte Erkrankungen haben. Zu erwähnen sind hier neben ADHS auch Essstörungen wie z. B. das „relative energy deficiency in sport", kurz RED-S (s. Kap. 32, Kap. 28). Hierbei kommt es aufgrund der Essstörungen zu einem Mismatch zwischen Kalorienverbrauch und -zufuhr, sodass hier auch regelmäßige Screenings durchgeführt werden sollten [3, 4, 5].

Neben dem Sportmediziner spielen auch die Sportorganisationen eine wichtige Rolle in der Gesunderhaltung der Athleten (s. Kap. 3). In Bezug auf die psychischen Aspekte sollten hierbei v. a. folgende Punkte umgesetzt werden:

Sportorganisationen sollten ...

- ... offen sein, den mentalen Status der Sportler zu diskutieren.
- ... Strukturen und Ressourcen bieten, um Leistungssportlern, die ein erhöhtes Risiko oder bereits erste Zeichen für psychische Auffälligkeiten haben, frühzeitig helfen zu können. Auch sollten die involvierten Personen (Betreuer) diese Strukturen kennen.
- ... über Testimonials verfügen, die selbst psychische Auffälligkeiten hatten und somit für den offenen Umgang und die Entstigmatisierung werben.
- ... das Personal entsprechend schulen, um die Kompetenz für psychische Auffälligkeiten weiter zu verbessern.

Die Aktivitäten im Verband in Bezug auf die psychische Gesundheit (z. B durch Sportpsychiater und -psychotherapeuten, klinisch tätige Psychologen, Sportpsychologen, Sportärzte, Allgemeinmediziner) sollten abgestimmt und koordiniert sein. Auch sollten diese Aktivitäten zwischen verschiedenen Organisationen (z. B. Club und Nationalmannschaft) abgestimmt werden. So sollte optimalerweise eine Person definiert werden (im angloamerikanischen Raum wurde der Medical Health Officer (MHO), dt. Medizinischer Gesundheitsbeauftragter, eingeführt), die diese Aspekte für einen Sportler rundumfassend managt, monitorisiert und evaluiert.

Funktion des MHO sollte sein [6]:

- Edukation der wesentlichen Interessensvertreter (Trainer, Sportler, medizinisches Betreuungsteam);
- Aufbau und Unterhalt eines Netzwerkes an Ansprechpartnern;
- Hauptansprechpartner für die Sportler;
- Aufbau eines Systems, um Sportler auf deren Anfälligkeit zu screenen;
- vertrauenswürdige Kommunikation zwischen den verschiedenen in der Betreuung eingesetzten Berufsgruppen;
- Schulung von Sportlern und Trainern über Möglichkeiten, an Hilfe zu gelangen;
- Unterstützung der Transition des Sportlers am Karriereende;
- Vermittlung von Kenntnissen in den wichtigsten klinischen Krankheitsbildern während der klinischen Ausbildung.

Vor allem der letzte Punkt stellt ein absolut zentrales Element dar, da nur Dinge erkannt und somit auch benannt und erfolgreich behandelt werden können, die letztendlich auch bekannt sind. Somit sollte auch zukünftig neben der Spezialisierung des interdisziplinären Sportarztes die Ausbildung von Sportpsychiatern und -psychotherapeuten vorangetrieben werden (s. Kap. 2).

Literatur

1. Ivarsson A, Johnson U, Andersen MB, Tranaeus U, Stenling A, Lindwall M. Psychosocial Factors and Sport Injuries: Meta-analyses for Prediction and Prevention. Sports Med. 2017;47(2):353–65. https://doi.org/10.1007/s40279-016-0578-x
2. Wiese-Bjornstal DM. Psychology and socioculture affect injury risk, response, and recovery in high-intensity athletes: a consensus statement. Scand J Med Sci Sports. 2010;20 Suppl 2:103–11. https://doi.org/10.1111/j.1600-0838.2010.01195.x

3. Joy E, Kussman A, Nattiv A. 2016 update on eating disorders in athletes: A comprehensive narrative review with a focus on clinical assessment and management. Br J Sports Med. 2016;50(3):154–62. https://doi.org/10.1136/bjsports-2015-095735
4. Mountjoy M, Sundgot-Borgen J, Burke L, Carter S, Constantini N, Lebrun C, et al. The IOC consensus statement: beyond the Female Athlete Triad--Relative Energy Deficiency in Sport (RED-S). Br J Sports Med. 2014;48(7):491–7. https://doi.org/10.1136/bjsports-2014-093502
5. Knapp J, Aerni G, Anderson J. Eating disorders in female athletes: use of screening tools. Curr Sports Med Rep. 2014;13(4):214–8. https://doi.org/10.1249/JSR.0000000000000074
6. Henriksen K, Schinke R, Moesch K, McCann S, Parham William D, Larsen CH, et al. Consensus statement on improving the mental health of high performance athletes. International Journal of Sport and Exercise Psychology. 2019;18(5):1–8. https://doi.org/10.1080/1612197X.2019.1570473

44 Psychische Gesundheit im Leistungssport – Perspektive und Praxis der Verbände und Vereine am Beispiel des Deutschen Handballbundes (DHB) und der Spielgemeinschaft Flensburg-Handewitt

Frank Helmig

Im sportwissenschaftlichen Lexikon [1] wird der Sport von Röthig und Prohl folgendermaßen definiert:

> *[...] seit Beginn des 20. Jahrhunderts hat sich Sport zu einem umgangssprachlichen, weltweit gebrauchten Begriff entwickelt. Eine präzise oder gar eindeutige begriffliche Abgrenzung lässt sich deshalb nicht vornehmen. Was im Allgemeinen unter Sport verstanden wird, ist weniger eine Frage wissenschaftlicher Dimensionsanalysen, sondern wird weit mehr vom alltagstheoretischen Gebrauch sowie von den historisch gewachsenen und tradierten Einbindungen in soziale, ökonomische, politische und rechtliche Gegebenheiten bestimmt. Darüber hinaus verändert, erweitert und differenziert das faktische Geschehen des Sporttreibens selbst das Begriffsverständnis von Sport [...]*

Demzufolge ist das Verständnis von Sport aufgrund seiner seit dem Anfang des 20. Jahrhunderts inflationären Verwendung abhängig von der individuellen Interpretation und den jeweiligen sozialen Lebensumständen. Die gesellschaftliche Bedeutung des Sports erkennt man gegenwärtig u.a. an weltweiten Großereignissen wie Fußballweltmeisterschaften oder der gesellschaftlichen und wirtschaftlichen Bedeutung der Fußballbundesliga in Deutschland [2].

Mit dem Terminus „organisierter Sport“ wird das Sporttreiben im Rahmen der vom DOSB angebotenen Sportvereine im Bereich des Leistungs- und des Breitensports bezeichnet [3].

44.1 Sportverbände und -vereine

In Deutschland, Österreich und der Schweiz ist klassisch und typischerweise der Sport in überwiegender Form in Verbänden und Vereinen organisiert. Bei einem Sportverband handelt es sich um einen Zusammenschluss von mehreren Vereinen bzw. Verbänden einzelner Sportarten. Die meisten Sportverbände sind auf eine Sportart beschränkt. Der größte deutsche Sportfachverband, der Deutsche Fußballbund (DFB) mit fast 7000000 Mitgliedern und ca. 25000 Fußballvereinen, ist zugleich der größte nationale Sportfachverband der Welt.

Der Deutsche Handballbund (DHB) ist der siebtgrößte Sportverbund in Deutschland und der weltweit größte Handball-Dachverband.

Als Dachorganisation fungiert in Deutschland der DOSB mit über 27000000 Mitgliedschaften aus 90000 Sportvereinen. Mitgliedorganisationen des DOSB sind 16 Landessportbünde, 65 Spitzenverbände und 20 Sportverbände mit besonderen Aufgaben [4].

In Deutschland wird unter dem Begriff Sportverein „jeder Verein im Sinne des Vereinsrechts“ (§ 21–79 Bürgerliches Gesetzbuch (BGB)) verstanden, „der Mitglied im DSB oder in einer zum DSB gehörenden Untergliederung ist.“ [5] (Im Jahr 2006 ist der DSB mit dem Nationalen Olympischen Komitee für Deutschland zum DOSB fusioniert.)

Festgehalten werden kann demzufolge, dass der Terminus Sportverein anders als die Bezeichnung Sport eindeutig definierbar ist.

Sport im weiten Sinne verstanden (z.B. als Turnen, Gymnastik, Spiel, Sportartensport, Bewegung, Tanz) und auf unterschiedliche Weise betrieben und gedeutet (z.B. als Wettkampf, Erholung, Unterhaltung, Erziehung, Gesundheit, Freizeit) im Verein ist die älteste, häufigste und verbreiteste Organisationsform in Deutschland. [6]

Diese Charakterisierung von Jütting 2008 bringt zum Ausdruck, welche vielfältigen sportlichen Betätigungsfelder und Sportmotive das heutige Sportvereinswesen in Deutschland vereint.

In Deutschland gibt es ca. 90 000 Sportvereine, von denen der größte der FC Bayern München mit 291 000 Mitgliedern ist, in der Schweiz Young Boys Bern mit 13 000 Mitgliedern an der Spitze und in Österreich der Alpenverein Edelweiß in Wien mit 57 000 Mitgliedern.

Ohne die Sportvereine wäre Leistungssport kaum denkbar. In Deutschland engagieren sich 13.7 % der Sportvereine im Leistungssport und haben Kaderathleten auf D/C-, C-, B- oder A-Kaderebene in ihren Reihen. Insgesamt sind dies 12 400 Sportvereine bundesweit, die sich nach diesem Kriterium im Leistungssport engagieren [7].

Die sportpsychiatrische Begleitung im Sinne der Vorbeugung, Diagnose und Behandlung von psychischen Störungen im Leistungssport ist neben den allgemeinmedizinischen, internistischen und orthopädisch-unfallchirurgischen Kompetenzen wesentlicher Bestandteil der umfassenden interdisziplinären und interprofessionellen Betreuung im Leistungssport. Unsere Aufgabe ist es, Sportlerinnen und Sportler, Medical Team, Trainerinnen und Trainer und Verein darüber aufzuklären und dafür zu sensibilisieren.
(Dr. med. Thorsten Lange, Chefarzt Orthopädie, Sport- und Unfallklinik der Ev.-Luth. Diakonissenanstalt zu Flensburg, Mannschaftsarzt SG Flensburg-Handewitt, Flensburg, Oktober 2019)

44.2 Deutscher Handballbund (DHB)

Bis zum Suizid von Robert Enke im Jahre 2009 wurden psychische Erkrankungen im Leistungssport bzw. Sportpsychiatrie und -psychotherapie weder in den Vereinen noch in den Sportverbänden thematisiert und wurden lediglich in Ausnahmesituationen, meist am Beispiel von Einzelfällen, auf die Tagesordnung gesetzt. Nach 2009 ist sehr viel an Öffentlichkeitsarbeit passiert und das Thema häufiger in den Medien, aber auch in den Verbänden und Vereinen präsent.

Nicht erst seit dem tragischen Tod von Robert Enke nehmen wir beim Deutschen Handballbund die Bedeutung psychischer Erkrankungen sehr ernst. Wir wollen unserer Verantwortung gerade auch jungen Sportlerinnen und Sportlern gegenüber gerecht werden. Deshalb hat der DHB bereits seit vielen Jahren Module der Sportpsychiatrie und -psychotherapie in die Trainerausbildung integriert. Wir halten das für überaus wichtig, um die Sportlerinnen und Sportler auch auf mentaler und psychischer Ebene zu stärken.
(Bob Hanning, Vizepräsident DHB, Geschäftsführer Füchse Berlin, Berlin, September 2019)

Allerdings zeigen sich inzwischen sowohl in den Vereinen als auch in den Sportverbänden große Unterschiede in der Zugänglichkeit und in der Öffnung für diesen Themenkomplex sowie in der Information für Weiterbildung bzw. Lehre.

Sowohl im DFB in einzelnen Landesverbänden als auch in den Vereinen herrscht im Bereich des Fußballs zumeist wenig Interesse bezüglich dieser Thematik und wenn, dann wird häufig auf die Robert-Enke-Stiftung verwiesen, deren Gründungsmitglieder jedoch der DFB, die Deutsche Fußball Liga (DFL) und Hannover 96 sind und entsprechend auch einen Großteil des Stiftungspersonals stellen.

Äußerst vorbildlich zeigt sich der DHB bei der Implementation des Themas Sportpsychiatrie und -psychotherapie in seinem Ausbildungs- und Lehrplan. Daher werden die Inhalte dieses Kapitels sehr gut exemplarisch im Bereich Handball dargestellt.

Der DHB ist ein Zusammenschluss deutscher Handball-Regional- und Landesverbände mit etwa 757000 Mitgliedern in etwa 4200 Vereinen mit ca. 22000 Mannschaften, der als der größte Handballdachverband der Welt gilt. Die Struktur des DHB gliedert sich in verschiedene Gremien, bestehend aus Präsidium und Vorstand, dazu diverse Kommissionen, Beiräte, Gerichte, Ausschüsse und Arbeitsgemeinschaften.

Der DHB hat das Thema Sportpsychiatrie und -psychotherapie strukturiert in die DHB-Trainerausbildung implementiert.

Die Trainerausbildung im DHB gliedert sich in 3 Stufen:

- die C-Trainer-Ausbildung als Kinder- und Jugendtrainer und für Trainer im Erwachsen- und unteren Leistungsbereich
- die B-Trainer-Ausbildung für leistungssportlich orientierte Jungendtrainer, Trainer von Erwachsenen im mittleren und höheren Leistungsbereich und
- die A-Trainer-Ausbildung für Trainer im Anschluss und Hochleistungstraining und Trainer in der DHB Talent- und Eliteförderung.

Übergeordnet gibt es zudem die Möglichkeit zur Teilnahme am EHF-Mastercoach, ein Angebot zur Qualifizierung für Trainer von Nationalmannschaften oder Teams in europäischen Wettbewerben, welches die Europäische Handballföderation (EHF) in Zusammenarbeit mit dem DHB anbietet. Zur Verlängerung der DHB-A-Lizenz bietet der DHB regelmäßig als Fortbildungsmaßnahmen sogenannte zweitätige Workshops an, welche in der Regel unter einem speziellen Weiterbildungsschwerpunkt stehen [8].

Dem DHB ist es gelungen, das Thema Sportpsychiatrie und -psychotherapie als wiederholtes Ausbildungsmodul in die Ausbildung zum A-Lizenz-Trainer wie auch als regelmäßiges Thema in den DHB-Workshops zu platzieren; ebenso konnten bereits Module in der EHF-Mastercoach-Ausbildung unterrichtet werden. Ziel des DHB ist, dass die Trainer, die als wichtigste Multiplikatoren im Handball angesehen werden, zumindest im höheren Leistungsbereich alle einmal das Modul Sportpsychiatrie und Sportpsychotherapie durchlaufen haben und somit die Sensibilität, das Wissen und die Kompetenz in die einzelnen Verbände und Vereine tragen, sodass Stigmata abgebaut werden können und den Leistungssportlern rasche suffiziente Diagnostik bzw. Hilfe geboten werden kann.

Für die Inhalte des Moduls bieten sich folgende Unterpunkte an:

- psychiatrische Diagnose und Diagnosekriterien
- Epidemiologie (auch im Leistungssport)
- psychiatrisch-psychosomatische Krankheitsmodelle
- Risikofaktoren (persönlich, sportspezifisch, strukturell (z.B. im Nachwuchsleistungszentrum))
- Verlauf und Diagnose
- Behandlungsoptionen und Behandlungsmöglichkeiten
- Vorstellung von Hilfs- und Behandlungsstrukturen

Sportpsychiatrie in der Spitzentraineraus- und Fortbildung des Deutschen Handballbundes – unbedingt notwendig und hoch relevant!
Spitzensportlerinnen und Spitzensportler und deren Trainerinnen und Trainer stehen im besonderen Fokus der Öffentlichkeit, sind permanentem Konkurrenzdruck ausgesetzt und benötigen tragfähige Strategien, um die tagtäglichen Drucksituationen professionell zu bewältigen. Das geschieht aber oft „im stillen Kämmerlein", denn insbesondere das Eingestehen eingeschränkter psychischer Belastbarkeit ist unter Leistungssportlerinnen und Leistungssportlern verpönt und gilt als angreifbare Schwäche.
Dementsprechend wichtig ist es aus Sicht des Deutschen Handballbundes, dass seine Spitzentrainerinnen und Spitzentrainer – insbesondere diejenigen, die im Nachwuchs-Leistungssport eine besondere Fürsorgepflicht für jugendliche Leistungssportlerinnen und Leistungssportler haben – grundlegende Kenntnisse über beobachtbare Alarmsignale und wirkungsvolle Interventionen besitzen.
Was im Kalenderjahr 2015 anlässlich einer Spitzentrainer-Fortbildung in Flensburg eher zufällig begann, als Bundeslehrwart Michael Neuhaus Dr. Frank Helmig als ortsansässigen Mediziner und SG-Fan für einen Gastvortrag zum Thema „Sportpsychiatrie und Spitzenhandball – ein Widerspruch?" gewinnen konnte, hat sich mittlerweile zu regelmäßigen, in ganz Deutschland wertgeschätzten Impulsvorträgen entwickelt, in denen Dr. Helmig für „sein Thema" sensibilisiert und bereits vielen Sportlerinnen und Sportlern und Trainerinnen und Trainern durch die Vermittlung seines Netzwerkes unmittelbar helfen konnte.
(Michael Neuhaus, Bundeslehrwart, Koordinator DHB Traineraus-und Fortbildung, Bielefeld, September 2019)

44.3 Modell der Betreuung einer Handball-Bundesliga-Mannschaft

Es soll das Modell einer Sprechstunde für Leistungssportler an einer pflichtversorgenden Psychiatrischen Klinik und Modell einer Betreuung im Fachgebiet Sportpsychiatrie und -psychotherapie einer Handball-Bundesliga-Mannschaft vorgestellt werden. Exemplarisch, ebenfalls am Beispiel des Handballsports, kann hier die Etablierung der sportpsychiatrischen Betreuung einer Leistungssportmannschaft in einem recht freien, aber effizienten Modell mit allen Vor- und Nachteilen diskutiert werden. Als Beispiel aus dem Handballsport dient hier die SG Flensburg-Handewitt (Deutscher Handballmeister 2004, 2008 und 2019 und Championsleague-Sieger 2014) in Zusammenarbeit mit der Klinik für Psychiatrie, Psychosomatik und Psychotherapie.

Das örtliche Krankenhaus in Flensburg, die Diakonissenanstalt, fühlte sich schon seit Jahren durch einen Kooperationsvertrag mit der SG Flensburg-Handewitt verbunden und führte primär somatomedizinische Betreuung vornehmlich auf den Feldern der Sportmedizin, Unfallchirurgie, Orthopädie und Inneren Medizin (Kardiologie) durch. Dieses Angebot des Krankenhauses konnte im Laufe der Zeit dann auch auf das Gebiet der Sportpsychiatrie und -psychotherapie unter Rücksprache mit dem damaligen Cheftrainer Ljubomir Vranjes ausgedehnt werden. Es entwickelte sich eine Sprechstunde für Leistungssportler, welche den Bundesliga-Handballern auf Anfrage offensteht. Hier ist es für die Sportler wichtig, dass einerseits eine hohe Diskretion herrscht (normaler Krankenhauszugang, diskreter Wartebereich) wie auch eine extrem hohe Flexibilität an zeitnaher Terminvergabe vorherrscht. Ebenso hat sich bewährt, dass die sportpsychiatrische Sprechstunde unabhängig von den Vereins- und Geschäftsführungsstrukturen aufgehängt ist und durchgeführt wird, sodass für den

Sportler im Bedarfsfalle auch gegenüber dem Verein wie auch dem Trainerteam die absolute ärztliche Schweigepflicht und höchste Diskretion gilt (s. Kap. 34). Als hilfreiches Bindeglied zur Implementation dieser Sprechstunde haben sich regelmäßige Kontakte zum medizinischen Versorgungssystem der Mannschaft (Medical Team) als hilfreich erwiesen. So dient ein regelmäßiger Austausch mit dem Physiotherapeuten und den anderen betreuenden Ärzten, aber auch den Spielern, zur Etablierung des Angebotes.

Aus Sicht des Autors ist ein solches freies unabhängiges Angebot, welches nicht fest in Vereins- und Geschäftsführungsstrukturen eines Bundesligisten verankert ist, wesentlich hilfreicher als z. B. eine Festanstellung bei dem Verein und bietet dem Sportler mehr Möglichkeiten, sich vertrauensvoll zu öffnen und unterstreicht den nicht primär leistungsoptimierenden Charakter der sportpsychiatrisch-psychotherapeutischen Betreuung, sondern stellt die medizinische Hilfe bzw. Therapie in den Vordergrund. Auch können besagte Standards der Psychiatrie und Psychotherapie wie Diskretion und Schweigepflicht hier optimal erfüllt werden, obwohl es natürlich oftmals das Ziel ist, diese Probleme auch dem Trainerteam und Vereinsstrukturen nahezubringen. Im Laufe der Zeit hat sich die sportpsychiatrische Sprechstunde an der Klinik auch anderen Sportarten geöffnet, sodass auf Anfrage ebenfalls zeitnah und diskret auch Athleten aus anderen Sportarten Termine zur Beratung und Therapie bekommen können.

Dieser Beitrag ist unter Mitwirkung von Bob Hanning, Michael Neuhaus und Dr. Thorsten Lange entstanden.

Literatur

1. Röthig P, Prohl R, Hrsg. Sportwissenschaftliches Lexikon. 7., völlig neu bearb. Aufl. Schorndorf: Hofmann-Verlag; 2003.
2. Lamprecht M, Stamm, H. Sport zwischen Kultur, Kult und Kommerz. Zürich: Seismo Verlag; 2002.
3. Deutscher Olympischer Sportbund, Hrsg. Kurzporträt des Deutschen Olympischen Sportbundes [Internet]. Frankfurt a. M.: DOSB; [abgerufen am 21.06.2021]. Verfügbar unter: https://www.dosb.de/ueber-uns
4. Deutscher Olympischer Sportbund, Hrsg. Bestandserhebung [Internet]. Frankfurt a. M.: DOSB; 01.11.2018 [abgerufen am 21.06.2021]. Verfügbar unter: https://cdn.dosb.de/user_upload/www.dosb.de/uber_uns/Bestandserhebung/BE-Heft_2018.pdf
5. Emrich E, Pitsch W, Papathanassiou V. Die Sportvereine – Ein Versuch auf empirischer Grundlage. Schorndorf: Hofmann-Verlag; 2001.
6. Jütting DH. Sport im Verein. In: Weis K, Gugutzer R, Hrsg. Handbuch Sportsoziologie. Schorndorf: Hofmann-Verlag; 2008.
7. Breuer C, Wicker P. Sportentwicklungsbericht 2007/2008 – Analyse zur Situation der Sportvereine in Deutschland [Internet]; Bonn: Bundesinstitut für Sportwissenschaft; Juni 2008 [abgerufen am 21.06.2021]. Verfügbar unter: https://www.bisp.de/SharedDocs/Downloads/Sportentwicklungsberichte/Bundesbericht_2007_08.pdf?__blob=publicationFile&v=2
8. Deutscher Handballbund, Hrsg. Trainerausbildung [Internet]. Dortmund: Deutscher Handballbund; 2021 [abgerufen am 30.11.2021]. Verfügbar unter: https://www.dhb.de/de/trainer/bildung/trainerausbildung/uebersicht/

X
Entspannungs- und Imaginationsverfahren im Leistungssport

Entspannungs- und Imaginationsverfahren kommen im Leistungssport verschiedene Funktionen zu. Entspannungsverfahren werden eingesetzt zur Leistungssteigerung, Regeneration, Prävention von Verletzungen, Rehabilitation nach Verletzungen und in der Therapie von psychischen Beschwerden und Erkrankungen. Imaginationsverfahren werden im Leistungssport einzeln oder in Kombination mit anderen Techniken wie Entspannungsverfahren eingesetzt, zur Leistungssteigerung in Training und Wettkampf und Rehabilitation; zudem sind sie Bestandteile verschiedener Psychotherapieschulen und werden bei einer Vielzahl psychischer Beschwerden und Erkrankungen eingesetzt.

Aufgrund dieser Vielzahl an Funktionen sollen im Buchteil „Entspannungs- und Imaginationsverfahren im Leistungssport“ diese Verfahren umfänglich und über ihre Bedeutung in Prävention und Therapie hinaus in je einem eigenen Kapitel vorgestellt und diskutiert werden.

45 Entspannungsverfahren im Leistungssport

Ralph Erich Schmidt, Rainer Krähenmann

Wer im Sport hoch hinaus will, sollte sich in der Kunst der Selbstregulierung üben, und dabei spielen Entspannungsverfahren eine wichtige Rolle. Voraussetzung für eine optimale Leistungsbereitschaft und -fähigkeit in Training und Wettkampf ist, dass Leistungssportler ihr körperliches und mentales Aktivierungsniveau flexibel den jeweiligen Anforderungen anpassen können. Gemäß der klassischen Yerkes-Dodson-Regel [1] ist dabei ein mittleres Aktivierungsniveau optimal. Liegt die Aktivierung darunter, sind Sportler „untermotiviert" und können leistungsrelevante Fähigkeiten nicht abrufen. Liegt sie hingegen darüber, sind Leistungssportler „übermotiviert" und vermögen wegen zu hoher körperlicher und geistiger Anspannung nicht zu zeigen, was sie eigentlich können [2]. Wo das optimale Aktivierungsniveau liegt, hängt von der jeweiligen Situation, der Sportart und auch individuellen Charakteristika der Sportler ab [3] – Hanin [116] hat dafür den Begriff der „individuellen Zonen optimalen Funktionierens" (IZOF) geprägt [4]. Entspannungsverfahren gehören zu den wichtigsten „Werkzeugen", die Leistungssportlern zur Verfügung stehen, um ihre IZOF zuverlässiger und schneller zu erreichen. Außerdem ermöglichen Entspannungsverfahren die Anwendung weiterer Interventionen wie der Imaginationsverfahren, die einen entspannten Zustand voraussetzen [3, 5]; s. Kap. 46). Und schließlich können Entspannungsverfahren entscheidend dazu beitragen, dass Sportler sich nach Training und Wettkampf besser und schneller erholen.

Neben der Leistungssteigerung und der Regenerationsbeschleunigung [6, 7], die in der Literatur bisher im Vordergrund standen, ist in jüngerer Zeit vermehrt untersucht worden, inwiefern Entspannungsverfahren auch zur Prävention von Verletzungen [8, 9, 10, 11], zur Rehabilitation nach Verletzungen [12, 13, 14] und zur Therapie von psychischen Beschwerden und Erkrankungen wie der Wiederverletzungsangst [12, 15] beitragen können.

Insgesamt lassen sich demnach fünf Funktionen unterscheiden, die Entspannungsverfahren im Bereich des Sports erfüllen können:

- Leistungssteigerung,
- Regeneration,
- Prävention von Verletzungen,
- Rehabilitation nach Verletzungen,
- Therapie von psychischen Beschwerden und Erkrankungen.

Die fünf wichtigsten Entspannungstechniken, die seit vielen Jahren auch im Bereich des Sports Anwendung finden, sind:

- Progressive Muskelrelaxation,
- Autogenes Training,
- Achtsamkeitstraining,
- Hypnose,
- Biofeedback.

45.1 Progressive Muskelrelaxation

Zu den meistverwendeten Entspannungstechniken im Leistungssport zählt die progressive Muskelrelaxation [16]. Ein Grund für ihre Beliebtheit unter Sportlern dürfte darin liegen, dass der Fokus auf der Muskulatur liegt und der Wechsel von Anspannung und Entspannung den Athleten aus dem Training bereits bestens bekannt ist, sodass diese Technik gewissermaßen nahtlos daran anschließen kann [6]. Die progressive Relaxation wurde zu Beginn des 20. Jahrhunderts vom amerikanischen Physiologen Edmund Jacobson (1888–1983) entwickelt [17]. Er entdeckte, dass durch den systematischen Wechsel von Anspannung und Entspannung einzelner Muskelgruppen das autonome Nervensystem in dem Sinne beeinflusst werden kann, dass der Muskeltonus abnimmt und ein Gefühl tiefer Entspannung eintritt. Voraussetzung dafür ist, dass die willkürliche Kontrolle über verschiedene Muskelgruppen schrittweise geübt und dabei der Unterschied zwischen Anspannung und Entspannung bewusst erfahren wird. Zunächst schlug Jacobson eine Sequenz von Entspannungsübungen für 30 verschiedene Muskelgruppen vor, die in rund 40 Stunden erlernt werden kann [18]. Bernstein und Borkovec [19, 20] entwickelten später ein Kurzprogramm, das sich auf 16 Muskelgruppen beschränkt und in rund 12 Stunden absolviert werden kann. Wenn der Wechsel von Anspannung und Entspannung gut eingeübt ist, kann das Programm weiter gestrafft und auf die folgenden fünf Muskelgruppen beschränkt werden [21]:

- Muskeln beider Oberarme und Hände,
- Schulter- und Nackenmuskeln,
- Gesichtsmuskeln,
- Rücken- und Bauchmuskeln,
- Muskeln beider Beine und Füße.

Ist die Fertigkeit, sich mit Hilfe dieser Übungen in einen Entspannungszustand zu versetzen, erst einmal erworben, kann sie im Sinne eines Coping Skill zur Bewältigung von angst- und stressauslösenden Situationen im Alltag, Training und Wettkampf eingesetzt werden [22, 23]. Dabei sind gerade für Leistungssportler die Kurzübungen interessant, die Öst [24] in seinem Programm zur angewandten Entspannung entwickelt hat, da diese beispielsweise auch während Wettkampfpausen eingesetzt werden können. Dazu gehören u.a. die folgenden Übungen [22, 24]:

- ausschließlich lösende Entspannung: Entspannung einzelner Muskelgruppen ohne vorherige Anspannung;
- hinweisreizgesteuerte oder konditionierte Entspannung: Entspannung mittels Selbstinstruktion in Form eines Schlüsselwortes (z.B. „ruhig“);
- differenzielle Entspannung: Entspannung nicht benötigter Muskelgruppen während leichter motorischer Aufgaben;
- schnelle Entspannung: Entspannung innerhalb von 20 bis 30 Sekunden, indem ein- bis dreimal tief durchgeatmet und langsam ausgeatmet wird, beim Ausatmen an ein Schlüsselwort (z.B. „ruhig“) gedacht wird und schließlich mögliche Verspannungen im Körper wahrgenommen und gelöst werden;
- Konfrontation mit belastenden Situationen (application training): Entspannung bei Konfrontation mit stress- oder angstauslösenden Situationen.

Deutschsprachige Anleitungen für ausführliche und gekürzte Übungen in progressiver Muskelentspannung finden sich bei Derra [17], Hamm [22], Krampen [25, 26] sowie Maercker und Krampen [21].

Die stress- und angstreduzierende Wirkung der progressiven Muskelentspannung konnte in verschiedenen klinischen und nichtklinischen Populationen nachgewiesen werden [27, 28], und dementsprechend kann dieses Verfahren als unterstützende Maßnahme in die kognitiv-verhaltenstherapeutische Behandlung von Angststörungen integriert werden [29]; (s. Kap. 9, Kap. 23). Auch die kognitiv-verhaltenstherapeutische Behandlung von Insomnie sieht die Verwendung eines Entspannungsverfahrens vor, wobei progressive Muskelentspannung eine beliebte Option darstellt [30]; (s. Kap. 31). Eine Studie mit professionellen Tänzerinnen hat vor kurzem gezeigt, dass progressive Muskelentspannung auch als Einzelintervention den Schlaf verbessern und damit der Regenerationsbeschleunigung dienen kann [31]. Schließlich ist zu erwähnen, dass sich progressive Muskelentspannung in der Behandlung einer Reihe von somatischen Störungen, insbesondere von Spannungskopfschmerzen und essenzieller Hypertonie, als wirksam erwiesen hat [22].

In der Literatur sind im Zusammenhang mit der progressiven Muskelentspannung v. a. die Funktionen der Leistungssteigerung, Regenerationsbeschleunigung und Rehabilitationsunterstützung diskutiert worden [6, 23]. Was die ersten beiden Funktionen betrifft, so hat ein systematisches Review zu Interventionsstudien ergeben, dass progressive Muskelentspannung zumindest kurzfristig nicht zu einer empirisch nachweisbaren Leistungssteigerung führt [7]. Wie die Autoren des Reviews anmerken, darf dieses Ergebnis angesichts der geringen Zahl von Studien jedoch nicht überbewertet werden. In Bezug auf die Rehabilitationsfunktion hat eine klinische Studie gezeigt, dass progressive Muskelentspannung in Verbindung mit einem Imaginationsverfahren Stress reduzieren und die Wundheilung beschleunigen kann [32]; (s. Kap. 46). Darüber hinaus hat sich eine Kombination von Entspannungs- und Imaginationsverfahren in der Bewältigung von Wiederverletzungsangst als wirksam erwiesen [33], und progressive Muskelentspannung ist eines der Entspannungsverfahren, die dafür empfohlen werden [34].

45.2 Autogenes Training

Das autogene Training wurde in den 1920er Jahren vom deutschen Psychiater Johannes Heinrich Schultz (1884–1970) entwickelt. Bei der Anwendung der Hypnose hatte er beobachtet, dass viele seiner Probanden nach einer Reihe von Sitzungen selber in der Lage waren, sich in einen ruhigen und entspannten Zustand zu versetzen, bei dem sie Schwere und Wärme in den Gliedmaßen spürten [26, 35, 36]. In einem solchen Zustand von „autohypnotischer Ruhe“ erlebten die Probanden immer wieder, dass körperliche Beschwerden wie etwa Spannungszustände oder Kopfschmerzen nachließen oder sich sogar ganz auflösten. Dies brachte Schultz auf den Gedanken, ein Verfahren zu entwickeln, bei dem der Entspannungszustand selbstständig („autogen“) durch Autosuggestionen herbeigeführt wird. Die dabei eintretenden körperlichen Veränderungen verstand er als Anzeichen einer selbsterzeugten „Umschaltung“ des psychovegetativen Systems. Sein Verfahren umfasste zunächst eine Schwere- und eine Wärmeübung, bei denen die Aufmerksamkeit auf die entsprechenden Empfindungen in den Gliedmaßen gerichtet wird. Bald darauf ergänzte er das Verfahren um eine Atem- und eine Herzübung, bei denen ein ruhiger und gleichmäßiger Rhythmus angestrebt wird, und eine Sonnengeflechtsübung, bei der Wahrnehmung von strömender Wärme im Bereich des Solarplexus begünstigt werden. Die Beobachtung, dass sich zur Beruhigung von agitierten Patienten kalte Kompressen bewährten, inspirierte ihn schließlich dazu, die sogenannte Stirnkühleübung in sein Verfahren aufzunehmen. Später ergänzte Schultz die Unterstufenübungen um meditative Oberstufenübungen und spezielle Übungen, die empirisch jedoch weniger gut validiert sind und daher im klinischen Bereich auch nur selten verwendet werden [36].

Ursprünglich wurde beim autogenen Training die sogenannte Droschkenkutscherhaltung eingenommen. Dabei werden die Füße leicht nach außen gedreht, die Unterarme auf den Oberschenkeln abgestützt und so gedreht, dass die Hände in das von den Oberschenkeln gebildete „V“ hängen, der Rücken nach vorne gekrümmt und der Kopf locker hängen gelassen, ohne dass das Kinn die Brust berührt oder der Nacken überstreckt wird. Diese Körperhaltung hat sich auch bei der Anwendung anderer Entspannungsverfahren bewährt, zumal sie in Pausen im Alltagsleben leicht eingenommen werden kann [21]. Allerdings zieht etwa die Hälfte der Übungsteilnehmer vor, beim autogenen Training zu liegen [36]. Das Üben im Liegen bietet den Vorteil, dass bei den ersten beiden Unterstufenübungen schneller ein Zustand von neuromuskulärer Entspannung und peripherer Vasodilatation erreicht werden kann [36].

Als Vorbereitung auf die Übungen kann die sogenannte Ruhetönung durchgeführt werden, bei der die Formel „Ich bin ganz ruhig – Ruhe" zunächst vom Therapeuten wiederholt vorgesprochen und dann von den Übenden innerlich wiederholt wird, um Abstand vom Alltagsleben zu gewinnen. Dann folgen die sechs Unterstufenübungen, bei denen die folgenden Standardformeln verwendet werden können [36]:

- Schwereübung: „Der rechte Arm ist schwer." (Anschließend kann die Formel auf den linken Arm, beide Arme und beide Beine angewendet werden.)
- Wärmeübung: „Der rechte Arm ist warm." (Anschließend kann die Formel auf den linken Arm, beide Arme und beide Beine angewendet werden.)
- Herzübung: „Herz schlägt ruhig und gleichmäßig."
- Atemübung: „Es atmet mich."
- Sonnengeflechtsübung: „Sonnengeflecht strömend warm."
- Stirnkühleübung: „Stirn angenehm kühl."

Zusätzlich können individuell angepasste organspezifische Formeln, etwa für den Schulter- und Nackenbereich, oder formelhafte Vorsatzbildungen zur Restrukturierung von Reaktionsmustern in das autogene Training integriert werden [36]. Da es während der Unterstufenübungen zu deutlichen Veränderungen des physiologischen Aktivierungsniveaus kommen kann (etwa zu einem Blutdruckabfall), ist es wichtig, das Aktivierungsniveau am Ende des Trainings wieder so weit anzuheben, dass Missempfindungen wie Benommenheit oder Übelkeit vermieden werden können. Dies geschieht im Wege der sogenannten Rücknahme, bei der die Übenden Arme und Beine strecken und bewegen, mehrmals kräftig durchatmen und schließlich die Augen wieder öffnen [36]. Ausführliche Anleitungen für das autogene Training finden sich bei Schultz [37], Hoffmann [38] und Krampen [26, 35].

Während die Schwere- und die Wärmeübung schnell erlernt und mit Erfolg angewendet werden können, hat die Herzübung bei einem erheblichen Teil von Patienten unangenehme Empfindungen hervorgerufen [39]. Für die Wirksamkeit der Sonnengeflechtsübung wiederum liegen nur wenige Befunde vor, und die Stirnkühleübung ist nur bei Personen indiziert, die den mit dem autogenen Training verbundenen Effekt der Vasodilatation in der Stirn- und Gesichtspartie als unangenehm empfinden. In diesem Fall empfiehlt sich als Formel „Kopf leicht und klar" anstelle der Standard-Formel „Stirn angenehm kühl" [36]. Auch angesichts der Tatsache, dass in der Mehrzahl der empirischen Studien zum autogenen Training mit Erfolg eine Kombination aus Schwere- und Wärmeübung angewendet wurde [40], kann daher für den Leistungssport ein Kurzprogramm aus diesen beiden Übungen empfohlen werden, zumal es sich leichter in den Trainingsalltag und in Wettkampfpausen integrieren lässt.

Die stress- und angstreduzierende Wirkung des autogenen Trainings, die in verschiedenen klinischen und nichtklinischen Populationen untersucht wurde, ist empirisch gut belegt [27, 28], wobei die Effekte mit denjenigen der progressiven Relaxation vergleichbar waren [26]. In der bisher umfassendsten Metaanalyse, die 60 kontrollierte Studien umfasste, wovon 35 randomisiert waren, wurden hohe Effektstärken für psychische Erkrankungen und geringe bis mittlere für psychophysiologische gefunden [41], womit die Ergebnisse einer früheren Metaanalyse [40] weitgehend bestätigt wurden. Was die psychophysiologischen Störungen anbelangt, so erwies sich das autogene Training beispielsweise wirksam bei Hypertonie, koronarer Herzerkrankung, Asthma bronchiale, Spannungskopfschmerzen und Migräne sowie bei somatoformer Schmerzstörung. Was die psychischen Erkrankungen betrifft, so zeigte sich das autogene Training wirksam bei Angststörungen, Dysthymie und Depression sowie bei funktionalen Schlafstörungen [41]; (s. Teil V). Bei der Interpretation dieser Befunde ist jedoch zu berücksichtigen, dass das autogene Training in diesen Studien nicht direkt mit KVT verglichen wurde. Autogenes Training ist daher nicht als Alternative zu KVT und anderen Behandlungsformen anzusehen, sondern vielmehr als mögliche Komponente derselben [36].

Eine Untersuchung zur Verbreitung verschiedener Entspannungsverfahren im Leistungssport hat ergeben, dass (männliche) Berufssportler das autogene Training v.a. für die Funktionen der Regeneration und der Reduktion von Angst im Alltagsleben verwenden [16]. Was die Funktion der Leistungssteigerung betrifft, so liegen nur wenige Studien vor [7] und lediglich eine einzige hat einen leistungssteigernden Effekt von autogenem Training in Verbindung mit Imagination im Biathlon gefunden [42]; (s. Kap. 46). Wie oben in Bezug auf die progressive Relaxation erwähnt, ist die empirische Befundlage jedoch zu schmal, als dass verlässliche Schlüsse daraus gezogen werden dürften, zumal die Studien sich hinsichtlich der Vorbereitung der Teilnehmer und des Zeitpunkts der Anwendung von autogenem Training unterschieden [7]. Auch für die Funktionen der Verletzungsprävention und Rekonvaleszenz hat bisher nur eine Studie empirische Belege erbracht: Autogenes Training in Verbindung mit Imagination und „Self-Talk" führte bei Balletttänzerinnen zu einer Abnahme der Häufigkeit und Dauer von Verletzungen [43].

45.3 Achtsamkeitstraining

Mit dem Begriff Achtsamkeit wird eine zentrale Komponente östlicher Meditationstechniken bezeichnet, die Eingang in die Entwicklung moderner Entspannungsverfahren gefunden hat, welche sich in der Behandlung verschiedener psychischer und körperlicher Symptome als wirksam erwiesen haben [44, 45]. Diese Verfahren gehen auf die Pionierarbeit des amerikanischen Arztes Jon Kabat-Zinn zurück, der in den 1970er Jahren an der University of Massachusetts Medical School damit begann, ein Programm zur achtsamkeitsbasierten Stressreduktion (mindfulness-based stress reduction, MBSR) zu entwickeln, wobei er sich v.a. von der buddhistischen Meditationspraxis inspirieren ließ [46]. Gemäß Kabat-Zinn [46] umfasst Achtsamkeit im Sinne dieser jahrtausendealten Meditationstradition drei Aspekte: Sie soll absichtsvoll („on purpose") und nicht wertend („non-judgemental") auf den gegenwärtigen Moment („present moment") gerichtet werden.

Verlieren wir den Kontakt zum gegenwärtigen Moment, verfallen wir in den Worten von Kabat-Zinn [47] in einen „Autopilotenmodus", der durch automatisierte und starre Reaktionsmuster wie Grübeln oder Sorgenmachen gekennzeichnet ist, die flexibles und situationsangemessenes Handeln erschweren. Üben wir uns hingegen regelmäßig in Achtsamkeit, wird es uns immer besser gelingen, in Verbindung mit dem gegenwärtigen Augenblick zu bleiben oder uns wieder darauf zu besinnen, wenn unser Geist wieder einmal in den „Autopilotenmodus" abgedriftet ist. In Achtsamkeitsübungen wird die Aufmerksamkeit absichtsvoll auf den gegenwärtigen Augenblick gelenkt, und zwar in allen Lebenslagen, gerade auch in solchen, die zunächst als unangenehm erscheinen. Dabei wird versucht, den gegenwärtigen Moment möglichst ohne Wertung wahrzunehmen, d.h. auf Kategorisierungen wie „gut oder schlecht", „angenehm oder unangenehm", oder auch „nützlich oder schädlich" zu verzichten und sich auf alle Aspekte der Erfahrung mit größtmöglicher Offenheit einzulassen – ob Gedanken, Stimmungen, Gefühle, Körperempfindungen, Sinneswahrnehmungen [45].

Auf der Grundlage von Achtsamkeit kann eine Grundhaltung von Akzeptanz entwickelt werden, die in mehreren psychotherapeutischen Verfahren der sogenannten dritten Welle der KVT eine wichtige Rolle spielt, namentlich in der Acceptance and Commitment Therapy [48]; (s. Kap. 9). Mit Akzeptanz ist die Bereitschaft gemeint, innerliches und äußerliches Vermeidungsverhalten aufzugeben und alle Aspekte der gegenwärtigen Situation anzunehmen, um auf dieser Grundlage aktiv damit umgehen zu können. Keinesfalls ist Akzeptanz jedoch als Synonym von Passivität oder gar Resignation zu verstehen [45].

Achtsamkeitsinformierte und -basierte Ansätze: Je nach dem Stellenwert, den Achtsamkeit in den verschiedenen psychotherapeutischen Behandlungsverfahren einnimmt, können achtsamkeitsinformierte und -basierte Ansätze unterschieden werden [45, 49]. Bei den achtsamkeitsinformierten Verfahren handelt es sich um multimodale Behandlungsformen, die neben Achtsamkeit oder Akzeptanz eine Reihe weiterer therapeutischer Komponenten umfassen. Zu den achtsamkeitsinformierten Verfahren kann etwa die ACT von Hayes et al. [48] gezählt werden, in deren Verlauf den Patienten mit Hilfe von Achtsamkeitsübungen beigebracht wird, den eigenen Erfahrungen gegenüber eine offene und annehmende Haltung einzunehmen. Akzeptanz wird dabei jedoch nicht als Selbstzweck verfolgt, sondern soll engagiertes Handeln im Hinblick auf selbstgewählte Ziele und Werte ermöglichen [45]. Bei den achtsamkeitsbasierten Ansätzen stellt Achtsamkeit dagegen die zentrale therapeutische Komponente dar. Dazu zählen die bereits erwähnte MBSR [46] und die achtsamkeitsbasierte kognitive Therapie zur Rückfallprävention bei Depressionen (mindfulness-based cognitive therapy, MBCT) [50].

Formelle oder informelle Übungen: Achtsamkeit kann im Wege von formellen oder informellen Übungen vermittelt werden. Bei formellen Übungen wie dem sogenannten Body Scan, Atemübungen oder Hatha-Yoga werden bestimmte Zeiträume für Übungen reserviert, die ausschließlich der Entwicklung von Achtsamkeit dienen [45]. Anleitungen für eine Body-Scan-Meditation und Atemmeditation finden sich bei Segal et al. [50] und in deutscher Übersetzung bei Heidenreich und Michalak [45]. Bei informellen Übungen hingegen geht es darum, eine achtsame Haltung im Alltagsleben anzunehmen, etwa beim Duschen, Putzen, Waschen, Gehen oder Einkaufen [47]. Anleitungen für Achtsamkeitsübungen im Alltag in deutscher Übersetzung finden sich bei Kabat-Zinn [51].

Die therapeutische Wirksamkeit von achtsamkeitsinformierten und -basierten Verfahren ist in den letzten Jahren in zahlreichen Studien untersucht worden. Metaanalysen legen nahe, dass sich diese Verfahren insbesondere für die Behandlung von Stress, Angststörungen, Depressionen und Substanzabhängigkeiten eignen [52, 53]; (s. Kap. 15, Kap. 21, Kap. 23). Darüber hinaus haben sich die Verfahren in der Behandlung von Schmerzsyndromen wirksam gezeigt, wie mehrere Metaanalysen belegen [54, 55, 56, 57]; (s. Kap. 25). Was die MBCT betrifft, so hat sich dieses Verfahren insbesondere in der Rückfallprävention von Depressionen bewährt, wie aus zwei Metaanalysen hervorgeht [58, 59].

Auch im Bereich des Sports sind achtsamkeitsinformierte und -basierte Verfahren in letzter Zeit vermehrt angewendet und erforscht worden. Untersucht wurden zunächst v. a. die leistungssteigernden Aspekte der Achtsamkeit [60, 61], die für Präzisionssportarten wie Schießen oder Darts in einer Metaanalyse bestätigt werden konnten [44]. Außerdem hat eine Studie aufgezeigt, dass achtsamkeitsinformierte und -basierte Verfahren auch zur Prävention von Verletzungen unter Fußballspielern beitragen können [9, 10]. Studien haben zudem erste empirische Hinweise darauf ergeben, dass achtsamkeitsinformierte und -basierte Verfahren mit Erfolg auch in der Prävention und Therapie von Burnout bei Sportlern eingesetzt werden können [62, 63].

45.4 Hypnose

Die Vorgeschichte des Verfahrens, das heute mit dem Begriff „Hypnose" bezeichnet wird, reicht weit in die Vergangenheit zurück. Therapeutische Praktiken oder religiöse Riten, bei denen Menschen in einen tranceähnlichen Zustand versetzt werden, in dem sie anders reagieren als sonst, hat es wohl zu allen Zeiten und in allen Kulturen gegeben [64]. Tranceähnliche Versenkungszustände wurden beispielsweise in der christlichen Mystik, der buddhistischen Meditation oder auch im Schamanismus mittels verschiedener Techniken induziert [65]. Neben dieser mystischen Traditionslinie der Hypnose lässt sich eine medizinische nachzeichnen, die in Europa mit dem Äskulapkult im antiken Griechenland beginnt, der Formen der Hypnose für Heilungszwecke verwendete. Der schottische Arzt James Braid (1795–1860) führte den Begriff „Neurohypnotismus" für den vermeintlich schlafähnlichen Zustand ein, benannt nach Hypnos, dem griechischen Gott des Schlafes [64]. Während Braid Hypnose v. a. für Schmerzlinderung einsetzte, unternahmen am Ende des 19. Jahrhunderts die Psychiater Jean-Martin Charcot (1825–1893) und Pierre Janet (1859–1947) in Paris erste Versuche, Hypnose in der Behandlung von hysterischen und dissoziativen Störungen einzusetzen [66]. Auch Sigmund Freud (1856–1939), der bei Charcot studiert hatte, befasste sich zu Beginn seiner therapeutischen Tätigkeit mit Hypnose, verwarf diese Methode später jedoch, da sie nur oberflächlich auf der Symptomebene wirke, Patienten passiv mache und die therapeutische Beziehung erotisch aufladen könne [65, 66]. Moderne Formen der Hypnose beruhen auf der experimentellen Laborforschung und klinischen Anwendungen, als deren Pioniere der Psychologe Clark M. Hull (1884–1952) und sein Schüler Milton H. Erickson (1901–1980) gelten [67].

Mit dem Begriff Hypnose werden in der Literatur drei verschiedene Vorgänge bezeichnet, die oft verwechselt werden, jedoch klar voneinander zu unterschieden sind [68]:

1) Hypnose-Einleitung
2) Hypnose-Entspannung
3) Hypnose-Behandlung (Hypnotherapie im engeren Sinne)

Hypnose-Einleitung: Die Hypnose-Induktion verfolgt den Zweck, den Übergang vom Alltagsdenken in einen Entspannungs- und schließlich in einen Trancezustand zu ermöglichen [65]. In der Frühzeit der medizinischen Hypnose wurde vermutet, dass dabei die Verwendung bestimmter Techniken oder auch die Macht des Hypnotiseurs ausschlaggebend seien. Heute gilt als erwiesen, dass die Kommunikation entscheidend ist und eine vertrauensvolle Beziehung, der sogenannte Rapport, herbeigeführt werden soll, in der sich der Klient sicher fühlt und für die Suggestionen des Hypnotiseurs empfänglich wird [68]. Auch wenn es für die konkrete Ausgestaltung der Induktion viele Varianten gibt, die von formal-rituellen bis hin zu narrativen Verfahren reichen, so ist ihnen gemein, dass der Klient die Kontrolle freiwillig abgibt und die Hypnose jederzeit beenden kann [65]. Ein weiterer gemeinsamer Nenner ist das sogenannte Pacing, womit gemeint ist, dass der Hypnotiseur sich den Präferenzen und dem „Tempo" des Klienten anpasst, beispielsweise indem er ihm die Wahl zwischen mehreren Formen der Tranceinduktion lässt oder durch kurze Unterbrechung der Induktion (sogenannte Fraktionierung) die Möglichkeit zu Rückmeldungen gibt [65]. Im Zuge der Induktion wird die Aufmerksamkeit fokussiert, etwa indem die Augen auf einen bestimmten Punkt fixiert werden, und Umweltreize werden immer mehr ausgeblendet [68]. Eine ausführliche Beschreibung einer Hypnoseinduktion findet sich beispielsweise bei Revenstorf [65].

Hypnose-Entspannung: Im Zustand der hypnoseinduzierten Entspannung wird das sogenannte Default-Mode-Netzwerk (DMN) aktiviert, zu dem der mediale präfrontale Kortex, der Praecuneus und der posteriore zinguläre Kortex zählen [65]. Das DMN wird im Ruhezustand (default mode) aktiv und ermöglicht reizunabhängiges Denken, etwa wenn man seine Gedanken schweifen lässt (sogenanntes mindwandering; [69]). In diesem entspannten Wachzustand treten im Elektroenzephalogramm (EEG) vermehrt Alpha-Wellen auf, und das autonome Nervensystem wechselt vom ergotropen in den trophotropen Modus, was sich in einer Reduktion von Atemfrequenz, Puls, Blutdruck und Muskeltonus zeigt [65].

Der Zustand hypnoseinduzierter Trance, der nach dem Durchlaufen der Entspannung erreicht werden kann, zeichnet sich hingegen dadurch aus, dass das DMN teilweise außer Kraft gesetzt wird [65]. So lässt sich bei der sogenannten passiven Leerhypnose beobachten, dass der Praecuneus deaktiviert wird, der für die Vorstellung zukünftiger Ereignisse aus der Ichperspektive und damit auch für das Gefühl von Kontrolle über das eigene Verhalten entscheidend ist [65, 70]. Mit der Deaktivierung der Praecuneus lässt sich erklären, warum Menschen unter Hypnose beispielsweise weniger schmerzempfindlich sein können, so als würden Schmerzen das Ich nicht mehr erreichen können, oder warum sie unter Suggestion bereitwillig Handlungen ausführen, die ihr Ich negativ bewerten und daher unterbinden würde. Auch der mediale präfrontale Kortex, der u.a. dann eine Schlüsselrolle spielt, wenn die Folgen eigenen Verhaltens eingeschätzt und moralisch bewertet werden sollen, wird im Zustand der hypnoseinduzierten Trance deaktiviert. In Verbindung mit der oben erwähnten Deaktivierung der Praecuneus vermag dies zu erklären, warum Menschen bei der sogenannten Bühnenhypnose manchmal Handlungen ausführen, für die sie sich im normalen Wachzustand schämen würden [65].

Die beschriebenen Veränderungen der Hirnaktivierung treten allerdings nur bei Menschen auf, die für hypnotische Suggestionen empfänglich sind und einen Zustand der Trance erreichen können [65]. Empirische Studien zur Suggestibilität haben ergeben, dass etwa 10 % der Bevölkerung unfähig zur Trance sind, während rund 20 % dafür sehr begabt sind [71]. Insgesamt weisen 85 bis 90 % der Menschen ein Maß an Suggestibilität auf, das für eine Hypnosetherapie als ausreichend angesehen wird [72].

Hypnose kann als reines Entspannungsverfahren verwendet werden, indem der Induktion Suggestionen zur Entspannung folgen, wobei in der Imagination wenn möglich auf individuelle Entspannungserfahrungen („sicherer Ort, Lieblingsort, Ort der Ruhe") zurückgegriffen wird [68]. Darüber hinaus können in der eigentlichen Hypnotherapie beispielsweise gefürchtete Situationen aufgesucht und erwünschte Verhaltensweisen eingeübt werden [65].

Die therapeutische Wirksamkeit der Hypnose konnte in einer Reihe von Metaanalysen nachgewiesen werden. So hat sich Hypnose namentlich in der Behandlung von Angststörungen [73], Depressionen [74] und Schmerzen [75, 76] als wirksam erwiesen (s. Teil V). In der Behandlung von Ängsten haben sich Kombinationstherapien (z.B. Hypnose verbunden mit KVT) jedoch noch wirksamer gezeigt als Hypnose allein [73]. Außerdem hat sich in der Metaanalyse von Thompson et al. [76] herausgestellt, dass die schmerzreduzierende Wirkung von Hypnose erwartungsgemäß bei Individuen mit mittlerer bis hoher Suggestibilität am größten war.

Wie aus einer weiteren Metaanalyse hervorgeht, kann Hypnose erfolgreich als adjuvante Therapie bei Operationen und anderen medizinischen Behandlungen eingesetzt werden. So führte Hypnose zu einer Reduktion von emotionalem Stress, dem Nachlassen von Schmerzen, einem verminderten Medikamentengebrauch, einer Verkürzung der Behandlungsdauer sowie zu einer Beschleunigung der Rekonvaleszenz [77].

Im Bereich des Sports ist Hypnose v.a. zur Leistungssteigerung [78] und zur Beschleunigung der Rehabilitation nach Verletzungen [13] eingesetzt worden, wobei insgesamt jedoch erst wenige empirische Wirksamkeitsnachweise vorliegen [79]. Aufgezeigt werden konnte in einzelnen Studien beispielsweise, dass Hypnose die Wurfgenauigkeit bei Basketballern erhöhen kann [80], Wettkampfangst abbauen [81] und die Wahrnehmung von Anstrengung beim Radfahren verändern kann [82, 83].

Im Vergleich zu anderen Entspannungsverfahren hat Hypnose den Vorteil der schnellen Einsetzbarkeit: Meist kann schon in der ersten Sitzung nach 15 bis 30 Minuten eine Entspannungswirkung erzielt werden, die bei der progressiven Relaxation oder beim autogenen Training in der Regel erst nach vier bis acht Sitzungen zu erreichen ist [68]. Außerdem hat eine Metaanalyse jüngst gezeigt, dass Selbst-Hypnose in der Behandlung von Schmerzen und Angstzuständen genauso wirksam sein kann wie Fremd-Hypnose [84].

45.5 Biofeedback

Ende der 1960er Jahre entdeckten Forscher erstmals, dass auch körperliche Funktionen, die vom autonomen Nervensystem gesteuert werden, durch operante Konditionierung beeinflusst werden können [85]. Werden Tiere beispielsweise für die Erhöhung ihrer Herzfrequenz belohnt und für eine Senkung bestraft, so lernen sie, auf entsprechende Signale hin ihre Herzfrequenz zu erhöhen [86]. Diese und weitere Entdeckungen führten zur Entwicklung des Biofeedbacks. Damit ist gemeint, dass mittels technischer Hilfsmittel körperliche Funktionen wie Blutdruck oder Muskelspannung sichtbar gemacht und an die betreffende Person zurückgemeldet werden. Dank dieses Feedbacks kann sie lernen, diese Funktionen selber zu steuern [85]. Zunächst nur als medizinische Behandlungsmethode verwendet, wurde Biofeedback ab Mitte der 1970er Jahre auch als Trainingsmethode für Sportler untersucht [87].

In technischer Hinsicht setzt Biofeedback eine externe Rückmeldeeinheit voraus, die über Sensoren körperliche Funktionen quantifiziert und diese Signale mit Hilfe von Computerprogrammen so transformiert, dass sie in leicht wahrnehmbarer und verständlicher Form an die Person zurückgemeldet werden können [85]. Herzfrequenz- oder Blutdruckänderungen können beispielsweise visuell auf einem Bildschirm dargestellt werden, indem die Höhe von Säulendiagrammen verändert wird. Veränderungen in der Muskelspannung wiederum können akustisch rückgemeldet werden, wobei eine höhere Tonfrequenz oder -lautstärke höhere Muskelspannung signalisiert [85]. Voraussetzung für eine erfolgreiche Anwendung dieser Methoden ist, dass die Biosignale möglichst artefaktfrei, kontinuierlich und verzögerungsfrei erhoben und weitergeleitet werden können. Außerdem sollten bereits geringfügige Veränderungen der Regelgröße registriert werden können, damit das erwünschte Verhalten in kleinen Schritten „geformt" werden kann (sogenanntes Shaping) [85, 88]. Als Messgrößen kommen im Biofeedback v. a. folgende Parameter infrage [85, 88]:

- elektrische Gehirnaktivität, erhoben mit Hilfe von Elektroenzephalografie (EEG),
- elektrische Muskelaktivität, erhoben mit Hilfe von Elektromyografie (EMG),
- Herzfrequenz, erhoben mit Hilfe von Elektrokardiografie (EKG),
- Blutdruckparameter,
- periphere Durchblutung, erhoben mit Hilfe von Plethysmografie,
- Hauttemperatur,
- elektrodermale Aktivität und
- Atmungsparameter.

Die therapeutische Wirksamkeit von Biofeedback konnte in mehreren Metaanalysen bestätigt werden. So hat sich Biofeedback insbesondere in der Behandlung von Stress und Angst [89], Spannungskopfschmerzen [90], chronischen Rückenschmerzen [91] und Migräne [92] als wirksam erwiesen. Die Effektstärken variierten zwischen schwach bis mittel [91] und stark [89]. Für die Nachhaltigkeit von Biofeedback spricht, dass die Behandlungsgewinne über Zeitspannen von 8 [91] bis 17 Monaten [92] hinweg weitgehend stabil waren. Von besonderem Interesse im vorliegenden Zusammenhang ist, dass in der Behandlung von Spannungskopfschmerzen eine Kombinationstherapie aus Biofeedback und einem

Entspannungsverfahren (z.B. progressive Relaxation) wirksamer war als Biofeedback als Monotherapie [92].

Im Bereich des Sports wurde v.a. die leistungssteigernde Wirkung von Biofeedback untersucht, die empirisch gut belegt ist, wie mehreren Review-Artikeln zu entnehmen ist [93, 94, 95, 96]. Mit Hilfe von Biofeedback können Leistungssportler lernen, ihr kognitives und emotionales Aktivierungsniveau unter Wettkampfstress besser zu regulieren, was sich in verbesserter Leistung niederschlägt [97]. Leistungssteigernde Effekte von Biofeedback konnten in einem breiten Spektrum von Sportarten festgestellt werden, beispielsweise beim Bogenschießen [98] und Golf [99], in der Gymnastik [100], beim Eishockey [100] und Kayakfahren [101].

Die leistungssteigernde Wirkung von Biofeedback kann optimiert werden, indem die Messmethode der jeweiligen Sportart den spezifischen Anforderungen und den Wettkampfbedingungen angepasst wird [97]. Schießsportarten etwa erfordern eine ruhige Körperhaltung und Atmung, weswegen EEG-Feedback dafür besonders geeignet ist [98]. Beim Judo und Fechten hingegen ist eine hohe taktile und propriozeptive Sensibilität gefragt sowie ein starkes emotionales Engagement, weswegen EMG und elektrodermales Feedback hier wirksamer sind [102].

Außerdem kann Biofeedback mit weiteren Entspannungsverfahren, Imaginationsverfahren und Selbstgesprächen verbunden werden [97, 103]; (s. Kap. 46). Die Forschung hat gezeigt, dass solch ein kombiniertes Fertigkeitstraining leistungssteigernd wirken kann, und zwar sowohl auf individueller Ebene als auch auf Teamebene [104, 105]. Der leistungssteigernde Effekt eines integrierten Trainings konnte in unterschiedlichen Sportarten nachgewiesen werden, etwa beim Judo [106], Fußball [107], Schwimmen [108] und Windsurfen [109].

Einzelne Studien weisen darauf hin, dass Biofeedback außerdem erfolgreich in der Rehabilitation nach Verletzungen eingesetzt werden kann [12]. Schon vor längerem hatte die Forschung Hinweise darauf ergeben, dass Biofeedback die Rehabilitation auf physiologischer und physiotherapeutischer Ebene unterstützen kann, etwa nach Knieoperationen [110, 111]. In jüngerer Zeit hat die Forschung zudem Hinweise darauf erbracht, dass Biofeedback die Rehabilitation auch auf psychischer Ebene unterstützen kann. So hat Herzfrequenzvariabilitäts-Biofeedback bei Sportlern, die eine muskuloskelettale Verletzung erlitten hatten, zu einer Abnahme von katastrophisierenden Interpretationen der Schmerzen beigetragen [112].

45.6 Zusammenfassung

Die fünf vorgestellten Entspannungstechniken – progressive Relaxation, autogenes Training, Hypnose, Achtsamkeitstraining und Biofeedback – sind in der psychiatrisch-psychotherapeutischen Praxis seit langem etabliert und haben sich insbesondere in der Behandlung von Stress, Angstzuständen, Schlafproblemen, Burnout, Depressionen und Schmerzsyndromen bewährt. Sie können sowohl untereinander als auch mit anderen therapeutischen Techniken kombiniert werden, etwa mit Imaginationsverfahren oder kognitiv-verhaltenstherapeutischen Interventionen (s. Kap. 9, Kap. 46). Wie dargelegt, haben sich Kombinationstherapien in verschiedenen empirischen Studien gegenüber Monotherapien als überlegen erwiesen.

Die kombinierte Verwendung von Entspannungstechniken bietet sich umso mehr an, als sich auf diese Weise die Vorteile eher kognitiver Methoden (autogenes Training, Achtsamkeitstraining, Hypnose) mit denjenigen eher somatischer Methoden (progressive Relaxation, Biofeedback) verbinden lassen [7]. Kognitive Methoden wirken hauptsächlich über das autonome Nervensystem und fördern die Entspannung u.a., indem sie dysfunktionales Gedankenkreisen (Grübeln und Sorgen) vermindern [113]. Somatische Methoden hingegen zeichnen sich durch stärkere Effekte auf das muskuloskelettale System aus, etwa einer vergleichsweise größeren Abnahme von Herzfrequenz oder Blutdruck [7].

Eine Kombination einer kognitiven Entspannungstechnik (Hypnose, autogenes Training oder Achtsamkeitstraining) mit einer somatischen (progressive Relaxation oder Biofeedback) kann als Komponente eines psychischen Fertigkeitstrainings, das beispielsweise auch Imaginationsübungen umfassen kann, in ein langfristiges Trainingsprogramm für Leistungssportler integriert werden [6, 104]. Auch wenn die empirische Befundlage teilweise noch dünn ist, so legt der aktuelle Erkenntnisstand doch nahe, dass Entspannungstechniken zu allen eingangs erwähnten Funktionen im Leistungssport beitragen können: Leistungssteigerung [7], Regeneration nach Training und Wettkampf [6], Prävention von Verletzungen [8, 11], Rehabilitation nach Verletzungen [13, 114] und Therapie von psychischen Beschwerden und Erkrankungen, seien es sportspezifische wie die Wiederverletzungsangst [12, 15] oder allgemeine wie Schlafstörungen [31]; (s. Teil V).

Obwohl die Prävalenz von psychischen Erkrankungen wie Angststörungen, Depressionen, Schlafstörungen, Alkoholmissbrauch und Essstörungen unter Leistungssportlern hoch ist, begeben sie sich vergleichsweise selten in psychiatrisch-psychotherapeutische Behandlung, was mit negativen Vorerfahrungen, mangelnder Kenntnis der therapeutischen Angebote und Furcht vor Stigmatisierung erklärt werden kann [115]. Sind Entspannungsverfahren fester Bestandteil des Trainingsprogramms, so können sie zum Abbau dieser Zugangsbarrieren beitragen, indem sie Sportler mit Techniken vertraut machen, auf denen im Sinne des Stepped-Care-Ansatzes eine psychiatrisch-psychotherapeutischer Behandlung aufbauen kann.

Literatur

1. Yerkes RM, Dodson JD. The relationship of strength of stimulus to rapidity of habit formation. J Compr Neurol Psychol. 1908;18:459–82. https://doi.org/10.1002/cne.920180503
2. Andreassi JL. Concepts in psychophysiology. In: Andreassi JL, editor. Psychophysiology: human behavior and physiological response. New York: Psychology Press; 2007. pp. 16–42.
3. Beckmann J, Elbe A-M. Sport psychological interventions in competitive sports. Newcastle: Cambridge Scholars Publishing; 2015.
4. Harmison R, Casto K. Optimal performance: elite level performance in „the zone". In: Murphy SM, editor. The Oxford handbook of sport and performance psychology. New York: Oxford University Press; 2012. pp. 707–24. https://doi.org/10.1093/oxfordhb/9780199731763.013.0038
5. Birrer D, Morgan G. Psychological skills training as a way to enhance an athlete's performance in high-intensity sports. Scand J Med Sci Sports. 2010;20:78–87. https://doi.org/10.1111/j.1600-0838.2010.01188.x
6. Kellmann M, Pelka M, Beckmann J. Psychological relaxation techniques to enhance recovery in sports. In: Kellmann M, Beckmann J, editors. Sport, recovery, and performance: interdisciplinary insights. Abingdon: Routledge; 2018. pp. 247–59. https://doi.org/10.4324/9781315268149-17
7. Pelka M, Heidari J, Ferrauti A, Meyer T, Pfeiffer M, Kellmann M. Relaxation techniques in sports: a systematic review on acute effects on performance. Perform Enhanc Health. 2016;5:47–59. https://doi.org/10.1016/j.peh.2016.05.003
8. Gledhill A, Forsdyke D, Murray E. Psychological interventions used to reduce sports injuries: a systematic review of real-world effectiveness. Br J Sports Med. 2018;52:967–71. https://doi.org/10.1136/bjsports-2017-097694
9. Ivarsson A, Johnson U, Andersen MB, Fallby J, Altemyr M. It pays to pay attention: a mindfulness-based program for injury prevention with soccer players. J Appl Sport Psychol. 2015;27:319–34. https://doi.org/10.1080/10413200.2015.1008072
10. Smyth EA, Newman P, Waddington G, Weissensteiner JR, Drew MK. Injury prevention

strategies specific to pre-elite athletes competing in olympic and professional sports: a systematic review. J Sci Med Sport. 2019;22:887–901. https://doi.org/10.1016/j.jsams.2019.03.002

11. Tranaeus U, Ivarsson A, Johnson U. Evaluation of the effects of psychological prevention interventions on sports injuries: a meta-analysis. Sci Sports. 2015;30:305–13. https://doi.org/10.1016/j.scispo.2015.04.009
12. Brewer BW. The role of psychological factors in sport injury rehabilitation outcomes. Int Rev Sport Exerc Psychol. 2010;3:40–61. https://doi.org/10.1080/17509840903301207
13. Ganz M. The psychology of sport injury rehabilitation. In: Luchetti R, Pegoli L, Bain G, editors. Hand and wrist injuries in combat sports. Cham: Springer; 2018. pp. 183–92. https://doi.org/10.1007/978-3-319-52902-8_14
14. Heaney CA, Walker NC, Green AJK, Rostron CL. Sport psychology education for sport injury rehabilitation professionals: a systematic review. Phys Ther Sport. 2015;16:72–9. https://doi.org/10.1016/j.ptsp.2014.04.001
15. Hsu C-J, Meierbachtol A, George SZ, Chmielewski TL. Fear of reinjury in athletes: implications for rehabilitation. Sports Health. 2017;9:162–7. https://doi.org/10.1177/1941738116666813
16. Kudlackova K, Eccles DW, Dieffenbach K. Use of relaxation skills in differentially skilled athletes. Psychol Sport Exerc. 2013;14:468–75. https://doi.org/10.1016/j.psychsport.2013.01.007
17. Derra C. Progressive Relaxation: Neurobiologische Grundlagen und Praxiswissen für Ärzte und Psychologen. 2. Aufl. Berlin, Heidelberg: Springer; 2017.
18. Jacobson E. Electrical measurements of neuromuscular states during mental activities. I. Imagination of movement involving skeletal muscle. Am J Physiol. 1930;91:567–608. https://doi.org/10.1152/ajplegacy.1930.91.2.567
19. Bernstein DA, Borkovec TD. Entspannungs-Training. München: Klett-Cotta; 2002. amerikanische Erstveröffentlichung 1973.
20. Bernstein DA, Carlson CR, Schmidt JF. Progressive relaxation. In: Lehrer PM, Woolfolk RL, Sime WE, editors. Principles and practice of stress management. New York: Guilford Press; 2007. pp. 88–124.
21. Maercker A, Krampen G. Entspannungsverfahren. In: Margraf J, Schneider S, Hrsg. Bd. 1, Lehrbuch der Verhaltenstherapie. Berlin, Heidelberg: Springer; 2018. S. 395–401. https://doi.org/10.1007/978-3-662-54911-7_26
22. Hamm A. Progressive Muskelentspannung. In: Petermann F, Vaitl D, Hrsg. Entspannungsverfahren: Das Praxishandbuch. 5. Aufl. Weinheim, Basel: Beltz; 2014. S. 154–72.
23. Kellmann M, Beckmann J. Sport und Bewegung. In: Petermann F, Vaitl D, Hrsg. Entspannungsverfahren: Das Praxishandbuch. 5. Aufl. Weinheim, Basel: Beltz; 2014. S. 335–44.
24. Öst L-G. Applied relaxation: description of a coping technique and review of controlled studies. Behav Res Ther. 1987;25:397–409. https://doi.org/10.1016/0005-7967(87)90017-9
25. Krampen G. Progressive Relaxation: Ein alltagsnahes Übungsprogramm. Göttingen: Hogrefe; 2012.
26. Krampen G. Entspannungsverfahren in Therapie und Prävention. 3. Aufl. Göttingen: Hogrefe; 2013.
27. Crawford C, Wallerstedt DB, Khorsan R, Clausen SS, Jonas WB, Walter JAG. A systematic review of biopsychosocial training programs for the self-management of emotional stress: potential applications for the military. Evid Based Complement Altern Med. 2013.
28. Manzoni GM, Pagnini F, Castelnuovo G, Molinari E. Relaxation training for anxiety: a ten-years systematic review with meta-analysis. BMC Psychiatry. 2008;8:41. https://doi.org/10.1186/1471-244X-8-41
29. Hamm A. Angststörungen. In: Petermann F, Vaitl D, Hrsg. Entspannungsverfahren: Das Praxishandbuch. 5. Aufl. Weinheim, Basel: Beltz; 2014. S. 190–201.
30. Carl C, Riemann D. Insomnien. In: Petermann F, Vaitl D, Hrsg. Entspannungsverfahren: Das Praxishandbuch. 5. Aufl. Weinheim, Basel: Beltz; 2014. S. 242–51.
31. McCloughan L, Hanrahan S, Anderson R, Halson S. Progressive muscle relaxation (PMR), sleep, and recovery in elite performers. J Sci Med Sport. 2014;18S:e113. https://doi.org/10.1016/j.jsams.2014.11.071
32. Broadbent E, Kahokehr A, Booth RJ, Thomas J, Windsor JA, Buchanan CM, Wheeler BRL, Sammour T, Hill AG. A brief relaxation intervention reduces stress and improves surgical wound healing response: a randomised trial.

Brain Behavior Immun. 2012;26:212–7. https://doi.org/10.1016/j.bbi.2011.06.014
33. Schwab Reese LM, Pittsinger R, Yang J. Effectiveness of psychological intervention following sport injury. J Sport Health Sci. 2012;1:71–9. https://doi.org/10.1016/j.jshs.2012.06.003
34. Podlock L, Dimmock J, Miller J. A review of return to sport concerns following injury rehabilitation: practitioner strategies for enhancing recovery outcomes. Phys Ther Sport. 2011;12:36–42. https://doi.org/10.1016/j.ptsp.2010.07.005
35. Krampen G. Autogenes Training: Ein alltagsnahes Übungsprogramm zum Erlernen der AT-Grundstufe. 3. Aufl. Göttingen: Hogrefe; 2012.
36. Vaitl D. Autogenes Training. In: Petermann F, Vaitl D, Hrsg. Entspannungsverfahren: Das Praxishandbuch. 5. Aufl. Weinheim, Basel: Beltz; 2014. S. 79–96.
37. Schultz JH. Autogenes Training: Das Original-Übungsheft. Die Anleitung vom Begründer der Selbstentspannung. Stuttgart: Trias; 2016.
38. Hoffmann B. Handbuch Autogenes Training. München: Deutscher Taschenbuch Verlag; 2000.
39. Luthe W, Hrsg. Bd. I–VI, Autogenic therapy. New York: Grune and Stratton; 1969.
40. Linden W. Autogenic training: a narrative and quantitative review of clinical outcome. Biofeedback Self-Regul. 1994;19:227–64. https://doi.org/10.1007/BF01721069
41. Stetter F, Kupper S. Autogenic training: a meta-analysis of clinical outcome studies. Appl Psychophysiol Biofeedback. 2002;27:45–98. https://doi.org/10.1023/A:1014576505223
42. Groslambert A, Candau R, Grappe F, Dugué B, Rouillon JD. Effects of autogenic and imagery training on the shooting performance in biathlon. Res Q Exerc Sport. 2003;74:337–41. https://doi.org/10.1080/02701367.2003.10609100
43. Noh Y-E, Morris T, Andersen MB. Psychological intervention programs for reduction of injury in ballet dancers. Res Sports Med. 2007; 15:13–32. https://doi.org/10.1080/15438620600987064
44. Bühlmayer L, Birrer D, Röthlin P, Faude O, Donath L. Effects of mindfulness practice on performance-relevant parameters and performance outcomes in sports: a meta-analytical review. Sports Med. 2017;47:2309–21. https://doi.org/10.1007/s40279-017-0752-9
45. Heidenreich T, Michalak J. Achtsamkeit. In: Margraf J, Schneider S, Hrsg. Bd. 1, Lehrbuch der Verhaltenstherapie. Berlin, Heidelberg: Springer; 2018. S. 455–64. https://doi.org/10.1007/978-3-662-54911-7_31
46. Kabat-Zinn J. Full catastrophe living: using the wisdom of your body and mind to face stress, pain, and illness. New York: Bantam; 2013.
47. Kabat-Zinn J. Wherever you go, there you are: mindfulness meditation in everyday life. New York: Hyperion; 1994.
48. Hayes SC, Strosahl KD, Wilson KG. Akzeptanz- und Commitment-Therapie: Achtsamkeitsbasierte Veränderungen in Theorie und Praxis. Paderborn: Junfermann; 2014.
49. Germer CK. Mindfulness. What is it? What does it matter? In: Germer CK, Siegel RD, Fulton PR, editors. Mindfulness and psychotherapy. New York: Guilford; 2005. pp. 3–27.
50. Segal Z, William M, Teasdale J. Mindfulness-based cognitive therapy for depression. 2nd ed. Guilford: New York; 2013.
51. Kabat-Zinn J. Im Alltag Ruhe finden. Das umfassende praktische Mediationsprogramm. Freiburg: Herder; 1998.
52. Goldberg SB, Tucker RP, Greene PA, Davidson RJ, Wampold BE, Kearney DJ, Simpson TL. Mindfulness-based interventions for psychiatric disorders: a systematic review and meta-analysis. Clin Psychol Rev. 2018;59:52–60. https://doi.org/10.1016/j.cpr.2017.10.011
53. Khoury B, Lecomte T, Fortin G, Masse M, Therien P, Bouchard V, Chapleau M-A, Paquin K, Hofmann SG. Mindfulness-based therapy: a comprehensive meta-analysis. Clin Psychol Rev. 2013;33:763–71. https://doi.org/10.1016/j.cpr.2013.05.005
54. Anheyer D, Haller H, Barth J, Lauche R, Dobos G, Cramer H. Mindfulness-based stress reduction for treating low back pain: a systematic review and meta-analysis. Ann Intern Med. 2017;166:799–807. https://doi.org/10.7326/M16-1997
55. Bawa FLM, Mercer SW, Atherton RJ, Clague F, Keen A, Scott NW, Bond CM. Does mindfulness improve outcomes in patients with chronic pain? Systematic review and meta-analysis. Br J Gen Pract. 2015;65:e387–e400. https://doi.org/10.3399/bjgp15X685297
56. Hilton L, Hempel S, Ewing BA, Apaydin E, Xenakis L, Newberry S, Colaiaco B, Maher AR, Shanman RM, Sorbero ME, Maglione MA. Mindfulness meditation for chronic pain: systematic review and meta-analysis. Ann Behav

Med. 2017;51:199–213. https://doi.org/10.1007/s12160-016-9844-2
57. Veehof MM, Trompetter HR, Bohlmeijer ET, Schreurs KMG. Acceptance- and mindfulness-based interventions for the treatment of chronic pain: a meta-analytic review. Cogn Behav Ther. 2016;45:5–31. https://doi.org/10.1080/16506073.2015.1098724
58. Kuyken W, Warren FC, Taylor RS, Whalley B, Crane C, Bondolfi G, Hayes R, Huijbers M, Ma H, Schweizer S, Segal Z, Speckens A, Teasdale JD, Van Heeringen K, Williams M, Byford S, Byng R, Dalgleish T. Efficacy of mindfulness-based cognitive therapy in prevention of depressive relapse: an individual patient data meta-analysis from randomized trials. JAMA Psychiatry. 2016;73:565–74.
59. Piet J, Hougaard E. The effect of mindfulness-based cognitive therapy for prevention of relapse in recurrent major depressive disorder: a systematic review and meta-analysis. Clin Psychol Rev. 2011;31:1032–40. https://doi.org/10.1016/j.cpr.2011.05.002
60. Henriksen K, Hansen J, Larsen CH. Mindfulness and acceptance in sport. How to help athletes to perform and thrive under pressure. New York: Routledge; 2019. https://doi.org/10.4324/9780429435232
61. Noetel M, Ciarrochi J, Zanden B Van, Lonsdale C. Mindfulness and acceptance approaches to sporting performance enhancement: a systematic review. Int Rev Sport Exerc Psychol. 2017;12:139–75. https://doi.org/10.1080/1750984X.2017.1387803
62. Gustaffson H, DeFreese JD, Madigan DJ. Athlete burnout: review and recommendations. Curr Opin Psychol. 2017;16:109–13. https://doi.org/10.1016/j.copsyc.2017.05.002
63. Li C, Zhu Y, Zhang M, Gustaffson H, Chen T. Mindfulness and athlete burnout: a systematic review and meta-analysis. Int J Environ Res Public Health. 2019;16:449. https://doi.org/10.3390/ijerph16030449
64. Revenstorf D, Peter B. Hypnose in der Psychotherapie, Psychosomatik und Medizin. Berlin, Heidelberg: Springer; 2015. https://doi.org/10.1007/978-3-642-54577-1
65. Revenstorf D. Klinische Hypnose. In: Margraf J, Schneider S, Hrsg. Bd. 1, Lehrbuch der Verhaltenstherapie. Berlin, Heidelberg: Springer; 2018. S. 425–43. https://doi.org/10.1007/978-3-662-54911-7_29
66. Hammond DC. A review of the history of hypnosis through the late 19th century. Am J Clin Hypn. 2013;56:174–91. https://doi.org/10.1080/00029157.2013.826172
67. Green JP, Laurence J-R, Lynn SJ. Hypnosis and psychotherapy: from Mesmer to mindfulness. Psychol Conscious Theory Res Pract. 2014;1:199–212. https://doi.org/10.1037/cns0000015
68. Kossak H-C. Hypnose. In: Petermann F, Vaitl D, Hrsg. Entspannungsverfahren: Das Praxishandbuch. 5. Aufl. Weinheim, Basel: Beltz; 2014. S. 113–29.
69. Smallwood J, Brown K, Baird B, Schooler JW. Cooperation between the default mode network and the frontal-parietal network in the production of an internal train of thought. Brain Res. 2012;1428:60–70. https://doi.org/10.1016/j.brainres.2011.03.072
70. Cojan Y, Waber L, Schwartz S, Rossier L, Forster A, Vuilleumier P. The brain under self-control: modulation of inhibitory and monitoring cortical networks during hypnotic paralysis. Neuron. 2009;62:862–75. https://doi.org/10.1016/j.neuron.2009.05.021
71. Weitzenhoffer AM. The practice of hypnotism. New York: Wiley; 1989.
72. McConkey KM. Generations and landscapes of hypnosis: questions we've asked, questions we should ask. In: Nash MR, Barnier AJ, editors. The Oxford handbook of hypnosis. Oxford: Oxford University Press; 2012. pp. 53–77.
73. Valentine KE, Milling LS, Clark LJ, Moriarty CL. The efficacy of hypnosis as a treatment for anxiety: a meta-analysis. Int J Clin Exp Hypn. 2019;67:336–63. https://doi.org/10.1080/00207144.2019.1613863
74. Milling LS, Valentine KE, McCarley KS, LoStimolo LM. A meta-analysis of hypnotic interventions for depression symptoms: high hopes for hypnosis? Am J Clin Hypn. 2018;61:227–43.
75. Adachi T, Fujino H, Nakae A, Mashimo T, Sasaki J. A meta-analysis of hypnosis for chronic pain problems: a comparison between hypnosis, standard care, and other psychological interventions. Int J Clin Exp Hypn. 2014;62:1–28. https://doi.org/10.1080/00207144.2013.841471
76. Thompson T, Terhune DB, Oram C, Sharangparni J, Rouf R, Solmi M, Veronese N, Stubbs B. The effectiveness of hypnosis for pain relief: a systematic review and meta-analysis of 85 controlled experimental trials. Neurosci Biobehav

Rev. 2019;99:298–310. https://doi.org/10.1016/j.neubiorev.2019.02.013
77. Tefikow S, Barth J, Maichrowitz S, Beelmann A, Strauss B, Rosendahl J. Efficacy of hypnosis in adults undergoing surgery or medical procedure: a meta-analysis of randomized controlled trials. Clin Psychol Revi. 2013;33:623–36. https://doi.org/10.1016/j.cpr.2013.03.005
78. Barker JB, Jones MV, Greenlees I. Using hypnosis to enhance self-efficacy in sport performers. J Clin Sport Psychol. 2013;7:228–47. https://doi.org/10.1123/jcsp.7.3.228
79. Stegner AJ, Morgan WP. Hypnosis, exercise, and sport psychology. In: Lynn SJ, Rhue JW, Kirsch I, editors. Handbook of clinical hypnosis. Washington: American Psychological Association; 2010. pp. 641–65. https://doi.org/10.2307/j.ctv1chs5qj.30
80. Pates JK, Cummings A, Maynard I. The effects of hypnosis on flow states and three-point shooting performance in basketball players. Sport Psychol. 2002;16:34–47. https://doi.org/10.1123/tsp.16.1.34
81. Newmark TS, Bogacki DF. The use of relaxation, hypnosis and imagery in sport psychiatry. Clin Sports Med. 2005;24:973–7. https://doi.org/10.1016/j.csm.2005.06.003
82. Morgan WP, Raven PB, Drinkwater BL, Horvath SM. Perceptual and metabolic responsivity to standard bicycle ergometry following various hypnotic suggestions. Int J Clin Exp Hypn. 1973;21:86–101. https://doi.org/10.1080/00207147308409309
83. Williamson JW, McColl R, Mathews D, Mitchell JH, Raven PB, Morgan WP. Hypnotic manipulation of effort sense during dynamic exercise: cardiovascular responses and brain activation. J Appl Physiol. 2001;90:1392–9. https://doi.org/10.1152/jappl.2001.90.4.1392
84. Eason AD, Parris BA. Clinical applications of self-hypnosis: a systematic review and meta-analysis of randomized controlled trials. Psychol Conscious Theory Res Pract. 2019;6:262–78. https://doi.org/10.1037/cns0000173
85. Rau H. Biofeedback. In: Margraf J, Schneider S, Hrsg. Bd. 1, Lehrbuch der Verhaltenstherapie. Berlin, Heidelberg: Springer; 2018. S. 597–605. https://doi.org/10.1007/978-3-662-54911-7_41
86. Miller NE. Learning of visceral and glandular responses. Science. 1969;163:434–45. https://doi.org/10.1126/science.163.3866.434
87. Zaichkowsky LD. Combating stress: what about relaxation and biofeedback? Movement. 1975;1:309–12.
88. Vaitl D, Rief W. Biofeedback. In: Petermann F, Vaitl D, Hrsg. Entspannungsverfahren: Das Praxishandbuch. 5. Aufl. Weinheim, Basel: Beltz; 2014. S. 97–112.
89. Goessl VC, Curtiss JE, Hofmann SG. The effect of heart rate variability biofeedback training on stress and anxiety: a meta-analysis. Psychol Med. 2017;47:2578–86. https://doi.org/10.1017/S0033291717001003
90. Nestoriuc Y, Rief W, Martin A. meta-analysis of biofeedback for tension-type headache: efficacy, specificity, and treatment moderators. J Consult Clin Psychol. 2008;76:379–96. https://doi.org/10.1037/0022-006X.76.3.379
91. Sielski R, Rief W, Glombiewski JA. Efficacy of biofeedback in chronic back pain: a meta-analysis. Int J Behav Med. 2017;24:25–41. https://doi.org/10.1007/s12529-016-9572-9
92. Nestoriuc Y, Martin A. Efficacy of biofeedback for migraine: a meta-analysis. Pain. 2007;128:111–27. https://doi.org/10.1016/j.pain.2006.09.007
93. Collins D, McPherson A. The psychophysiology of biofeedback and sport performance. In: Acevedo E, Ekkekakis P, editors. Psychobiology of physical activity. Champaign, IL: Human Kinetics Press; 2006. pp. 241–50.
94. Leonards JT. Sport psychophysiology: the current status of biofeedback with athletes (part II). Biofeedback. 2003;31:20–3.
95. Leonards JT. Sport psychophysiology: the current status of biofeedback with athletes (part III). Biofeedback. 2003;31:27–31.
96. Strack B, Sime W. History of biofeedback in sport. In: Strack B, Linden M, Wilson V, editors. Biofeedback and neurofeedback applications in sport psychology. Wheat Ridge: AAPB; 2011. pp. 17–40.
97. Blumenstein B, Orbach I. Biofeedback for sport and performance enhancement – Oxford Handbooks Online. Oxford: Oxford University Press; 2014 [abgerufen am 15.03.2020]. Verfügbar unter: https://www.oxfordhandbooks.com/view/10.1093/oxfordhb/9780199935291.001.0001/oxfordhb-9780199935291-e-001,. https://doi.org/10.1093/oxfordhb/9780199935291.013.001
98. Landers DM, Petruzzello SJ, Salazar W, Crews DL, Kubitz KA, Gannon TL, Han M. The influ-

ence of electrocortical biofeedback on performance in pre-elite archers. Med Sci Sport Exerc. 1991;23:123–9. https://doi.org/10.1249/00005768-199101000-00018

99. Arns M, Kleinnijenhuis M, Fallahpour K, Breteler R. Golf performance enhancement and real-life neurofeedback training using personalized event-locked EEG profiles. J Neurother. 2007;11:11–8. https://doi.org/10.1080/10874200802149656
100. Perry FD, Shaw L, Zaichkowksky L. Biofeedback and neurofeedback in sports. Biofeedback. 2011;39:95–100. https://doi.org/10.5298/1081-5937-39.3.10
101. Blumenstein B, Bar-Eli M. Self-regulation training with biofeedback training in elite canoers and kayakers. In: Issurin V, editor. Science and practice of canoe/kayak high performance training. Netanya: Wingate Institute; 1998. pp. 124–32.
102. Blumenstein B. Biofeedback applications in sport and exercise: research findings. In: Blumenstein B, Bar-Eli M, Tenenbaum G, editors. Brain and body in sport and exercise: biofeedback applications in performance enhancement. Hoboken, N.J: John Wiley & Sons; 2002. pp. 37–54.
103. Wilson VS, Sime WE, Harkness T. Sports. In: Schwartz MS, Andrasik F, editors. Biofeedback: a practitioner's guide. 4th ed. New York: Guilford; 2016. pp. 607–26.
104. Beauchamp MK, Harvey RH, Beauchamp PH. An integrated biofeedback and psychological skills training program for Canada's Olympic short-track speedskating team. J Clin Sport Psychol. 2012;6:67–84. https://doi.org/10.1123/jcsp.6.1.67
105. Blumenstein B, Bar-Eli M, Tenenbaum G. The augmenting role of biofeedback: effects of autogenic, imagery, and music training on physiological indices and athletic performance. J Sports Sci. 1995;13:343–54. https://doi.org/10.1080/02640419508732248
106. Blumenstein B, Orbach I. The road to Olympic medal. In: Edmonds WA, Tenenbaum G, editors. Case studies in applied psychophysiology: neurofeedback and biofeedback treatments for advances in human performance. Chichester: Wiley-Blackwell; 2012. pp. 120–32. https://doi.org/10.1002/9781119959984.ch8
107. Wilson VE, Peper E, Moss D. „The Mind Room" in Italian soccer training: the use of biofeedback and neurofeedback for optimum performance. Biofeedback. 2006;34:79–81.
108. Bar-Eli M, Blumenstein B. Performance enhancement in swimming: the effect of mental training with biofeedback. J Sci Med Sport. 2004;7:454–64. https://doi.org/10.1016/S1440-2440(04)80264-0
109. Blumenstein B, Orbach I. Biofeedback training at sea. In: Edmonds WA, Tenenbaum G, editors. Case studies in applied psychophysiology: neurofeedback and biofeedback treatments for advances in human performance. Chichester: Wiley-Blackwell; 2012. pp. 134–43. https://www.oxfordhandbooks.com/view/10.1093/oxfordhb/9780199935291.001.0001/oxfordhb-9780199935291-e-001 https://doi.org/10.1002/9781119959984.ch9
110. Levitt R, Deisinger JA, Wall JR, Ford L, Cassisi JE. EMG feedback-assisted postoperative rehabilitation of minor arthroscopic knee surgeries. J Sports Med Phys Fit. 1995;35:218–23.
111. Sprenger CK, Carlson K, Wessman HC. Application of EMG biofeedback following medial meniscectomy: a clinical report. Phys Ther. 1979;59:167–9. https://doi.org/10.1093/ptj/59.2.167
112. Rollo S, Tracey J, Prapavessis H. Effects of a heart rate variability biofeedback intervention on athletes psychological responses following injury: a pilot study. Int J Sports Exerc Med. 2017;3:81.
113. Jain S, Shapiro SL, Swanick S, Roesch SC, Mills PJ, Bell I, Schwartz GER. A randomized controlled trial of mindfulness meditation versus relaxation training: effects on distress, positive states of mind, rumination, and distraction. Ann Behav Med. 2007;33:11–21.
114. Walker N, Heaney C. Relaxation techniques in sport injury rehabiliation. In: Arvinen-Barrow M, Walker N, editors. The psychology of sport injury and rehabiliation. London, New York: Routledge; 2013. pp. 86–102.
115. Castaldelli-Maia JM, Mello e Gallinaro JG de, Falcão RS, Gouttebarge V, Hitchcock ME, Hainline B, Reardon CL, Stull T. Mental health symptoms and disorders in elite athletes: a systematic review on cultural influencers and barriers to athletes seeking treatment. Br J Sports Med. 2019;53:707–21.
116. Hanin YL. Emotions and athletic performance: Individual zones of optimal functioning model. European Yearbook of Sport Psychology. 1997;1:29–72.

46 Imaginationsverfahren im Leistungssport

Stephan Detert, Rainer Krähenmann, Ralph Erich Schmidt

Mit Imagination sind kognitive Simulationsprozesse gemeint, mit denen in Abwesenheit von sensorischem Input Wahrnehmungen in der Vorstellung repräsentiert werden können [1]. Es handelt sich also um wahrnehmungsähnliche Prozesse bei Fehlen externer Stimuli [2, 3]. Imagination ist multisensorisch und kann Sehen, Hören, Riechen, Berührung und Schmerzen simulieren [4]. Der Begriff „image" von lateinisch imago („Bild, Abbild, Vorstellung") umfasst mithin nicht nur visuelle Vorstellungsbilder, sondern ein weites Spektrum von „Bildern", insbesondere auch Kombinationen unterschiedlicher sensorischer Systeme sowie deren Verbindung mit Emotionen [5].

In den letzten Jahren hat sich überdies der Begriff Bewegungsimagination etabliert, um die Vorstellung der Bewegung spezifischer Körperteile zu beschreiben [6]. In der Regel handelt es sich dabei um kinästhetische und visuelle Imaginationen aus der Ich-Perspektive [1].

Im Bereich des Sports werden Imaginationsverfahren von Sportlern und Trainern als probate Strategie zur Leistungssteigerung akzeptiert, insbesondere im Bereich des Leistungssports [7].

46.1 Theorien und Modelle

Damit Imagination, also eine mentale Erfahrung, stattfinden kann, müssen Informationen aus dem Langzeitgedächtnis abgerufen werden. Durch Subprozesse wie Transformation, Abtasten und Aufrechterhalten können dann lebhafte und kontrollierbare Vorstellungen geschaffen werden [4].

Schon 1930 hat Jacobson [8] postuliert, dass durch die Vorstellung einer Fertigkeit dieselben neuronalen Signalwege aktiviert werden wie bei der physikalischen Durchführung derselben Fertigkeit. Seine psychoneuromuskuläre Theorie untermauerte er mit EMG-Messungen.

Die Bioinformationstheorie nach Lang [9] besagt, dass Vorstellungen sowohl den Inhalt eines Stimulus als auch eine Antwort darauf beinhalten. Damit ist gemeint, dass Vorstellungsbilder eine bestimmte Handlung in einer Situation mit den dazugehörigen Wahrnehmungen und den physiologischen und affektiven Reaktionen des Imaginierenden umfassen.

Nach dieser Theorie wird durch die Imagination ein assoziatives Netzwerk aktiviert. Imaginationen bilden demnach nicht einfach eine (imaginierte) Realität ab, sondern verknüpfen diese mit Motorprogrammen und Verhalten. Es herrschte lange Zeit Uneinigkeit darüber, ob Imaginationen konzeptionelle oder piktografische Repräsentationen darstellen, wobei die Tendenz aufgrund neuronaler Bildgebung eher zu Letzterem geht [10]. Nichtsdestotrotz ließen sich aus dieser Theorie wichtige Erkenntnisse für den Einsatz von Imaginationsübungen im Sport gewinnen. So konnte gezeigt werden, dass Imaginationsskripte, die sowohl Stimulusinhalt als auch eine Antwort darauf enthielten, größere physiologische Reaktionen erzeugten als solche ohne [11].

Neuere Forschungserkenntnisse leiten sich meist aus Paivios [12] analytischem Modell von 1985 ab, wonach Imaginationen kognitive und motivationale Funktionen haben. Hierbei wird jeweils zwischen generellen und spezifischen

Funktionen unterschieden. Generelle kognitive Funktionen beinhalten die Vorstellung von Plänen, Strategien oder Routinen, spezifische kognitive Funktionen hingegen konkrete Fertigkeiten. Auf motivationaler Ebene beziehen generelle Funktionen das physiologische Erregungslevel und Emotionen ein, beispielsweise in einer bestimmten Spielsituation. Spezifische motivationale Funktionen beziehen sich auf individuelle Ziele des Sportlers, z. B. den Gewinn einer Medaille [4].

Paivios Modell wurde später noch weiterentwickelt. Mit dem Applied Model of Imagery Use in Sport (AMIUS) [13] sollte erklärt werden, wie Sportler Imaginationen einsetzen, um ihre Leistung zu verbessern. So hängt die eingesetzte Imagination von der konkreten Situation während der sportlichen Leistung ab und den damit verbundenen kognitiven, affektiven und behavioralen Aspekten.

Dieses Modell postuliert fünf wesentliche Funktionen von Imaginationen:

1) kognitiv generell: Imagination von Strategien und Spielroutinen,
2) kognitiv spezifisch: Imagination von technischen Fertigkeiten und Abläufen,
3) motivationale generelle Erregung: Imagination von Emotionen, Stress und physiologischer Erregung,
4) motivationale generelle Beherrschung: Imagination von Kontrolle, Selbstbewusstsein und mentaler Stärke sowie
5) motivational spezifisch: Imagination individueller Ziele.

Zudem berücksichtigt das Modell Unterschiede in den Outcomes aufgrund individuell variierender Imaginationsfähigkeit [14]. Das später entwickelte Motor Imagery Integrative Model in Sports (MIIMS) schließt zudem noch Rehabilitation als Funktion mit ein [15, 16].

Neben diesen psychologischen Modellen existieren auch eher neurowissenschaftlich orientierte wie das PETTLEP-Modell. Sein Name setzt sich aus den sieben Schlüsselfaktoren zusammen, an denen sich Imaginationen orientieren sollen: physikalisch, Umwelt, Aufgabe, Zeiteinteilung, Lernen, Emotion und Perspektive. Das Modell basiert auf der Vorstellung, dass Prozesse, die während der Imagination im Gehirn ablaufen, eben jene nachbilden, die bei tatsächlicher Ausführung der imaginierten Bewegung ablaufen [17].

Diese Idee wurde als funktionelle Äquivalenz-Hypothese von Jeannerod [18] beschrieben: Bewegungsimaginationen sind funktionell äquivalent aufgrund überlappender neuronaler Mechanismen. Dabei werden zwei Phasen unterschieden. In der ersten Phase kommt es zu einer mentalen Repräsentation der Bewegung. Dazu gehören Handlungsziel und -plan, das Motorprogramm und die antizipierten Konsequenzen. In der zweiten Phase, der Ausführungsphase, wird die Bewegung körperlich vervollständigt. Im Rahmen der Imagination kommt es jedoch nicht zur Vollendung derselben [19, 20]. Aus diesem Grund wird argumentiert, dass Bewegungsimagination besonders für Sportarten mit bewegungslosen Planungsphasen geeignet ist. Die Aktivierung während Bewegungsimaginationen ist ähnlich zur Aktivierung während der Planungsphase einer Bewegung [20]. Solche bewegungslosen Planungsphasen gibt es beispielsweise beim Golf oder Bogenschießen [21]. Interventionsstudien zeigen aber, dass sich die Wirkung von Imaginationsverfahren nicht bloß auf solche Sportarten beschränkt [7].

46.2 Neuronale Grundlagen

Jeannerods [18] funktionelle Äquivalenzhypothese konnte durch neuronale Bildgebung empirisch untermauert werden, wenngleich sie weiterhin Modellcharakter hat. Visuelle und motorische Imaginationen haben ähnliche neuronale Repräsentationen. So werden während Imaginationsübungen der prämotorische Kortex (PMC), das supplementär-motorische Areal (SMA) und auch subkortikale Areale des Kleinhirns aktiviert. In einigen Studien wurde auch die Aktivierung des primären motorischen Kortex (M1) beschrieben, was aufgrund seiner Funktion zu Kontroversen führte [1, 22].

M1 dient als Zugang zur Peripherie. Motorische Befehle passieren diesen Zugang, bevor sie weiter in Richtung Rückenmark gelangen. Daher müsste M1 während körperlichem Training aktiviert, während Imaginationsübungen jedoch supprimiert sein. Bislang weiß man, dass M1-Signale bei Imaginationsübungen oft kleiner sind als bei realer körperlicher Betätigung und dass sie nicht bei allen Probanden auftreten [1]. Es gibt Anhaltspunkte dafür, dass interne Imaginationen, also kinästhetische aus der Ich-Perspektive, häufiger zu einer M1-Stimulation führen als rein visuelle. Letztendlich gibt es noch Forschungsbedarf zur Rolle von M1. Häufig lässt sich auch aufgrund fehlender (oder nicht beschriebener) Kontrollmechanismen der Einfluss von Artefakten in den Studien nicht ganz ausschließen [1, 21]. Es ist auch möglich, dass M1 durch das SMA supprimiert wird [23].

Gestützt werden die Hypothesen zur funktionellen Äquivalenz nicht nur durch funktionelle Bildgebung, sondern auch durch Messungen der Imaginationsdauer. Es hat sich gezeigt, dass Imaginationen von Abläufen im Sport ungefähr gleich lang dauern wie die tatsächliche Verrichtung dieser Übungen, wenngleich es auch Unterschiede bei sehr komplexen Aufgaben gibt wie beim Putten im Golfsport oder bei bestimmten Gymnastikübungen. Letztlich ist die Aktivierung der gemessenen Regionen überlappend, aber nicht ganz übereinstimmend [1].

Im Rahmen von Bildgebungsstudien konnte auch gezeigt werden, dass zur Generierung von Imaginationen eine retinotopische Aktivierung im primären visuellen Kortex (V1) stattfindet [24, 25]. Ähnliche Befunde gibt es auch für auditorische und somatosensorische Sinneseindrücke [26, 27]. Imagination wird demnach als „schwache Wahrnehmung" aufgefasst, was ihrer Definition als quasireale Wahrnehmung entspricht [28].

Obwohl es weitreichende Überschneidungen zwischen den Hirnregionen gibt, die für die Sinneswahrnehmungen zuständig sind, und denen, die bei Imaginationen aktiv sind, geht man von einigen Unterschieden in der Funktionsweise aus. Wahrnehmung wird als bottom-up Feed-forward-Projektion von den primären sensorischen Arealen verstanden, während das Generieren von Imaginationen und die Aufrechterhaltung dieser mit top-down Feedback-Projektionen vom präfrontalen Kortex und Arealen des Lobulus parietalis superior assoziiert sind [29, 30, 31]. Zudem rekrutieren Imaginationen Informationen aus dem Langzeitgedächtnis. Für die Aufrechterhaltung der Bilder wird das Arbeitsgedächtnis benötigt [29, 32].

46.3 Messmethoden

Imaginationen sind geistige Fertigkeiten, die daher kaum objektiven Messverfahren zugänglich sind. Nichtsdestotrotz ist es wichtig, sie einer Beurteilung durch Dritte zugänglich zu machen, da die Imaginationsfähigkeit einer der wichtigsten Faktoren ist, wenn es um die Effektivität dieses Verfahrens geht [13].

Zu den am häufigsten verwendeten Fragebögen zur Imaginationsfähigkeit zählen der Movement Imagery Questionnaire (MIQ) in seiner revidierten Form [33] und der Vividness of Movement Imagery Questionnaire (VMIQ) [34], von dem ebenfalls eine revidierte Form (VMIQ-2) [35] vorliegt, die – wie schon der MIQ – sowohl visuelle als auch kinästhetische Imagination einzuschätzen versucht. Zudem gibt es Fragebögen, die erheben, mit welcher Häufigkeit Sportler Imaginationen nutzen. Der Sport Imagery Questionnaire (SIQ) [36] ist der am häufigsten verwendete [37]. Er beinhaltet 30 Fragen, die vom Sportler auf einer Skala von 1 (kaum) bis 7 (häufig) beantwortet werden.

Im Bereich der Forschung kommen neben Fragebögen v.a. apparative Methoden zum Einsatz. In Studien mit der Positronen-Emissions-Tomographie (PET) konnte bei mentalen Rotationsübungen eine Aktivierung von prämotorischen Arealen, subkortikalen Kleinhirnarealen und den Basalganglien gezeigt werden, in manchen Studien auch eine M1-Aktivierung.

Viele der heutigen Erkenntnisse zur neuronalen Aktivierung während Imaginationen beruhen auf funktionalen Magnetresonanzuntersuchungen (fMRI). In diversen Studien ist eine erhöhte EMG-Aktivität als Messparameter für die Wirkung von Imaginationsübungen verwendet worden. Es gibt jedoch eine Reihe von Forschern, die fordern, dass es während einer Imagination keinen signifikanten EMG-Signalanstieg geben dürfe, da sonst nicht ausgeschlossen werden könne, dass die gemessene Aktivität während der Imagination ein Bewegungsartefakt darstelle.[38].

46.4 Einsatz und Funktionen

Imaginationsübungen können einzeln oder in Kombination mit anderen Techniken wie Entspannungsverfahren, dem Setzen von klaren Zielen, oder Selbstgespräch angewendet werden (s. Kap. 45). Zudem sollten sie immer eine Ergänzung zum eigentlichen körperlichen Training darstellen [39, 40].

46.5 Leistungssteigerung

Erlernen von Fertigkeiten und Verbesserung der Ausdauer: Imaginationsübungen können dabei helfen, neue Fertigkeiten besser zu lernen und die Leistung zu steigern, was für unterschiedliche Sportarten empirisch belegt werden konnte [37]. Ob Imaginationsübungen auch zum Erlernen und Anwenden von Spielstrategien und -routinen beitragen können, kann beim gegenwärtigen Stand der Kenntnisse noch nicht abschließend beurteilt werden, zumal das von der jeweiligen Sportart abhängen mag [41]. Was die Ausdauer betrifft, so kann sie durch Imaginationsübungen verbessert werden, wie Studien mit Nichtathleten [42] und Schwimmern [43] belegen.

Erwiesen ist außerdem, dass die Kombination von Imaginationsübungen mit körperlichem Training effektiver ist als körperliches Training allein [44], Imaginationsübungen allein aber nicht besser sind als körperliches Training [7]. Zu beachten ist insbesondere, dass die Imagination eines neuen Bewegungsablaufs ohne vorherige körperliche Übung die Leistung nicht zu steigern vermag [45].

Stärkung der Motivation: Neben Fertigkeiten und Ausdauer kann mit Hilfe von Imaginationsübungen auch die Motivation von Sportlern gesteigert werden, namentlich Selbstvertrauen und Selbstwirksamkeit, was sich wiederum günstig auf die Leistung [7] und die mentale Stärke im Sinne von Beharrlichkeit, Konzentration, Einsatz oder positiver Einstellung auswirken kann [46].

Imaginationsübungen, die auf Stress, Erregung und Angst zielen, können Leistungssportlern helfen, mit diesen körperlichen und emotionalen Reaktionen umzugehen, insbesondere mit Leistungsangst (s. Kap. 23). Dabei ist aber zu beachten, dass sich solche Übungen auch negativ auswirken können [47]. Oftmals werden Imaginationsübungen in Kombination mit anderen Interventionen (beispielsweise Entspannungsübungen; s. Kap. 45) eingesetzt [48].

Verbesserung der Muskelkraft: In einer Reihe von Studien konnte eine Verbesserung der Muskelkraft durch Imaginationsübungen gezeigt werden [49, 50, 51, 52], wenngleich nicht alle Studien zu einem solchen Ergebnis gelangten [40, 53]. Obwohl die Datenlage zur Imaginationsperspektive noch uneins ist, konnte wiederholt gezeigt werden, dass die Imagination aus der inneren Perspektive (Ichperspektive) zu stärkerer Muskelexzitation führt als die aus der äußeren (Beobachterperspektive) [11, 54, 55]. Zur Muskelkraftsteigerung hat sich ebenfalls internale Imagination als effektiver bewiesen als externale [56, 57].

Hohe geistige Anstrengung und die Vorstellung, ein schweres Objekt zu heben, produzierten in Studien höhere EMG-Aktivitäten. In einigen konnte gezeigt werden, dass die

Imaginationskraft und damit die gemessenen Effekte von der Imaginationsfähigkeit, der Motivation und der empfundenen Selbstwirksamkeit abhängen [38]. Auch die Dauer des Trainings scheint einen Einfluss zu haben: So führte ein kurzes mentales Training von 3 bis 6 Wochen zu einer größeren Kraftsteigerung als ein längeres über 7 bis 12 Wochen [38].

Was die Wirkmechanismen betrifft, so konnte gezeigt werden, dass Bewegungsimaginationen Motorprogrammprozesse aktivieren und auf diesem Wege die Rekrutierung und die Aktivierungsfrequenz von Motoneuronen verändern. Zu einer Muskelhypertrophie kommt es jedoch nicht [1].

46.6 Rehabilitation

Imaginationsübungen haben sich in Studien positiv auf die Zufriedenheit mit dem Rehabilitationsprozess, Kraftausdauer, Kniekraft, Muskulatur, Selbstsicherheit sowie Stimmung und Energie ausgewirkt. Zudem zeigte sich ein Beitrag zur Remission von Wiederverletzungsangst, wahrgenommenem Schmerz und Post-Concussionstrauma-Symptomen (s. Kap. 13). Insgesamt ist die Qualität der Studien auf diesem Gebiet aufgrund kleiner Fallzahlen und fehlender Verblindung jedoch nicht als hoch einzustufen [58].

Bei der Verwendung von Imaginationsübungen in der Rehabilitation sollte zwischen akuter Verletzungsphase und unmittelbar bevorstehender Rückkehr zur Wettkampfphase unterschieden werden. Je nach Phase können die Übungen auf unterschiedliche Aspekte fokussiert werden, zum Bespiel Gewebeheilung, Bewegungsabläufe oder Umgang mit Schmerz [59].

46.7 Einflussfaktoren

Die Wirksamkeit von Imaginationsübungen hängt ab von der Imaginationsfähigkeit, der Imaginationsgeschwindigkeit, dem Alter, dem Fertigkeitsniveau und der Perspektive, die bei den Übungen eingenommen wird [4]. Systematische Reviews haben überdies untersucht, unter welchen Bedingungen Imaginationsübungen am ehesten wirksam sein könnten. Nach einer dieser Übersichtsarbeiten seien individuelle, supervidierte und nondirektive Übungen, die sich an das körperliche Training anschließen, am wirksamsten [6]. Eine andere Arbeit kam zu dem Ergebnis, dass sich Bewegungsimagination positiv auswirkt, wenn sich die Übung hauptsächlich auf kognitive Aspekte der Leistung fokussiert, es kurze Zeitintervalle zwischen körperlicher und mentaler Übung gibt, die Teilnehmer die Übung noch nicht gut kennen und die Imaginationsübung nicht länger als 20 Minuten andauert [60]. Es ist jedoch zu beachten, dass im Rahmen der Reviews verschiedene Hypothesen ex post generiert wurden. Die Ergebnisse sind also kritisch zu betrachten und können lediglich als Orientierung für weitere Studien dienen.

Imaginationsfähigkeit: Je besser ein Sportler Imaginationen durchführen kann, desto besser ist auch seine Leistung [61]. Dies konnte u. a. in einer Studie mit Tennisspielern gezeigt werden, deren Aufschläge durch Imaginationsübungen besser wurden [62]. Zudem erwies sich, dass unerfahrene Sportler weniger zu Imaginationen befähigt waren als erfahrene [60] und dass die Imaginationsfähigkeit durch Übung gesteigert werden kann [63]. Die größten Effekte sind demnach zu erwarten, wenn der Sportler eine Vorstellung entwickelt, die ihm das Gefühl gibt, die Übung tatsächlich durchzuführen [7]. Auf physiologischer Ebene zeigte sich eine erhöhte kortikospinale Erregbarkeit während Bewegungsimaginationen bei Probanden, die bereits Erfahrung mit Imaginationsübungen hatten [64, 65].

Imaginationsgeschwindigkeit: Meistens imaginieren Sportler ihre Bewegungsabläufe in Echtzeit. Gerade beim Lernen neuer Fertigkeiten können die Abläufe jedoch verlangsamt und wie in Zeitlupe imaginiert werden. Erst bei sicherer Durchführung einer Übung oder eines

Bewegungsablaufs erfolgt die Imagination in beschleunigtem Tempo. Die Vorstellung in verlangsamter Geschwindigkeit könnte nicht nur beim Erlernen neuer Fertigkeiten helfen, sondern auch zur Korrektur fehlerhafter Bewegungsabläufe dienen [66].

Alter: Aufgrund der noch nicht abgeschlossenen kognitiven Entwicklung bei Kindern unterscheidet sich die Anwendung von Imaginationsverfahren bei dieser Gruppe entsprechend. Daher existieren auch spezielle Imaginationsfragebögen für Kinder [4]. Generell lässt sich sagen, dass minderjährige Sportler Imaginationsübungen beim Training und bei Wettkämpfen einsetzen können. Aus Befragungen weiß man, dass sehr junge Sportler zwischen 7 und 8 Jahren die Übungen nicht außerhalb des Trainings und nicht direkt nach einem Wettkampf einsetzen. Das wird damit erklärt, dass sie in ihrem Alter oft noch nicht auf eine bestimmte Sportart festgelegt sind und dementsprechend weniger kompetitiv bzw. weniger fokussiert auf Bestleistungen in einer bestimmten Sportart sind.

Auch unterscheidet sich ihre Motivation von derjenigen älterer Sportler: Spaß am Sport steht bei ihnen in der Regel vor spezifischen Zielen wie dem Erreichen von Bestzeiten oder Titeln. Häufiger sind statt motivationaler Ziele eher kognitive, wie das Erlernen neuer Fertigkeiten, der Grund, warum junge Sportler Imaginationsübungen einsetzen. In diesem Zusammenhang wird auch postuliert, dass im jüngeren Alter, also am Anfang einer Sportkarriere, Faktoren wie Wettkampfangst oder mentale Stärke, die in den Bereich der motivationalen Ziele gehören, noch keine große Rolle spielen [67].

Fertigkeitsgrad: Leistungssportler mit höherem Fertigkeitsgrad benutzen Imaginationen häufiger als solche mit einem niedrigen (Amateure, Freizeitsportler etc.) [68], jedoch lässt sich aus diesem Zusammenhang noch keine direkte Kausalität ableiten.

Imaginationsperspektive: Man unterscheidet prinzipiell zwischen zwei Perspektiven: einer inneren „Feldperspektive" und einer äußeren „Beobachterperspektive". Bei der inneren (Innenansicht, kinästhetisch) stellt sich der Sportler vor, wie er die Übung selbst ausführt, einschließlich Muskelanspannung und Bewegung. Bei der äußeren (Außenansicht) nimmt er die Rolle eines Beobachters ein, der die Durchführung von außen betrachtet.

In der Literatur gibt es Hinweise darauf, dass die Innenperspektive sich förderlich auf Fertigkeiten bei Sportarten wie Dart, Gymnastik, Schießen oder Turmspringen auswirken kann, da die Übungen bei diesen oft in ähnlichen Umweltbedingungen ausgeführt werden und eine gewisse Kontrolle über den Moment der Ausführung besteht. Die Außenperspektive könnte sich besser für Sportarten und Fertigkeiten eignen, bei denen es mehr auf die Koordination der Bewegungen und die Anpassung an die Umgebung ankommt. Die Innenperspektive produziert zudem eine höhere EMG-Aktivität [38] sowie größere physiologische Reaktionen gemessen an Blutdruck, Herzfrequenz und Atemfrequenz [9, 69]. Zudem führt sie zu größeren emotionalen Effekten, während die Außenperspektive mehr Einfluss auf Verhaltensziele hat, also beispielsweise die Handlungsbereitschaft erhöhen kann [70].

46.8 Imaginative Psychotherapieverfahren

Imaginationsverfahren sind Bestandteil unterschiedlicher Psychotherapieschulen und werden bei einer Vielzahl von psychischen Erkrankungen eingesetzt.

Dekonditionierungsverfahren

Implosive Therapie: Die implosive Therapie wurde zur Behandlung von Phobien entwickelt und besteht darin, sich – im Gegensatz zur realen Exposition – die angstauslösenden Stimuli vorzustellen und dadurch eine Habituation zu erreichen. Implosive Therapie ist Teil von Expositionstrainings und wird mittlerweile bei einer Vielzahl mit Angst assoziierter und Zwangsstörungen eingesetzt (s. Kap. 23, Kap. 24). Imaginationsübungen kommen v.a. dann zum Einsatz, wenn der reale Kontakt mit dem Angstauslöser nicht praktikabel oder ethisch nicht vertretbar ist [71].

Kognitive Umstrukturierung: Kognitive Umstrukturierung dient Patienten dazu, zusammen mit dem Therapeuten maladaptive oder dysfunktionale Denkweisen zu erkennen, zu bewerten und gegebenenfalls zu ändern. Oftmals sind es automatische Gedanken, die bei Stress, Angst oder anderen aversiven Situationen und Erinnerungen auftreten [71].

Im Zusammenhang mit Imaginationsverfahren wird die kognitive Umstrukturierung beispielsweise in der Therapie der PTBS eingesetzt (s. Kap. 26). Während die Hotspots, also die schlimmsten Momente einer Traumaerfahrung, imaginiert werden, werden die begleitenden Emotionen und Gedanken erfasst und im Therapieprozess aktualisiert und geändert (umstrukturiert). So kann – stark vereinfacht – aus dem automatischen Gedanken „Ich werde sterben“ nach Umstrukturierung „Ich weiß jetzt, dass ich nicht gestorben bin“ werden [72].

Imagery Rescripting: Imagery Rescripting dient dem Umgestalten negativer Erinnerungen und Schemata hin zu positiveren Bildern und Glaubenssätzen [73]. Dabei ist den Patienten/Klienten in der Regel durchaus bewusst, dass das umgestaltete Bild nicht das tatsächlich Erlebte widerspiegelt, gleichzeitig berichten sie jedoch, dass es ihren emotionalen Bedürfnissen eher entspricht [74]. Im Gegensatz zur Expositionstherapie, die darauf zielt, die Verbindung zwischen konditionierten und unkonditionierten Stimuli weitgehend zu trennen, sollen durch Imagery Rescripting unkonditionierte Stimuli direkt abgeschwächt oder neu bewertet werden [74].

Imagery Rescripting hat sich als effektive Methode bei der Behandlung von PTBS und sozialer Phobie erwiesen und kann sich positiv auf aversive Erinnerungen und festgefahrene Glaubenssätze auswirken, die wiederum bei zahlreichen psychischen Erkrankungen (z.B. Depression und bipolar-affektiver Störung) zu finden sind [74]; (s. Kap. 18, Kap. 21). Bei Behandlungsresistenz, wenn Standardmethoden keine ausreichende Wirkung zeigen, kann Imagery Rescripting helfen, Blockaden zu bekämpfen, die auf frühen aversiven Erfahrungen des Patienten beruhen und ihn daran hindern, von anderen kognitiven Strategien zu profitieren [75].

Psychodynamische Verfahren

Eidetische Psychotherapie: In diesem Psychotherapieverfahren geht es darum, eidetische Bilder hervorzurufen und sie zu bearbeiten. Diese Bilder sind Vorstellungen aus der Vergangenheit, die als visuelle Wahrnehmung im Gedächtnis gespeichert sind. Nach Ansicht der Eidetiker hinterlässt jedes wichtige Lebensereignis solche eidetischen Bilder, die wiederum an psychische Prozesse gekoppelt sind. Nach dieser Theorie stehen eidetische Imaginationen zwischen Bildern (Imaginationen) und physiologischen Nachbildern. Entscheidende Bilder, die mit der Biografie und der Persönlichkeitsentwicklung und somit auch mit Emotionen und Phantasien einer Person verknüpft sind, können im Rahmen des therapeutischen Prozesses aufgearbeitet werden [76].

Gelenkter Tagtraum: Der gelenkte Tagtraum ist eine klärungsorientierte Therapieform. Der Klient soll sich entspannen und eine bestimmte Umgebung vorstellen, in der er sich bewegt, während er simultan dem Therapeuten von seinen Imaginationen berichtet. In diesem imaginären Raum können Szenen aus der Erinnerung, Phantasien und Träume auftauchen. Der Therapeut unterstützt den Klienten bei der Selbstexploration und lässt sich Rückmeldung über die mit den Imaginationen assoziierten Emotionen geben [77].

Katathym-imaginative Psychotherapie: Diese tiefenpsychologische Therapieform nutzt Tagträume, die nicht nur rein visuell sind, sondern alle Sinnesmodalitäten umfassen können. Diese Methode arbeitet mit Standardmotiven (z.B. Wiese, Berg, Weg), um die Vorstellung des Klienten anzuregen und so unbewusste Themen, Symbole und Bilder aufzudecken. Die Erfahrungen, die während der Therapiesitzung gemacht werden, können ichstärkend wirken, Konfrontationen mit aversiven Themen ermöglichen, Distanz schaffen oder im Rahmen der Regression die Begegnung mit dem Inneren Kind ermöglichen [78].

Psychosynthese: Die Psychosynthese entstammt der Zeit des Existenzialismus und ist der Versuch einer Zusammenführung von Psychoanalyse und spirituellen Traditionen und Weisheiten. In diesem Modell ist der Mensch nicht allein triebgesteuert, sondern zugleich strebend nach Erfüllung und Altruismus. Die Psychosynthese kennt unterschiedliche Teile des Unbewussten, welche im Austausch mit dem Bewussten stehen. Die Psyche setzt sich in diesem Modell aus verschiedenen Teilpersönlichkeiten zusammen. Auch dieses Verfahren arbeitet mit Imaginationen, um schwache oder spärlich ausgebildete Persönlichkeitsaspekte zu entwickeln und so eine innere Harmonisierung (wieder)herzustellen [79].

46.9 Therapie psychischer Erkrankungen

Angststörungen und Phobien: Bei der Therapie von Angststörungen können Imaginationsübungen im Rahmen eines Expositionstrainings oder im Sinne des Imagery Recripting eingesetzt werden, beispielsweise bei sozialen Phobien (s. Kap. 23). Soziale Phobie meint die Angst vor Situationen, in denen man im Zentrum der Aufmerksamkeit steht, und geht mit deren Vermeidung einher. Die Betroffenen imaginieren häufig sich selbst mit typischen Symptomen wie Schwitzen oder Erröten in bestimmten Situationen. Oft sind es stereotype Bilder, die auf einer frühen aversiven Erfahrung beruhen [72]. Imagery Rescripting als Teil kognitiver Therapie kann Patienten mit sozialer Phobie helfen, sich mit frühen Erinnerungen an negative Sozialerfahrungen auseinanderzusetzen [80].

PTBS: Eine PTBS ist eine Reaktion auf traumatische, emotional schwer belastende Ereignisse, die mit Intrusionen (Erinnern und/oder Wiedererleben), Vermeidungsverhalten und Übererregung einhergeht (s. Kap. 26, Kap. 40). Aversive Erinnerungen, die im Rahmen dieser Störung und Erkrankung auftreten, können mit Hilfe von Imagery Rescripting umgestaltet werden. So könnte eine Patientin, die einen sexuellen Übergriff erlebt hat, versuchen, die wiederkehrenden Bilder so umzugestalten, dass sie sich erfolgreich gegen den Übergriff verteidigt [74].

Depressive Störungen: Eine Depression ist charakterisiert durch die Leitsymptome Niedergestimmtheit, Antriebslosigkeit und Freud- und Interessenlosigkeit (s. Kap. 21). Ein Großteil depressiver Menschen leidet unter unangenehmen, intrusiven Erinnerungen. Im Rahmen von KVT konnte Imagery Rescripting erfolgreich bei unerwünschten aversiven Erinnerungen eingesetzt werden [75, 81]; (s. Kap. 9). Zudem nimmt man an, dass auch positive Vorstellungen bei Menschen, die unter Depressionen leiden, schwach ausgeprägt und weniger lebhaft sind. Daher besteht ein ergänzender Therapieansatz darin, positive Imaginationen durch Training zu fördern [82].

Kognitive Theorien sehen Verzerrungen als einen aufrechterhaltenden Faktor für Depressionen. Depressive interpretieren demnach uneindeutige Informationen eher als negativ („Das Glas ist halb leer“) und erinnern eher negative Aspekte aus vergangen Situationen als positive oder neutrale. Mit Hilfe von Imaginationsübungen, die genau auf diese kognitiven Verzerrungen abzielen, etwa im Rahmen von computerbasierten Heimübungen, können sie und damit depressive Symptome verringert werden [83]. Auch in der Schematherapie kommen Imaginationsübungen zum Einsatz, um maladaptive Schemata aufzudecken und die emotionalen Erfahrungen, die damit verbunden sind, zu ändern [82].

Bipolar-affektive Störung: Bei der bipolar-affektiven Störung wechseln sich Phasen gehoben-manischer Stimmung mit depressiven ab (s. Kap. 18). Bei dieser Störung sind die Suizidraten besonders hoch. Suizidale Phasen scheinen mit dem Auftreten von intrusiven, sogenannten Flash-forward-Vorstellungen assoziiert zu sein, bei denen die Betroffenen sich beispielsweise vorstellen, wie sie von etwas herunterspringen. Zudem sind diese negativen Imaginationen stärker und lebhafter ausgeprägt als bei Menschen mit unipolarer Depression [82].

Suizidalität: Suizidgedanken sind schwerwiegende Begleiterscheinungen vieler psychischer Erkrankungen und verursachen einen großen Leidensdruck bei den Betroffenen (s. Kap. 22). Da sie in der Regel als „Gedanken" erfragt werden, gibt es nur wenige Daten zu suizidalen „Bildern". Erste Forschungsergebnisse zeigen, dass suizidale Imaginationen bei PTBS, Depression und Borderline-Persönlichkeitsstörungen vorkommen [84]; (s. Teil V). Imaginationsübungen im Rahmen von KVT können darin bestehen, Suizidvorstellungen als dysfunktionales Problemlösungsverhalten aufzudecken und den emotionalen Einfluss von Flash-forward-Imaginationen abzuschwächen [85].

46.10 Zusammenfassung

Forschungsergebnisse legen nahe, dass Imaginationen einen größeren Einfluss auf negative Emotionen haben als die verbale Verarbeitung [86]. Problematische Imaginationen treten bei einer Vielzahl von psychischen Erkrankungen auf, etwa bei mit Angst assoziierten Erkrankungen wie PTBS, sozialer Phobie, Agoraphobie, Arachnophobie, Zwangsstörung und Hypochondrie [72] sowie bei Depressionen, bipolar affektiver Störung und Schizophrenie [28].

Überschneidungen zum Leistungssport finden sich im Bereich der Ängste und dem Umgang mit negativen Erinnerungen (s. Kap. 23). So kann ein sportliches Versagen (beispielsweise beim Verschießen eines Strafstoßes, der über den Titelgewinn entscheidet) zu intrusiven Erinnerungen führen und sich auf Selbstbewusstsein und mentale Stärke auswirken, aber auch das Stressniveau eines Spielers erhöhen. Verletzungen können zu Ängsten führen, sich erneut zu verletzen, und so die Leistung mindern. Gleichzeitig betreffen psychische Erkrankungen gleichermaßen Sportler wie Nichtsportler.

Es lässt sich feststellen, dass eine zunehmende Zahl an Psychotherapiemethoden, insbesondere mit dem Boom der dritten Welle der KVT, auf imaginative Methoden zurückgreifen und diese als Elemente eines modularen „Psychotherapiebaukastens" verwenden (s. Kap. 9). Die Unterschiede zwischen den verschiedenen Verfahren beruhen nicht so sehr auf technisch-methodischen Aspekten, sondern vielmehr darauf, wie die imaginierten Inhalte verstanden und interpretiert werden. Überspitzt formuliert interpretieren die kognitiven Verfahren die „Bilder" quasi als fehlerhafte Computersoftware, die re-programmiert werden soll, während die psychodynamischen Verfahren diese eher als symbolische und metaphorische Verdichtungen einer „Traumsprache" auffassen – sozusagen als „Wegweiser" für das Aufspüren und Lösen von vorbewussten oder unbewussten Konflikten.

Literatur

1. Munzert J, Zentgraf K. Motor imagery and its implications for understanding the motor system. In: Raab M, Johnson JG, Heekeren HR, editors. Progress in brain research. Vol. 174, Mind and motion: the bidirectional link between thought and action. Amsterdam: Elsevier; 2009. pp. 219–29.
2. Annett J. Motor imagery: perception or action? Neuropsychol Mental Imag. 1995;33(11):1395–417. https://doi.org/10.1016/0028-3932(95)00072-B

3. Kosslyn SM. Image and brain: the resolution of the imagery debate. Cambridge: MIT Press; 1996.
4. Munroe-Chandler KJ, Guerrero MD. Oxford research encyclopedia of psychology. Psychological imagery in sport and performance. 2017. https://doi.org/10.1093/acrefore/9780190236557.013.228
5. Ji JL, Kavanagh DJ, Holmes EA, MacLeod C, Di Simplicio M. Mental imagery in psychiatry: conceptual & clinical implications. CNS Spectr. 2019;24(1):114–26. https://doi.org/10.1017/S1092852918001487
6. Schuster C, Hilfiker R, Amft O, Scheidhauer A, Andrews B, Butler J, Kischka U, Ettlin T. Best practice for motor imagery: a systematic literature review on motor imagery training elements in five different disciplines. BMC Med. 2011;9(1):75. https://doi.org/10.1186/1741-7015-9-75
7. Cumming J, Ramsey R. Imagery interventions in sport. In: Mellalieu S, Hanton S, editors. Advances in applied sport psychology: a review. Milton Park: Routledge; 2009. pp. 5–36.
8. Jacobson E. Electrical measurements of neuromuscular states during mental activities. I. Imagination of movement involving skeletal muscle. Am J Physiol. 1930;91:567–608. https://doi.org/10.1152/ajplegacy.1930.91.2.567
9. Lang PJ. A bio-informational theory of emotional imagery. Psychophysiology. 1979;16(6): 495–512. https://doi.org/10.1111/j.1469-8986.1979.tb01511.x
10. Ji JL, Heyes SB, MacLeod C, Holmes EA. Emotional mental imagery as simulation of reality: fear and beyond – a tribute to Peter Lang. Behav Ther. 2016;47(5):702–19. https://doi.org/10.1016/j.beth.2015.11.004
11. Bakker FC, Boschker MSJ, Chung T. Changes in muscular activity while imagining weight lifting using stimulus or response propositions. J Sport Exerc Psychol. 1996;18:313–24. https://doi.org/10.1123/jsep.18.3.313
12. Paivio A. Cognitive and motivational functions of imagery in human performance. Can J Appl Sport Sci. 1985;10(4):22–8.
13. Martin K, Moritz S, Hall C. An applied model of mental imagery use in sport. Sport Psychol. 1999;8:183–99.
14. Martin K, Moritz SE, Hall CR. Imagery use in sport: a literature review and applied model. Sport Psychol. 1999;13(3):245–68. https://doi.org/10.1123/tsp.13.3.245
15. Driediger M, Hall C, Callow N. Imagery use by injured athletes: a qualitative analysis. J Sports Sci. 2006;24(3):261–71. https://doi.org/10.1080/02640410500128221
16. Guillot A, Collet C. Construction of the Motor Imagery Integrative Model in Sport: a review and theoretical investigation of motor imagery use. Int Rev Sport Exerc Psychol. 2008;1. https://doi.org/10.1080/17509840701823139
17. Holmes P, Collins D. The PETTLEP approach to motor imagery: a functional equivalence model for sport psychologists. J Appl Sport Psychol. 2007;13(1):60–83. https://doi.org/10.1080/10413200109339004
18. Jeannerod M. Neural simulation of action: a unifying mechanism for motor cognition. NeuroImage. 2001;14(1 Pt 2):103–9. https://doi.org/10.1006/nimg.2001.0832
19. Jeannerod M. The representing brain: neural correlates of motor intention and imagery. Behav Brain Sci. 1994;17(2):187–245. https://doi.org/10.1017/S0140525X00034026
20. Jeannerod M. Motor cognition: what actions tell the self. Oxford: Oxford University Press; 2006. https://doi.org/10.1093/acprof:oso/9780198569657.001.0001
21. Dietrich A. Imaging the imagination: the trouble with motor imagery. Neuroimaging Sports Sci. 2008;45(4):319–24. https://doi.org/10.1016/j.ymeth.2008.04.004
22. MacIntyre TE, Madan CR, Moran AP, Collet C, Guillot A. Motor imagery, performance and motor rehabilitation. Prog Brain Res. 2018; 240:141–59. https://doi.org/10.1016/bs.pbr.2018.09.010
23. Kasess CH, Windischberger C, Cunnington R, Lanzenberger R, Pezawas L, Moser E. The suppressive influence of SMA on M1 in motor imagery revealed by fMRI and dynamic causal modeling. NeuroImage. 2008;40(2):828–37. https://doi.org/10.1016/j.neuroimage.2007.11.040
24. Dijkstra N, Bosch SE, Gerven MAJ van. Shared neural mechanisms of visual perception and imagery. Trends Cogn Sci. 2019;23(5):423–34. https://doi.org/10.1016/j.tics.2019.02.004
25. Slotnick SD, Thompson WL, Kosslyn SM. Visual memory and visual mental imagery recruit common control and sensory regions of the

brain. Cogn Neurosci. 2012;3(1):14–20. https://doi.org/10.1080/17588928.2011.578210
26. Ehrsson HH, Geyer S, Naito E. Imagery of voluntary movement of fingers, toes, and tongue activates corresponding body-part-specific motor representations. J Neurophysiol. 2003; 90(5):3304–16. https://doi.org/10.1152/jn.01113.2002
27. Hubbard TL. Auditory imagery: empirical findings. Psychol Bull. 2010;136(2):302–29. https://doi.org/10.1037/a0018436
28. Pearson J, Naselaris T, Holmes EA, Kosslyn SM. Mental imagery: functional mechanisms and clinical applications. Trends Cogn Sci. 2015; 19(10):590–602. https://doi.org/10.1016/j.tics.2015.08.003
29. Baddeley AD, Andrade J. Working memory and the vividness of imagery. J Exp Psychol Gen. 2000;129(1):126–45. https://doi.org/10.1037/0096-3445.129.1.126
30. Mechelli A, Price CJ, Friston KJ, Ishai A. Where bottom-up meets top-down: neuronal interactions during perception and imagery. Cereb Cortex. 2004;14(11):1256–65. https://doi.org/10.1093/cercor/bhh087
31. Stokes M, Thompson R, Cusack R, Duncan J. Top-down activation of shape-specific population codes in visual cortex during mental imagery. J Neurosci. 2009;29(5):1565–72. https://doi.org/10.1523/JNEUROSCI.4657-08.2009
32. Schacter DL, Addis DR, Buckner RL. Remembering the past to imagine the future: the prospective brain. Nat Rev Neurosci. 2007;8(9): 657–61. https://doi.org/10.1038/nrn2213
33. Hall CR, Martin KA. Measuring movement imagery abilities: a revision of the movement imagery questionnaire. J Mental Imag. 1997;21(1/2): 143–54. https://doi.org/10.1037/t07979-000
34. Isaac A, Marks DF, Russell DG. An instrument for assessing imagery of movement: The Vividness of Movement Imagery Questionnaire (VMIQ). J Mental Imag. 1986;10(4):23–30.
35. Roberts R, Callow N, Hardy L, Markland D, Bringer J. Movement imagery ability: development and assessment of a revised version of the vividness of movement imagery questionnaire. J Sport Exerc Psychol. 2008;30(2):200–21. https://doi.org/10.1123/jsep.30.2.200
36. Hall CR, Mack DE, Paivio A, Hausenblas HA. Imagery use by athletes: development of the sport imagery questionnaire. Int J Sport Psychol. 1998;29(1):73–89.
37. Morris T, Spittle M, Watt AP. Imagery in sport. Champaign, IL: Human Kinetics; 2005.
38. Slimani M, Tod D, Chaabene H, Miarka B, Chamari K. Effects of mental imagery on muscular strength in healthy and patient participants: a systematic review. J Sports Sci Med. 2016;15 (3):434–50.
39. Patrick TD, Hrycaiko DW. Effects of a mental training package on an endurance performance. Sport Psychol. 1998;12(3):283–99. https://doi.org/10.1123/tsp.12.3.283
40. Slimani M, Bragazzi NL, Tod D, Dellal A, Hue O, Cheour F, Taylor L, Chamari K. Do cognitive training strategies improve motor and positive psychological skills development in soccer players? Insights from a systematic review. J Sports Sci. 2016;34(24):2338–49. https://doi.org/10.1080/02640414.2016.1254809
41. Westlund N, Pope JP, Tobin D. Cognitive general imagery: the forgotten imagery function? J Imag Res Sport Phys Act. 2012;7(1). https://doi.org/10.1515/1932-0191.1075
42. Burhans RS, Richman CL, Bergey DB. Mental imagery training: effects on running speed performance. Int J Sport Psychol. 1988;19(1):26–37.
43. Post P, Muncie S, Simpson D. The effects of imagery training on swimming performance: an applied investigation. J Appl Sport Psychol. 2012;24(3):323–37. https://doi.org/10.1080/10413200.2011.643442
44. Allami N, Paulignan Y, Brovelli A, Boussaoud D. Visuo-motor learning with combination of different rates of motor imagery and physical practice. Exp Brain Res. 2008;184(1):105–13. https://doi.org/10.1007/s00221-007-1086-x
45. Mulder T, Zijlstra S, Zijlstra W, Hochstenbach J. The role of motor imagery in learning a totally novel movement. Exp Brain Res. 2004;154(2): 211–7. https://doi.org/10.1007/s00221-003-1647-6
46. Mattie P, Munroe-Chandler K. Examining the relationship between mental toughness and imagery use. J Appl Sport Psychol. 2012;24. https://doi.org/10.1080/10413200.2011.605422
47. Monsma E, Overby L. The relationship between imagery and competitive anxiety in ballet auditions. J Dance Med Sci. 2004;8:11–8.
48. Brown DJ, Fletcher D. Effects of psychological and psychosocial interventions on sport performance: a meta-analysis. Sports Med. 2017;47 (1):77–99. https://doi.org/10.1007/s40279-016-0552-7

49. Fontani G, Migliorini S, Benocci R, Facchini A, Casini M, Corradeschi F. Effect of mental imagery on the development of skilled motor actions. Percept Motor Skills. 2008;105:803–26. https://doi.org/10.2466/pms.105.3.803-826
50. Ranganathan V, Siemionow V, Liu JZ, Sahgal V, Yue GH. From mental power to muscle power—Gaining strength by using the mind. Neuropsychologia. 2004;42(7):944–56. https://doi.org/10.1016/j.neuropsychologia.2003.11.018
51. Reiser M, Büsch D, Munzert J. Strength gains by motor imagery with different ratios of physical to mental practice. Front Psychol. 2011;2:194. https://doi.org/10.3389/fpsyg.2011.00194
52. Zijdewind I, Toering ST, Bessem B, Van Der Laan O, Diercks RL. Effects of imagery motor training on torque production of ankle plantar flexor muscles. Muscle Nerve. 2003;28(2):168–73. https://doi.org/10.1002/mus.10406
53. Herbert RD, Dean C, Gandevia SC. Effects of real and imagined training on voluntary muscle activation during maximal isometric contractions. Acta Physiol Scand. 1998;163(4):361–8. https://doi.org/10.1046/j.1365-201X.1998.t01-1-00358.x
54. Hale B. The effects of internal and external imagery on muscular and ocular concomitants. J Sport Psychol. 1982;4:379–87. https://doi.org/10.1123/jsp.4.4.379
55. Harris DV, Robinson WJ. The effects of skill level on EMG activity during internal and external imagery. J Sport Psychol. 1986;8(2):105–11. https://doi.org/10.1123/jsp.8.2.105
56. Ranganathan V, Kuykendall T, Siemionow V, Yue G. Level of mental effort determines training-induced strength increases. Abstr Soc Neurosci. 2002;32:768–3.
57. Yao WX, Ranganathan VK, Allexandre D, Siemionow V, Yue GH. Kinesthetic imagery training of forceful muscle contractions increases brain signal and muscle strength. Front Hum Neurosci. 2013;7:561. https://doi.org/10.3389/fnhum.2013.00561
58. Multhaupt GM, Beuth J. The use of imagery in athletic injury rehabilitation. A systematic review. Dtsch Z Sportmed. 2018; https://doi.org/10.5960/dzsm.2018.316
59. Covassin T, Beidler E, Ostrowski J, Wallace J. Psychosocial aspects of rehabilitation in sports. Clin Sports Med. 2015;34(2):199–212. https://doi.org/10.1016/j.csm.2014.12.004
60. Driskell J, Copper C, Moran A. Does mental practice enhance performance? J Appl Psychol. 1994;79:481–92.
61. Isaac A. Mental practice: does it work in the field? Sport Psychol. 1992;6(2):192–8. https://doi.org/10.1123/tsp.6.2.192
62. Robin N, Dominique L, Toussaint L, Blandin Y, Guillot A, Her ML. Effects of motor imagery training on service return accuracy in tennis: the role of imagery ability. Int J Sport Exerc Psychol. 2007;5(2):175–86. https://doi.org/10.1080/1612197X.2007.9671818
63. Cooley S, Williams S, Burns V, Cumming J. Methodological variations in guided imagery interventions using movement imagery scripts in sport: a systematic review. J Imag Res Sport Phys Act. 2013;8:1–22. https://doi.org/10.1515/jirspa-2012-0005
64. Lebon F, Byblow WD, Collet C, Guillot A, Stinear CM. The modulation of motor cortex excitability during motor imagery depends on imagery quality. Eur J Neurosci. 2012;35(2):323–31. https://doi.org/10.1111/j.1460-9568.2011.07938.x
65. Williams J, Pearce AJ, Loporto M, Morris T, Holmes PS. The relationship between corticospinal excitability during motor imagery and motor imagery ability. Behav Brain Res. 2012; 226(2):369–75. https://doi.org/10.1016/j.bbr.2011.09.014
66. O J, Hall C. A quantitative analysis of athletes' voluntary use of slow motion, real time, and fast motion images. J Appl Sport Psychol. 2009; 21(1):15–30. https://doi.org/10.1080/10413200802541892
67. Munroe-Chandler KJ, Hall C, Fishburne G, Strachan L. Where, when, and why young athletes use imagery: an examination of developmental differences. Res Q Exerc Sport. 2007;78:103–16. https://doi.org/10.1080/02701367.2007.10599408
68. Gammage KL, Hall CR, Rodgers WM. More about exercise imagery. Sport Psychol. 2000;14(4):348–59. https://doi.org/10.1123/tsp.14.4.348
69. Wang Y, Morgan WP. The effect of imagery perspectives on the psychophysiological responses to imagined exercise. Behav Brain Res. 1992; 52(2):167–74. https://doi.org/10.1016/S0166-4328(05)80227-X
70. Holmes EA, Mathews A. Mental imagery in emotion and emotional disorders. Clin Psychol

Rev. 2010;30(3):349–62. https://doi.org/10.1016/j.cpr.2010.01.001
71. Wenzel A. Basic strategies of cognitive behavioral therapy. Psychiatr Clin N Am. 2017;40(4):597–609. https://doi.org/10.1016/j.psc.2017.07.001
72. Hirsch CR, Holmes EA. Mental imagery in anxiety disorders. Psychiatry. 2007;6(4):161–5. https://doi.org/10.1016/j.mppsy.2007.01.005
73. Holmes EA, Arntz A, Smucker MR. Imagery rescripting in cognitive behaviour therapy: Images, treatment techniques and outcomes. J Behav Ther Exp Psychiatry. 2007;38(4):297–305. https://doi.org/10.1016/j.jbtep.2007.10.007
74. Morina N, Lancee J, Arntz A. Imagery rescripting as a clinical intervention for aversive memories: a meta-analysis. J Behav Ther Exp Psychiatry. 2017;55:6–15. https://doi.org/10.1016/j.jbtep.2016.11.003
75. Arntz A. Imagery rescripting as a therapeutic technique: review of clinical trials, basic studies, and research agenda. J Exp Psychopathol. 2012;3(2):189–208. https://doi.org/10.5127/jep.024211
76. Ahsen A. Basic concepts in eidetic psychotherapy. New York: Brandon House; 1973. xviii, 434.
77. Desoille R. The directed daydream. Psychosynthesis Research Foundation. 1966;18(iii):33.
78. Leuner H. Katathym Imaginative Psychotherapie—Grundstufe—Mittelstufe—Oberstufe. 4. Aufl. Bern: Huber; 2012. https://doi.org/10.1055/b-004-134459
79. Assagioli R. Psychosynthese. Handbuch der Methoden und Techniken. Reinbek bei Hamburg: Rowohlt; 1993.
80. Clark DM, Ehlers A, Hackmann A, McManus F, Fennell M, Grey N, Waddington L, Wild J. Cognitive therapy versus exposure and applied relaxation in social phobia: a randomized controlled trial. J Consult Clin Psychol. 2006;74(3):568–78. https://doi.org/10.1037/0022-006X.74.3.568
81. Birrer E, Michael T, Munsch S. Intrusive images in PTSD and in traumatised and non-traumatised depressed patients: a cross-sectional clinical study. Behav Res Ther. 2007;45(9):2053–65. https://doi.org/10.1016/j.brat.2007.03.005
82. Holmes EA, Blackwell SE, Burnett Heyes S, Renner F, Raes F. Mental imagery in depression: phenomenology, potential mechanisms, and treatment implications. Annu Rev Clin Psychol. 2016;12:249–80. https://doi.org/10.1146/annurev-clinpsy-021815-092925
83. Lang TJ, Blackwell SE, Harmer CJ, Davison P, Holmes EA. Cognitive bias modification using mental imagery for depression: developing a novel computerized intervention to change negative thinking styles. Eur J Pers. 2012;26(2):145–57. https://doi.org/10.1002/per.855
84. Schultebraucks K, Duesenberg M, Simplicio MD, Holmes EA, Roepke S. Suicidal imagery in borderline personality disorder and major depressive disorder. J Pers Disord. 2019. https://doi.org/10.1521/pedi_2019_33_406
85. Carey M, Wells C. Cognitive Behavioural Therapy Suicide Prevention (CBT-SP) imagery intervention: a case report. Cogn Behav Ther. 2019;12. https://doi.org/10.1017/S1754470X19000175
86. Holmes EA, Mathews A. Mental imagery and emotion: a special relationship? Emotion. 2005;5(4):489–97. https://doi.org/10.1037/1528-3542.5.4.489

XI
Sportpsychiatrische und -psychotherapeutische Netzwerke und Gesellschaften

47 Internationale Netzwerke und Gesellschaften

Karsten Henkel, Frank Schneider

Der Begriff „Sports Psychiatry" als eigenes Interessensfeld und psychiatrisch-psychotherapeutische Subdisziplin geht vornehmlich auf eine Publikation von Daniel Begel (Santa Monica, Kalifornien) im American Journal of Psychiatry von 1992 zurück [1]. Im Jahr 1994 wurde unter Beteiligung von Begel die International Society for Sports Psychiatry (ISSP) in den USA gegründet, die inzwischen etwa 175 Mitglieder hat [2]. Aus der Gruppe der Gründer heraus wurde eine erste Monografie zu dem Thema erstellt [3].

Core values of the ISSP [4]

- Provide psychiatric care for athletes
- De-stigmatize mental illness in sports
- Educate and collaborate with clinicians across disciplines on sports psychiatry
- Advocate for mental health in sports through the lifespan
- Promote fairness in sports
- Integrate and communicate with other fields of medicine
- Promote, inclusion and cultural awareness within sports psychiatry and help reduce health disparaties within all sports

Die ISSP ist inzwischen mit der American Psychiatric Association (APA) assoziiert. Auch wenn die Anfangsinitiative der ISSP zunächst national in den USA lokalisiert war, stammen einige der Mitglieder inzwischen auch aus Europa, Südamerika, Japan und Australien [5]. Eine Mitgliedschaft können unabhängig von der Staatsangehörigkeit Medizinstudenten, Assistenzärzte, Psychiater und Psychotherapeuten sowie andere interessierte Kliniker beantragen. Schwerpunkt der ISSP ist es, Sportlern und ihrem Umfeld psychiatrisch-psychotherapeutische wissenschaftliche Erkenntnisse und klinische Expertise verfügbar zu machen, das Feld der Sportpsychiatrie und -psychotherapie zu entwickeln und die psychische Gesundheit im Sport zu fördern. Die Aktivitäten beziehen sich also v. a. auf die psychische Gesundheit im Sport. Die Kooperation von internationalen Spezialisten auf dem Gebiet der Sportpsychiatrie und -psychotherapie erlaubt z. B. auch die Erstellung von Positionspapieren [6] und die Erhebung aktueller Behandlungsschemata [7] als Vorbereitung von Expertenstandards in dem noch relativ jungen Fachgebiet. Ein wichtiger Aspekt ist dabei ferner die Sicherung und Einhaltung von wissenschaftlichen Qualitätsstandards [8]. Um die sportpsychiatrisch-psychotherapeutische Expertise klinisch tätigen Behandlern verfügbar zu machen, hat die ISSP 2018 ein Sportpsychiatrie-Manual herausgegeben [2]. Ferner hat die ISSP ein Curriculum für den Erwerb eines Zertifikats (Certificate of Additional Training in Sports Psychiatry) entwickelt, das seit Frühjahr 2019 erworben werden kann.

Die World Psychiatric Association (WPA) hat als weltweite Fachgesellschaft derzeit 70 verschiedene Sektionen, die sich mit unterschiedlichen psychiatrischen und psychotherapeutischen Schwerpunkten befassen. Die Sektion Exercise and Sports Psychiatry beschäftigt sich u. a. wissenschaftlich nicht ausschließlich mit psychischen Gesundheitsaspekten im Sport, sondern auch mit Sport als Therapeutikum psychischer Erkrankungen (s. Teil XII, Kap. 51). Somit wird der Begriff Sportpsychiatrie und -psychotherapie wesentlich erweitert und erstreckt sich entsprechend v.a. im Kontext von Fachgesellschaften auf beide Bereiche [9]. Die Sektion publiziert u.a. Artikel in „World Psychiatry“, dem offiziellen Journal der WPA.

In Kooperation der Experten der ISSP und der WPA-Sektion Exercise and Sports Psychiatry entstand ein weiteres Standardwerk aus internationaler Perspektive [10].

In verschiedenen Regionen der Welt haben sich zunehmend lokale Verbände oder Gesellschaften dem Themenbereich der Sportpsychiatrie und -psychotherapie zugewandt. So hat sich beispielsweise in Großbritannien die Sport and Exercise Special Interest Group (SESIG) der nationalen Fachgesellschaft Royal college of psychiatrists formiert. Unter anderem wurden aus dieser Gruppe die UK Sport guidelines on eating disorders [11] entwickelt und ein weiteres Übersichtswerk [12] herausgegeben.

Auch aus anderen Regionen der Welt wie Südamerika (z.B. Brasilien) und Asien (Südkorea) werden entsprechende sportpsychiatrische und -psychotherapeutische Aktivitäten registriert.

Die europäische Fachgesellschaft European Psychiatric Association (EPA) hat bislang keine eigene Sektion für Sportpsychiatrie und -psychotherapie eingerichtet. Sie hat aber im Jahr 2018 eine Leitlinie zu körperlicher Aktivität zur Behandlung schwerer psychischer Erkrankungen herausgegeben [13].

Auch das IOC widmet sich seit dem Jahr 2018 dem Thema der psychischen Gesundheit unter den Leistungssportlern u.a. in Form eines Consensus Statements [14]. Im Vorfeld wurden wiederholt Suizide unter Olympiateilnehmern öffentlich bekannt [15].

Im Rahmen der Internationalisierung und Ausbreitung der Thematik über den westlichen Kulturkreis hinaus spielen auch transkulturelle Aspekte und damit einhergehend differente Sichtweisen psychischer Erkrankungen eine besondere Rolle [16].

Die internationale Berücksichtigung sportpsychiatrisch-psychotherapeutischer Expertise und Anerkennung der Sportpsychiatrie und -psychotherapie als Spezialbereich bietet die Chance auf eine multimodale Betreuung und Behandlung von Sportlern unter Einbeziehung körperlicher und psychischer Gesundheit.

Auch die Berücksichtigung von körperlichem Training als Baustein in der Prophylaxe und Therapie nicht nur von körperlichen, sondern auch von psychischen Erkrankungen spiegeln sich in weiteren Aktivitäten auch direkt aus der Sportmedizin wider. So verfassten das American College of Sports Medicine (ACSM) zusammen mit der britischen, australischen und neuseeländischen Fachgesellschaft ein Consensus Statement zur Verbesserung der Lebenserwartung von psychisch Erkrankten [17]. Das ACSM hat zudem die inzwischen international ausgerollte Initiative „Exercise is medicine“ ins Leben gerufen [18], deren Ziel es ist, körperliche Aktivität und Sport als Prävention gegen Krankheiten und zur medizinischen Behandlung zu verschreiben. Körperliche Aktivität soll von Ärzten und anderen Gesundheitsversorgern als ein Vitalparameter angesehen werden, der bei jedem Patientenbesuch evaluiert werden muss.

Die Sportpsychiatrie und -psychotherapie definiert sich letztlich als kleinere medizinische Subdisziplin und hat inzwischen ihren Platz in internationalen Netzwerken mit speziellen Schnittstellen zur Sportmedizin und Sportpsychologie gefunden. Dies verdeutlichen folgende Internetauftritte:

International Society of Sports Psychiatry (ISSP): www.sportspsychiatry.org

World Psychiatric Association (WPA) Sektion Exercise and sports psychiatry: www.wpanet.org/exercise-sports-psychiatry

Royal College of Psychiatrists, Sport and exercise special interest group: www.rcpsych.ac.uk/members/special-interest-groups/sport-and-exercise

Literatur

1. Begel D. An overview of sport psychiatry. Am J Psychiatry. 1992;149:606–14. https://doi.org/10.1176/ajp.149.5.606
2. Glick I, Kamis D, Stull T, editors. The ISSP manual of sports psychiatry. New York: Routledge; 2018. https://doi.org/10.4324/9781315211664
3. Begel D, Burton R, editors. Sport psychiatry: theory and practice. New York: WW Norton & Co; 2000.
4. International Society for Sports Psychiatry, editor. About ISSP. Core Values [Internet]. State of Chicago: International Society for Sports Psychiatry; 2021 [cited 2022 March 8]. Available from: https://www.sportspsychiatry.org/about-ISSP
5. Baum A. The Emerging Field of Sports Psychiatry: A New Niche for Psychiatric Practice. Psychiatric Times. 2013;30:10.
6. Tenenbaum G, Stewart E, Singer RN, Duda J. Aggression and violence in sport: an ISSP position stand. J Sports Med Phys Fitness. 1997; 37:146–50. https://doi.org/10.1123/tsp.11.1.1
7. Reardon CL, Creado S. Psychiatric medication preferences of sports psychiatrists. Phys Sportsmed. 2016;44:397–402. https://doi.org/10.1080/00913847.2016.1216719
8. Van Tuyckom C, Bracke P. Survey quality and cross-national sports research: a case study of the 2007 ISSP survey. Eur J Sport Sci. 2014;14 Suppl 1:228–34. https://doi.org/10.1080/17461391.2012.683814
9. Ströhle A. Sports psychiatry: mental health and mental disorders in athletes and exercise treatment of mental disorders. Eur Arch Psychiatry Clin Neurosci. 2019;269:485–498. https://doi.org/10.1007/s00406-018-0891-5
10. Baron DA, Reardon CL, Baron SH, editors. Clinical sports psychiatry. An international perspective. Chichester: Wiley-Blackwell; 2013. https://www.uksport.gov.uk/~/media/files/resources/eating_disorders_in_sport.pdf?la=en
11. UK Sport, editor. Eating disorders in sport: A guideline framework for practitioners working with high performance athletes [Internet]. Available from: https://www.uksport.gov.uk/~/media/files/resources/eating_disorders_in_sport.pdf
12. Currie A, Owen B, editors. Sports Psychiatry. Oxford: Oxford University Press; 2016. https://doi.org/10.1093/med/9780198734628.001.0001
13. Stubbs B, Vancampfort D, Hallgren M et al. EPA guidance on physical activity as a treatment for severe mental illness: a meta-review of the evidence and Position Statement from the European Psychiatric Association (EPA), supported by the International Organization of Physical Therapists in Mental Health (IOPTMH). Eur Psychiatry. 2018;54:124–144.
14. Reardon CL, Hainline B, Aron CL et al. Mental health in elite athletes: International Olympic Committee consensus statement (2019). Br J Sports Med. 2019;53:667–99.
15. Zhu LJ. Sport psychiatry – Why Olympic family members commit suicide? Understanding suicide as consequences of depression in sport from West and East perspective (Open to public population). Chisinau: LAP LAMBERT Academic Publishing; 2018.
16. Zhu LJ, Heil J. Sport Transcultural Psychiatry Volume I. 2018. CreateSpace Independent Publishing Platform.
17. Rosenbaum S, Hobson-Powell A, Davison K et al. The Role of Sport, Exercise, and Physical Activity in Closing the Life Expectancy Gap for People with Mental Illness: An International Consensus Statement by Exercise and Sports Science Australia, American College of Sports Medicine, British Association of Sport and Exercise Science, and Sport and Exercise Science New Zealand. Translational Journal of the American College of Sports Medicine. 2018; 3(10):72–73.
18. exerciseismedicine.org [Internet]. Indianapolis: American College of Sports Medicine; 2021 [cited 2022 March 9]. Available from: https://www.exerciseismedicine.org/

48 DGPPN-Referat „Sportpsychiatrie und -psychotherapie“

Karsten Henkel, Frank Schneider

In Deutschland geht die systematische Beschäftigung und strukturierte Zusammenarbeit im Bereich der Sportpsychiatrie und -psychotherapie auf die Gründung des Referats „Sportpsychiatrie und -psychotherapie“ der Deutsche Gesellschaft für Psychiatrie und Psychotherapie, Psychosomatik und Nervenheilkunde (DGPPN) im Jahr 2010 zurück. Einzelne Psychiater und Psychotherapeuten sowie Nervenärzte aus dem deutschsprachigen Raum aus Ost und West hatten sich auch zuvor mit dem Zusammenhang von Sportausübung und psychischen oder Gehirnerkrankungen (z.B. mit den Folgen des Boxsports auf das Gehirn [1, 2]) sowie der Wirkung von Sport bei psychischen Erkrankungen beschäftigt [3]. Unter anderem untersuchte eine Göttinger Arbeitsgruppe systematisch die Effekte von körperlichem Training auf Angst- und Panikstörungen [4] und in München formierte sich eine Arbeitsgruppe zur Untersuchung der Auswirkung von Bewegung bei Schizophrenie [5].

Auf sportpsychologischem Gebiet bestand in Deutschland bereits seit über 20 Jahren eine ausgewiesene Expertise. Die Ziele in diesem Kontext sind recht heterogen und neben Prävention und Modifikation mentaler Reaktionsmuster [6] steht oft die Leistungsoptimierung im Vordergrund des Tätigkeitsschwerpunkts [7]. Der Gründung des DGPPN-Referats vorausgegangen war die Erkenntnis nach dem Suizid des Fußballnationaltorwarts Robert Enke im November 2009, dass die psychische Gesundheit hinsichtlich bestehender oder drohender manifester psychischer Erkrankungen im Leistungssport in Deutschland auf fachpsychiatrischem und -psychotherapeutischem Gebiet flächendeckend nicht ausreichend berücksichtigt wurde und sowohl wissenschaftliche Evidenz als auch Behandlungsstrukturen fehlten. Die Ziele des DGPPN-Referats wurden u.a. in einem Positionspapier dokumentiert und veröffentlicht [8].

Das Referat hat ca. 70 Mitglieder (Stand Januar 2020) und veranstaltet jährlich einen Workshop sowie Symposien auf dem DGPPN-Jahreskongress. Ferner wird das Referat als Plattform genutzt, um gemeinsame multizentrische Studien durchzuführen und die wissenschaftliche Evidenz auf dem Gebiet zu steigern.

Die Diagnostik und Therapie von Depressionen im Leistungssport stellen aufgrund der Häufigkeit des Auftretens des Syndroms [9, 10] einen wesentlichen Schwerpunkt sportpsychiatrischer und -psychotherapeutischer Tätigkeit dar [11]; (s. Kap. 21). Hierin ist auch die enge Zusammenarbeit mit der Robert-Enke-Stiftung begründet, deren Stiftungsziel u.a. die Förderung der Aufklärung, Erforschung und Behandlung von Depressionen ist. Darüber hinaus bestehen sportspezifische Besonderheiten psychischer Erkrankungsbilder, die in besonderer Weise Berücksichtigung finden [12, 13, 14].

Folglich war es im November 2012 ein Anliegen, universitäre Zentren für seelische Gesundheit im Sport zu gründen und untereinander zu vernetzen. Mittlerweile existieren (Stand Januar 2020) 12 universitäre und zwei nichtuniversitäre Zentren in Deutschland sowie je ein universitäres Zentrum in Österreich (Salzburg) und in der Schweiz (Zürich). Im Jahr 2012 wurde das Referat zusammen mit der Klinik für Psychiatrie, Psychotherapie und Psychosomatik der Uniklinik RWTH Aachen und der Robert-Enke-Stiftung von der Bundesregierung und der deutschen Wirtschaft gegründeten Initiative „Deutschland – Land der Ideen“ als Ausgewählter Ort ausgezeichnet [15].

Das DGPPN-Referat stellte eine Expertenliste von Psychiatern und Psychotherapeuten mit Expertise in der Behandlung von Sportlern zusammen. Im Verlauf wurde zudem das Ambulante Netzwerk Sportpsychiatrie und -psychotherapie (ANSPP) gegründet, in dem niedergelassene Sportpsychiater und -psychotherapeuten vernetzt sind.

Von Beginn an bestand eine enge Zusammenarbeit mit und Unterstützung des Referats durch die Robert-Enke-Stiftung. Unter anderem wurde das fortbestehende Projekt einer Beratungshotline „Seelische Gesundheit“ verwirklicht, die u. a. für Leistungssportler Informationen über Depressionen und andere psychische Erkrankungen und deren Behandlungsmöglichkeiten auf dem Niveau des Facharztstandards bietet.

Neben einer Vernetzung von Sportpsychiatern und -psychotherapeuten ist es auch ein Anliegen, den Austausch mit Sportärzten, Sportpsychologen und anderen Gesundheitsfachberufen zu intensivieren und zu verstetigen sowie eine internationale Vernetzung – zunächst im deutschsprachigen Raum – zu erreichen. Ein besonderes Anliegen ist auch der Einbezug kinder- und jugendpsychiatrischer und -psychotherapeutischer Expertise im Sinne der Transitionspsychiatrie, da Leistungssport bereits im Jugend- und Adoleszentenalter beginnt und sich die Betroffenen gerade hier in einer vulnerablen Phase befinden [16] und u. a. auch eine erhöhte Vulnerabilität für Schädelhirntraumata besteht [17]; (s. Kap. 13, Kap. 36).

Die Zusammenarbeit mit Verbänden und Vereinen auf regionaler und überregionaler Ebene wird angestrebt und ermöglicht (z. B. im Handball), auch eine Einbeziehung in die Ausbildung bei Trainerlehrgängen (s. Kap. 44). Die Akzeptanz, Psychiater und Psychotherapeuten zum Erhalt der psychischen Gesundheit und Frühdiagnose von Erkrankungsbildern sowie Sensibilisierung des sportlichen Umfelds präventiv einzubeziehen, ist in manchen Bereichen und Verbänden noch ausstehend. Ein weiteres Betätigungsfeld ergibt sich in der fallbezogenen Zusammenarbeit mit den Antidopingagenturen, namentlich der NADA, z. B. bei der Erstellung von TUEs bei der pharmakologischen Therapie von psychischen Erkrankungen wie dem ADHS (s. Kap. 11).

Wie auch in Analogie zu speziellen Gruppen internationaler Fachgesellschaften (z. B. der WPA Sektion Exercise and Sports) beschäftigt sich das Referat Sportpsychiatrie und -psychotherapie der DGPPN neben der Behandlung von psychischen Erkrankungen im Sport ebenso mit dem Einsatz von körperlicher Aktivität und Training als Therapeutikum psychischer Erkrankungen [18]. Zu beiden Bereichen sind durch Mitglieder des Referats erste Übersichtswerke entstanden [19, 20].

Um die in den letzten Jahren gestiegene Evidenz des relativ neuen Wissensbereichs auch in die universitäre Lehre zu implementieren, ist es ein Anliegen, u. a. in Zusammenarbeit mit den Sportärzten, interdisziplinäre Seminare in den Lehrplänen zu verankern, was auf regionaler Ebene auch gelungen ist.

Es ist zu erwarten, dass die Bedeutung des psychiatrischen und -psychotherapeutischen Spezialgebiets weiter steigt. Der Bedarf des Ausbaus flächendeckender Strukturen im Versorgungssystem für Leistungssportler in Deutschland ist weiterhin notwendig. Insbesondere wohnortnahe psychotherapeutische Angebote fehlen oder werden nicht ausreichend genutzt [21]. Eine multizentrische Erhebung des DGPPN-Referats hat ferner ergeben, dass die Nutzung von Bewegungsangeboten in den psychiatrischen Kliniken sehr ausbaufähig ist und die empfohlenen „Dosierungen“ von Bewegung meist nicht das ausreichende Maß für eine zu erwartende therapeutische Wirksamkeit erreichen [22]. Hier wird es auf die

Entwicklung und Implementierung multiprofessioneller Therapiekonzepte ankommen.

Webseite

Internetpräsenz des DGPPN-Referats und der Robert-Enke-Stiftung:
DGPPN-Referat Sportpsychiatrie und -psychotherapie: www.dgppn.de/die-dgppn/referate/sportpsychiatrie.html
Robert-Enke-Stiftung: Die Robert Enke Stiftung (www.robert-enke-stiftung.de)

Literatur

1. Bart K, Steinberg H. Vom Boxsport bis zur Gerontopsychiatrie. Facetten des Schaffens des DDR-Sozialpsychiaters Bernhard Schwarz (1918–1991). Nervenarzt 2018; 89:1294–1302. https://doi.org/10.1007/s00115-017-0451-7
2. Karaneschew G. Mental health and sports. Psychiatr Neurol Med Psychol Beih. 1967;7:96–101.
3. Deimel H. Zur Konzeption der Sporttherapie in der Psychiatrie. Nervenarzt. 1978;49:584–7.
4. Broocks A, Bandelow B, Pekrun G et al. Comparison of aerobic exercise, clomipramine, and placebo in the treatment of panic disorder. Am J Psychiatry. 1998; 155(5):603–9. https://doi.org/10.1176/ajp.155.5.603
5. Pajonk FG, Wobrock T, Gruber O et al. Hippocampal plasticity in response to exercise in schizophrenia. Arch Gen Psychiatry. 2010;67(2):133–43. https://doi.org/10.1001/archgenpsychiatry.2009.193
6. Allmer H., Kleinert J. Psychische Erholung nach Erfolg und Misserfolg. Sportpsychologie: Anforderungen – Anwendungen – Auswirkungen. In: Seiler R, Birrer D, Schmid J, Valkanover S, Hrsg. Internationale Fachtagung für Sportpsychologie 2001, 24.-26. Mai 2001 in Magglingen/Schweiz. Köln: bps-Verlag; 2001. S. 57–9.
7. Kleinert, J., Ferger, K. Körperliches Befinden als Mittel zur Trainingssteuerung? Erfahrungswerte aus dem Fußball. Sportpsychologie: Anforderungen – Anwendungen – Auswirkungen. In: Seiler R, Birrer D, Schmid J, Valkanover S, Hrsg. Internationale Fachtagung für Sportpsychologie 2001, 24.-26. Mai 2001 in Magglingen/Schweiz. Köln: bps-Verlag; 2001. S. 60–2.
8. Schneider F, Markser V, Henkel K, et al. DGPPN Positionspapier Nr. 8. [Internet]. Berlin: Deutsche Gesellschaft für Psychiatrie und Psychotherapie, Psychosomatik und Nervenheilkunde; 15.07.2013 [abgerufen am 15.01.2020] Verfügbar unter: https://idw-online.de/de/attachment data28550.pdf
9. Spengler A, Schneider G, Schröder EP. Depressivität – Screening und Vorkommen in der sportmedizinischen Praxis. Dtsch Z Sportmed. 2013;64:65–8. https://doi.org/10.5960/dzsm.2012.045
10. Junge A, Prinz B. Depression and anxiety symptoms in 17 teams of female football players including 10 German first league teams. Br J Sports Med. 2019;53(8):471–7. https://doi.org/10.1136/bjsports-2017-098033
11. Schneider F. Depressionen im Sport. Der Ratgeber für Sportler, Trainer, Betreuer und Angehörige. München: F. A. Herbig; 2013.
12. Markser VZ. Sport psychiatry and psychotherapy. Mental strains and disorders in professional sports. Challenge and answer to societal changes. Eur Arch Psychiatry Clin Neurosci. 2011; 261 Suppl 2:182–5. https://doi.org/10.1007/s00406-011-0239-x
13. Bär K-J, Markser VZ. Sport specificity of mental disorders: the issue of sport psychiatry. Eur Arch Psychiatry Clin Neurosci. 2013;263 Suppl 2: 205–10. https://doi.org/10.1007/s00406-013-0458-4
14. Henkel K, Schneider F. Psychische Erkrankungen bei Leistungssportlern (Physical training for neurological and mental diseases). Sport-Orthopädie – Sport-Traumatologie – Sports Orthopaedics and Traumatology. 2014;30(4):339–45. https://doi.org/10.1016/j.orthtr.2014.09.003
15. Land der Ideen Management GmbH, Hrsg. Sportpsychiatrie und -psychotherapie am Universitätsklinikum Aachen [Internet]. Berlin: Land der Ideen Management GmbH; [abgerufen am 11.06.2021]. Verfügbar unter: https://land-der-ideen.de/projekt/sportpsychiatrie-und-psychotherapie-am-universitaetsklinikum-aachen-1551
16. Weber S, Puta C, Lesinski M et al. Symptoms of Anxiety and Depression in Young Athletes Using the Hospital Anxiety and Depression Scale. Front Physiol. 2018;9:182. https://doi.org/10.3389/fphys.2018.00182
17. Henkel K, Schneider F. Zerebrale und psychische Folgen sportassoziierter Schädelhirntrau-

mata. Die Psychiatrie 2014;4:263–70. https://doi.org/10.1055/s-0038-1670778
18. Ströhle A. Sports psychiatry: mental health and mental disorders in athletes and exercise treatment of mental disorders. Eur Arch Psychiatry Clin Neurosci. 2019;269(5):485–98. https://doi.org/10.1007/s00406-018-0891-5
19. Markser VZ, Bär K-J, Hrsg. Sport- und Bewegungstherapie bei seelischen Erkrankungen: Forschungsstand und Praxisempfehlungen. Stuttgart: Schattauer; 2015.
20. Markser VZ, Bär K-J. Seelische Gesundheit im Leistungssport. Grundlagen und Praxis der Sportpsychiatrie. Stuttgart: Schattauer; 2019.
21. Junge A, Feddermann-Demont N. Prevalence of depression and anxiety in top-level male and female football players. BMJ Open Sport Exerc Med. 2016;2(1):e000087. https://doi.org/10.1136/bmjsem-2015-000087
22. Brehm K, Dallmann P, Freyer T, et al. Angebot und Inanspruchnahme von Sporttherapie in psychiatrischen Kliniken in Deutschland. Nervenarzt. 2019;91 Suppl 1. https://doi.org/10.1007/s00115-019-0782-7

49 Schweizerische Gesellschaft für Sportpsychiatrie und -psychotherapie (SGSPP)

Malte Christian Claussen, Carlos Gonzalez Hofmann

Die Schweizerische Gesellschaft für Sportpsychiatrie und -psychotherapie (SGSPP) wurde am 29.03.2019 in Münchenbuchsee/Kanton Bern gegründet (s. Tabelle 49-1). Sie ist weltweit, nach der ISSP, die zweite sportpsychiatrische und -psychotherapeutische Fachgesellschaft und zudem die erste nationale Fachgesellschaft dieser Art (s. Kap. 47). Als Zweck der SGSPP wurde die Förderung der Sportpsychiatrie und -psychotherapie über die Lebensspanne in der Schweiz, im Leistungssport und in der Allgemeinbevölkerung formuliert.

Hieraus ergeben sich zunächst zwei Tätigkeitsfelder:

1) Psychische Gesundheit und Erkrankungen im Leistungssport;
2) Sport und Bewegung in Prävention und Therapie psychischer Erkrankungen.

Über die Lebensspanne bedeutet dies, dass die SGSPP die Sportpsychiatrie und -psychotherapie gleichermaßen für Kinder und Jugendliche, Erwachsene und Ältere fördern möchte. Dem wurde auf der Ebene des Vorstands im kurzfristigen Verlauf nach der Gründung der SGSPP Rechnung getragen, in dem Sinne, dass neben dem wichtigen Ressort Forschung und Lehre, jeweils ein Ressort Kinder- und Jugendpsychiatrie und -psychotherapie, Erwachsenenpsychiatrie und -psychotherapie und Alterspsychiatrie und -psychotherapie eingerichtet wurde.

Die SGSPP versteht sich als sportpsychiatrische und -psychotherapeutische Fachgesellschaft, die sich einerseits als Teilgebiet der Psychiatrie und Psychotherapie definiert, zugleich – aufgrund der besonderen und interdisziplinären Thematik – sich im Tätigkeitsgebiet der Sport-

Tabelle 49-1: Gründungsmitglieder der Schweizerischen Gesellschaft für Sportpsychiatrie und -psychotherapie (SGSPP): Aufgaben in der SGSPP und beruflicher Hintergrund

Name	Aufgaben in der SGSPP und beruflicher Hintergrund
Malte Christian Claussen	Dr. med., Präsident SGSPP, Ärztlicher Leiter Sportpsychiatrie und -psychotherapie, Klinik für Psychiatrie, Psychotherapie sowie Psychosomatik, Psychiatrische Universitätsklinik Zürich und Privatklinik Wyss AG
Carlos Gonzalez Hofmann	Dr. med., Vizepräsident und Aktuar SGSPP, Praxis für Psychiatrie und Psychotherapie, Romanshorn
Christian Imboden	Dr. med., EMBA, Vorstandsmitglied und Kassier SGSPP, Ärztlicher Direktor und Vorsitzender der Klinikleitung Privatklinik Wyss AG
Ulrich Hemmeter	PD Dr. med. Dr. phil., Revisor SGSPP, Chefarzt Psychiatrie St. Gallen Nord
Erich Seifritz	Prof. Dr. med., Vorstandsmitglied und Ressortleiter Forschung und Lehre SGSPP, Ordinarius für Psychiatrie, Universität Zürich, Chefarzt und Klinikdirektor, Klinik für Psychiatrie, Psychotherapie und Psychosomatik, Psychiatrische Universitätsklinik Zürich

medizin einbringen möchte (s. Kap. 1). Sie dient als Interessenvertretung für Sportpsychiater und -psychotherapeuten und zielt gleichermaßen auf die interdisziplinäre und interprofessionelle Einbindung anderer Berufsgruppen, um die Entwicklung der Sportpsychiatrie und -psychotherapie zu fördern. Zu den Kernaktivitäten der SGSPP gehören der interdisziplinäre und interprofessionelle Austausch mit Sportärzten, Sportpsychologen und anderen Fachpersonen ebenso wie der Brückenschlag zur klinischen Psychiatrie und Psychotherapie. Ersteres geschieht u.a. in einer Vernetzung mit den genannten Akteuren und Verbänden, Letzteres durch Aufklärung und Publikationen. Darüber hinaus versteht sich die SGSPP als eine Fachgesellschaft, die Forschungs- und Lehraktivitäten unterstützt und Aufklärungsarbeit zu Prävention psychischer Erkrankungen leistet sowie sich für die Entstigmatisierung psychischer Leiden engagiert. Positionspapiere zu ihren beiden Tätigkeitsfeldern wurden durch die SGSPP erarbeitet.

Um einen Mindeststandard an Wissen und Erfahrung zur Tätigkeit in der Sportpsychiatrie und -psychotherapie gewährleisten zu können, wurde ein dreistufiges Curriculum für die Qualifikation in Sportpsychiatrie und -psychotherapie entwickelt (s. Kap. 2). Die Stufe 1 (Sportpsychiatrische und -psychotherapeutische Basisversorgung) soll Psychiater und Psychotherapeuten, psychologischen Psychotherapeuten und Sportärzten einen Einblick in das Gebiet geben und Grundkenntnisse vermitteln. Die Stufe 2 (Klinisch praktische Sportpsychiatrie und -psychotherapie) zielt auf den klinischen Einsatz von Sport und Bewegung ab, während die darauf aufbauende 3. Stufe den Fokus auf den Leistungssport richtet und zu einem Zertifikat Tätigkeitsgebiet „Sportpsychiatrie und -psychotherapie SGSPP" führen soll.

Um der dynamischen Entwicklung der Sportpsychiatrie und -psychotherapie der Gegenwart Rechnung zu tragen, hat die SGSPP mit nationalen wie internationalen Fachgesellschaften und Fachreferaten Kooperationsvereinbarungen getroffen. Dies soll dazu dienen, neue Entwicklungen und Erkenntnisse im Bereich Sport und Psyche rascher und effektiver auszutauschen und das Gebiet der Sportpsychiatrie und -psychotherapie weiter zu etablieren. Neben dem persönlichen Austausch sind v.a. gemeinsame Veranstaltungen wie Symposien und Kongresse sowie Publikationen geeignete Möglichkeiten, um die angestrebten Ziele besser verwirklichen zu können. Die SGSPP bekennt sich zur interdisziplinären, interprofessionellen sowie internationalen Zusammenarbeit.

Webseite

Webseite der SGSPP: www.sgspp.ch

Weiterführende Literatur (Auswahl)

1. Claussen MC, Gonzalez Hofmann C, Imboden C, Seifritz E, Hemmeter U. Psychische Gesundheit im Leistungssport. Schweiz Ärzteztg. 2019;100(33):1064–6.
2. Claussen MC, Gonzalez Hofmann C, Imboden C, Seifritz E, Hemmeter U. Positionspapier-Psychische Gesundheit im Leistungssport. Schweizerische Gesellschaft für Sportpsychiatrie und -psychotherapie (SGSPP). Swiss Arch Neurol Psychiatr Psychother. 2020;171(3):99.
3. Imboden C, Claussen MC, Gerber M, Gonzalez Hofmann C, Hemmeter U, Seifritz E. Schweizerische Gesellschaft für Sportpsychiatrie und -psychotherapie: Positionspapier – Körperliche Aktivität und psychische Gesundheit. Swiss Arch Neurol Psychiatr Psychother. 2021;172 (3):93.
4. Claussen MC, Imboden C, Seifritz E, Hemmeter U, Gonzalez Hofmann C. SGSPP-Curriculum Sportpsychiatrie und -psychotherapie: Stufe 1. Schweizerische Gesellschaft für Sportpsychiatrie und -psychotherapie (SGSPP). Swiss Arch Neurol Psychiatr Psychother. 2020; 171(3):99.
5. Claussen MC. Schweizerische Gesellschaft für Sportpsychiatrie und -psychotherapie SGSPP. Sport & Exercise Medicine Switzerland. 2020; 68(3):5–8.

50 Österreichische Gesellschaft für Sportpsychiatrie und -psychotherapie (ÖGSPP) und ÖGPP-Arbeitsgemeinschaft Sportpsychiatrie und -psychotherapie

Wolfgang Preinsperger, Wolfgang Pennwieser

Erste Bemühungen um eine organisierte Implementierung sportpsychiatrischer und -psychotherapeutischer Zugänge in die österreichische psychiatrisch-psychotherapeutische Versorgungs- und Forschungslandschaft reichen bis in das Jahr 2014 zurück. Einige Kollegen hatten bereits Workshops des Referats Sportpsychiatrie der DGPPN sowie einschlägige Veranstaltungen im Rahmen des Jahreskongresses in Berlin besucht (s. Kap. 48).

Nach ersten Vorgesprächen Ende 2014 gelang den beiden Autoren dieses Beitrags gemeinsam mit dem Vorstand der Gesellschaft im Jahr 2015 die Etablierung einer AG Sportpsychiatrie und -psychotherapie innerhalb der Österreichischen Gesellschaft für Psychiatrie, Psychotherapie und Psychosomatik (ÖGPP).

Seit 2016 gestaltet die Arbeitsgemeinschaft nunmehr alljährlich einen sportpsychiatrischen und -psychotherapeutischen Vortragsblock innerhalb der jeweils im April stattfindenden Jahrestagungen der ÖGPP. Dabei widmen wir uns sowohl dem Themenkomplex der Prävention, Diagnostik und Therapie psychischer Erkrankungen bei Leistungssportlern als auch jenem des Einsatzes von Sport und Bewegung in der Prävention und als Therapieelement in multimodalen Behandlungskonzepten psychischer Erkrankungen. In Relation zur Größe der österreichischen psychiatrisch-psychotherapeutischen Community waren diese Vortragsblöcke mit jeweils zwischen 15 und 25 Teilnehmern recht gut besucht.

Innerhalb der Arbeitsgemeinschaft bildete sich eine kleine aktive Kerngruppe von fünf Kollegen, die sich mit der Entwicklung einer sportpsychiatrischen und -psychotherapeutischen Perspektive für Österreich auseinanderzusetzen begann. Dabei dienten uns nicht zuletzt auch Fragestellungen, die sich durch die Entwicklungen in Deutschland ergaben, als Ausgangspunkte weiterer Überlegungen. Darüber hinaus waren es auch Erfahrungen, die wir als Arbeitsgemeinschaft, also einer Teilgliederung einer größeren Fachgesellschaft machten. Aspekte der Öffentlichkeitsarbeit, Fragen der Zusammenarbeit mit anderen relevanten Berufsgruppen, die im System Sport tätig sind, oder die Frage der Sinnhaftigkeit und Möglichkeiten der Etablierung eines Curriculums für Sportpsychiatrie und -psychotherapie standen hier im Mittelpunkt (s. Kap. 2).

Anfang 2019 fiel dann die Entscheidung in Richtung Gründung einer eigenen Gesellschaft für Sportpsychiatrie und -psychotherapie. Diese Entscheidung wurde von uns Kollegen, die wir alle in der AG der ÖGPP aktiv waren, getroffen. Beabsichtigt und in die Statuten aufgenommen ist eine enge Zusammenarbeit der neuen ÖGSPP mit der AG der ÖGPP.

Gegründet wurde die Gesellschaft im Jahr 2020. Noch vor der formalen Gründung konnten wir bereits die erste Veranstaltung dieser Gesellschaft in Kooperation mit der Universitätsklinik für Psychiatrie, Psychotherapie und Psychosomatik der Paracelsus Medizinischen Privatuniversität Salzburg umsetzen: Im Oktober 2019 ein Symposium Sportpsychiatrie und Sportpsychotherapie zum Thema: „Spitzensport-Karriere zu Ende. Was dann?" Hier haben wir bereits exemplarisch versucht, neben Sportpsychiatern und -psychotherapeuten auch Vertreter der Sportpsychologie und Sportsoziologie einzubeziehen sowie eine ehemalige Leistungssportlerin, die einer Organisation vorsteht, die Hilfestellungen beim Karriereende anbietet.

Letztlich ausschlaggebend für die zusätzliche Gründung einer eigenen Gesellschaft waren für uns v.a. die in einer eigenen Gesellschaft liegenden zusätzlichen Möglichkeiten durch ungleich größere Freiheiten:

- die Möglichkeit, ohne ansonsten notwendige Abstimmungen und Rücksprachen eigene Veranstaltungen zu organisieren;
- die Möglichkeit, auf aktuelle Ereignisse auch medial zu reagieren, ohne erst ein Einverständnis des Vorstands der großen psychiatrisch-psychotherapeutischen Fachgesellschaft einholen zu müssen;
- die Freiheit, gemeinsam mit unseren Schwesterorganisationen in Deutschland und der Schweiz ineinandergreifende Lösungen für ein sportpsychiatrisch-psychotherapeutisches Curriculum zu entwickeln;
- eine ungleich größere Beweglichkeit in der Entwicklung von Kooperationsformen mit im (Leistungs-)Sport tätigen Personen, Berufsgruppen, Organisationen und deren Umfeld;
- der Aufbau eines Netzwerks sportpsychiatrische und -psychotherapeutische Versorgung mit entsprechender Öffentlichkeitsarbeit v.a. innerhalb des Systems Leistungssport;
- die Möglichkeit, zwar im Kern eine psychiatrische und -psychotherapeutische Fachgesellschaft zu sein, aber eine enge Kooperation mit der Sportpsychologie, der Sportmedizin, der Sportwissenschaft und anderen im System Sport Tätigen wie etwa Psychotherapeuten, Physiotherapeuten, Trainern, anderen Betreuern oder Funktionären zu entwickeln und zu pflegen sowie
- eine größere Flexibilität in der Entwicklung von Zusammenarbeitsformen mit den Gesellschaften und sonstigen sportpsychiatrischen und -psychotherapeutischen Organisationen v.a. im deutschsprachigen Raum.

Zur Umsetzung all dessen ermöglicht die Gesellschaft verschiedene Formen der Mitgliedschaft: die ordentliche Mitgliedschaft für Erwachsenen- sowie Kinder- und Jugendpsychiater und -psychotherapeuten, eine provisorische Mitgliedschaft für zu diesen Sonderfächern in Facharztausbildung stehenden Kollegen und neben Ehren- und unterstützender Mitgliedschaft v.a. die Möglichkeit einer außerordentlichen Mitgliedschaft.

Dazu heißt es in den Statuten:

> *Außerordentliche Mitglieder können Personen sein, die im Gebiet von Sportpsychiatrie und Sportpsychotherapie oder in verwandten und mit der Sportpsychiatrie kooperierenden Disziplinen (AllgemeinmedizinerInnen, ÄrztInnen sonstiger Fachgebiete der Medizin, SportärztInnen, SportpsychologInnen, (nichtärztliche) PsychotherapeutInnen, PhysiotherapeutInnen und Angehörige anderer Gesundheitsberufe, SportwissenschafterInnen, TrainerInnen, FunktionärInnen usw.) tätig sind bzw. besonderes Interesse für diesen Bereich zeigen.*

Es ist geplant, innerhalb der Gesellschaft, die sich zwar primär als psychiatrisch-psychotherapeutische Fachgesellschaft versteht, einen Fachbeirat einzurichten, in den Exponenten all dieser Berufsgruppen gewählt werden können. So soll es auch innerhalb der Gesellschaft zu einer engen Zusammenarbeit mit anderen im System Leistungssport Tätigen kommen. Wesentlich erscheint uns, auf dem Weg der Kooperation all diese Player und Gruppen für sportpsychiatrisch-psychotherapeutische Fragestellungen zu sensibilisieren und somit insgesamt letztlich die Schwelle für die Zugänglichkeit sportpsychiatrischer und -psychotherapeutischer Leistungen deutlich zu senken.

Webseite

Webseite der ÖGSPP: www.ogspp.at
Webseite der Arbeitsgemeinschaft Sportpsychiatrie und Sportpsychotherapie, ÖGPP: ÖGPP – Sektionen (www.oegpp.at)

XII
Sport und Bewegung bei psychischen Erkrankungen

In unserer von Bewegungsmangel geprägten Gesellschaft kommt der gesundheitlich relevanten Dosis an Sport und Bewegung unter präventiven und therapeutischen Gesichtspunkten auch bei psychischen Erkrankungen eine große Bedeutung zu. Im Ausblick auf Band 2 des Lehrbuchs der Sportpsychiatrie und -psychotherapie soll im folgenden Kapitel ein Einblick in die Grundlagen und Praxis des anderen, nicht weniger wichtigen Tätigkeitsfelds der Sportpsychiatrie und -psychotherapie gegeben werden: Sport und Bewegung in Therapie und Prävention psychischer Erkrankungen.

51 Sport und Bewegung in Therapie und Prävention psychischer Erkrankungen

Christian Imboden, Markus Gerber

Nach Angaben der WHO führten psychische Erkrankungen in den letzten Jahren weltweit zu einer stetig steigenden Krankheitslast [1]. Im Jahr 2017 litten weltweit 264 Millionen Menschen an einer Depression, 46 Millionen an einer bipolaren Störung, 20 Millionen an Schizophrenie und 45 Millionen waren von der Alzheimer-Krankheit oder einer anderen Form von Demenz betroffen. Psychische Erkrankungen führen bei den betroffenen Personen oftmals zu einer erheblichen Einschränkung der Lebenszufriedenheit [2]. Die WHO kommt zudem zum Schluss, dass affektive Störungen unter allen Krankheiten bis ins Jahr 2030 zum höchsten Verlust an Lebensjahren aufgrund von Tod oder Behinderung beitragen werden [3, 4]. Es erstaunt deshalb wenig, dass die Prävention und effiziente Therapie von psychischen Erkrankungen inzwischen wichtige Ziele der weltweiten Gesundheitsförderung darstellen [5]. Welche Rolle dabei Sport und Bewegung zukommen kann, soll in diesem Kapitel erörtert werden.

51.1 Körperliche und psychische Gesundheit

Fagiolini und Goracci [6] weisen auf die Problematik hin, dass komorbide körperliche Erkrankungen bei Personen mit psychischen Erkrankungen häufig nicht diagnostiziert bzw. behandelt werden. Die Tatsache, dass psychische Erkrankungen mit einem erhöhten Risiko für chronische Erkrankungen einhergehen, konnte jedoch seit Längerem eindrücklich nachgewiesen werden [7]. In einer kürzlich erschienenen Metaanalyse zeigen Correll et al. [8] beispielsweise, dass Personen mit schweren psychischen Erkrankungen ein deutlich erhöhtes Risiko für kardiovaskuläre Erkrankungen aufweisen und häufiger an kardiovaskulären Krankheiten sterben. Damit werden die Befunde aus früheren Studien, in denen Patienten mit depressiven Störungen mit gesunden Kontrollpersonen verglichen wurden, bestätigt [9, 10, 11, 12]. Heute wird davon ausgegangen, dass die Lebenserwartung von Personen mit einer psychischen Erkrankung zwischen 10 und 15 Jahren unter derjenigen von Menschen ohne psychiatrische Diagnose liegt. Interessant ist dabei die Tatsache, dass rund 80 % aller vorzeitigen Todesfälle auf körperliche Erkrankungen zurückzuführen sind, während „nur“ bei 14 % Suizid als Todesursache vorliegt. Obschon die beschriebenen Diskrepanzen hinsichtlich der Lebenserwartung zwischen Personen mit und ohne psychische Erkrankungen schon seit Mitte der 1980er Jahren bekannt sind, scheinen sich die Unterschiede in den letzten 35 Jahren eher vergrößert zu haben [13]. Lawrence et al. [14] schließen daraus, dass – um das Risiko eines vorzeitigen Todes zu verringern – Bemühungen der öffentlichen Gesundheitsförderung in zunehmendem Maße darauf gerichtet sein sollten, bei Personen mit psychischen Erkrankungen die körperliche Gesundheit zu stärken (ohne jedoch die existierenden Maßnahmen zur Suizidprävention zu vernachlässigen).

Für die hohe Komorbidität psychischer und kardiovaskulärer Erkrankungen lassen sich mehrere Gründe anführen: Beispielsweise konnte festgestellt werden, dass bei Patienten mit depressiven Störungen ein erhöhtes Risiko für metabolische Erkrankungen vorliegt (z. B. Übergewicht, Diabetes Typ 2, metabolisches Syndrom) [15, 16, 17]. Diese metabolischen Faktoren erhöhen ihrerseits wiederum das Risiko für kardiovaskuläre Erkrankungen [18]. Weitere Faktoren können eine verringerte Herzratenvariabilität (HRV), Störungen im Hinblick auf die hormonale Stressreaktivität im Sinne einer Fehlregulation der HPA-Achsen-Aktivität, inflammatorische Veränderungen der Gefäße sowie eine endotheliale Dysfunktion darstellen [19]. Darüber hinaus konnte festgestellt werden, dass Personen mit psychischen Erkrankungen einerseits ein höheres Risiko für medizinische Unterversorgung aufweisen, andererseits aber auch dazu neigen, medizinische Basisempfehlungen hinsichtlich verhaltensbezogener (modifizierbarer) Risikofaktoren weniger zu befolgen. Dementsprechend zeigt sich in dieser Population ein höheres Risiko für übermäßigen Alkoholkonsum [20], regelmäßigen Tabakgebrauch [21, 22], einen hohen Konsum von Zucker und Süßgetränken [23], ein ungesunderes Essverhalten insgesamt [24], das Vorliegen einer Essstörung [25], eine kurze Schlafdauer [26], eine eingeschränkte Schlafqualität [27], ein hoher Zeitaufwand für sesshafte Aktivitäten (z. B. verbunden mit hoher Bildschirmzeit) [28] sowie ein erhöhtes Risiko für körperliche Inaktivität [29, 30].

51.2 Behandlungsverfahren in der Psychiatrie und Psychotherapie

Bei vielen psychischen Erkrankungen besteht der traditionelle Behandlungsansatz aus Pharmakotherapie oder Psychotherapie oder einer Kombination von beiden [31, 32]. Die Befunde von Metaanalysen deuten klar darauf hin, dass diese Behandlungsansätze wirksamer sind als Placebo [33], insbesondere in kombinierter Form [34]. Es ist jedoch auch zu erwähnen, dass gerade die Wirksamkeit einer Pharmakotherapie von einigen Fachvertretern kritisch betrachtet wird [35, 36]; u. a. auch, weil die Einnahme von Antidepressiva zum Teil mit erheblichen Nebenwirkungen verbunden ist [37] und oftmals eine ungenügende Adhärenz zu beobachten ist [38]. Studien zeigen, dass lediglich 30 bis 50 % aller Patienten mit affektiven Störungen auf die Behandlung mit einem Antidepressivum (1. Versuch) ansprechen [39, 40], während die Remissionsrate bei 15 bis 40 % liegt [40, 41]. Sprechen Patienten auf die Erstbehandlung nicht an, kommen in der derzeitigen klinischen Praxis Wechsel-, Kombinations- oder Augmentationsstrategien zur Anwendung. Augmentationsstrategien umfassen die gleichzeitige Anwendung von Antidepressiva mit atypischen Neuroleptika oder Stimmungsstabilisatoren [42]. Doch bei einem Teil der Patienten führen auch diese zusätzlichen Behandlungen zu keiner Remission [43].

Vor diesem Hintergrund scheint es nachvollziehbar, dass in den vergangenen Jahren intensiv über alternative (nichtpharmakologische und komplementäre) Behandlungsformen nachgedacht wurde, die entweder an Stelle oder in Kombination mit den traditionellen Behandlungsansätzen eingesetzt werden könnten [40, 41]. Dieser Perspektivenwechsel wird dadurch begünstigt, dass viele der betroffenen Personen einer Pharmakotherapie kritisch gegenüberstehen, was sich beispielsweise darin äußert, dass 20 bis 60 % der Patienten in der Grundversorgung ihre Medikamente innerhalb der ersten 3 Wochen nach der Verschreibung absetzen [44]. Ein wesentlicher Grund, weshalb viele Patienten auf den Einsatz von Psychopharmaka verzichten möchten, kann auch darin gesehen werden, dass deren Einnahme mit verschiedenen unerwünschen Wirkungen assoziiert sein kann, wie erhöhter Müdigkeit [45, 46], sexuellen Funktionsstörungen [47] oder einer klinisch signifikanten Gewichtszunahme [48, 49].

Der Einsatz alternativer und komplementärer Therapien ist heute in westlichen Gesellschaften weit verbreitet und erfreut sich einer hohen Beliebtheit [50, 51]. Zum Beispiel gaben in einer in den USA durchgeführten Studie mehr als die Hälfte der befragten Patienten mit schweren Depressionen an, im vergangenen Jahr solche Optionen genutzt zu haben [52]. Sport und Bewegung können ebenfalls als alternativer Behandlungsansatz betrachtet werden. Dunn et al. [53] sehen die zentralen Vorteile von Sport und Bewegung darin, dass diese für praktisch alle Personen empfohlen werden können, wenige negative Nebeneffekte zu erwarten sind und Sport und Bewegung auf gesellschaftlicher Ebene positiv bewertet werden (kein soziales Stigma).

51.3 Sport und Bewegung in der Prävention psychischer Erkrankungen

Körperliche Aktivität respektive regelmäßige sportliche Betätigung kann mit einer Vielzahl an positiven Effekten verknüpft werden, sodass der Beratung bezüglich körperlicher Aktivität eine wichtige Rolle in der ärztlichen Praxis eingeräumt werden sollte [54]. Neben spezifisch präventiven Effekten bezüglich verschiedener psychischer Erkrankungen, hat körperliche Aktivität auch generell einen positiven Effekt auf das psychische Wohlbefinden. Eine groß angelegte amerikanische Querschnittstudie mit über 1.2 Millionen Menschen [55] hat zeigen können, dass regelmäßiges Training generell mit besserem psychischem Befinden assoziiert war, besonders wenn 3- bis 5-mal pro Woche um die 45 Minuten trainiert worden war. Der Befund war unabhängig von soziodemografischen Faktoren wie Einkommen, Ausbildung etc. Dabei zeigten Teamsportarten, Fahrradfahren und Fitness die stärksten Effekte. Weiter konnte aufgezeigt werden, dass regelmäßige körperliche Aktivität mit einer höheren gesundheitsbezogenen Lebensqualität assoziiert ist, und zwar sowohl bei Kindern [56], Jugendlichen [57], Erwachsenen [58] und älteren Personen [59].

Stress und Burnout: Ein wesentlicher Grund, weshalb Sport und Bewegung die Auftretenswahrscheinlichkeit von psychischen Erkrankungen verringern, könnte darin liegen, dass körperlich aktive Personen eine erhöhte Stressresistenz aufweisen [60]. Dafür sprechen die Ergebnisse von Querschnittstudien: Körperlich aktive Personen nehmen weniger Stress wahr als weniger aktive Studienteilnehmer [61, 62]. Ebenfalls zeigte sich, dass mit gezielten Bewegungs- und Sportinterventionen der wahrgenommene Stressbelastungsgrad reduziert werden kann [63]. Darüber ergab eine Vielzahl von Studien [64], dass regelmäßige körperliche Aktivität gerade in stressigen Situationen zu einem Schutzeffekt führt und der Entwicklung psychischer und körperlicher Beeinträchtigungen entgegenwirken kann [65, 66]. Interessanterweise finden sich solche Stresspuffer-Effekte nicht nur bei Studierenden [67] oder erwerbstätigen Erwachsenen [68], sondern bereits bei Kindern im Primarschulalter [69, 70]. Bei Erwachsenen scheint die stresspuffernde Wirkung jedoch auch von Aspekten der Motivation [71] bzw. von der Verfügbarkeit weiterer psychosozialer Ressourcen (z.B. sozialer Eingebundenheit, wahrgenommene Autonomie und Kompetenz im Alltag) abzuhängen [72]. Auch bei älteren Menschen konnten solche Schutzeffekte nachgewiesen werden, indem durch regelmäßige körperliche Aktivität das stressbedingte Risiko einer vorzeitigen Zellalterung reduziert werden konnte [73]. Die oben beschriebene Schutzwirkung kann u.a. damit begründet werden, dass körperlich aktive Personen in Stresssituationen eine geringere physiologische Stressreaktivität aufweisen [74].

In den letzten Jahren konnte zudem aufgezeigt werden, dass körperliche Aktivität dem Auftreten eines Burnout-Syndroms entgegenwirken kann [75]. Eine großangelegte Längsschnittstudie mit schwedischen Arbeitnehmern zeigt beispielsweise, dass bei Personen mit zunehmendem Aktivitätsumfang über eine Zeitspanne von 6 Jahren die Burnoutsymptome abnehmen, während bei abnehmendem Aktivitätsniveau die Symptombelastung zunimmt [76]. Inzwischen existieren zudem Belege, dass über Sportinterventionen die Symptombelastung gezielt verringert werden kann [77, 78]. Dies gilt insbesondere auch für Personen, die hohe Burnoutwerte aufweisen [79, 80]. Ferner zeigte sich auch, dass bei Patienten mit Burnout die Nachhaltigkeit eines multimodalen Behandlungsansatzes gesteigert werden konnte, wenn es gelang, diese von einem körperlich inaktiven zu einem aktiven Lebensstil zu bewegen [81].

Depressive Störungen: Gut belegt ist die präventive Wirkung regelmäßiger körperlicher Aktivität bezüglich der Entwicklung depressiver Erkrankungen. In einer sehr groß angelegten Längsschnittuntersuchung wurden n = 197685 Teilnehmende eines Langlaufrennens in Norwegen bis zu 21 Jahre nachverfolgt. Diese zeigten im Vergleich zu einer Kontrollgruppe eine um 35 % tiefere Rate, eine Depression zu entwickeln, körperlich fittere Teilnehmer (Maßstab: bessere Ziel-Zeit) wiesen sogar einen noch stärkeren Effekt auf [82]. Eine große Metaanalyse mit 49 prospektiven Studien (insgesamt 1837794 Personenjahre) konnte diesen Effekt bestätigen und fand für körperliche Aktivität eine niedrigere Odds-Ratio im Hinblick auf die Entwicklung einer Depression von 0.65 bis 0.84. Der Effekt war ähnlich groß bei älteren Personen und etwas geringer bei Jugendlichen [83]. Eine Frage, die sich bei diesen Assoziationen stellt, ist deren Direktionalität. Die Hypothese, ob nicht umgekehrt Menschen mit einer Anlage zu depressiven Erkrankungen generell weniger körperlich aktiv sind, wurde durch eine genomweite Assoziationsstudie überprüft: Dabei wurden aus der UK Biobank genetische Varianten (single nucleotide polymorphisms, SNPs), welche mit Depression oder körperlicher Aktivität assoziiert waren, untersucht und jeweils der Effekt von körperlicher Aktivität auf das Auftreten von Depression als auch der umgekehrte Zusammenhang untersucht. Die Resultate stützen die Hypothese, dass körperliche Aktivität einen präventiven Effekt auf das Depressionsrisiko aufweist, aber nicht umgekehrt [84].

Angststörungen: In einer großen schwedischen Untersuchung konnte gezeigt werden, dass körperliche Aktivität im Bereich der Public-Health-Empfehlungen (≥ 150 Minuten pro Woche) mit 24 % weniger Angstsymptomen assoziiert war. Teilnehmer, welche die Empfehlungen deutlich überschritten, wiesen sogar einen noch stärkeren Effekt auf, nämlich von 36 % [85]. Eine longitudinale Studie aus Irland ergab, dass Menschen, welche die Empfehlungen bezüglich körperlicher Aktivität erreichten, über die folgenden 2 Jahre einen protektiven Effekt mit herabgesetzten Odds Ratios (OR) von 0.87 für erhöhte Angstsymptome, 0.66 für eine diagnostizierte Angststörung sowie 0.54 für das Entwickeln einer GAS aufwiesen [86]. In einer Metaanalyse mit 13 eingeschlossenen prospektiven Kohortenstudien (n = 75831 Personen) mit mindestens einem Jahr Follow-up wurde generell ein protektiver Effekt von körperlicher Aktivität für Angststörungen (OR = 0.74) gefunden; dieser war aber nur für die Agoraphobie (OR = 0.42) sowie für die PTBS (OR = 0.57) signifikant [87].

Schlafstörungen: Bezüglich protektiver Effekte von körperlicher Aktivität auf Schlafstörungen ist der Forschungsstand (noch) weniger ergiebig [88, 89, 90]. Eine Gruppe aus Japan fand in einer prospektiven Studie, dass für Erwachsene mittleren Alters moderate und intensive Aktivität sowie bei älteren Menschen leichte bis moderate körperliche Aktivität einen protektiven Effekt bezüglich subjektiver Schlafbeschwerden aufweisen [91]. Generell hat körperliche Aktivität positive Effekte auf den Schlaf, indem die Gesamtschlafzeit sowie der Tiefschlafanteil zunehmen und die Einschlaflatenz kürzer wird [92]. Umgekehrt hat schlechter Schlaf negative Effekte auf die Leistungsfähigkeit sowie die Erholung und steigert das Unfallrisiko bei sportlicher Betätigung [93]. Veränderungen im Bewegungsverhalten scheinen des Weiteren mit Veränderungen in der Schlafqualität einherzugehen [94], was auf einen reziproken Zusammenhang zwischen beiden Variablen hinzudeuten scheint [95]. Einige Studien weisen auch darauf hin, dass regelmäßige körperliche Aktivität günstig mit objektiven Schlafparametern einhergeht [96, 97] bzw. solche durch eine mehrwöchige Sportintervention verbessert werden können [98]. Nicht zu bewahrheiten scheint sich hingegen die Hypothese, dass sich Sporttreiben kurz vor dem Schlafengehen negativ auf den Schlaf auswirkt [99]. Ganz im Gegenteil zeigte sich bei Jugendlichen, dass sich ihr Schlaf besserte, je mehr sie sich während eines abendlichen Trainings verausgabten [100].

Demenzen: Bezüglich des Risikos, eine Demenz oder Morbus Alzheimer zu entwickeln, gibt es mehrere groß angelegte prospektive Studien mit vielversprechenden Resultaten: So zeigte beispielsweise eine prospektive Untersuchung über 6 Jahre bei n = 740 Personen (über 65-jährig und ohne Demenz), dass bei Teilnehmern, welche 3-mal oder mehr pro Woche körperlich aktiv waren, die spätere Inzidenz einer Demenz um 38 % vermindert war [101]. Eine Metaanalyse mit insgesamt 163797 Teilnehmern ohne Demenz bei Studieneinschluss (basierend auf insgesamt 16 prospektiven Studien) ergab, dass in der körperlich aktivsten Gruppe das Risiko um 28 % gesenkt werden konnte, ein Demenz zu entwickeln, und um 45 %, später an Morbus Alzheimer zu erkranken [102]. Eine spätere Studie mit n = 716 älteren Teilnehmern folgte diesen 4 Jahre lang und erhob die tägliche körperliche Aktivität bei Studieneinschluss mittels Aktigrafie [103]. Die Autoren fanden ebenfalls eine Risikoreduktion bezüglich Morbus Alzheimer von über 50 % (Hazard ratio = 0.48). Dabei war das Maß an körperlicher Aktivität signifikant invers mit kognitivem Abbau assoziiert. Moderierend könnte hier eine Assoziation zwischen körperlicher Fitness und Hippocampusvolumen sein: Bei n = 165 nicht dementen älteren Menschen wurde gezeigt, dass bessere körperliche Fitness mit größeren Hippocampi assoziiert war. Ein größeres Hippocampusvolumen sowie auch höhere Fitness waren beide zudem mit einer besseren räumlichen Gedächtnisleistung assoziiert [104]. Auf der anderen Seite fand ein Cochrane-Review (Metaanalyse) bei gesunden älteren Probanden keinen signifikanten Effekt von Ausdauertraining auf die Kognition [105]. Dieser Befund steht jedoch im Gegensatz zu weiteren Metaanalysen, in denen gezeigt werden konnte, dass sich einzelne Trainingsepisoden besonders bei älteren Personen positiv auf die Kognition auswirken [106], und die prokognitiven Effekte längerfristiger Sportinterventionen relativ altersunabhängig sind [107]. Aufgrund der vorliegenden Evidenz empfiehlt heute auch die WHO Menschen über 65 Jahren, regelmäßig körperlich aktiv zu sein, um das Risiko einer Demenzerkrankung zu senken. [108].

51.4 Transdiagnostische Effekte von Sport und Bewegung

Generell hat körperliche Aktivität bei Menschen mit psychischen Erkrankungen verschiedene positive Effekte, und zwar unabhängig von deren Grunderkrankung. Körperliche Fitness kann der erhöhten metabolischen und kardiovaskulären Morbidität entgegenwirken und somit die Lebensqualität erhöhen. So wurde beispielsweise in einer kleinen Stichprobe von n = 62 Menschen mit psychischen Erkrankungen bessere Lebensqualität bei körperlich fitteren Probanden gefunden [109]. Eine Metaanalyse über 39 Studien hinweg zu den Effekten von körperlicher Aktivität über verschiedene psychische Erkrankungen zeigte einen großen Effekt auf die depressive Symptomatik sowie schizophrene Symptome, moderate Effekte auf die aerobe Kapazität und die Lebensqualität sowie kleine Effekte auf anthropometrische Daten wie das Körpergewicht [110]. Da fast alle psychischen Erkrankungen auch Schlafstörungen einschließen [111], sind Effekte von körperlicher Aktivität auf den Schlaf bei psychischen Erkrankungen von besonderem Interesse. Eine Metaanalyse basierend auf acht Studien mit RCT-Design (RCT: randomized controlled trial) zum Effekt eines mehrwöchigen Ausdauerprogramms auf den Schlaf bei verschiedenen Erkrankungen (Depression, Suchterkrankungen, GAS, PTBS) zeigte einen großen Effekt auf die subjektive Schlafqualität [112].

Angesichts der oben beschriebenen Forschungslage ist es verständlich, dass inzwischen sport- und bewegungstherapeutische Angebote von internationalen Fachorganisationen wie der EPA stark befürwortet werden [113]. In vielen westlichen Ländern wie der Schweiz gehören solche Maßnahmen mittlerweile zum Standardangebot psychiatrischer Einrichtungen [114]. Damit lässt sich u.a. ein gesundheitsförderndes Umfeld schaffen, in dem sichergestellt ist, dass Patienten mit psychiatrischen Erkrankungen auch während einer stationären Behandlung ausreichend Bewegung erhalten [115]. Verstärkte Anstrengungen scheinen indes notwendig, um sicherzustellen, dass sport- und bewegungstherapeutische Angebote von den Patienten auch tatsächlich genutzt werden [116].

51.5 Sport und Bewegung in der Therapie psychischer Erkrankungen

Depressive Störungen: Dunn und Kollegen [117] zeigten bereits 2005 in einer mehrarmigen randomisierten Kontrollgruppenstudie, dass Ausdauertraining dosisabhängig die depressive Symptomatik verringern kann: Patienten (n = 80) mit leicht bis mittelgradiger Depression wurden in eine Kontrollgruppe ohne Intervention oder eine von 2 Gruppen mit einem 12 Wochen dauernden Ausdauertraining auf dem Fahrradergometer mit unterschiedlicher Dosierung randomisiert: eine tiefe Dosis mit angestrebten 7 kcal pro kg Körpergewicht und Woche, eine hohe Dosis mit 17.5 kcl/kg/Woche. Nach 12 Wochen zeigte sich in der Gruppe mit der hohen Dosierung eine signifikant tiefere depressive Symptomatik als in den beiden anderen Gruppen. Seither sind verschiedene andere Studien mit ähnlichem Design publiziert worden, sodass heute mehrere Metaanalysen zur Verfügung stehen. Eine gute Übersicht gibt die Arbeit von Kvam und Mitarbeitern [118], die 23 Arbeiten einbezogen: Es ließ sich feststellen, dass eine Sportintervention ähnliche Effekte wie eine Behandlung mit Antidepressiva oder Psychotherapie aufweist. Die Effekte werden aber kleiner, wenn Sport mit einer aktiven Kontrollintervention verglichen wird (beispielsweise Stretching-Übungen). Die Metaanalyse zeigte, dass (noch) verhältnismäßig wenige Studien ein rigoroses Studiendesign aufweisen (Kontrollintervention inklusive Antidepressivums als Kontrolle, Intention-to-treat, Verblindung der Behandler sowie der Untersucher). Werden nur die 6 Studien berücksichtigt, welche diese Kriterien erfüllen, fiel der Effekt nicht mehr signifikant aus. Umgekehrt bestätigte sich, dass Ausdauertraining auch bei robustem Studiendesign einen ähnlichen Effekt wie ein Antidepressivum aufweisen kann, wenngleich der antidepressive Effekt des Antidepressivums rascher auftritt als derjenige des Ausdauertrainings, wie beispielsweise durch Blumenthal und Kollegen [119] gezeigt werden konnte. Ein Vergleich von Studien mit Ausdauerprogramm mit Studien, die ein Programm mit Kraftübungen untersuchten, ergab, dass beide Trainingsmodalitäten depressive Symptome reduzieren können; tendenziell wies ein Krafttraining sogar noch höhere Effektstärken auf als Ausdauertraining [120]. Auch ein Intervalltraining hat in einer Vergleichsstudie mit einem normalen Ausdauertraining einen ähnlichen Effekt auf die depressive Symptomatik aufzeigen können [121] Mehrere Untersuchungen konnten zudem belegen, dass bei Ausdauerprogrammen die Verbesserung der VO_{2max} signifikant mit der Verbesserung der depressiven Symptomatik korreliert [122, 123]. Bezüglich therapieresistenter Depression (TRD) gibt es aktuell nur wenig Daten: In einer Studie mit Patienten mit TRD (n = 150) wurde die Wirkung eines 12-wöchigen Programms mit täglichen Spaziergängen von 30 bis 45 Minuten untersucht. Es zeigte sich ein signifikanter Effekt auf die depressive Symptomatik [124]. Allerdings wurde die Intervention lediglich mit der üblichen Therapie verglichen, und die Interventionsgruppe wies zu Studienbeginn eine signifikant höhere Symptombelastung auf, was die Interpretation der Resultate erschwert.

Schizophrenie: Während der letzten 10 Jahre wurde der Effekt von körperlicher Aktivität zunehmend auch bei der Schizophrenie untersucht. Dabei liegt der Fokus aufgrund der Schwere der Erkrankung generell auf körperlicher Aktivität als Add-on zur Standard-Therapie. Untersucht wurden insbesondere Ausdauertraining, Ausdauertraining kombiniert mit Krafttraining, High Intensity Interval Training (HIIT) sowie Yoga. Eine Metaanalyse konnte sowohl für Trainingsstudien als auch für Yoga signifikante Effekte auf positive und negative Symptome aufzeigen. Insgesamt – unter Einbezug des generellen Funktionsniveaus – wurden durch Yoga noch bessere Resultate erzielt [125]. Auch die Metaanalyse von Firth und Kollegen [126], welche etwas weniger Studien miteinbezog, kam zu dem Schluss, dass Ausdauertraining einen signifikanten Effekt auf Positiv- und Negativsymptome der Schizophrenie aufweist. Studien mit einem HIIT zeigten allerdings keine signifikanten Effekte auf die Symptomatik, verbesserten aber die körperliche Fitness signifikant. In einer indischen Studie mit Patienten, die an Schizophrenie leiden (n = 88), wurde der Effekt von Yoga im Vergleich zu Ausdauertraining untersucht. Beide Interventionen erfolgten täglich über 6 Wochen. Es zeigte sich ein signifikanter Effekt von Yoga gegenüber Ausdauertraining bezüglich dem Funktionsniveau als auch Positiv- und Negativsymptomen [127].

Angststörungen: Hinweise, dass regelmäßige körperliche Aktivität und Angst miteinander in Beziehung stehen könnten, zeigten sich bereits anfangs der 1990er Jahre in einer Metaanalyse [128]. Darin wurde deutlich, dass körperliche Aktivität ähnliche Effekte auf die Zustandsangst hat wie andere angstreduzierenden Maßnahmen (z. B. Entspannungstechniken). Um die Trait-Komponente der Angst beeinflussen zu können, mussten Interventionen eine Mindestdauer von 10 Wochen aufweisen. Ähnliche Befunde zeigen sich in einer neueren Metaanalyse mit nicht klinischen Populationen [129]. Um zu überprüfen, ob sich Sport und Bewegung auch als Therapiemaßnahme bei Personen mit hohen Angstsymptomen oder diagnostizierten Angststörungen eignen, fassten Stonerock et al. [130] die Befunde von randomisierten Kontrollgruppenstudien in einem systematischen Review zusammen. Insgesamt konnten 12 Studien ermittelt werden, in denen sich Sportinterventionen ähnlich effektiv erwiesen wie etablierte Behandlungsansätze und sich deutlich von einer Placebo-Bedingung abhoben. Die Befunde müssen aber mit Vorsicht interpretiert werden, da es in vielen Studien nicht gelang, anerkannten wissenschaftlichen Standards gerecht zu werden. In einer weiteren Untersuchung fassten Aylett et al. [131] die Befunde von 15 Sport-Interventionsstudien (n = 675 Personen) zusammen, in denen eine Interventionsgruppe mit einer Warteliste-Kontrollgruppe verglichen wurde. Um eingeschlossen zu werden, musste in einer Studie sichergestellt sein, dass die Probanden an einer diagnostizierten Angststörung leiden (9 Studien) oder klinisch erhöhte Angstsymptome angeben (6 Studien). Die Metaanalyse zeigt, dass die Sportinterventionen zu einer signifikant stärkeren Reduktion von Angstsymptomen führt als die Kontrollbedingung (Effektstärke: SMD = -0.41), wobei sich für beide Probandengruppen sehr ähnliche Effekte zeigten.

Traumafolgestörungen: Die Effekte von körperlicher Aktivität auf PTBS rückten erst vor wenigen Jahren in den Fokus wissenschaftlicher Betrachtung. Während im Jahr

2010 Lawrence et al. [132] zum Schluss kamen, dass noch nicht ausreichend Studien vorliegen, um eine metaanalytische Auswertung vorzunehmen (Einschlusskriterien: diagnostizierte PTBS, RCT-Design), so identifizierten Rosenbaum und Mitarbeiter [133] 5 Jahre später 4 passende Studien mit randomisiertem Kontrollgruppen-Design (n = 200 Personen). Daraus geht hervor, dass im Vergleich zu einer Kontrollbedingung körperliche Aktivität und Sport zu einer deutlich stärkeren Reduktion der Symptombelastung beitrugen (posttraumatische Stressbelastungssymptome: g = –0.35, depressive Symptome: g = –0.37). Vier Jahre später fanden Hegberg et al. [134] zu diesem Thema bereits 9 Beobachtungs- und 10 Interventionsstudien. Unter den Beobachtungsstudien ist eine groß angelegte Längsschnittstudie mit 38883 amerikanischen Kriegsveteranen hervorzuheben [135]. Diese Studie zeigte, dass Studienteilnehmende, die mindestens 2-mal pro Woche 20 Minuten (oder mehr) intensiv trainierten, ein geringeres Risiko aufwiesen, bis zur Follow-up Erhebung eine PTBS zu entwickeln (falls bei Baseline keine PTBS vorhanden; OR = 0.58) oder an überdauernd hohen PTBS-Symptomen zu leiden (falls bei Baseline eine PTBS vorhanden: OR = 0.59). Ein Überblick über die vorliegenden Interventionsstudien zeigt, dass praktisch in allen Studien positive Effekte gefunden wurden, obschon sich die Stichproben hinsichtlich demografischen Hintergrunds zum Teil stark voneinander unterschieden. In den letzten beiden Jahren konnte ferner gezeigt werden, dass Sport und Bewegung auch bei Flüchtlingen – einer Population mit einem besonders hohen Risiko für PTBS [136, 137] – zu einer Symptomreduktion beitragen kann, und zwar unabhängig davon, ob die Intervention in einem Flüchtlingslager [138] oder dem Aufnahmeland [139] stattfindet.

Substanzgebrauchsstörungen: In einer dänischen Studie wurde der Effekt von Sport in einem dreiarmigen Design (kein Sport; supervidiertes Gruppentraining; individuelles Training) bei Patienten mit Alkoholabhängigkeit oder schädlichem Gebrauch von Alkohol (n = 172) untersucht. Sie fanden keinen Effekt des Trainings auf exzessives Trinken, die Gruppe mit individuellem Training zeigte aber einen Trend zu weniger Standardgetränken pro Tag (p = 0.059). Bei Follow-up zeigte sich jedoch, dass Patienten, welche sich gemäß subjektiver Einschätzung moderat körperlich aktiv betätigten, im Vergleich zu den inaktiven Untersuchungspersonen signifikant seltener exzessiv tranken und auch eine höhere Abstinenzrate aufwiesen [140]. In einer Metaanalyse über 22 Studien hinweg zum Effekt von Sport bei verschiedenen Suchterkrankungen (Alkohol, Nikotin, Heroin, Kokain) fanden die Autoren, dass Sport sowohl die Abstinenzrate erhöht (OR = 1.69), als auch Entzugssymptome, Angst und depressive Symptome lindert [141]. Am stärksten ausgeprägt war der Effekt auf die Abstinenz bei den illegalen Drogen. Eine neuere Metaanalyse, basierend auf 21 Studien, untersuchte den Effekt von Sportinterventionen bei Alkoholabhängigkeit [142]. Es zeigte sich kein Effekt auf den Alkoholkonsum, aber die Sportinterventionen führten zu reduzierter depressiver Symptomatik und einer verbesserten körperlichen Fitness (VO_{2max}). Die in der Metaanalyse eingeschlossenen Studien wiesen allerdings bezüglich der Sportinterventionen eine hohe Heterogenität auf und umfassten längere Trainingseinheiten über 2 bis 52 Wochen sowie auch einzelne Trainingseinheiten. Dabei wurden aerobes Training, Krafttraining sowie kombinierte Formen inklusive 3 Studien mit Yoga untersucht. Die Dropout-Rate war mit 40 % eher hoch. Eine weitere Metaanalyse untersuchte den Effekt von anaerobem Training auf verschiedene Suchterkrankungen (Nikotin, Alkohol, illegale Drogen) und kam dabei zum Schluss, dass die Evidenz eines Effektes anaeroben Trainings auf Suchterkrankungen schwach sei, mit einer Tendenz zu positiven Effekten bezüglich Nikotinabstinenz [143].

51.6 Effekte von Sport und Bewegung auf die Kognition bei psychischen Erkrankungen

Im Tiermodell ist seit längerem bekannt und mittlerweile gut belegt, dass regelmäßige Bewegung einerseits die hippocampale Neurogenese fördert, anderseits direkt mit besserer kognitiver Performance im visuospatialen Bereich assoziiert ist [144]. Wie bereits oben beschrieben erfahren gesunde Menschen durch ein einzelnes aerobes Training eine Verbesserung der Exekutivfunktionen. Dieser akute Effekt tritt unabhängig von der generellen Fitness der Probanden auf und ist bei präadoleszenten Kindern und älteren Erwachsenen sogar noch stärker ausgeprägt [106]. Auch regelmäßiges Training führt zu einer grundsätzlich erhöhten kognitiven Leistung (auch) bei gesunden Erwachsenen und Jugendlichen, und zwar in verschiedenen kognitiven Domänen wie Exekutivfunktionen, Aufmerksamkeit, Verarbeitungsgeschwindigkeit und Gedächtnisfunktionen [145, 146].

Depressive Störungen: Verschiedene Untersuchungen haben auch bei depressiven Patienten einen prokognitiven Effekt von Sport nachweisen können. Da eine Behandlung mit Antidepressiva kognitive Symptome der Depression meist kaum beeinflusst [147], sind solche Effekte von hoher klinischer Bedeutung. In der DEMO-II-Studie [148] wurden die Auswirkungen von aerobem Training einerseits und Dehnübungen andererseits auf das Krankheitsbild depressiver Patienten (n = 115) verglichen. Aerobes Training führte zu einer signifikant verbesserten Leistung im visuospatialen Gedächtnis. Die TREAD-Studie [149] untersuchte den Effekt eines 12-wöchigen Ausdauertrainings in zwei Dosierungen (unterschiedliche kcal/kg Körpergewicht pro Woche) in einer Gruppe depressiver Patienten mit subjektiven kognitiven Defiziten (n = 39). Die Autoren fanden für die Gruppe mit der höheren Dosierung einen signifikanten Effekt auf das Arbeitsgedächtnis und die Exekutivfunktionen. Hingegen ergab eine Metaanalyse über 8 Studien hinweg keinen substanziellen Effekt von Ausdauertraining auf kognitive Effekte bei Depression [150]. Allerdings wurden in den darin eingeschlossenen Studien unterschiedliche Domänen untersucht und dabei auch verschiedene Messinstrumente angewendet, was zu unterschiedlicher Sensitivität der Veränderung führen könnte. Des Weiteren wurden bisher keine Untersuchungen zu prokognitiven Effekten von Ausdauertraining bei Patienten mit schwerer Depression publiziert. Eine breit angelegte Metaanalyse über 29 Studien – allerdings bei verschiedenen psychischen Erkrankungen sowie gesunden Erwachsenen – fand moderate Effekte auf verschiedene kognitive Domänen [145].

Schizophrenie: Pajonk und Kollegen [151] untersuchten in einer der ersten kontrollierten Studie, allerdings mit kleinem Sample (n = 16), bei Patienten mit Schizophrenie den Effekt von 3 Monaten Ausdauertraining (supervidiertes Training auf dem Ergometer 3-mal pro Woche) gegenüber Tischfußball. Sie fanden in der Trainingsgruppe einen signifikanten Anstieg des Hippocamusvolumens von 12 %, nicht aber in der Kontrollgruppe. Dieser Anstieg korrelierte signifikant mit verbesserten Leistungen des Kurzzeitgedächtnisses. In einer größeren Stichprobe von Patienten mit chronischer Schizophrenie (n = 151) wurden aerobes Ausdauertraining, Tai-chi (jeweils für 12 Wochen) und eine Warteliste-Kontroll-Gruppe gegenüber gestellt. Dabei wurden im Vergleich zur Warteliste sowohl für Tai-chi als auch für Ausdauertraining positive Effekte auf die Aufmerksamkeit sowie Gedächtnisfunktionen gefunden. Die Effekte waren aber kurzfristig und verschwanden 3 Monate nach der Intervention wieder [152].

Eine Metaanalyse zu den Effekten von Sportinterventionen auf verschiedene Symptome der Schizophrenie konnte einen prokognitiven Effekt lediglich für Yoga aufzeigen [125]. Auf der anderen Seite belegte eine später publizierte Metaanalyse, die in 10 Studien spezifisch den prokognitiven Effekt von aerobem Training bei Schizophrenie untersuchte, einen signifikanten Effekt auf verschiedene kognitive Domänen. In den 7 eingeschlossenen RCTs wurde ein Effekt von g = 0.43 auf die globale Kognition gefunden. Eine Metaregression deutet zudem darauf hin, dass der Effekt dosisabhängig ist und eine Supervision des Trainings durch Sporttherapeuten zu einem größeren Effekt führt. Für die Domänen Arbeitsgedächtnis, soziale Kognition und Aufmerksamkeit/Vigilanz konnte jeweils ein signifikanter Effekt nachgewiesen werden [153].

Angststörungen: Personen mit Angststörungen leiden häufig auch an einer eingeschränkten Aufmerksamkeit, werden deshalb einfach abgelenkt oder haben Mühe, sich überdauernd auf dieselbe Aufgabe zu konzentrieren [154]. Häufig werden Angststörungen auch von einer Einschränkung der exekutiven Funktionen und der Gedächtnisleistung begleitet [155, 156, 157]. Ob bei Angstpatienten durch Sport und Bewegung einer reduzierten kognitiven Leistungsfähigkeit entgegengewirkt werden kann, ist heute noch nicht erforscht. Aktuell ist zu dieser Thematik eine Studie in Planung [158].

Traumafolgestörungen: Auch bei PTBS sind die kognitiven Funktionen beeinträchtigt. Dies zeigt sich in verschiedenen Domänen einschließlich exekutiver Funktionen, Aufmerksamkeit, verbalen Lernens/Gedächtnisses sowie Arbeitsgedächtnisses [159, 160]. Bisher liegt unseres Wissens jedoch erst eine Studie vor, in welcher der moderierende Einfluss von körperlicher Aktivität auf die Beziehung zwischen PTBS und der kognitiven Leistungsfähigkeit untersucht wurde [161]. Dabei bestätigte ein Vergleich mit einer gesunden Kontrollgruppe eindrücklich, dass bei weiblichen PTBS-Patienten die kognitiven Funktionen eingeschränkt sind. Innerhalb der Gruppe der PTBS-Patienten zeigte sich jedoch auch, dass bei regelmäßig körperlich aktiven Frauen die kognitiven Einschränkungen deutlich schwächer ausfielen als bei körperlich inaktiven Studienteilnehmerinnen. Damit ließen sich die Befunde aus Tiermodellen erstmals bei Menschen replizieren [162]. Solange jedoch keine experimentellen Studien vorliegen, sind die Befunde weiterhin mit Vorsicht zu interpretieren.

Demenzen: Neben den bereits beschriebenen guten präventiven Effekten von körperlicher Aktivität bezüglich der Entwicklung einer Demenzerkrankung ist es naheliegend, Sportinterventionen auch für die Behandlung bereits aufgetretener Demenz einzusetzen: einerseits zur Verlangsamung der Krankheitsprogredienz, andererseits zur Reduktion der kognitiven Beeinträchtigungen sowie – damit häufig assoziiert – den Aktivitäten des täglichen Lebens (ADL). Zum heutigen Zeitpunkt existieren mehrere Metaanalysen zu diesem Themenbereich. Groot und Kollegen [163] analysierten 18 Studien, die auf Patienten mit Alzheimer-Demenz oder anderen Demenzformen fokussierten. Zielvariable war die Kognition, üblicherweise gemessen mit dem Mini-Mental-Status-Test (Mini-Mental-State-Examination; MMSE). Die Autoren fanden einen signifikant positiven Effekt der Sportinterventionen, insbesondere für Anteile von aerobem Training. Ohne aerobes Training blieb der Effekt dagegen aus. Der positive Effekt auf die Kognition war zudem mit einer Verbesserung der ADL assoziiert. Interventionen mit eher tieferer Trainingsfrequenz führten tendenziell zu einem stärkeren Effekt, sodass dieser kaum dosisabhängig zu sein scheint. Es wurde zudem kein Unterschied des Effekts bei Morbus Alzheimer und anderen Demenzformen gefunden. Eine weitere Metaanalyse fokussierte spezifisch auf Patienten mit Morbus Alzheimer. Über 13 Studien hinweg wurde ebenfalls ein signifikanter Effekt von Ausdauertraining gefunden [164]. Auf der anderen Seite kommen Li und Mitarbeiter [165], die 20 Studien mit Patienten mit Demenz in ihre Metaanalyse integrierten, zum Schluss, dass der Effekt auf die Kognition nicht signifikant sei; sie fanden jedoch einen etwas stärkeren, aber ebenfalls nicht signifikanten Effekt auf die ADL. Der Effekt auf die Kognition war bei jüngeren Patienten (< 80 Jahre) deutlich höher als bei älteren. Erwähnenswert ist zudem, dass bezüglich der Sportinterventionen eine hohe Heterogenität bezüglich der Interventionsart sowie -dauer vorliegt. Zudem wurden in den meisten Studien zum Effekt von Sport bei Demenz keine aktiven Kontrollgruppen integriert, sondern die Sportintervention in der Regel mit der Standardbehandlung – in Einzelfällen mit sozialen Aktivitäten – verglichen. Des Weiteren wurden zumeist keine anderen kognitiven Untersuchungen neben dem MMSE vorgenommen, was in einer verminderten Sensitivität resultieren könnte. Zusammenfassend kommen alle Autoren zu dem Schluss, dass aufgrund der zugrundeliegenden Evidenz körperliche Aktivität bei beginnenden Demenzerkrankungen auf jeden Fall empfohlen werden sollte, insbesondere bei jüngeren Patienten.

51.7 Effekte von Sport und Bewegung auf die kardiovaskuläre und metabolische Gesundheit

Aufgrund der erhöhten Inzidenz kardiovaskulärer und metabolischer Erkrankungen bei Menschen mit psychischen Erkrankungen [166] sind neben den beschriebenen Effekten auf direkte Krankheitssymptome auch Auswirkungen auf die kardiorespiratorische Fitness, Körpergewicht sowie metabolische Parameter wie Dyslipidämie und Diabetes von Interesse. Solche bei Gesunden augenscheinlichen Effekte hätten einen positiven Effekt auf die körperliche Gesundheit Betroffener und könnten sowohl Komorbiditäten verringern als auch Lebenserwartung und -qualität steigern.

Depressive Störungen: Patienten mit Depression haben eine tiefere VO_{2max}-Kapazität als Gesunde, was u.a. in einem Sample von n = 25 Patienten nachgewiesen werden konnte [167]. In derselben Studie absolvierten die Probanden ein 6 Wochen dauerndes Ausdauertraining (3-mal pro Woche) und wiesen danach eine signifikant höhere VO_{2max} aus, wobei sie sich nicht mehr von gesunden Probanden (ohne Training) unterschieden. Somit konnte gezeigt werden, dass auch bei depressiven Patienten ein Ausdauertraining zu einer Erhöhung der kardiorespiratorischen Fitness – gemessen durch die VO_{2max} – erfolgen kann. In einem Review zeigte sich, dass in 5 von 6 Studien, die den Effekt eines aeroben Trainings auf die Fitness depressiver Patienten untersuchten, ein signifikanter Anstieg der Fitness festgestellt werden konnte [168]. Passend dazu zeigen die Befunde einer Metaanalyse, dass sich auch bei Personen mit depressiven Störungen eine substanzielle Verbesserung der kardiorespiratorischen Fitness erzielen lässt [169]. Methodisch ist zu bedenken, dass bei den meisten Studien die Fitness als sekundäre Zielvariable untersucht worden ist. Zu bemerken ist außerdem, dass bislang ein starker Fokus auf die kardiorespiratorische Fitness gelegt wurde. Neuere Studien zeigen indes, dass auch die Muskelkraft (z.B. Griffstärke) in einem engen Zusammenhang mit dem psychischen Wohlbefinden von Menschen (insbesondere von Personen mit depressiven Symptomen) steht [170, 171, 172].

Das Körpergewicht wurde in den meisten Studien zu Sport und Depression nicht mit einbezogen. In der DEMO-II Studie, in der Sportintervention bei Depression untersucht wurde, veränderte sich das Körpergewicht durch die Intervention nicht. Die Probanden in der Interventionsgruppe wiesen aber einen signifikant tieferen Bauchumfang aus, was für einen positiven Effekt auf den Abbau des viszeralen Fettes sprechen würde [148]. Dabei ist auch zu bedenken, dass die meisten Untersuchungen während der Akuttherapie der Depression erfolgen, während der es häufig zu einer Gewichtszunahme nach vorgängiger Gewichtsreduktion durch die Appetitlosigkeit im Rahmen der Depression kommt [173].

Schizophrenie: Auch hier stellt sich die Problematik, dass die meisten Studien nicht primär auf die Verbesserung der Fitness fokussieren, sondern diese allenfalls als sekundäre Variable mit untersuchen. Scheewe und Mitarbeiter [174] untersuchten bei n = 63 Patienten mit Schizophrenie den Effekt eines Ausdauertrainings (2-mal pro Woche für 6 Monate) auf VO_{2max}. Sie fanden eine signifikant höhere VO_{2max} nach einem mehrwöchigen Ausdauerprogramm, allerdings reduzierte sich diese in der Kontrollgruppe, sodass der Effekt vorwiegend durch diesen Umstand verursacht worden ist. Auf der anderen Seite ergab eine Studie bei Patienten mit Schizophrenie (n = 26) nach einem 12-wöchigen Ausdauertraining versus Arbeitstherapie einen Anstieg von VO_{2max} um 18 % [175]. In einer Metaanalyse über 7 Studien hinweg wurde dieser Effekt bestätigt, sodass auch bei der Schizophrenie durch ein mehrwöchiges Ausdauertraining ein Anstieg der Fitness mit kleinem bis moderatem Effekt erwartet werden kann, was klinisch relevant ist [176].

Bei n = 18 männlichen Patienten mit Schizophrenie führte Fußballtraining 2-mal pro Woche nach 12 Wochen zu einem signifikanten Gewichtsverlust sowohl gegen Baseline als auch gegen die Kontrollgruppe, welche in derselben Zeit an Gewicht zugenommen hatte [177]. In einer auf 4 Studien aufbauenden Metaanalyse, welche den Effekt von Training auf das Gewicht bei Schizophrenie-Patienten untersucht hatten, konnte allerdings kein signifikanter Effekt nachgewiesen werden [126]. Höchstwahrscheinlich tragen krankheitsbezogene Faktoren, insbesondere die Gewichtszunahme durch diverse antipsychotische Medikamente wesentlich dazu bei, dass durch die alleinige Fokussierung auf Sport keine Gewichtsreduktion erreicht werden kann. Um eine Gewichtsreduktion zu erreichen, scheint deshalb ein längerfristiger und kombinierter Ansatz mit Diätberatung, Verhaltensänderung sowie Ausdauertraining sinnvoll. Bei n = 291 Patienten mit verschiedenen psychischen Erkrankungen (Schizophrenie, schizoaffektive Störung, bipolare Störung, unipolare Depression) zeigte eine solche Intervention über 18 Monate eine durchschnittliche Gewichtsreduktion von −3.2 kg, wobei 37.8 % der Patienten in der Interventionsgruppe mehr als 5 % des Ursprungsgewichts abbauen konnten [178].

Angststörungen: Obschon insgesamt gut dokumentiert ist, dass Angststörungen mit einem erhöhten Risiko für kardiovaskulären Erkrankungen einhergehen [179] und dass körperliche Aktivität zu einer Risikoreduktion beitragen kann, wurden in den bisherigen Studien unseres Wissens keine kardiovaskulären und metabolischen Gesundheitsmarker berücksichtigt [130, 180]. Dieser Mangel an Evidenz sollte in zukünftigen Forschungsarbeiten unbedingt behoben werden.

Traumafolgestörungen: Bei Personen mit PTBS deuten die Befunde mehrerer Studien darauf hin, dass über regelmäßige körperliche Aktivität eine signifikante Verbesserung der Fitness erreicht werden kann [138, 181]. Ebenfalls ergaben sich Hinweise, dass regelmäßige körperliche Aktivität zu einer Abnahme des Hüftumfangs und des Körperfettanteils führt [182]. Ob sich weitere kardiovaskuläre Risikofaktoren wie der Blutdruck verbessern lassen, ist heute noch nicht belegt [182].

Demenzen: Bei gesunden älteren Personen gibt es solide Evidenz, dass Ausdauertraining auch zu einer Verbesserung der Fitness führt. So wurde beispielsweise bei n = 37 gesunden älteren Probanden (57 bis 75 Jahre alt) gezeigt, dass durch ein 12-wöchiges Ausdauertraining mit 3 Trainings pro Woche im Vergleich zu einer Kontrollgruppe ein signifikanter Anstieg der VO_{2max} erreicht werden kann [183]. Auch bei einem Sample bestehend aus Patienten mit Morbus Alzheimer zeigte ein 26-wöchiges Programm mit 150 Minuten aerobem Ausdauertraining einen signifikanten Anstieg von VO_{2max} im Vergleich zu Dehnübungen [184]. Auch Sobol und Mitarbeiter [185] fanden eine Verbesserung der kardiorespiratorischen Fitness um 13 % bei n = 55 Patienten mit mildem Morbus Alzheimer nach einem 16-wöchigen Ausdauertraining im Vergleich zu Kontrollpersonen. In beiden Studien zeigte sich zudem auch eine Korrelation zwischen der Zunahme von VO_{2max} und einer Verbesserung der Kognition.

51.8 Empfehlungen zur Umsetzung

In der täglichen Praxis sollte angestrebt werden, Patienten auch in der Psychiatrie und Psychotherapie bezüglich ihrer sportlichen Aktivitäten zu befragen und dahingehend zu beraten, sich mindestens im Bereich der Public-Health-Empfehlungen körperlich zu betätigen (≥ 75 Minuten hohe Intensität oder ≥ 150 Minuten moderate Intensität bzw. eine Kombination davon). Zur Erfassung des Bewegungsverhaltens stehen verschiedene Fragebogen zur Verfügung. Bewährt hat sich bei psychiatrischen Populationen u.a. der SIMPAQ-Fragebogen (Simple Physical Activity Questionnaire) [115, 186, 187]. Eine schnellere Alternative ist die Kurzform des IPAQ (International Physical Activity Questionnaire) [188]. Als ausführlicheres Instrument könnte auf den 7-Day Physical Activity Recall (7DPAR) zurückgegriffen werden [189]. Es können jedoch auch objektive Verfahren zur Erfassung der körperlichen Aktivität (Aktimetrie) eingesetzt werden, um einem allfälligen sozial erwünschten Antwortverhalten entgegenzuwirken [190]. Ebenfalls empfehlenswert scheint ein regelmäßiger Einsatz von Fitnesstests, um Veränderungen im Fitnesszustand der Patienten zu dokumentieren. Ein regelmäßiges Monitoring, das die Fortschritte für Behandler wie Patienten dokumentiert, kann einen wichtigen Beitrag zum Aufbau von sport- und bewegungsbezogener Selbstwirksamkeit [191] leisten, die sich als einer der wichtigsten Faktoren für den Aufbau eines körperlich aktiven Lebensstils erwiesen hat [192, 193]. Welche Fitnesstests für den Einsatz bei psychiatrischen Patienten am besten geeignet sind, ist bislang noch wenig untersucht. Für den Einsatz im klinischen Alltag ist darauf zu achten, dass diese zwar möglichst genau, jedoch nicht zu aufwendig sein dürfen. Ebenso sollten die Perspektive der Patienten mitberücksichtigt werden. So ist davon auszugehen, dass ein maximaler Leistungstest für viele Patienten mit psychischen Erkrankungen nicht machbar scheint und somit eher auf submaximale Fitnesstests zurückgegriffen werden sollte. Letztere korrelieren in der Regel sehr hoch mit maximalen Belastungstests [194, 195].

Grundsätzlich ist bei inaktiven Menschen bereits eine leichte Steigerung der körperlichen Aktivität mit diversen gesundheitlichen Vorteilen verbunden [116, 196, 197]. Um einen klinischen Effekt auf eine psychische Erkrankung zu erzielen, sind aber strukturierte Trainings über längere Zeit anzustreben. Dabei hat sich verschiedentlich gezeigt, dass supervidierte Trainings zu höheren Effekten führen, als wenn Patienten ohne Anleitung trainieren [113, 153, 198]. Auch ist es sinnvoll, Patienten zu Sportarten zu motivieren, die sie gerne ausüben [199]. Da Patienten mit psychischen Erkrankungen eine tiefere Adhärenz zu Trainings zeigen als Patienten mit körperlichen Erkrankungen [200], sollten psychosoziale Strategien entwickelt werden, um die Adhärenz zu verbessern [199]. Hierzu eignet sich beispielsweise die Methode der „affektbasierten Sport-Verschreibung". Diese berücksichtigt, dass verordnete sportliche Betätigung auch Spaß machen sollte, was wiederum die Adhärenz fördern soll [201]. Für diese Methode spricht auch der Befund aus einzelnen Studien, nämlich dass die Stimmung nach einem ersten Training prädiktiven Wert für das Ansprechen depressiver Patienten auf eine Sportintervention haben könnte [202, 203]. Da bei Patienten mit psychischen Erkrankungen oftmals Beeinträchtigungen im Hinblick auf motivationale und volitionale Faktoren beobachtet werden können, die für die Steuerung des Bewegungsverhaltens von entscheidender Bedeutung sind (z.B. geringe Antriebskraft, soziale Zurückgezogenheit, geringe Selbstwirksamkeit) [204, 205], stellt sich ferner die Frage, inwiefern mit spezifischen Beratungsangeboten solche verhaltensbezogenen Fertigkeiten [206] aufgebaut werden können. Eine Studie mit Depressions-Patienten in ambulanter Behandlung zeigte, dass durch eine systematische Bewegungsberatung durchaus positive und nachhaltige Effekte auf das Bewegungsverhalten erwartet werden können [207]. Ob sich dieser Ansatz auch bei Patienten mit schwerer Depression (in stationärer Behandlung) eignet, wird derzeit in einer randomisierten Kontrollgruppen-Studie untersucht [208]. Solche Beratungsangebote sind insofern erfolgsversprechend, da sie auf eine nachhaltige Änderung des Lebensstils abzielen. Dies scheint der richtige Weg, da ansonsten die Effekte kurzfristig angelegter Trainingsprogramme – die anschließend von den Patienten nicht weitergeführt werden – relativ schnell wieder verpuffen können [209].

Für verschiedene psychische Erkrankungen sind auf der Basis der heute vorliegenden Evidenz bestimmte Empfehlungen für ein strukturiertes Training in der Akutbehandlung ableitbar:

Depressive Störungen: Für leichte bis mittelgradige depressive Erkrankungen besteht heute eine robuste Evidenz für die Wirksamkeit von Sportinterventionen in der Akutbehandlung der Erkrankung. Auch bei schweren depressiven Erkrankungen sollte die Verschreibung von körperlicher Aktivität als Add-on zu einer Pharmakotherapie in Betracht gezogen werden. Bei therapieresistenten Depressionen ist es ebenfalls empfehlenswert, Betroffene zu mehr körperlicher Aktivität zu motivieren, wobei hier bereits kleine Änderungen und eine Aktivität mit niedriger Intensität (täglich 30 Minuten spazieren) einen positiven Effekt haben könnten [124].

Für die Akutbehandlung kann sowohl Ausdauertraining als auch Krafttraining sowie eine Kombination aus beidem in Betracht gezogen werden [120]. Studien zeigen auch, dass verschiedene Formen des Ausdauertrainings ähnliche Effekte auf die depressive Symptomatik, kardiovaskuläre Marker sowie die Motivation von Patienten mit Depression aufweisen [121, 210, 211]. Dementsprechend scheint es wünschenswert, verschiedene Trainingsformen anzubieten, sodass den Patienten Möglichkeiten zur Wahl und Mitbestimmung angeboten werden können.

Empfohlen werden mindestens 3 supervidierte Ausdauertrainingseinheiten pro Woche, die 45 bis 60 Minuten dauern sollten. Die Intensität sollte bei 50 bis 85 % des Maximalpulses liegen. Mögliche Modalitäten sind beispielsweise Fahrradfahren, Laufen oder Crosstrainer. Obwohl schon ab 4 Wochen Dauer ein positiver Effekt erwartet werden kann, sollten die Programme mindestens 10 Wochen lang durchgeführt werden [113, 199].

Auch Krafttraining sollte über einen Zeitraum von mindestens 10 Wochen durchgeführt werden. Empfohlen wird ein Training, das alle großen Muskelgruppen involviert und pro Übung aus 3 Sets zu 8 Wiederholungen besteht. Die Intensität sollte bei ca. 80 % des Gewichts angesetzt werden, bei dem eine einmalige Durchführung der Übung noch möglich ist [199].

Schizophrenie: Bei der Schizophrenie kann empfohlen werden, sportliche Aktivität grundsätzlich als Add-on-Therapie einzusetzen.

Ein Ausdauertraining sollte zu moderater bis hoher Intensität (50 bis 85 % des Maximalpulses) in einem Umfang von 150 Minuten pro Woche verordnet werden [113]. Auch bei der Schizophrenie wird empfohlen, die Trainingeinheiten unter Supervision durchzuführen. Generell ist bei einem höheren Umfang von besseren Effekten auf die globale Kognition auszugehen [153]. Eine Intervention sollte mindestens 12 Wochen dauern, und es wird empfohlen, diese länger fortzuführen [125].

Aufgrund der vorliegenden Evidenz kann bei der Schizophrenie auch Yoga als Bewegungsmodalität empfohlen werden, denn es gibt Hinweise, dass Yoga noch bessere Effekte auf die Kognition haben könnte als Ausdauertraining [125, 212]. In den vorliegenden Studien wurde Yoga über 3 Monate hinweg an 5 bis 7 Tagen pro Woche ca. 1 Stunde praktiziert [213, 214].

Die Evidenz für den Einsatz von Krafttraining in der Behandlung der Schizophrenie ist noch zu wenig aufschlussreich für konkrete Empfehlungen [113, 215].

Demenzen: Da die aktuelle Studienlage sowohl bezüglich präventiver Effekte als auch der Effekte von Sport bei bereits manifester Demenz eine hohe Heterogenität aufweist, können aktuell keine spezifischen, evidenzbasierten Empfehlungen für Ausmaß und Dosierung körperlicher Aktivität bei Demenz abgegeben werden [164, 216]. Aufgrund der bereits beschriebenen präventiven Effekte körperlicher Aktivität kann aber generell allen Menschen empfohlen werden, (auch) zur Demenzprävention im Bereich der Public-Health-Empfehlungen körperlich aktiv zu sein. Das heißt wöchentliche Bewegung im Umfang von 150 Minuten bei tiefer bis moderater Intensität und/oder 75 Minuten hoher Intensität (weitere Details beispielsweise auf Startseite (www.hepa.ch)).

Literatur

1. GBD 2017 Disease and Injury Incidence and Prevalence Collaborators. Global, regional, and national incidence, prevalence, and years lived with disability for 354 diseases and injuries for 195 countries and territories, 1990–2017: a systematic analysis for the Global Burden of Disease Study 2017. The Lancet. 2018; 392(10159):1789–1858.
2. Connell J, Brazier J, O'CAthain A, Lloyd-Jones M, Paisley S. Quality of life of people with mental health problems: a synthesis of qualitative research. Health and quality of life outcomes. 2012;138. https://doi.org/10.1186/1477-7525-10-138
3. Lépine J-P, Briley M. The increasing burden of depression. Neuropsychiatric Disease and Treatment. 2011;7:3–7.
4. Murray CJL, Vos T, Lozano R, Naghavi M, Flagman AD, Michaud C, et al. Disability-adjusted life years (DALYs) for 291 diseases and injuries in 21 regions, 1990–2010: A systematic analysis for the Global Burden of Disease Study 2010. Lancet. 2012;380:2197 223. https://doi.org/10.1016/S0140-6736(12)61689-4
5. WHO. Mental health action plan 2013–2020. Geneva: World Health Organization; 2013.
6. Fagiolini A, Goracci A. The effects of undertreated chronic medical illnesses in patients with severe mental disorders. Journal of Clinical Psychiatry. 2009;70:22–9. https://doi.org/10.4088/JCP.7075su1c.04
7. Murray CJL, Lopez AD. Global mortality, disability, and the contribution of risk factors: Global burden of disease study. Lancet. 1997;349: 1436–42. https://doi.org/10.1016/S0140-6736(96)07495-8
8. Correll CU, Solmi M, Veronese N, Bortolato B, Rosson S, Santonastaso P, et al. Prevalence, incidence and mortality from cardiovascular disease in patients with pooled and specific severe mental illness: A large-scale meta-analysis of 3211768 patients and 113383368 controls. World psychiatry. 2017;16:163–80.
9. Cuijpers P, Vogelzangs N, Twisk JW, Kleiboer A, Li J, Penninx BW. Differential mortality rates in major and subthreshold depression: Meta-analysis of studies that measured both. British Journal of Psychiatry. 2014;202:22–7. https://doi.org/10.1192/bjp.bp.112.112169
10. Walker ER, McGee RE, Druss BG. Mortality in mental disorders and global disease burden implications: A systematic review and meta-analysis. JAMA psychiatry. 2015;72:334–41. https://doi.org/10.1001/jamapsychiatry.2014.2502
11. Pan A, Sun Q, Okereke OI, Rexrode KM, Hu FB. Depression and risk of stroke morbidity and mortality: A meta-analysis and systematic review. Journal of the American Medical Association. 2011;306:1241–9. https://doi.org/10.1001/jama.2011.1282
12. Dhar AK, Baron DA. Depression and the link with cardiovascular disease. Frontiers in Psychiatry. 2016;7. https://doi.org/10.3389/fpsyt.2016.00033
13. Thornicroft G. Physical health disparities and mental illness: The scandal of premature mortality. British Journal of Psychiatry. 2011;199:441–2. https://doi.org/10.1192/bjp.bp.111.092718
14. Lawrence D, Hancock KJ, Kisely S. The gap in life expectancy from preventable physical illness in psychiatric patients in Western Australia: Retrospective analysis of population based registers. BMJ (Clinical research ed). 2013;346. https://doi.org/10.1136/bmj.f2539
15. Luppino FS, de Wit LM, Bouvy PF, Stijnen T, Cuijpers P, Penninx BW, et al. Overweight, obesity, and depression: A systematic review and meta-analysis of longitudinal studies. Archives of Disease in Childhood. 2010;67:220–9.

16. Vancampfort D, Correll CU, Wampers M, Sienaert P, Mitchell AJ, De Herdt A, et al. Metabolic syndrome and metabolic abnormalities in patients with major depressive disorder: A meta-analysis of prevalences and moderating variables. Psychological Medicine. 2014;44:2017–28.
17. Vancampfort D, Mitchell AJ, Hert M, Sienaert P, Probst M, Buys R, et al. Type 2 diabetes in patients with major depressive disorder: A meta-analysis of prevalence estimates and predictors. Depression and anxiety. 2015;32:763–73. https://doi.org/10.1002/da.22387
18. Cabré J-J, Martin F, Revuelta V. Metabolic syndrome as a cardiovascular disease risk factor: patients evaluated in primary care. BMC Public Health. 2008;8. https://doi.org/10.1186/1471-2458-8-251
19. Goldstein BI, Carnethon MR, Matthews KA, McIntyre RS, Miller GE, Raghuveer G, et al. Major depressive disorder and bipolar disorder predispose youth to accelerated atherosclerosis and early cardiovascular disease. A scientific statement from the American Heart Association. Circulation. 2015;132:965–86.
20. Mökelö P, Raitasalo K, Wahlbeck K. Mental health and alcohol use: a cross-sectional study of the Finnish general population. European Journal of Public Health. 2015;25:225–31. https://doi.org/10.1093/eurpub/cku133
21. Compton MT, Daumit GL, Druss BG. Cigarette smoking and overweight/obesity among individuals with serious mental illnesses: A preventive perspective. Harvard Review of Psychiatry. 2006;14:212–22. https://doi.org/10.1080/10673220600889256
22. Prochaska JJ, Das S, Young-Wolff KC. Smoking, mental illness, and public health. Annual Review of Public Health. 2017;38:165–85. https://doi.org/10.1146/annurev-publhealth-031816-044618
23. Knüppel A, Shipley MJ, Llewellyn CH, Brunner EJ. Sugar intake from sweet food and beverages, common mental disorder and depression: prospective findings from the Whitehall II study. Scientific Reports. 2017;6287. https://doi.org/10.1038/s41598-017-05649-7
24. Lassale C, Batty GD, Baghdadli A, Jacka F, Sanchez-Villegas A, Kivimäki M, et al. Healthy dietary indices and risk of depressive outcomes: a systematic review and meta-analysis of observational studies. Nature Molecular Psychiatry. 2019;24:965–86. https://doi.org/10.1038/s41380-018-0237-8
25. Kessler RC, Berglund PA, Chiu WT, Deitz AC, Hudson JI, Shahly V, et al. The prevalence and correlates of binge eating disorder in the WHO World Mental Health Surveys. Biological Psychiatry. 2013;73:904–14. https://doi.org/10.1016/j.biopsych.2012.11.020
26. van Mill JG, Hoogendijk WJ, Vogelzangs N, van Dyck R, Penninx BW. Insomnia and sleep duration in a large cohort of patients with major depressive disorder and anxiety disorders. Journal of Clinical Psychiatry. 2010;71:239–46. https://doi.org/10.4088/JCP.09m05218gry
27. Baglioni C, Nanovska S, Regen W, Spiegelhalder K, Feige B, Nissen C, et al. Sleep and mental disorders: a meta-analysis of polysomnographic research. Psychological Bulletin. 2016;142: 969–90. https://doi.org/10.1037/bul0000053
28. Hoare E, Milton K, Foster C, Allender S. The associations between sedentary behaviour and mental health among adolescents: a systematic review. International Journal of Behavioral Nutrition and Physical Activity. 2016;13. https://doi.org/10.1186/s12966-016-0432-4
29. Vancampfort D, Firth J, Schuch FB, Rosenbaum S, Mugisha J, Hallgren M, et al. Sedentary behavior and physical activity levels in people with schizophrenia, bipolar disorder and major depressive disorder: a global systematic review and meta-analysis. World psychiatry. 2017;16: 308–15.
30. Chekroud SR, Gueorguieva R, Zheutlin AB, Paulus M, Krumholz HM, Krystal, J. H., et al. Association between physical exercise and mental health in 1·2 million individuals in the USA between 2011 and 2015: a cross-sectional study. Lancet Psychiatry. 2018;5:739–46. https://doi.org/10.1016/S2215-0366(18)30227-X
31. Olfson M, Marcus SC, Druss B, Elinson L, Tanielian T, Pincus HA. National trends in the outpatient treatment of depression. JAMA. 2002;287:203–9. https://doi.org/10.1001/jama.287.2.203
32. Bauer M, Pfennig A, Severus E, Whybrow PC, Angst J, Möller H-J. World Federation of Societies of Biological Psychiatry. Task Force on Unipolar Depressive Disorders. World Federation of Societies of Biological Psychiatry (WFSBP) guidelines for biological treatment of unipolar depressive disorders, part 1: update 2013 on the acute and continuation treatment of unipolar

depressive disorders. World Journal of Biological Psychiatry. 2013;14:334–85.
33. Cipriani A, Furukawa TA, Salanti G, Chaimani A, Atkinson LZ, Ogawa Y, et al. Comparative efficacy and acceptability of 21 antidepressant drugs for the acute treatment of adults with major depressive disorder: a systematic review and network meta-analysis. The Lancet. 2018; 391:1357–66.
34. Kamenov K, Twomey C, Cabello, M., Prina AM, Ayuso-Mateos JL. The efficacy of psychotherapy, pharmacotherapy and their combination on functioning and quality of life in depression: a meta-analysis. Psychological Medicine. 2017;47:414–25. https://doi.org/10.1017/S0033291716002774
35. Kirsch I, Deacon BJ, Huedo-Medina TB, Scoboria A, Moore TJ, Johnson BT. Initial severity and antidepressant benefits: A meta-analysis of data submitted to the food and drug administration. PLoS Medicine. 2008;5:260–8. https://doi.org/10.1371/journal.pmed.0050045
36. Munkholm K, Paludan-Müller AS, Boesen K. Considering the methodological limitations in the evidence base of antidepressants for depression: a reanalysis of a network meta-analysis. BMJ Open. 2019;9. https://doi.org/10.1136/bmjopen-2018-024886
37. Waring WS. Clinical use of antidepressant therapy and associated cardiovascular risk. Drug, Healthcare and Patient Safety. 2012;4:93–101. https://doi.org/10.2147/DHPS.S28804
38. Lingam R, Scott J. Treatment non-adherence in affective disorders. Acta Psychiatrica Scandinavica. 2002;105:164–72. https://doi.org/10.1034/j.1600-0447.2002.1r084.x
39. Smith D, Dempster C, Glanville J, Feemantle N, Anderson I. Efficacy and tolerability of venlafaxine compared with selective serotonin reuptake inhabitors and other antidepresssants: A meta-analysis. British Journal of Psychiatry. 2002;180:396–404. https://doi.org/10.1192/bjp.180.5.396
40. Trivedi MH, Daly EJ. Treatment strategies to improve and sustain remission in major depressive disorder. Dialogues in Clinical Neuroscience. 2008;10:377–84. https://doi.org/10.31887/DCNS.2008.10.4/mhtrivedi
41. Nemeroff CB. Prevalence and management of treatment-resistant depression. Journal of Clinical Psychiatry. 2007;68:17–25.
42. Blumenthal JA, Smith PJ, Hofmann BM. Is exercise a viable treatment for depression? ACSMs Health Fit J 2012;16:14–21.
43. Trivedi MH, Fava M, Wisniewski M, Thase ME, Quitkin F, Warden D, et al. Medication augmentation after the failure of SSRIs for depression. New England Journal of Medicine. 2006; 354:1243–52. https://doi.org/10.1056/NEJMoa052964
44. Cassano P, Fava M. Depression and public health – an overview. Psychosomatic Research. 2002;53:849–57. https://doi.org/10.1016/S0022-3999(02)00304-5
45. Papakostas GI, Nutt DJ, Hallett LA, Tucker VL, Krishen A, Fava M. Resolution of sleepiness and fatigue in major depressive disorder: A comparison of Bupropion and the Selective Serotonin Reuptake Inhibitors. Biological Psychiatry. 2006;60:1350–5. https://doi.org/10.1016/j.biopsych.2006.06.015
46. Nierenberg AA, Keefe BR, Leslie VC, Alpert JE, Pava JA, Worthington JJ, et al. Residual symptoms in depressed patients who respond acutely to fluoxetine. Journal of Clinical Psychiatry. 1999;60:221–5. https://doi.org/10.4088/JCP.v60n0403
47. La Torre A, Giupponi G, Duffy D, Conca A. Sexual dysfunction related to psychotropic drugs: a critical review--part I: antidepressants. Pharmacopsychiatry. 2013;46(5):191–9. https://doi.org/10.1055/s-0033-1345205
48. Teasdale S, Rosenbaum S, Watkins A, Ward PB. Preventing antipsychotic-induced weight gain in first-episode psychosis: Transitioning dietitians into routine care. Nutrition & AMP Dietetics. 2015. https://doi.org/10.1111/1747-0080.12211
49. Gafoor R, Booth HP, Gulliford M. Antidepressant utilisation and incidence of weight gain during 10 years' follow-up: population based cohort study. BMJ (Clinical research ed). 2018; 361:k1951. https://doi.org/10.1136/bmj.k1951
50. Ravindran AV, da Silva TL. Complementary and alternative therapies as add-on to pharmacotherapy for mood and anxiety disorders: a systematic review. Journal of Affective Disorders. 2013;150:707–19. https://doi.org/10.1016/j.jad.2013.05.042
51. Haller H, Anheyer D, Cramer H, Dobos G. Complementary therapies for clinical depression: an overview of systematic reviews. BMJ

Open. 2019; 9(8):e028527. https://doi.org/10.1136/bmjopen-2018-028527
52. Kessler RC, Soukup J, Davis RB, Foster DF, Wilkey SA, Van Rompay MI, et al. The use of complementary and alternative therapies to treat anxiety and depression in the United States. American Journal of Psychiatry. 2001;158:289–94. https://doi.org/10.1176/appi.ajp.158.2.289
53. Dunn AL, Trivedi MH, Kampert JB, Clark CG, Chambliss HO. Exercise treatment for depression. Efficacy and dose response. American Journal of Preventive Medicine. 2005;28:1–8. https://doi.org/10.1016/j.amepre.2004.09.003
54. Berra K, Rippe J, Manson JE. Making Physical Activity Counseling a Priority in Clinical Practice: The Time for Action Is Now. Jama. 2015; 314(24):2617–8. https://doi.org/10.1001/jama.2015.16244
55. Chekroud SR, Gueorguieva R, Zheutlin AB, Paulus M, Krumholz HM, Krystal JH, et al. Association between physical exercise and mental health in 1.2 million individuals in the USA between 2011 and 2015: a cross-sectional study. Lancet Psychiatry. 2018;5(9):739–46. https://doi.org/10.1016/S2215-0366(18)30227-X
56. Salvini M, Gall S, Müller I, Walter C, Du Randt R, Steinmann P, et al. Physical activity and health-related quality of life among schoolchildren from disadvantaged neighbourhoods in Port Elizabeth, South Africa. Quality of Life Research. 2018;27:205–16. https://doi.org/10.1007/s11136-017-1707-1
57. Gerber M, Lang C, Feldmeth AK, Elliot C, Brand S, Hoslboer-Trachsler E, et al. Burnout and mental health in Swiss vocational students: The moderating role of physical activity. Journal of Research on Adolescence. 2015;25:63–74. https://doi.org/10.1111/jora.12097
58. Anokye NK, Trueman P, Green C, Pavey TG, Taylor RS. Physical activity and health related quality of life. BMC Public Health. 2012;12:624. https://doi.org/10.1186/1471-2458-12-624
59. Salguero A, Martinez-Garcia R, Molinero O, Marquez S. Physical activity, quality of life and symptoms of depression in community-dwelling and institutionalized older adults. Archives of Gerontology and Geriatrics. 2011;53:152–7. https://doi.org/10.1016/j.archger.2010.10.005
60. Fuchs R, Gerber M, Hrsg. Handbuch Stressregulation und Sport. Berlin, Heidelberg: Springer; 2017. https://doi.org/10.1007/978-3-662-49411-0
61. Aldana SG, Sutton LD, Jacobson BH. Relationship between leisure time physical activity and perceived stress. Percept Mot Skills. 1996;82: 315–21. https://doi.org/10.2466/pms.1996.82.1.315
62. Schnohr P, Kristensen TS, Prescott E, Scharling H. Stress and life dissatisfaction are inversely associated with jogging and other types of physical activity in leisure time – The Copenhagen City Heart Study. Scandinavian Journal of Medicine and Science in Sports. 2005;15:107–12.
63. Fuchs R, Klaperski S. Stressregulation durch Sport und Bewegung. In: Fuchs R, Gerber M, Hrsg. Stressregulation und Sport. Berlin, Heidelberg: Springer; 2017. S. 1–22. https://doi.org/10.1007/978-3-662-49411-0_9-1
64. Gerber M, Pühse U. Do exercise and fitness protect against stress-induced health complaints? A review of the literature. Scandinavian journal of public health. 2009;37:801–19. https://doi.org/10.1177/1403494809350522
65. Gerber M, Börjesson M, Ljung T, Lindwall M, Jonsdottir I. Fitness moderates the relationship between stress and cardiovascular risk factors. Medicine and Science in Sports and Exercise. 2016;48:2075–81. https://doi.org/10.1249/MSS.0000000000001005
66. Gerber M, Lindwall M, Lindegård A, Börjesson M, Jonsdottir IH. Cardiovascular fitness protects from stress-related symptoms of burnout and depression. Patient Education and Counseling. 2013;93:146–52. https://doi.org/10.1016/j.pec.2013.03.021
67. Gerber M, Brand S, Herrmann C, Colledge F, Holsboer-Trachsler E, Pühse U. Increased objectively assessed vigorous-intensity exercise is associated with reduced stress, increased mental health and good objective and subjective sleep in young adults. Physiology and Behavior. 2014;135:17–24.
68. Gerber M, Schilling R, Colledge F, Ludyga S, Pühse U, Brand S. More than a simple pastime? The potential of physical activity to moderate the relationship between occupational stress and burnout symptoms. International Journal of Stress Management 2019:27:1. https://doi.org/10.1037/str0000129
69. Gerber M, Endes K, Herrmann C, Colledge F, Brand S, Donath L, et al. Fitness, stress and body composition in primary schoolchildren.

Medicine and Science in Sports and Exercise. 2017;49:581–7. https://doi.org/10.1249/MSS.0000000000001123
70. Gerber M, Endes K, Brand S, Herrmann C, Colledge F, Donath L, et al. In 6- to 8-year-old children, cardiorespiratory fitness moderates the relationship between severity of life events and health-related quality of life. Quality of Life Research. 2017;26(3):695–706. https://doi.org/10.1007/s11136-016-1472-6
71. Isoard-Gautheur S, Ginoux C, Gerber M, Sarrazin P. The stress-burnout relationship: Examining the moderating effect of physical activity and intrinsic motivation for off-job physical activity. Workplace Health & Safety. 2019;67(7): 350–60. https://doi.org/10.1177/2165079919829497
72. Gerber M, Isoard-Gautheur S, Schilling R, Ludyga S, Brand S, Colledge F. When low leisure-time physical activity meets unsatisfied psychological needs: Insights from a stress-buffer perspective. Frontiers in Psychiatry. 2018;9. https://doi.org/10.3389/fpsyg.2018.02097
73. Puterman E, Lin J, Blackburn E, O'Donovan A, Adler N, Epel E. The power of exercise: Buffering the effect of chronic stress on telomere length. PLoS One. 2010;5:e10837. https://doi.org/10.1371/journal.pone.0010837
74. Mücke M, Ludyga S, Colledge F, Gerber M. Influence of regular physical activity and fitness on stress reactivity as measured with the Trier Social Stress Test protocol: A systematic review. Sports Medicine. 2018;48:2607–22. https://doi.org/10.1007/s40279-018-0979-0
75. Wunsch K, Gerber M. Sportaktivität, Stress und Burnout. In: Fuchs R, Gerber M, Hrsg. Handbuch Stressregulation und Sport. Berlin, Heidelberg: Springer; 2017. S. 343–74. https://doi.org/10.1007/978-3-662-49322-9_15
76. Lindwall M, Gerber M, Jonsdottir I, Börjesson M, Ahlborg GJ. The relationships of change in physical activity with change in depression, anxiety, and burnout: A longitudinal study of Swedish healthcare workers. Health Psychology. 2014;33:1309–18. https://doi.org/10.1037/a0034402
77. de Vries J, van Hooff M, Guerts S, Kompier M. Exercise to reduce work-related fatigue among employees: a randomized controlled trial. Scandinavian Journal of Work, Environment & Health. 2017;43:337–49. https://doi.org/10.5271/sjweh.3634
78. Naczenski LM, De Vries J, Van Hooff MLM, Kompier MAJ. Systematic review of the association between physical activity and burnout. Journal of Occupational Health. 2017;59(6):477–94. https://doi.org/10.1539/joh.17-0050-RA
79. Beck J, Gerber M, Brand R, Pühse U, Holsboer-Trachsler E. Executive function performance is reduced during occupational burnout but can recover to the level of healthy controls. Journal of Psychatric Research. 2013;47:1824–30. https://doi.org/10.1016/j.jpsychires.2013.08.009
80. Gerber M, Brand S, Elliot C, Holsboer-Trachsler E, Pühse U, Beck J. Aerobic exercise training and burnout: A pilot study with male participants suffering from burnout. BMC Research Notes. 2013;6:78. https://doi.org/10.1186/1756-0500-6-78
81. Lindegård A, Jonsdottir IH, Börjesson M, Lindwall M, Gerber M. Changes in mental health in compliers and non-compliers with physical activity recommendations in patients with stress-related exhaustion. BMC Psychiatry. 2015;15;272. https://doi.org/10.1186/s12888-015-0642-3
82. Svensson M, Brundin L, Erhardt S, Madaj Z, Hallmarker U, James S, et al. Long distance ski racing is associated with lower long-term incidence of depression in a population based, large-scale study. Psychiatry Res. 2019;281:112546. https://doi.org/10.1016/j.psychres.2019.112546
83. Schuch FB, Vancampfort D, Firth J, Rosenbaum S, Ward PB, Silva ES, et al. Physical Activity and Incident Depression: A Meta-Analysis of Prospective Cohort Studies. Am J Psychiatry. 2018: 175(7):631–48. https://doi.org/10.1176/appi.ajp.2018.17111194
84. Choi KW, Chen CY, Stein MB, Klimentidis YC, Wang MJ, Koenen KC, et al. Assessment of Bidirectional Relationships Between Physical Activity and Depression Among Adults: A 2-Sample Mendelian Randomization Study. JAMA psychiatry. 2019;76(4):399–408. https://doi.org/10.1001/jamapsychiatry.2018.4175
85. Hallgren M, Nguyen TT, Herring MP, McDowell CP, Gordon BR, Stubbs B, et al. Associations of physical activity with anxiety symptoms and disorders: Findings from the Swedish National March Cohort. Gen Hosp Psychiatry. 2019;58:45–50. https://doi.org/10.1016/j.genhosppsych.2019.03.001
86. McDowell CP, Dishman RK, Vancampfort D, Hallgren M, Stubbs B, MacDonncha C, et al. Physical activity and generalized anxiety disor-

der: results from The Irish Longitudinal Study on Ageing (TILDA). International journal of epidemiology. 2018;47(5):1443–53. https://doi.org/10.1093/ije/dyy141
87. Schuch FB, Stubbs B, Meyer J, Heissel A, Zech P, Vancampfort D, et al. Physical activity protects from incident anxiety: A meta-analysis of prospective cohort studies. Depression and anxiety. 2019;36(9):846–58. https://doi.org/10.1002/da.22915
88. Brand S. Sportaktivität, Stress und Schlaf. In: Fuchs R, Gerber M, Hrsg. Stressregulation und Sport. Berlin, Heidelberg: Springer; 2017. S. 293–310. https://doi.org/10.1007/978-3-662-49322-9_12
89. Lang C, Kalak N, Brand S, Holsboer-Trachsler E, Pühse U, Gerber M. The relationship between physical activity and sleep from mid adolescence to early adulthood. A systematic review of methodological approaches and meta-analysis. Sleep Medicine Reviews. 2016;58:32–45.
90. Gerber M, Lindwall M, Börjesson M, Hadzibajramovic E, Jonsdottir IH. Low leisure-time physical activity, but not shift-work, contributes to the development of sleep complaints in Swedish health care workers. Mental Health and Physical Activity. 2017;13:22–9. https://doi.org/10.1016/j.mhpa.2017.09.003
91. Tsunoda K, Kitano N, Kai Y, Uchida K, Kuchiki T, Okura T, et al. Prospective study of physical activity and sleep in middle-aged and older adults. Am J Prev Med. 2015;48(6):662–73. https://doi.org/10.1016/j.amepre.2014.12.006
92. Kubitz KA, Landers DM, Petruzzello SJ, Han M. The effects of acute and chronic exercise on sleep. A meta-analytic review. Sports medicine (Auckland, NZ). 1996;21(4):277–91. https://doi.org/10.2165/00007256-199621040-00004
93. Chennaoui M, Arnal PJ, Sauvet F, Leger D. Sleep and exercise: a reciprocal issue? Sleep Med Rev. 2015;20:59–72.
94. Gerber M, Börjesson M, Jonsdottir IH, Lindwall M. Association of change in physical activity and sleep complaints: Results from a 6-year longitudinal study with Swedish health care workers. Sleep Medicine. 2020;69:189–197. https://doi.org/10.1016/j.sleep.2019.01.026
95. Dzierzewski JM, Buman MP, Giacobbi PR Jr, Roberts BL, Aiken-Morgan AT, Marsiske M, et al. Exercise and sleep in communitydwelling older adults: Evidence for a reciprocal relationship. Journal of Sleep Research. 2014;23:61–8. https://doi.org/10.1111/jsr.12078
96. Brand S, Gerber M, Beck J, Hatzinger M, Pühse U, Holsboer-Trachsler E. Exercising, sleep-EEG patterns, and psychological functioning are related among adolescents. World Journal of Biological Psychiatry. 2010;11(2):129–40. https://doi.org/10.3109/15622970903522501
97. Brand S, Beck J, Gerber M, Hatzinger M, Holsboer-Trachsler E. Evidence of favorable sleep-EEG patterns in adolescent male vigorous football players compared to controls. World Journal of Biological Psychiatry. 2010;11:465–75. https://doi.org/10.3109/15622970903079820
98. Kalak N, Gerber M, Kirov R, Mikoteit T, Yordanova J, Puhse U, et al. Daily morning running for 3 weeks improved sleep and psychological functioning in healthy adolescents compared with controls. J Adolesc Health. 2012;51(6):615–22. https://doi.org/10.1016/j.jadohealth.2012.02.020
99. Buman MP, Phillips BA, Youngstedt SD, Kline CE, Hirshkowitz M. Does nighttime exercise really disturb sleep? Results from the 2013 National Sleep Foundation Sleep in America Poll. Sleep Medicine. 2014;15:755–61. https://doi.org/10.1016/j.sleep.2014.01.008
100. Brand S, Kalak N, Gerber M, Kirov R, Pühse U, Holsboer-Trachsler E. High self-perceived exercise exertion before bedtime is associated with greater objectively assessed sleep efficiency. Sleep Medicine. 2014;15:1031–6. https://doi.org/10.1016/j.sleep.2014.05.016
101. Larson EB, Wang L, Bowen JD, McCormick WC, Teri L, Crane P, et al. Exercise is associated with reduced risk for incident dementia among persons 65 years of age and older. Annals of internal medicine. 2006;144(2):73–81. https://doi.org/10.7326/0003-4819-144-2-200601170-00004
102. Hamer M, Chida Y. Physical activity and risk of neurodegenerative disease: a systematic review of prospective evidence. Psychol Med. 2009;39(1):3–11. https://doi.org/10.1017/S0033291708003681
103. Buchman AS, Boyle PA, Yu L, Shah RC, Wilson RS, Bennett DA. Total daily physical activity and the risk of AD and cognitive decline in older adults. Neurology. 2012;78(17):1323–9. https://doi.org/10.1212/WNL.0b013e3182535d35
104. Erickson KI, Prakash RS, Voss MW, Chaddock L, Hu L, Morris KS, et al. Aerobic fitness is as-

sociated with hippocampal volume in elderly humans. Hippocampus. 2009;19(10):1030–9. https://doi.org/10.1002/hipo.20547
105. Young J, Angevaren M, Rusted J, Tabet N. Aerobic exercise to improve cognitive function in older people without known cognitive impairment. Cochrane Database Syst Rev. 2015(4): Cd005381. https://doi.org/10.1002/14651858.CD005381.pub4
106. Ludyga S, Gerber M, Brand S, Holsboer-Trachsler E, Puhse U. Acute effects of moderate aerobic exercise on specific aspects of executive function in different age and fitness groups: A meta-analysis. Psychophysiology. 2016;53(11): 1611–26. https://doi.org/10.1111/psyp.12736
107. Ludyga S, Gerber M, Pühse U, Looser V-N, Kamijo K. Long-term effects of exercise on cognition in healthy individuals are moderated by sex, exercise type and dose. Nature Human Behaviour. in press.
108. WHO. Global recommendations on physical activity for health. Geneva: World Health Organization; 2010.
109. Perez-Cruzado D, Cuesta-Vargas AI, Vera-Garcia E, Mayoral-Cleries F. The relationship between quality of life and physical fitness in people with severe mental illness. Health and quality of life outcomes. 2018;16(1):82. https://doi.org/10.1186/s12955-018-0909-8
110. Rosenbaum S, Tiedemann A, Sherrington C, Curtis J, Ward PB. Physical activity interventions for people with mental illness: a systematic review and meta-analysis. J Clin Psychiatry. 2014;75(9):964–74. https://doi.org/10.4088/JCP.13r08765
111. Baglioni C, Nanovska S, Regen W, Spiegelhalder K, Feige B, Nissen C, et al. Sleep and mental disorders: A meta-analysis of polysomnographic research. Psychol Bull. 2016;142(9): 969–90. https://doi.org/10.1037/bul0000053
112. Lederman O, Ward PB, Firth J, Maloney C, Carney R, Vancampfort D, et al. Does exercise improve sleep quality in individuals with mental illness? A systematic review and meta-analysis. J Psychiatr Res. 2018;109:96–106. https://doi.org/10.1016/j.jpsychires.2018.11.004
113. Stubbs B, Vancampfort D, Hallgren M, Firth J, Veronese N, Solmi M, et al. EPA guidance on physical activity as a treatment for severe mental illness: A meta-review of the evidence and Position Statement from the European Psychiatric Association (EPA), supported by the International Organization of Physical Therapists in Mental Health (IOPTMH). European Psychiatry. 2018;54:124–44.
114. Brand S, Colledge F, Beeler N, Pühse U, Kalak N, Sadeghi Bahmani D, et al. The current state of physical activity and exercise programs in German-speaking, Swiss psychiatric hospitals: Results from a brief online survey. Neuropsychiatric Disease and Treatment. 2016;12:1309–17.
115. Ehrbar J, Brand S, Colledge F, Donath L, Egger ST, Hatzinger M, et al. Psychiatric in-patients are more likely to meet recommended levels of health-enhancing physical activity if they engage in exercise and sport therapy programs. Frontiers in Psychiatry. 2018;9.
116. Gerber M, Holsboer-Trachsler E, Pühse U, Brand S. Exercise is medicine for patients with major depressive disorders. But only if the „pill“ is taken! Neuropsychiatric Disease and Treatment. 2016;12:1977–81. https://doi.org/10.2147/NDT.S110656
117. Dunn AL, Trivedi MH, Kampert JB, Clark CG, Chambliss HO. Exercise treatment for depression: efficacy and dose response. American Journal of Preventive Medicine. 2005;28(1):1–8. https://doi.org/10.1016/j.amepre.2004.09.003
118. Kvam S, Kleppe CL, Nordhus IH, Hovland A. Exercise as a treatment for depression: A meta-analysis. Journal of affective disorders. 2016;202:67–86. https://doi.org/10.1016/j.jad.2016.03.063
119. Blumenthal JA, Babyak MA, Moore KA, Craighead WE, Herman S, Khatri P, et al. Effects of exercise training on older patients with major depression. Arch Intern Med. 1999;159(19): 2349–56. https://doi.org/10.1001/archinte.159.19.2349
120. Nebiker L, Lichtenstein E, Minghetti A, Zahner L, Gerber M, Faude O, et al. Moderating Effects of Exercise Duration and Intensity in Neuromuscular vs. Endurance Exercise Interventions for the Treatment of Depression: A Meta-Analytical Review. Front Psychiatry. 2018;9:305.
121. Gerber M, Minghetti A, Beck J, Zahner L, Donath L. Sprint Interval Training and Continuous Aerobic Exercise Training Have Similar Effects on Exercise Motivation and Affective Responses to Exercise in Patients With Major Depressive Disorders: A Randomized Controlled Trial. Front Psychiatry. 2018;9:694.
122. Gerber M, Minghetti A, Beck J, Zahner L, Donath L. Is improved fitness following a 12-week

exercise program associated with decreased symptom severity, better wellbeing, and fewer sleep complaints in patients with major depressive disorders? A secondary analysis of a randomized controlled trial. J Psychiatr Res. 2019; 113:58–64.
123. Martinsen EW, Medhus A, Sandvik L. Effects of aerobic exercise on depression: a controlled study. British medical journal (Clinical research ed). 1985;291(6488):109. https://doi.org/10.1136/bmj.291.6488.109
124. Mota-Pereira J, Silverio J, Carvalho S, Ribeiro JC, Fonte D, Ramos J. Moderate exercise improves depression parameters in treatment-resistant patients with major depressive disorder. Journal of psychiatric research. 2011;45(8): 1005–11. https://doi.org/10.1016/j.jpsychires.2011.02.005
125. Dauwan M, Begemann MJ, Heringa SM, Sommer IE. Exercise Improves Clinical Symptoms, Quality of Life, Global Functioning, and Depression in Schizophrenia: A Systematic Review and Meta-analysis. Schizophrenia bulletin. 2016;42(3):588–99. https://doi.org/10.1093/schbul/sbv164
126. Firth J, Cotter J, Elliott R, French P, Yung AR. A systematic review and meta-analysis of exercise interventions in schizophrenia patients. Psychol Med. 2015;45(7):1343–61. https://doi.org/10.1017/S0033291714003110
127. Manjunath RB, Varambally S, Thirthalli J, Basavaraddi IV, Gangadhar BN. Efficacy of yoga as an add-on treatment for in-patients with functional psychotic disorder. Indian journal of psychiatry. 2013;55 Suppl 3:374–8. https://doi.org/10.4103/0019-5545.116314
128. Petruzello SJ, Landers DM, Hatfield BD, Kubitz KA, Salazar W. A meta-analysis on the anxiety reducing effects of acute and chronic exercise. Sports Medicine. 1991;11:143–82. https://doi.org/10.2165/00007256-199111030-00002
129. Rebar AL, Stanton R, Geard D, Short C, Duncan MJ, Vandelanotte C. A meta-meta-analysis of the effect of physical activity on depression and anxiety in non-clinical adult populations. Health Psychology Reviews. 2015;9:366–78. https://doi.org/10.1080/17437199.2015.1022901
130. Stonerock GL, Hoffman BM, Smith PJ, Blumenthal JA. Exercise as treatment for anxiety: Systematic review and analysis. Annals of Behavioral Medicine. 2015;49:542–56. https://doi.org/10.1007/s12160-014-9685-9
131. Aylett E, Small N, Bower P. Exercise in the treatment of clinical anxiety in general practice – a systematic review and meta-analysis. BMC Health Services Research. 2018;18(1):559. https://doi.org/10.1186/s12913-018-3313-5
132. Lawrence S, De Silva M, Henley R. Sports and games for post-traumatic stress disorders (PTSD). Cochrane Database for Systematic Reviews. 2010;2010(1):CD007171. https://doi.org/10.1002/14651858.CD007171.pub2
133. Rosenbaum S, Vancampfort D, Steel Z, Newby J, Ward PB, Stubbs B. Physical activity in the treatment of post-traumatic stress disorder: A systematic review and meta-analysis. Psychiatry Research. 2015;230:130–6. https://doi.org/10.1016/j.psychres.2015.10.017
134. Hegberg NJ, Hayes JP, Hayes SM. Exercise Intervention in PTSD: A Narrative Review and Rationale for Implementation. Front Psychiatry. 2019;10:133. https://doi.org/10.3389/fpsyt.2019.00133
135. LeardMann CA, Kelton ML, Smith B, Littman AJ, Boyko EJ, Wells TS, et al. Prospectively assessed posttraumatic stress disorder and associated physical activity. Public Health Reports. 2011;126:371–83. https://doi.org/10.1177/003335491112600311
136. Carta MG, Moro D, Wallet Oumar F, Moro MF, Pintus M, Pintus E, et al. A follow-up on psychiatric symptoms and post-traumatic stress disorders in Tuareg refugees in Burkina Faso. Frontiers In Psychiatry. 2018;9. https://doi.org/10.3389/fpsyt.2018.00127
137. Kirmayer LJ, Narasiah L, Munoz M, Rashid M, Ryder AG, Guzder J, et al. Common mental health problems in immigrants and refugees: General approach in primary care. Canadian Medical Association Journal. 2011;183:E959–67. https://doi.org/10.1503/cmaj.090292
138. Knappe F, Colledge F, Gerber M. Impact of an 8-week exercise and sport intervention on post-traumatic stress disorder symptoms, mental health, and physical fitness among male refugees living in a Greek refugee camp. International Journal of Environmental Research and Public Health. 2019a;16.
139. Xin H, Karamehic-Muratovic A, Aydt Klein N. Examining the effectiveness of physical activity on mental health among Bosnian refugees: A pilot study. Universal Journal of Public Health. 2017;5:76–84. https://doi.org/10.13189/ujph.2017.050203

140. Roessler KK, Bilberg R, Sogaard Nielsen A, Jensen K, Ekstrom CT, Sari S. Exercise as adjunctive treatment for alcohol use disorder: A randomized controlled trial. PLoS One. 2017;12(10):e0186076. https://doi.org/10.1371/journal.pone.0186076
141. Wang D, Wang Y, Wang Y, Li R, Zhou C. Impact of physical exercise on substance use disorders: a meta-analysis. PLoS One. 2014;9(10):e110728. https://doi.org/10.1371/journal.pone.0110728
142. Hallgren M, Vancampfort D, Giesen ES, Lundin A, Stubbs B. Exercise as treatment for alcohol use disorders: systematic review and meta-analysis. Br J Sports Med. 2017;51(14):1058–64. https://doi.org/10.1136/bjsports-2016-096814
143. Colledge F, Gerber M, Puhse U, Ludyga S. Anaerobic Exercise Training in the Therapy of Substance Use Disorders: A Systematic Review. Front Psychiatry. 2018;9:644. https://doi.org/10.3389/fpsyt.2018.00644
144. van Praag H, Christie BR, Sejnowski TJ, Gage FH. Running enhances neurogenesis, learning, and long-term potentiation in mice. Proc Natl Acad Sci U S A. 1999;96(23):13427–31. https://doi.org/10.1073/pnas.96.23.13427
145. Smith PJ, Blumenthal JA, Hoffman BM, Cooper H, Strauman TA, Welsh-Bohmer K, et al. Aerobic exercise and neurocognitive performance: a meta-analytic review of randomized controlled trials. Psychosom Med. 2010;72(3):239–52. https://doi.org/10.1097/PSY.0b013e3181d14633
146. Ludyga S, Gerber M, Herrmann C, Brand S, Pühse U. Chronic effects of exercise implemented during school-break time on neurophysiological indices of inhibitory control in adolescents. Trends in neuroscience and education. 2018;10:1–7. https://doi.org/10.1016/j.tine.2017.11.001
147. Shilyansky C, Williams LM, Gyurak A, Harris A, Usherwood T, Etkin A. Effect of antidepressant treatment on cognitive impairments associated with depression: a randomised longitudinal study. Lancet Psychiatry. 2016;3(5):425–35.https://doi.org/10.1016/S2215-0366(16)00012-2
148. Krogh J, Videbech P, Thomsen C, Gluud C, Nordentoft M. DEMO-II trial. Aerobic exercise versus stretching exercise in patients with major depression-a randomised clinical trial. PloS one. 2012;7(10):e48316. https://doi.org/10.1371/journal.pone.0048316
149. Greer TL, Grannemann BD, Chansard M, Karim AI, Trivedi MH. Dose-dependent changes in cognitive function with exercise augmentation for major depression: results from the TREAD study. European neuropsychopharmacology: the journal of the European College of Neuropsychopharmacology. 2015;25(2):248–56.
150. Brondino N, Rocchetti M, Fusar-Poli L, Codrons E, Correale L, Vandoni M, et al. A systematic review of cognitive effects of exercise in depression. Acta Psychiatr Scand. 2017;135(4):285–95. https://doi.org/10.1111/acps.12690
151. Pajonk FG, Wobrock T, Gruber O, Scherk H, Berner D, Kaizl I, et al. Hippocampal plasticity in response to exercise in schizophrenia. Arch Gen Psychiatry. 2010;67(2):133–43. https://doi.org/10.1001/archgenpsychiatry.2009.193
152. Ho RT, Fong TC, Wan AH, Au-Yeung FS, Wong CP, Ng WY, et al. A randomized controlled trial on the psychophysiological effects of physical exercise and Tai-chi in patients with chronic schizophrenia. Schizophrenia research. 2016; 171(1–3):42–9. https://doi.org/10.1016/j.schres.2016.01.038
153. Firth J, Stubbs B, Rosenbaum S, Vancampfort D, Malchow B, Schuch F, et al. Aerobic Exercise Improves Cognitive Functioning in People With Schizophrenia: A Systematic Review and Meta-Analysis. Schizophrenia bulletin. 2017; 43(3):546–56.
154. Vytal KE, Cornwell BR, Letkiewicz AM, Arkin NE, Grillon C. The complex interaction between anxiety and cognition: insight from spatial and verbal working memory. Frontiers in Human Neuroscience. 2013;7. https://doi.org/10.3389/fnhum.2013.00093
155. Ferreri F, Lapp LK, Peretti CS. Current research on cognitive aspects of anxiety disorders. Current Opinion in Psychiatry. 2011; 24(1):49–54. https://doi.org/10.1097/YCO.0b013e32833f5585
156. Airaksinen E, Larsson M, Forsell Y. Neuropsychological functions in anxiety disorders in population-based samples: evidence of episodic memory dysfunction. Jorunal of Psychiatric Research. 2005;39:207–14. https://doi.org/10.1016/j.jpsychires.2004.06.001
157. Balderston NL, Vytal KE, O'Connell K, Torrisi S, Letkiewicz AM, Ernst M, et al. Anxiety patients show reduced working memory related

dlPFC activation during safety and threat. Depression and anxiety. 2017;34:25–36. https://doi.org/10.1002/da.22518

158. Nyberg J, Henriksson M, Åberg ND, Wall A, Eggertsen R, Westerlund M, et al. Effects of exercise on symptoms of anxiety, cognitive ability and sick leave in patients with anxiety disorders in primary care: study protocol for PHYSBI, a randomized controlled trial. BMC Psychiatry. 2019;19:172.
159. Scott JC, Matt GE, Wrocklage KM, Crnich C, Jordan J, Southwick SM, et al. A quantitative meta-analysis of neurocognitive functioning in posttraumatic stress disorder. Psychological Bulletin. 2015;141:105–40. https://doi.org/10.1037/a0038039
160. Shin KM, Chang HY, Cho S, Kim NH, Kim KA, Chung YK. Avoidance symptoms and delayed verbal memory are associated with post-traumatic stress symptoms in female victims of sexual violence. Journal of Affective Disorders. 2015;184:145–8. https://doi.org/10.1016/j.jad.2015.05.051
161. Narita-Ohtaki R, Hori H, Itoh M, Lin M, Niwa M, Ino K, et al. Cognitive function in Japanese women with posttraumatic stress disorder: Association with exercise habits. Journal of Affective Disorders. 2018;236:306–12. https://doi.org/10.1016/j.jad.2018.02.061
162. Shafia S, Vafaei AA, Samaei SA, Bandegi AR, Rafiei A, Valadan R, et al. Effects of moderate treadmill exercise and fluoxetine on behavioural and cognitive deficits, hypothalamic-pituitary-adrenal axis dysfunction and alternations in hippocampal BDNF and mRNA expression of apoptosis – related proteins in a rat model of post-traumatic stress disorder. Neurobiology of Learning and Memory. 2017;139:165–78.
163. Groot C, Hooghiemstra AM, Raijmakers PG, van Berckel BN, Scheltens P, Scherder EJ, et al. The effect of physical activity on cognitive function in patients with dementia: A meta-analysis of randomized control trials. Ageing research reviews. 2016;25:13–23. https://doi.org/10.1016/j.arr.2015.11.005
164. Du Z, Li Y, Li J, Zhou C, Li F, Yang X. Physical activity can improve cognition in patients with Alzheimer's disease: a systematic review and meta-analysis of randomized controlled trials. Clinical interventions in aging. 2018;13:1593–603. https://doi.org/10.2147/CIA.S169565
165. Li X, Guo R, Wei Z, Jia J, Wei C. Effectiveness of Exercise Programs on Patients with Dementia: A Systematic Review and Meta-Analysis of Randomized Controlled Trials. Biomed Res Int. 2019(47):1–16. https://doi.org/10.1155/2019/2308475
166. Correll CU, Solmi M, Veronese N, Bortolato B, Rosson S, Santonastaso P, et al. Prevalence, incidence and mortality from cardiovascular disease in patients with pooled and specific severe mental illness: a large-scale meta-analysis of 3,211,768 patients and 113,383,368 controls. World psychiatry. 2017;16(2):163–80.
167. Kerling A, von Bohlen A, Kuck M, Tegtbur U, Grams L, Haufe S, et al. Exercise therapy improves aerobic capacity of inpatients with major depressive disorder. Brain and behavior. 2016;6(6):e00469. https://doi.org/10.1002/brb3.469
168. Krogh J, Speyer H, Norgaard HC, Moltke A, Nordentoft M. Can exercise increase fitness and reduce weight in patients with schizophrenia and depression? Front Psychiatry. 2014;5:89.
169. Stubbs B, Rosenbaum S, Vancampfort D, Ward PB, Schuch FB. Exercise improves cardiorespiratory fitness in people with depression: A meta-analysis of randomized controlled trials. Journal of Affective Disorders. 2016;190:249–53. https://doi.org/10.1016/j.jad.2015.10.010
170. Smith L, Firth J, Grabovac I, Koyanagi A, Veronese N, Stubbs B, et al. The association of grip strength with depressive symptoms and cortisol in hair: A cross-sectional study of older adults. Scand J Med Sci Sports. 2019;29(10):1604–9. https://doi.org/10.1111/sms.13497
171. Lee M-R, Jung SM, Bang H, Kim HS, Kim YB. The association between muscular strength and depression in Korean adults: a cross-sectional analysis of the sixth Korea National Health and Nutrition Examination Survey (KNHANES VI) 2014. BMC public health. 2018;18(1):1123.
172. Park S, Cho J, Kim D, Jin Y, Lee I, Hong H, et al. Handgrip strength, depression, and all-cause mortality in Korean older adults. BMC Geriatr. 2019;19(1):127. https://doi.org/10.1186/s12877-019-1140-0
173. Fava M. Weight gain and antidepressants. J Clin Psychiatry. 2000;61 Suppl 11:37–41.
174. Scheewe TW, Takken T, Kahn RS, Cahn W, Backx FJ. Effects of exercise therapy on cardiorespiratory fitness in patients with schizophre-

nia. Med Sci Sports Exerc. 2012;44(10):1834-42. https://doi.org/10.1249/MSS.0b013e318258e120
175. Kimhy D, Vakhrusheva J, Bartels MN, Armstrong HF, Ballon JS, Khan S, et al. The Impact of Aerobic Exercise on Brain-Derived Neurotrophic Factor and Neurocognition in Individuals With Schizophrenia: A Single-Blind, Randomized Clinical Trial. Schizophrenia bulletin. 2015;41(4):859-68.
176. Vancampfort D, Rosenbaum S, Ward PB, Stubbs B. Exercise improves cardiorespiratory fitness in people with schizophrenia: A systematic review and meta-analysis. Schizophrenia research. 2015;169(1-3):453-7. https://doi.org/10.1016/j.schres.2015.09.029
177. Battaglia G, Alesi M, Inguglia M, Roccella M, Caramazza G, Bellafiore M, et al. Soccer practice as an add-on treatment in the management of individuals with a diagnosis of schizophrenia. Neuropsychiatr Dis Treat. 2013;9:595-603. https://doi.org/10.2147/NDT.S44066
178. Daumit GL, Dickerson FB, Wang NY, Dalcin A, Jerome GJ, Anderson CA, et al. A behavioral weight-loss intervention in persons with serious mental illness. N Engl J Med. 2013;368(17):1594-602. https://doi.org/10.1056/NEJMoa1214530
179. Tully PJ, Cosh SM, Baune BT. A review of the affects of worry and generalized anxiety disorder upon cardiovascular health and coronary heart disease. Psychology, Health & Medicine. 2013;18:627-44. https://doi.org/10.1080/13548506.2012.749355
180. Kandola A, Vancampfort D, Herring MP, Rebar AL, Hallgren M, Firth J, et al. Moving to beat anxiety: Epidemiology and therapeutic issues with physical activity for anxiety. Current Psychiatry Reports. 2018;24;20(8):63. https://doi.org/10.1007/s11920-018-0923-x
181. Voorendonk EM, Sanches SA, De Jongh A, Van Minnen A. Improvements in cardiorespiratory fitness are not significantly associated with post-traumatic stress disorder symptom reduction in intensive treatment. European Journal of Psychotraumatology. 2019;10(1):1654783. https://doi.org/10.1080/20008198.2019.1654783
182. Rosenbaum S, Sherrington C, Tiedemann A. Exercise augmentation compared with usual care for post-traumatic stress disorder: A randomized controlled trial. Acta Psychiatrica Scandinavica. 2015a;131:350-9. https://doi.org/10.1111/acps.12371
183. Chapman SB, Aslan S, Spence JS, Defina LF, Keebler MW, Didehbani N, et al. Shorter term aerobic exercise improves brain, cognition, and cardiovascular fitness in aging. Front Aging Neurosci. 2013;5:75. https://doi.org/10.3389/fnagi.2013.00075
184. Morris JK, Vidoni ED, Johnson DK, Van Sciver A, Mahnken JD, Honea RA, et al. Aerobic exercise for Alzheimer's disease: A randomized controlled pilot trial. PLoS One. 2017;12(2):e0170547. https://doi.org/10.1371/journal.pone.0170547
185. Sobol NA, Dall CH, Hogh P, Hoffmann K, Frederiksen KS, Vogel A, et al. Change in Fitness and the Relation to Change in Cognition and Neuropsychiatric Symptoms After Aerobic Exercise in Patients with Mild Alzheimer's Disease. Journal of Alzheimer's disease: JAD. 2018;65(1):137-45.
186. Rosenbaum S, Ward PB, International Working G. The Simple Physical Activity Questionnaire. The lancet Psychiatry. 2016;3(1):e1-e. https://doi.org/10.1016/S2215-0366(15)00496-4
187. Schilling R, Schärli E, Fischer X, Donath L, Faude O, Brand S, et al. The utility of two interview-based physical activity questionnaires in healthy young adults: Comparison with accelerometer data. PloS one. 2018;13(9):e0203525-e. https://doi.org/10.1371/journal.pone.0203525
188. Craig CL, Marshall AL, Sjostrom M, Bauman AE, Booth ML, Ainsworth BE, et al. International physical activity questionnaire: 12-country reliability and validity. Medicine and science in sports and exercise. 2003;35(8):1381-95. https://doi.org/10.1249/01.MSS.0000078924.61453.FB
189. Hayden-Wade HA, Coleman KJ, Sallis JF, Armstrong C. Validation of the telephone and in-person interview versions of the 7-day PAR. Med Sci Sports Exerc. 2003;35(5):801-9. https://doi.org/10.1249/01.MSS.0000064941.43869.4E
190. Dowd KP, Szeklicki R, Minetto MA, Murphy MH, Polito A, Ghigo E, et al. A systematic literature review of reviews on techniques for physical activity measurement in adults: a DEDIPAC study. Int J Behav Nutr Phys Act. 2018;15(1):15. https://doi.org/10.1186/s12966-017-0636-2
191. Bandura A. Self-efficacy: The exercise of control. New York: Freeman; 1997.

192. Olander EK, Fletcher H, Williams S, Atkinson L, Turner A, French DP. What are the most effective techniques in changing obese individuals' physical activity self-efficacy and behaviour: a systematic review and meta-analysis. The international journal of behavioral nutrition and physical activity. 2013;10(1):29.
193. Lippke S, Wiedemann AU, Ziegelmann JP, Reuter T, Schwarzer R. Self-efficacy moderates the mediation of intentions into behavior via plans. Am J Health Behav. 2009;33(5):521–9. https://doi.org/10.5993/AJHB.33.5.5
194. Noonan V, Dean E. Submaximal exercise testing: clinical application and interpretation. Phys Ther. 2000;80(8):782–807. https://doi.org/10.1093/ptj/80.8.782
195. Macsween A. The reliability and validity of the Astrand nomogram and linear extrapolation for deriving VO2max from submaximal exercise data. J Sports Med Phys Fitness. 2001;41 (3):312–7.
196. Gerber M, Holsboer-Trachsler E, Pühse U, Brand S. Author's reply to the Letter to the Editor „Exercise is medicine for depression: Even if the „pill" is small" of Hallgren, Stubbs and Vancampfort. Neuropsychiatric Disease and Treatment. 2016;12:2717–20.
197. Hallgren M, Vancampfort D, Stubbs B. Exercise is medicine for depression: even when the „pill" is small. Neuropsychiatric disease and treatment. 2016;12:2715–21. https://doi.org/10.2147/NDT.S121782
198. Morres ID, Hatzigeorgiadis A, Stathi A, Comoutos N, Arpin-Cribbie C, Krommidas C, et al. Aerobic exercise for adult patients with major depressive disorder in mental health services: A systematic review and meta-analysis. Depression and anxiety. 2019;36(1):39–53. https://doi.org/10.1002/da.22842
199. Rethorst CD, Trivedi MH. Evidence-based recommendations for the prescription of exercise for major depressive disorder. Journal of psychiatric practice. 2013;19(3):204–12. https://doi.org/10.1097/01.pra.0000430504.16952.3e
200. Tobi P, Kemp P, Schmidt E. Cohort differences in exercise adherence among primary care patients referred for mental health versus physical health conditions. Primary health care research & development. 2017;18(5):463–71. https://doi.org/10.1017/S1463423617000214
201. Belvederi Murri M, Ekkekakis P, Magagnoli M, Zampogna D, Cattedra S, Capobianco L, et al. Physical Exercise in Major Depression: Reducing the Mortality Gap While Improving Clinical Outcomes. Front Psychiatry. 2018;9:762. https://doi.org/10.3389/fpsyt.2018.00762
202. Suterwala AM, Rethorst CD, Carmody TJ, Greer TL, Grannemann BD, Jha M, et al. Affect Following First Exercise Session as a Predictor of Treatment Response in Depression. The Journal of clinical psychiatry. 2016;77(8):1036–42. https://doi.org/10.4088/JCP.15m10104
203. Rethorst CD, South CC, Rush AJ, Greer TL, Trivedi MH. Prediction of treatment outcomes to exercise in patients with nonremitted major depressive disorder. Depression and anxiety. 2017;34(12):1116–22. https://doi.org/10.1002/da.22670
204. Krämer LV, Helmes AW, Bengel J. Understanding activity limitations in depression. European Psychologist. 2014. https://doi.org/10.1027/1016-9040/a000205
205. Krämer LV, Helmes AW, Seelig H, Fuchs R, Bengel J. Correlates of reduced exercise behaviour in depression: the role of motivational and volitional deficits. Psychol Health. 2014; 29(10):1206–25. https://doi.org/10.1080/08870446.2014.918978
206. Michie S, Richardson M, Johnston M, Abraham C, Francis J, Hardeman W, et al. The behavior change technique taxonomy (v1) of 93 hierarchically clustered techniques: building an international consensus for the reporting of behavior change interventions. Ann Behav Med. 2013; 46(1):81–95.
207. Chalder M, Wiles NJ, Campbell J, Hollinghurst SP, Haase AM, Taylor AH, et al. Facilitated physical activity as a treatment for depressed adults: randomised controlled trial. BMJ (Clinical research ed). 2012;344:e2758. https://doi.org/10.1136/bmj.e2758
208. Gerber M, Beck J, Brand S, Cody R, Donath L, Eckert A, et al. The impact of lifestyle Physical Activity Counselling in IN-PATients with major depressive disorders on physical activity, cardiorespiratory fitness, depression, and cardiovascular health risk markers: study protocol for a randomized controlled trial. Trials. 2019;20 (1):367.
209. Hoffman BM, Babyak MA, Craighead WE, Sherwood A, Doraiswamy PM, Coons MJ, et al. Exercise and pharmacotherapy in patients with

major depression: one-year follow-up of the SMILE study. Psychosomatic medicine. 2011; 73(2):127–33. https://doi.org/10.1097/PSY.0b013e31820433a5

210. Hanssen H, Minghetti A, Faude O, Schmidt-Trucksass A, Zahner L, Beck J, et al. Effects of Endurance Exercise Modalities on Arterial Stiffness in Patients Suffering from Unipolar Depression: A Randomized Controlled Trial. Front Psychiatry. 2017;8:311. https://doi.org/10.3389/fpsyt.2017.00311
211. Minghetti A, Faude O, Hanssen H, Zahner L, Gerber M, Donath L. Sprint interval training (SIT) substantially reduces depressive symptoms in major depressive disorder (MDD): A randomized controlled trial. Psychiatry Res. 2018;265:292–7. https://doi.org/10.1016/j.psychres.2018.04.053
212. Falkai P, Malchow B, Schmitt A. Aerobic exercise and its effects on cognition in schizophrenia. Curr Opin Psychiatry. 2017;30(3):171–5. https://doi.org/10.1097/YCO.0000000000000326
213. Duraiswamy G, Thirthalli J, Nagendra HR, Gangadhar BN. Yoga therapy as an add-on treatment in the management of patients with schizophrenia--a randomized controlled trial. Acta psychiatrica Scandinavica. 2007;116(3):226–32. https://doi.org/10.1111/j.1600-0447.2007.01032.x
214. Varambally S, Gangadhar BN, Thirthalli J, Jagannathan A, Kumar S, Venkatasubramanian G, et al. Therapeutic efficacy of add-on yogasana intervention in stabilized outpatient schizophrenia: Randomized controlled comparison with exercise and waitlist. Indian journal of psychiatry. 2012;54(3):227–32.
215. Keller-Varady K, Varady PA, Roh A, Schmitt A, Falkai P, Hasan A, et al. A systematic review of trials investigating strength training in schizophrenia spectrum disorders. Schizophrenia research. 2018;192:64–8. https://doi.org/10.1016/j.schres.2017.06.008
216. Cass SP. Alzheimer's Disease and Exercise: A Literature Review. Current sports medicine reports. 2017;16(1):19–22. https://doi.org/10.1249/JSR.0000000000000332

Anhang

Sportpsychiatrie und -psychotherapie: Fachgesellschaften und Netzwerke

Fachgesellschaften

International Society for Sports Psychiatry (ISSP)
- Präsidentin: Carla Edwards, MD
- Homepage: https://sportspsychiatry.org/

Schweizerische Gesellschaft für Sportpsychiatrie und -psychotherapie (SGSPP)
- Co-Präsidenten: Dr. med. Malte Christian Claussen, PD Dr. med. Dr. phil. Ulrich Hemmeter
- Homepage: http://www.sgspp.ch/

Deutsche Gesellschaft für Sportpsychiatrie und -psychotherapie (DGSPP)
- Vorsitzender: Dr. med. Valentin Markser
- Homepage: https://www.deutschegesellschaftsportpsychiatrie.de/

Österreichische Gesellschaft für Sportpsychiatrie und -psychotherapie (ÖGSPP)
- Präsident: Dr. Wolfgang Preinsperger
- Homepage: http://www.ogspp.at

Sektionen, Arbeitsgruppen und Referate

Section Exercise & Sports Psychiatry, World Psychiatric Association (WPA)
- Chair: Ao. Univ.-Prof. Dr. Thomas Wenzel
- Homepage: http://www.wpanet.org/exercise-sports-psychiatry?lang=de

Sport and exercise special interest group (SESIG), Royal College of Psychiatrists (RC PSYCH)
- Chair: Dr. Amit Misty
- Homepage: https://www.rcpsych.ac.uk/members/special-interest-groups/sport-and-exercise

Referat „Sportpsychiatrie und -psychotherapie", Deutsche Gesellschaft für Psychiatrie und Psychotherapie, Psychosomatik und Nervenheilkunde (DGPPN)
- Leiter: Prof. Dr. med. Andreas Ströhle
- Homepage: https://www.dgppn.de/die-dgppn/referate/sportpsychiatrie.html

Arbeitsgemeinschaft Sportpsychiatrie und Sportpsychotherapie, Österreichische Gesellschaft für Psychiatrie, Psychotherapie und Psychosomatik (ÖGPP)
- Ansprechpartner: Dr. Wolfgang Preinsperger, Dr. Wolfgang Pennwieser
- Homepage: https://www.oegpp.at/sektionen/

Verein Wirfueryannic e.V.

Yannic Corinth nahm sich am 6. Juni 2016 im Alter von 26 Jahren das Leben und hinterließ eine Gruppe von Menschen aus Familie und Freundeskreis, die sich bis ganz kurz vor seinem Tod eng mit ihm verbunden fühlten und dies über seinen Tod hinaus sind.

Yannic war als Ruderer zuletzt in der Nationalmannschaft und als Radsportler in unterschiedlichen Teams über zehn Jahre im Leistungssport beheimatet. Er nahm an internationalen Wettkämpfen teil und hatte sein Leben dem Leistungssport untergeordnet.

Der Verein Wirfueryannic e.V. wurde im März 2017 gegründet und möchte einen Beitrag zur Enttabuisierung von Depressionen leisten. Im und um den Verein soll eine Vielzahl an Menschen unterschiedlicher Alters- und Berufsgruppen zusammengeführt werden, um sich gemeinsam für die Förderung der psychischen Gesundheit im Umfeld des Sports einzusetzen.

Dabei ist der Verein selbst aktiv und nimmt als Sportteam Wirfueryannic in wechselnder Besetzung weltweit an Veranstaltungen teil, um unter dem Motto *#letsbeatdepression* den Dialog zu fördern und das vorhandene Netzwerk auszuweiten.

Gleichzeitig möchte der Verein mit der Bereitstellung und Verbreitung von Informationen Aufklärung und Hilfe bieten.

Der Verein ist als gemeinnützig anerkannt. Spenden ermöglichen es uns einerseits das Team Wirfueryannic bei Sportevents zu unterstützen und andererseits Infomaterialien an Interessierte und Betroffene zu verteilen.

Weitere Informationen:
www.wirfueryannic.de

Anschrift:
Wirfueryannic e.V.,
Dr. Tadey-Weg 9,
25840 DE-Friedrichstadt

1. Vorsitzende: Anouk Corinth-Koltermann
2. Vorsitzender: Philipp Birkner

Abkürzungsverzeichnis

7DPAR	7-Day Physical Activity Recall
AAS	anabol androgene Steroide
ACSM	American College of Sports Medicine
ACT	Acceptance and Commitment Therapy
ACTH	adrenocorticotropes Hormon
ADHS	Aufmerksamkeitsdefizit- und Hyperaktivitätssyndrom
ADHS-SB	ADHS-Selbstbeurteilungsskala
ADL	Aktivitäten des täglichen Lebens
ADNM	Adjustment Disorder New Module
ADP-IV	Assessment of DSM-IV Personality Disorders
AMDP	Association of Methodology and Documentation in Psychiatry
AMIUS	Applied Model of Imagery Use in Sport
AMS	acute mountain sickness (akute Bergkrankheit)
AMSSM	American Medical Society for Sports Medicine (Amerikanische Ärztegesellschaft für Sportmedizin)
AN	Anorexia nervosa
ANAM	Automated Neuropsychological Assessment Metrics
ANSPP	Ambulantes Netzwerk Sportpsychiatrie und -psychotherapie
APA	American Psychiatric Association
ATZ	Ausnahmebewilligung zu therapeutischen Zwecken
AVP	Arginin-Vasopressin
AVP	Vasopressin
AWMF	Arbeitsgemeinschaft der Wissenschaftlichen Medizinischen Fachgesellschaften e. V.
B5T	Big-Five-Persönlichkeitstest
BAI	Beck-Angst-Inventar
BCAA	branched chain amino acids (verzweigtkettige Aminosäuren)
BDDDM	Body Dysmorphic Disorder Diagnostic Module
BDD-YBOCS	Yale-Brown Obsessive Compulsive Scale Modified for Body Dysmorphic Disorder
BDNF	brain-derived neurotrophic factor
BDSA	Baron Depression Screener for Athletes
BEDA-Q	Brief Eating Disorder in Athletes Questionnaire
BES	Binge-Eating-Störung
BGB	Bürgerliches Gesetzbuch
BG-Kliniken	berufsgenossenschaftliche Kliniken
BISp	Bundesinstitut für Sportwissenschaft
BJSM	British Journal of Sports Medicine
BMD	bone mineral density (Knochendichte)
BMI	Body-Mass-Index
BMVg	Bundesministeriums der Verteidigung
BN	Bulimia nervosa
BPF	Burnout-Präventions-Fragebogen
CAARMS	Comprehensive Assessment of At Risk Mental States
CAARS-S	Conners Adult ADHD Rating Scales
CAIT	Cumberland Ankle Instability Tool
CAM	Confusion Assessment Method
CAM-ICU	Confusion Assessment Method for the Intensive Care Unit
CAM-S	Confusion Assessment Method Severity
CAS	Court of Arbitration for Sport (Internationaler Sportgerichtshof)
CAT	RED-S Clinical Assessment Tool
CCT	kraniale Computertomografie
CDC	Centers for Disease Control and Prevention
CES1	Carboxylesterase 1
CES-D	Center of epidemiologic Studies Depression Scale
CFF	critical flicker fusion

CK Creatinkinase
Code Welt-Anti-Doping-Code
COPD chronic obstructive pulmonary disease (chronisch obstruktive Lungenerkrankung)
CRH Corticotropin-Releasing-Hormon
CRP C-reaktives Protein
CSAI Competitive State Anxiety Inventory
CSI Concussion Symptom Inventory
CTE chronisch traumatische Enzephalopathie
CYP Cytochrom P450
d2-R Test d2-Revision
DAT Dopamintransporter
DFB Deutscher Fußballbund
DFL Deutsche Fußball Liga
DGPPN Deutsche Gesellschaft für Psychiatrie und Psychotherapie, Psychosomatik und Nervenheilkunde
DGSPP Deutsche Gesellschaft für Sportpsychiatrie und -psychotherapie
DHB Deutscher Handballbund
DHEA Dehydroepiandrosteron
DIAD Diagnostic Interview for Adjustment Disorder
DIPS Diagnostisches Interview bei psychischen Störungen
DISG dominant, initiativ, stetig, gewissenhaft
DIVA Diagnostic Interview for ADHD in adults
DLPFC dorsolateral prefrontal cortex (dorsolateraler präfrontaler Kortex)
DMN default mode network
DMS Drive for Muscularity Scale
DNA Desoxyribonukleinsäure
DOSB Deutscher Olympischer Sportbund
DRD Dopaminrezeptor
DSB Deutscher Sportbund
DSM Diagnostic and Statistical Manual of Mental Disorders
DT Dark Triad
DTI MRT-Diffusionstensor-Imaging
DXA dual energy X-ray absorptiometry (Dual-Röntgen-Absorptiometrie)
EBF-Sport Erholungs-Belastungs-Fragebogen für Sportler
EBM evidenzbasierte Medizin
EDE-Q Eating Disorder Examination-Questionnaire
EDI Eating Disorder Inventory
EDNOS eating disorder not otherwise specified
EdS Eliteschulen des Sports
EEG Elektroenzephalografie, Elektroenzephalogramm
EHF Europäische Handballföderation
EIH exercise induced hypoalgesia (bewegungsinduzierte Hypoalgesie)
EKG Elektrokardiografie
EKSpo Entwurf zur Kompetenzorientierung im Sport
EKT Elektrokrampftherapie
EMDR Eye Movement Desensitization and Reprocessing (Desensibilisierung und Verarbeitung durch Augenbewegung)
EMG Elektromyografie
EPA European Psychiatric Association
ERAIQ Emotional Response to Injury in Athletes Questionnaire
EROS Responses on Overtraining Syndrome
ERP ereignisbezogenes Potenzial
EU Europäische Union
FAST Female Athlete Screening Tool
FDS Food and Drug Administration
FFM fettfreie Masse
FIFA Fédération Internationale de Football Association (Weltfußballverband)
FIFPro Fédération Internationale des Associations de Footballeurs (Professionnels Vertretung von Profifußballern)
FMH Foederatio Medicorum Helveticorum (Berufsverband der Schweizer Ärztinnen und Ärzte)
fMRI functional magnetic resonance imaging (funktionale Magnetresonanzuntersuchung)
FSH follikelstimulierendes Hormon
GABA Gammaaminobuttersäure
GAD-7 Generalised Anxiety Disorder Assessment
GAS generalisierte Angststörung
GCS Glasgow Coma Scale
GH growth hormone (Wachstumshormon)
GHB Gammahydroxybuttersäure
GHQ General Health Questionnaire
Global DRO The Global Drug Reference Online
GnRH Gonadotropin-Releasing-Hormon
GR Glukokortikoidrezeptor
HACE high altitude cerebral edema (Höhenhirnödem)

HAM-A Hamilton-Angst-Skala
HAPE Höhen-Lungenödem (high altitude pulmonary edema)
HAPSY high altitude psychosis (höheninduzierte Psychose)
HAPSY-Q High Altitude Psychosis Questionnaire
hCG humanes Choriongonadotropin
HIIT high intensity interval training
HiTOP hierarchical taxonomy of psychopathology
HPA-Achse hypothalamus pituitary adrenocortical axis (Hypothalamus-Hypophysen-Nebennierenrinden-Achse)
HRV Herzratenvariabilität
HZI-K Hamburger Zwangsinventar – Kurzform
IAAF International Association of Athletics Federations (Internationaler Leichtathletikverband)
IASP International Association for the Study of Pain (Internationale Vereinigung zur Erforschung von Schmerzen)
ICAR International Commission of Mountain Rescue (Internationale Kommission für Alpines Rettungswesen)
ICD International Statistical Classification of Diseases and Related Health Problems (Internationale statistische Klassifikation der Krankheiten und verwandter Gesundheitsprobleme)
ICF International Classification of Functioning
ICSD International Classification of Sleep Disorders (Internationalen Klassifikation der Schlafstörungen)
ICSP International Conference on Sports Psychiatry
IGD Gaming Disorder (Störung durch Spielen von Internetspielen, „Computerspielsucht")
IGF-1 insulin-like growth factor 1 (insulinartiger Wachstumsfaktor 1)
ImPACT Immediate Post-concussion Assessment and Cognitive Testing
IOC Internationales Olympic Committee
IOK Internationales Olympisches Komitee
I-PACE Interaction of Person-Affect-Cognition-Experience
IPAQ International Physical Activity Questionnaire
IPC Internationalen Paralympischen Komitee
IPDE International Personality Disorder Examination
ISCCS International Standard for Code Compliance by Signatories
ISE International Standard for Education
ISI Insomnia Severity Index
ISL International Standard for Laboratories
ISPPPI International Standard for Protection of Privacy and Personal Information
ISRM International Standard for Results Management
ISSP International Society for Sports Psychiatry
ISTI International Standard for Testing and Investigations
ISTUE International Standard for Therapeutic Use Exemptions
IZOF individual zones of optimal functioning (individuelle Zonen des optimalen Funktionierens)
JAMA Journal of the American Medical Association
KVT kognitive Verhaltenstherapie
KVT-I kognitive Verhaltenstherapie bei chronischen Insomnien
L-1 Kurzskala zur Erfassung der Allgemeinen Lebenszufriedenheit
LDH Laktatdehydrogenase
LDX Lisdexamphetamin
LEAF-Q Low Energy Availability in Females Questionnaire
LGBT lesbian, gay, bisexual and transgender (lesbisch, schwul, bisexuell, transge nder)
LH luteinisierendes Hormon
LRT Logical Reasoning Test
LSAS Liebowitz Social Anxiety Scale
LSD Lysergsäurediethylamid
M1 primär motorischer Kortex
MBAS Male Body Attitude Scale
MBCT mindfulness-based cognitive therapy
mBESS Modifed Balance Error Scrong System Test
MBI Maslach-Burnout-Inventar
MBSR mindfulness-based stress reduction
MCBT mindfulness-based cognitive therapy

MCI mild cognitive impairment (leichtes kognitives Defizit)
MDDI Muscle dysmorphic disorder Inventory
MDMA Ecstasy
MHO Mental Health Officer
MIIMS Motor Imagery Integrative Model in Sports
MINI Mini-International Neuropsychiatric Interview
MIQ Movement Imagery Questionnaire
MLB Major League Baseball
MMSE Mini-Mental-State-Examination (Mini-Mental-Status-Test)
MPH Methylphenidat
MRT Magnetresonanztomografie
MT Multitasking
MT mental toughness (mentale Stärke)
mTBI mild traumatic brain injury (leichtes Schädel-Hirn-Trauma)
NARI selective noradrenergic reuptake inhibitor (selektive Noradrenalin-Wiederaufnahmehemmer)
NEO-FFI NEO-Fünf-Faktoren-Inventar
NFL National Football League (US-amerikanische Profiliga im American Football)
NHL National Hockey League (Eishockey-Profiliga in Nordamerika)
NICE National Institute for Health and Care Excellence
NIMH National Institute of Mental Health
NK Nachwuchskader
non-REM non-rapid eye movement
NSAR nichtsteroidale Antirheumatika
OCI-R Obsessive Compulsive Inventory – Revised
ODIN Outcome of Depression International Network
ÖGPP Österreichische Gesellschaft für Psychiatrie, Psychotherapie und Psychosomatik
ÖGSPP Österreichische Gesellschaft für Sportpsychiatrie und -psychotherapie
OK Olympiakader
OPD operationale psychodynamische Diagnostik/Operationalisierung psychodynamischer Aspekte
OR Odds Ratio (Quotenverhältnis)
OSP Olympiastützpunkt
P1NP Prokollagen Typ 1 N-terminales Propeptid
PAS Panik- und Agoraphobie-Skala
PBA Psychiatrisches Basis-Assessment
PDI Pain-Disability-Index
PDS Posttraumatic Diagnostic Scale
PET Positronen-Emissions-Tomografie
PFC prefrontal cortex (präfrontaler Kortex)
PISA Programme for International Student Assessment
PLAC Placebo
PMC premotor cortex (prämotorischer Kortex)
POMS Profile of Mood States
PPCS persistent postconcussive symtoms
PPE oreparticipation physical evaluations (Sporttauglichkeitsuntersuchung)
PQ Prodromal Questionnaire
PSSI Persönlichkeitsstil- und Störungs-Inventar
PSSI-5 Posttraumatic Stress Disorder Symptom Scale Interview for DSM-5
PSWQ Penn State Worry Questionnaire
PTBS posttraumatische Belastungsstörung
PTCI Posttraumatic Cognitions Inventory
PUFA poly-unsaturated fatty acids (ungesättigte Fettsäuren)
QTc corrected QT interval (frequenzkorrigierte QT-Zeit)
RCT randomized controlled trial (randomisierte kontrollierte Studie)
RDO risk defusing operator (Risikoentschärfungsoperator)
REB Reboxetin
RED-S relative energy deficiency in sport (relatives Energiedefizit-Syndrom im Sport)
RIS Regensburg In-somnia Rating Scale
RMDT Risk Management Decision Theory
RMR resting metabolic rate (Grundumsatz/Ruhestoffwechsel)
RDoC research domain criteria
rTMS repetitive TMS
RTP Return to Play
RWT Regensburger Wortflüssigkeitstest
RWTH Rheinisch-Westfälische Technische Hochschule
SAC Standardized Assessment of Concussion
SARS-CoV-2 Severe acute respiratory syndrome coronavirus type 2
SAS Sports Anxiety Scale
SCAT5 Sport Concussion Assessment Tool 5
SCD sudden cardiac death

SESIG	Sport and Exercise Special Interest Group
SGSPP	Schweizerische Gesellschaft für Sportpsychiatrie und -psychotherapie
SIAS	Social Interaction Anxiety Scale
SIMPAQ	Simple Physical Activity Questionnaire
SIPS	Structured Interview for Prodromal Symptoms
SIQ	Sport Imagery Questionnaire
SKID	strukturiertes klinisches Interview
SKID-II	strukturiertes Interview zur Diagnostik von Persönlichkeitsstörungen
SMA	supplementär-motorisches Areal
SMHAT-1	Sport Mental Health Assessment Tool 1
SMHRT-1	Sport Mental Health Recognition Tool 1
SMU	sportmedizinische Untersuchung
SNDRI	Serotonin-Dopamin-Wiederaufnahmehemmer
SNN-Achse	Sympathikus-Nebennierenmark-Achse
SNP	single nucleotide polymorphism (Einzelnukleotid-Polymorphismus)
SNRI	serotonin dopamin reuptake Inhibitor (Serotonin-Noradrenalin-Wiederaufnahmehemmer)
SNS	synergetisches Navigationssystem
SOP	Scale of Prodromal Symptoms
SPE	sportpsychiatrische Evaluation
SPECT	single photon emission computed tomography (Einzelphoton-Emissionscomputertomografie)
SpoFöG	Sportförderungsgesetz
SPS	Social Phobia Scale
SRT	serielle Reaktionszeit
SSRI	selective serotonin reuptake inhibitor (selektiver Serotonin-Wiederaufnahmehemmer)
SST	serielle Subtraktion
STAI	State Trait Anxiety Inventory
t(1/2)	Halbwertszeit
T3	Triiodthyronin
TAP	Testbatterie zur Aufmerksamkeitsprüfung
TBI	traumatic brain injury (Schädel-Hirn-Trauma)
TCA	trizyklische Antidepressiva
TDP	Typ-D-Persönlichkeit (distressed personality type)
tf-KVT	traumafokussierte kognitive Verhaltenstherapie
THC	Tetrahydrocannabinol
TIMMS	Trends in International Mathematics and Science Study
TMS	transkranielle Magnetstimulation
TRD	therapieresistente Depression
TUE	Therapeutic Use Exemption (Ausnahmegenehmigung für die medizinische Anwendung/zu therapeutischen Zwecken)
ü.d.M.	über dem Meeresspiegel
UN	United Nations (Vereinte Nationen)
ÜTS	Übertrainingssyndrom (overtraining syndrome)
V1	primär visueller Kortex
VAS	Visuelle Analogskala
VBG	Verwaltungs-Berufsgenossenschaft
vHi	visuelle Höhenintoleranz
VMAT-2	vesikulärer Monoamintransporter 2
VMIQ	Vividness of Movement Imagery Questionnaire
VNTR	variable number tandem repeat (Tandemwiederholung, variable Sequenzwiederholung)
VO2max	maximale Sauerstoffaufnahme
VVM2	Visueller und Verbaler Merkfähigkeitstest 2. Auflage
WADA	World Anti-Doping Agency (Welt-Anti-Doping-Agentur)
WADP	Welt-Anti-Doping-Programm
WAI-S	Wettkampf-Angst-Inventar State
WAI-T	Wettkampf-Angst-Inventar Trait
WHO	World Health Organisation (Weltgesundheitsorganisation)
WHO-5	World Health Organisation-Five Well-Being Index (WHO-5-Wohlfühltest)
WM	Weltmeisterschaften
WMA	World Medical Association (Weltärztebund)
Wmax	maximal work capacity (maximale Leistung)
WPA	World Psychiatric Association
WURS-k	Wender Utah Rating Scale
Y-BOCS	Yale-Brown Obsessive-Compulsive Scale
ZVT	Zahlen-Verbindungs-Test

Autorenverzeichnis

Herr Prim. Univ.-Prof. Dr. Wolfgang Aichhorn, MBA
Uniklinikum Salzburg
Universitätsklinik für Psychiatrie,
Psychotherapie und Psychosomatik der PMU
Ignaz-Harrer-Str. 79
5020 Salzburg
Österreich
E-Mail: w.aichhorn@salk.at

Herr PD Dr. phil. Vladeta Ajdacic-Gross
Psychiatrische Universitätsklinik Zürich
Klinik für Psychiatrie, Psychotherapie
und Psychosomatik
Lenggstrasse 31
8032 Zürich
Schweiz
E-Mail: vajdacic@dgsp.uzh.ch

Herr PD Dr. med. Marc Allroggen
Universitätsklinikum Ulm
Klinik für Kinder- und Jugendpsychiatrie/
Psychotherapie
Steinhövelstr. 5
89075 Ulm
Deutschland
E-Mail: marc.allroggen@uniklinik-ulm.de

Herr Prof. Dr. med. Karl-Jürgen Bär
Universitätsklinikum Jena
Klinik für Psychiatrie und Psychotherapie
Philosophenweg 3
07743 Jena
Deutschland
E-Mail: karl-juergen.baer@med.uni-jena.de

Frau Dr. med. Heide Baumann-Vogel
Clienia Schlössli AG
Privatklinik für Psychiatrie
und Psychotherapie
Schlösslistrasse 8
8618 Oetwil am See
Schweiz
E-Mail: heide.baumann-vogel@clienia.ch

Frau Antonia Bendau
Charité – Universitätsmedizin Berlin
Klinik für Psychiatrie und Psychotherapie
Charitéplatz 1
10117 Berlin
Deutschland
E-Mail: antonia.bendau@charite.de

Herr Dr. med. Xaver Berg
Psychiatrische Universitätsklinik Zürich
Klinik für Psychiatrie, Psychotherapie
und Psychosomatik
Lenggstrasse 31
8032 Zürich
Schweiz
E-Mail: xaver.berg@pukzh.ch

Herr Dr. med. Raoul Bitar
Psychiatrische Universitätsklinik Zürich
Klinik für Psychiatrie, Psychotherapie
und Psychosomatik
Lenggstrasse 31
8032 Zürich
Schweiz
E-Mail: raoul.bitar@pukzh.ch

Frau Dr. med. Julia Bolsinger
Sanatorium Kilchberg AG
Privatklinik für Psychiatrie
und Psychotherapie
Alte Landstrasse 70
8802 Kilchberg
Schweiz
E-Mail: Julia.Bolsinger@sanatorium-kilchberg.ch

Herr PD Dr. med. Oliver Gero Bosch
Psychiatrische Universitätsklinik Zürich
Klinik für Psychiatrie, Psychotherapie
und Psychosomatik
Lenggstrasse 31
8032 Zürich
Schweiz
E-Mail: oliver.bosch@pukzh.ch

Frau Dr. med. Monika Brodmann Maeder
Inselspital, Universitätsspital Bern
Universitäres Notfallzentrum
Freiburgstrasse 16C
3010 Bern
Schweiz
E-Mail: monika.brodmannmaeder@insel.ch

Frau Prof. Dr. med. Annette Beatrix Brühl
Zentrum für Affektive -, Stress-
und Schlafstörungen (ZASS)
Zentrum für Alterspsychiatrie (ZAP)
Universitäre Psychiatrische Kliniken
Wilhelm Klein-Strasse 27
4002 Basel
Schweiz
E-Mail: annette.bruehl@upk.ch

Frau Dr. med. Ana Buadze
Psychiatrische Universitätsklinik Zürich
Klinik für Psychiatrie, Psychotherapie
und Psychosomatik
Lenggstrasse 31
8032 Zürich
Schweiz
E-Mail: anna.buadze@pukzh.ch

Herr Dr. med. Malte Christian Claussen
Psychiatrische Universitätsklinik Zürich
Klinik für Psychiatrie, Psychotherapie
und Psychosomatik
Lenggstrasse 31
8032 Zürich
Schweiz
E-Mail: malte.claussen@pukzh.ch

Privatklinik Wyss AG
Fellenbergstrasse 34
3053 Münchenbuchsee
Schweiz

Psychiatrische Dienste Graubünden
Erwachsenenpsychiatrie
Klinik Waldhaus Chur
Loëstrasse 220
7000 Chur
Schweiz

Herr Dr. med. Michael Colla
Psychiatrische Universitätsklinik Zürich
Klinik für Psychiatrie, Psychotherapie
und Psychosomatik
Militärstrasse 8
8021 Zürich
Schweiz
E-Mail: michael.colla@pukzh.ch

Frau Dr. sci. med. Flora Colledge
Universität Luzern
Departement für Gesundheitswissenschaften
und Medizin
Inseliquai 10
6005 Luzern
Schweiz
E-Mail: flora.colledge@unilu.ch

Herr Dr. med. Jan Ekkehard Conradi
Psychiatrische Universitätsklinik Zürich
Klinik für Psychiatrie, Psychotherapie
und Psychosomatik
Lenggstrasse 31
8032 Zürich
Schweiz
E-Mail: jan.conradi@pukzh.ch

Frau Dr. med. Petra Dallmann
Universitätsklinikum Heidelberg
Klinik für Allgemeine Psychiatrie
Voß-Str. 4
69115 Heidelberg
Deutschland
E-Mail: petra.dallmann@med.uni-heidelberg.de

Frau PD Dr. phil. Aba Delsignore
Praxisgemeinschaft
Stolzestrasse 3
8006 Zürich
Schweiz
E-Mail: praxis.delsignore@bluewin.ch

Herr Dr. med. Stephan Detert
Spital Uster
Department Medizinische Disziplinen
Brunnenstrasse 42
8610 Uster
Schweiz
E-Mail: stephan.detert@posteo.net

Herr Dr. med. Markus Deutschmann
Psychiatrische Universitätsklinik Zürich
Klinik für Psychiatrie, Psychotherapie
und Psychosomatik
Alleestrasse 61A
8462 Rheinau
Schweiz
E-Mail: markus.deutschmann@pukzh.ch

Herr Simon Ewers
Psychotherapeutische Fachambulanz
für Sexual- und Gewaltstraftäter
Bayerstraße 15
80335 München
Deutschland
E-Mail: sewers@hilfswerk-muenchen.de

Herr Jan Exner
Psychiatrische Universitätsklinik Zürich
Klinik für Psychiatrie, Psychotherapie
und Psychosomatik
Lenggstrasse 31
8032 Zürich
Schweiz
E-Mail: jan.exner@pukzh.ch

Herr Dr. med. Walter Frey
Klinik Hirslanden
Witellikerstrasse 40
8032 Zürich
Schweiz
E-Mail: welcome.walterofrey@hin.ch

Herr Dr. med. Tobias Freyer
Oberberg Parkklinik Wiesbaden Schlangenbad
Rheingauer Straße 47
65388 Schlangenbad
Deutschland
E-Mail: tobias.freyer@oberberg-kliniken.de

Herr Dr. med. Stefan Fröhlich
Universitätsklinik Balgrist
Universitäres Zentrum für Prävention
und Sportmedizin
Forchstrasse 319
8008 Zürich
Schweiz
E-Mail: stefan.froehlich@balgrist.ch

Herr Prof. Dr. Markus Gerber
Universität Basel
Departement für Sport, Bewegung
und Gesundheit
Birsstrasse 320B
4052 Basel
Schweiz
E-Mail: markus.gerber@unibas.ch

Herr Dr. med. Carlos-Bernhard Gonzalez Hofmann
Friedrichshafnerstrasse 55a
8590 Romanshorn
Schweiz
E-Mail: c.gonzalez-hofmann@hin.ch

Frau Wiebke Gramm
Klinikum Christophsbad Göppingen
Faurndauer Strasse 6 – 28
73035 Göppingen
Deutschland
E-Mail: wiebke.gramm@christophsbad.de

Frau Prof. Dr. rer. soc. Ute Habel
Uniklinik RWTH Aachen
Klinik für Psychiatrie, Psychotherapie
und Psychosomatik
Pauwelsstr. 30
52074 Aachen
Deutschland
E-Mail: uhabel@ukaachen.de

Herr Robin Halioua
Psychiatrische Universitätsklinik Zürich
Klinik für Psychiatrie, Psychotherapie
und Psychosomatik
Hofwiesenstrasse 318
8050 Zürich
Schweiz
E-Mail: robin.halioua@pukzh.ch

Herr Prof. Dr. med. Alkomiet Hasan
Bezirkskrankenhaus Augsburg
Klinik für Psychiatrie, Psychotherapie
und Psychosomatik
der Universität Augsburg
Geschwister-Schönert-Straße 1
86156 Augsburg
Deutschland
E-Mail: alkomiet.hasan@bkh-augsburg.de

Herr Prof. Dr. med. Martin Hatzinger
Solothurner Spitäler AG
Psychiatrische Dienste
Schöngrünstrasse 36A
4500 Solothurn
Schweiz
E-Mail: martin.hatzinger@spital.so.ch

Herr Dr. med. Frank Helmig
DIAKO Nordfriesland gGmbH
Fachklinik für Psychiatrie, Psychosomatik
und Psychotherapie Flensburg
Knuthstr. 1
24939 Flensburg
Deutschland
E-Mail: Frank.Helmig@diako.de

Herr PD Dr. med. Dr. phil. Ulrich Michael Hemmeter
Psychiatrie St. Gallen Nord
Alters- und Neuropsychiatrie
Zürcherstrasse 30
9500 Wil
Schweiz
E-Mail: ulrich.hemmeter@psgn.ch

Herr Dr. med. Karsten Henkel
Klinikum Christophsbad Göppingen
Klinik für Gerontopsychiatrie
Faurndauer Str. 6–28
73035 Göppingen
Deutschland
E-Mail: karsten.henkel@christophsbad.de

Herr PD Dr. med. Marcus Herdener
Psychiatrische Universitätsklinik Zürich
Klinik für Psychiatrie, Psychotherapie
und Psychosomatik
Selnaustrasse 9
8001 Zürich
Schweiz
E-Mail: marcus.herdener@pukzh.ch

Frau Carmela Herzog
Stiftung Swiss Sport Integrity
Eigerstrasse 60
3007 Bern
Schweiz
E-Mail: carmela.herzog@sportintegrity.ch

Herr Prof. em. Dr. med. Dr. phil. Paul Hoff
Psychiatrische Universitätsklinik Zürich
Klinik für Psychiatrie, Psychotherapie
und Psychosomatik
Lenggstrasse 31
8032 Zürich
Schweiz
E-Mail: paul.hoff@pukzh.ch

Herr Dr. med. Florian Hotzy
Psychiatrische Universitätsklinik Zürich
Klinik für Psychiatrie, Psychotherapie
und Psychosomatik
Militärstrasse 8
8021 Zürich
Schweiz
E-Mail: florian.hotzy@pukzh.ch

Frau PD Dr. med. Katharina Hüfner
Medizinische Universität Innsbruck
Universitätsklinik für Psychiatrie II
Anichstrasse 35
6020 Innsbruck
Österreich
E-Mail: katharina.huefner@tirol-kliniken.at

Frau Dr. Charlotte Huppertz
Uniklinik RWTH Aachen
Klinik für Psychiatrie, Psychotherapie
und Psychosomatik
Kullenhofstr. 52
52074 Aachen
Deutschland
E-Mail: chhuppertz@ukaachen.de

Herr Dr. med. Christian Imboden, EMBA
Privatklinik Wyss AG
Fellenbergstrasse 34
3053 Münchenbuchsee
Schweiz
E-Mail: christian.imboden@pkwyss.ch

Herr PD Dr. med. Matthias Jäger
Psychiatrie Baselland
Erwachsenenpsychiatrie
Bienentalstrasse 7
4410 Liestal
Schweiz
E-Mail: matthias.jaeger@pbl.ch

Herr Dr. med. Phil Jungen
Schweizer Paraplegiker-Zentrum
Guido-A.-Zäch-Strasse 1
6207 Nottwil
Schweiz
E-Mail: phil.jungen@sportmedizin-nottwil.ch

Herr Yannis Karrer
Rappenstrasse 17
8307 Effretikon
Schweiz
E-Mail: yannis.karrer@yahoo.com

Frau Prof. Dr. phil. Birgit Kleim
Psychiatrische Universitätsklinik Zürich
Klinik für Psychiatrie, Psychotherapie
und Psychosomatik
Lenggstrasse 31
8032 Zürich
Schweiz
E-Mail: birgit.kleim@pukzh.ch

Herr PD Dr. med. Rainer Krähenmann
Psychiatrische Dienste Thurgau
Seeblickstrasse 3
8596 Münsterlingen
Schweiz
E-Mail: rainer.kraehenmann@stgag.ch

Herr Dr. med. Daniel Sebastian Kranick
Psychiatrische Universitätsklinik Zürich
Klinik für Psychiatrie, Psychotherapie
und Psychosomatik
Militärstrasse 8
8021 Zürich
Schweiz
E-Mail: daniel.kranick@pukzh.ch

Herr Prof. Dr. med. Golo Kronenberg
Psychiatrische Universitätsklinik Zürich
Klinik für Psychiatrie, Psychotherapie
und Psychosomatik
Lenggstrasse 31
8032 Zürich
Schweiz
E-Mail: golo.kronenberg@pukzh.ch

Frau Dr. med. Martina Langer
Psychiatrische Universitätsklinik Zürich
Klinik für Psychiatrie, Psychotherapie
und Psychosomatik
Lenggstrasse 31
8032 Zürich
Schweiz
E-Mail: martina.langer@pukzh.ch

Herr Mu Lin
Psychiatrische Universitätsklinik Zürich
Klinik für Psychiatrie, Psychotherapie
und Psychosomatik
Lenggstrasse 31
8032 Zürich
Schweiz
E-Mail: mu.lin@pukzh.ch

Frau Dr. med. Sibylle Matter Brügger
Medbase Bern Zentrum
Sports Medical Center
Schwanengasse 10
3011 Bern
Schweiz
E-Mail: sibylle.matter@medbase.ch

Herr Dr. med. univ. Christian Mikutta
Privatklinik Meiringen
Willigen
3860 Meiringen
Schweiz
E-Mail: christian.mikutta@privatklinik-meiringen.ch

Frau Prof. Dr. med. Gabriella Milos
Universitätsspital Zürich
Klinik für Konsiliarpsychiatrie
und Psychosomatik
Culmannstrasse 8
8091 Zürich
Schweiz
E-Mail: gabriella.milos@usz.ch

Frau Dr. phil. Laura Möseneder
Psychiatrische Universitätsklinik Zürich
Klinik für Psychiatrie, Psychotherapie
und Psychosomatik
Lenggstrasse 31
8032 Zürich
Schweiz
E-Mail: laura.moeseneder@pukzh.ch

Herr Prof. Dr. med. Thomas Jörg Müller
Privatklinik Meiringen
Willigen
3860 Meiringen
Schweiz
E-Mail: thomas.mueller@privatklinik-meiringen.ch

Frau Prof. Dr. phil. Simone Munsch
Universität Fribourg, Departement
für Psychologie
Lehrstuhl für Klinische Psychologie
und Psychotherapie
Rue de Faucigny 2
1700 Fribourg
Schweiz
E-Mail: simone.munsch@unifr.ch

Herr Prim. Univ.-Prof. Dr. Dr. Josef Niebauer, MBA
Universitätsinstitut für präventive und rehabilitative Sportmedizin
Institut für Sportmedizin des Landes Salzburg
Sportmedizin des Olympiazentrums Salzburg-Rif
Lindhofstraße 20
5020 Salzburg
Österreich
E-Mail: j.niebauer@salk.at

Herr Dr. Wolfgang Pennwieser
Praxis
Schottenfeldgasse 78, Stiege III, Tür 4
1070 Wien
Österreich
E-Mail: praxis@pennwieser.at

Frau Dr. med. univ. Eva-Maria Pichler
Psychiatrische Dienste Aargau AG
Zentrum für Abhängigkeitserkrankungen
Königsfelderstrasse 1
5210 Windisch
Schweiz
E-Mail: eva-maria.pichler@pdag.ch

Herr PD Dr. med. Jens Plag
Charité – Universitätsmedizin Berlin
Klinik für Psychiatrie und Psychotherapie
Charitéplatz 1
10117 Berlin
Deutschland
E-Mail: jens.plag@charite.de

Alexianer Krankenhaus Hedwigshöhe
Klinik für Psychiatrie, Psychotherapie und Psychosomatik
Höhensteig 1
12526 Berlin
Deutschland

Herr Prim. Dr. Wolfgang Preinsperger
Anton Proksch Institut
Gräfin-Zichy-Straße 6
1230 Wien
Österreich
E-Mail: wolfgang.preinsperger@api.or.at

Herr Prof. Dr. rer. nat. Boris Bastian Quednow
Psychiatrische Universitätsklinik Zürich
Klinik für Psychiatrie, Psychotherapie und Psychosomatik
Lenggstrasse 31
8032 Zürich
Schweiz
E-Mail: quednow@bli.uzh.ch

Frau Dr. med. Astrid Röh
Bezirkskrankenhaus Augsburg
Klinik für Psychiatrie, Psychotherapie und Psychosomatik der Universität Augsburg
Geschwister-Schönert-Straße 1
86156 Augsburg
Deutschland
E-Mail: astrid.roeh@bkh-augsburg.de

Frau Dr. med. Judith Rohde
Psychiatrische Universitätsklinik Zürich
Klinik für Psychiatrie, Psychotherapie und Psychosomatik
Heliosstrasse 32
8032 Zürich
Schweiz
E-Mail: judith.rohde@pukzh.ch

Herr Prof. Dr. med. Michael Rufer
Triaplus AG
Zentrum für Psychiatrie und Psychotherapie
Widenstrasse 55
6317 Oberwil-Zug
Schweiz

Herr Ralf Santelli
FC Würzburger Kickers
Mittlerer Dallenbergweg 49
97082 Würzburg
Deutschland
E-Mail: ralf@santelli.de

Herr Prof. Dr. med. Johannes Scherr
Universitätsklinik Balgrist
Universitäres Zentrum für Prävention und Sportmedizin
Forchstrasse 319
8008 Zürich
Schweiz
E-Mail: johannes.scherr@balgrist.ch

Frau Dr. hum. biol. Peggy Schmidt
Privatklinik Meiringen
Willigen
3860 Meiringen
Schweiz
E-Mail: peggy.schmidt@privatklinik-meiringen.ch

Herr Dr. Ralph Erich Schmidt
Psychiatrische Universitätsklinik Zürich
Klinik für Psychiatrie, Psychotherapie und Psychosomatik
Lenggstrasse 31
8032 Zürich
Schweiz
E-Mail: ralph.schmidt@pukzh.ch

Herr PD Dr. med. Christian Schmied
Universitätsspital Zürich
Universitäres Herzzentrum Zürich, Kardiologie
Rämistrasse 100
8091 Zürich
Schweiz
E-Mail: christian.schmied@usz.ch

Herr Univ.-Prof. Dr. med. Dr. rer. soc. Frank Schneider
Universitätsklinikum Düsseldorf
Moorenstr. 5
40225 Düsseldorf
Deutschland
E-Mail: frank.schneider@med.uni-duesseldorf.de

Herr Dr. Alexander Schorb
Uniklinikum Salzburg
Universitätsklinik für Psychiatrie, Psychotherapie und Psychosomatik der PMU
Ignaz-Harrer-Str. 79
5020 Salzburg
Österreich
E-Mail: a.schorb@salk.at

Herr Prof. Dr. med. Erich Seifritz
Psychiatrische Universitätsklinik Zürich
Klinik für Psychiatrie, Psychotherapie und Psychosomatik
Lenggstrasse 31
8032 Zürich
Schweiz
E-Mail: erich.seifritz@bli.uzh.ch

Herr Nico Stenz
Psychiatrische Universitätsklinik Zürich
Klinik für Psychiatrie, Psychotherapie und Psychosomatik
Lenggstrasse 31
8032 Zürich
Schweiz
E-Mail: nico.stenz@pukzh.ch

Herr Prof. Dr. med. Andreas Ströhle
Charité – Universitätsmedizin Berlin
Klinik für Psychiatrie und Psychotherapie
Charitéplatz 1
10117 Berlin
Deutschland
E-Mail: andreas.stroehle@charite.de

Herr Dr. med. Frans van der Kallen
OptimaMed Gesundheitstherme Wildbad
Betriebs GmbH
Psychiatrisches Rehabilitationszentrum
Wildbad 8
9323 Wildbad
Österreich
E-Mail: frans.vdk@aon.at

Herr Dr. Johannes Simon Vetter
Psychiatrische Universitätsklinik Zürich
Klinik für Psychiatrie, Psychotherapie und
Psychosomatik
Lenggstrasse 31
8032 Zürich
Schweiz
E-Mail: johannes.vetter@pukzh.ch

Herr PD Dr. med. Stefan Vetter
Psychiatrische Universitätsklinik Zürich
Klinik für Psychiatrie, Psychotherapie
und Psychosomatik
Militärstrasse 8
8021 Zürich
Schweiz
E-Mail: stefan.vetter@pukzh.ch

Herr Prof. Dr. med. Roland von Känel
Universitätsspital Zürich
Klinik für Konsiliarpsychiatrie
und Psychosomatik
Culmannstrasse 8
8091 Zürich
Schweiz
E-Mail: roland.vonkaenel@usz.ch

Herr Dr. Thomas von Wyl
Spital Interlaken
Institut für Anästhesie und Intensivmedizin
Weissenaustrasse 27
3800 Unterseen
Schweiz
E-Mail: thomas.vonwyl@spitalfmi.ch

Herr Dr. phil. Matthias Vonmoos
Psychiatrische Universitätsklinik Zürich
Klinik für Psychiatrie, Psychotherapie
und Psychosomatik
Lenggstrasse 31
8032 Zürich
Schweiz
E-Mail: Matthias.Vonmoos@pukzh.ch

Herr Prof. Dr. med. Marc Walter
Universitären Psychiatrischen Kliniken
Klinik für Erwachsene
Wilhelm Klein-Strasse 27
4002 Basel
Schweiz
E-Mail: marc.walter@upk.ch

Frau PD Dr. med. Steffi Weidt
Psychiatrische Universitätsklinik Zürich
Klinik für Psychiatrie, Psychotherapie
und Psychosomatik
Lenggstrasse 31
8032 Zürich
Schweiz
E-Mail: steffi.weidt@pukzh.ch

Herr Dr. med. Jan Wielopolski
Praxis für psychische Gesundheit
Apothekergasse 2
91054 Erlangen
Deutschland
E-Mail: j.wiel@praxis-wielopolski.de

Frau Dr. med. Laura Marianne Wild
Uniklinik RWTH Aachen
Klinik für Psychiatrie, Psychotherapie
und Psychosomatik
Pauwelsstr. 30
52074 Aachen
Deutschland
E-Mail: llenzen@ukaachen.de

Frau Dr. Brit Wilsdorf
Olympiastützpunkt Berlin
Fritz-Lesch-Str. 29
13053 Berlin
Deutschland
E-Mail: brit.wilsdorf@osp-berlin.de

Frau Prof. Dr. phil. Pia-Maria Wippert
Universität Potsdam
Medizinische Soziologie und Psychobiologie
Sport- und Gesundheitssoziologie
Campus Am Neuen Palais 10, Haus 12
14469 Potsdam
Deutschland
E-Mail: wippert@uni-potsdam.de

Frau Dr. phil. Andrea Wyssen
Universitäre Psychiatrische Dienste Bern
Universitätsklinik für Kinder- und Jugendpsychiatrie und Psychotherapie
Bolligenstrasse 111
3060 Bern
Schweiz
E-Mail: andrea.wyssen@upd.unibe.ch

Sachwortverzeichnis

B

C

D

E

F

H

I

J

P

Q

R

T